NOUVEAU TRAITÉ

DE

MATIÈRE MÉDICALE

DE

THÉRAPEUTIQUE ET DE PHARMACIE

VÉTÉRINAIRES

SUIVI

D'UN FORMULAIRE RAISONNÉ, MAGISTRAL ET OFFICINAL
D'UNE PHARMACIE LÉGALE OU ANALYSE
DES DISPOSITIONS LÉGISLATIVES CONCERNANT L'EXERCICE DE LA PHARMACIE
VÉTÉRINAIRE
ET D'UN TABLEAU DU PRIX APPROXIMATIF DES MÉDICAMENTS A PARIS,
LYON ET TOULOUSE

M. J. TABOURIN

Professeur de physique, chimie, matière médicale et pharmacie
à l'école impériale vétérinaire de Lyon
membre correspondant de la Société impériale et centrale de médecine vétérinaire
de la Société vétérinaire de l'Est, etc.

OUVRAGE

Accompagné de 83 figures intercalées dans le texte

PARIS

LIBRAIRIE DE VICTOR MASSON

PLACE DE L'ÉCOLE DE MÉDECINE

NOUVEAU TRAITÉ

DE

MATIÈRE MÉDICALE

DE

THÉRAPEUTIQUE ET DE PHARMACIE

VÉTÉRINAIRES.

NOUVEAU TRAITÉ

DE

MATIÈRE MÉDICALE

DE

THÉRAPEUTIQUE ET DE PHARMACIE

VÉTÉRINAIRES

SUIVI

1° D'UN FORMULAIRE RAISONNÉ, MAGISTRAL ET OFFICINAL ;

2° D'UNE PHARMACIE LÉGALE OU ANALYSE
DES DISPOSITIONS LÉGISLATIVES CONCERNANT L'EXERCICE DE LA PHARMACIE
VÉTÉRINAIRE ;

3° D'UN TABLEAU DU PRIX APPROXIMATIF DES MÉDICAMENTS A PARIS,
LYON ET TOULOUSE,

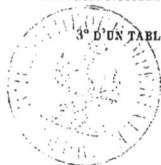

PAR

M. F. TABOURIN,

Professeur de physique, chimie, matière médicale et pharmacie,
à l'École impériale vétérinaire de Lyon,
membre correspondant de la Société impériale et centrale de médecine vétérinaire,
de la Société vétérinaire de Lot-et-Garonne, etc.

En niant la maladie, Broussais avait nié le médicament.
TROUSSEAU ET PIDOUX.

PARIS

LIBRAIRIE DE VICTOR MASSON,
PLACE DE L'ÉCOLE-DE-MÉDECINE.

AOÛT 1853

A MON BIENFAITEUR

M. AUGUSTE DESFOSSES-LAGRAVIÈRE,

DOCTEUR EN MÉDECINE,

MAIRE DE LA VILLE DE BOUSSAC,

MEMBRE DU CONSEIL GÉNÉRAL DU DÉPARTEMENT DE LA CREUSE, ETC.

Gage d'une reconnaissance et d'un attachement inaltérables.

F. TABOURIN.

PRÉFACE.

Les ouvrages de médecine vétérinaire qui traitent spécialement de l'histoire des médicaments, si l'on ne tient compte que des plus importants, sont en petit nombre; ils se divisent naturellement en deux catégories : les *anciens* et les *modernes*.

Nous ne trouvons à placer dans la première série que la *matière médicale raisonnée* de Bourgelat, et la *médecine vétérinaire* de Vitet. Ces deux ouvrages, quoique d'un mérite très différent, sont deux œuvres importantes que l'on consulte encore avec profit, mais qui ne comptent plus évidemment que comme documents historiques.

Parmi les ouvrages modernes, beaucoup plus nombreux, nous mentionnerons principalement la *Pharmacie vétérinaire* de Lebas, la *Pharmacologie* de Moiroud, l'*Histoire naturelle des médicaments*, par MM. Delafond et Lassaigne, la *Thérapeutique générale* de M. Delafond, etc. Nous croyons devoir dire quelques mots de chacun de ces ouvrages.

La PHARMACIE VÉTÉRINAIRE de Lebas, dont la sixième et dernière édition, publiée par M. Lelong, date de 1846, parut en 1809; elle a servi de guide utile aux élèves et aux praticiens pendant plus de vingt ans; c'est son plus bel éloge. Elle renferme une description des médicaments qui, quoique incomplète, est bien supérieure à celle qu'on trouve dans les anciens ouvrages, particulièrement en ce qui concerne les substances chimiques. Les opérations pharmaceutiques les plus essentielles y sont exposées avec précision et clarté; en outre on trouve dans cet ouvrage un formulaire bien raisonné, qui a eu pour résultat avantageux de nous délivrer de la plupart des formules surannées des anciens auteurs. Par contre la partie médicale de ce traité de pharmacie est très incomplète, comme il est facile de le supposer, puisque l'auteur manquait des connaissances spéciales qu'exigeait un travail de ce genre.

La PHARMACOLOGIE de Moiroud est encore ce qui a été publié de plus convenable pour l'enseignement de la science des médicaments. Les descriptions y sont, en général, exactes, assez complètes et d'une grande clarté; mais les détails chimiques surabondent et occupent inutilement une place précieuse. Les effets physiologiques sont examinés avec soin et avec tous les détails que comportait l'état de la science; par contre, les effets et les indications thérapeutiques y sont exposés avec trop peu de détails et d'une manière très imparfaite; on sent à chaque ligne l'influence énervante que la doctrine de Broussais, qui est la négation de la matière médicale, exerçait sur l'esprit de l'auteur. Enfin l'ouvrage est terminé par une pharmacie théorique à peine ébauchée et par un formulaire fort bien entendu.

L'enseignement de la matière médicale étant confié à deux professeurs à l'école d'Alfort, les ouvrages sortis de cette école rappellent naturellement cette division arbitraire de l'histoire des médicaments.

Ainsi, dans un premier ouvrage intitulé HISTOIRE NATURELLE ET MÉDICALE DES SUBSTANCES MÉDICAMENTEUSES (1), MM. les professeurs Delafond et Lassaigne ont

(1) Une 2ᵉ édition de cet ouvrage vient de paraître sous le titre de *Matière médicale et de phar-*

décrit, dans une première partie, les principaux médicaments employés en médecine vétérinaire, et ils ont rappelé brièvement les effets et les indications de ces agents thérapeutiques, et, dans une deuxième partie, ils ont traité de la pharmacie théorique et pratique et y ont ajouté un excellent formulaire. Si cet ouvrage est inférieur sous plusieurs rapports à celui de Moiroud, dans la partie pharmacologique, il lui est bien supérieur dans la partie pharmaceutique.

Le TRAITÉ DE THÉRAPEUTIQUE GÉNÉRALE de M. Delafond, qui forme le complément nécessaire de l'ouvrage précédent, traite spécialement des divers effets des médicaments et de leur application au traitement des maladies des animaux. C'est incontestablement ce que la médecine vétérinaire possède de plus complet sous le rapport thérapeutique. Comme tous les livres sortis de la plume de l'auteur, cet ouvrage est rempli de science et d'érudition ; mais si le fond est excellent, le plan et la forme laissent quelque chose à désirer, de sorte que s'il convient pour les praticiens, il est moins utile aux élèves comme livre classique.

Quant au *Traité de pathologie et de thérapeutique* de M. Rainard, nous n'en dirons rien, car la matière médicale n'y figure qu'incidemment, en quelque sorte, et se réduit à quelques généralités sur les médications. Du reste, M. Rainard n'a jamais été chargé de cette partie de l'enseignement vétérinaire à l'école de Lyon.

En résumé, nous nous croyons autorisé à dire, sans craindre d'être accusé de partialité, que la *Pharmacologie* de Moiroud, malgré ses imperfections, est restée encore le livre le plus convenable à mettre entre les mains des élèves, pour l'étude de la matière médicale, telle qu'elle est enseignée dans les écoles de Lyon et de Toulouse. Malheureusement la première édition datant de plus de vingt ans, car la deuxième, publiée après la mort de l'auteur, n'a guère été qu'une réimpression, l'ouvrage n'était plus au niveau de la science et devenait de jour en jour plus insuffisant. Il était donc urgent de le remplacer par un traité conçu à peu près sur le même plan, mais plus complet et enrichi des nouvelles conquêtes de la thérapeutique ; c'est ce que nous avons essayé de faire.

En acceptant ce lourd fardeau, nous ne nous sommes pas dissimulé les difficultés de l'entreprise et nous n'avons cédé à aucune illusion ; mais nous avons dû obéir à la voix du devoir et accepter les exigences de notre position, d'autant plus que nous avons été soutenu par cette conviction profonde, qu'il appartient surtout à un professeur de l'école de Lyon de continuer l'œuvre si bien commencée par Bourgelat, Vitet, Gohier, Moiroud, etc., qui tous ont appartenu plus ou moins directement à l'école-mère.

Notre résolution une fois bien arrêtée, nous nous sommes appliqué à rechercher les moyens d'accomplir notre tâche le moins imparfaitement possible ; c'est dans ce but que nous avons parcouru attentivement les écrits des hippiatres, des vétérinaires et même des médecins, afin de recueillir et de rassembler les matériaux épars de l'histoire des médicaments.

Indépendamment des ouvrages spéciaux de matière médicale, de thérapeutique et de pharmacie publiés dans l'une et l'autre médecine, que nous avons consultés, nous avons passé en revue avec soin les écrits périodiques qui ont paru sur la médecine vétérinaire depuis la fondation des écoles jusqu'à nos jours ;

macie vétérinaire, théorique et pratique ; les légers changements que les auteurs y ont introduits ne justifient pas complétement ce nouveau titre qui n'est plus en rapport avec la nature de l'ouvrage.

nous mentiônnerons principalement, en suivant à peu près l'ordre chronologique, les ouvrages suivants : 1° *Instructions vétérinaires*, par Chabert, Huzard et Flandrin ; 2° *Correspondance*, de Fromage de Feugré ; 3° *Mémoires sur la médecine et la chirurgie vétérinaires*, par Gohier ; 4° *Comptes rendus des écoles ; 5° Recueil de médecine vétérinaire ; 6° Journal pratique, Journal théorique et pratique, Journal des haras ; 7° Journal des vétérinaires du Midi ; 8° Clinique vétérinaire* de M. Leblanc ; 9° *Journal vétérinaire et agricole, Répertoire et Annales vétérinaires de Belgique ; 10° Journal de médecine vétérinaire de Lyon ; 11° Mémoires et monographies* publiés depuis Bourgelat, etc.

Après avoir recueilli avec un soin scrupuleux tous les documents de quelque importance renfermés dans les écrits des auteurs français, notre rôle de glaneur n'était pas fini ; il nous restait encore à examiner attentivement les ouvrages spéciaux des vétérinaires étrangers, qui sont en général peu connus de nos compatriotes. Dans ce but, nous avons fait traduire les écrits les plus récents et les plus renommés de l'Angleterre et de l'Allemagne.

Le *Traité de pharmacie vétérinaire* de M. Morton (1), qui compte déjà plusieurs éditions, nous a été traduit par M. Lecoq, l'honorable directeur de l'école de Lyon. C'est un acte de grande obligeance pour lequel nous sommes heureux de lui témoigner ici toute notre reconnaissance, ainsi que pour les excellents conseils qu'il nous a donnés pendant notre long travail.

L'important mémoire que M. Perciwal vient de publier dernièrement *sur les effets des médicaments chez les chevaux*, et qui renferme le récit d'un grand nombre d'expériences sur les principaux médicaments, nous a été traduit de l'anglais par M. Gourdon, chef de service à l'école de Toulouse. C'est là un vrai service d'ami pour lequel M. Gourdon peut compter sur notre affectueuse gratitude.

Nous avons mis à profit la connaissance de la langue allemande, que possèdent la plupart des élèves alsaciens de notre école, pour faire traduire en français l'ouvrage le plus complet que l'Allemagne possède sur l'histoire des médicaments, l'excellent *Traité de pharmacologie pratique*, par M. Hertwig, professeur à l'école vétérinaire de Berlin (3). Cet ouvrage important, le plus complet assurément qui existe sur la matière médicale, est un résumé très substantiel de tout ce qui a été publié d'utile à l'égard des médicaments dans toute l'Europe. Le livre de M. Hertwig nous a été d'un secours souvent inespéré pour la confection de celui que nous publions aujourd'hui.

Malgré les matériaux précieux que nous avons puisés dans les ouvrages français et étrangers, nous ne nous sommes pas trouvé satisfait : et bien persuadé, d'ailleurs, que la science n'est pas toute dans les livres, nous avons réclamé le concours de nos collègues, de nos amis et de quelques praticiens habiles sortis de l'école de Lyon ; nous les remercions tous bien sincèrement des communications intéressantes qu'ils ont bien voulu nous faire et dont nous avons profité dans l'intérêt de nos lecteurs.

M. Rey, professeur de clinique à l'école de Lyon, a mis à notre disposition, avec une entière complaisance, les résultats les plus importants qu'il a pu recueillir depuis qu'il dirige l'enseignement clinique de notre école. Nous lui en sommes très reconnaissant.

(1) *A manual of pharmacy for the student of veterinary medicine*, fourth édition.
(2) *Praktische arzneimittellehre für thieraerzte*, von d' C. H. Hertwig, 1847.

MM. Chauveau, Saint-Cyr et Saunier, chefs de service de l'école de Lyon, nous ont aussi fourni quelques faits pratiques intéressants.

Parmi les praticiens distingués qui nous ont éclairé sur l'emploi thérapeutique des médicaments, nous citerons principalement MM. Schaack, vétérinaire à Fontaines (Rhône), Chambert, vétérinaire à Montpellier (Hérault), Buer, vétérinaire à Villeurbane (Rhône), etc.; dont le nom est connu de beaucoup de vétérinaires.

Un de nos anciens condisciples et amis, M. Vallon, vétérinaire militaire très distingué, actuellement attaché au haras de Mostaganem, nous a fourni des renseignements d'un grand intérêt sur les effets et l'emploi des médicaments sur les chevaux d'Afrique, et si les occupations de notre confrère n'avaient pas été aussi multipliées et la distance qui nous sépare si grande, ses communications eussent été beaucoup plus nombreuses. Quoi qu'il en soit, nous n'en remercions pas moins de tout cœur notre excellent condisciple de ce qu'il nous a envoyé.

Enfin, dans le but de vérifier les assertions des auteurs, relativement aux effets physiologiques des médicaments, et aussi dans celui de combler quelques lacunes, nous avons fait un grand nombre d'expériences sur les divers animaux domestiques, avec les principaux médicaments.

Une fois en possession de ces nombreux documents, notre tâche n'était accomplie qu'à moitié; il nous restait à les disposer méthodiquement de manière à en faire un tout complet et homogène; nous allons dire en quelques mots comment nous avons procédé.

L'ouvrage est divisé en trois parties distinctes, formant autant de livres spéciaux.

Dans le premier livre, intitulé : *Pharmacologie générale*, nous avons exposé aussi succinctement que possible tout ce qu'il y a d'un peu général dans l'histoire des médicaments. C'est un travail synthétique dans lequel nous avons fait connaître, aussi clairement que nous avons pu, les principes généraux de la matière médicale et de la thérapeutique; toutefois, comme les hypothèses jouent, dans cette partie de la science des médicaments, un rôle plus grand que les vérités démontrées, nous avons dû nous renfermer dans des limites très étroites.

Le deuxième livre, qui porte le titre de *Pharmacologie spéciale*, contient la description et l'histoire particulière de tous les médicaments employés en médecine vétérinaire, sous le triple rapport de la pharmacologie, de la pharmacie et de la thérapeutique. C'est la partie de l'ouvrage à laquelle nous avons consacré le plus de temps et de soins, à cause de sa haute importance et de sa grande étendue; aussi forme-t-elle les trois quarts environ du volume.

Avant d'examiner les médicaments en particulier, nous avons cru devoir faire l'histoire complète du plus important et du plus général d'entre eux, de l'*eau*. Nous avons apporté d'autant plus de soin dans l'étude de ce liquide, que, par suite d'un oubli inconcevable, aucun auteur vétérinaire n'en avait encore tracé l'histoire pharmacologique. Quelques pages sur l'*hydrothérapie* nous ont paru un complément indispensable de l'étude thérapeutique et chirurgicale de l'eau.

Afin de ne rien omettre d'important dans l'histoire des espèces médicamenteuses, nous avons cru devoir adopter un cadre uniforme dans lequel les faits concernant l'histoire particulière de chaque médicament sont venus se ranger naturellement. Cette méthode, en quelque sorte mnémotechnique, a bien l'inconvénient d'allonger un peu l'histoire des médicaments peu utiles, mais en revanche elle a pour avantage de circonscrire celle des plus importants, qui est souvent trop longue, et de faciliter les études des élèves en aidant leur mémoire.

L'étude de chaque agent pharmaceutique est divisée en deux parties distinctes : une *pharmacographique*, comprenant l'examen du médicament inactif, et une *pharmacodynamique*, qui le considère dans ses rapports avec l'économie animale.

La description des médicaments a été faite avec soin, mais avec des détails plus ou moins étendus, selon leur origine ; quand ils sont tirés du règne minéral, leur étude est toujours brève et ne comprend que l'énumération rapide de leurs principaux caractères physiques et chimiques, de plus longs détails appartenant aux ouvrages de chimie ; lorsque, au contraire, les médicaments sont d'origine organique, nous les avons fait connaître avec plus de détails et nous avons décrit avec soin leurs variétés commerciales les plus répandues. Enfin, pour les médicaments végétaux nous avons appelé à notre secours des figures très soignées, ce qui nous a permis souvent d'être à la fois plus concis et plus clair (1).

Les principes chimiques qui entrent dans la composition des médicaments d'origine organique, et qui jouent dans leurs effets un rôle si important, ont été indiqués avec autant de précision et de méthode que possible ; souvent même, nous avons décrit d'une manière spéciale le principe actif et défini des agents pharmaceutiques les plus importants. Nous avons traité aussi et avec plus de détails qu'on ne l'avait fait jusqu'à présent, des nombreuses *falsifications* dont les drogues simples sont aujourd'hui l'objet dans le commerce ; nous avons indiqué les procédés les plus simples et les plus nets qui aient été conseillés pour dévoiler les substances ajoutées frauduleusement à chaque médicament, en ayant le soin, bien entendu, de choisir de préférence ceux qui sont à la portée des vétérinaires. Enfin, comme complément de l'histoire pharmacographique des médicaments, nous avons fait connaître brièvement les manipulations qu'on fait subir à chacun d'eux dans les pharmacies pour rendre leur administration plus facile et plus fructueuse ; nous y avons rattaché aussi les formules des préparations officinales dans lesquelles ces médicaments entrent, soit comme base, soit comme auxiliaire.

Dans la partie pharmacodynamique de l'histoire des médicaments, nous avons d'abord indiqué les modes d'administration et les doses de chacun d'eux ; puis nous avons exposé avec détails leurs effets physiologiques, en ayant soin de distinguer ceux de ces effets qui sont déterminés par le *contact matériel* des molécules médicamenteuses avec les surfaces vivantes, et que nous appelons *effets locaux*, de ceux qui se développent dans l'intimité de l'organisme par suite du mélange de ces molécules avec le sang, et que nous qualifions d'*effets généraux* ou *dynamiques*. Cette distinction, qui paraît futile de prime abord, nous a cependant permis souvent d'être plus clair et plus précis dans l'étude pharmacologique de beaucoup de médicaments.

Le côté purement thérapeutique de l'étude de chaque médicament, malgré tous nos efforts et les détails souvent étendus dans lesquels nous sommes entré, est resté parfois très incomplet ; mais c'est un résultat inévitable de l'imperfection dans laquelle se trouve encore la médecine des animaux.

(1) Les dessins de cet ouvrage avaient été confiés d'abord au crayon habile d'un de nos amis, M. Pallordet, mais une maladie grave ne lui ayant pas permis de les terminer à temps, ils ont été continués par deux élèves de l'École, MM. Plaisance et Goudot, qui s'en sont acquittés avec habileté.

Enfin, dans le troisième livre, portant le titre de *Pharmacie* ou *Pharmaco-technie*, nous nous sommes occupé de l'art pharmaceutique au double point de vue de la théorie et de la pratique. Après avoir traité d'une manière brève, mais substantielle, de la *récolte*, de la *conservation* et de la *préparation* des médicaments simples, nous avons exposé avec soin l'*art de formuler* ou l'art d'associer méthodiquement les médicaments entre eux pour en faire des préparations complexes d'une grande utilité; ce sujet important, à peine ébauché dans les ouvrages vétérinaires, a été examiné par nous avec beaucoup d'attention.

Le *Formulaire* est venu clore le troisième et dernier livre de l'ouvrage; nous y avons introduit la classification des médicaments, ce qui l'a rendu un peu plus méthodique. Cela, il est vrai, nous a forcé de créer un assez grand nombre de formules; mais comme celles que nous avons imaginées se rapportent toutes à des préparations magistrales, elles n'ont qu'une faible importance et ne sont là que pour servir de guide aux praticiens. Les formules officinales ont été respectées scrupuleusement.

Enfin, dans un appendice qui termine le volume, nous avons réuni une analyse des lois, arrêts, ordonnances et jugements concernant l'exercice de la pharmacie vétérinaire, dont quelques pharmaciens nous contestent le droit; et un tableau du prix approximatif des médicaments à Paris, Lyon, Toulouse, pour mettre les jeunes vétérinaires à même de se préserver de la cupidité et de la mauvaise foi de certains droguistes.

Beaucoup de personnes nous reprocheront peut-être l'extension trop considérable que nous avons donnée à l'histoire des médicaments. Sans aucun doute, si nous avions écrit exclusivement pour des élèves, nous nous serions renfermé dans des limites plus étroites, mais comme notre livre s'adresse aussi aux praticiens et que nous désirons qu'il soit encore utile aux élèves quand ils auront quitté les bancs des écoles, nous n'avons pas cru devoir épargner les détails.

Nos lecteurs découvriront, sans doute, en parcourant ce volume, un grand nombre de lacunes et quelques erreurs graves; nous serons très reconnaissant à ceux qui nous signaleront les unes et les autres, et qui nous fourniront les moyens de combler les premières et de rectifier les secondes. Du reste, ce que nous demandons à tout le monde, c'est qu'il nous soit tenu compte de notre intention; nous avons voulu sincèrement être utile, et nous y avons travaillé consciencieusement; si nous n'avons pas réussi, c'est sans doute parce qu'il ne nous est pas donné de mieux faire.

Nous ne saurions terminer cette préface sans adresser à M. Victor Masson, notre éditeur, nos remercîments sincères et affectueux pour les soins et la libéralité avec lesquels il a fait exécuter notre travail. Pour M. Masson, homme de cœur et d'intelligence, la librairie n'est pas seulement une industrie, c'est aussi un art; le premier il a su introduire un peu de luxe dans les livres de science, sans augmentation de prix. Nous devons le louer aussi de l'empressement qu'il a mis à accepter notre idée de faire un livre complet et cependant peu dispendieux, en concentrant dans un seul volume très compacte la matière de près de trois volumes comme celui de Moiroud. Nous espérons que les vétérinaires lui tiendront compte de ce désintéressement.

NOUVEAU TRAITÉ

DE

MATIÈRE MÉDICALE,

DE

THÉRAPEUTIQUE ET DE PHARMACIE

VÉTÉRINAIRES.

INTRODUCTION.

On désignait autrefois, sous le nom de MATIÈRE MÉDICALE, la partie de la médecine qui était consacrée à l'étude des agents thérapeutiques fournis par la *chirurgie*, l'*hygiène* ou la *pharmacie*.

D'une acception moins étendue maintenant, la *matière médicale*, encore appelée PHARMACOLOGIE (1), ne comprend plus dans son domaine que l'étude des agents pharmaceutiques ou *médicaments*.

L'*objet* de cette science est de faire connaître les caractères distinctifs et la composition chimique des médicaments, les règles et les procédés d'après lesquels ils doivent être préparés et associés entre eux, ou, enfin, les effets qu'ils déterminent dans l'économie saine ou malade, selon les doses auxquelles ils sont administrés.

Son *but* est d'apprendre au praticien à choisir les médicaments, et à les appliquer au traitement des maladies, d'après les indications raisonnées de la thérapeutique.

L'*importance* de la matière médicale est très grande; c'est elle qui fournit au vétérinaire les moyens principaux de résoudre ce difficile problème de son art : *Une maladie étant donnée, trouver les moyens de la guérir si elle est curable, de la pallier si elle est incurable, ou de la prévenir si elle menace de se développer.*

Quant à l'*étendue* de cette science, elle est considérable, mais non encore nettement déterminée; les auteurs présentent, à cet égard, les plus grandes divergences. Pour les uns, la *pharmacologie* doit se borner à l'étude des caractères individuels des

---

(1) De φαρμακον, médicament; et λογος, discours.

1 *

médicaments tels qu'ils se trouvent dans le commerce, à celle de leur composition chimique, de leur administration, de leurs doses et des effets qu'ils exercent sur les animaux sains. On doit réserver à l'*histoire naturelle médicale* et à la *pharmacie* la connaissance de leur état naturel, de leur récolte, de leur conservation, de leur préparation et de leur association entre eux ; et enfin, à la *thérapeutique*, l'étude de leurs effets sur les animaux malades, et les diverses indications de leur usage, tant à l'intérieur qu'à l'extérieur. D'autres auteurs, et ce sont aujourd'hui les plus nombreux, se refusent à scinder ainsi l'histoire des agents pharmaceutiques, et attribuent leur étude complète à la matière médicale ou pharmacologie, mots qu'ils considèrent comme à peu près synonymes et également propres à désigner la science des médicaments.

Considérée relativement à sa *nature*, la matière médicale doit être classée parmi les sciences d'*application*, et prendre place entre la *pathologie* et la *thérapeutique*, auxquelles elle sert de lien naturel.

La pharmacologie, dans l'étude complète des médicaments, est tributaire de plusieurs branches de l'art de guérir. Pour la connaissance du médicament en lui-même, elle emprunte ses données principales à l'histoire naturelle, à la chimie et à la pharmacie ; dans l'étude des effets des médicaments sur l'économie saine ou malade, elle s'appuie surtout sur les principes fournis par l'anatomie, la physiologie et la pathologie. Il importe d'examiner rapidement chacun des rapports de la matière médicale avec les autres branches de la science médicale.

Les diverses parties de l'histoire naturelle, telles que la *zoologie*, la *botanique* et la *minéralogie*, fournissent à la pharmacologie, bien que dans une proportion très différente, les renseignements les plus précieux sur les caractères individuels des médicaments et sur les altérations, les mélanges, les falsifications, etc., qu'ils peuvent subir dans le commerce.

La *chimie* est incontestablement de toutes les sciences préparatoires de la médecine celle qui fournit les données les plus étendues, les plus précises et les plus utiles sur les médicaments. Non seulement elle en fait connaître la nature chimique et les caractères les plus importants, mais encore elle trace les règles d'après lesquelles les remèdes doivent être conservés, préparés et associés entre eux ; enfin, elle éclaire le praticien sur la plupart des phénomènes qui résultent du contact de ces agents avec l'organisme animal. « La chimie, disent MM. Trousseau et Pidoux (1), a su dégager des médicaments leurs principes véritablement médicamenteux ; et, en découvrant les conditions chimiques de l'action des remèdes, non seulement dans leurs rapports entre eux, mais dans leurs rapports très curieux avec les tissus et les liquides organiques, elle nous prépare une autre pharmacologie. »

La *pharmacie* enseigne au pharmacologiste les procédés employés pour récolter, conserver et approprier à l'usage médical les substances médicamenteuses.

---

(1) *Traité de matière médicale et de thérapeutique*, Introduction, p. c, 4ᵉ édit.

En nous faisant connaître la disposition des systèmes et des appareils organiques, la nature des tissus et des surfaces du corps, l'*anatomie* nous sert de guide dans l'administration des médicaments, et, de plus, elle nous éclaire souvent sur le développement et la nature de leurs effets.

Si la chimie nous est indispensable pour la connaissance de la nature intime des médicaments, la *physiologie* ne nous est pas moins nécessaire pour pénétrer celle des effets qu'ils produisent chez les animaux à l'état normal. Cette science, en effet, en nous apprenant le mécanisme, le rhythme et la nature des différentes fonctions de l'économie, nous fournit la seule base un peu certaine sur laquelle nous puissions asseoir la théorie de l'action des médicaments.

Enfin, la *pathologie*, en dévoilant le siége et la nature des maladies, permet jusqu'à un certain point au pharmacologiste de saisir la liaison qui peut exister entre les effets physiologiques et les effets thérapeutiques des médicaments, et, en outre, de formuler les principales indications de leur emploi.

Il est aisé de prévoir, d'après les considérations qui précèdent, que la matière médicale ne doit pas être également complète et positive dans toutes ses parties. En effet, la connaissance des médicaments en eux-mêmes, étant basée sur les principes fournis par les sciences positives, telles que l'histoire naturelle et la chimie, est déjà très satisfaisante et se perfectionne rapidement; tandis que celle qui est relative à l'action développée dans l'organisme par les médicaments, participe forcément du vague et de l'incertitude des données physiologiques ou pathologiques sur lesquelles elle repose.

De ce que la pharmacologie emprunte aux diverses branches de la médecine quelques unes des principes essentiels sur lesquels elle repose, s'ensuit-il qu'elle ne constitue pas une science distincte ? Évidemment non, attendu que toutes les sciences médicales font des emprunts analogues et qu'elles s'appuient réciproquement les unes sur les autres. Du reste, si la matière médicale se rapproche de l'histoire naturelle médicale et de la pharmacie par les connaissances qu'elle fournit sur les médicaments considérés en eux-mêmes, et de la thérapeutique par l'application des remèdes au traitement des maladies, elle se distingue de ces diverses sciences par l'étude spéciale qu'elle fait des conditions favorables à la mise en contact des médicaments avec le corps animal et du développement des effets spéciaux qui en résultent.

La méthode employée en pharmacologie pour l'étude des médicaments appliqués à l'organisme est en grande partie expérimentale, la théorie n'y joue qu'un rôle secondaire. On y procède a peu près comme en physiologie, en hygiène et en pathologie, mais d'une manière plus rigoureuse en raison de la connaissance plus complète de la cause déterminante des phénomènes. Le *sujet* est représenté ici, à la fois, par les animaux sains et les animaux malades; les *agents* ou *causes* qui doivent agir sur le sujet sont les médicaments; les *effets* qu'ils déterminent prennent le nom collectif de *médication* sur les sujets sains, et de *curation* sur les sujets malades lorsqu'ils ont fait disparaître l'état morbide auquel on les avait opposés.

L'histoire complète de chaque médicament se divise naturellement en deux parties :

la partie *pharmacostatique*, relative au remède inactif, et la partie *pharmacodyna-mique*, qui s'occupe du médicament en activité dans l'économie animale. Chacune de ces parties se subdivise elle-même en deux, comme cela est indiqué au tableau suivant :

PHARMACOSTATIQUE.

1° La *pharmacographie* (1), comprenant l'état naturel des médicaments, leurs variétés commerciales, leurs caractères individuels et leur composition chimique : c'est ce qu'on appelle aujourd'hui l'*histoire naturelle médicale*.

2° La *pharmacotechnie* (2), ou *pharmacie*, qui s'occupe de la récolte, de la conservation, de la préparation et des associations diverses des médicaments.

PHARMACODYNAMIQUE.

3° La *pharmacodynamie* (3), dont l'objet est de faire connaître l'administration, les doses et les effets physiologiques des médicaments. C'est à quoi devrait se réduire l'objet de la *pharmacologie* proprement dite, d'après quelques auteurs.

4° Enfin, la *pharmacothérapie* (4), qui se borne à l'étude des effets *curatifs* des remèdes, et qui formule, d'après la connaissance de ces effets, les indications de leur emploi dans le traitement des maladies. C'est l'objet de ce qu'on appelle encore la *thérapeutique médicale*.

Cet ordre sera rigoureusement suivi dans la description des médicaments les plus importants.

DIVISION DE L'OUVRAGE.

Le traité de matière médicale et de pharmacie est divisé en trois parties principales dans l'ordre suivant :

1° La PHARMACOLOGIE GÉNÉRALE, consacrée à l'étude des médicaments en général et de leurs effets sur l'économie animale saine ou malade. C'est la partie *philosophique*, *dogmatique* ou *théorique* de cette science.

2° La PHARMACOLOGIE SPÉCIALE, qui comprend la connaissance individuelle des médicaments, leurs effets spéciaux sur les animaux sains ou malades, et les indications qui en réclament l'usage. C'est la partie la plus étendue et la plus importante de l'ouvrage ; elle est essentiellement fondée sur l'expérience et l'observation.

3° Enfin, la PHARMACIE *théorique* et *pratique*, à laquelle se rattachent le *formulaire* et quelques documents placés en appendice.

(1) De φαρμακον, médicament, et γραφειν, décrire. (Lesson.)
(2) De φαρμακον, médicament, et τιχνη, art. (Golfin.)
(3) De φαρμακον, médicament, et δυναμις, force. (Golfin.)
(4) De φαρμακον, médicament, et θεραπεια, guérison. (Jaumes.)

LIVRE PREMIER.

PHARMACOLOGIE GÉNÉRALE.

CHAPITRE PREMIER.

DES MÉDICAMENTS EN GÉNÉRAL.

On donne le nom de *médicament* à toute substance matérielle douée d'une certaine activité qui la rend propre à modifier *matériellement* et *fonctionnellement* l'économie animale, et, par suite, à remédier aux maladies dont elle est le siége.

Les fluides impondérables tels que le *calorique*, la *lumière* et l'*électricité*, qui sont souvent des agents thérapeutiques puissants, ne peuvent être classés parmi les médicaments puisqu'ils ne sont pas matériels.

En effet, la *matérialité*, une *activité* particulière et le développement d'*effets* spéciaux sur l'économie animale, tels sont les caractères essentiels, fondamentaux, de tout médicament.

Les mots *remède* et *médicament*, que l'on emploie fréquemment l'un pour l'autre, ne doivent pas être considérés comme synonymes. Le premier terme, plus général, s'applique à tous les agents que le thérapeutiste met en usage pour *remédier* à l'état maladif, qu'ils soient tirés de la chirurgie, de l'hygiène ou de la pharmacie; le mot *médicament*, d'une acception plus restreinte, n'est employé que pour désigner les agents fournis et préparés par le pharmacien.

Les *aliments*, dont s'occupe l'HYGIÈNE; les *médicaments*, qu'étudie la PHARMACOLOGIE, et les *poisons*, qui sont du domaine de la TOXICOLOGIE, sont le plus souvent des substances dont l'action sur l'économie animale et la destination sont essentiellement différentes. Cependant il arrive des cas où les différences qui les séparent tendent à s'effacer, et où les lignes de démarcation, qu'on a cherché à établir entre ces trois ordres d'agents, disparaissent tout à fait. Il importe donc de faire connaître sur quelles bases on peut établir ces distinctions.

1° L'*aliment*, qu'il soit solide ou liquide, est toujours une substance qui se rapproche plus ou moins, par sa composition chimique, de la nature du corps des animaux. Son activité chimique est à peu près nulle, et, comme l'observe Burdach (1), il est *indifférent* par rapport à l'organisme, et ne l'attaque pas chimiquement. Introduit dans le tube digestif, il apaise la *faim*, s'il est solide, et étanche la *soif*, s'il est liquide. Il cède à la force digestive de l'estomac, aux dissolvants de l'appareil digestif, s'y sépare en deux parties: une, *inerte*, qui est rejetée du corps comme inutile, et une, *alibile*, qui est absorbée et conduite dans les voies circulatoires. Arrivé dans le sang, l'aliment absorbé enrichit le fluide nutritif, relève les forces de l'économie et reçoit

(1) *Traité de physiologie*, t. IX, p 340.

bientôt une destination qui varie selon sa nature. S'il n'est pas azoté, il est en grande partie brûlé dans l'acte complexe de la nutrition pour entretenir la température propre du corps (*aliments respiratoires*). Si, au contraire, il contient de l'azote, il est assimilé aux organes pour servir, soit à leur accroissement, soit à leur entretien journalier, selon l'époque de la vie des animaux *(aliments plastiques)*. Enfin, après un séjour plus ou moins long dans l'économie animale, les aliments sont rejetés au dehors par les différentes excrétions, sous des formes diverses, et après avoir entièrement changé de nature.

D'après MM. Bernard et Barreswil (1), les véritables aliments se reconnaissent à ce caractère : qu'*étant dissous dans du suc gastrique et injectés dans les veines, ils disparaissent complétement dans le sang et ne se montrent en nature dans aucun liquide excrété.* Il y a même des substances alimentaires qui sont détruites ou assimilées dans le sang sans avoir été modifiées préalablement par le suc gastrique : telles sont, par exemple, la *dextrine*, le *glucose*, le *sucre de lait*, et ce dernier liquide tout entier. Le caractère essentiel du véritable aliment, d'après ces physiologistes, c'est donc d'être complétement détruit et transformé en d'autres produits pendant son passage à travers l'économie, ce qui n'arrive pas, à quelques exceptions près, aux *médicaments* et aux *poisons*.

2° Le *médicament* présente le plus souvent des caractères très différents de ceux de l'aliment. En le considérant d'abord en lui-même, nous voyons que sa composition chimique n'est plus identique avec celle des parties *liquides* ou *solides* du corps animal; s'il renferme parfois quelques principes analogues, ils sont toujours en trop forte proportion pour les besoins de l'économie et dans un état de concentration qu'on ne voit jamais dans les aliments véritables. Les affinités chimiques ne sont pas entièrement satisfaites dans les médicaments un peu actifs, en sorte que, quand on les met en rapport avec l'organisme, ils attaquent chimiquement les parties qu'ils touchent. Introduits dans le tube digestif, les médicaments ne satisfont que bien rarement aux besoins de cet appareil ; ils résistent à l'action de l'estomac et des intestins, dérangent souvent plusieurs actes de la digestion et passent dans le torrent circulatoire sans modifications bien profondes. Parvenus dans le sang, les médicaments, loin de relever les forces, d'enrichir le fluide essentiel, l'appauvrissent souvent, modifient sa composition normale, et leurs molécules, à mesure qu'elles abordent les divers organes, suscitent dans les diverses fonctions des perturbations graves et variées d'où dépend le développement de leurs *effets*. Enfin, quand les médicaments ont séjourné un temps plus ou moins long dans l'organisme, ils sont éliminés par les divers organes excréteurs en conservant, dans la majorité des cas, les caractères qui leur sont propres, ce qui permet d'accuser leur présence dans les liquides excrétés à l'aide des réactifs.

Malgré les différences tranchées que nous venons d'établir entre les aliments et les médicaments, il arrive parfois qu'on éprouve quelque difficulté à décider si un corps déterminé est un médicament ou un aliment : ainsi, par exemple, les substances *émollientes* participent à la fois des caractères de ces deux sortes d'agents. D'où il faut conclure qu'il en est de la distinction des aliments et des médicaments comme de toute division arbitraire des corps de la nature : que les caractères distinctifs sont très saillants en prenant les extrêmes, mais qu'ils s'affaiblissent peu à peu et finissent par disparaître entièrement quand on considère les degrés intermédiaires. Aussi a-t-on

(1) *Comptes rendus des séances de l'Académie des sciences*, 1844, t. XVIII, p. 783.

distingué des *aliments médicamenteux* ou des *médicaments alimentaires*, entre les aliments véritables et les médicaments énergiques.

3° Le *poison* diffère radicalement de l'aliment, mais il présente, au contraire, la plus grande analogie avec le véritable médicament. C'est presque toujours une substance dont la nature chimique ne ressemble en rien à celle du corps, ou dont les principes semblables qu'il peut contenir se trouvent altérés ou dans un degré extrême de concentration. Son activité chimique ou dynamique est toujours très grande et produit dans l'économie des perturbations souvent mortelles. En sorte que, si l'aliment est toujours l'ami du corps et le médicament quelquefois, le poison est toujours son ennemi le plus redoutable.

Entre le *médicament* et le *poison*, il n'existe pas de différences essentielles, soit sous le rapport de la composition chimique, soit sous celui de la nature des effets qu'ils produisent dans l'économie animale. Il n'y a, dans la majorité des cas, entre ces deux ordres d'agents, qu'une différence du *plus* au *moins ;* or cette différence peut être facilement atténuée par une modification rationnelle des doses ou des quantités mises en rapport avec l'organisme. Aussi n'existe-t-il aucune substance toxique, si active soit-elle, qui ne devienne un excellent médicament quand on règle convenablement les quantités qui doivent être introduites à la fois dans le corps des divers animaux. On peut même poser en principe, d'une manière générale, que c'est dans la classe des poisons que la médecine trouve les médicaments véritablement *héroïques.*

Si les différences que nous venons de signaler entre l'aliment, le médicament et le poison, n'ont rien d'absolu et souffrent de nombreuses exceptions dans la médecine de l'homme, elles ont bien moins d'importance encore dans celle des animaux, où il arrive souvent qu'un aliment pour une espèce devient un médicament et parfois un poison pour une autre espèce animale. Du reste, dans tous les animaux, l'aliment de meilleure qualité et le médicament le plus inoffensif peuvent devenir des substances dangereuses, s'ils sont administrés en trop grande quantité, en devenant cause occasionnelle de troubles graves dans l'organisme.

De même qu'autrefois on distinguait la *substance alimentaire,* ou aliment brut, et l'*aliment,* ou partie alibile absorbée dans l'intestin au profit de la nutrition, de même aussi on admet, dans les agents pharmaceutiques, la *substance médicamenteuse* ou médicament brut tel que le fournit la nature, et le *médicament* ou principe *actif* de la matière médicamenteuse. D'après cette distinction, devenue surannée et partant peu usitée, le *quinquina* entier serait une substance médicamenteuse, et la *quinine* un médicament.

§ I. — Pharmacographie générale.

1° **Origine.** — Les médicaments sont fournis par les trois règnes de la nature, tandis que les aliments sont tirés principalement des deux règnes organiques. Le règne minéral fournit les médicaments les plus énergiques pour les animaux, parce qu'ils sont les plus éloignés par leur nature chimique de celle de l'organisme. C'est du règne végétal qu'on retire les plus nombreux, et il en est plusieurs qui ne le cèdent en rien pour l'énergie à ceux qui ont été empruntés aux minéraux ; enfin, le vétérinaire ne tire qu'un très petit nombre d'agents thérapeutiques du règne animal.

2° **Caractères physiques.** — Les médicaments sont le plus souvent *solides* ou *liquides ;* ceux qui sont *gazeux* sont plus rarement employés à cause de la difficulté

de les appliquer et de limiter convenablement leur action ; les voies respiratoires et
la peau sont les seules parties qui en reçoivent l'action. La *couleur* des médicaments
est très variable ; elle est souvent nulle ; elle n'a pas, en général, d'autre importance
que celle de servir de caractère distinctif entre les médicaments. Cependant on a
remarqué une couleur dominante dans les médicaments d'une même classe, comme
le rouge ou le jaune pour les toniques. L'*odeur* est rarement nulle ; quand elle est
très prononcée, elle indique en général les propriétés dominantes des médicaments :
c'est ainsi que ceux qui ont une odeur aromatique sont excitants, que ceux qui ont
une odeur fétide sont antispasmodiques, etc. Cependant il convient de dire qu'on observe de fréquentes exceptions à ces règles très générales. Quant à la *saveur*, elle
est subordonnée à la solubilité des médicaments ; mais lorsqu'elle existe, elle est en général significative : ainsi la saveur amère indique des propriétés toniques ou purgatives ; celle qui est sucrée des propriétés émollientes ; chaude et aromatique, des
qualités excitantes ; âcre, des vertus irritantes, etc.

3° **Propriétés et composition chimiques.** — La nature chimique des médicaments varie à l'infini. Les minéraux peuvent être des corps simples, tels que le *soufre*,
le *chlore*, l'*iode*, le *brome*, le *fer*, le *mercure*, etc. ; ou des corps plus ou moins composés, parmi lesquels se trouvent des *acides*, des *oxydes*, des sels *haloïdes* ou *binaires*, des sels *amphydes* ou *ternaires*, etc. Les médicaments tirés des deux règnes
organiques doivent leurs propriétés dominantes à des principes ou produits immédiats dont la nature est très variable : ce sont des *acides*, des *alcaloïdes*, du *sucre*,
de la *gomme*, de l'*amidon*, une *huile grasse*, une *essence*, une *résine*, des *extractifs* divers, etc.

Parmi les propriétés chimiques des médicaments, il en est deux surtout qui doivent être prises en grande considération : la *solubilité* et l'*activité chimique*. La solubilité dans l'eau ou les divers liquides organiques est en effet une des propriétés les
plus importantes des médicaments, puisque c'est elle qui décide de l'absorption de ces
agents et du développement de leurs effets. Nous démontrerons plus tard que rien ne
pénètre dans l'intimité de l'organisme que sous forme liquide ou gazeuse ; or la première forme, la plus importante, ne peut évidemment appartenir qu'aux médicaments solubles. Quant à l'affinité des médicaments pour les principes organiques du
corps animal, elle joue souvent un rôle très important dans le développement de l'action de ces agents. C'est sur la tendance plus ou moins prononcée qu'ont les médicaments à contracter des alliances chimiques avec les parties qu'ils touchent qu'est
basée, en effet, dans plusieurs cas, leur action sur l'économie animale.

§ II. — Pharmacotechnie générale.

La pharmacotechnie comprend la récolte, la conservation, la préparation et l'association des médicaments ; ces divers points seront examinés avec tous les détails qu'ils
comportent dans la partie de l'ouvrage consacrée à la pharmacie théorique et pratique. Pour le moment, nous devons nous borner, sur ces sujets importants, à quelques considérations générales indispensables à l'intelligence de ce qui va suivre.

Les médicaments, tels qu'ils se trouvent dans le commerce, portent le nom de *drogues simples*. Quel que soit leur état de pureté et de conservation, ils sont rarement
dans les conditions nécessaires à leur emploi immédiat en médecine. Le plus souvent
ils ont besoin d'être soumis à une série de manipulations méthodiques dont l'en-

semble constitue l'art du *pharmacien*. Ces opérations consistent généralement à débarrasser les médicaments bruts de leurs parties altérées ou inutiles, à les épurer, à en augmenter l'activité en mettant en évidence leurs principes actifs, à leur communiquer les formes les plus favorables à leur administration et au développement de leur action, à les associer entre eux de manière à obtenir des effets plus forts ou plus faibles, une action mixte, etc.

On distingue en pharmacie des médicaments *simples* et des médicaments *composés*. Les premiers, encore appelés *bruts* ou *drogues*, sont les médicaments tels qu'ils sont fournis par la nature ou qu'on les rencontre dans le commerce de la droguerie, quelle que soit du reste la complication de leur composition chimique. Les seconds sont ceux qui résultent de l'association méthodique d'un plus ou moins grand nombre de médicaments simples par la main du pharmacien. D'après ces principes, le *quinquina* est un médicament *simple*, malgré le nombre considérable de ses principes constituants, tandis que la *teinture* de cette écorce, relativement moins compliquée, est considérée comme un médicament *composé*.

Les médicaments composés sont distingués en *magistraux* et *officinaux*. Les premiers, formés d'après les formules fournies par le praticien, varient au gré de celui-ci et selon les exigences des cas; tandis que les seconds, qui doivent être préparés d'avance et se trouver toujours prêts dans les officines des pharmaciens, sont composés d'une manière uniforme pour chacun d'eux et selon des formules constantes.

Dans un médicament composé magistral ou officinal, on distingue par des noms particuliers les divers principes qui entrent dans sa composition. Ainsi la substance la plus active porte le nom de *base;* celle qu'on y ajoute pour augmenter son activité s'appelle *auxiliaire* ou *adjuvant;* celle qui doit modérer l'énergie de la base se nomme *correctif;* les liquides employés pour dissoudre les principes actifs reçoivent le nom de *véhicules* ou *menstrues;* le corps souvent inerte qui sert à donner la forme convenable au médicament composé s'appelle un *excipient;* enfin, le nom d'*intermède* est réservé à un principe qui doit servir à faciliter la suspension ou la division de la base et de son auxiliaire dans un véhicule où ils ne sont pas solubles. Des explications plus étendues et plus précises seront données dans le *Traité de pharmacie* sur la signification de ces expressions.

La préparation et l'association des médicaments se font par un procédé *physique*, *chimique* ou *pharmaceutique*.

Le procédé est dit *mécanique* ou *physique* lorsqu'il ne change pas la nature des médicaments, mais modifie simplement l'état d'agrégation dans lequel ils se trouvent. Exemple : *pulvérisation*.

On le nomme *chimique* lorsqu'un principe nouveau différant des médicaments employés résulte de l'opération. La préparation des principes actifs des médicaments organiques est presque toujours purement chimique; il en est de même de celle de la plupart des médicaments minéraux. Exemple : *quinine*, *morphine*, *émétique*, etc.

Enfin l'opération prend le nom de *pharmaceutique* quand elle consiste dans une dissolution, un mélange méthodique des drogues qui doivent entrer dans la composition du médicament composé; c'est ce qu'on observe dans la préparation des *teintures, pommades, onguents*, etc.

Il résulte de ce qui précède, que les substances médicinales, avant d'arriver à leur but final, l'emploi thérapeutique, présentent plusieurs états successifs. D'abord matières brutes ou *drogues simples* dans le commerce, elles passent ensuite entre les

mains du pharmacien, qui les transforme en *médicaments* proprement dits ; étudiées
ensuite dans leurs effets sur l'économie animale par le pharmacologiste, elles sont
enfin mises en usage par le thérapeutiste dans le traitement des maladies, et c'est
alors qu'elles méritent le nom de *remèdes* ou d'*agents curatifs*.

CHAPITRE II.

DE LA PHARMACODYNAMIE EN GÉNÉRAL.

Cette partie importante de la pharmacologie comprend trois points principaux :
l'*administration* des médicaments, les moyens de *propagation* de leurs effets dans
l'économie animale, et enfin les *effets* qu'ils déterminent chez les animaux sains.
Il est utile d'examiner séparément et avec soin ces trois sujets différents.

§ I. — Administration des médicaments, ou médicamentation.

Lorsque le praticien a reconnu l'état de pureté des médicaments, qu'il a décidé
sous quelle forme ils seront administrés, il lui reste un troisième point très important à déterminer : savoir sur quelle surface du corps il convient de les déposer
pour que leurs effets soient plus certains.

L'*administration* des médicaments, ou ce qu'on appelle encore la *médicamentation*, comprend donc l'étude des surfaces où l'on dépose les médicaments pour assurer
le développement de leurs effets, ainsi que celle des moyens et des procédés mis en
usage pour arriver à cette fin.

Quand on administre un médicament, on se propose le plus souvent de faire pénétrer ses molécules, soit dans l'intimité des tissus (*médications locales*), soit dans le
torrent circulatoire (*médications générales*) ; et dans l'un et l'autre cas, pour arriver
plus facilement à son but, le praticien doit toujours se préoccuper de ces trois points
essentiels : *nature des surfaces* médicamentées, *forme* des médicaments, et *procédés*
d'application de ces agents sur les surfaces choisies.

Les lieux d'application des médicaments sont de deux espèces principales : *lieux de
nécessité, lieux d'élection.*

Les premiers, qu'on rencontre principalement dans les médications locales, sont
indiqués, soit par le siége ou la nature des maladies, soit par la nature spéciale des
effets des médicaments. Ainsi les maladies toutes locales, telles que les plaies, les
phlegmons, les tumeurs, les contusions, etc., exigent nécessairement l'application
des remèdes sur le point même où siége le mal ; dans le cas de syncope, d'asphyxie,
l'application des stimulants énergiques est d'élection sur la pituitaire, puisque les liens
sympathiques de cette membrane lui permettent de réveiller les puissances inspira-
trices momentanément paralysées. Lorsque les médicaments ont une action bien circonscrite et bien nette, le lieu de leur application est presque toujours de nécessité :
c'est ainsi que les sternutatoires et les sialagogues sont nécessairement appliqués sur
la pituitaire ou la buccale ; que le plus souvent aussi on administre les vomitifs et les
purgatifs dans le tube digestif, etc.

Les lieux d'élection sont ceux qui sont à la libre disposi...   du praticien et sur les-

quels, par conséquent, il peut faire un choix raisonné. Ils sont moins nombreux que
ceux de nécessité, et chacun d'eux présente, selon les cas, des avantages et des inconvénients qu'il importe d'examiner.

Les surfaces d'élection sur lesquelles on peut déposer les médicaments pour les faire
absorber sont de deux ordres : les surfaces *naturelles*, comprenant les membranes
tégumentaires, peau et muqueuses, et les surfaces *accidentelles*, qui sont le tissu cellulaire sous-cutané, les solutions de continuité et l'intérieur des veines.

1. — SURFACES NATURELLES.

(MEMBRANES TÉGUMENTAIRES.)

Ces membranes, qui enveloppent le corps de toutes parts, sont au nombre de deux :
une externe, la *peau*, et une interne, la *muqueuse*. Elles sont disposées de telle sorte
que rien de matériel ne peut entrer ou sortir de l'intimité du corps sans traverser
leurs tissus. Aussi est-ce principalement sur elles que sont déposés les médicaments,
soit dans les médications locales, soit dans les médications générales. Ce choix est fondé
sur les raisons anatomiques et physiologiques suivantes :

1° Ces membranes sont fort étendues et toujours libres par une de leurs surfaces,
l'*externe* pour la peau et l'*interne* pour la muqueuse.

2° Leur tissu est épais, spongieux et très riche en vaisseaux et en nerfs, ce qui lui
permet à la fois de supporter le contact de médicaments énergiques et de s'en em-
parer par absorption.

3° La surface libre de ces membranes est plus ou moins sensible et souvent liée par
les sympathies avec les appareils organiques les plus importants.

4° Enfin les fonctions sécrétoires dont elles sont le siége établissent entre ces membranes et les organes sécrétoires une solidarité fonctionnelle dont il faut tenir compte
dans le traitement des maladies et la théorie des effets des médicaments.

1° Membrane tégumentaire externe, ou peau.

La peau, en raison de sa position, de son étendue, de la richesse de son tissu, de
ses rapports sympathiques et fonctionnels, est une surface d'une grande utilité pour
l'administration des médicaments. Elle peut supporter impunément et pendant longtemps le contact des médicaments les plus énergiques sans dommage pour l'économie
animale ; l'étendue de sa surface libre donne la facilité de changer fréquemment les
points d'application; enfin, sa faculté absorbante peu énergique dans les circonstances ordinaires, permet une introduction lente et graduelle des molécules médicamenteuses dans le torrent circulatoire.

L'application des médicaments sur la peau est *locale* ou *générale :* dans le premier
cas, elle est le plus souvent de *nécessité ;* dans le second, au contraire, elle est toujours
d'*élection.* Elle se pratique par deux méthodes distinctes que l'on appelle , l'une
méthode *Iatraleptique*, et l'autre méthode *Endermique*. Nous allons les examiner
successivement.

a. *Méthode Iatraleptique, ou Iatralepsie* (1).

Elle consiste dans l'application des médicaments sur la surface de la peau intacte,
c'est-à-dire munie de son épiderme et de ses appendices pileux. Cette méthode, qui

(1) De ιατρεια, médecine, et αλειφειν, frotter.

est la plus naturelle et la plus ancienne, convient très bien dans les médications locales, mais elle est moins avantageuse dans les médications générales parce qu'elle
ne permet qu'une pénétration lente et incomplète des médicaments dans le sang.

L'absorption, en effet, est généralement très lente sur la peau entière, même chez
l'homme; dans les animaux, elle l'est encore davantage en raison de l'épaisseur de
l'épiderme, des poils abondants et touffus qui la recouvrent, des dépôts salins que
la transpiration y abandonne et que l'on n'enlève pas assez régulièrement par les
soins hygiéniques, etc. Cependant, ces obstacles ne mettent pas un empêchement
absolu à l'absorption cutanée dont l'activité varie, du reste, dans les divers animaux domestiques. Ainsi, par exemple, elle est très active chez le mouton, dont
la peau fine, douce, est recouverte par une toison abondante qui la prive du contact de l'air et l'entretient constamment dans un état de moiteur et de mollesse
favorable à la pénétrabilité des médicaments; la peau du porc, par contre, qui est
sèche, dure et dont les fonctions perspiratoires sont peu marquées, ne se prête
que fort peu à l'absorption; les autres animaux se placent, sous ce rapport, entre
ces deux extrêmes, à peu près dans l'ordre suivant : chien, bœuf, cheval, mulet,
âne, chèvre, etc.

Dans l'étude de cette méthode, il existe plusieurs points importants à considérer,
tels que la région à choisir, la forme du médicament à mettre en usage, le manuel
de son application, les avantages et les inconvénients de ce mode de médicamentation, etc. Cet ordre sera également suivi dans les autres procédés d'administration.

1° **Point d'application.** — Quand le lieu d'application n'est pas de nécessité, il faut
choisir les régions où la peau est mince, souple, sensible, pourvue d'un épiderme
peu épais et de poils courts, fins, soyeux, peu abondants, comme à la face interne
des membres, aux aines, aux ars, aux organes génitaux, au pourtour des ouvertures naturelles, etc. Ce choix raisonné permet d'obtenir de bons résultats et d'arriver
promptement au but qu'on se propose, l'absorption des remèdes.

2° **Forme du médicament.** — Les médicaments s'emploient sur la peau entière
sous forme solide, liquide, ou gazeuse, selon les cas; mais en toute circonstance il
faut s'appliquer à les atténuer le plus possible, pour rendre leur absorption plus facile.
Les solutions aqueuses ou spiritueuses, les onguents, les pommades, les cérats, etc.,
sont les formes des médicaments les plus usitées pour cette méthode.

3° **Manuel.** — L'application, soit locale, soit générale des médicaments par iatralepsie, doit se faire avec beaucoup de soin. Dans le premier cas, on rase les poils
de la partie qui doit être médicamentée; on ramollit l'épiderme avec des lotions
émollientes ou un cataplasme de même nature; on amincit cette couche inerte par
des frictions répétées, etc. Quand l'application est très étendue, on ne peut couper les
poils, mais on nettoie la peau au moyen de lavages savonneux répétés jusqu'à ce
qu'elle soit parfaitement propre. Les surfaces une fois préparées et sèches, on les
recouvre avec la préparation médicinale, qui doit y être étendue au moyen de
frictions prolongées dans le double but de diviser encore le médicament et d'ex-
folier ou d'amincir l'épiderme. L'approche d'un corps chaud du point médicamenté
facilite beaucoup la pénétration de l'agent thérapeutique.

4° **Avantages et inconvénients.** — L'iatralepsie présente de grands avantages
dans les médications locales, en ce qu'elle n'occasionne pas de tares notables sur la

peau, et qu'elle permet de continuer l'usage des médicaments actifs, pendant long-temps sur la même surface. Dans les médications générales, les avantages de cette méthode sont beaucoup moindres parce que, l'absorption se faisant très lentement, les molécules médicamenteuses ne pénètrent que peu à peu, en petite quantité à la fois, et exigent conséquemment un temps très long pour déterminer des effets marqués. Elle a donc le grave inconvénient d'exiger un traitement très prolongé pour donner des résultats satisfaisants, vice capital pour la médecine des animaux où il faut guérir vite et le plus économiquement possible. Aussi les vétérinaires ont-ils rarement recours à ce mode de médicamentation, et seulement lorsque les médicaments sont très actifs, quand on se propose de déterminer un effet révulsif ou dérivatif, quand les autres voies d'introduction ne sont pas en état de les recevoir, etc.

b. Méthode Endermique, ou Endermie (1).

Cette méthode consiste, ainsi que l'indique son nom, à déposer les médicaments sur la peau dépouillée de son épiderme. Elle est en général avantageuse parce que la peau dénudée absorbe rapidement les matières mises en contact avec elle. Il est même prudent de surveiller attentivement les résultats lorsque les médicaments employés sont très actifs, comme c'est le cas le plus ordinaire, afin de se mettre en garde contre des effets exagérés. Cette méthode offre à considérer les points suivants :

1° **Lieu d'application.** — Si le point d'application du remède n'est pas indiqué par le siége de la maladie, on choisira de préférence les parties du corps où la peau est fine, souple, vasculaire, où les ganglions lymphatiques et le tissu cellulaire sont abondants, etc. Il importe aussi de tenir compte des tares qui peuvent résulter de l'opération et qui pourraient déprécier l'animal malade ; on préférera donc les points les plus cachés du corps, à moins d'indications contraires.

2° **Formes du remède.** — Les formes solides et liquides des médicaments sont seules employées dans cette méthode : sous la première forme, les médicaments doivent être réduits en poudre aussi impalpable que possible ; sous la deuxième, ils seront dissous dans une petite quantité de leur meilleur dissolvant. Les substances insolubles dans l'eau et dans les liquides alcalins ne doivent pas être administrées par la méthode endermique, parce que les surfaces dénuées de la peau ne sécrètent que des humeurs de nature alcaline ; or tout médicament insoluble qui exigerait pour se dissoudre un principe acide ne saurait pénétrer par endermie, puisqu'il ne rencontrerait pas sur la peau dépouillée de son épiderme les conditions nécessaires à sa dissolution et partant à son absorption.

3° **Manuel opératoire.** — Le manuel de l'application des médicaments par la méthode endermique se compose de deux temps distincts : l'enlèvement de l'épiderme et l'administration du remède.

On détache généralement l'épiderme du derme au moyen d'une application vésicante ; il se forme entre ces deux couches de la peau une sérosité purulente qui peu

(1) De εν, dans, et δερμα, derme, peau.

à peu les désunit dans une étendue plus ou moins grande ; dans les cas urgents on peut se servir aussi de l'eau bouillante ou du fer chauffé au rouge pour dénuder la peau. Quoi qu'il en soit, quand l'épiderme est enlevé, le derme mis à nu est rouge, gonflé, très douloureux ; il faut se hâter de le mettre à l'abri du contact de l'air et abattre un peu l'inflammation au moyen d'applications émollientes avant d'appliquer le médicament, car l'observation démontre que les surfaces vivement phlogosées n'absorbent que très lentement les matières mises en contact avec elles.

Une fois l'épiderme enlevé et la surface du derme convenablement préparée, l'application du médicament ne présente aucune difficulté sérieuse : s'il est sous forme liquide, on verse la préparation sur le vésicatoire par petites portions à la fois et on l'étend à mesure avec la pulpe des doigts ; si le médicament est en poudre, on le prend par petites pincées et on le répand très uniformément sur la surface dénudée ; enfin, dans l'un comme dans l'autre cas, on recouvre le tout avec un bandage approprié, afin de soustraire la surface médicamentée au contact de l'air.

4° Avantages. — Les avantages de la méthode endermique sont de plusieurs sortes : d'abord elle permet de faire passer dans le sang, avec assez de rapidité, des principes médicamenteux très actifs et de suppléer ainsi aux autres voies d'introduction qui ne sont pas toujours libres ou propices aux effets qu'on veut obtenir ; on peut par cette voie administrer des médicaments très actifs et d'un prix élevé, parce qu'il n'en faut qu'une très faible dose, ce qui ne pourrait avoir lieu par la plupart des autres voies ; enfin, les médicaments ainsi administrés conservent toute leur activité et leurs qualités réelles : les vomitifs font vomir, les purgatifs purgent, etc., avantages que ne présentent pas toujours les voies gastro-intestinales elles-mêmes.

5° Inconvénients. — Les inconvénients de l'endermie sont les suivants : elle est douloureuse ; la préparation de la surface est longue ; l'application des médicaments ne peut s'y répéter qu'un petit nombre de fois à cause de sa tendance à une cicatrisation prompte ; elle expose à tarer les animaux ; elle peut donner lieu à des empoisonnements imprévus par suite d'une trop grande activité d'absorption de la surface dénudée, etc. Pour toutes ces considérations, cette méthode est assez rarement mise en usage par les vétérinaires, au moins dans les médications générales.

2° Membrane tégumentaire interne, ou muqueuse.

La muqueuse, ou membrane tégumentaire interne, tapisse tous les appareils organiques qui communiquent avec le monde extérieur, c'est-à-dire qui reçoivent du dehors ou qui y rejettent des matières solides, liquides ou gazeuses. L'étendue de cette membrane est très considérable, surpasse un peu celle de la peau chez les carnivores et présente une étendue au moins double de celle des herbivores. Quant à son organisation, elle est aussi riche que celle de la peau, et l'état de sa surface est beaucoup plus favorable à l'absorption, ainsi que nous allons le démontrer.

Le derme de la muqueuse est épais, spongieux, d'un tissu moins serré que celui de la peau ; les vaisseaux et les nerfs qui s'y distribuent sont nombreux ; l'épiderme qui le recouvre est nul ou peu épais, les appendices pileux n'y existent pas et se trouvent remplacés par quelques papilles et de nombreuses villosités généralement peu élevées ; toutes ces circonstances sont donc favorables à la faculté absorbante de la surface libre de la muqueuse, qui est augmentée encore par l'état de mollesse entretenue par les diverses sécrétions qui y ont leur siége et y versent leur produits. La muqueuse a, en outre, des rapports sympathiques et fonctionnels très étendus avec la plupart des appareils du corps et notamment avec la peau, ce qui assure encore l'extension des effets des médicaments déposés à sa surface.

La muqueuse tapissant divers appareils organiques ne forme pas un tout continu comme la peau ; elle constitue plusieurs portions distinctes qui ont néanmoins entre elles des points de communication plus ou moins étendus. Toutes les parties de la muqueuse n'ont pas la même texture et ne sont pas, par conséquent, également propres à recevoir et à absorber les médicaments pour en propager au loin les effets ; aussi en est-il qui reçoivent les médicaments destinés à produire une action générale, et d'autres seulement ceux qui doivent agir sur les appareils qu'elles tapissent. Les premières sont celles du tube digestif et de l'appareil respiratoire, et les secondes les muqueuses génito-urinaire, oculaire et auriculaire. Nous allons les examiner successivement et dans l'ordre de leur énumération.

a. *Muqueuse gastro-intestinale.*

Tapissant l'appareil qui reçoit du dehors les principaux matériaux de l'entretien de la vie, les aliments et les boissons, la muqueuse gastro-intestinale devait naturellement recevoir aussi, dans la majorité des cas, les médicaments qui sont les agents essentiels du rétablissement de la santé altérée par les maladies. Chez les animaux, comme chez l'homme, le tube digestif est donc la voie la plus naturelle de la médicamentation et celle à laquelle on a dû nécessairement songer tout d'abord dès l'origine de la médecine.

La muqueuse gastro-intestinale se divise assez naturellement en deux parties distinctes, selon la nature des nerfs qu'elles reçoivent. La première, qui s'étend depuis la bouche jusqu'au pylore, est en communication directe avec les centres nerveux par les nerfs encéphaliques ou rachidiens qu'elle reçoit ; aussi est-elle sensible et peut-elle accuser au cerveau l'action immédiate ou impressionnelle des médicaments, par l'intermédiaire des nerfs pneumo-gastriques. La seconde, qui commence à l'orifice pylorique de l'estomac et se termine à l'anus, tapisse le canal intestinal dans toute sa longueur et ne reçoit que des nerfs ganglionnaires : c'est pourquoi elle n'est sensible et ne perçoit les effets du contact des médicaments que vers l'anus où les filets nerveux de la vie animale apparaissent de nouveau.

Dans l'administration des médicaments par les voies digestives, on s'adresse tantôt à une portion, tantôt à une autre de la muqueuse qui les tapisse, mais beaucoup plus fréquemment à la partie sensible ou gastrique qu'à la partie insensible ou intestinale. Il est donc essentiel d'examiner séparément ces deux modes d'administration qui sont le plus souvent totalement différents l'un de l'autre.

1. Portion antérieure ou sensible de la muqueuse gastro-intestinale.

C'est dans cette partie du tube digestif qu'on introduit le plus habituellement les agents pharmaceutiques qui doivent développer des effets généraux dans l'économie animale. Cela s'explique à la fois par les fonctions naturelles de l'estomac, par la facilité qu'on a d'y introduire les médicaments, et par les qualités anatomiques et physiologiques de la muqueuse qui tapisse ce viscère. Cette membrane est, en effet, fine, vasculaire et dépourvue d'épithélium dans la moitié de son étendue ; de plus, elle est sensible et liée par des rapports fonctionnels et sympathiques avec les principaux appareils du corps ; enfin, les sécrétions dont elle est le siége sont souvent des auxiliaires utiles par la dissolution et l'absorption des médicaments.

La muqueuse sensible des voies gastro-intestinales ne présente pas, du reste, dans les divers animaux domestiques, ni la même étendue, ni la même disposition, ni surtout des propriétés identiques. Ainsi très vasculaire, très sensible, et dépourvue d'épithélium dans sa portion gastrique, chez les carnivores et les omnivores, elle est plus grossière déjà dans les solipèdes et recouverte d'épiderme dans la plus grande partie de son étendue ; enfin, dans les ruminants, elle est très épaisse, peu sensible, garnie de nombreuses villosités et de papilles souvent dures et cornées, dans la bouche et les trois premiers estomacs ; ce n'est que dans la caillette qu'elle se dépouille de cette épaisse couche insensible et qu'elle acquiert les qualités de celle de l'estomac du chien, du porc et de la moitié pylorique de celui du cheval.

Il résulte de ces dispositions différentes, que les médicaments adressés à l'estomac des divers animaux ne doivent pas développer leurs effets avec la même rapidité et la même intensité, toutes choses égales d'ailleurs, puisqu'ils n'y rencontrent pas les mêmes conditions. Dans les carnivores et le porc, les médicaments développeraient facilement leurs effets si ces animaux ne les rejetaient souvent par le vomissement ; chez les ruminants, ils n'agissent bien que quand ils sont parvenus dans le quatrième estomac, ce qui est très souvent une opération difficile : c'est donc dans les solipèdes que les médicaments trouvent les circonstances les plus favorables et agissent le mieux, malgré l'exiguité de l'estomac et le peu d'étendue de la muqueuse du sac droit. Du reste, chez tous les animaux, les médicaments ne font que passer dans l'estomac et ne tardent pas à arriver dans l'intestin grêle où ils sont rapidement absorbés par les radicules de la veine porte ; dans cette portion du tube intestinal, les agents pharmaceutiques rencontrent à peu près les mêmes conditions de dissolution et d'absorption chez la plupart des animaux domestiques.

Dans l'administration des médicaments par les voies gastriques, il est plusieurs points importants à considérer : tels sont la forme des préparations pharmaceutiques, les divers modes d'ingestion, les précautions à prendre avant et après l'introduction des remèdes, enfin les avantages et les inconvénients de ce mode de médicamentation.

1° **Forme des remèdes.** — Les médicaments introduits dans l'estomac sont *solides* ou *liquides* ; les gaz et les vapeurs ne sauraient y parvenir à cause de la mollesse des parois de l'œsophage qui forment la lumière de ce canal. Quand ils sont solides, ils peuvent être très consistants comme dans les *bols* et les *pilules*, ou mous comme une pâte, ainsi qu'on le remarque dans les *électuaires*, les *mastigadours*, etc. Les préparations liquides forment des *boissons médicinales*, si les animaux les prennent d'eux-mêmes, ou des *breuvages*, si l'on est forcé de les leur administrer.

2° **Ingestion.** — L'administration des médicaments, sous leurs diverses formes, n'est pas également facile dans les divers animaux, et l'on n'emploie pas, pour les faire parvenir dans l'estomac, les mêmes procédés ni les mêmes moyens. Cependant nous supposerons pour le moment que les divers modes d'ingestion sont connus du lecteur, afin de ne pas rompre l'enchaînement des diverses parties de ce sujet, et nous renverrons l'étude pratique de l'administration des médicaments au *Formulaire*, et notamment aux articles *Bols*, *Pilules* et *Breuvages*.

3° **Précautions nécessaires**. — Avant d'administrer des médicaments actifs par l'estomac, il importe de s'assurer, autant que possible, de l'intégrité de l'appareil digestif, afin de ne pas mettre obstacle à la continuation de ses fonctions importantes. Il faut aussi, quand il n'y a pas urgence, soumettre les animaux à la diète, ou administrer les remèdes avant le repas du matin, pour ne pas les enfouir dans une masse alimentaire capable de les altérer chimiquement, et par conséquent de mettre obstacle au développement de leurs effets ou d'en changer la nature. Enfin, après que les agents pharmaceutiques sont parvenus dans l'estomac, il faut s'abstenir, pendant un temps plus ou moins long et pour les mêmes raisons, de donner aux animaux des aliments et même des boissons ; celles-ci peuvent aussi altérer certains médicaments, et dans tous les cas, en étendant ou en affaiblissant les liquides gastro-intestinaux qui servent souvent de dissolvants, elles peuvent diminuer leur énergie d'une manière fâcheuse. Cependant, quand les médicaments sont administrés à l'état solide, un liquide approprié à leur nature peut souvent être très utile pour les pousser dans l'intestin grêle, y faciliter leur dissolution et leur passage dans le sang.

4° **Avantages**. — Les avantages de la médicamentation par les voies digestives directes sont nombreux. D'abord, c'est la voie la plus naturelle et la plus commode en ce que les animaux prennent souvent d'eux-mêmes les médicaments qu'on leur présente, surtout quand on peut les mélanger à leurs aliments ou à leurs boissons ; leur absorption et leur transport dans le sang sont beaucoup mieux assurés par cette surface que par toute autre ; le développement de leurs effets généraux est aussi plus rapide et plus certain ; beaucoup de médicaments insolubles dans l'eau trouvent dans l'estomac et les intestins les principes nécessaires à leur dissolution ; dans les maladies de l'appareil digestif, l'action des remèdes est directe et immédiate, etc.

5° **Inconvénients**. — Les inconvénients de ce mode d'administration sont les suivants : les médicaments, en se mélangeant aux aliments contenus dans l'estomac et les intestins, sont exposés à être dénaturés chimiquement ; ils peuvent aussi être profondément altérés par les divers liquides sécrétoires qui sont versés sans cesse sur la muqueuse des voies gastro-intestinales ; ceux qui sont trop actifs peuvent agir défavorablement sur le tube digestif, aggraver ses maladies, prolonger la convalescence en altérant la digestion, etc.

2. Portion postérieure ou insensible de la muqueuse gastro-intestinale.

Cette partie de la muqueuse du tube digestif présente peu de sensibilité, parce qu'elle ne reçoit que des nerfs ganglionnaires, excepté vers l'anus où se distribuent quelques filets sensitifs. Il en résulte qu'on peut mettre en contact avec cette membrane, d'un tissu plus grossier et d'un épithélium plus épais, des médicaments très actifs qu'on hésiterait à adresser à l'estomac. Cependant il ne faudrait pas exagérer les doses, en se fondant sur ce que cette portion du tube digestif est peu sensible ; il vaut mieux même rester en dessous des doses fixées pour les voies directes, si l'on veut éviter des accidents ; car, si la sensibilité est moindre que dans la partie antérieure, en revanche la faculté absorbante paraît y être plus énergique. L'observation démontre, en effet, que c'est principalement dans les gros intestins que l'absorption des boissons s'effectue, puisque les aliments qui y sont accumulés sont toujours très liquides, et qu'ils arrivent complétement secs dans le rectum, lorsque les fonctions digestives sont régulières.

L'usage de cette voie de médicamentation n'est pas très fréquent en médecine vétérinaire où on lui préfère toujours, et avec raison, les voies directes ; on ne s'en sert donc que dans des cas exceptionnels, au moins pour déterminer une médication générale, et seulement lorsque les autres surfaces ne sont pas libres ou qu'on a épuisé les ressources qu'elles peuvent fournir ; on y a recours aussi quand les médicaments qu'on emploie déterminent des effets locaux un peu énergiques et qu'on craint d'altérer la muqueuse gastrique ; lorsqu'ils ont une odeur ou une saveur qui répugne beaucoup aux animaux et qu'il est indispensable de les donner à l'état liquide. Cependant c'est plus particulièrement dans les maladies des gros intestins et des organes génito-urinaires qu'on emploie ce mode d'administration, ainsi que quand il s'agit de provoquer une révulsion sur les parties postérieures de l'intestin, comme dans les affections graves de la tête, de la moelle épinière, de l'estomac, de la gorge, etc.

Nous avons ici à examiner, dans ce mode d'administration, les points qui vont suivre :

1° **Forme des remèdes.** — C'est à peu près exclusivement sous la forme *liquide* que les médicaments sont administrés par le rectum ; il importe donc qu'ils soient dissous avec soin et dans un liquide approprié à leur nature. On peut cependant pour les grands herbivores porter avec la main, dans le rectum, les médicaments pâteux, tels que les pommades, les cérats, les extraits, etc. ; les *suppositoires* sont des préparations mi-solides qui sont apprêtées et appropriées pour cette voie. (Voyez le *Formulaire.*)

2° **Manuel.** — Les médicaments sont administrés par le rectum à l'aide d'une seringue, à la manière des lavements ordinaires ; seulement la quantité de liquide ne doit être que le quart ou le tiers des lavements expulsifs, et doit être poussée très doucement dans l'intestin, afin de ne pas déterminer de contractions péristaltiques et, par suite, l'expulsion du remède. (Voyez LAVEMENTS MÉDICAMENTEUX.)

3° **Précautions.** — Avant d'introduire le lavement médicamenteux dans le rectum, il est indispensable de débarrasser ce canal des excréments qui s'y accumulent ; dans ce but on administre des lavements d'eau tiède aux petits animaux, et dans les grands herbivores, avant d'employer ce moyen, on retire avec la main le contenu du rectum et de la fin du côlon flottant. Il peut être utile aussi de provoquer l'expulsion des urines par une pression douce et graduée sur la vessie. Pendant le séjour du médicament dans la partie postérieure du canal intestinal et le développement de ses effets, on mettra les animaux à une diète sévère d'aliments et de boissons, et on les tiendra dans un repos complet pour que les mouvements de la locomotion ne provoquent pas l'action expulsive des intestins et des parois abdominales, etc.

4° **Avantages et inconvénients.** — Les avantages de ce mode de médicamentation sont de présenter une ressource précieuse aux praticiens lorsque les voies directes ne sont pas libres ou sont altérées ; de permettre l'emploi de remèdes énergiques sans offenser les voies digestives ; de varier les prescriptions et le mode d'administration des médicaments ; de produire une révulsion puissante sur les gros intestins ; d'être d'une ressource très utile dans le traitement des organes contenus dans la région pelvienne de l'abdomen, etc. Ses inconvénients sont de ne pas donner une médication bien régulière, l'absorption pouvant varier beaucoup à l'insu du praticien, d'occasionner par cette raison des effets exagérés et inquiétants; d'exiger la présence de l'homme de l'art pour l'administration des médicaments et l'observation de leurs effets; d'être nuisible parfois aux femelles pleines, etc.

b. *Muqueuse des voies respiratoires. — Aéropathie.*

Cette membrane, très étendue et en communication directe avec la muqueuse des voies digestives et celle des yeux, commence aux ouvertures des narines et se termine avec les divisions des bronches. Elle est très fine, très vasculaire, fort perméable et d'une sensibilité variable selon les régions qu'elle parcourt : ainsi, très sensible dans les narines et au larynx, elle l'est fort peu dans le trajet de la trachée, et le redevient beaucoup dans les bronches. C'est surtout dans ce point de son étendue que la muqueuse respiratoire présente une grande perméabilité, puisque c'est à sa surface qu'est absorbé l'air qui sert à la respiration, et que sont exhalés la vapeur d'eau et l'acide carbonique qui résultent de l'hématose. Aussi la faculté absorbante de la muqueuse bronchique est-elle très grande et tient-elle le premier rang, sous ce rapport, parmi les surfaces libres du corps.

Lorsqu'on introduit des médicaments dans les voies respiratoires, c'est le plus ordinairement pour remédier aux maladies de cet appareil; cependant il est des cas où l'on se sert aussi de cette surface absorbante pour déterminer une médication générale.

Ce mode de médicamentation présente à considérer, comme les précédents, la forme des médicaments, les procédés employés pour les appliquer, les avantages et les inconvénients de cette méthode, etc.

1° **Forme.** — Les médicaments employés dans les voies respiratoires peuvent être *solides, liquides* ou *gazeux*. Sous la première forme, la plus rarement usitée, les remèdes sont réduits en poudre impalpable et insufflés dans les narines, le pharynx, le larynx, la trachée et les bronches, pour remédier aux affections de ces parties et bien plus rarement pour modifier l'économie générale. Les préparations liquides sont à peu près exclusivement employées dans les cavités nasales et le pharynx; cependant Gohier (1) a injecté dans les bronches des liquides médicamenteux, soit dans un but expérimental, soit dans un but thérapeutique. Plus récemment, M. Lelong (2) a injecté dans les bronches des chevaux morveux une solution aqueuse légère d'hypochlorite de soude pour modifier leur état maladif. Essayé dans le même sens par plusieurs autres praticiens, ce mode d'administration des médicaments est à peu près tombé dans l'oubli, malgré les résultats encourageants que M. Delafond (3) aurait obtenus dans ses expériences. Enfin, c'est principalement sous la forme gazeuse que les médicaments sont employés dans les voies respiratoires, soit dans les médications locales, soit dans les médications générales. On emploie parfois des gaz, mais le plus souvent ce sont des vapeurs produites par des médicaments volatils, des substances

(1) Gohier, *Mém. sur la méd. et la chirurg. vétér.*, t. II, p. 419 à 422.
(2) Lelong, *Recueil de méd. vétér.*, 1829, p. 377, et 1830, p. 223.
(3) Delafond, *Traité de thérap. génér.*, t. I, p. 92 et 93.

aqueuses ; assez souvent aussi ce sont des produits volatils pyrogénés qu'on obtient en brûlant des substances appropriées sur un réchaud disposé convenablement sous le nez des animaux malades, etc.

2° **Manuel.** — Les procédés employés pour introduire les médicaments dans les voies respiratoires varient selon leur état. Quand ils sont sous forme de poudre, on les insuffle dans le nez à l'aide d'un tube de verre, de bois ou de carton, ou encore à l'aide d'un soufflet à main. On peut aussi se servir d'un petit sac de toile qu'on lie autour du nez de l'animal ; l'entrée et la sortie de l'air pendant la respiration, les ébrouements du malade, font voltiger la poudre médicamenteuse, qui ne tarde pas à être entraînée dans les voies respiratoires par la colonne d'air inspiré. (Voyez le *Formulaire*, art. STERNUTATOIRE.) L'introduction des poudres dans le pharynx et le larynx se fait au moyen d'un tube, soit par le nez, soit par la bouche ; enfin, dans la trachée et les bronches, l'insufflation se fait à l'aide d'une ouverture artificielle (trachéotomie). L'injection des liquides dans les voies respiratoires a lieu de plusieurs manières : dans les cavités nasales, où elle est la plus usitée, on se sert principalement de la seringue ou du tube-siphon de M. Rey (1) ; dans la trachée et les bronches, on injecte le liquide avec une seringue ou un entonnoir, après avoir pratiqué la trachéotomie. Enfin, quand les médicaments sont à l'état de gaz ou de vapeurs, on les dirige, par des moyens appropriés, à l'entrée des narines, et l'air inspiré les entraîne ensuite naturellement dans toute l'étendue de l'appareil respiratoire. Les *fumigations* se font à l'air libre ou par des moyens spéciaux, tels que la couverture, le conduit fumigatoire, etc. (Voy. le *Formulaire*, art. FUMIGATION.) Cependant, pour l'administration de l'éther, du chloroforme et des autres moyens anesthésiques, on peut faire usage d'appareils spéciaux. (Voy. MÉDICATION ANESTHÉSIQUE.)

3° **Avantages et inconvénients.** — Les avantages de ce mode de médicamentation sont très grands et bien évidents pour le traitement des maladies des voies respiratoires et des autres organes de la poitrine ; il peut présenter aussi de grands avantages dans la syncope, dans l'asphyxie. Le sommeil anesthésique s'obtient surtout en dirigeant les agents stupéfiants dans cette voie ; quant aux médications générales obtenues par ce moyen, elles ne paraissent présenter aucun caractère spécial, si ce n'est beaucoup de célérité et une grande énergie dans le développement des effets des médicaments ; aussi en fait-on rarement usage en médecine vétérinaire à ce point de vue. Les inconvénients de cette méthode sont surtout d'être d'une exécution souvent difficile, d'exiger des appareils spéciaux qu'on n'a pas toujours à sa disposition, d'exposer à altérer les voies si importantes de la respiration, d'obtenir des effets exagérés, des accidents mortels, de ne pouvoir être mise en usage que par l'homme de l'art, etc.

c. *Muqueuses génito-urinaire, oculaire et auditive.*

Ces surfaces muqueuses, quoique douées d'une faculté d'absorption assez énergique, ne sont jamais mises à profit dans les médications générales, parce qu'à l'exception de la muqueuse génito-urinaire de la femelle, elles n'ont pas assez d'étendue pour absorber une quantité de molécules médicinales suffisante, dans la majorité des cas, pour agir sur toute l'économie. C'est donc à peu près exclusivement dans les ma-

(1) A. Rey, *Journal de méd. vétér. de Lyon*, 1851, p. 231.

ladies spéciales des appareils qu'elles tapissent, que ces muqueuses reçoivent l'application directe des médicaments. Ainsi la muqueuse des voies génito-urinaires et celle de l'oreille reçoivent des médicaments liquides qu'on y introduit à l'aide d'une seringue : ce sont des *injections* ; sur la muqueuse génitale des femelles, et sur celle de l'oreille on peut aussi étendre les préparations molles ; enfin, sur la muqueuse des yeux, on fait l'application des médicaments solides, mous, liquides et même gazeux ; on les appelle alors des *collyres*. (Voy. ces mots dans le *Formulaire*.)

II. — SURFACES ACCIDENTELLES.

1° Tissu cellulaire sous-cutané.

Cette méthode d'administration, que nous avons soumise à l'expérience et à une étude attentive qui se continue encore (1), consiste à introduire les médicaments dans une poche ou godet pratiqué sous la peau à l'aide d'une aiguille à séton. Elle présente à considérer les points suivants :

1° **Lieu d'élection.** — On doit choisir les régions du corps où le tissu cellulaire est lâche et abondant, comme au poitrail, à l'encolure, sur la région costale, etc. Les intervalles des côtes nous paraissent le lieu le plus avantageux.

2° **Manuel opératoire.** — On enfonce une aiguille à séton sous la peau, et, quand on est parvenu à la profondeur voulue, on divise le tissu cellulaire, ou ce qui vaut mieux, on le dilacère avec le talon de l'aiguille, de manière à pratiquer une poche sous-cutanée d'une capacité suffisante pour contenir la préparation qu'on veut faire absorber. Ce premier temps de l'opération accompli, il ne reste plus qu'à y introduire le médicament, qui doit être sous forme liquide ; dans ce but, on dilate l'ouverture du godet avec le talon de l'aiguille et l'on y verse la solution médicamenteuse ; puis on la ferme avec une ou deux épingles, comme dans une saignée ordinaire, ou ce qui vaut mieux, à l'aide de deux points de suture.

3° **Avantages.** — Les avantages de ce procédé sont assez nombreux : il remplace l'ingestion stomacale chez les solipèdes, quand les voies digestives ne sont pas libres ou sont altérées, et pourrait être substitué, dans les circonstances ordinaires, au procédé usité pour les ruminants, chez lesquels on n'est jamais sûr de faire parvenir le médicament dans le véritable estomac. De plus, par cette méthode, les médicaments agissent rapidement, avec leurs propriétés ordinaires et avec une énergie trois ou quatre fois plus grande que par les voies gastro-intestinales, ce qui permet de réduire les doses proportionnellement ; circonstance très heureuse, puisqu'elle autorise à faire usage par cette voie de médicaments chers, mais actifs, qu'on ne peut employer habituellement à cause des grandes quantités qui sont exigées pour obtenir un résultat. D'un autre côté, les médicaments ne sont pas altérés chimiquement dans le tissu cellulaire et produisent leurs effets sans altération ; on peut en renouveler l'administration autant qu'on le veut, sans laisser de tares visibles, ce qu'on ne peut obtenir par l'injection dans les veines. Enfin, on peut prévenir tout empoisonnement en vidant le godet et en lavant et cautérisant même la surface dès que les effets du médicament se sont

(1) *Journal de méd. vétér de Lyon*, 1852, p. 439.

manifestés avec une certaine énergie, avantage très grand qu'on ne rencontre pas dans les autres modes de médicamentation.

4° **Inconvénients.** — Ils sont peu nombreux et peu graves; voici les principaux : les médicaments irritants ne peuvent être administrés par ce moyen parce qu'ils déterminent une inflammation locale intense, des abcès, des décollements de la peau, etc.; il est vrai qu'on peut les étendre de manière à modérer beaucoup ces effets locaux. Pendant les chaleurs de l'été ou lorsque les animaux ont le sang altéré, etc., il peut se former des tumeurs sanguines, un commencement de gangrène, etc. Enfin, ce procédé exige la présence constante de l'homme de l'art pendant toute la durée des effets des remèdes, ce qui est souvent fort gênant.

2° Solutions de continuité.

Les diverses solutions de continuité récentes ou anciennes, telles que les plaies, les ulcères, les fistules, etc., peuvent aussi recevoir les médicaments et les conduire dans le sang par absorption; cependant ce moyen n'est usité en médecine vétérinaire que pour des médications purement locales. Aussi nous abstiendrons-nous d'en parler plus longuement, d'autant plus qu'il en sera question à l'article *Absorption des médicaments.*

3° Intérieur des veines.

L'expérience ayant démontré que la plupart des médicaments ne déterminent des effets généraux dans l'économie animale que quand leurs molécules sont parvenues dans le sang, il semblerait assez naturel, pour arriver plus vite et plus sûrement à ce résultat, de les injecter directement dans les vaisseaux. Il en aurait sans doute été ainsi depuis longtemps, si cette méthode hardie n'était pas environnée de si grands et si nombreux dangers; aussi n'a-t-elle pris naissance que vers le milieu du XVIIe siècle et à la suite des expériences sur la *transfusion* du sang dont elle a éprouvé toutes les vicissitudes et partagé le sort peu brillant.

Historique. — Les premiers essais d'introduction directe des médicaments dans le sang datent de 1665, et furent tentés sur des chiens par Christophe Wrey, professeur à l'université d'Oxford. Fabricius, de Dantzig, paraît être le premier médecin qui ait osé faire la même expérience sur l'homme en 1677, et, dit-on, à plusieurs reprises avec succès. Néanmoins il ne paraît pas avoir eu par la suite beaucoup d'imitateurs. De nos jours, MM. Magendie et Orfila ont fait de nombreuses expériences de ce genre sur les animaux, soit pour connaître les effets des poisons et des médicaments, soit pour étudier certains phénomènes physiologiques; le premier de ces expérimentateurs a même injecté de l'eau tiède dans les veines d'un homme atteint d'hydrophobie, mais sans succès. Aujourd'hui, cette méthode de médicamentation, très dangereuse chez l'homme, paraît être entièrement abandonnée par les médecins.

Domingo Roya, hippiatre espagnol instruit, qui écrivait vers 1734, paraît être le premier vétérinaire qui ait injecté les médicaments directement dans le sang des animaux dans un but thérapeutique. Il introduisit de l'ammoniaque très étendue d'eau dans les veines des chevaux morveux dans l'espoir de les guérir. En 1779,

Chabert renouvela la tentative de Roya, et plusieurs fois avec succès. Viborg et Héring, parmi les vétérinaires modernes, ont été les plus grands partisans de ce mode d'administration des médicaments et sont même, dit-on, parvenus à un assez haut degré d'habileté dans le manuel de l'opération, pour en faire usage sans crainte dans les cas ordinaires de la pratique. Depuis le commencement de ce siècle, Gohier, Hénon, Dupuy, Prévost, Renault, la plupart des professeurs qui se sont succédé dans les écoles vétérinaires, et même un grand nombre de vétérinaires civils et militaires, ont fait usage de l'*infusion* des médicaments dans les veines, soit dans un but expérimental, soit dans un but thérapeutique, et avec des résultats divers.

Pour injecter un médicament dans les veines, on doit se préoccuper des points suivants :

1° **Médicaments**. — En général, on n'administre par les veines que les médicaments très actifs, les remèdes héroïques ; aussi doit-on être ici d'autant plus sûr de la dose que le médicament agit directement et par toute sa masse, et que la moindre erreur à cet égard pourrait entraîner les conséquences les plus graves. Il faut aussi savoir très exactement l'action chimique des agents pharmaceutiques qu'on introduit dans les veines, pour ne pas s'exposer à altérer le sang, et surtout à ne pas déterminer la formation de caillots ou coagulums qui, en obstruant les vaisseaux, peuvent amener une mort immédiate. Comme on ne peut injecter que des médicaments solubles, il est essentiel de les dissoudre avec soin dans leur meilleur dissolvant : l'eau, qui n'altère pas le sang, est celui qu'il faut choisir de préférence ; la quantité de dissolution ne doit jamais dépasser un demi-litre, et sa température doit être voisine de celle du sang.

2° **Opération**. — Le manuel de l'opération est assez simple ; cependant il doit être exécuté d'après certaines règles et avec autant de célérité que possible. C'est à peu près exclusivement à la veine jugulaire qu'on adresse les médicaments : sa position superficielle, son calibre considérable, son long trajet, le cours descendant de la colonne sanguine qu'elle contient, lorsque les animaux sont debout, etc., sont autant de circonstances favorables qui expliquent la préférence qu'on lui accorde pour cette opération délicate. Celle-ci s'exécute de deux manières, selon qu'on emploie, pour injecter les médicaments, une seringue ou un entonnoir. Dans le premier cas, on met la veine à découvert dans une étendue d'environ 10 centimètres, on pose deux ligatures en dessous, et quand on a serré celle qui est du côté de la tête, on ouvre le vaisseau, on y pousse doucement la préparation avec la seringue, et puis on ferme la ligature inférieure. Ce procédé, qui permet de ne pas laisser perdre la plus petite partie du médicament, ne convient évidemment que pour faire des expériences et nullement pour la pratique. Lorsqu'on emploie un entonnoir ou un tube conique de fer-blanc tel que celui qui est en usage à l'école de Lyon (voy. *Formulaire*, art. IN-JECTIONS), on ouvre simplement la jugulaire comme dans une saignée ordinaire ; on introduit avec précaution le bout de l'instrument dans la veine, et quand on s'est assuré qu'il n'a pas fait fausse route, on verse peu à peu le liquide médicamenteux et l'on facilite son arrivée dans le sang en pressant de haut en bas sur le trajet de la veine, au-dessous de l'ouverture, de manière à pousser la colonne sanguine vers le cœur et à produire du vide dans le vaisseau. Il arrive souvent que quand on introduit le tube ou l'entonnoir dans la veine, le sang en obstrue immédiatement l'orifice ; il faut donc avoir une petite baguette de bois pour chasser le caillot avant de verser le médicament ; on fera bien aussi de s'en servir pendant toute l'opération pour prévenir de nouvelles obstructions de l'orifice de l'instrument, et faciliter l'entrée de la préparation dans le vaisseau. Enfin, on ferme la saignée avec une épingle comme à l'ordinaire, quand l'injection est terminée et le tube retiré.

3° Précautions. — Avant d'introduire les médicaments dans le sang, il est une précaution essentielle à prendre pour la réussite et la netteté de l'opération ; malheureusement elle n'a pas toujours été observée, et a dû par conséquent occasionner plus d'une erreur dans l'appréciation exacte des effets des médicaments. Cette précaution consiste à retirer du système circulatoire une quantité de sang équivalente, en volume, à la préparation médicinale qu'on doit injecter. Si ce soin n'est pas observé, il peut résulter, de l'introduction brusque d'un liquide dans le sang, une tension momentanée dans les vaisseaux, et par suite des troubles graves de la circulation et de la respiration, qu'on pourrait faussement attribuer à l'action des médicaments injectés : c'est vraisemblablement ce qui a dû arriver souvent, et à leur insu, aux expérimentateurs qui n'ont pas observé la précaution que nous venons de recommander. Après l'opération on traite la plaie de la veine comme une saignée ordinaire ; on tient les animaux à la diète et au repos, à moins que les effets ne se manifestent pas assez vite : alors un léger exercice de quelques minutes suffira pour provoquer le développement de l'action des remèdes, si la dose a été suffisante.

4° Avantages. — Les avantages de cette méthode sont assez nombreux : elle permet de faire usage de médicaments d'un prix très élevé, parce qu'il n'en faut qu'une très petite quantité ; elle donne la facilité d'obtenir, dans les cas pressés, des effets immédiats et énergiques, comme dans le vertige, le tétanos, la syncope, etc. ; les effets des médicaments apparaissent plus nets, plus naturels et dégagés de tous les accidents chimiques ou physiologiques qui les précèdent et les accompagnent souvent par les autres voies ; le praticien trouve là une ressource précieuse quand les autres surfaces ont été essayées sans succès, etc.

5° Inconvénients. — Ses inconvénients sont graves et de plusieurs genres. D'abord, quand on injecte les médicaments dans la jugulaire, on est exposé à voir survenir plusieurs accidents, tels que le thrombus, la phlébite, l'introduction de l'air dans le cœur, des abcès graves dans la gouttière de la veine, si le médicament s'est glissé dans le tissu cellulaire, etc. Il survient souvent, malgré les précautions les plus minutieuses, des troubles graves, insolites, de la circulation et de la respiration, que le praticien n'a pas pu prévoir et contre lesquels il est souvent désarmé. Enfin, c'est toujours une chose grave que d'ouvrir le système circulatoire et d'y introduire une matière étrangère à l'organisme, etc.

6° Conclusion. — Pour toutes ces raisons, ce mode de médicamentation est peu employé et restera longtemps encore dans le domaine de l'expérimentation ; il ne sera sans doute jamais, entre les mains des praticiens, qu'un pis-aller auquel ils n'auront recours que dans les cas désespérés et pour lesquels il est permis de tout tenter.

§ II. — Des moyens de propagation des médicaments et de leurs effets dans l'économie animale.

Nous négligerons pour le moment les effets locaux des médicaments sur les surfaces où ils ont été appliqués, pour nous occuper immédiatement des moyens employés par l'organisme pour étendre les médicaments et leurs effets loin du point où ils ont été déposés. L'ordre chronologique des phénomènes en souffrira un peu, mais l'ordre logique y gagnera, en ce que nous ne serons pas forcé de séparer l'histoire de l'action locale de celle de l'action générale des médicaments, qui se succèdent et s'enchaînent si étroitement.

Quand on applique un médicament sur une surface vivante, on assiste en quelque sorte au développement de son action directe, et l'on peut souvent en saisir le mécanisme; de même, lorsqu'on introduit un agent pharmaceutique dans le torrent circulatoire, on comprend aisément la production de ses effets sur plusieurs points de l'économie animale, parce qu'étant directement mélangé au sang, ce fluide le met en contact avec tous les organes que, par sa nature, il est susceptible de modifier. Mais, quand on introduit un médicament dans le tube digestif, par exemple, et qu'indépendamment de son action sur cet appareil, il développe des effets divers sur le cœur, les poumons, le cerveau, les reins, etc., l'action n'est plus directe, immédiate, et il importe de savoir par quels moyens l'organisme étend ainsi les effets des médicaments loin de la surface où ils ont été déposés.

On admet généralement que l'action des médicaments se propage dans l'économie animale par quatre moyens principaux : par *continuité de tissu*, par *contiguïté d'organes*, par *absorption* et par l'*intervention du système nerveux*.

1° Propagation des effets des médicaments par continuité de tissu.

La plupart des appareils organiques importants, et notamment ceux qui communiquent directement au dehors, sont tapissés par une muqueuse dont l'organisation est à peu près la même dans tous ses points, et qui souvent aussi reçoit, dans toute son étendue, des nerfs de même nature. Il résulte de cette disposition une liaison étroite entre toutes les parties d'une même membrane et une espèce de solidarité dans leurs fonctions; en sorte que, quand une modification quelconque survient dans un point, les autres portions de cette membrane tendent à y participer plus ou moins, selon leur texture et leur position. Aussi remarque-t-on que, lorsqu'un médicament produit une action sur un point d'une muqueuse, ou même sur la peau, elle tend à se généraliser par voie de continuité de tissu, non seulement à toute la membrane, mais encore à celles qui sont en communication directe avec elle.

Cette action, toute vitale et fondée sur l'analogie anatomique et physiologique des tissus qui en sont le siége, se remarque à un haut degré sur la plupart des muqueuses et surtout sur plusieurs points de celle des voies digestives. Ainsi, quand on met un médicament excitant en rapport avec la muqueuse de la bouche, on ne tarde pas à voir affluer la salive dans cette cavité, parce que l'excitation locale s'est transmise de proche en proche par voie de continuité de la buccale aux glandes salivaires par l'intermédiaire de leurs canaux excréteurs. Une action semblable doit avoir lieu sans doute dans le duodénum, sous l'influence des purgatifs, des stimulants, à l'égard de la bile et du suc pancréatique.

Ces divers effets peuvent s'expliquer également par les sympathies nerveuses ou fonctionnelles qui lient toujours les glandes avec les surfaces sur lesquelles elles versent les produits qu'elles sécrètent.

On trouve aussi des exemples de transmission des effets des médicaments par voie de continuité de tissu, dans les voies respiratoires et dans l'appareil génito-urinaire. C'est ainsi qu'un sternutatoire, agissant sur la pituitaire, transmet son effet à toute l'étendue de la muqueuse respiratoire et même à la conjonctive avec laquelle elle est en communication directe par les voies lacrymales. De même, qu'un breuvage émollient soit donné à un animal atteint de bronchite aiguë, et l'on ne tardera pas à remarquer la diminution de la fréquence de la toux ; cependant le liquide adoucissant n'a pas pénétré dans les voies de la respiration, il n'a touché qu'en passant la muqueuse du pharynx ; cet effet local s'est donc étendu jusqu'aux bronches par voie de continuité ; autrement on ne comprendrait pas le soulagement que le malade a éprouvé sous l'influence du breuvage émollient. A la vérité, on pourrait objecter à ce fait cette remarque, que l'air inspiré, en traversant l'arrière-bouche, s'imprègne du liquide adoucissant et qu'il acquiert ainsi des qualités calmantes, mais cette circonstance n'expliquerait qu'imparfaitement le résultat obtenu. Les effets émollients que ressentent la vessie, la matrice, les gros intestins, lorsqu'on introduit des liquides adoucissants dans le canal de l'urètre, dans le vagin, le rectum, sont des faits du même genre.

2° Propagation des effets des médicaments par contiguïté d'organes.

Les organes situés profondément dans les cavités splanchniques, ceux qui sont recouverts par les membranes tégumentaires et plusieurs couches d'autres tissus, ne peuvent être médicamentés directement et les molécules médicamenteuses, avant d'agir sur eux, doivent nécessairement traverser d'autres tissus. C'est ainsi que, quand une glande, un ganglion lymphatique, un phlegmon, etc., reçoivent l'action d'un topique, ce n'est jamais qu'à travers le tissu de la peau et du système cellulaire sous-cutané. Quand on applique un cataplasme sous le ventre dans le cas d'entérite aiguë, un sachet émollient sur les lombes d'un cheval atteint de néphrite ; quand on donne un lavement adoucissant lors de l'existence d'une cystite, d'une métrite aiguë, etc , on compte évidemment sur les bénéfices de la propagation des effets locaux des médicaments par la contiguïté des organes.

Comment s'opère cette extension des effets des médicaments au delà de leur point d'application ? Il serait difficile de répondre catégoriquement à cette question ; cependant on peut dire, comme chose très vraisemblable, que l'absorption et l'influence nerveuse ne jouent ici qu'un rôle très secondaire, et que le principal appartient évidemment à un phénomène physique, à l'*imbibition*. Cela résulte clairement de la *perméabilité* naturelle et bien connue de tous les tissus vivants à l'égard des liquides et des gaz mis en contact avec eux, et des phénomènes de *capillarité* et d'*endosmose* qu'on observe si fréquemment dans l'économie animale (1).

La pénétration graduelle des molécules médicamenteuses, de proche en proche et jusqu'aux organes et aux tissus les plus profondément situés, ne résulte pas seulement de l'observation journalière des effets des médicaments employés en topiques, mais encore des expériences nombreuses faites sur les animaux par les hommes les plus compétents. Tout s'accorde aussi pour démontrer que cette pénétration se fait par une imbibition successive depuis les couches de tissu les plus superficielles jusqu'aux plus profondes.

Il résulte, en effet, des expériences de Flandrin (2), Fodera (3), Magendie (4),

(1) Voy. *Cours de physiologie*, par Bérard, t. II, p. 675 et 678.
(2) *Journal général de médecine*, 1790, 1791 et 1792.
(3) *Archives générales de médecine*, t. II, p. 59.
(4) *Journal de physiologie*, t. I, p. 8.

Lebkuchner (1), etc., que différentes substances, déposées sur la peau ou les muqueuses, injectées dans les séreuses splanchniques, etc., pénètrent rapidement dans les organes environnants, dans les tissus sous-jacents, où leur présence est facilement dévoilée par des réactifs caractéristiques. Ces expériences ont été faites principalement avec des sels de plomb, d'antimoine, de fer, le cyanoferrure de potassium, l'encre, etc., dont les réactions sont indiquées par des nuances tranchées. Les mêmes expérimentateurs ont vu l'empoisonnement se déclarer par le simple dépôt de teinture de noix vomique à la surface des vaisseaux, et lorsqu'elle était emprisonnée entre deux ligatures dans une anse d'intestin, dans une veine, etc. ; nouvelle preuve de la grande perméabilité des tissus pour les substances qui sont mises en contact avec eux.

3° Propagation des effets des médicaments par absorption.

On désigne, sous le nom d'*absorption*, une action physico-vitale par laquelle les tissus de l'organisme s'approprient, en totalité ou en partie, les matières mises en contact avec eux, pour en transmettre ensuite le produit dans le torrent circulatoire.

Cette fonction, très étendue et très générale, est chargée du rôle le plus important dans la nutrition ; c'est elle qui règle l'entrée et la sortie des matériaux qui doivent faire ou qui ont déjà fait partie de l'économie animale. Aussi s'exerce-t-elle dans tous les tissus et notamment sur les surfaces qui sont en communication directe avec le monde extérieur.

Le rôle que l'absorption remplit dans le développement de l'action générale des médicaments paraît être aussi important que celui qu'elle joue dans la vie nutritive des êtres organisés. La théorie, aussi bien que l'expérience et l'observation, s'accordent, en effet, pour démontrer que l'absorption est le principal moyen qu'emploie l'organisme pour transmettre, loin des points où ils ont été déposés, les médicaments et pour faciliter le développement de leurs effets dynamiques.

Quelques auteurs, se basant principalement sur les effets très rapides de certains médicaments, seraient disposés encore à attribuer leur propagation dans l'économie animale au système nerveux. Cependant cette opinion perd tous les jours de ses partisans, surtout depuis que le docteur Blacke a posé les principes suivants, déduits rigoureusement de ses expériences faites sur les animaux avec les sels de baryte et de strychnine, à savoir :

« 1° Qu'il existe toujours un rapport direct entre le temps que met un poison à agir et la rapidité de la circulation.

» 2° Que chez les animaux sur lesquels on a opéré, il s'écoule toujours, entre l'introduction du poison dans le système vasculaire et les symptômes, un intervalle suffisant pour que le sang, altéré par ce poison, parvienne aux capillaires du tissu sur lequel il exerce son action délétère (2). »

La rapidité de la circulation est en effet très grande dans les animaux supérieurs, et bien suffisante pour expliquer les effets les plus rapides des médicaments administrés à l'intérieur ou déposés sur des surfaces très absorbantes. Les expériences de M. le docteur Héring, professeur à l'école vétérinaire de Stuttgard, ont démontré que, chez

---

(1) *Archives générales de médecine*, t. VII, p. 439.
(2) *Edinburgh medical and surgical journal*, octobre 1841.

le cheval, le sang ne met guère qu'une demi-minute pour faire le tour de la grande circulation, c'est-à-dire pour passer à travers les organes et revenir au cœur, son point de départ. Il en résulte qu'une substance médicamenteuse ou toxique, absorbée et mélangée au sang, peut arriver aux organes les plus éloignés du centre circulatoire en moins de *trente secondes*, et agir sur l'organisme tout entier dans un laps de temps moindre qu'*une demi-minute* (1).

M. Clément (2), il est vrai, n'admet pas une rapidité aussi grande de la circulation, car, d'après ses calculs basés sur la capacité des cavités du cœur et sur le poids total du sang, chez le cheval, il faudrait environ *trois minutes* pour que la masse sanguine passât par le cœur. Cependant, tout en admettant la parfaite justesse de ces calculs, ils ne prouvent pas qu'une ondée de sang, partie du ventricule gauche, mette un temps aussi long que trois minutes pour y revenir; l'expérience paraît démontrer le contraire.

Quoi qu'il en soit, l'absorption étant considérée maintenant comme le moyen principal dont se sert l'économie animale pour généraliser l'action des médicaments, nous devons examiner avec soin les diverses circonstances qui peuvent influer sur sa rapidité et ses résultats définitifs; de ce nombre sont principalement la perméabilité des tissus, la solubilité des médicaments et le degré de tension de l'appareil circulatoire.

1° Perméabilité des tissus. — Il n'est pas indifférent, comme nous l'avons déjà démontré, de déposer les médicaments sur toutes les surfaces normales du corps, car, toutes choses égales d'ailleurs, elles ne sont pas également perméables aux médicaments, et ne les absorbent pas avec la même rapidité. Ces diverses surfaces peuvent être classées, d'après leur ordre de perméabilité, ainsi qu'il suit : *membrane bronchique, séreuses splanchniques, membranes muqueuses, peau dénudée* et *peau intacte.*

Quant aux surfaces accidentelles, elles peuvent être rangées dans l'ordre suivant : *intérieur des veines, tissu cellulaire sous-cutané,* et *solutions de continuité.* On sait peu de chose sur ces dernières; seulement on peut poser en principe, qu'elles absorbent d'autant mieux qu'elles sont plus rapprochées du centre de la circulation, que leur inflammation et leur suppuration sont plus régulières, que les tissus sous-jacents sont plus sains, etc.

2° Solubilité des médicaments. — On croyait autrefois que les vaisseaux absorbants commençaient à la surface libre des membranes tégumentaires par des ouvertures béantes, des porosités, et que les médicaments insolubles peuvent être absorbés lorsqu'ils ont été réduits en poudre impalpable. Aujourd'hui on n'admet plus cette manière de voir, et l'on pose en principe, que *les corps liquides et gazeux, seuls, peuvent être absorbés et parvenir dans le torrent de la circulation; mais que les corps solides, quelle que soit leur ténuité, ne sauraient y arriver, parce qu'ils ne peuvent se prêter à l'imbibition qui précède et commence toute absorption* (3).

Aucune substance, disent MM. Mialhe et Pressat, ne peut entrer dans l'économie ou en sortir sans être dans un état de dissolution qui lui donne la faculté de mouiller, imbiber, traverser les membranes, arriver jusqu'à la profondeur des tissus, pour y

(1) *Journal des progrès des sciences médicales*, 1828, t. X, p. 20.
(2) *Recueil*, 1851, p. 382.
(3) Voy. Bérard, *Cours de physiologie*, t. II, p. 722.

être, selon sa destination définitive, assimilée, détruite, brûlée, pour concourir à la formation des organes, ou se perdre dans leurs excrétions. C'est là une loi générale qui n'admet pas d'exception (1).

D'après ces considérations, on doit admettre comme principe essentiel de pharmacologie, que *les médicaments solubles dans l'eau et dans les liquides de l'organisme sont les seuls qui soient susceptibles de développer des effets dynamiques, et que ceux qui sont insolubles dans ces véhicules doivent être considérés comme inertes, au moins en tant que médicaments généraux.*

On peut donc, sous le rapport de leur absorption, distinguer les médicaments en deux catégories : ceux qui sont *solubles* et absorbables sans l'intervention d'un principe chimique, et ceux qui sont *insolubles*, et qui ne peuvent passer dans la circulation sans avoir été préalablement modifiés chimiquement.

A. **Médicaments solubles.** — Ces médicaments étant solubles dans l'eau et les liquides du corps, ils sont absorbables immédiatement et sans modification chimique nécessaire. Appliqués sur les surfaces absorbantes, ils imbibent aussitôt les tissus et pénètrent peu à peu dans les fluides nutritifs. Les médicaments de cette catégorie sont fort nombreux et représentés par groupes chimiques dans le tableau suivant :

Oxydes.		Potasse, soude, ammoniaque, baryte, strontiane, chaux.
Acides		Minéraux et organiques en très grande majorité, lorsqu'ils sont étendus d'eau.
Sels	Bases.	Potasse, soude, ammoniaque, et un assez grand nombre de sels terreux et métalliques.
	Acides.	Acétates, azotates.
Matières organiques.	Neutres non azotées.	Sucres, dextrine, gommes et mucilages.
	Neutres azotées.	Albumine, caséine, légumine, amandine, gélatine, chondrine.

(*A. MÉDICAMENTS SOLUBLES.*)

La solubilité de ces médicaments n'est pas la seule condition de leur absorption, il faut encore que la densité de leur solution ne soit pas supérieure à celle de la partie liquide ou *plasma* du sang, autrement ils ne sauraient être absorbés. En effet, pour que l'absorption s'effectue, il faut qu'un mouvement d'endosmose s'établisse de la solution médicamenteuse au sang. Or, si cette solution est trop concentrée, non seulement elle ne sera pas entraînée vers le sang, mais encore elle pourra déterminer un mouvement d'*exosmose* du sang à la surface où elle a été déposée (2).

B. **Médicaments insolubles.** — Dans cette catégorie, également très nombreuse, se trouvent compris tous les corps simples ou composés, minéraux ou organiques, qui ne sont pas solubles dans l'eau ni dans les liquides de l'économie, et qui ont besoin d'être modifiés d'une manière chimique avant de pouvoir se dissoudre dans ces véhicules.

(1) *Comptes rendus de l'Académie des sciences*, 1851, t. XXXIII, p. 450.
(2) J. Liebig, *Chimie appliq. à la physiol. végét. et à l'agric.*, p. 493 et 494.

La nécessité de l'intervention d'un principe chimique pour l'absorption de cette classe de médicaments est nouvelle dans la science pharmaceutique et n'est pas encore admise par tous les auteurs. Cependant M. Mialhe, à qui la matière médicale doit déjà plusieurs découvertes importantes, et une foule d'idées ingénieuses sur l'étude chimique des médicaments, pose en principe, qu'*un médicament insoluble, pour avoir une action générale sur l'économie, doit devenir soluble par suite de réactions chimiques opérées au sein de l'organisme* (1).

Cet auteur, auquel nous emprunterons maintenant la plupart des données qui vont suivre, divise les médicaments insolubles en trois catégories : 1° ceux qui exigent pour se dissoudre un principe *acide*, tel qu'il se trouve dans le suc gastrique par exemple; 2° ceux qui demandent un principe *alcalin* ou des liquides à réaction alcaline, tels que la salive, la bile, le suc pancréatique, etc. ; 3° enfin, les médicaments qui veulent un principe *salin* ou *chloruré*, tels que le sel marin, le chlorure de potassium, etc., qu'on rencontre dans la plupart des liquides animaux. Nous allons représenter ces trois catégories de médicaments dans un seul tableau pour plus de brièveté, puis nous le ferons suivre des préceptes de pharmacodynamie applicables à chaque catégorie, et tels que M. Mialhe les a posés lui-même.

B. MÉDICAMENTS INSOLUBLES.	1° Médicaments devenant solubles dans les *acides*	*a.* Tous les métaux, moins ceux de la sixième section. *b.* Oxydes métalliques insolubles. *c.* Alcaloïdes végétaux.
	2° Médicaments devenant solubles dans les *alcalis*	*a.* Métalloïdes *solides*, soufre, phosphore, iode, arsenic. *b.* Acides minéraux et végétaux insolubles. *c.* Oxydes-acides. *d.* Huiles grasses, résines, gommes-résines, extractifs résineux.
	3° Médicaments devenant solubles par les *chlorures alcalins* . . .	Oxydes et sels de plomb, de mercure, d'argent, d'or et de platine.

D'après ce tableau, il est aisé de déterminer les conditions nécessaires à l'absorption des divers médicaments insolubles et les règles à suivre à l'égard de leur administration. Nous allons les indiquer pour chacune des trois catégories :

1° Les médicaments qui exigent un dissolvant acide pour être absorbés trouvent la condition essentielle de leur absorption dans l'estomac, où est sécrété sans cesse, et surtout après le repas, un suc acide appelé *suc gastrique*, destiné à la dissolution des aliments. Aussi, quand on administre les médicaments de cette catégorie, doit-on éviter de les associer à des alcalis, et surtout de faire suivre leur ingestion de celle de boissons abondantes qui auraient l'inconvénient d'étendre le suc gastrique et de diminuer ses qualités acides. Elles auraient aussi pour effet d'accélérer le passage des médicaments dans le tube intestinal où ils ne trouveraient plus les conditions nécessaires à leur dissolution : cette recommandation est surtout essentielle pour les solipèdes, dont l'estomac est très exigu. Enfin, pour mieux assurer la dissolution et l'absorption de ces médicaments, on pourrait dans certains cas y mélanger des principes acides, ou donner après leur administration des boissons acidulées.

(1) Mialhe, *Traité de l'art de formuler*, 1845, p. XVII, 1 vol. in-12.

2° Les substances de la deuxième catégorie, exigeant un principe alcalin pour leur dissolution et leur passage dans le sang, rencontrent principalement leurs dissolvants, soit dans le petit intestin où arrivent deux liquides à réaction alcaline, la *bile* et le *suc pancréatique*, soit dans les gros intestins qui produisent une grande quantité de liquide riche en sels alcalins. De là le précepte d'associer ces médicaments aux alcalis, de les administrer sous forme liquide pour qu'ils arrivent plus promptement dans les intestins, ou bien de donner après leur ingestion des boissons plutôt alcalines qu'acides, pour les pousser de l'estomac dans le tube intestinal où doit s'opérer leur absorption.

3° Enfin, les dissolvants des médicaments de la troisième catégorie se trouvent dans tous les liquides organiques, et notamment dans ceux du tube digestif, où les aliments apportent toujours une certaine quantité de chlorures alcalins. Toutefois leur quantité étant toujours très bornée, même dans le tube intestinal, il est essentiel, ou d'ajouter des chlorures alcalins aux médicaments qu'on administre, ou de ne donner de ces derniers que des doses très fractionnées, de manière qu'elles puissent se dissoudre.

De la connaissance des circonstances qui précèdent, il résulte ce principe trop peu connu des praticiens, à savoir : qu'un médicament insoluble administré dans le tube digestif n'agit pas en raison directe de la quantité ingérée, mais seulement en proportion de la quantité dissoute et absorbée ; et, en outre, comme conséquence nécessaire, qu'il n'y a aucun avantage à forcer les doses pour augmenter les effets ; et même, qu'en agissant ainsi on s'expose à déterminer dans les intestins des dépôts qui peuvent en obstruer le cours (ex. : *fer, magnésie*), ou donner lieu à des empoisonnements, si une cause fortuite vient à en déterminer la dissolution (ex. : *préparations mercurielles insolubles*).

Un autre précepte pharmacologique peut dériver encore de la connaissance des conditions de solubilité et d'absorption des médicaments insolubles : c'est qu'au lieu d'associer, au hasard et sans règles déterminées, les divers médicaments, comme on le remarque dans les formules ordinaires ou *empiriques*, on peut les unir d'après certains principes et imaginer des formules appelées *rationnelles* par M. Mialhe, et dans lesquelles le médicament principal est associé au principe chimique qui peut le mieux assurer sa dissolution et son passage dans le sang.

Les pharmacologistes se sont toujours préoccupés avec une grande sollicitude des réactions chimiques qui peuvent se produire non seulement entre les divers médicaments, mais encore entre ceux-ci et les vases dans lesquels on les prépare ; ils sont même parvenus à découvrir par cette voie un assez grand nombre d'incompatibilités entre les substances médicinales. Ils ont cherché aussi à se rendre compte des modifications chimiques que les aliments contenus dans le tube digestif peuvent imprimer aux médicaments ; mais, chose singulière, ils ont rarement pris en considération, les liquides si abondants et si complexes qui sont versés dans le tube digestif pour servir à la digestion, et avec lesquels les remèdes doivent nécessairement se mélanger et réagir chimiquement. Cependant les médecins paraissent s'être préoccupés depuis longtemps de ce point important de pharmacologie, car la Société royale de médecine de Paris, aujourd'hui Académie de médecine, avait proposé pour sujet d'un prix de 600 livres, en 1790, la question suivante : *Déterminer par des expériences exactes quelles sont la nature et les différences du suc gastrique dans les diverses classes d'animaux ; quel est son usage dans la digestion ; quelles sont les principales altérations dont il est susceptible ; quelle est son influence dans la production des maladies; DE QUELLE MANIÈRE IL MODIFIE L'ACTION DES REMÈDES; et dans quels cas il peut être employé lui-même comme médicament (1).*

Maintenant, grâce aux recherches et aux vues ingénieuses de M. Mialhe, l'impulsion dans ce sens est donnée; les recherches sur ce point se poursuivent de toutes parts, et il n'est pas douteux que les efforts combinés des chimistes et des médecins ne parviennent bientôt à élucider complétement cette question à peine ébauchée, et que l'administration des médicaments, par les voies digestives surtout, ne soit pratiquée avec une méthode et une sûreté inconnues jusqu'ici.

3° État du système circulatoire. — Les expériences de M. Magendie ont démontré de la manière la plus évidente que la rapidité de l'absorption dépend essentiellement de l'état de tension des vaisseaux et de la quantité des fluides en circulation : la tension est-elle forte, l'absorption est lente; est-elle faible, elle est rapide. Aussi peut-on, en quelque sorte, accélérer ou ralentir à volonté cette fonction en emplissant ou désemplissant le système circulatoire. Ainsi, injecte-t-on de l'eau dans les veines pour accroître la tension des vaisseaux, on ralentit l'absorption; pratique-t-on, au contraire, une saignée déplétive, pour diminuer la masse des fluides et la tension vasculaire, on accélère singulièrement la résorption des médicaments. Le même physiologiste a également remarqué que l'absorption est plus active quand les animaux sont à jeun que quand ils ont mangé, quand ils ont le sang peu riche que quand ils sont pléthoriques, etc., et par les mêmes raisons. L'expérience démontre aussi que l'absorption est plus rapide pendant l'exercice que pendant le repos, ce qui s'explique par la rapidité que la locomotion imprime au mouvement circulatoire des fluides nutritifs.

4° Propagation des effets des médicaments par le système nerveux.

Bien que la rapidité de la circulation permette d'expliquer la plupart des effets des médicaments, et que l'absorption soit considérée comme le moyen principal de la transmission matérielle et dynamique de ces agents, ce moyen ne doit pas être considéré comme le seul qu'emploie l'économie pour assurer l'action des remèdes. De même, en effet, que les tissus sont perméables et pourvus de vaisseaux absorbants, de même aussi ils sont sensibles et munis de filets nerveux capables de percevoir l'impression locale déterminée par les médicaments et de la transmettre aux centres nerveux. C'est ce que démontrent à la fois l'observation et l'expérience.

La transmission des effets des médicaments par l'intermédiaire du système nerveux paraît s'opérer par trois modes assez distincts : 1° par impression locale et perception des centres nerveux, avec retentissement sur toute l'économie; 2° par perception, accompagnée de réflexion sur certains appareils (*action réflexe*); 3° et par perception, suivie de réflexion sur des organes spéciaux (*action sympathique*). A ces trois modes bien évidents de propagation par le système nerveux de la vie animale se joint sans doute celui plus obscur du système nerveux de la vie organique. Nous allons examiner brièvement ces quatre moyens de transmission des effets des médicaments.

a. Transmission sensitive suivie de perception.

Quand un médicament plus ou moins actif agit sur une surface sensible, il produit une sensation sur les nerfs de cette surface qui la transmettent bientôt aux centres

(1) *Instructions vétérinaires,* t. II, p. 74.

nerveux, comme cela se remarque dans les sensations ordinaires. « Une *impression*, dit M. Longet, agissant sur un organe pourvu de nerfs de la vie'animale est transmise aux centres nerveux, tantôt directement à l'encéphale par les nerfs sensitifs crâniens, tantôt indirectement par l'entremise de la moelle épinière et des racines *sensitives* des nerfs spinaux ; elle va s'élaborer dans la région encéphalique où réside le *sensorium commune*, s'y transforme en sensation, et, par conséquent, arrive à la connaissance du corps de l'animal qui peut réagir par des mouvements *volontaires* (1). »

Lorsque la sensation perçue par le cerveau est très forte, elle retentit dans toute l'économie, qui se trouve ainsi remontée pour un instant au niveau de la vie des centres nerveux. Cette espèce de *réflexion* ou d'*irradiation* de la sensation perçue s'opère nécessairement par les nerfs moteurs et se traduit en mouvements généraux ou partiels du corps, puisque les nerfs sensitifs sont inhabiles à transmettre le courant nerveux du centre à la circonférence.

L'action d'un breuvage stimulant sur l'estomac donne une image fidèle des phénomènes nerveux précédemment énoncés : ainsi, *impression* sur la muqueuse gastrique, *transmission* par les pneumogastriques à la moelle et de celle-ci au cerveau, *perception* dans cet organe, et enfin *réflexion* par la moelle épinière aux divers appareils organiques par les nerfs moteurs qui y excitent des mouvements d'autant plus énergiques que la sensation perçue a été plus forte.

Dans la plupart des cas, l'impression sur le système nerveux ne fait que commencer l'action des médicaments ; bientôt ces agents, saisis par l'absorption et mélangés au sang, vont agir non seulement sur les centres nerveux, mais encore sur tout l'organisme, où ils développent directement des effets variables selon leur nature.

b. *Transmission avec ou sans perception et action réflexe.*

Dans d'autres circonstances, et selon le lieu d'application du médicament, l'*impression* qu'il produit est transmise par les nerfs sensitifs, soit directement à l'encéphale, soit à la moelle épinière, et cette impression occasionne, sans se transformer nécessairement en sensation, une excitation immédiatement réfléchie sur les nerfs moteurs, d'où des mouvements dits *réflexes* à la production desquels la volonté ne prend aucune part (Longet) (2). C'est ainsi qu'un médicament *sternutatoire* détermine une action réflexe sur les nerfs respiratoires, d'où résultent la toux, l'éternument ; il en est de même d'un corps étranger ou d'un médicament irritant qui, introduits dans les voies respiratoires, déterminent une toux brusque et violente ; de l'émétique qui, introduit dans l'estomac, provoque bientôt la contraction des muscles qui concourent au vomissement ; du corps qui, agissant sur la conjonctive, détermine le rapprochement rapide et involontaire des paupières, etc.

c. *Transmission avec ou sans perception et réflexion sympathique.*

Quand une impression quelconque reçue par une partie et transmise aux centres nerveux réagit, par une sorte de solidarité entre les organes, sur une partie très distante de la première, sans que les points intermédiaires y participent, on dit qu'il y a *sympathie* entre ces parties ainsi impressionnées à l'occasion l'une de l'autre. Ces

(1) Longet, *Physiologie du système nerveux*, t. II, p. 404.
(2) *Loc. cit.*, t. II, p. 404.

3

actions sympathiques peuvent consister en des mouvements simultanés comme dans l'*action réflexe*, ou en des phénomènes de sensibilité, de nutrition, de sécrétion, etc. Longtemps attribuées à des anastomoses nerveuses, à l'action du système ganglionnaire, les sympathies sont expliquées ainsi par M. Longet (1) : « L'organe qui est le point de départ de la sympathie, éprouvant une impression, celle-ci est transmise à l'encéphale ou à la moelle, qui la réfléchissent sur un organe ou un groupe d'organes, et parfois sur toute l'économie. » Les sympathies ne sont pas sous l'influence de la volonté, et le plus souvent au contraire elles ont lieu d'une manière irrésistible. On peut donner comme exemples : ceux de l'action réflexe; la supersécrétion des glandes par la stimulation de la surface où elles versent leurs produits, etc.

d. *Transmission par le système nerveux ganglionnaire.*

Ce système nerveux spécial, dit de la vie organique, jouit des mêmes propriétés *sensitives* et *motrices* que le système nerveux de la vie animale, dont il ne paraît être qu'une dépendance; seulement, elles sont latentes, peu énergiques, et non appréciables dans les circonstances ordinaires. Il est très possible aussi qu'il existe dans ce système des actions *réflexes, sympathiques*, mais on ne peut les démontrer expérimentalement. Aussi l'intervention du nerf trisplanchnique dans la propagation des effets des médicaments, bien que très probable, ne saurait être admise comme certaine dans l'état actuel de la science, malgré le rôle important que lui attribue le docteur Giacomini à cet égard (2).

Tels sont les divers moyens à l'aide desquels l'économie animale distribue dans toutes ses parties, solides ou liquides, soit les particules matérielles des médicaments, soit les effets locaux qu'ils ont déterminés sur les points où ils ont été primitivement déposés. Nous les avons étudiés séparément les uns des autres, et en quelque sorte d'une manière abstraite; mais la vérité est qu'ils s'exercent souvent en même temps, et qu'ils se complètent les uns les autres pour assurer plus complètement l'action des médicaments.

§ III. — Des effets des médicaments en général.

On désigne sous le nom d'*effets* des médicaments l'ensemble des modifications *matérielles* et *fonctionnelles* que ces agents déterminent sur l'économie animale, saine ou malade.

Les modifications matérielles ou organiques du corps sont attribuées à l'*activité* propre des médicaments, laquelle paraît dépendre essentiellement de leur nature chimique.

Les modifications fonctionnelles ou dynamiques, provoquées par les précédentes, auxquelles elles font suite, sont considérées généralement comme le produit des forces propres de l'organisme et notamment de la faculté *réagissante* des tissus et des organes.

Modifications de la partie matérielle et de la partie dynamique ou vitale du corps animal, tels sont donc les effets des médicaments sur l'organisme, et c'est à l'aide de

(1) *Loc. cit.*, t. II, p. 124.
(2) Giacomini, *Traité philosophique et expérimental de matière médicale et de thérapeutique*, Prolégomènes.

ces changements qu'il est possible de constater l'action des remèdes : sans leur manifestation, elle passerait complétement inaperçue.

Parmi ces effets, il en est qui se développent peu de temps après l'administration
des médicaments et qui reçoivent pour cette raison le nom d'*effets immédiats* ou
primitifs; on les appelle encore *physiologiques* parce qu'on peut les obtenir sur des
sujets sains comme sur ceux qui sont malades. D'autres effets, au contraire, ne se
produisent qu'après le développement des effets primitifs, desquels ils semblent dériver : on les nomme, à cause de cette circonstance, effets *secondaires*, *consécutifs*
ou *médiats;* ils prennent aussi les noms d'effets *curatifs* ou *thérapeutiques* quand ils
se produisent sur un animal malade, parce qu'on leur attribue une action favorable à
la guérison des maladies.

Ces distinctions, quoique rationnelles et généralement admises, ne doivent pas être
considérées comme l'expression réelle et exacte de ce qui se passe dans l'organisme,
mais seulement comme une indication théorique de deux genres de phénomènes
distincts par leur nature, et qui doivent être étudiés séparément, bien que souvent
confondus dans l'économie animale. Il n'existe pas effectivement de ligne de démarcation assignable entre ces deux genres d'effets ; ceux que l'on appelle primitifs ne
cessent pas juste au moment où commencent les effets secondaires, comme aussi ces
derniers n'attendent pas, pour se manifester, que les premiers aient terminé leur
cours. Le plus souvent, au contraire, ces deux espèces d'effets s'entrecroisent, se
superposent, et, loin d'être successifs, comme on l'admet théoriquement, ils se développent et accomplissent simultanément leur carrière, au moins pendant la période
moyenne de leur durée.

Les effets physiologiques seront examinés immédiatement parce qu'ils ressortent
du domaine de la pharmacodynamie générale ; quant aux effets thérapeutiques, qui
appartiennent à la pharmacothérapie, ils seront étudiés ultérieurement.

I. — DES EFFETS PHYSIOLOGIQUES.

Ces effets, qu'on appelle aussi *primitifs*, *immédiats*, sont donc ceux qui se manifestent peu de temps après l'administration des médicaments, et qui se développent
également sur des sujets sains et sur des sujets atteints de maladie.

On divise les effets primitifs en deux catégories, selon leur mécanisme et l'étendue
des points du corps où ils se manifestent ; les uns sont appelés *locaux* et les autres
généraux. Il convient de les étudier successivement.

1° Des effets primitifs locaux.

On donne ce nom aux effets qui se développent sur les points circonscrits où l'on
dépose les médicaments. Ils ont lieu plus particulièrement sur la peau et les muqueuses, et parfois aussi sur des tissus dénudés. Ils exercent leur action de dehors
en dedans, ce qui les différencie des effets généraux *localisés* qui ont lieu de dedans
en dehors, c'est-à-dire du sang aux organes.

Ces effets, généralement simples et faciles à saisir, dépendent directement des qualités physiques et chimiques des médicaments. On les distingue en effets *mécaniques*,
effets *physiques*, effets *chimiques* et effets *physiologiques*, qu'il importe d'étudier
séparément.

a. **Effets mécaniques.** — Très simples dans leur mécanisme, ces effets dépendent essentiellement de la matérialité, de la forme des médicaments et du contact plus ou moins agressif qu'ils exercent sur les tissus sensibles où on les dépose. C'est ainsi qu'une poudre inerte, employée comme collyre sec, irrite toujours la surface délicate de la conjonctive ; qu'insufflée sur la pituitaire, elle détermine un effet sternutatoire ; que du charbon de bois, du verre pilé, des plombs de chasse, ingérés dans le tube digestif, y déterminent parfois une purgation, etc. C'est aussi par une action purement mécanique que le mercure métallique, très pesant, détruirait l'invagination intestinale chez l'homme, en exerçant une traction sur la partie inférieure de l'intestin, etc.

b. **Effets physiques.** — Tout aussi simples que les précédents, les effets physiques peuvent s'expliquer par les qualités thermométriques, hygrométriques et chimiques des médicaments. Par exemple, l'eau froide ou chaude produit des effets locaux particuliers qui sont indépendants de sa nature ; l'agaric et la plupart des poudres sèches arrêtent les hémorrhagies capillaires, parce que ces corps sont très poreux, et en s'imbibant de sang, forment des caillots qui obstruent les vaisseaux ouverts ; enfin, les liquides volatils, tels que l'éther, le chloroforme, l'alcool, l'ammoniaque liquide, déterminent sur les parties où ils ont été déposés une action réfrigérante, indépendamment de leurs effets spéciaux, parce qu'en s'évaporant aux dépens de la chaleur du corps, ils produisent un refroidissement plus ou moins intense.

c. **Effets chimiques.** — Ce sont, de tous les effets locaux, les plus fréquents et les plus importants ; ils sont également les plus simples et les plus faciles à interpréter. Ils dépendent évidemment des qualités chimiques des médicaments et s'expliquent par la combinaison d'un ou de plusieurs de leurs principes avec les éléments protéiques ou gélatineux des tissus animaux et des liquides abondants qu'ils renferment. Il résulte de cette combinaison des changements dans l'aspect des tissus, et souvent leur désorganisation plus ou moins complète, comme on le remarque à l'égard des *caustiques*, des *irritants*, etc., ainsi que nous l'expliquerons plus tard.

d. **Effets physiologiques.** — On réunit, sous cette dénomination, tous les effets locaux des médicaments qui ne peuvent s'expliquer par les lois physiques ou chimiques, et qui paraissent agir sur les propriétés vitales des tissus plutôt que sur leur matière constituante. Ils modifient donc les fonctions locales des parties sans altérer leur organisation. Les uns sont en quelque sorte *négatifs* et diminuent l'énergie des organes, tels sont ceux des *émollients*, des *anodins*, des *narcotiques*, etc. ; les autres sont essentiellement *positifs* et exaltent les forces des tissus, comme on le remarque à l'égard des *stimulants*, des *toniques*, des *astringents*, etc.

2° Des effets primitifs généraux.

On appelle ainsi les effets physiologiques qui se font sentir dans tout l'organisme, ou qui en affectent les principaux appareils.

Ils proviennent parfois des effets locaux qui ont retenti dans l'économie animale par l'intermédiaire du système nerveux ; cependant ils ne se développent le plus ordinairement qu'après l'absorption des médicaments, le mélange matériel de leurs molécules avec le sang et leur distribution à la trame organique par la circulation.

Ainsi mélangées au principal fluide nutritif et distribuées à tous les organes, les molécules médicamenteuses vont agir sur la partie matérielle et dynamique du corps et y susciter divers phénomènes dont nous tâcherons de pénétrer plus tard le mécanisme.

Puisque c'est par l'intermédiaire du sang que les médicaments sont répandus dans l'organisme animal et qu'ils y développent leurs effets, il semblerait, *à priori*, qu'ils devraient faire sentir leur action dans tous les appareils, proportionnellement à l'activité fonctionnelle de ces derniers et à la quantité de sang qu'ils reçoivent. Cependant il n'en est rien, et l'observation démontre que les remèdes et leurs effets sont très inégalement distribués dans les divers points de l'économie animale.

Il est à peu près impossible, dans l'état actuel de la science, d'expliquer convenablement le développement inégal des effets des médicaments dans l'organisme. On en est réduit sur ce point, comme sur beaucoup d'autres de la science des médicaments, à de simples conjectures. La supposition la plus naturelle, qui se présente la première, est d'admettre entre les médicaments et les organes une sorte d'affinité réciproque, chimique ou vitale, en vertu de laquelle les molécules des agents pharmaceutiques seraient appelées de préférence dans certains tissus et y développeraient des effets particuliers, variables, selon leur nature. « De même, dit M. H. Bouley, que chaque organe prend dans le sang, pour sa nutrition, et par une espèce d'affinité spéciale, les matériaux qui lui sont nécessaires, de même aussi quand les médicaments sont en dissolution dans ce fluide nutritif, ils sont appelés par une sorte d'affinité *élective* dans les appareils où ils doivent développer leurs effets : l'aloès vers les intestins, l'émétique à l'estomac et aux poumons, la digitale au cœur, etc. (1). »

Une autre hypothèse, tout aussi vraisemblable que la précédente, consisterait à supposer que tous les organes reçoivent des molécules médicamenteuses, mais que, selon leurs propriétés vitales, les uns en ressentent les effets, tandis que les autres restent complètement insensibles à leur action. Il serait facile de trouver d'autres suppositions, mais celles que nous venons d'indiquer suffisent pour le moment.

La tendance naturelle de chaque médicament vers un organe ou un appareil organique, est très remarquable et digne de l'attention des pharmacologistes ; ils doivent s'attacher à découvrir ces médicaments spéciaux des divers points du corps qu'on a proposé, avec raison, d'appeler *spécifiques d'organes*, pour les distinguer des vrais spécifiques, qui sont des *spécifiques de nature ou d'action*. Cette disposition à se porter spécialement sur un appareil fonctionnel est tellement marquée pour certains médicaments, qu'ils se rendent infailliblement où les appelle leur affinité élective, quel que soit le point du corps où ils aient été primitivement déposés. C'est surtout ce qu'on remarque à l'égard de la plupart des *évacuants*, des *narcotiques*, des *excitateurs*, etc. Cependant il est nécessaire de faire remarquer qu'il est extrêmement rare qu'un médicament n'agisse absolument que sur un système d'organes ; le plus souvent, au contraire, il influence plusieurs appareils organiques avant de se fixer sur l'un d'eux : on dit alors que les effets généraux se sont *localisés*. Enfin, il est un grand nombre de médicaments qui n'ont aucune tendance spéciale, et dont l'action se distribue à peu près également à tous les organes : tels sont les *émollients*, les *tempérants*, les *astringents*, les *toniques*, les *excitants*, etc. Leurs effets dynamiques sont donc essentiellement généraux.

Dans le développement des effets locaux, les propriétés physiques et chimiques des médicaments ont une part large et directe ; dans celui des effets généraux,

(1) *Recueil de médecine vétérinaire*, 1850, éloge de Dupuy.

l'influence de ces propriétés ressort moins nettement. Néanmoins elle existe, et il est possible de découvrir parmi eux des effets *mécaniques*, *physiques* et *chimiques*, seulement ce sont les moins nombreux ; pour tous les autres effets, qu'on appelle *dynamiques*, pour indiquer leur action sur les forces du corps, on est forcé, faute de données positives, d'admettre dans les médicaments des qualités hypothétiques.

En quoi consistent les effets primitifs et généraux des médicaments.

Ainsi que nous l'avons établi au commencement de ce chapitre, les effets primitifs des médicaments consistent dans des modifications *matérielles* et *fonctionnelles* de l'économie animale. Les premières ont lieu sur la substance du corps, qu'elle soit solide ou liquide, et les secondes, sur les forces qui lui sont propres.

Dans les effets locaux, les modifications matérielles sont représentées par les effets mécaniques, physiques et chimiques, et les modifications fonctionnelles par les effets dits physiologiques, bien qu'elles puissent dériver aussi des autres effets. Dans les effets généraux, il importe d'établir nettement sur quoi doivent porter les deux genres de modifications de l'organisme.

La matière du corps, sur laquelle ont lieu les modifications matérielles ou organiques, se présente sous deux états principaux : elle est *solide* dans les organes qui constituent la partie fixe du corps et dans laquelle ont lieu la plupart des phénomènes vitaux ; elle présente la forme *liquide* dans les humeurs nutritives et sécrétées, qui forment la plus grande masse de l'organisme et donnent lieu aux diverses métamorphoses matérielles qui ont lieu dans l'économie animale. Ce sont donc ces deux genres de parties que les médicaments modifient matériellement, soit séparément, soit simultanément.

Quant aux modifications fonctionnelles ou dynamiques, elles ont lieu sur les propriétés vitales des tissus, sur l'activité du système nerveux, et sur le rhythme des fonctions. Ce genre d'action peut se développer, pendant un certain temps, indépendamment des effets matériels, mais à la longue, la matière organique finit par s'altérer.

Les effets matériels des médicaments sur l'organisme étant les plus simples et les plus connus, c'est par leur examen que nous allons commencer l'étude des effets généraux et primitifs.

II. — MODIFICATIONS MATÉRIELLES DU CORPS.

Les liquides organiques ne diffèrent pas chimiquement des solides ; d'un autre côté, comme ils forment la partie la plus abondante, la plus mobile et la plus malléable du corps, il convient d'examiner d'abord les modifications qu'ils éprouvent de la part des médicaments, et cela avec d'autant plus de raison, que très souvent celles des solides en dérivent directement.

1° Modifications matérielles des liquides.

Les humeurs du corps se divisent en deux catégories : les humeurs *nutritives* et les humeurs *sécrétées*. Les premières comprennent le *chyle*, la *lymphe* et le *sang* ; les secondes, beaucoup plus nombreuses, se subdivisent en *récrémentitielles*, *excrémento-récrémentitielles* et *excrémentitielles*. Tels sont, par exemple : la *sérosité*, la *synovie*, la *salive*, le *suc gastrique*, la *bile*, le *suc pancréatique*, le *liquide enté-rique*, la *sueur*, l'*urine*, etc.

Les liquides nutritifs étaient distingués autrefois en liquides *blancs*, chyle et lymphe, et liquides *rouges*, sang veineux et sang artériel. Cette division, bien qu'un peu surannée, est encore employée quelquefois dans le langage médical : ainsi, par exemple, on dit que dans le tempérament lymphatique, les liquides blancs sont pré-dominants, tandis que ce sont les liquides rouges qui prédominent dans le tempéra-ment sanguin. On dit également en pharmacologie, que la médication *émolliente* augmente la proportion des liquides blancs, et la médication *tonique* celle des liquides rouges, etc. Nous emploierons donc aussi quelquefois cette formule abréviative pour indiquer sans périphrase les effets de certains médicaments.

Les liquides nutritifs se résumant, en quelque sorte, dans le fluide sanguin, nous nous bornerons à en étudier les modifications matérielles dans ce liquide essentiel de l'économie.

a. Action des médicaments sur le sang.

Le sang, liquide nutritif par excellence, reçoit par les diverses absorptions les matériaux·nouveaux qui doivent faire partie du corps, et abandonne aux diverses sécrétions les matières qui sont usées par le jeu de la vie, ou celles plus nombreuses qui ne sont pas assimilables, et qui doivent simplement traverser l'économie, comme cela a lieu pour la plupart des médicaments.

Les nombreux éléments qui constituent le sang, et qu'on peut diviser en *organi-ques*, *minéraux* et *mixtes*, sont combinés entre eux dans certaines proportions nor-males, et maintenus dans une sorte d'équilibre par les forces de la vie. Pendant les maladies et durant certaines médications, ces proportions peuvent être changées et même les éléments organisables du sang plus ou moins profondément modifiés.

Examiné à l'aide du microscope, dans les parties transparentes des animaux à sang froid ou à sang chaud, ce fluide paraît formé de deux parties tout à fait dis-tinctes : une partie *liquide*, incolore, transparente, paraissant remplir entièrement les vaisseaux dans lesquels elle semble immobile : c'est le *plasma* ou *liqueur du sang* (*liquor sanguinis*); et une partie rouge, *solide*, divisée en une infinité de corpuscules microscopiques, nageant dans la portion liquide au milieu de laquelle ils se meuvent avec une grande rapidité, comme du sable fin en suspension dans un cours d'eau : ce sont les *globules sanguins* (*corpuscula sanguinis*). La première portion est formée d'*eau*, de *sels*, de *matières extractives*, d'*albumine*, de *caséine* et de *fibrine* en dissolution; la seconde renferme la matière colorante du sang, ou *hématosine*, combinée à des matières protéiques *albumineuses* ou *fibrineuses*. Telle est la consti-tution du sang considéré dans les vaisseaux eux-mêmes.

Retiré du système circulatoire, le sang ne tarde pas à se séparer nettement en deux parties qui ne correspondent pas entièrement à celles qu'on remarque dans l'examen microscopique de ce fluide : une partie liquide, d'un jaune verdâtre, salée et albu-mineuse, renfermant tous les principes du *plasma* du sang, moins la fibrine, c'est le *sérum*; et une portion solide, plus dense, occupant le fond du vase, d'un rouge brunâtre, et contenant les *globules* sanguins, la *fibrine* et une certaine quantité de sérum, c'est le *caillot*. Telle est l'analyse spontanée du fluide sanguin.

Dans l'étude de l'action des médicaments sur le sang, on a surtout, jusqu'à pré-sent, examiné le liquide à ce dernier point de vue. Tantôt on a fait coaguler le sang après l'avoir modifié dans le corps par les médicaments, pour apprécier les changements qui se sont opérés dans la proportion et les qualités de ses éléments constitutifs; parfois même on a eu recours à l'analyse chimique pour obtenir plus de certitude dans les résultats; tantôt, au contraire, on a fait agir les divers médicaments sur les éléments du sang, en dehors du corps, en s'en servant comme de simples *réactifs*, afin de découvrir leur action chimique sur ses principes organisables, et prévoir ainsi, jusqu'à un certain point, leur action sur l'économie animale.

Ces deux méthodes ont chacune leurs avantages et leurs inconvénients qu'il est facile de saisir; elles ont rendu des services à la science, et à ce titre, elles doivent d'autant plus être conservées qu'elles sont simples et à la portée de la plupart des expérimentateurs. Cependant elles pourraient être complétées par une méthode mixte, qui consisterait à modifier le sang à l'aide des médicaments administrés comme à l'ordinaire, et à l'examiner ensuite au moyen du microscope dans les vaisseaux mêmes où il circule. Par ce procédé on étudierait en quelque sorte les médications sur nature, et l'on éviterait peut-être aussi quelques unes des erreurs que donne forcément la méthode chimique.

Bien que les expérimentateurs n'aient pas encore dirigé leurs investigations dans ce sens, nous allons systématiser, à ce point de vue, les faits que possède la science, et en faire ressortir immédiatement les conséquences les plus importantes.

a. **Effets des médicaments sur le plasma du sang.** — La partie liquide du sang, tel qu'il est contenu dans les vaisseaux, forme environ les *huit dixièmes* du poids total de ce fluide nutritif. Elle est formée par deux genres de principes inorganisables, de l'*eau* et des *sels;* par trois principes organiques et organisables, l'*albumine*, la *fibrine* et la *caséine;* et enfin, par des matières mixtes, très accessoires, comme des savons, des substances extractives, colorantes, etc., dont nous ne tiendrons que très peu de compte dans les considérations qui vont suivre.

L'*eau* constitue près des *neuf dixièmes* en poids du plasma du sang; elle forme donc la base de cette humeur essentielle, ainsi que de toutes celles du corps. Sa proportion varie souvent sous l'influence des médicaments. Il en est qui l'augmentent d'une manière *absolue :* tels sont, par exemple, les *émollients* et les *tempérants*, médicaments toujours très aqueux et qui introduisent dans le sang une grande quantité d'eau, quand leur usage est un peu prolongé; d'autres qui l'augmentent d'une manière *relative* en diminuant la proportion des éléments solides du sang, comme les *altérants*, par exemple. Par contre, il existe des médicaments qui peuvent diminuer la proportion d'eau du plasma sanguin. Ainsi la plupart des *évacuants*, en déterminant des sécrétions extraordinaires, la diminuent d'une manière absolue, tandis que les *toniques* en abaissent relativement la quantité, en augmentant les principes solides et organisables du sang, en le rendant plus épais, plus coagulable, etc.

Les *sels* contenus dans la liqueur du sang sont incontestablement, de tous les principes qui entrent dans sa constitution, ceux qui éprouvent le plus aisément les changements de proportion les plus étendus. La plupart des sels alcalins, et même les sels métalliques solubles dans l'économie animale, viennent s'ajouter aux éléments salins du sang, au moins momentanément, à mesure que l'absorption les introduit dans le torrent circulatoire. Les médicaments évacuants, et notamment les *diurétiques*, par les excrétions extraordinaires qu'ils provoquent, appauvrissent nécessairement le sérum du sang des principes inorganiques qu'il renferme.

Il ne faudrait pas croire, néanmoins, que les sels du sang, bien qu'accessoires dans la constitution de ce fluide, puissent varier de proportion impunément pour la vie, car, ainsi que l'observe M. Bérard : « Il existe un certain degré de saturation, ou plutôt de concentration des parties composantes du sang par les sels, au delà et en deçà duquel la constitution de ce liquide s'altère. Une certaine proportion d'alcali est nécessaire pour l'entretien de la fluidité du sang; une quantité plus considérable peut déterminer un état de diffluence morbide (1). »

Des trois éléments organisables du plasma du sang : *albumine, fibrine, caséine*, nous ne tiendrons compte que des deux premiers dans les changements produits par les médicaments dans l'état du fluide nutritif ; car le troisième n'est pas connu dans son rôle physiologique et n'a pas encore été étudié sous le rapport pharmacologique.

L'*albumine* et la *fibrine*, dissoutes dans le liquide alcalin qui constitue la base du sérum sanguin, communiquent au plasma la viscosité, la plasticité qui lui est particulière et qui le rend propre à la fois à fournir les éléments nutritifs des organes et à rester isolé dans le système circulatoire, même dans les capillaires les plus ténus. Leurs proportions et leurs qualités plastiques peuvent être modifiées plus ou moins profondément par certains médicaments employés pendant un temps déterminé, ainsi qu'il sera établi par les considérations suivantes.

La proportion des éléments protéiques du sang peut être augmentée ou diminuée d'une manière plus ou moins directe par quelques classes de médicaments. Ainsi, par exemple, les *toniques analeptiques* favorisent directement la formation des principes organisables du sang, en perfectionnant la nutrition, tandis que la plupart des *altérants*, en attaquant à la fois les liquides et les solides du corps, mettent obstacle à la création de l'albumine et de la fibrine du sang.

Les qualités plastiques de ces deux éléments organiques sont facilement modifiées par les médicaments, qui peuvent, sous ce rapport, se distinguer en deux catégories opposées : ceux qui *augmentent* ces qualités et ceux qui les *diminuent*. Les premiers sont appelés *coagulants* ou *plastifiants*, etc. ; les seconds, *fluidifiants* ou *désobstruants* (2).

1° Les médicaments *coagulants* se subdivisent en deux catégories : ceux qu'on appelle *coagulants immédiats*, et ceux qui reçoivent le nom de *coagulants médiats*. Les premiers déterminent leurs effets plastifiants sur les éléments protéiques du sang à mesure qu'ils arrivent dans le torrent circulatoire ; les seconds, doués de propriétés moins énergiques, ne produisent leurs effets qu'à la longue et quand ils se sont, en quelque sorte, accumulés dans le fluide nutritif. C'est parmi les premiers que se trouvent la plupart des *toniques*, des *astringents* et des *caustiques ;* mais c'est surtout dans la seconde catégorie qu'on rencontre les véritables *hémostatiques*. Le tableau suivant indique sommairement les principaux de ces médicaments :

(1) Bérard, *Cours de physiologie*, t. III, p. 131.
(2) Mialhe, *Traité de l'art de formuler*, p. xxiv et suiv.

MÉDICAMENTS COAGULANTS.

Coagulants immédiats.
- 1° *Métalloïdes* : chlore, iode, brome, soufre, etc.
- 2° *Acides* minéraux concentrés.
- 3° *Oxydes* et *sels* métalliques : zinc, fer, étain, plomb, bismuth, cuivre, antimoine, mercure, argent, or, platine.
- 4° *Composés organiques* : tannin, alcool, créosote, huile de croton tiglium.

Coagulants médiats.
- 1° *Composés inorganiques* : alun, sulfate de zinc, acides minéraux alcoolisés.
- 2° *Composés organiques* : alcool faible et liqueurs alcooliques, seigle ergoté, sabine, etc.

2° Les médicaments *fluidifiants* sont aussi distingués en *immédiats* et *médiats*, selon qu'ils déterminent leur action rapidement ou à la longue. Ils ont tous pour caractère essentiel de diminuer la plasticité du sang, d'entraver la force de formation et le mouvement nutritif d'assimilation, et de déterminer des effets *altérants* ou *débilitants* directs. Le tableau qui suit indique les plus importants.

MÉDIC. FLUIDIFIANTS.

Fluidifiants immédiats.
- 1° *Alcalis* : potasse, soude, ammoniaque, etc.
- 2° *Sels alcalins*, quel qu'en soit le genre.
- 3° *Acides* arsénieux, arsénique, phosphorique trihydraté.
- 4° *Acides* minéraux et organiques dilués.

Fluidifiants médiats.
- Sels des métaux qui exigent des chlorures alcalins pour se dissoudre : plomb, mercure, argent, or.

Indépendamment des médicaments qui tendent à augmenter ou à diminuer les qualités plastiques du sang, il en est qui semblent en quelque sorte attaquer ses propriétés vitales, qui tendent à amener la dissociation de ses éléments, comme les *arsenicaux*, par exemple, dans leur emploi prolongé ; par contre, il en existe qui arrêtent plus ou moins complétement la tendance du sang à se décomposer : tels sont les *toniques amers*, les *aromatiques*, etc. Malheureusement, ce côté si important de l'action des remèdes étant à peine ébauché, nous ne pouvons faire plus que de l'indiquer simplement.

b. **Effets des médicaments sur les globules sanguins.** — Ces petits corps microscopiques, formés d'une petite ampoule constituée par la matière colorante du sang et des substances protéiques encore indéterminées, se présentent sous l'apparence de disques circulaires aplatis, concaves sur les deux faces au centre et renflés à la circonférence, nageant librement au milieu du plasma du sang, dans lequel ils se maintiennent intacts tant qu'il conserve ses qualités normales. Ils forment environ la dixième partie en poids du sang, ce qui varie, du reste, selon les animaux.

Le rôle physiologique des globules sanguins n'est pas encore nettement déterminé; ce que possède la science à cet égard est à peu près purement conjectural. D'après M. Liebig, ces petits corpuscules, qu'il appelle *porteurs d'oxygène*, à cause du rôle qu'il leur assigne, seraient chargés de distribuer, dans tous les points de l'économie où pénètre le sang, le principe comburant qui doit mettre en jeu les combustions nutritives chargées de l'entretien de la vie (1). M. Dumas pose, à l'égard des globules sanguins, les principes suivants : 1° La conversion du sang veineux en sang artériel ne peut s'accomplir que quand les globules sont intacts. 2° Toutes les substances qui dissolvent les globules empêchent la matière colorante du sang de rougir au contact de l'air (2).

L'étude de l'action des médicaments sur les globules sanguins est à peine ébauchée, et encore les rares faits de cette nature que possède la science ont-ils une valeur plutôt chimique que pharmacologique. En effet, les substances qui ont été essayées étaient employées en dehors du corps et bien plus comme réactifs chimiques que comme médicaments. Pour arriver à quelque résultat pratique, il faudrait employer les médicaments à dose ordinaire, pendant un temps convenable et examiner ensuite avec soin les globules, soit dans les capillaires sanguins, soit immédiatement après leur sortie des vaisseaux. Privé de documents puisés à cette source, nous nous contenterons d'inscrire ici les faits les plus importants découverts par les chimistes et les micrographes.

D'après la composition chimique des globules sanguins, on serait porté à considérer l'action des médicaments sur ces corpuscules comme devant être analogue à celle que ces agents exercent sur les éléments protéiques du plasma du sang. Cependant, bien que cela soit vrai d'une manière générale, la structure particulière des globules et l'espèce de *vitalité* dont ils sont doués introduisent à cet égard quelques différences. Les médicaments peuvent être, sous ce rapport, divisés en quatre séries : 1° Ceux qui n'attaquent ni les globules, ni la fibrine : exemples, le sucre, ainsi que la plupart des *émollients* ou des *narcotiques ;* 2° ceux qui dissolvent à la fois la fibrine et les globules, comme les *alcalis*, les *sels ammoniacaux* et la plupart des *acides affaiblis ;* 3° ceux qui attaquent les globules sans altérer la fibrine : *eau ordinaire ;* 4° enfin, ceux qui dissolvent la fibrine et conservent les globules : tels sont le *nitrate de potasse*, le *sulfate de soude*, l'*iodure de potassium*, etc. (3).

MM. Bonnet et Rey ont imaginé un procédé simple pour étudier l'action des médicaments sur la fibrine et les globules ; il est fondé sur le principe suivant : le sang mélangé à l'eau sucrée et déposé sur un filtre se sépare en deux parties, les *globules* qui restent sur le filtre, et le *plasma* qui passe à travers ses pores. D'après ce fait invariable, si l'on ajoute au mélange de sang et d'eau sucrée une substance quelconque, ou le phénomène n'est que changé ou il est altéré : dans le premier cas, la substance ajoutée n'agit point sur les globules ; dans le second cas, au contraire, elle les attaque, et une partie passe à travers le filtre avec le plasma du sang.

C'est en employant ce procédé que ces auteurs ont reconnu les faits suivants : 1° Que parmi les substances qui produisent des effets très énergiques sur l'économie animale, celles qui suivent n'exercent aucune action sur les globules du sang : *noix vomique, ciguë, belladone, rue, seigle ergoté, acétate de morphine, quinquina, noix de galle*, etc. ; 2° qu'il existe un certain nombre de substances qui tendent à conserver les globules intacts, même hors des vaisseaux sanguins, telles que le sucre, le nitrate de potasse, le sulfate et le phosphate de soude, ainsi que la plupart des sels sodiques à acide végétal, le sérum du sang, l'eau albumineuse, les chloroïdes affaiblis, etc. ; 3° enfin, que les substances dont les noms suivent attaquent et dissolvent

(1) Liebig, *Chimie appliq. à la phys. animale et à la pathologie.*
(2) Dumas, *Comptes rendus de l'Académie des sciences*, t. XII, p. 900.
(3) Bonnet et Rey, *Journal de méd. vétérinaire de Lyon*, 1847, p. 137.

plus ou moins rapidement les globules sanguins : l'eau ordinaire, qui pénètre par endosmose dans l'ampoule des globules, les gonfle et détermine bientôt la rupture de leur membrane d'enveloppe ; l'acide acétique, qui rend l'enveloppe transparente d'abord et qui la dissout ensuite ; l'ammoniaque, la potasse, la soude, l'éther sulfurique, les acides assez dilués pour ne pas précipiter l'albumine ; les chlorures alcalins : chlorures de sodium, de potassium et chlorhydrate d'ammoniaque ; les carbonates et bicarbonates des mêmes bases, et surtout le sulfhydrate d'ammoniaque dont l'action est très énergique, même à faible dose, etc. (1).

b. *Action des médicaments sur les liquides sécrétés.*

De tous les éléments matériels du corps, ce sont les liquides sécrétés qui reçoivent des médicaments les modifications les plus rapides et les plus profondes, ce qui s'explique par la tendance naturelle à l'organisme de se débarrasser des principes non assimilables accidentellement introduits dans le torrent circulatoire par les voies d'excrétion. Il existe même une classe spéciale de médicaments qui agissent plus particulièrement sur les appareils sécrétoires de l'économie, et que pour cette raison on nomme *évacuants*.

Les liquides excrétés peuvent être modifiés *quantitativement* et *qualitativement*. Leur quantité est assez rarement *diminuée* dans l'état physiologique, mais elle peut l'être lorsqu'elle a été accrue par une affection morbide ; le plus souvent elle est *augmentée*, comme on le remarque dans les médications évacuantes. Ces fluides peuvent être modifiés dans leurs qualités *physiques* ou *chimiques* : les premières, telles que la couleur, l'odeur, la saveur, la densité, la viscosité, la limpidité, etc., reçoivent parfois des changements très grands ; les secondes, comme l'acidité, l'alcalinité, la neutralité, la coagulabilité, la proportion des éléments minéraux ou organiques, etc., sont profondément changées.

Il semblerait de prime abord que les modifications matérielles des liquides excrétés devraient être d'une faible importance, puisque la plupart de ces produits doivent être rejetés au dehors du corps comme inutiles ; cependant il n'en est pas ainsi et par plusieurs raisons : la première, c'est que les changements dans la quantité ou les qualités de ces liquides sont le plus souvent consécutifs à ceux qui sont survenus dans les liquides nutritifs ; la deuxième, c'est que ces changements peuvent être utiles, soit à la sécrétion elle-même, soit au reste du corps ; la troisième, c'est que les liquides modifiés chimiquement peuvent modifier à leur tour les réservoirs et canaux d'excrétion, etc.

2° Modifications matérielles des solides.

Les changements matériels que les médicaments apportent dans la constitution des solides organiques ne sauraient être appréciés par l'examen des fibres élémentaires des tissus qui ne tombent pas immédiatement sous les sens ; le microscope ne fournirait sans doute aucune donnée certaine, puisqu'on ne pourrait en faire usage que sur le cadavre. On est donc forcé de s'en tenir, à cet égard, aux changements perceptibles aux sens qu'on observe dans les divers systèmes organiques.

Les modifications matérielles des solides sont *locales* et *générales*. Les premières sont celles qui ont lieu de dehors en dedans par l'action des médicaments employés

(1) *Journal vétérinaire de Lyon*, 1847, p. 83 et suiv.

en topiques, tels que les *émollients*, les *astringents*, les *irritants*, les *caustiques*, les *fondants*, etc. Les secondes, beaucoup moins faciles à obtenir, se produisent en quelque sorte de dedans en dehors par l'action moléculaire que les médicaments absorbés exercent d'abord sur les fluides nutritifs, et ensuite sur les divers solides du corps, comme on l'observe à l'égard des *émollients*, des *astringents*, des *toniques*, des *altérants*, etc. Les modifications locales peuvent être produites rapidement et ont lieu des solides aux liquides ; les changements généraux, au contraire, sont lents à obtenir et procèdent toujours des liquides aux solides.

Tous les solides du corps ne sont pas également faciles à modifier, surtout par la voie intérieure. En général, ce sont les plus vasculaires qui reçoivent le plus facilement et le plus rapidement l'action des médicaments, comme, par exemple, les membranes tégumentaires, peau et muqueuses, les glandes, les muscles, les viscères parenchymateux, etc. ; tandis que les solides peu riches en vaisseaux sanguins, tels que les séreuses, les cartilages, les tendons, les ligaments, etc., n'éprouvent qu'à la longue des changements presque toujours légers et incomplets. Il est à remarquer pourtant que certains médicaments, après avoir été absorbés et mêlés au sang, se portent, par affinité élective, sur certains organes de préférence à d'autres : c'est ainsi que les composés d'iode, de brome, de mercure, etc., agissent surtout sur les glandes, les ganglions lymphatiques, les viscères, etc. ; que ceux de soufre, d'antimoine, d'arsenic, etc., modifient particulièrement les muqueuses, la peau, etc. Cette tendance naturelle, chose digne de remarque, est encore plus marquée quand les organes sont altérés que quand ils sont sains ; enfin, on rend l'action élective plus certaine quand on peut, par des applications locales, modifier l'organe malade et y appeler, en quelque sorte, l'agent modificateur mélangé au sang.

Dans l'état de santé, les modifications matérielles des solides sont toujours très lentes à obtenir et très incomplètes, parce que les organes doués de toute leur énergie naturelle luttent, en quelque sorte, contre l'agent agressif présenté par le sang, et déterminent peu à peu son expulsion hors de l'économie. Ce n'est donc qu'à la longue et par une espèce d'intoxication que l'organisme se laisse subjuguer par l'agent modificateur et entamer par ses molécules actives. D'un autre côté, les tissus sains, quand même ils ont été modifiés profondément, conservent leur aspect extérieur, les changements qu'ils ont éprouvés ne devenant un peu appréciables que sur le cadavre. Dans l'état pathologique, au contraire, les solides, outre qu'ils sont plus accessibles aux effets des médicaments, laissent apercevoir d'autant plus aisément les changements qu'ils ont subis, que les altérations dont ils sont le siége les rendent presque toujours très saillants.

Sans entrer pour le moment dans des détails trop minutieux, qui trouveront plus naturellement leur place à l'occasion des médications *émolliente*, *astringente*, *tonique*, *caustique*, *altérante*, etc., nous dirons que les médicaments peuvent augmenter ou diminuer la *consistance* des tissus, leur *tonicité*, leur *tension*, leur *couleur*, leur *élasticité*, etc., sans compter leurs propriétés vitales, *sensibilité* et *contractilité*, dont les modifications seront examinées plus tard.

5° Modifications fonctionnelles de l'organisme.

Les modifications fonctionnelles, encore appelées *vitales*, *dynamiques*, sont celles qui ont lieu sur les propriétés vitales des tissus, sur les forces de l'organisme, et qui se traduisent au dehors par des changements plus ou moins prononcés dans le rhythme normal des fonctions.

Les propriétés vitales des tissus, *sensibilité* et *contractilité*, sur lesquelles porte principalement et primitivement l'action dynamique des médicaments, quoique très inégalement réparties dans les divers systèmes d'organes, existent cependant dans tous, à peu d'exceptions près.

Les forces qui existent dans l'organisme et qui mettent tout en mouvement, solides et liquides, se divisent en deux catégories : *radicales* et *agissantes*. Les premières, qui ont préexisté, en quelque sorte, à la partie matérielle du corps, dérivent directement du PRINCIPE VITAL, et représentent, en quelque sorte, son *intensité* propre ; aussi ne peuvent-elles être augmentées ou diminuées sans préjudice pour l'économie animale. Les forces agissantes, dépendant plus immédiatement de la matière qui constitue le corps, paraissent résulter du jeu même de l'organisme; elles naissent sous l'influence de l'action réciproque des *liquides*, des *solides* et des *nerfs*, et semblent se concentrer plus spécialement dans le système nerveux. Elles ont pour mission de venir en aide aux forces radicales et de les maintenir à leur degré d'intensité normale. Elles peuvent varier d'activité sans compromettre immédiatement l'existence.

Les médicaments, en même temps qu'ils agissent sur les parties matérielles du corps, agissent donc aussi forcément sur les propriétés et les forces vitales de l'organisme. Cette action se traduit aux yeux de l'observateur, sur l'animal sain comme sur celui qui est affecté de maladie, par des changements particuliers dans le rhythme et l'activité des fonctions.

Les actes de la vie s'exécutent d'après un mode particulier à peu près invariable pour chacun d'eux dans l'état physiologique, et qui sert à caractériser ce qu'on appelle l'état *normal* de l'économie vivante. Dans l'état *morbide*, le mode ordinaire ou le rhythme des fonctions est altéré plus ou moins profondément et en divers sens. Enfin, les médicaments peuvent introduire aussi de graves modifications dans l'exercice des fonctions, et ce sont précisément ces changements dans le rhythme des actes de la vie qui constituent et qui caractérisent à la fois les effets dynamiques des agents pharmaceutiques.

Dans les modifications que les médicaments apportent dans l'exercice de la plupart des fonctions, nous ne pouvons apprécier que l'élément *quantité ;* quant à l'élément *qualité*, il nous échappe constamment, et il en sera sans doute toujours ainsi. Aussi, quoique les médicaments soient fort nombreux, leur action est peu variée et se réduit le plus souvent en une *augmentation* ou *diminution* de l'activité fonctionnelle.

Bien que toutes les fonctions, même les plus obscures de l'organisme, puissent être modifiées par l'action des médicaments, ce sont toujours les plus importantes et les plus immédiatement utiles à l'existence qui en reçoivent les premières et les plus graves atteintes, comme on le remarque à l'égard de la circulation, de la respiration, de la calorification, des sécrétions, de l'innervation, etc. Ces diverses fonctions, par cela même qu'elles ont une marche régulière et qu'elles sont soumises à un rhythme rigoureux dans l'état de santé, sont très propres à déceler aux yeux du praticien les modifications qu'elles ont subies de la part des médicaments.

La nature des médicaments a beaucoup d'influence aussi sur la netteté et l'intensité des effets dynamiques observés. Ainsi il en est qui ont une action matérielle presque nulle et qui néanmoins déterminent les modifications fonctionnelles les plus étendues : c'est ce qu'on remarque à l'égard des *narcotiques*, des *tétaniques*, des *antispasmodiques*, des *anesthésiques*, etc. D'autres, tout en agissant sur les facultés du corps, modifient plus ou moins fortement la matière qui le constitue : tels sont les *excitants*, qui agissent principalement sur la *sensibilité* ; les *toniques* et les *astringents*, dont l'action se porte sur la *contractilité* des tissus, etc. Enfin, il existe des médicaments qui modifient l'économie matériellement et fort peu dynamiquement : par exemple, les *altérants*, la plupart des *évacuants*, etc.

Quand un médicament *augmente* l'activité des fonctions, on remarque, en général, les phénomènes suivants : sensibilité générale accrue, activité plus grande des sens externes, contractions musculaires plus énergiques, mouvements plus faciles et plus rapides, battements du cœur forts et fréquents, pouls plein, dur, pressé, respiration accélérée, peau chaude et moite, muqueuses apparentes rouges et injectées, sécrétions plus abondantes, etc.

Si, au contraire, les médicaments *diminuent* l'activité fonctionnelle, on observe les changements qui suivent : sensibilité générale moindre, sens externes obtus, mouvements musculaires lents et peu énergiques, tendance au repos, cours du sang ralenti, cœur battant avec mollesse et lenteur, pouls peu pressé et mou, respiration rare, peau froide et sèche, digestion incomplète, sécrétions ralenties ou donnant des produits mal élaborés, etc.

Les changements apportés dans le rhythme des fonctions par l'action des médicaments peuvent être plus ou moins profonds et plus ou moins durables, selon l'énergie de ces agents, la dose qui a été administrée, la durée de leur usage, etc. Ils peuvent s'étendre à toutes à la fois, ou seulement à une ou plusieurs d'entre elles, aux plus apparentes comme aux plus obscures, aux plus importantes comme aux plus accessoires, etc., et, sous ce rapport, la puissance de l'homme de l'art est infinie, mais elle est très bornée quand il s'agit de transformer ces effets primitifs en effets thérapeutiques.

III. — THÉORIE DES EFFETS GÉNÉRAUX ET PRIMITIFS DES MÉDICAMENTS.

Après avoir fait connaître les modifications matérielles et dynamiques introduites dans l'organisme par les médicaments, nous devons examiner théoriquement le mécanisme de ces effets. Cette question, difficile à résoudre, a préoccupé les esprits à toutes les époques ; mais, comme le flambeau de l'expérimentation est ici d'un faible secours, on n'est pas arrivé à des résultats bien importants, et ce que possède la science à cet égard est à peu près entièrement hypothétique. C'est une raison capitale pour que nous soyons très bref sur ce sujet.

Dans le développement de l'action des médicaments, il y a deux corps ou deux forces en présence : l'agent pharmaceutique et l'organisme animal. On a donc dû chercher dans l'un et dans l'autre la cause, la raison des effets observés, et si les observateurs ont eu un tort, c'est d'avoir voulu la trouver exclusivement ou dans le médicament, ou dans le corps animal. Les théories qu'ils ont émises à cet égard ont du reste emprunté leur physionomie aux doctrines mécaniques, physiques, chimiques ou vitalistes qui étaient en vigueur au moment où elles ont été créées.

Aujourd'hui les auteurs sont généralement d'accord pour attribuer le développement des effets primitifs et généraux, soit à la *force active* dont les médicaments sont doués, soit à la *force réagissante* de l'économie animale, soit enfin à l'une et à l'autre puissance. Il convient de les examiner isolément.

1° **Force active des médicaments.** — A l'époque où florissaient les théories mécaniques et physiques, on attribuait les vertus des médicaments à la forme particulière de leurs molécules : ainsi ceux qui ont une action douce, émolliente, présenteraient des molécules *rondes*, *sphériques*; ceux qui sont actifs et plus ou moins irritants, les auraient *anguleuses*, *pointues*, en forme de *coins*, etc. Il est inutile de faire ressortir ce que ces hypothèses ont de ridicule et de puéril.

Les humoristes et les partisans des théories chimiques ont toujours rapporté, comme de nos jours, mais avec moins de certitude, l'activité des médicaments aux principes prédominants qui existent dans leur substance. Les anciens admettaient dans les remèdes deux séries de principes, les principes *fixes* et les principes *volatils*; les premiers étaient *acides*, *alcalins*, *sulfureux*, *terreux*, et les seconds, *essentiels*, *éthérés*, etc. En comparant cette théorie avec celle qui tend à prédominer aujourd'hui, on remarque de singulières analogies de langage; mais en est-il de même pour le fond? Évidemment non; car les principes fixes et volatils, admis autrefois, étaient purement hypothétiques, tandis que l'existence des principes immédiats, si nombreux et si variés, démontrée par la chimie moderne, repose sur la plus rigoureuse expérience.

Les anciens médecins partisans des doctrines métaphysiques et vitalistes admettaient dans les médicaments l'existence d'une espèce de *force virtuelle*, *immatérielle*, comparable au magnétisme dont sont imprégnés les aimants, et dont les remèdes ne seraient que le simple réceptacle. Ils fondaient leurs idées sur ce fait : que chaque médicament possède une force toujours identique quant à ses qualités, mais variable en énergie selon quelques circonstances particulières, comme la préparation, la dose, etc. Aussi les nombreuses manipulations auxquelles on soumettait autrefois les drogues dans l'ancienne pharmacie avaient-elles pour but de développer la force qui leur est propre, d'augmenter, d'affaiblir, de mitiger son énergie, par des mélanges appropriés.

Ces idées, qui semblent si loin de nous et qui ne reposent évidemment sur rien de positif, ne sont cependant pas encore entièrement bannies du langage ni du domaine de la médecine. Une secte médicale toute moderne, celle des *homœopathes*, les admet en quelque sorte d'une manière absolue, puisqu'elle ne tient aucun compte des propriétés physiques ou chimiques des médicaments, et considère leurs vertus médicinales comme à peu près indépendantes de leur quantité matérielle. Quelques partisans outrés du vitalisme ne sont pas très éloignés encore d'admettre les vertus occultes des médicaments; cependant, grâce aux progrès rapides des sciences exactes, ils deviennent de plus en plus rares.

2° **Force réagissante de l'organisme.** — On a cherché pendant longtemps à peu près exclusivement la cause de la production des effets des médicaments dans ces agents eux-mêmes; ce n'est qu'à dater de la naissance de la physiologie solidiste, c'est-à-dire depuis Haller, qu'on a fait entrer en ligne de compte la part qui revient à l'organisme dans le développement de ces effets.

Lorsque, par le contact de deux corps bruts, il se produit un phénomène physique ou chimique, il est rare qu'on puisse l'attribuer exclusivement à l'un ou à l'autre de ces corps; le plus souvent l'action est réciproque et chaque corps y participe, sinon également, au moins proportionnellement à l'activité physique ou chimique dont il est doué.

Ce qu'on remarque dans le contact de deux corps inanimés doit se retrouver à plus forte raison dans celui de deux corps doués d'activités spéciales, comme le médicament et le corps animal. Si le premier, en vertu de ses propriétés particulières, tend à modifier le second, celui-ci, par la sensibilité et la contractilité dont il jouit, doit tendre à s'y soustraire en exécutant une série de mouvements déterminés, qui accuseront l'action du médicament et serviront précisément à la caractériser.

La vie, a dit Brown, s'entretient par les stimulants tant externes qu'internes. Dans ce but, chaque appareil organique est doué d'une sensibilité spéciale qui lui permet de recevoir sans douleur le contact de ses agents naturels. C'est ainsi que le tube digestif reçoit les aliments, l'appareil respiratoire l'air atmosphérique, les organes des sens des agents spéciaux variables pour chacun d'eux, tous les organes le sang artériel convenablement hématosé, etc., sans qu'il en résulte d'autre phénomène que l'entretien de l'activité fonctionnelle normale. Mais que des agents non habituels soient mis en rapport avec ces divers appareils, ces derniers ne tarderont pas à réagir contre des agents au contact desquels ils ne sont pas habitués, et dont l'action ne s'harmonise pas avec leur propre sensibilité. Tel est le principe fondamental de pharmacodynamie professé par les sectateurs de la physiologie solidiste.

L'action des agents médicamenteux est ordinairement plus énergique que celle des stimulants ordinaires de la vie, et l'on dit alors qu'elle est *positive,* comme on le remarque pour les *astringents*, les *toniques*, les *stimulants*, les *irritants*, etc. Cependant, elle peut être plus faible, ainsi qu'on l'observe à l'égard des *émollients*, qui pénètrent, imbibent et relâchent les tissus, diminuent leur sensibilité, leur force tonique, etc.; cette action est appelée *négative*.

Mécanisme intime des effets généraux et primitifs.

En étudiant l'action locale des médicaments, il nous a été possible de découvrir, jusqu'à un certain point, le procédé intime à l'aide duquel ces agents agissaient sur les parties avec lesquelles ils étaient mis en contact; de là, les effets *mécaniques*, *physiques*, *chimiques* et *physiologiques*, que nous avons signalés. Il s'agit de savoir maintenant s'il nous sera possible de pénétrer aussi nettement le mécanisme intime des effets généraux des remèdes et d'y établir les catégories que nous venons d'indiquer. Les difficultés du problème sont ici beaucoup plus grandes que dans le précédent, parce que l'observateur, privé des renseignements fournis par les sens, en est réduit à la simple induction, et peut, par conséquent, facilement errer.

Les molécules des médicaments sont mélangées au sang; elles sont présentées aux organes en même temps que ce fluide nutritif; il reste à savoir par quel mécanisme ces molécules étrangères produisent une perturbation momentanée dans les phénomènes intimes de la vie. Agissent-elles mécaniquement, physiquement, chimiquement ou physiologiquement, comme les médicaments employés en topiques? C'est ce qu'il importe d'examiner.

L'action *mécanique* des médicaments mélangés au sang est peu probable, parce qu'une action de ce genre est en quelque sorte incompatible avec la circulation et la plupart des fonctions. Cependant M. Mialhe n'hésite pas à attribuer les effets des sels solubles de chaux, de strontiane, de baryte, d'antimoine, etc., à la précipitation, à l'état insoluble ou peu soluble dans le sang, des oxydes de ces sels qui contractent des alliances qui s'opposent à leur solubilité, et qui amènent des troubles graves dans la circulation. Ce n'est là évidemment qu'une opinion hasardée (1).

Les médicaments qui agissent d'une manière *physique* sont sans doute très rares; il est hors de doute que leur température peut avoir de l'influence sur leurs effets

---

(1) Mialhe, *Traité de l'art de formuler*, p. cccr.

généraux, mais il est également prouvé que cette circonstance est souvent sans importance. La volatilité des remèdes doit être, par contre, prise en sérieuse considération, car elle peut fréquemment modifier l'action d'un médicament et déterminer des effets accidentels. Quand on introduit de l'éther, du chloroforme, de l'acide cyanhydrique, et d'autres liquides très volatils, dans le torrent circulatoire, il faut prévoir que, en raison de la température du cœur, ils se réduiront en vapeur dans le sang, et pourront amener le développement d'effets insolites qui resteraient inexplicables si l'on ne tenait compte de cette propriété physique des agents mis en usage. Il est nécessaire d'en tenir compte aussi quand on les introduit dans le tube digestif, surtout lorsque ce canal est enflammé ou distendu par les gaz; autrement on court risque de déterminer des effets fâcheux.

Les effets *chimiques* produits par les médicaments sont incontestablement les plus nombreux et les plus importants; il est certain que, quand ils seront tous connus, le mécanisme de l'action des médicaments deviendra facile à interpréter. Cette proposition, qui paraît un peu hasardée, peut cependant être appuyée de considérations d'une grande valeur; ainsi, l'expérience démontre, 1° que les médicaments formés des mêmes éléments et dans les mêmes proportions, déterminent sur l'économie des effets semblables; 2° que ceux dont les propriétés chimiques sont analogues produisent des effets du même ordre, comme on le voit pour la plupart des acides, pour les alcalis, les sels de même base, etc.; 3° enfin, que ceux qui présentent des propriétés et des caractères dissemblables, agissent aussi diversement sur l'économie animale, etc.

Nous allons essayer de résumer le plus brièvement et le plus clairement qu'il nous sera possible, les idées émises par divers chimistes sur ce point obscur, et surtout celles de M. Liebig qui nous ont paru les plus vraisemblables (1).

Le sang, d'après cet illustre chimiste, possède deux qualités essentielles : une propriété *nutritive* et une propriété *comburante*. La première, encore appelée *plastique*, d'*assimilation*, est particulièrement marquée dans le plasma ou liqueur du sang; c'est en vertu de cette qualité que ce fluide nutritif cède aux organes les éléments protéiques dont ils ont besoin pour réparer leurs pertes ou suffire à leur accroissement. Dans ce but, cette liqueur parvenue dans l'intimité des tissus, transsude à travers les parois très déliées des capillaires sanguins et y verse moléculairement les matériaux nécessaires aux nutritions, aux sécrétions, etc. (2). La vertu comburante ou *désassimilatrice* du sang, paraît résider spécialement dans les globules, qu'on appelle, à cause de cet usage, les *porteurs d'oxygène;* il distribue à l'aide de ces petits corpuscules le principe comburant nécessaire aux métamorphoses organiques qui accompagnent la nutrition, les sécrétions, les mouvements, etc.

D'après ces données, il est facile de comprendre que les médicaments peuvent agir sur les deux propriétés essentielles du sang, et modifier ainsi profondément les actes de la vie. Ceux qui modifieront les qualités plastiques de la liqueur du sang, comme nous avons démontré précédemment que cela était, entraveront les actes les plus intimes de la vie; tels sont la plupart des sels métalliques et des sels alcalins; tandis que ceux qui se combinent avec l'oxygène des globules mettent un obstacle très grand aux métamorphoses organiques, comme on le remarque pour les essences, le camphre, les huiles pyrogénées, les sels alcalins à acide organique, etc.

(1) *Traité de chimie appl. à la phys. animale et à la path.*
(2) Béclard, *Anatomie générale*, 3ᵉ édit., art. SANG, CAPILLAIRES, GLANDES, etc.

Tous les médicaments ne paraissent pas exercer une action chimique sur le sang et les organes ; il en est qui mettent plus particulièrement en jeu les propriétés et les forces vitales, et qui exercent une action purement dynamique sur l'économie. Leurs effets proviendraient alors, d'après M. Liebig, de ce qu'ils entreraient momentanément dans le tourbillon organique et modifieraient aussi passagèrement les actes de la vie qui résultent de l'action du sang artériel sur les tissus du corps.

M. Liebig n'hésite pas à donner aussi une théorie chimique de l'action des principaux narcotiques, ce qui est porter, sans doute, un peu trop loin les prétentions chimiques. Les alcalis végétaux agissent pour la plupart sur les centres nerveux ; d'après ce chimiste, ceux qui sont azotés sont plus énergiques que ceux qui ne le sont pas, quoique leur activité ne soit pas proportionnelle à la quantité d'azote ; par contre, leurs vertus paraissent être exactement en raison inverse de la proportion d'oxygène qu'ils renferment. Enfin, il fait observer que, par leur composition chimique, ils se rapprochent de la substance cérébrale plus que de toute matière organique, et prennent place entre les corps gras et les principes protéiques.

Il est difficile de se rendre compte exactement de l'action de ces alcaloïdes sur le système nerveux ; cependant, observe le chimiste allemand, comme ils agissent proportionnellement à leur quantité pondérable ; qu'une dose double agit plus qu'une dose simple ; qu'il faut au bout de quelque temps administrer une nouvelle quantité si l'on veut renouveler les effets obtenus, il n'y a qu'une seule explication de plausible, c'est d'admettre que ces substances prennent une part chimique et momentanée dans la formation et la nutrition de la substance des nerfs et du cerveau.

D'après les considérations auxquelles nous venons de nous livrer, il semblerait que dans le développement des effets généraux des médicaments, tout serait mécanique, physique ou chimique et que l'action dite *physiologique* n'est qu'une exception. Cependant au fond il n'en est rien, car les théories physiques ou chimiques n'expliquent que les phénomènes transitoires, et en définitive, il reste toujours à connaître le mécanisme de l'action intime des molécules médicamenteuses sur celles des corps vivants : or, dans les actions moléculaires quelles qu'elles soient, on est forcé de se contenter d'un mot ou d'une hypothèse ; ici, il est plus sage de dire que l'action est *vitale* et de s'en tenir à ce grand principe de l'école solidiste, à savoir : que les divers appareils organiques ont été créés pour recevoir leurs agents naturels ou hygiéniques, et que quand il survient un principe étranger au libre exercice des fonctions, les organes se révoltent et se coalisent pour lutter contre l'ennemi commun. Cette explication ne vaut sans doute pas mieux qu'une autre, mais nous l'adoptons comme la plus simple et la plus vraisemblable.

CHAPITRE III.

(PHARMACOPATHIE.)

DES MÉDICATIONS EN GÉNÉRAL.

On désignait autrefois sous ce nom, le mode de traitement ou la méthode thérapeutique qu'on employait pour guérir une maladie ; mais depuis le commencement de ce siècle, et notamment depuis les travaux de Barbier sur la pharmacologie, cette

expression sert à désigner l'ensemble des effets primitifs qu'on développe dans l'économie animale à l'aide des médicaments, dans le but d'apporter des changements
avantageux au cours d'une maladie déjà existante, ou de prévenir le développement
d'une affection prête à se manifester.

L'idée la plus simple qu'on puisse se faire de la *médication*, c'est de la considérer
comme une sorte de *maladie artificielle* dont les médicaments seraient la cause
déterminante ou directe, et qui présenterait, comme les affections pathologiques, ses
symptômes distincts, son diagnostic et son pronostic, ses périodes et ses terminaisons, ses lésions et son traitement. On a proposé de l'appeler *pharmacopathie* (1);
c'est aussi sous ce point de vue que nous allons la considérer.

Elle doit être regardée en outre comme une sorte de travail organique à l'aide
duquel l'économie se dispose à recevoir l'effet curateur du médicament. Elle est, par
conséquent, à l'action curative des remèdes, ce que sont les actes naturels par lesquels le corps prépare l'aliment pour le faire servir à la nutrition.

Considérée relativement à son étendue, la médication peut être *locale*, *générale*,
localisée ou *élective*.

Elle est appelée *locale*, *topique*, *chirurgicale* ou de *pansement*, quand elle ne
dépasse pas sensiblement le point circonscrit du corps où le médicament a été appliqué, comme on le remarque dans l'usage d'un cataplasme sur un phlegmon, d'une
pommade appliquée en frictions sur une glande tuméfiée, d'un caustique sur une
plaie ou un ulcère, etc. Dans ces divers cas, les médicaments pénètrent de dehors
en dedans, par simple imbibition le plus souvent, dans les tissus sous-jacents au
point médicamenté.

La médication reçoit le nom de *générale*, de *dynamique*, lorsqu'elle s'étend au
plus grand nombre des grandes fonctions de l'économie animale, ou au moins,
quand elle embrasse les fonctions les plus importantes, telles que la respiration, la
circulation, l'innervation, etc. Il faut pour que les médications de ce genre se développent, que les effets des médicaments aient été étendus au loin par l'intermédiaire
du sang ou des nerfs ; exemples, médications *excitante*, *tonique*, *astringente*, etc.

Enfin, la médication est dite *localisée* ou *élective*, lorsque les médicaments en
passant par le sang viennent, en quelque sorte, concentrer et épuiser leur action sur
un organe ou un appareil, en agissant de *dedans* en *dehors*, ce qui établit la différence d'avec la médication locale, où ils agissent de *dehors* en *dedans*. C'est ainsi que
la digitale agit sur le cœur, l'émétique sur l'estomac, l'opium sur le cerveau, etc.,
quelle que soit la voie d'introduction dans l'économie animale. Il est rare cependant
que ces médications soient purement locales ; le plus souvent, au contraire, les médicaments qui les déterminent émeuvent plus ou moins, en passant, les autres appareils
organiques ; circonstance fâcheuse, car l'expérience démontre que l'action de ces
remèdes à affinité élective est d'autant plus certainement curative qu'elle a été plus
franchement *localisée*.

Eu égard à la rapidité de sa marche et à la force des effets produits, la médication
peut affecter la forme *aiguë* ou la forme *chronique*. C'est ainsi, par exemple, que la
médication *excitante* présente toujours le type aigu, tandis que la médication *altérante* s'offre habituellement avec le type chronique.

Le *diagnostic* de la médication n'est pas toujours facile à établir, même quand les
symptômes ou les effets qui la caractérisent sont très apparents, parce que les médica-

(1) De φαρμακον, médicament, et παθος, maladie.

ments d'une même classe ont une action très analogue et souvent on n'observe entre eux que des nuances si fugitives que l'œil le plus exercé ne saurait les saisir. Cependant, c'est un des points capitaux de la pharmacologie que de découvrir les divers signes *pathognomoniques* à l'aide desquels on pourrait diagnostiquer nettement la médication déterminée par chacun des médicaments les plus importants ; malheureusement, l'état de la science ne permet pas toujours d'arriver à un pareil résultat, même quand les effets auraient été exagérés jusqu'à l'intoxication.

Le *pronostic* est presque toujours facile à porter, quand on connaît la nature de la cause ou le remède, et la dose qui en a été administrée ; mais si ces renseignements essentiels font défaut, le jugement sera incertain comme le diagnostic sur lequel il repose.

Nous ne dirons rien des *symptômes* (modifications dynamiques), ni des *lésions* (modifications matérielles) qui accompagnent les médications, parce que nous retrouvons ces phénomènes en étudiant les périodes de la maladie médicamenteuse. Quant au *traitement*, il est nécessairement très variable, et, du reste, il est toujours inutile quand la dose est restée médicinale.

Les périodes que parcourent les médications sont au nombre de trois, que l'on compare à celles des maladies virulentes : ce sont l'*incubation*, l'*évolution* et l'*élimination*. Il importe de les examiner avec soin.

1° **Incubation.** — Cette période s'étend depuis l'administration des médicaments jusqu'au moment où les effets qu'ils doivent produire commencent à se manifester. Elle présente une longueur très variable, selon la nature des médicaments, leur dose, la surface absorbante où ils ont été déposés, l'état particulier du sujet, etc. En général, quand les agents pharmaceutiques doivent porter leur action sur les propriétés vitales des tissus, telles que la sensibilité et la contractilité, sur le système nerveux, en un mot, déterminer des modifications dynamiques, la période d'incubation est toujours courte, comme on l'observe à l'égard des *excitants*, des *narcotiques*, des *tétaniques*, etc. Lorsque, au contraire, ils doivent agir sur les parties matérielles du corps et déterminer des modifications organiques, ainsi qu'on l'observe pour les *toniques*, les *altérants*, les *évacuants*, etc., cette période est beaucoup plus prolongée.

C'est pendant l'incubation que les médicaments se répandent matériellement et dynamiquement dans l'organisme, que la force active dont ils sont doués commence à entrer en lutte contre les forces propres du corps, et que ce dernier prépare ses moyens de résistance. Aussi cette période s'écoule-t-elle en silence et sans qu'il soit possible de saisir, le plus ordinairement, les phénomènes occultes, moléculaires qui s'accomplissent au sein de l'économie animale.

2° **Évolution.** — Pendant cette période, les effets des médicaments, qui sont les symptômes de la médication, naissent, se développent et disparaissent. Elle présente donc une longueur très variable, selon les médicaments ingérés, la quantité administrée, l'état du corps, les appareils influencés, etc. Les effets qui se présentent pendant la durée de cette période sont *locaux*, *généraux* ou *localisés* ; ils sont, quant à leur importance, distingués en *principaux* et *accessoires*, selon qu'ils constituent essentiellement ou accessoirement les médications. Ils sont le plus souvent apparents dans les médications importantes, physiologiques ; cependant, ils peuvent être plus ou moins cachés et observables seulement par l'action curative qui s'ensuit, comme on

le remarque pour les altérants et les toniques pris à petite dose, et pour les médicaments dits *spécifiques*. On peut dire, d'une manière générale, que cette période dure
d'autant moins que les effets obtenus sont plus essentiellement dynamiques, et d'autant plus qu'ils sont plus matériels. C'est, du reste, le temps de la médication le plus
important à considérer, car c'est celui pendant lequel l'observateur peut étudier l'action du remède et juger si elle est assez énergique pour l'effet curateur qu'on veut
obtenir, si elle est régulière, s'il ne s'y mêle aucun phénomène accidentel, si elle ne
dépasse pas le degré d'énergie compatible avec le maintien de la vie, etc.

3° **Élimination.** — Les médicaments ne séjournent pas indéfiniment dans l'économie animale ; lorsqu'ils ont accompli leur œuvre, ils sont rejetés au dehors, comme
désormais inutiles, par les surfaces d'exhalation et par les divers appareils excréteurs.
C'est le temps pendant lequel le corps opère cette sorte d'épuration des fluides et
des solides organiques, qui porte le nom de période d'*élimination* de la médication.

Les médicaments introduits dans l'intimité de l'organisme animal y subissent des
destinées diverses : les uns sont *assimilés*, les autres *décomposés*, et enfin le plus
grand nombre *éliminés*, sans avoir subi d'altérations notables. Ceux qui sont assimilés
au corps sont peu nombreux et ne comprennent guère que les émollients azotés,
tels que l'*albumine*, la *fibrine*, la *caséine*, la *gélatine*, etc., et le *fer* qui entre dans
la composition des globules sanguins. Les médicaments qui sont transformés en
d'autres principes, par suite de la combustion qu'ils éprouvent dans l'acte de la respiration, sont plus nombreux que les précédents ; ce sont les émollients non azotés,
comme le *sucre*, l'*amidon*, les *gommes*, etc.; les *corps gras*, les *liqueurs alcooliques*,
les sels *alcalins* à *acide organique*, etc. Ils sont donc transformés plus ou moins
complétement, quand ils sont expulsés du corps par les sécrétions. Enfin, les substances qui sont éliminées du corps sans avoir subi de modifications sensibles sont
de beaucoup les plus nombreuses; on y rencontre principalement des matières minérales, telles que l'*eau*, les *sels alcalins*, les acides *fluidifiants*, la plupart des *sels
métalliques*, etc. (1); quelques substances organiques, comme la plupart des *essences*, des *résines*, des matières *extractives*, *colorantes*, des *alcaloïdes*, certains *acides*
peu *altérables*, etc.

Quoi qu'il en soit, ces divers principes sont expulsés du corps par certaines surfaces exhalantes comme la peau et les bronches, ou par quelques organes sécréteurs
tels que les reins, les mamelles, le foie, les follicules muqueux, etc. Il existe même
certaines affinités particulières entre les médicaments et les organes dépurateurs du
corps, sans qu'il soit possible, dans l'état actuel de la science, d'établir des règles fixes
un peu générales à cet égard. On sait seulement que les matières volatiles, telles que
l'eau, l'alcool, l'éther, le camphre, les essences, etc., sortent plus particulièrement
avec l'air expiré et par la peau; que les matières salines et métalliques choisissent
particulièrement les voies urinaires; que les substances colorantes, odorantes, amères, etc., se font souvent remarquer dans le lait; que les principes purgatifs de l'aloès,
de la rhubarbe, du séné, du croton-tiglium, etc., sont expulsés par le foie et la muqueuse intestinale, etc.

Du reste, il est démontré aujourd'hui que tous les médicaments, même les plus
énergiques, ne sont pas entièrement expulsés du corps au bout d'un long espace de
temps, et que souvent ils ont une tendance naturelle, quand ils sont donnés trop

(1) Mialhe, *loc. cit.*, p. ccliv et suiv.

longtemps, ou à trop fortes doses, à stagner et à s'accumuler dans certains organes glanduleux et parenchymateux, tels que le foie, les reins, la rate, les poumons, etc. Il résulte, en effet, des expériences de MM. Danger et Flandin, que les composés d'antimoine et de cuivre s'accumulent de préférence dans le foie et la rate ; que ceux de plomb se retrouvent dans ces deux organes et, de plus, dans les poumons et les reins (1). Enfin, il est démontré depuis fort longtemps, par une foule d'observations et d'expériences, que les composés de mercure et la matière colorante de la garance ont une grande propension à se déposer dans le système osseux des animaux.

Le praticien doit rappeler sans cesse à sa mémoire ces deux faits très importants de l'observation clinique, s'il veut éviter des accidents, à savoir : 1° que les médicaments sortent plus lentement du corps qu'ils n'y entrent ; 2° que ces agents peuvent s'accumuler dans les voies gastro-intestinales et dans certains organes, et par conséquent donner lieu à des accidents toxiques sous l'influence de quelques circonstances encore mal déterminées.

Le premier fait indique la nécessité de ne pas administrer trop promptement un médicament susceptible d'agir chimiquement sur celui qu'on avait précédemment employé, afin de ne pas donner lieu à la formation, au sein de l'économie, d'un composé plus actif que ses composants. Ainsi, par exemple, M. le docteur Rodet et la plupart des médecins syphiliographes ont remarqué des accidents plus ou moins graves, quand on fait succéder trop rapidement l'usage de l'iode à celui des mercuriaux. Cela paraît tenir alors à ce qu'il se forme dans le sang du biiodure de mercure, qui est beaucoup plus actif que la plupart des mercuriaux et que l'iodure de potassium (2).

Lorsqu'on fait usage des médicaments insolubles à dose trop élevée, il arrive parfois qu'il s'en accumule une certaine quantité dans les circonvolutions intestinales ; alors, si par suite de l'usage de certains principes ces médicaments deviennent solubles, il peut en résulter un empoisonnement inattendu. Par exemple, si on administre un sel mercuriel insoluble à l'intérieur à dose élevée, et que, quelques jours après, on donne aux animaux des boissons salées, il pourra survenir des accidents mercuriels par suite de l'action des sels alcalins sur le composé hydrargyrique insoluble. On pourrait en dire autant des composés métalliques accumulés dans les organes glanduleux ou parenchymateux, lesquels, en devenant solubles, rentrent dans la circulation où ils peuvent déterminer des accidents toxiques avant d'être expulsés du corps.

CHAPITRE IV.

DE LA PHARMACOTHÉRAPIE.

§ I. — Des effets thérapeutiques.

On désigne sous le nom d'effets *thérapeutiques* ou *curatifs* des médicaments, l'action favorable que ces agents exercent sur l'issue des maladies auxquelles on les oppose.

(1) *Comptes rendus de l'Académie des sciences*, 15 avril 1844.
(2) A. Rodet, *Essai sur les accidents qui peuvent résulter de l'emploi de l'iodure de potassium*. Paris, 1847.

Ils sont aussi désignés sous les dénominations d'effets *secondaires, consécutifs, médiats,* parce qu'ils suivent plus ou moins rapidement les effets *primitifs* desquels ils paraissent dériver directement.

Les premières qualifications sont donc relatives à la *nature* de ces effets, tandis que les secondes se rapportent seulement au *temps,* à l'*époque* de leur développement; en sorte qu'elles ne doivent pas être considérées comme synonymes, bien qu'elles se rapportent à des phénomènes identiques.

On a cherché pourtant à considérer comme différents les effets *thérapeutiques* et les effets *secondaires* des médicaments. Ainsi, par exemple, on a vu trois séries d'effets divers dans l'action d'un *caustique* : 1° combinaison chimique, formation de l'escarre, *effet primitif;* 2° phénomènes inflammatoires consécutifs, *effet secondaire;* 3° enfin, cicatrisation de la surface morbide cautérisée, *effet thérapeutique.* Mais, en général, ces distinctions ne sont pas toujours possibles et ne sauraient, par conséquent, être admises, même théoriquement.

Il est une remarque naturelle à faire touchant ces deux ordres d'effets : c'est que les effets *secondaires* peuvent se développer sur des sujets sains comme sur ceux qui sont malades; tandis que les effets *curatifs* ne peuvent être observés nécessairement que sur ces derniers, puisqu'ils ne deviennent évidents que par les changements favorables qu'ils déterminent sur le cours des maladies.

Les effets secondaires, par conséquent non thérapeutiques, qui se développent sur des sujets à l'état physiologique, proviennent des perturbations diverses que les médicaments provoquent dans l'organisme. Ils sont à la *médication* ou maladie médicamenteuse ce que les phénomènes de la *convalescence* sont à la maladie ordinaire. Aussi consistent-ils le plus souvent dans un affaiblissement des fonctions causé par l'émotion vitale que les agents thérapeutiques ont déterminée dans l'organisme.

En général, les effets curatifs sont plus faciles à observer que les effets secondaires physiologiques, parce que les symptômes des maladies sont généralement très apparents, très faciles à observer, et, par conséquent, le moindre changement qui survient dans leur intensité ou leur marche est très palpable. Il n'en est pas de même dans l'état sain, où il faut observer souvent avec une scrupuleuse attention pour saisir les changements que laissent après eux dans l'organisme les effets primitifs des médicaments. Les effets thérapeutiques sont donc mieux connus que les effets secondaires et plus faciles à étudier.

Ainsi que nous l'avons déjà établi au commencement du chapitre III, il n'est pas toujours possible d'établir une ligne de démarcation tranchée entre les effets primitifs et les effets consécutifs, curatifs ou non, des médicaments; car ces deux ordres de phénomènes se succèdent sans interruption, et ce n'est que par pure abstraction qu'on a établi une division dans les phases d'une action évidemment continue. Éclairons cette proposition par un exemple : on administre un médicament diurétique pour combattre une hydropisie; au bout d'un temps plus ou moins long, il s'établit une *diurèse* abondante : voilà l'*effet primitif;* puis, en vertu de la solidarité qui existe entre les diverses fonctions de l'économie animale, les absorptions deviennent plus actives, afin de restituer au sang les parties séreuses que lui enlève la sécrétion urinaire; de là, la *résorption* du liquide épanché qui constitue l'hydropisie, *effet secondaire,* qui devient ici curatif puisque la maladie se trouve détruite par l'absorption du liquide épanché. Ces deux effets ne sont pas entièrement successifs, comme on pourrait le supposer, mais bien simultanés; car, si la résorption de l'épanchement, *effet curatif,* n'a lieu qu'après l'établissement de la diurèse, *effet primitif,* ce dernier ne cesse pas aussitôt que commence le premier, l'expérience démontrant, au contraire, qu'une fois établis, ces deux phénomènes continuent leur œuvre sans s'exclure jusqu'à la guérison complète de la maladie.

Comparaison entre les effets primitifs et les effets secondaires des médicaments.

Les différences assez nombreuses qui existent entre ces deux ordres d'effets, sont surtout relatives à leur *origine*, à l'*époque* de leur développement, à la *constance* de leur apparition, à leur *complication*, à leur *nature*, etc.

1° Les effets primitifs ont leur origine certaine dans l'espèce d'agression organique que les médicaments exercent sur le corps vivant ; tandis que les effets secondaires paraissent dériver directement des effets immédiats dont ils ne sont qu'une transformation. Les effets primitifs sont donc la cause prédisposante et même déterminante des effets curatifs des médicaments ; cependant ils n'en paraissent pas toujours être la cause nécessaire, indispensable, puisqu'on voit les médicaments dits *spécifiques* déterminer des effets thérapeutiques très évidents sans être précédés d'une action physiologique bien marquée.

2° L'époque du développement des effets primitifs des médicaments est, en général, assez rapprochée de celle de leur administration, quand ils sont de bonne qualité, convenablement préparés, donnés à dose suffisante et le sujet dans des conditions favorables à la réaction vitale. Par contre, les effets consécutifs, surtout quand ils doivent être curatifs, se montrent, en général, tardivement et parfois même plusieurs jours après la cessation des effets immédiats ; exemple : les *altérants* et les *évacuants*. Cependant, ils peuvent aussi suivre immédiatement les effets physiologiques, comme on le remarque pour les *excitants*, les *narcotiques*, etc.

3° Les effets primitifs sont très constants dans leur manifestation et dans leur nature, sinon dans leur intensité ; l'homme de l'art a donc la faculté de les développer, en quelque sorte à volonté ; mais il n'en est pas de même pour les effets curatifs qui font souvent défaut, malgré leur dépendance des effets immédiats. Ainsi, par exemple, rien n'est plus facile que de déterminer la purgation, la diurèse, le narcotisme, etc., et cependant ces effets restent souvent infructueux pour la guérison des maladies auxquelles on les oppose ; ils ne se transforment donc pas toujours en effets curatifs, parce que cet événement dépend de plusieurs circonstances relatives au sujet, et qui sont souvent difficiles à apprécier. Telle est la cause principale de l'incertitude de l'art de guérir.

Cette différence entre les effets primitifs et curatifs est facile à comprendre : les premiers sont en quelque sorte *mixtes*, puisqu'ils dépendent du médicament qui renferme une force *brute* et de l'organisme qui contient une force *vitale ;* s'il y a incertitude d'un côté, il y a certitude de l'autre ; tandis que, pour les effets thérapeutiques, l'incertitude est de toute part. Ces phénomènes sont des actes presque entièrement *vitaux*, puisqu'ils ne paraissent être que les effets primitifs élaborés, transformés par l'économie pour ses besoins actuels ; par conséquent, ils sont sujets à toutes les variations, à toutes les incertitudes qui accompagnent les actes organiques dans l'état morbide.

4° L'action physiologique des médicaments est, en général, assez simple et facile à prévoir ; si elle s'accompagne parfois d'effets accessoires ou accidentels, il est toujours possible de saisir l'action principale, essentielle. L'action curative des remèdes est rarement aussi simple et aussi nette ; souvent un effet primitif très simple déter-

mine des effets thérapeutiques complexes ; c'est ainsi que la purgation, action primitive très simple, peut déterminer des effets curatifs plus ou moins compliqués, tels
que la révulsion, la déplétion, la spoliation, la substitution, etc. ;

5° Les effets physiologiques des médicaments sont à peu près les mêmes dans chaque groupe qu'ils composent, et ces effets constituent véritablement leurs caractères
communs ; c'est ainsi que les *stimulants*, les *caustiques*, les *purgatifs*, etc., se ressemblent beaucoup sous le rapport de leurs effets immédiats, tandis que chaque
médicament de ces catégories a, en quelque sorte, une manière toute spéciale d'agir
sur l'organisme dans le cas de maladie. Les effets physiologiques sont donc communs
aux médicaments d'une même classe, tandis que les effets thérapeutiques sont plus
spéciaux et donnent à chaque médicament une physionomie et une valeur spéciales
dans la pratique.

§ II. Mécanisme des effets thérapeutiques des médicaments.

Après avoir défini les effets thérapeutiques et avoir établi les différences principales qui les séparent des effets primitifs, il nous reste à rechercher le mécanisme
par lequel ils parviennent à éteindre les maladies.

Ce mécanisme, nous devons commencer par le déclarer, est le plus souvent inconnu ; ce que possède la science sur ce sujet obscur est donc le plus ordinairement
conjectural. D'un autre côté, ce mécanisme ne saurait être uniforme et doit varier
selon les médicaments qui agissent et les maladies qui en reçoivent l'action.

Les cas où l'action curative des médicaments est la plus simple et la plus facile à
interpréter, sont ceux où les effets primitifs deviennent eux-mêmes effets curatifs.
C'est ce qui arrive, par exemple, quand la maladie peut céder à une action *mécanique*, *physique*, *chimique* et même quelquefois *physiologique*. Citons quelques
exemples.

La conjonctive, la surface d'une plaie, sont blafardes, mollasses, manquent de
ton ; on les recouvre avec une poudre inerte qui provoque une légère irritation et
qui les relève de leur état d'atonie ; voilà une action purement mécanique qui devient thérapeutique.

Une surface vient de recevoir le contact d'un corps chaud, et s'est imprégnée d'une
trop grande quantité de calorique, il y a brûlure légère ; ou arrose cette surface avec
de l'eau froide ou avec un liquide volatil pour enlever l'excès de chaleur accidentellement accumulé dans la partie et prévenir les suites de la brûlure ; ici, c'est un effet
physique qui est devenu directement thérapeutique sans transformation ; les acidules
et les réfrigérants agissent par une action presque semblable sur les inflammations
locales et superficielles.

Les effets primitifs de nature chimique sont ceux qui deviennent le plus fréquemment et le plus facilement thérapeutiques. L'emploi des antidotes dans les empoisonnements peut être considéré comme le type de ce genre d'effets ; l'usage des alcalis
et des hypochlorites dans la tympanite gastrique ou intestinale, est aussi basé principalement sur une action chimique ; il en est de même de la magnésie dans la diarrhée
acide des veaux à la mamelle, des bicarbonates alcalins contre les calculs de la vessie à base d'acide urique, contre le diabète par excès d'acidité des humeurs animales, etc.

Il arrive très souvent aussi que les effets dits physiologiques sont directement
curatifs : ainsi les *stimulants* qui font disparaître une courbature par arrêt de trans-

piration, les *laxatifs* qui détruisent une constipation, les *tétaniques* qui guérissent une paralysie, les *narcotiques* qui combattent efficacement une vive douleur, etc., sont autant de médicaments dont les effets primitifs et les effets thérapeutiques sont les mêmes et se confondent entièrement les uns avec les autres.

Tous les cas que nous venons de citer, il est vrai, sont plutôt des accidents que des maladies véritables dans l'acception rigoureuse du mot; ce sont des maladies dites accidentelles ou *physiologiques*, c'est-à-dire dépourvues du fond *nosologique* qu'on remarque dans les affections virulentes. Dans les maladies graves, en effet, on reconnaît toujours deux éléments, l'un *physiologique*, apparent, indiqué par les symptômes ou les modifications fonctionnelles, et l'autre *nosologique*, caché, profond, et qui tient à la nature intime du mal. Il est des maladies qui sont formées par l'élément physiologique seul et qui ne paraissent provenir que d'une altération légère de l'état normal; telles sont les maladies dites chirurgicales, les phlegmasies, les congestions, etc. Celles-ci peuvent céder à l'action dite physiologique des médicaments. Par contre, il en existe d'autres qui, à cet élément commun et superficiel des maladies, en joignent un spécial et profond qui ne cède qu'aux effets primitifs élaborés et transformés par l'économie, ou à l'action spéciale des médicaments dits spécifiques.

Ces derniers médicaments, en effet, vont en quelque sorte droit au but, agissent ou paraissent agir directement sur la maladie et fort peu sur le malade, chez lequel ils ne développent que peu ou point d'effets dits *physiologiques;* tels sont, par exemple, le quinquina contre les fièvres intermittentes, le mercure contre la syphilis, le soufre contre les affections cutanées, etc.

Il existe donc deux ordres de médicaments eu égard au mécanisme d'après lequel ils combattent les maladies : Les uns, comme nous venons de l'indiquer, paraissent agir directement sur l'élément *nosologique* des maladies et le neutraliser par un procédé inconnu, comme un contre-poison détruit l'action d'un agent toxique; ce sont les SPÉCIFIQUES, dont la manière d'agir ne s'est prêtée jusqu'ici à aucune explication plausible. Les autres, et ce sont les plus nombreux, ne paraissent agir sur les maladies que par l'intermédiaire du corps et par les modifications matérielles ou fonctionnelles qu'ils lui font subir; ce sont les remèdes dits RATIONNELS, qui combattent directement l'élément physiologique des maladies, mais qui ne semblent pas atteindre l'élément nosologique, ou n'y arriver que par la voie incertaine et toute vitale de l'économie animale elle-même.

Il serait oiseux de vouloir hasarder ici des théories sur le mécanisme de l'action curative des médicaments, puisqu'elle est de sa nature essentiellement variable selon les remèdes employés, la maladie à combattre, etc. Du reste, la manière d'interpréter cette action variera nécessairement, pour chaque praticien, selon qu'il sera *humoriste, solidiste, vitaliste, homœopathe*, ou partisan des théories physiques, chimiques, physiologiques, pour expliquer les phénomènes de la vie. Quelques exemples feront comprendre les nombreuses dissidences qui existent sous ce rapport entre les médecins.

Ainsi les *humoristes*, qui placent le siége des maladies dans les liquides du corps, admettent aussi que les médicaments agissent plus particulièrement sur les humeurs altérées. Pour les uns, comme Hippocrate, par exemple, les maladies étant dues à l'introduction d'une matière morbifique dans les fluides, l'action des remèdes consiste tantôt à neutraliser ou détruire cette matière, tantôt à l'expulser du corps. Pour d'autres humoristes, qu'on a appelés *chimiâtres*, les maladies sont dues à une altération chimique des humeurs; par conséquent, les médicaments doivent corriger ces altérations par une véritable neutralisation : les acides devant corriger l'excès d'alcalinité, et les alcalis l'acidité exagérée. Enfin, pour une autre catégorie d'humoristes, qu'on nomme *iatromécaniciens*, les maladies sont occasionnées par l'épaississement ou la fluidité des liquides organiques; donc les médicaments sont destinés à les délayer dans le premier cas, et à les épaissir dans le second, etc.

Les *solidistes*, attribuant le dérangement de la santé à l'état de tension ou de relâchement de la fibre organique, expliquent l'action thérapeutique des médicaments par un mécanisme aussi simple : les uns relâchent les tissus, diminuent l'activité organique, et conviennent, par conséquent, pour remédier aux maladies par tension, qu'on appelle selon le système, *sthéniques, hypersthéniques, irritatives, inflammatoires,* etc. ; ce sont les *débilitants, hyposthénisants, contre-stimulants,* etc. ; les autres, augmentant la tonicité des tissus et l'énergie générale de l'économie, sont propres à combattre les maladies par relâchement, qu'on nomme *asthéniques, atoniques, débilités,* etc.; ce sont les *toniques,* les *stimulants,* les *hypersthénisants,* etc.

Les *vitalistes,* pour lesquels les maladies ne sont que des altérations de la force vitale, l'action des médicaments doit être aussi entièrement dynamique; elle doit consister à relever cette force si elle est affaiblie, ou à la diminuer si elle est exaltée, etc.

Enfin, les *homœopathes,* qui forment une secte bien distincte de vitalistes, ont une manière toute spéciale d'interpréter l'action curative des médicaments : ils croient que ces agents ne parviennent à guérir les maladies qu'en en développant de toutes semblables dans l'organisme; que ces dernières se substituent aux premières, et qu'ensuite, elles s'éteignent d'elles-mêmes quand on cesse d'administrer les médicaments.

En présence de ces nombreuses divergences d'opinions, on doit se montrer difficile dans l'adoption d'une théorie destinée à rendre compte des effets curatifs des médicaments; il est plus sage, dans l'état actuel de la science, de n'en admettre aucune, et de se contenter d'emprunter à chacune d'elles quelques données, quand elles s'appliquent bien aux phénomènes qu'on observe.

L'action curative, si elle n'est pas susceptible d'être expliquée dans son mécanisme le plus intime, peut être rapportée à certains types bien connus et sur la valeur desquels tout le monde est d'accord; les principaux sont la *résolution,* la *révulsion,* la *perturbation,* la *dérivation* ou *spoliation,* la *substitution,* l'*action spécifique,* etc. Il sera question de ces divers modes de curation dans l'étude des diverses classes de médicaments.

Enfin, les résultats des effets des remèdes peuvent être, selon les cas, *prophylactiques, curatifs* ou *palliatifs,* ainsi que nous l'indiquerons plus tard.

CHAPITRE V.

DES CIRCONSTANCES PRINCIPALES QUI PEUVENT FAIRE VARIER LES EFFETS DES MÉDICAMENTS.

Lorsque nous avons examiné les effets des médicaments sur l'économie animale, nous l'avons fait d'une manière générale, absolue, en faisant abstraction des particularités nombreuses relatives aux remèdes comme aux sujets, et qui peuvent en modifier la qualité et la quantité. Nous avons été forcé d'admettre une sorte de *moyenne* dans l'état des médicaments et de l'organisme, afin de pouvoir plus aisément nous livrer aux considérations générales que comporte ce point important de la pharmacologie ; mais comme ces particularités jouent un grand rôle dans le développement des effets de ces agents et dans la guérison des maladies, il est temps de les étudier à leur tour et de retirer de cette étude des enseignements utiles à la pratique.

Le but qu'on se propose en thérapeutique étant de déterminer les conditions dans lesquelles il faut se placer pour obtenir constamment les mêmes effets d'un médicament déterminé, le problème ne serait pas difficile à résoudre si, d'une part, le médicament était toujours pur et identique avec lui-même, et, d'autre part, si le sujet sur lequel il doit agir se trouvait constamment dans les mêmes conditions vitales et hygiéniques ; mais malheureusement il est loin d'en être ainsi, et les deux corps qui doivent être mis en présence peuvent se trouver dans les conditions les plus variées. C'est ce qu'il importe d'examiner.

Les circonstances qui peuvent faire varier l'action des remèdes se divisent en trois catégories distinctes : 1° celles qui concernent les *médicaments* ; 2° celles qui sont relatives aux *sujets* ; 3° et enfin, celles qui sont indépendantes des unes et des autres, et qu'on peut appeler *extérieures*.

§ I. — Circonstances relatives aux médicaments.

Les médicaments employés à modifier l'économie animale dans le cas de maladie sont fort nombreux, et cette circonstance suffirait seule pour expliquer les difficultés inhérentes à l'étude de ces agents, si d'autres circonstances particulières ne venaient encore compliquer cette étude.

En ne considérant, pour plus de simplicité, qu'un seul médicament, on voit que ses effets doivent varier en intensité et même en nature selon son degré de *pureté*, son mode de *préparation* et d'*association*, sa *forme* et surtout la *dose* à laquelle il est administré. Nous allons examiner successivement ces diverses circonstances.

a. *Pureté des médicaments.*

Quand l'expérience ou l'observation auront fait connaître les effets spéciaux d'un médicament sur l'économie saine ou malade, on ne devra compter sur le développement complet de ces effets qu'autant que ce médicament sera à l'état de pureté, c'est-à-dire doué de ses qualités physiques, chimiques ou dynamiques naturelles ; cette condition est de rigueur. Si l'on emploie un médicament impur ou altéré, on ne devra pas espérer d'obtenir le développement de ses effets ordinaires, puisqu'il sera différent substantiellement de ce qu'il est dans les circonstances habituelles.

Les médicaments minéraux peuvent être, pour la plupart, obtenus dans un grand état de pureté, puisque les principes qui les constituent sont unis en proportions fixes, invariables, et que les procédés employés à les obtenir sont parfaitement déterminés ; ils ne peuvent donc être altérés que par une préparation ou une conservation vicieuse, ou par une adultération volontaire ; or, ces causes d'altération peuvent facilement être évitées. Il n'en est pas de même pour les médicaments d'origine organique dont la composition est beaucoup plus variable, plus instable, et les causes d'altération sont plus nombreuses et plus énergiques ; aussi est-il toujours difficile de les obtenir purs et

identiques avec eux-mêmes. Ainsi, par exemple, les médicaments végétaux, si fréquemment employés en médecine vétérinaire, peuvent varier infiniment d'énergie
selon l'âge des plantes qui les ont fournis, le climat et le sol où elles végètent, la
manière dont elles ont été récoltées et conservées, etc. Et si à ces diverses circonstances on ajoute les nombreuses fraudes du commerce de la droguerie, on comprendra
combien il est difficile de faire usage de médicaments uniformes lorsqu'ils sortent des
plantes.

Le vétérinaire veillera donc avec soin à ce que tous les médicaments employés au
traitement des animaux qui lui sont confiés soient le plus purs possible, et surtout
qu'ils ne soient pas dénaturés par une mauvaise préparation, par la vétusté, par une
conservation vicieuse, la fermentation, la moisissure; et par des mélanges de matières
inertes, etc. Il devra y veiller avec d'autant plus de sollicitude, quand il prendra
ses médicaments dans le commerce, que les droguistes ont une grande propension
à vendre pour le traitement des maladies des animaux domestiques, les substances altérées ou de mauvaise qualité et jugées impropres à être employées chez
l'homme.

b. *Préparation, association et forme des médicaments.*

Ces trois circonstances peuvent avoir sur le développement des effets des médicaments une influence beaucoup plus considérable qu'on ne serait porté à le supposer
de prime abord, parce que ce sont elles qui décident des actions chimiques qui
précèdent, accompagnent et suivent si fréquemment l'action de ces agents. Il importe
de le démontrer.

La *préparation* des médicaments a toujours pour objet de développer et de mettre
à nu leurs principes actifs. Elle est parfois très simple, comme cela se remarque à
l'égard des médicaments minéraux qu'il suffit souvent de réduire en poudre ou de
dissoudre pour les rendre aptes à développer leurs effets. D'autres fois elle est assez
compliquée, ainsi que cela sera démontré plus tard, surtout à l'égard des remèdes
organiques. C'est principalement pour ces derniers que le procédé de préparation
peut avoir la plus grande influence ; leur composition chimique étant toujours plus
ou moins compliquée, il suffit quelquefois de varier l'agent dissolvant pour obtenir
des remèdes d'une nature entièrement différente. Donc, un médicament tiré du règne
végétal peut être très variable dans ses effets selon qu'il est traité par décoction, infusion, macération, lixiviation, etc., et selon aussi qu'on emploiera pour l'attaquer,
l'eau, l'alcool, l'éther, le vin, le vinaigre, les essences, les corps gras, etc.

L'*association* des médicaments entre eux a pour objet le plus ordinairement
d'augmenter, de diminuer ou de changer les vertus des agents les plus actifs du
mélange. Cela a lieu de plusieurs manières : ou bien les propriétés s'ajoutent ou se
soustraient les unes des autres purement et simplement; ou encore elles agissent
parallèlement, en quelque sorte, et donnent lieu à un effet composé; ou enfin, le
mélange s'accompagne de changements chimiques immédiats, ou qui se développent
seulement dans l'économie animale et qui changent la nature du remède.

La *forme* que possèdent les médicaments au moment de leur administration peut
avoir la plus grande influence sur la promptitude, l'énergie, et jusqu'à un certain
point, sur la nature de leurs effets. Bien qu'elle puisse être *solide, molle, liquide*
ou *gazeuse*, cette forme est peu variée en médecine vétérinaire, d'autant plus que la
forme liquide, à de très rares exceptions près, est celle qui assure le mieux le développement complet et régulier des effets des médicaments; certains d'entre eux,

l'acide arsénieux, l'émétique, par exemple, sont infiniment plus actifs à l'état liquide qu'à l'état solide; ce serait le contraire pour l'iode, les cantharides et la plupart des remèdes irritants.

c. *Des doses des médicaments.*

On désigne sous le nom de *dose* d'un médicament la quantité pondérable ou en volume qu'il convient d'administrer à un animal malade, soit en une seule fois, soit en plusieurs parties, dans un temps déterminé. Quand la dose est administrée en une seule fois, on dit qu'elle est donnée *entière ;* lorsqu'au contraire, elle est divisée en plusieurs portions qu'on administre à des intervalles de temps déterminés, on dit que la dose est *fractionnée.* Dans le premier cas, on se préoccupe de la *quantité* du remède seulement ; dans le second, on place aussi en ligne de compte le *temps* pendant lequel elle doit être administrée.

La *posologie,* ou la détermination de la dose des médicaments, est la partie la plus importante de l'histoire des agents pharmaceutiques. Elle constitue le fondement le plus certain de la matière médicale et de la thérapeutique ; elle est à ces deux sciences ce qu'est la théorie des équivalents à la chimie. Les doses sont, en effet, les nombres proportionnels à l'aide desquels on peut comparer entre eux les médicaments.

La détermination expérimentale de la dose des médicaments n'est pas seulement le seul moyen d'assurer le développement régulier de leurs effets, c'est aussi celui d'empêcher les accidents qui pourraient résulter de l'action des remèdes trop actifs. L'action de ces agents thérapeutiques ne varie pas seulement en *quantité* selon la dose administrée, mais elle peut varier aussi en *qualité :* c'est ainsi que l'émétique peut être *vomitif, purgatif* et *contre-stimulant,* selon la dose qui en a été ingérée; que les sels alcalins sont *diurétiques* à petite dose, et *purgatifs* à dose élevée ; que les alcooliques stimulent quand on les donne en petite quantité, et qu'ils stupéfient quand on les administre à forte dose, etc.

Ce sont surtout les effets locaux des médicaments qui sont modifiés par le changement de dose; c'est ainsi que les acides minéraux sont *caustiques, astringents, tempérants* sur les tissus où on les applique, selon qu'ils sont concentrés, étendus ou dilués. Les mêmes modifications s'observent à l'égard de beaucoup d'autres médicaments employés comme topiques, tels que les irritants, les caustiques, les astringents, etc.

Les médicaments peuvent être administrés à *grandes, moyennes, petites* et *très petites* doses, et produire ainsi les effets les plus variés et recevoir les applications les plus utiles, ainsi que nous allons le démontrer.

Les grandes doses, qu'on appelle encore *contre-stimulantes,* parce qu'elles sont surtout préconisées par les Rasoriens, et *perturbatrices, jugulatrices,* à cause de leur emploi pour changer ou arrêter brusquement le cours de certaines maladies, ne doivent être employées qu'exceptionnellement, dans les cas désespérés et où il est permis de tout tenter pour sauver la vie du malade. Dans les cas ordinaires, on doit s'en abstenir avec soin, parce que des doses élevées de médicaments peuvent modifier profondément l'organisme et compromettre à la fois le traitement des maladies et la vie des malades.

Les petites doses, qu'on nomme aussi doses *altérantes, fractionnées,* sont celles qu'on doit adopter pour les médicaments très actifs ou dont l'usage doit être longtemps prolongé, comme cela a lieu dans les affections chroniques rebelles. A petite dose, les médicaments sont plus facilement absorbés, ils arrivent peu à peu, chaque jour, dans les fluides nutritifs, s'y mêlent exactement, en modifient la nature et peuvent devenir ainsi, sans dérangement fonctionnel appréciable, les agents occultes des modifications les plus profondes du corps et les plus favorables au rétablissement de la santé. C'est surtout alors que les remèdes modifient les forces intimes, radicales de l'organisme.

Les très petites doses, appelées *homœopathiques*, *infinitésimales*, ne sont pas employées dans la pratique ordinaire ; on n'en fait usage que dans le système d'Hahnemann.

Enfin, les doses moyennes, qui reçoivent la qualification de doses *rationnelles*, sont celles qu'on emploie dans la majorité des cas et sur les sujets de force moyenne. Elles servent de terme de comparaison pour les autres doses qu'on peut appeler exceptionnelles, et qui ne résultent pas, comme les doses moyennes, d'une démonstration expérimentale.

En général, plus un médicament est éloigné par sa nature chimique de celle du corps animal, plus il rentre dans la catégorie des poisons, et plus le praticien doit être circonspect dans la dose qu'il administre, afin de ne pas outrepasser le but et de ne pas nuire au malade. Il est même prudent, quand une longue expérience n'a pas exactement fixé la dose d'un médicament très actif, de ne pas débuter par la dose médicinale ordinaire, et de commencer par des quantités moindres, qu'on appelle doses d'*essai*, doses d'*exploration*, etc. En procédant ainsi, on évite souvent des accidents fâcheux dus à une susceptibilité exagérée du corps, à une idiosyncrasie, à une constitution toutes spéciales.

La répétition des doses, dans l'administration d'un médicament, est un point important à considérer. Elle doit être plus ou moins éloignée ou rapprochée, selon la nature des remèdes, les effets qu'on veut obtenir, les appareils influencés, etc. Lorsque les médicaments sont excitants, volatils, que leur action se porte sur le système nerveux, sur les propriétés vitales des tissus, en un mot, quand ils mettent en jeu les forces de l'organisme, il faut répéter fréquemment les doses si l'on veut obtenir un effet continu, parce que l'action de ces agents est toujours très passagère. Quand, au contraire, les médicaments doivent modifier matériellement les solides et les fluides du corps, il faut ne pas trop rapprocher les doses pour ne pas porter une atteinte trop grave à l'organisation.

D'autres inconvénients plus ou moins graves peuvent se lier à une répétition trop rapprochée des doses ; tels sont, par exemple, l'*accumulation* des effets et leur *entre-croisement*. Le premier inconvénient amène un effet exagéré ; il se montre toutes les fois qu'on administre une deuxième dose avant l'épuisement complet des effets de la première ; dans ce cas, ce qui reste de celle-ci s'ajoute à l'action de celle-là et peut donner un total plus élevé qu'il n'est nécessaire au traitement de la maladie. Ainsi, par exemple, si l'effet de la deuxième dose est 20 et qu'il reste la moitié de la première, on obtiendra une action totale de 30 qui pourra outrepasser le but, et c'est ce qu'il faut éviter avec soin dans beaucoup de cas. On remarque aussi, dans le trop grand rapprochement des doses, ce que nous avons appelé un *entre-croisement* d'effets de nature différente, et ce qui peut amener la neutralisation de quelques uns d'entre eux. Il peut arriver, par exemple, que les effets primitifs de la deuxième dose se développent au moment même où les effets curatifs de la première dose doivent se montrer ; alors il pourra résulter de ce mélange des changements fâcheux dans la nature et l'intensité de ces deux ordres d'effets.

§ II. Circonstances relatives aux sujets.

Quand on doit administrer un médicament à un animal malade, il est plusieurs circonstances dont il faut se préoccuper, parce qu'elles peuvent exercer une grande influence sur les effets qu'on se propose d'obtenir. Ces circonstances, toutes relatives au sujet, sont assez nombreuses; elles comprennent l'*espèce* du sujet, son *âge*, son *sexe*, sa *constitution*, son *tempérament*, son *idiosyncrasie*, et enfin, la *maladie* dont il est atteint. Examinons successivement, et dans leur ordre d'énumération, ces diverses circonstances.

a. Influence de l'espèce des sujets.

L'étude des effets des médicaments sur les individus d'une seule espèce serait déjà un problème très compliqué, mais il l'est infiniment moins que quand il s'agit d'étudier ces effets sur plusieurs espèces zoologiques, comme cela a lieu dans la médecine des animaux domestiques. Le vétérinaire, en effet, ne doit pas, comme le médecin, borner l'étude des médicaments à une seule espèce; il doit l'étendre à une dizaine d'animaux quadrupèdes très différents par leur organisation et leur régime alimentaire. Ces diverses circonstances rendent donc, relativement, l'étude de la matière médicale vétérinaire plus compliquée et plus épineuse que celle de l'homme.

Considérés relativement à l'action que les médicaments peuvent exercer sur eux, les sujets des diverses espèces présentent des différences relativement au *volume* du corps, à la *conformation* du tube digestif, au *régime alimentaire*, à la *proportion* relative du *sang*, du *système nerveux*, etc.

a. Sous le rapport du *volume* et du *poids* du corps, les animaux domestiques peuvent être rangés à peu près dans l'ordre suivant: *bœuf, cheval, mulet, âne, porc, chèvre, mouton, chien, chat, lapin*. Si l'on veut représenter cet ordre par des chiffres indiquant comparativement le poids du corps de ces divers animaux, on obtient à peu près le résultat suivant: bœuf, 6; cheval, 4; mulet, 3; âne, 2; porc, 1; chèvre, 2/3; mouton, 1/2; chien, 1/3; chat, 1/4. Il est évident que cet arrangement et ces chiffres n'ont rien d'absolu, puisqu'on remarque souvent dans une seule espèce, les mêmes différences que dans les individus d'espèces diverses: la race, le climat, le régime, la destination, etc., établissant parmi les animaux domestiques la plus grande variété à cet égard.

b. La *conformation* et le degré d'importance du tube digestif varient beaucoup selon que les animaux sont herbivores ou carnivores. Chez les premiers, le tube digestif a une étendue si considérable que la muqueuse qui le tapisse est plus de *deux fois* aussi grande que la peau. Dans les herbivores monogastriques (*solipèdes*), l'estomac est très exigu et le tube intestinal très développé; chez les animaux polygastriques (*ruminants*), la partie stomacale et la partie intestinale sont à peu près d'égale étendue. Dans les carnivores (*chien et chat*), le tube digestif est peu développé et la muqueuse qui le tapisse a moins de surface que la peau. Enfin, chez les omnivores (*porc*), l'appareil de la digestion présente une étendue moyenne, et la partie intestinale prédomine sensiblement sur la portion gastrique.

A ces différences organiques déjà si sensibles, on pourrait joindre des différences fonctionnelles et même chimiques. C'est ainsi, par exemple, que les carnivores et les omnivores jouissent de la faculté de vomir, et que les herbivores en sont dépourvus. On peut noter aussi, que le suc gastrique des herbivores est plus actif que celui des carnivores, car il peut dissoudre les aliments végétaux et animaux, tandis que celui des carnivores ne peut souvent pas attaquer certaines substances végétales. Ce qui se remarque pour le suc gastrique, existe sans doute aussi pour les autres liquides gastro-intestinaux, mais malheureusement la science est encore à faire sur ce point.

c. Le *régime alimentaire* des animaux introduit de grandes différences dans leur susceptibilité à l'égard des médicaments ; c'est ainsi que les herbivores sont en général beaucoup moins sensibles à l'action des médicaments végétaux qu'à celle des remèdes tirés du règne minéral, ce qui ne s'observe pas à l'égard des carnivores. Du reste, il existe des différences tellement tranchées, sous ce rapport, entre les animaux des diverses espèces, que ce qui est aliment ou inoffensif pour l'un, peut devenir médicament et même poison pour l'autre. Ainsi, par exemple, les euphorbes et l'if sont vénéneux pour les solipèdes, et très peu pour les ruminants. Les narcotiques agissent puissamment sur les carnivores, et faiblement sur les herbivores et les omnivores ; il en est de même pour les composés d'arsenic et d'antimoine. La plupart des ruminants supportent très bien les solanées, tandis qu'elles agissent fortement sur les solipèdes ; le porc mange, dit-on, impunément la racine de jusquiame noire ; la chèvre, les feuilles d'hellébore ; le mouton, la grande chélidoine, etc. ; enfin, les poules peuvent supporter cent fois plus de noix vomique que les chèvres, etc.

d. Lorsqu'on compare les divers animaux relativement à la proportion et à la qualité de leur fluide nutritif, on trouve entre eux des différences notables et qui peuvent avoir de l'influence sur les effets des médicaments. Si l'on établit le rapport du poids du corps et de celui du sang contenu dans les vaisseaux, on arrive, pour les diverses espèces domestiques, aux chiffres approximatifs suivants : Espèce bovine, 1 : 14 ; espèces chevaline et asine, 1 : 19 ; espèce porcine, 1 : 23 ; espèce ovine, 1 : 22 ; espèce canine, 1 : 13 ; espèce féline, 1 : 21 ; espèce conine, 1 : 24, etc. (1). Quant aux qualités du sang, dans les divers animaux domestiques, il en est d'appréciables par les réactifs, et d'autres qui s'y soustraient entièrement. Ces dernières comprennent surtout l'odeur, la plasticité, et ces qualités intimes, vitales, organiques, qu'on ne peut saisir que par les effets produits sur le corps même dans l'exercice des fonctions. Les qualités du sang qui peuvent être dévoilées par l'analyse, sont principalement relatives aux proportions des éléments sanguins. Ainsi, ce fluide nutritif est plus aqueux dans les herbivores que dans les carnivores ; les globules sont plus abondants chez ces derniers que dans les premiers ; c'est le contraire pour la fibrine, qui présente chez le porc notamment une prédominance remarquable ; enfin, les matériaux inorganiques ou salins, qui ont vraisemblablement une grande influence sur les effets généraux des médicaments, présentent sans doute aussi de grandes différences, mais comme elles n'ont pas encore été notées avec assez de soin pour permettre d'en tirer quelques inductions certaines à cet égard, nous nous bornerons à en faire entrevoir l'importance.

e. Enfin, le développement et l'activité du système nerveux dans les différents animaux domestiques, présentent des différences énormes qui doivent nécessairement se traduire par des variations correspondantes dans l'action des médicaments, non seulement sur ce système, mais encore sur la plupart de ceux qui sont sous sa dépendance plus ou moins immédiate. Les animaux domestiques peuvent se classer,

(1) Voy. Burdach, *Physiologie*, t. VI, p. 119 et suiv., et Delafond, *Thérapeutique générale*, t. I, p. 164 et suiv.

sous le rapport de l'activité et de la puissance nerveuse, dans l'ordre suivant : *carnivores*, chat et chien ; *solipèdes*, âne, cheval et mulet ; *ruminants*, chèvre, bœuf, mouton ; *omnivores*, porc ; *rongeurs*, lapin. Nous aurions voulu représenter par des chiffres le rapport des centres nerveux au poids du corps, mais les documents nous ont manqué.

Il est extrêmement difficile d'établir des rapports rigoureux entre les diverses espèces domestiques, relativement aux *doses* des médicaments qu'il convient de leur administrer, parce que ces rapports varient en quelque sorte selon les divers remèdes. Cependant, il est utile pour la pratique d'établir ces rapports comme des espèces de *moyennes* propres à éviter des écarts de doses trop considérables, et par conséquent, dangereux. C'est pourquoi il nous a paru utile de reproduire ici le tableau des doses relatives aux espèces, établi par M. Hertwig dans son excellent traité de pharmacologie pratique (1).

Chevaux et bœufs. . . . 1 partie = 32 grammes.
Moutons, chèvres, porcs. 1/4 — = 8 —
Chiens, singes, chats . . 1/12ᵉ — = 2,50 —
Oiseaux de basse-cour. . 1/24ᵉ — = 1,25 —

Nous avons essayé de détailler un peu plus ce tableau, parce qu'il comprend dans un même groupe des animaux qui sont souvent d'une force bien différente, comme les bœufs et les chevaux, le chien et le chat, etc. De plus, il omet l'âne et le mulet qui ont aussi leur importance. Voici le tableau proposé par nous :

Bœufs . . . . 1 partie = 32 grammes.
Chevaux . . . . 4/5ᵉˢ — = 26 —
Mulets . . . . 2/3 — = 21 —
Anes . . . . 1/2 — = 16 —
Porcs, moutons, chèvres. 1/3 — = 12 —
Chiens et singes. . . . 1/12ᵉ — = 2,50 —
Chats et lapins. . . . 1/24ᵉ — = 1,25 —
Volailles . . . . 1/30ᵉ — = 1 —

Tel est le tableau des doses comparatives des médicaments pour les diverses espèces domestiques, que nous proposons aux praticiens pour faciliter leur mémoire dans l'art de formuler et d'administrer les remèdes aux animaux. Il est suffisamment détaillé pour répondre à la plupart des nécessités de la pratique ; et, à la rigueur, lorsque nous ferons l'histoire particulière de chaque médicament, nous pourrions nous borner à l'indication de la *dose type*. Néanmoins, pour éviter des calculs et des erreurs aux vétérinaires, nous indiquerons exactement les doses déterminées par l'expérience, sauf pour les médicaments d'une faible activité pour lesquels nous établirons trois groupes de doses : 1° celles des *grands animaux* (bœufs et solipèdes) ; 2° celles des *animaux moyens* (porcs, chèvres, moutons) ; et 3° celles des *petits animaux* (chiens, singes, chats et lapins). Seulement le praticien aura le soin de prendre le *maximum* pour les animaux les plus forts du groupe, et le *minimum* pour les plus faibles.

(1) H. Hertwig, *Pharmacol. prat. à l'usage des vétérinaires*, p. 75, § 96.

b. Influence de l'âge des sujets.

L'âge des animaux n'influe pas seulement sur le volume du corps et sur l'activité des diverses fonctions, mais encore sur la proportion relative des liquides et des solides, sur les qualités vitales et organiques des tissus, sur la prédominance de l'appareil nerveux, etc. Il sera facile d'en juger par l'étude que nous allons faire des diverses périodes de la vie considérées relativement aux effets des médicaments.

a. Dans le *premier âge*, qui commence à la naissance et finit à quatre ans environ pour le cheval, à trois pour le bœuf, à deux pour le mouton et le porc, et à un an pour le chien et le chat, le volume du corps, d'abord peu considérable, s'accroît rapidement et arrive à son maximum vers la fin de cette période. Dans les premiers temps de la vie, le corps n'est pas entièrement formé : les liquides prédominent considérablement sur les solides qui n'offrent eux-mêmes que des fibres molles et peu résistantes ; le système nerveux, relativement très développé, communique beaucoup d'activité et de sensibilité aux organes ; certains appareils sont encore à l'état rudimentaire, comme ceux de la digestion, de la génération, etc. Ce qui caractérise surtout cette époque de l'existence, au point de vue fonctionnel et organique, c'est l'activité extrême de ce qu'on a appelé *force de formation*, *force plastique*, etc., et dont le caractère essentiel est de faire tourner toutes les ressources de l'organisation vers un seul but qui est l'*accroissement* du corps.

Les médicaments qu'on administre pendant cette période de la vie agissent rapidement et avec énergie. La délicatesse des solides et la prédominance des liquides permettent une absorption rapide de ces agents, et expliquent les modifications matérielles et vitales qu'ils peuvent si facilement subir. L'excès de sensibilité des organes et l'activité de la force plastique rendent compte des grands effets des excitants, des narcotiques, des toniques, etc., à cet âge. Les altérants doivent être donnés avec prudence pour ne pas arrêter le mouvement actif d'assimilation, et pour ne pas altérer radicalement les solides et les liquides si délicats du corps.

b. Pendant l'âge adulte, lorsque le corps est entièrement formé et qu'il a acquis tout le volume qu'il doit avoir, les trois rouages essentiels de la vie, les *organes*, le *sang* et le *système nerveux*, sont dans une juste proportion et se pondèrent mutuellement. Alors les tissus jouissent de leurs propriétés organiques et vitales, et l'ensemble de l'organisme des forces qui le mettent à même de lutter avec énergie contre toutes les causes qui tendent à en troubler l'harmonie. Aussi est-ce à cette époque de la vie que l'économie triomphe le plus facilement des maladies et retire des médicaments les effets les plus avantageux. C'est donc pendant cette période qu'il convient d'étudier les effets des remèdes sur les animaux sains et sur les maladies.

c. Enfin, à mesure que les animaux avancent en âge et que la vieillesse arrive, des changements nombreux et importants se montrent dans l'organisme : les fluides diminuent de quantité et perdent leurs qualités plastiques ; les matériaux inorganiques qu'ils renferment tendent à prédominer ainsi que dans les parties solides du corps ; les fibres des tissus deviennent sèches, dures, peu sensibles et peu aptes à percevoir l'action des agents stimulants ; les fonctions, peu actives, fournissent des produits mal élaborés et qui ne peuvent réparer qu'incomplétement les pertes incessantes du corps ; enfin, le système nerveux, perdant de son activité et de sa prépondérance, tient sous une dépendance moins immédiate et moins étroite les divers actes de l'économie. Aussi, pendant la vieillesse, les remèdes n'agissent-ils qu'avec lenteur et incomplétement, et pour obtenir des effets moyens doit-on recourir aux plus énergiques et employer le maximum des doses fixées pour l'espèce. Ce sont surtout les médicaments qui doivent agir sur l'appareil nerveux et les propriétés vitales des tissus qui échouent souvent; quant à ceux qui doivent modifier matériellement l'économie, ils produisent plus sûrement leurs effets, mais toujours lentement et sous l'influence de doses fortes et soutenues.

La dose qu'il convient de donner aux différents âges ne saurait être fixée d'une manière certaine, parce qu'une foule de causes peuvent la faire varier; cependant il est bon d'établir, pour chaque grande époque de la vie, des doses moyennes capables de mettre le praticien à l'abri de trois graves erreurs. C'est à ce point de vue qu'il faut envisager les chiffres qui vont suivre.

Bourgelat pose en principe général, que la dose de remèdes pour le cheval de trois ans sera des *deux tiers* de celle du cheval adulte; de la *moitié* pour le poulain de deux ans, et d'*un tiers* seulement pour le poulain d'une année.

M. Hertwig donne le tableau suivant des doses qui conviennent aux diverses espèces et aux différents âges. Comme il peut être utile dans la pratique, nous allons le reproduire tout en le réduisant à ses parties essentielles (1).

Bœufs de 2 à 4 ans . . . . 1 partie = 32 grammes.
— de 1 à 2 ans. . . . . 1/2 — = 16 —
— de 6 mois à 1 an. . . . 1/4 — = 8 —
— de 3 à 6 mois . . . . . 1/8e — = 4 —
— de 1 à 3 mois. . . . . 1/16e — = 2 —

Solipèdes de 3 à 6 ans. . . . 1 partie = 24 grammes.
— de 18 mois à 3 ans 1/2. 1/2 — = 12 —
— de 9 à 18 mois . . . . 1/4 — = 6 —
— de 5 à 9 mois. . . . . 1/8e — = 3 —
— de 1 à 5 mois. . . . . 1/16e — = 1,50 —

Moutons de 18 mois à 3 ans. 1 partie = 12 grammes.
— de 9 à 18 mois . . . . 1/2 — = 3 —
— de 5 à 9 mois. . . . . 1/4 — = 3 —
— de 3 à 5 mois. . . . . 1/8e — = 1,50 —
— de 1 à 3 mois. . . . . 1/16e — = 0,75 —

Chiens de 6 mois à 1 an . . 1 partie = 4 grammes.
— de 3 à 6 mois . . . . 1/2 — = 2 —
— de 1 1/2 à 3 mois . . 1/4 — = 1 —
— de 20 à 45 jours. . . 1/8e — = 0,50 —
— de 10 à 20 jours. . . 1/16e — = 0,25 —

c. *Influence du sexe des sujets.*

Les différences sexuelles sont beaucoup moins prononcées et bien moins importantes dans les espèces des animaux domestiques que dans celles de l'homme; de plus, ces différences tendent à s'effacer encore sous l'influence de la mutilation qu'on fait subir aux individus mâles dans la plupart des espèces, et qui rapproche leur

(1) Hertwig, *loc. cit.*, p. 78, § 97.

constitution de celle des femelles. Dans les solipèdes et les carnivores, les diffé-rences entre individu de sexe différent sont très peu marquées, même quand les mâles sont entiers; ainsi le cheval, le chien et le chat, ne diffèrent pas notablement de la jument, de la chienne et de la chatte sous le rapport de la force et de la con-stitution; chez les ruminants et le porc, au contraire, ces différences sont notables, comme on peut s'en assurer en comparant le taureau, le bouc, le bélier et le verrat, à la vache, à la chèvre, à la brebis et à la truie.

En général on peut dire que chez les mâles il y a prédominance des solides et des appareils destinés aux fonctions de relation, et notamment des os, des muscles; ils ont une sensibilité modérée et une grande force de résistance aux influences exté-rieures. Chez les femelles, au contraire, les fluides sont plus abondants et plus aqueux, les solides plus mous et plus délicats, la sensibilité plus grande, le système nerveux très actif, et les tissus blancs sont prédominants ainsi que la force de forma-tion. Aussi, leur organisation réagit-elle promptement, mais plus faiblement que celle des mâles aux influences des stimulants externes.

Si les différences entre individus de sexes divers disparaissent en grande partie quand on compare entre eux les mâles châtrés et les femelles qui n'ont pas encore porté ou qui sont en état de vacuité, en revanche elles deviennent très évidentes quand on met en parallèle le mâle entier avec la femelle en chaleur, en état de ges-tation ou de lactation. Dans ces états spéciaux, relatifs à son sexe, la femelle présente un appareil nouveau qui, désormais en activité, doit avoir de l'influence sur les effets des médicaments comme sur les actes ordinaires de la vie. Un ordre spécial de médicaments, les *utérins*, peuvent alors agir sur la matrice; un grand nombre de substances se font jour par la sécrétion lactée et peuvent en modifier qualitativement et quantitativement le produit; enfin, le praticien ne doit pas ignorer non plus que la plupart des évacuants diminuent la production du lait, en vertu de la loi de balan-cement fonctionnel qui lie tous les organes et appareils sécréteurs.

Lorsque les différences provenant des sexes sont notables, les doses des médica-ments pour les femelles doivent être moindres d'*un tiers* que celles destinées aux mâles entiers.

d. Influence de la constitution, du tempérament et de l'idiosyncrasie des sujets.

Ces trois états spéciaux de l'économie animale établissent entre les individus d'une même espèce des différences souvent assez notables pour influer manifestement sur leur état de santé et de maladie, ainsi que sur les effets des médicaments. On doit donc en tenir compte soigneusement dans l'emploi expérimental ou thérapeutique de ces agents.

La *constitution* est cette espèce d'état d'équilibre plus ou moins parfait entre la partie dynamique et la partie matérielle du corps, en vertu duquel l'économie résiste avec plus ou moins d'énergie contre l'influence des agents extérieurs. Dans une bonne constitution, les solides, les liquides et le système nerveux sont dans un état récipro-que de pondération qui assure l'exercice normal des fonctions, la marche naturelle des maladies et, jusqu'à un certain point, le développement régulier des effets des médicaments. Lorsque la constitution est mauvaise, faible ou forte, etc., il en résulte, sous ces différents rapports, des effets divers.

Les *tempéraments*, qui proviennent de la prédominance matérielle et fonctionnelle d'un appareil ou d'un système d'organes de l'économie animale, impriment, quand ils sont très prononcés, une marche spéciale aux actes de la vie, aux maladies, ainsi qu'au développement des effets des médicaments. Il faut donc y avoir égard dans l'emploi de ces agents thérapeutiques, et agir différemment selon que le tempérament du sujet est *sanguin*, *nerveux* ou *lymphatique*. Dans le premier cas, les doses doivent être *moyennes*, parce que le pouvoir de réaction de l'économie animale est prompt et énergique; dans le deuxième cas, elles seront *petites*, en raison du grand développement de la sensibilité générale et de la susceptibilité organique; enfin, quand le tempérament est lymphatique, les doses doivent être *grandes*, attendu que la sensibilité est obtuse, que les tissus sont mous, les fluides abondants et aqueux, la force de réaction peu prononcée et lente à se développer, etc.

Par le mot *idiosyncrasie*, on désigne cette espèce de qualité intime, secrète, occulte, le plus souvent inexplicable, en vertu de laquelle certains sujets sont prédisposés à quelques affections particulières et ressentent, d'une manière spéciale, l'action des médicaments. On attribue cette disposition particulière de l'organisme, tantôt aux solides, tantôt aux fluides, parfois aux forces du corps, d'autres fois à la prépondérance trop énergique d'un organe important, etc. Enfin, d'après M. Mialhe, il faudrait attribuer l'influence de l'idiosyncrasie sur les effets des médicaments à la prédominance chimique dans l'économie soit des acides, soit des alcalis, soit enfin des chlorures alcalins, prédominance qui favoriserait trop l'action de certains remèdes et entraverait d'une manière insolite celle de quelques autres, etc., en sorte qu'on n'obtiendrait que des effets exagérés ou nuls. C'est là sans doute une idée ingénieuse, qui peut par la suite prendre de l'importance, mais qui, dans l'état actuel de la science, ne peut être accueillie que comme une simple hypothèse que rien ne justifie pour le moment, au moins à l'égard des animaux domestiques (1).

Dans tous les cas, lorsqu'on emploie pour la première fois sur un sujet un médicament énergique, il importe de tenir compte des trois circonstances que nous venons de mentionner, et surtout de l'idiosyncrasie; mais comme il est impossible de l'apprécier de prime abord, il est indispensable, avant d'arriver à l'usage des doses *moyennes*, d'employer des doses d'essai ou d'exploration, afin d'éviter des effets exagérés ou toxiques.

e. *Influence de la maladie des sujets.*

Lorsque l'économie est atteinte d'une affection plus ou moins grave, elle ne ressent plus les effets des médicaments, au moins dans les points malades, comme dans l'état physiologique. Ils sont ou plus énergiques, ou plus faibles, ou dénaturés.- Les considérations suivantes rendront compte de ces changements.

Les *maladies* modifient à la fois ou séparément les solides, les liquides et le système nerveux de l'organisme. Les solides sont plus mous ou plus denses, plus colorés ou plus pâles, plus sensibles ou moins irritables, etc. Les liquides, plus mobiles dans leur constitution, et partant plus susceptibles d'éprouver des changements dans leur état physiologique, peuvent être modifiés par les maladies, dans leur état physique ou chimique, ainsi que dans leurs propriétés organiques et vitales. Enfin, le système nerveux peut augmenter ou diminuer d'activité, et la force qui lui est spéciale éprouve des modifications profondes dans son degré d'énergie et dans sa nature intime.

(1) Mialhe, *loc. cit.*, p. CLXXI.

Il est facile de comprendre, d'après ce qui précède, que les agents pharmaceutiques, mis ainsi en rapport avec l'organisme modifié par la maladie, doivent agir, qualitativement et quantitativement, d'une autre manière que dans l'état de santé. Il est aisé également de se figurer que c'est seulement dans l'état pathologique du corps qu'on peut utiliser les propriétés spécifiques, morbifiques de certains médicaments, puisque seulement alors elles rencontrent le germe morbide qu'elles doivent neutraliser, tandis que dans l'état normal ces propriétés occultes tournent leur activité destructive contre l'économie elle-même.

La faculté qu'acquiert l'économie, sous l'influence de la maladie, de supporter à grandes doses les médicaments dont les effets sont opposés aux symptômes de l'affection, et que les Italiens appellent *tolérance*, n'est pas une supposition gratuite; elle repose sur les données les plus rigoureuses de l'observation. Ce n'est pas seulement dans les affections purement sthéniques et asthéniques que l'économie peut supporter de grandes doses de médicaments débilitants et excitants; on le remarque aussi pour d'autres genres d'affections et pour d'autres classes de médicaments. Ainsi, par exemple, dans les maladies très douloureuses, l'organisme peut supporter impunément d'énormes doses de médicaments narcotiques; de même, dans les paralysies, la noix vomique peut être portée à des doses qui seraient évidemment mortelles dans l'état normal, etc. D'où il faut conclure que la dose *thérapeutique* des médicaments est souvent bien différente de la dose *pharmacologique*.

Dans beaucoup d'affections chroniques et spécifiques, les médecins ont constaté une *tolérance* d'un autre genre; c'est une espèce de besoin, d'*appétit*, si l'on peut dire, qu'éprouve le corps pour les médicaments indiqués par la nature du mal, et qui cesse aussitôt que le germe morbide a été détruit. C'est ainsi que dans la syphilis, les maladies cutanées anciennes, les fièvres intermittentes, etc., le mercure, l'iode, les préparations sulfureuses, le sulfate de quinine, etc., sont tolérés avec une facilité extrême tant que l'indication de leur usage existe; mais aussitôt que la maladie a été en quelque sorte neutralisée par son spécifique, ces remèdes dirigeant contre l'organisme leur action malfaisante, celui-ci se révolte, et désormais ils ne peuvent y pénétrer sans produire les plus grands troubles. C'est un fait d'observation que sans doute beaucoup de praticiens vétérinaires ont observé sur les animaux pour d'autres affections et d'autres médicaments que ceux que nous venons d'indiquer.

Le vétérinaire comme le médecin, lorsqu'il fait usage d'un médicament dans le cas de maladie, ne doit pas prendre seulement en considération la nature et le siége de celle-ci, mais encore la période où elle est parvenue; car il n'est pas indifférent d'employer tel ou tel remède à une époque donnée d'une maladie, ou un seul remède à toutes les phases. Il est pour cela un moment favorable, souvent difficile à saisir et très fugitif, qu'on appelle *occasion* ou *opportunité thérapeutique*, et qu'on peut définir ainsi : Le moment le plus favorable pour remplir les indications d'une maladie ou pour mettre en usage un médicament indiqué.

Sans entrer ici dans de longs détails sur l'opportunité thérapeutique, dont l'histoire appartient surtout à la thérapeutique générale, nous allons indiquer quelques règles essentielles sur ce point important de l'art de guérir.

L'opportunité thérapeutique peut se baser sur les causes de la maladie, sur sa nature, sur quelques uns de ses symptômes les plus saillants, sur sa marche plus ou moins rapide, sur ses terminaisons, etc. La difficulté la plus grande est de la deviner à temps et de l'utiliser. Quelquefois rapide et fugitive, tout est perdu si elle n'est pas saisie à temps, comme on le remarque dans l'empoisonnement, la fièvre charbonneuse, l'entérorrhagie, les plaies virulentes ou vénimeuses, etc. D'autres fois moins urgente, elle laisse plus de loisir au praticien comme dans la plupart des phlegmasies, des maladies chroniques, etc. Dans la plupart des maladies éruptives, l'opportunité se montre au moment où l'économie lutte avec énergie contre le virus et tend à le pousser au dehors; c'est alors que l'art vient secourir la nature lorsqu'elle est impuissante. Lorsque la peau est refroidie par un air froid ou par la pluie, et que cet état de malaise et de fièvre qu'on appelle *courbature* précède le développement d'une maladie locale, le moment le plus favorable pour arrêter les désordres morbides, c'est celui qui précède immédiatement le développement du mouvement fébrile; alors un breuvage chaud et stimulant peut tout sauver, plus tard il perdrait tout. Dans les affections putrides avec oppression des forces, un excitant diffusible peut réveiller l'énergie vitale; mais il ne faut ni trop se hâter ni trop attendre, de crainte de manquer le moment opportun, etc. Les révulsifs conviennent parfaitement au début des phlegmasies ou à leur déclin, mais ils sont contre-indiqués pendant la période d'état. Les dérivatifs produisent surtout de très bons effets vers la fin des maladies internes pour faciliter la résorption des produits inflammatoires épanchés, etc.

§ III. Circonstances extérieures.

Ces circonstances, peu nombreuses et imparfaitement étudiées, comprennent certaines particularités de l'emploi des médicaments et divers agents hygiéniques capables de modifier l'économie animale. Les plus importantes de ces circonstances sont l'*habitude*, les *climats*, les *saisons*, le *régime*, etc. Nous allons les examiner rapidement et dans cet ordre.

a. Influence de l'habitude.

L'expérience a démontré que, pour beaucoup de médicaments, un usage prolongé et continu amène nécessairement un affaiblissement gradué dans leurs effets, alors même qu'on a le soin d'en augmenter progressivement la dose. On dit alors que l'économie s'y est habituée, qu'il y a *habitude*. Cette diminution dans l'énergie des effets des remèdes ne saurait être attribuée à la diminution de la force active de ces agents thérapeutiques, qui reste nécessairement constante, mais bien à la force réagissante de l'économie qui s'affaiblit à mesure que le contact agressif des médicaments se prolonge et se répète, et qui finit par n'en être pas plus fortement impressionné que par les agents hygiéniques. La stimulation trop forte ou trop prolongée usant peu à peu la sensibilité des organes, il en résulte que l'économie peut s'habituer graduellement à l'action des agents les plus actifs, et même aux poisons les plus vénéneux.

Il importe cependant de faire observer que l'organisme ne s'habitue pas à tous les effets des médicaments, et qu'il en existe un grand nombre pour lesquels il se montre constamment réfractaire, comme par exemple pour ceux qui dépendent de leurs propriétés physiques ou chimiques, et que nous avons appelés effets *matériels*. Ainsi, par exemple, les irritants, les astringents, les toniques, les altérants, etc., qui déterminent des changements dans la matière même du corps, produisent toujours et nécessairement leurs effets en dépit de l'habitude. Mais il n'en est pas de même pour ceux qui ont une action purement dynamique, comme les tempérants, les excitants, les narcotiques, les antispasmodiques, les tétaniques, etc.; ceux-ci agissant sur les propriétés vitales des tissus, notamment sur la sensibilité, et déterminant des effets fonctionnels, on comprend plus aisément que l'habitude ou un usage prolongé affaiblissent peu à peu la force qui est le point de départ du développement de leurs effets. L'habitude ne saurait diminuer non plus l'absorption matérielle des médicaments et le transport de leurs molécules dans le sang; mais elle peut affaiblir la transmission de leurs effets par l'intermédiaire du système nerveux, etc.

D'après le docteur Giacomini (1), il faudrait distinguer deux genres d'effets produits par l'habitude, selon que les doses du médicament longtemps employé sont très rapprochées ou très éloignées les unes des autres. Dans le premier cas, dit-il, les effets du médicament sont continus, et l'économie finit par rester insensible à cette action uniforme et incessante; dans le deuxième cas, au contraire, les effets étant successifs, l'économie, déjà excitée par les doses antérieures, se montre d'autant plus sensible à celles qui suivent. Cette théorie n'est sans doute pas très rigoureuse.

Il résulte de ces considérations ce précepte important de pharmacologie : que quand un médicament doit être employé pendant un certain laps de temps et que son action est essentiellement dynamique, il faut en suspendre de temps en temps l'administration, le remplacer par ses succédanés, en varier le mode de préparation, la forme, l'administration, etc. ; enfin en augmenter graduellement la dose afin de maintenir ses effets au degré d'énergie nécessaire au but qu'on se propose d'atteindre.

b. *Influence du climat.*

Le climat influe sur les effets des médicaments de deux manières différentes : en modifiant l'activité de ces agents et en donnant aux animaux un tempérament et une constitution déterminés. Les différences dans l'action des remèdes introduites par cette circonstance extérieure sont surtout très marquées quand on compare des climats extrêmes, ceux qui sont *chauds* avec ceux qui sont *froids*, par exemple.

Dans les climats chauds, les médicaments provenant des végétaux présentent une grande activité, parce que les principes qui les constituent sont très abondants et très riches. D'un autre côté, les animaux présentent en général une constitution sèche, dans laquelle les solides et le système nerveux prédominent sur les liquides qui sont riches en principes organisables. Le système nerveux, la peau et l'appareil digestif, sont les organes qui dominent fonctionnellement. Aussi les narcotiques, les sudorifiques et les purgatifs réussissent-ils beaucoup mieux dans le Midi que dans le Nord, mais y sont rarement indiqués. Les maladies y sont peu tenaces, marchent rapidement et ont peu de tendance à passer à l'état chronique et à déterminer des altérations organiques. L'action des remèdes est prompte et aisément favorable à la guérison des maladies lorsqu'ils sont bien indiqués. Il est convenable d'user avec beaucoup de prudence des médicaments excitants, et de les employer tous à faible dose.

Dans les climats froids, surtout quand ils sont en outre humides, les animaux ont les tissus mous, abreuvés de fluides aqueux, les systèmes cellulaire et lymphatique prédominent, le système nerveux est peu actif, les fonctions de relation ont peu d'activité relativement à celles de nutrition, etc.; il faut dans ces contrées employer des remèdes énergiques et à hautes doses, d'autant plus que ceux qu'on emprunte aux plantes ont peu d'énergie, que l'économie réagit avec mollesse, que les maladies sont

(1) Giacomini, *loc. cit.*, p. 39, 1re colonne.

tenaces et tendent à la chronicité, que les circonstances atmosphériques vont à l'encontre des effets de beaucoup de médicaments, comme de ceux des sudorifiques, des purgatifs, des stimulants, etc.

« Le vétérinaire, dit Bourgelat (1), réfléchira sur les résultats ordinaires de la différence des *climats*, et s'il ordonne pour des animaux tissus de fibres grossières, peu élastiques, et en qui les liqueurs n'ont pas une certaine fluidité, des remèdes actifs, il en recommande de tempérés eu égard à ceux dont les fibres sont naturellement plus tendues et plus susceptibles d'irritation. »

c. *Influence de la saison.*

Les changements si remarquables qui surviennent dans le règne végétal, selon les saisons, se produisent également dans les animaux, quoique d'une manière moins manifeste. Néanmoins on ne saurait nier qu'au printemps et en été la vie ne soit autre qu'en automne et en hiver. Dans ces deux dernières saisons, la vie est peu active, concentrée, nutritive ; la sensibilité est émoussée, la peau peu agissante, le cours des fluides peu précipité, etc. Aussi doit-on alors employer de préférence les médicaments actifs, les doses élevées, en prolonger l'emploi, et ne compter que sur les révulsifs et les purgatifs les plus énergiques. Dans les deux premières saisons de l'année, au contraire, la vie est exubérante, extérieure ; les fluides se portent avec force à la peau, où se passe le phénomène important de la mue ; la sensibilité est plus grande ; aussi les médicaments agissent-ils alors avec plus d'énergie, et convient-il d'en user avec quelque prudence. C'est à cette époque qu'il convient d'entreprendre le traitement des maladies anciennes et rebelles ; on a alors plus de chances de succès en raison de l'activité générale des fonctions.

d. *Influence du régime.*

Le régime des animaux est peu varié et peu susceptible par conséquent d'influer sur la quantité et la qualité des effets produits par les médicaments ; cependant, en ne considérant que les herbivores, on conçoit que les principes chimiques que les remèdes rencontrent dans le tube digestif doivent varier selon que ces animaux mangent de l'herbe fraîche, du foin, des racines et des tubercules, des grains, etc. On connaît l'influence que le tannin des aliments contenus dans le tube digestif peut avoir sur les effets de quelques médicaments, tels que l'émétique, le sublimé corrosif, l'acide arsénieux, etc. Les condiments que l'on donne aux animaux doivent être pris aussi en considération, puisqu'ils peuvent influer considérablement sur l'absorption de certains médicaments ; les plus employés sont le sel marin, le sulfate de soude, le vinaigre, etc. ; et, d'après cette indication, il est facile de calculer les effets chimiques qui peuvent en résulter avec les mercuriaux, les antimoniaux, les arsenicaux, la plupart des sels métalliques introduits dans le tube digestif. — Ces questions importantes ont été à peine entrevues en médecine vétérinaire ; nous ne pouvons donc faire plus que de les mentionner simplement.

(1) Bourgelat, *Matière médicale raisonnée.*

CHAPITRE VI.

CLASSIFICATION DES MÉDICAMENTS.

La matière médicale, comme toutes les sciences qui comprennent dans leur domaine un grand nombre de corps, réclame le secours d'un arrangement méthodique des objets qu'elle embrasse, afin de rendre son étude moins difficile et plus profitable en aidant la mémoire. C'est surtout pour l'enseignement de cette science que l'utilité d'une bonne classification se fait sentir; lorsqu'elle repose sur de bonnes bases, elle permet de grouper les médicaments selon leurs analogies de nature et d'action; en outre, elle donne la facilité d'embrasser chaque groupe de médicaments d'un seul coup d'œil, de les lier entre eux par des généralités, et de rendre ainsi leur histoire plus simple et plus courte en évitant des répétitions.

La classification des médicaments a beaucoup varié selon les époques, et repose sur des bases très diverses. Les uns ont adopté l'ordre alphabétique, et, par conséquent, ont arrangé les mots et déclassé les choses; les autres, prenant en considération l'aspect physique des médicaments, les ont distingués en *solides, pulvérulents, mous, liquides, gazeux*, etc. Cet arrangement grossier conviendrait tout au plus pour les rayons d'une officine; enfin, les auteurs modernes, mieux inspirés, ont établi leurs classifications sur la nature des médicaments et sur les effets qu'ils déterminent dans l'économie animale saine ou malade.

Lorsqu'on s'occupe d'une classification des agents de la matière médicale, on s'aperçoit bientôt qu'elle ne peut reposer que sur deux bases principales : 1° sur les caractères propres, *intrinsèques* des médicaments, c'est-à-dire sur leurs propriétés naturelles et sur leur composition chimique; 2° et sur leurs caractères *extrinsèques*, c'est-à-dire sur les effets qu'ils produisent dans l'organisme à l'état physiologique ou pathologique. Les classifications qui reposent sur la première base, et qu'on peut appeler *pharmacographiques*, se trouvent principalement dans les ouvrages de *pharmacie, d'histoire naturelle médicale*, etc. ; celles qui reposent sur les effets des médicaments, et que l'on nomme *pharmacodynamiques, pharmacothérapiques*, sont employées dans les traités de *matière médicale*, de *thérapeutique médicale*, etc.

Une des plus grandes difficultés que l'on rencontre dans l'établissement d'une classification pharmacologique, c'est ce qu'on peut appeler, en empruntant le langage de l'histoire naturelle, la *subordination* des caractères des médicaments. Quels sont ceux de ces caractères qui méritent d'être placés en première ligne et d'être considérés comme *essentiels* ou *dominateurs*? Sont-ce les caractères naturels, chimiques, pharmacologiques ou thérapeutiques? Et une fois ce choix établi, dans quel ordre doit-on les placer dans la classification? En un mot, quels doivent être les caractères *primaires, secondaires, tertiaires, quaternaires*? On comprend que l'embarras du choix est grand et que la solution du problème doit varier selon le point de vue où l'on se place. Dans un traité de pharmacie ou d'histoire naturelle médicale, les caractères naturels et la composition chimique doivent tenir incontestablement le premier rang, et dominer ceux qui sont fournis par l'action des médicaments sur l'économie animale; dans les ouvrages de pharmacologie et de thérapeutique médicale, c'est le contraire qui doit exister, et les caractères fournis par l'action des agents pharmaceutiques sur l'organisme doivent être placés avant ceux qui sont tirés de l'origine et de la nature chimique des médicaments.

En admettant que l'action des remèdes doit fournir les caractères primaires d'une classification pharmacologique, il reste encore une grande difficulté à résoudre ; c'est celle de savoir qui occupera la première ligne des effets *physiologiques* ou des effets *thérapeutiques*. Il existe des raisons très valables pour soutenir l'une ou l'autre solution, en sorte qu'on est naturellement fort embarrassé pour faire un choix. Les effets physiologiques sont plus simples, plus certains et plus constants, et à ces divers titres ils sembleraient plus convenables pour établir les caractères primaires de la classification, que les effets thérapeutiques. C'est en effet ce qu'ont admis la plupart des pharmacologistes de ce siècle, et surtout ceux de l'école de Broussais. Cependant, les effets curatifs, quoique plus variables que les effets immédiats et moins bien connus, obtiennent souvent la préférence sur ces derniers à cause de leur plus grande importance. En sorte que, d'après la nature de l'ouvrage que nous publions, nous subordonnerons les caractères des médicaments dans l'ordre suivant : PRIMAIRES, *effets thérapeutiques;* SECONDAIRES, *effets physiologiques;* TERTIAIRES, *composition chimique;* QUATERNAIRES, *caractères naturels.* Cet ordre sera suivi autant que possible et on n'y dérogera que quand il y aura avantage évident à le faire.

C'est à peu près sur ces bases qu'est établie la classification systématique qui va suivre. Nous nous sommes attaché dans cet arrangement à conserver les groupes principaux de médicaments consacrés en quelque sorte par l'expérience ; en outre, il nous a paru utile de les disposer les uns à la suite des autres par catégories antagonistes de telle façon qu'il y ait contraste frappant dans leurs caractères, et que ceux-ci deviennent ainsi plus saillants et plus faciles à retenir. Du reste, nous n'ajoutons qu'une importance assez secondaire à une classification pharmacologique, qu'elle qu'elle soit; le point essentiel, c'est qu'il y en ait une.

Classification systématique des médicaments.

1° *Antiphlogistiques* . . . { Émollients. / Tempérants. / Astringents.
2° *Inflammatoires*. . . . . { Irritants. / Stimulants.
3° *Dynamiques*. . . . . . { Narcotiques. / Excitateurs.
4° *Toniques*. . . . . . . { Analeptiques. / Amers. / Névrosthéniques.
5° *Altérants* . . . . . . { Alcalins. / Mercuriaux. / Arsénicaux. / Iodurés. / Bromurés. / Chlorurés.
6° *Évacuants*. . . . . . { Vomitifs. / Purgatifs. / Sudorifiques. / Diurétiques. / Utérins. / Vermifuges.

LIVRE DEUXIÈME.

PHARMACOLOGIE SPÉCIALE.

DE L'EAU, CONSIDÉRÉE COMME MÉDICAMENT GÉNÉRAL.

Avant d'entreprendre l'étude spéciale de chacun des nombreux agents de la matière médicale, il est utile d'examiner une substance qui entre dans la composition d'un grand nombre de médicaments, qui sert à en préparer quelques uns et à les administrer presque tous. Cette matière si importante, et en quelque sorte universelle, c'est l'*eau*, qui ne contribue pas seulement au développement des effets de beaucoup d'agents pharmaceutiques, mais encore qui serait susceptible, dans l'opinion de quelques hommes instruits, de les remplacer pour la plupart avec avantage, tant sous le rapport de l'économie que sous celui de l'efficacité du remède.

L'eau jouit en effet des propriétés les plus variées selon qu'elle est solide, liquide ou gazeuse; ou bien, qu'étant liquide, elle est froide, fraîche, tiède, chaude ou bouillante; selon son mode d'administration, la dose qui en est ingérée, la durée de son emploi; selon qu'elle est employée à l'intérieur ou à l'extérieur, etc.; en sorte, qu'avec un peu de bonne volonté, on pourrait découvrir en elle les propriétés essentielles des principaux groupes de médicaments.

Ce n'est donc pas sans raison que nous lui avons donné le titre de *médicament général*; et certes, elle le mérite tout aussi bien que la qualification de *grand dissolvant* de la nature dont l'avaient gratifiée les anciens philosophes. Ceci, du reste, ressortira nettement, nous l'espérons du moins, de l'article que nous allons consacrer à l'étude pharmacologique et thérapeutique de l'eau.

Partie pharmacostatique.

Pharmacographie. — L'eau est un corps binaire essentiellement neutre, formé d'un volume d'oxygène et de deux volumes d'hydrogène, ou en poids de 88,88 du premier et de 11,12 du second. La formule de sa composition est représentée par HO.

C'est un liquide très limpide à l'état de pureté, incolore, inodore, sans saveur et d'une densité moyenne entre les corps les plus lourds et les plus légers auxquels elle sert de terme de comparaison.

L'eau présente sa densité maximum à 4° c. A zéro elle se congèle en abandonnant une grande quantité de chaleur. Au-dessus de 4° elle se dilate jusqu'à 100° où elle se réduit en vapeur. Pour passer de l'état solide à l'état liquide, l'eau exige une quantité de calorique qui serait capable d'élever de zéro à 80° c. le même poids d'eau liquide. Enfin, en passant à l'état de vapeur, elle acquiert un volume 1700 fois plus considérable qu'à l'état liquide, et abandonne en se condensant une proportion de calorique telle qu'elle pourrait porter de zéro à 100, 5 fois 1/2 son poids d'eau ordinaire. Les diverses circonstances relatives à la capacité calorifique de ce liquide sont utiles à connaître pour le pharmacologiste, quand il fait usage de l'eau sous ses divers états et à diverses températures.

Parmi les propriétés chimiques de l'eau, la plus importante à considérer relativement à la pharmacologie, c'est sa faculté *dissolvante*. Elle s'exerce sur un grand nombre de corps simples ou composés, solides, liquides ou gazeux, inorganiques et organiques. Pour les gaz, cette faculté croît comme l'abaissement de la température et l'augmentation de la pression ; pour tous les autres corps, elle augmente avec la température et la pression.

L'eau que l'on trouve dans la nature est rarement à l'état de pureté ; le plus ordinairement elle renferme trois ordres de corps étrangers à sa composition : 1° des *gaz*, qui sont ceux de l'air, c'est-à-dire de l'oxygène, de l'azote et de l'acide carbonique, mais dans des proportions différentes de celles de l'atmosphère ; 2° des principes *salins* à acides divers, et dont les bases les plus ordinaires sont la potasse, la soude, la chaux, la magnésie, l'alumine, et tout à fait exceptionnellement des oxydes métalliques ; 3° et divers principes *organiques* de nature végétale ou animale. Tous ces corps étrangers à la nature de l'eau sont accusés par des réactifs spéciaux que nous n'avons pas à faire connaître ici.

Pour que l'eau puisse servir à l'usage médical, il faut qu'elle ne renferme pas une proportion trop forte de ces matières étrangères, et notamment des principes salins qui sont les plus ordinaires, les gaz n'étant jamais trop abondants, et les principes organiques ne s'y rencontrant en quantité notable que très rarement. On reconnaît en général que l'eau n'est pas trop chargée de sels aux caractères suivants : elle est limpide et sans saveur marquée ; elle ne se trouble pas sensiblement par l'ébullition ; elle dissout bien le savon sans former de grumeaux ; elle cuit les légumes sans les durcir, et enfin, elle ne blanchit pas trop abondamment par son mélange avec l'extrait de saturne. Lorsqu'elle présente ces caractères, on dit que l'eau est *bonne, douce, potable* ; quand, au contraire, elle en présente d'opposés, elle est appelée *crue, séléniteuse*, etc.

Diverses opérations de pharmacie et l'administration de quelques médicaments exigent absolument l'intervention d'une eau chimiquement pure, de l'eau *distillée*. Pour l'obtenir sous cet état, on se sert ordinairement de la distillation, à l'aide d'une cornue ou d'un alambic ; mais, comme les vétérinaires sont rarement pourvus des ustensiles nécessaires à une pareille opération, ils pourront y suppléer en recueillant de la glace ou de la neige dégagées d'impuretés, et en les faisant fondre dans des vases en grès ou en verre, parfaitement propres. A défaut de glace ou de neige, on pourrait recueillir l'eau pluviale qui tombe après une averse abondante ou après plusieurs jours d'une pluie continue. La première eau qui tombe serait chargée des impuretés de l'air, et ne pourrait convenir comme eau distillée.

Partie pharmacodynamique.

1° Médicamentation. — Nous n'avons pas ici à nous préoccuper des quantités administrées ou des doses, puisque l'eau peut se donner en toute proportion tant à l'intérieur qu'à l'extérieur, sans qu'il en résulte un dommage sensible pour l'économie animale. Cependant, si la dose est indifférente, il n'en est pas de même de la durée de l'application du remède, car l'expérience démontre que l'eau administrée pendant un temps prolongé à l'intérieur, peut porter une atteinte grave aux forces radicales de l'économie en dissolvant le sang, ainsi que nous le démontrerons bientôt.

L'eau s'applique au corps tant à l'extérieur qu'à l'intérieur, sous ses diverses formes et à différentes températures. Dans le premier cas, elle est mise en contact avec la peau, les tissus divisés et les muqueuses visibles; dans le second, elle est introduite dans le tube digestif ou injectée dans les veines. Il importe d'examiner ces divers cas.

A. EXTÉRIEUR. — Sur la surface extérieure du corps, l'eau est employée solide, liquide ou gazeuse.

a. **Solide.** — La glace et la neige sont rarement employées en médecine vétérinaire, parce que les maladies qui en exigent l'emploi sont rares pendant la saison où l'eau congelée est abondante ; pendant l'été, au contraire, où l'eau sous cette forme est rare, les affections des centres nerveux qui en réclament l'usage sont assez communes, mais alors le remède est devenu trop dispendieux. On peut le remplacer par divers mélanges réfrigérants qu'on renferme dans une vessie et qu'on applique ensuite sur les parties malades. Parmi ces mélanges, il en est un qui est très économique, très efficace et très facile à préparer; en voici la formule :

Sulfate de soude. . . . . 8 parties.
Acide chlorhydrique ordinaire. . 5   —

Mêlez après avoir concassé grossièrement les cristaux du sel.

b. **Liquide.** — L'eau à l'état liquide et à diverses températures s'emploie à l'extérieur sous les formes les plus variées, et par des procédés en général très simples et très connus ; nous ne nous attacherons donc pas à les faire connaître avec détail.

En *bains*, l'eau froide, tiède ou chaude, se donne seulement sur des parties circonscrites du corps, et très rarement sur le corps tout entier. Pour les membres, où l'on en fait le plus fréquemment usage, on donne les bains à l'eau courante si elle est froide, ou dans un seau, une fosse, une mare, si elle doit être fraîche, tiède ou chaude, etc. Pour les autres parties, comme les mamelles, les testicules, le pénis, les oreilles, etc., on peut se servir d'enveloppes froncées, d'espèces de bourses en toile cirée, goudronnée, ou d'un tissu de fil, de coton, de laine, trempé préalablement dans un corps gras pour qu'il retienne l'eau plus facilement.

En *applications* locales, l'eau s'emploie aussi à diverses températures ; le moyen le plus simple de l'appliquer ainsi consiste à fixer sur la partie une éponge, une masse de linges ou d'étoupes, et de les tenir constamment humectées avec le liquide indiqué.

Sous forme de *lotions*, d'*affusions*, de *douches*, de *fomentations*, etc., l'eau s'applique par des procédés très variés, très simples et avec les premiers ustensiles qui tombent sous la main du praticien.

C'est principalement en *injections* qu'on fait usage de l'eau sur les muqueuses externes, telles que celle du nez, du vagin, de l'oreille, de l'urètre, etc., ainsi que dans les trajets fistuleux.

c. **Gazeuse**. — L'eau en vapeur s'emploie sur la peau et dans les voies respiratoires. Pour l'amener à cet état on se sert des moyens ordinaires, c'est-à-dire d'un vase contenant de l'eau et placé sur un foyer quelconque ; cependant, comme ce procédé est incommode, on peut le remplacer par le suivant, qui donne de bons résultats : on concasse de la chaux vive en fragments de la grosseur d'une noix ; on les place sur un linge ou dans un vase, au-dessous de la partie qui doit recevoir l'action de la vapeur, et on les arrose avec la moitié environ de leur poids d'eau ; la vapeur ne tarde pas à s'en dégager en abondance et à une température assez élevée pour les besoins de l'indication. Enfin, dans les grands centres industriels on peut mettre à profit les chaudières à vapeur des usines pour diriger un jet de vapeur sur un point quelconque du corps, en ayant soin, toutefois, de recouvrir la peau d'un tissu de laine pour prévenir les brûlures qui pourraient résulter de la température élevée de la vapeur d'eau, surtout de celle fournie par les machines à haute pression.

B. INTÉRIEUR. — A l'intérieur on ne fait usage que de l'eau à l'état liquide ; elle est froide, fraîche, tiède, chaude, mais jamais bouillante.

Dans le tube digestif, elle sert à faire des *gargarismes*, des *boissons*, des *breuvages* et des *lavements*, mais elle est rarement employée à l'état de pureté. Dans les veines, elle est injectée pure et en quantité plus ou moins grande ; ce procédé d'injection n'a rien de spécial.

2° Pharmacodynamie. — Les propriétés de l'eau varient selon sa température et son mode d'application. Ainsi, au-dessous de 0° et jusqu'à 15° au-dessus, elle est *réfrigérante* ; de 20° à 35° environ, elle est *émolliente* ; de 35° à 60°, elle est *excitante* ; de 60° à 80°, elle est *rubéfiante* ; enfin, quand elle est bouillante, c'est-à-dire de 90° à 100°, elle est *caustique*.

Les effets de l'eau se distinguent en *locaux* et en *généraux* ; les premiers dépendant principalement de la température de ce liquide, il importe d'examiner les effets qu'elle produit sous ses divers états physiques.

I. — EFFETS LOCAUX.

1° Eau solide. — Quand on applique de la glace ou de la neige sur une partie de la peau, il en résulte une sensation de froid qui retentit bientôt sur toute l'économie et qui détermine des frissons, un tremblement général si l'application est large, de longue durée, ou si le sujet est jeune, sensible, etc. Sous l'influence de cette première impression, les capillaires sanguins se resserrent, le sang est refoulé dans les gros vaisseaux, et la partie sur laquelle a lieu l'application se décolore rapidement, blanchit, perd sa chaleur, diminue de volume, etc. Si le topique froid est maintenu pendant peu de temps sur la peau, il se produit bientôt sur le point refroidi une vive réaction : le sang revient avec force dans les capillaires, la peau rougit, se gonfle et présente au contact de la main une sensation de chaleur brûlante.

Mais si au lieu d'être momentanée, l'application réfrigérante est prolongée pendant un certain temps, on ne tarde pas à remarquer les phénomènes suivants : la sensibilité de la partie s'émousse d'abord, puis s'éteint ; la chaleur locale baisse rapidement ; la circulation capillaire se ralentit, puis s'arrête ; les parois des vaisseaux se resserrent, le sérum qui adhère à leur face interne s'épaissit, et bientôt, d'après les expériences de M. Poiseuille, les globules ne peuvent plus circuler et restent immo-

6

biles au milieu de la liqueur du sang à demi coagulée par la basse température du topique. Enfin, si le froid a été assez intense ou assez prolongé pour frapper de congélation et de mort les parties où il a été appliqué, on peut pratiquer des incisions profondes sur ces dernières sans qu'il en résulte d'hémorrhagie, ainsi que Hunter s'en est assuré en congelant les oreilles de plusieurs lapins et en les amputant ensuite.

Si le froid, au lieu d'être appliqué sur un point circonscrit du corps, agissait sur toute la surface de la peau, il pourrait au bout d'un certain temps amener la mort en refoulant le sang dans les viscères, en y déterminant des congestions, des hémorrhagies, en abaissant la température du corps à un degré incompatible avec les fonctions vitales et organiques, etc.

Introduite en petite quantité dans l'estomac, l'eau congelée est parfaitement supportée, elle accélère même la digestion en provoquant sur la muqueuse gastrique une réaction sanguine qui élève la température de ce viscère et augmente la quantité de suc gastrique qu'il sécrète. Donnée à trop forte dose ou pendant trop longtemps, la glace ou la neige est très nuisible à la santé des herbivores. « L'ingestion de la neige dans les estomacs des moutons est toujours d'un mauvais effet, dit Girard père (1); elle détermine le dépérissement des animaux et les prédispose à la cachexie. » M. Caussé (2) a observé également que l'eau des abreuvoirs où l'on a cassé la glace pour faire boire les animaux pendant l'hiver est très nuisible à leur santé; elle détermine parfois une mort rapide en amenant une congestion subite du cerveau ou de la rate ; d'autres fois, une fin plus lente en occasionnant une entérite, une hémorrhagie intestinale, etc. Enfin, le célèbre chirurgien Larrey (3) a constaté, pendant la désastreuse retraite de Moscou, que les hommes et les chevaux qui, pressés par la faim, mangeaient de la neige ne tardaient pas à succomber. Pour conserver leurs montures, les cavaliers étaient obligés de faire fondre la neige pour les abreuver.

Si l'estomac, en raison de ses fonctions, peut recevoir impunément les corps les plus variés relativement à leur température, il n'en est pas de même des intestins, qui ne reçoivent les aliments qu'après qu'ils ont été élaborés par l'estomac et qu'ils en ont acquis la température. Aussi quand l'eau glacée est prise en quantité telle qu'elle ne peut pas s'échauffer avant d'arriver dans le tube intestinal, il en résulte toujours pour ce conduit des désordres plus ou moins graves, tels que la diarrhée, l'entérite et surtout les tranchées rouges, ou *entérorrhagie*. Enfin, si l'animal reste en repos et qu'il en résulte un refroidissement très marqué, la transpiration cutanée s'arrête complétement, et diverses affections graves, notamment une *anasarque générale*, peuvent en être le résultat plus ou moins immédiat.

2° **Eau liquide.** — L'eau à l'état liquide s'emploie *froide, tiède, chaude* et *bouillante.*

a. **Eau froide.** — On dit que l'eau est froide depuis zéro jusqu'à 15° environ ; elle produit à cette température, tant à l'extérieur qu'à l'intérieur, à peu près les mêmes effets que l'eau congelée, seulement avec beaucoup moins d'intensité.

Appliquée sur la peau, l'eau froide détermine aussi une sensation de froid, resserre les capillaires sanguins, diminue le volume des parties, augmente la tonicité des fibres, mais elle ne va jamais, quelque prolongée que soit son application, jusqu'à

(1) *Recueil*, 1833, notes des pages 67 et 68.
(2) *Journ. pratique*, 1831, p. 49.
(3) *Dictionnaire de médecine* en 30 vol., art. EAU.

arrêter la circulation capillaire, flétrir les tissus, déterminer leur congélation, etc. La réaction que détermine l'application de l'eau froide est aussi moins vive, moins puissante que celle de la glace, et ne s'accompagne pas de cette chaleur âcre, brûlante, de cette turgescence des parties qui indique plutôt une inflammation qu'une réaction physiologique naturelle.

L'eau froide introduite dans l'estomac y détermine une sensation générale de fraîcheur, étanche la soif, rafraîchit les voies digestives, délaie les aliments, augmente la sécrétion du suc gastrique, etc. A mesure qu'elle pénètre dans l'intestin, elle facilite le cours des matières alimentaires, provoque l'excrétion de la bile et du fluide pancréatique, favorise l'absorption intestinale, hâte la défécation, etc. Mais si la quantité ingérée est trop considérable ou sa température trop basse, l'eau froide peut devenir très nuisible : elle produit alors, dit Favre (1), de Genève, un sentiment de froid intérieur qui retentit dans tout l'organisme; l'animal éprouve un saisissement général, des frissons surviennent, puis l'arrêt de la transpiration, l'entérorrhagie, des difficultés d'uriner, des affections de poitrine, le tétanos chez le mouton, et sans doute aussi chez d'autres animaux. Enfin, d'après M. Raynal (2), l'eau très froide, en saisissant les intestins d'une manière brusque par sa basse température, provoque des mouvements désordonnés dans la masse intestinale; à mesure qu'elle avance dans le conduit alimentaire, les parois des intestins se contractent vivement, d'où peuvent résulter des étranglements, des volvulus; et en même temps, la muqueuse devient le siége d'une congestion vive qui peut aller jusqu'à l'hémorrhagie.

b. **Eau tiède.** — L'eau est tiède de 20° à 35°, c'est-à-dire lorsque sa température est voisine de celle du sang. Appliquée pendant un certain temps sur une partie extérieure du corps, elle y détermine des effets essentiellement relâchants; elle s'introduit par une sorte d'imbibition physique dans le tissu de la peau, ramollit l'épiderme, le rend plus épais et relativement plus étendu que le derme, d'où résultent des plis, des rides, comme si la peau était devenue tout à coup trop grande et avait perdu toute élasticité. Après le desséchement de la partie, l'épiderme se détache et tombe par plaques furfuracées en entraînant souvent avec lui les poils qui la traversent. Cette action émolliente de l'eau, si puissante qu'elle attaque la texture de la peau, ne se borne pas à cette membrane, elle pénètre de proche en proche dans les tissus sous-jacents, et s'étend bientôt aux organes renfermés dans les cavités splanchniques elles-mêmes.

Dans le tube digestif l'eau tiède produit des effets analogues à ceux qu'on observe à l'extérieur, c'est-à-dire qu'elle débilite, qu'elle relâche les organes et entrave les fonctions dont ils sont chargés. De plus, chez les animaux carnivores et omnivores, elle provoque des nausées et puis ensuite le vomissement. A l'état de pureté, l'eau tiède est donc une mauvaise boisson dont il faut user sobrement et pendant peu de temps chez tous les animaux.

c. **Eau chaude.** — Quand la température de l'eau est supérieure à celle du sang, on dit que ce liquide est *chaud*. Il peut l'être plus ou moins: de 40° à 60°, l'eau peut être mise en contact avec la peau sans déterminer une sensation douloureuse; mais de 60° à 80°, elle commence à attaquer les papilles de la peau et provoque une douleur semblable à celle qui est occasionnée par les rubéfiants.

(1) *Vétérinaire campagnard*, p. 217.
(2) *Recueil*, 1854, p. 91 et 92.

L'effet immédiat de l'eau chaude est le même que celui de l'eau glacée, sauf la sensation, en ce sens que les capillaires sanguins se resserrent d'abord comme dans l'application du froid, et que la partie se décolore; mais il est utile de faire observer que ce premier effet est essentiellement fugitif, et qu'il est bientôt remplacé par une réaction physiologique vive, comme l'indiquent la rougeur, le gonflement et la chaleur brûlante qui apparaissent bientôt sur la partie médicamentée. Il peut même résulter d'une application prolongée, un arrêt du sang dans les capillaires et tous les désordres d'une congestion plus ou moins vive.

Ingérée dans le tube digestif, l'eau chaude agit d'abord comme un stimulant énergique, mais ce premier effet est de courte durée et se trouve bientôt remplacé par une action opposée, c'est-à-dire débilitante, à moins qu'on n'y ait ajouté, ainsi que cela est assez ordinaire, un principe aromatique susceptible de soutenir et de continuer l'effet stimulant primitif.

d. **Eau bouillante.** — Lorsque l'eau approche de son point d'ébullition, c'est-à-dire de 90° à 100°, elle agit sur les tissus qu'elle touche à la manière des caustiques, par l'excès de calorique qu'elle renferme. Elle détermine sur la peau une douleur vive et cuisante; la partie rougit vivement, se congestionne et une brûlure du deuxième degré ne tarde pas à se montrer. L'épiderme se soulève par places, de la sérosité s'accumule entre cette couche inerte et le derme, des phlyctènes apparaissent, et tous les désordres qui accompagnent l'établissement d'un vésicatoire se montrent successivement. (Voy. *Vésicants.*)

3° **Eau en vapeur.** — Les effets déterminés par la vapeur aqueuse varient de nature selon la température de son liquide générateur : si elle émane d'une eau peu chaude, elle produit des effets émollients très prononcés soit sur la peau, soit dans les voies respiratoires, où il est possible de l'introduire avec des appareils très simples; mais si l'eau d'où elle s'élève présente une température plus ou moins voisine de son point d'ébullition, il pourra en résulter des effets excitants, rubéfiants et même caustiques, comme il est facile de le comprendre.

II. — EFFETS GÉNÉRAUX.

Nous considérons comme effets généraux de l'eau ceux qui se développent quand ce liquide a pénétré dans le torrent circulatoire et qu'il s'est mélangé au sang. Ils paraissent être jusqu'à un certain point indépendants de la température de l'eau, attendu que pendant l'absorption, ce liquide se met, sous ce rapport, en harmonie avec le reste de l'économie, et doit arriver dans le sang avec la même quantité de calorique dans la plupart des cas. Cependant, ce principe n'est pas absolu, car on observe que l'eau froide porte aux urines, tandis que celle qui est chaude provoque la transpiration cutanée, ce qui paraît indiquer que dans le premier cas l'eau absorbe de la chaleur du corps, diminue sa température et détermine directement ou sympathiquement un effet sédatif favorable à l'établissement de la diurèse, et que dans le second cas, le liquide ingéré augmente la chaleur animale, porte le sang du centre à la circonférence et détermine la diaphorèse.

Les effets généraux de l'eau les plus importants et les plus constants sont ceux qu'elle produit sur le sang; les uns sont *physiques* et les autres *chimiques*. Les premiers consistent d'abord en une augmentation absolue de la masse du fluide sanguin,

d'où peuvent résulter une tension momentanée des vaisseaux, une sorte de pléthore artificielle, et ensuite un changement dans la proportion relative des éléments
du liquide nutritif, le sérum devenant prédominant par suite de l'addition d'une forte
proportion d'eau. Il résulte de ce dernier changement la diminution rapide des qualités plastiques du sang ; ce liquide devient plus fluide, plus ténu, plus coulant ; il est
moins nutritif, moins excitant pour les organes : aussi la plupart des fonctions dimi-
nuent-elles bientôt d'activité.

Les effets chimiques de l'eau sur le sang ne sont pas immédiats, car l'économie se
débarrasse par ses divers émonctoires, et notamment par les reins et la peau, de la
proportion d'eau qui excède ses besoins ; mais si la médication aqueuse est continuée avec persévérance, les organes sécréteurs s'épuisant bientôt dans cette activité
incessante, les acquisitions d'eau surpassent progressivement les pertes, et il arrive
un moment où ce liquide s'accumule outre mesure dans le sang et tourne son activité dissolvante contre les éléments essentiels de ce fluide nutritif, et notamment
contre les globules. Ces petits corps microscopiques, qui semblent jouir d'une vie in-
dépendante, sont peu à peu attaqués par l'eau surabondante du sérum : elle pénètre
par imbibition à travers leur enveloppe, distend celle-ci, la rend sphérique, dissout
l'hématosine, qui ne tarde pas à être entraînée au dehors par un mouvement d'exosmose ou par la rupture de la membrane des globules ; désormais l'économie est dans
l'état qu'on appelle *anémique*, *hydroémique* ou *cachectique*. Alors on observe la
décoloration et l'œdématie des muqueuses, des épanchements séreux et indolents,
des œdèmes dans les parties déclives, un abattement général, et bientôt la mort si l'on
ne fait pas cesser promptement la cause du mal, et si l'on ne remédie pas à ce dernier
par un traitement approprié, c'est-à-dire tonique et excitant tout à la fois.

Lorsqu'on injecte l'eau directement dans le torrent circulatoire, on observe la plupart des phénomènes que nous venons d'indiquer. Ainsi Dupuy (1) ayant injecté
dans la jugulaire d'un cheval depuis 8 jusqu'à 15 litres d'eau, observa les symptômes
suivants : accélération de la circulation et de la respiration, gonflement des vaisseaux,
coliques légères, urines abondantes, etc. Ces légers accidents disparurent rapidement sous l'influence des saignées, ce qui prouve qu'ils étaient dus à une pléthore
accidentelle, à la tension des vaisseaux. Quand on injecte dans les veines du cheval
de 8 à 10 litres d'eau pure, à la température ordinaire, dit M. H. Bouley (2), le premier effet de l'introduction est un trouble général, une prostration des forces, un
accablement qui peut aller jusqu'à la défaillance ; puis le premier effet produit, la peau
se mouille de sueur, les reins entrent en activité, et par la grande quantité de fluide
aqueux qu'ils expulsent du corps, l'équilibre ne tarde pas à s'établir dans les proportions respectives des éléments du sang. Enfin, M. Rey (3) a pu injecter pendant
quatre jours consécutifs l'eau à la dose de 200 grammes dans les veines d'un cheval,
sans désordres notables de l'économie animale.

Ces diverses expériences démontrent parfaitement les effets physiques de l'eau
sur la circulation, mais elles n'ont pas été continuées assez longtemps pour éclairer
son action dissolvante sur les globules du sang. Il est probable que ce liquide injecté
dans les proportions indiquées dans l'expérience de M. Rey, et administré pendant
plusieurs semaines, amènerait l'état cachectique du sang, comme nous l'avons indi-

(1) *Journ. pratique*, 1827, p. 8 et 9.
(2) *Recueil*, 1843, p. 86.
(3) *Journ. de médec. vétérin de Lyon*, 1847, p. 31.

qué d'après les résultats fournis par l'observation des causes ordinaires des maladies hydroémiques.

Pharmacothérapie. — Les effets thérapeutiques de l'eau dérivent directement et sans transformation des effets physiologiques : pour les effets locaux tant externes qu'internes, cela est de toute évidence ; quant aux effets généraux, qui sont délayants, évacuants, et à la longue altérants, ils peuvent, dans les affections auxquelles on les oppose, subir diverses modifications avantageuses sous le rapport thérapeutique, mais en général elles sont encore peu connues en médecine vétérinaire. Ce liquide, dit Favre (1), de Genève, indépendamment de ses effets salutaires dans le tube digestif malade, irrité, est destiné à remplacer dans le sang l'eau évacuée par les diverses voies d'excrétion, à l'état normal, et à l'état morbide, à remédier en outre à l'éréthisme général, à équilibrer les forces, à s'opposer à la prédominance du système bilieux, en rendant le sang plus aqueux, etc. En traversant sans cesse le torrent circulatoire et les divers appareils d'excrétion, l'eau doit produire des effets divers, et notamment une action dépurative des plus énergiques. « Il n'est guère probable, disent MM. Trousseau et Pidoux (2), que le passage d'une immense quantité d'eau à travers l'appareil circulatoire et tous les organes sécréteurs soit une chose indifférente à l'économie et ne puisse modifier profondément certains états morbides comme la goutte, le rhumatisme, les dartres invétérées, etc. » Nous aurons, du reste, l'occasion de revenir sur ce point intéressant de l'histoire thérapeutique de l'eau, en nous occupant de l'hydrothérapie.

Des indications thérapeutiques de l'eau.

Il est important de distinguer, dans l'emploi thérapeutique de l'eau, l'usage *rationnel* ou *ordinaire* de ce liquide, et l'usage *systématique* qu'on en fait dans la méthode curative appelée *hydrothérapie*. Ces deux emplois de l'eau ne diffèrent pas essentiellement l'un de l'autre à beaucoup d'égards, ils se rencontrent même et se confondent sensiblement dans l'usage chirurgical de ce liquide ; mais dans l'hydrothérapie on applique l'eau par des procédés plus variés, plus prolongés, et l'on persiste dans son emploi, surtout à l'intérieur, infiniment plus que dans la médecine usuelle. Il importe donc d'étudier séparément ces deux modes d'emploi de l'eau.

1. Emploi rationnel de l'eau.

On met l'eau en usage tant à l'intérieur qu'à l'extérieur, sous ses divers états et à diverses températures, d'où résultent des cas assez nombreux et assez variés qu'il est utile d'étudier successivement.

a. **Eau solide.** — La glace et la neige s'emploient à peu près exclusivement à l'extérieur, et toutefois exceptionnellement à l'intérieur.

Extérieur. — L'eau congelée ou les mélanges réfrigérants qui en tiennent lieu peuvent être employés avec avantage dans les maladies des centres nerveux, telles que le vertige furieux, la congestion cérébrale, l'apoplexie de la moelle, en applications

---

(1) *Vétérinaire campagnard*, p. 214 et 215.
(2) *Traité de mat. médic. et de thérap.*, t. II, p. 680, 4e édit.

prolongées sur la tête et l'épine dorsale. Il en est de même pour certaines hémorrhagies capillaires, quand les moyens chirurgicaux ne peuvent être employés, comme on le remarque pour celles du nez, de la bouche, des bronches, du rectum, du fourreau, de la matrice, des reins, du tissu cellulaire, etc. Quelques autres affections graves, telles que les hernies étranglées, la rétention d'urine, les anévrismes, les tumeurs sanguines, les fortes ecchymoses, les brûlures, la congestion des mamelles, des testicules, etc., peuvent requérir aussi parfois l'emploi de l'eau congelée.

Intérieur. — L'usage intérieur de la glace a été à peu près nul jusqu'à présent en médecine vétérinaire; cependant, en jugeant par analogie de ce qui se pratique dans l'autre médecine, il est possible qu'on en retirât des avantages dans quelques affections de l'appareil digestif, telles que certaines névroses de l'estomac, notamment le pica, la boulimie, la faim-valle, le tic, les appétits dépravés, etc; la gastrite suraiguë après l'empoisonnement par des matières âcres, les vomissements opiniâtres des carnivores et des omnivores, la tympanite des ruminants, et certaines maladies de l'appareil nerveux, comme le vertige, le tétanos, la chorée, l'épilepsie aiguë, etc., pourraient peut-être aussi être modifiés par l'eau glacée et congelée.

D'après MM. Trousseau et Pidoux (1), les ingestions d'eau glacée conviennent moins dans les maladies par excès de sensibilité que dans celles qui s'accompagnent d'une chaleur exagérée (*éruptions graves*), et d'une contractilité outrée (*tétanos, crampes*). Nous pensons, en outre, que ces moyens sont mieux indiqués pour les affections des organes qui sont en communication directe avec les centres nerveux, l'estomac, par exemple, que pour celles des viscères qui ne reçoivent que des nerfs de la vie végétative, comme on le remarque pour les intestins, et qui n'ont pas, par conséquent, assez de force de réaction pour supporter ce traitement énergique.

b. **Eau froide.** — L'eau froide ou fraîche est d'un emploi fréquent en médecine vétérinaire; elle est journellement employée à l'extérieur, et plus rarement à l'intérieur.

Extérieur. — L'emploi de l'eau froide à l'extérieur est *chirurgical* ou *médicinal*, selon qu'il est destiné à combattre des maladies externes ou des maladies internes.

Les *affections extérieures* qui réclament l'emploi plus ou moins prolongé de l'eau froide sont fort nombreuses, et il serait en quelque sorte plus court d'énumérer celles contre lesquelles on ne l'emploie pas que de dire celles pour lesquelles on en fait usage. En première ligne, nous devons indiquer les accidents traumatiques, les solutions de continuité des tissus, telles que les contusions, les ruptures, les brûlures, les plaies par piqûres, par morsure, par arrachement, les plaies contuses, à lambeaux, par armes à feu, etc. L'emploi persévérant de l'eau sur ces solutions plus ou moins graves, comme on le pratique chez l'homme par la méthode de Percy, dite à *irrigation continue*, donne les résultats les plus heureux. Un vétérinaire instruit de Montpellier, M. Chambert (2), nous a assuré qu'il triomphait constamment par ce moyen des désordres les plus graves, tels que contusions avec broiement des tissus, plaies contuses avec lambeaux, comme en déterminent souvent les timons des voitures au poitrail des chevaux, les plaies par arrachement, etc.; et qu'il obtenait toujours

(1) *Loc. cit.*, p. 658.
(2) Communication orale.

une cicatrisation parfaite, sans tares marquées, quand le moyen avait été appliqué avec assiduité à toutes les périodes de l'accident. En seconde ligne, on compte les accidents divers auxquels sont exposées les articulations, comme les entorses, les distensions ligamenteuses, les luxations, les boursouflements des capsules synoviales, des gaînes ligamenteuses, etc., et qui, pris à temps, sont souvent guéris radicalement par l'emploi prolongé des applications d'eau froide. Enfin viennent, en troisième ligne, quelques congestions superficielles, celles du pied, des cornes, des mamelles, etc.; et certains accidents peu graves de la superficie de la peau, comme des piqûres nombreuses d'insectes, les éruptions légères, les démangeaisons, etc. Deux vétérinaires instruits ont surtout insisté sur l'emploi chirurgical de l'eau froide : ce sont MM. Durieussart (1) et Gourdon (2), qui, indépendamment des cas précédents, le prescrivent encore contre le clou de rue pénétrant, les distensions tendineuses, l'arthrite, l'hydropisie articulaire, le décollement partiel du sabot, etc.

Parmi les *maladies internes*, il en est un assez grand nombre qui peuvent être amendées et même guéries par l'application raisonnée de l'eau froide sur certaines régions du corps. En premier lieu, on doit compter toutes les pneumatoses, et notamment la tympanite de la panse des ruminants, celle des gros intestins du cheval, l'emphysème du tissu cellulaire sous-cutané, etc., qui cèdent facilement à l'action de ce topique réfrigérant. Quelques hémorrhagies intérieures, comme l'hématurie, l'entérorrhagie, la métrorrhagie, etc., peuvent être arrêtées par des affusions abondantes et continues d'eau froide sur les lombes. Une variété de coliques du cheval, celle qui est due à l'insolation, disparaît rapidement sous l'influence des bains d'eau froide, ainsi que l'ont constaté en Espagne MM. Rodet, Chassagne et Natté (3). M. Festal (Philippe) (4) a employé avec succès les bains et les lotions d'eau froide contre la fièvre charbonneuse du porc accompagnée de taches pétéchiales sur les muqueuses apparentes et la peau. L'immersion dans le bain froid ne doit pas durer plus de trois ou quatre minutes, et ne peut être répétée que deux fois par jour; après le bain ou l'affusion, les animaux doivent être séchés avec soin et placés dans un lieu aéré et tempéré ; dans de telles conditions, la réaction physiologique ne tarde pas à se montrer. D'après M. H. Bouley, les aspersions d'eau froide, à petites ondées, et surtout sur la tête, sont très utiles sur les chevaux qui sont pris de chaleur (5). Dans un cas de vertige essentiel chez une vache, M. Deguilhem (6) pratiqua l'amputation d'une des deux cornes, et injecta à plusieurs reprises de l'eau froide dans les sinus frontaux, et cela avec succès. Enfin plusieurs affections nerveuses, essentielles ou consécutives, réclament aussi l'emploi de l'eau froide sous diverses formes : telles sont d'abord l'épilepsie, la danse de Saint-Guy, la paraplégie, la paralysie des vaches fraîches vêlées, celle du pénis, etc. M. Belle (7) a publié plusieurs observations de guérison rapide de la chorée, suite de la maladie des chiens, à l'aide des bains froids, répétés selon le besoin; ils furent d'abord dégourdis et courts, puis tout à fait froids et prolongés pendant cinq ou six minutes; les animaux étaient séchés avec soin et enveloppés dans une couverture jusqu'à ce que la réaction eût lieu.

(1) *Journ. vétér. et agr. de Belgique*, 1843, p. 463 et suiv.
(2) *Journ. de médec. vétér. de Lyon*, 1845, p. 393 et 489, et 1847, p. 182 et 217.
(3) *Recueil*, 1826, p. 628.
(4) *Journ. des vétér. du Midi*, 1845, p. 224.
(5) *Recueil*, 1841, p. 211.
(6) *Mém. de la Soc. vétér. de Lot-et-Garonne*, 1847, p. 77.
(7) *Clinique vétér.*, 1844, p. 13.

M. Maury (1) a guéri trois chiens épileptiques sur sept traités à l'aide des bains froids ; enfin, M. Spinola (2), de Berlin, a employé avec succès les douches d'eau froide contre une hémiplégie du cheval à la suite d'une fistule de la veine jugulaire.

Intérieur. — L'eau froide à l'état de pureté est rarement employée en médecine vétérinaire comme médicament interne ; mais beaucoup de boissons hygiéniques et médicinales n'agissent que par l'eau qui en forme la base, et l'on peut dire aussi que l'action du *vert*, si favorable à la curation des maladies des herbivores, tient principalement à la grande proportion d'eau que renferme cette matière alimentaire. L'ingestion d'une grande quantité d'eau, soit en boissons, soit en lavements, est toujours utile dans les affections des voies digestives, notamment la gastrite aiguë ou chronique, les maladies du foie, les calculs biliaires, l'engouement des estomacs des ruminants, des gros intestins du cheval, les calculs intestinaux, la constipation opiniâtre, les pelotes stercorales, etc. Il en est de même pour certaines affections des voies urinaires et de la peau, appareils par lesquels l'économie se débarrasse de l'eau excédante introduite accidentellement dans le torrent circulatoire.

c. **Eau tiède.** — Elle s'emploie souvent à l'extérieur, mais rarement à l'intérieur, ainsi que nous allons le démontrer.

Extérieur. — L'eau tiède pure est l'émollient le plus économique et le plus énergique à la fois, dont on puisse faire usage à l'extérieur; aussi son emploi en bains, lotions, applications diverses, est-il en quelque sorte vulgaire dans les inflammations des parties extérieures du corps, telles que la peau, les membres, les pieds, les yeux, les oreilles, le pénis, les testicules, les mamelles, etc. L'emploi de l'eau tiède comme moyen de propreté est indispensable à la guérison des solutions de continuité, des grandes opérations, des maladies cutanées, etc. Enfin, dans un grand nombre d'affections des viscères, les applications d'eau tiède, de cataplasmes dont l'action est analogue, sur les parois des cavités qui renferment les organes malades, sont d'une grande utilité.

Intérieur. — L'eau tiède à l'état de pureté s'emploie peu en boisson, excepté peut-être pour provoquer le vomissement chez les carnivores et les omnivores empoisonnés, quand on n'a pas d'autre vomitif à sa disposition ; mais en lavements et en injections sur les muqueuses apparentes et dans les trajets fistuleux, son usage est fréquent. Elle forme la base des breuvages et boissons de nature émolliente qu'on donne aux animaux atteints de phlegmasies viscérales, afin de calmer la fièvre, de diminuer l'éréthisme général, d'atténuer le sang, etc. Essayée par M. Magendie en injection dans les veines d'un homme atteint de rage, elle n'eut aucun succès. M. Delafond (3) s'était demandé si ce liquide, introduit dans les veines en quantité équivalente du sang retiré par la saignée, ne pourrait pas arrêter le développement du croup; mais ce moyen est resté sans application.

d. **Eau chaude.** — Elle est également employée à l'extérieur et à l'intérieur, mais assez rarement.

(1) *Journ. des vétér. du Midi*, 1850, p. 560.
(2) *Recueil*, 1850, p..935.
(3) *Recueil*, 1829, p. 435.

Extérieur. — L'eau chauffée à divers degrés, et susceptible de produire la stimulation, la rubéfaction, la vésication, est peu employée en médecine vétérinaire; néanmoins elle peut recevoir quelques applications utiles. Ainsi l'eau chaude en bains prolongés peut faire avorter le javart cutané, le phlegmon sous-aponévrotique si douloureux chez le cheval, et si dangereux par les désordres qu'il occasionne. Les affusions d'eau chaude sur le ventre sont d'un grand secours contre la tympanite intestinale des solipèdes, l'entérite suraiguë, la péritonite, la néphrite, la cystite, etc. L'eau bouillante est peu usitée à l'extérieur, si ce n'est pour la vapeur qu'elle peut fournir; cependant Colmann, d'après Delabère-Blaine (1), recommande de verser ce liquide bouillant sur les paturons du cheval atteint de vertige essentiel; ce moyen est barbare, mais il doit produire une révulsion prompte et énergique. Afin de rendre l'application de l'eau bouillante plus facile, le célèbre chirurgien suisse, Mathias Mayor, de Lausanne, avait proposé d'y plonger un corps métallique, un marteau par exemple, jusqu'à ce qu'il eût acquis la température du liquide bouillant, et de l'appliquer ensuite immédiatement sur la peau où il déterminait une vive douleur et une brûlure légère. Ce prompt révulsif n'a pas été employé en médecine vétérinaire, quoiqu'il ait été conseillé comme caustique par notre célèbre Chabert, bien des années avant que le chirurgien suisse y ait songé. Il conseillait, dit M. Delaguette (2), de cautériser les chancres de l'oreille du chien avec des cautères d'étain chauffés dans l'eau bouillante.

Intérieur. — On donne rarement l'eau chaude pure à l'intérieur; mais quand elle est chargée de principes excitants, aromatiques, elle constitue des breuvages très utiles dans l'indigestion simple, la courbature par refroidissement, pour rétablir la transpiration, dans les éruptions lentes ou rentrées, etc., pour pousser à la peau.

e. **Eau en vapeur.** — La vapeur aqueuse ne s'emploie qu'à l'extérieur ou dans les voies respiratoires, parce qu'il est impossible de l'introduire dans les autres appareils organiques. Sur la peau, elle s'emploie souvent pour provoquer ou faciliter la transpiration, pour ramener le sang et la chaleur à la surface du corps dans les refroidissements brusques du tégument externe, etc. Dans la péritonite, l'entérite suraiguë, la pleurite, etc., les vapeurs aqueuses dirigées pendant un certain temps sous le ventre et la poitrine peuvent être d'un grand secours pour enrayer ces graves phlegmasies. Les bains de vapeur dans une étuve, dans une écurie de petite dimension, dans une enveloppe de toile goudronnée, etc., seraient d'une grande utilité dans les affections de la peau, de la poitrine, dans la gourme, la courbature, etc. Le vétérinaire militaire Maurel (3) dit avoir employé avec quelques succès les bains de vapeur contre la morve chronique du cheval; il y ajoutait parfois, il est vrai, des fumigations aromatiques et même mercurielles. Un jeune vétérinaire intelligent de la Guillotière, M. Petit (4), récemment sorti de l'école de Lyon, a fait une heureuse application de la vapeur d'eau contre un rhumatisme de l'articulation coxo-fémorale d'un cheval, qui avait résisté même à la cautérisation napolitaine. La région malade fut recouverte d'une couverture de laine, et la vapeur, fournie par la chaudière d'une machine de manufacture, fut dirigée à plusieurs reprises contre l'articulation atteinte. Enfin, la vapeur aqueuse est d'un emploi vulgaire contre les affections des voies res-

(1) *Notions fondamentales de l'art vétérinaire*, t. III, p. 147.
(2) Delabère-Blaine, *Pathologie canine*, 1828, p. 89.
(3) *Compte rendu de l'école vétérinaire de Lyon*, 1827, p. 87.
(4) Communication orale.

piratoires ; qu'elles siégent dans le nez, l'arrière-bouche ou la poitrine, elles sont toujours amendées à leur période aiguë par ce simple moyen, surtout le coryza et l'angine.

2. Emploi systématique de l'eau (hydrothérapie, hydrosudopathie, hydriatrie, etc.).

L'expérience des temps anciens et celle des temps modernes ont démontré que l'eau jouit de propriétés médicinales multiples qui dépendent, soit de sa nature chimique, soit de sa température, de son mode d'administration, de la persistance de son emploi, etc. Aussi a-t-on pu dire sans trop d'exagération, qu'elle possède les vertus curatives de la plupart des médicaments, et que, selon les circonstances, elle peut. être *rafraîchissante, astringente, tonique, délayante, émolliente, vomitive, laxative, diurétique, sudorifique, antiputride, dépurative, désobstruante, fondante,* etc. Cependant il n'était jamais venu à l'esprit de personne de faire de l'eau une panacée propre à guérir tous les maux qui affligent l'homme et les animaux domestiques ; il était réservé à notre époque de voir naître ce prodige.

Vers l'année 1826, un paysan de la Silésie autrichienne, Vincent Priesnitz, aubergiste à Græfenberg, qui exerçait, dit-on, la médecine des animaux à titre d'empirique, imbu des idées de ses compatriotes sur les grandes vertus de l'eau froide, et frappé, du reste, des succès constants qu'obtenait son père par l'application de l'eau fraîche sur les accidents chirurgicaux qui survenaient aux membres et aux pieds des chevaux employés aux travaux des champs, résolut d'entreprendre la guérison des maladies les plus rebelles par le seul secours de l'eau froide, employée à l'extérieur et à l'intérieur du corps avec insistance.

Il s'appliqua d'abord avec persévérance à rechercher les lois et les règles de l'application de son unique remède au traitement des diverses maladies de l'homme. Il fit même dans ce but quelques expériences sur les animaux, au dire du docteur Fleury (1), pour s'assurer de la supériorité de l'eau froide sur l'eau à toute autre température. Une des plus curieuses est là suivante : deux porcs ayant été nourris, l'un avec des aliments froids, l'autre avec des aliments chauds, chez le premier les intestins furent trouvés fermes, blancs, résistants, tandis que chez le second ils étaient rouges, ramollis, et se déchiraient si facilement qu'ils ne purent servir à la charcuterie.

Il paraît qu'il traita d'abord ses propres maladies, celles de ses parents, de ses amis, ainsi que les animaux malades du voisinage. Puis s'enhardissant à mesure qu'il acquérait plus d'expérience, il se transporta bientôt de village en village, en donnant des soins à la fois aux hommes et aux animaux. Il s'acquit rapidement une grande réputation pour le traitement de certaines lésions extérieures, telles que *foulures, entorses, brûlures, fractures,* etc., et fut appelé à de grandes distances de sa demeure soit comme médecin, soit comme vétérinaire. Jusque-là la méthode de Priesnitz ne différait pas sensiblement de celle de la médecine ordinaire ; mais, plus tard, il compléta son système en provoquant des sueurs abondantes, en baignant la peau couverte de sueur avec de l'eau froide, en faisant ingérer à l'intérieur des quantités croissantes d'eau fraîche, etc. Dans cette nouvelle direction, le paysan autrichien acquit une célébrité plus grande encore, et à tel point, dit M. le docteur Fleury, que les médecins et les vétérinaires, auxquels il faisait une concurrence ruineuse, le dénoncèrent comme exerçant illégalement la médecine, et que l'autorité fut obligée d'intervenir.

(1) *Archives générales de médecine,* 1837, t. XV, p. 208 et suiv.

Enfin, les succès de Priesnitz continuant toujours malgré les persécutions de plusieurs genres dont il fut l'objet, le gouvernement autrichien lui accorda, en 1830, l'autorisation de recevoir et de traiter les malades par sa méthode dans un établissement approprié qu'il avait créé dans ce but, et qui ne tarda pas à arriver à un haut degré de prospérité. Depuis cette époque, l'hydrothérapie s'est répandue en Europe et en Amérique, où elle compte maintenant un grand nombre d'établissements spéciaux plus ou moins prospères.

Jusqu'à présent la médecine hydriatique n'a pas dépassé en vétérinaire le domaine chirurgical; cependant, comme elle peut devenir par la suite l'objet de quelques applications utiles, nous avons cru devoir en exposer brièvement les principes les plus fondamentaux.

L'emploi extérieur de l'eau en hydropathie ne diffère pas notablement de celui de la méthode usuelle; seulement il est plus fréquent, plus étendu et plus persistant. Les procédés d'application sont à peu près les mêmes : ce sont toujours des *bains*, des *applications*, des *affusions*, des *douches*, des *lavages*, des *frictions*, etc., lorsqu'il s'agit de remédier à de simples accidents chirurgicaux; mais quand il faut combiner l'application extérieure avec l'usage interne de l'eau, la méthode prend un caractère spécial, en ce qu'il faut provoquer préalablement à la peau une sueur plus ou moins abondante. De là le nom d'*hydrosudopathie* donné à la méthode de Priesnitz.

Le développement d'une sueur abondante peut être provoqué par plusieurs moyens : le plus ancien consiste à échauffer fortement la peau dans une étuve ou à l'aide de courants de vapeur qu'on dirige sous une couverture dont le corps serait enveloppé (*bain russe*); l'autre, également connu depuis longtemps, se réduit à envelopper et couvrir fortement le corps avec des tissus de laine, et à maintenir les malades couchés jusqu'à ce que la transpiration se montre (*enveloppement sec*); enfin, dans le troisième, de l'invention de Priesnitz, on couvre le corps avec des linges imbibés d'eau froide et tordus, pour refroidir la peau, provoquer une réaction physiologique, et par suite la sueur (*enveloppement humide*). Après ce premier temps de l'opération, et quel que soit du reste le procédé employé, vient le deuxième temps, pendant lequel on arrose légèrement la surface du corps avec de l'eau fraîche pour provoquer une nouvelle transpiration, et en même temps on fait avaler au malade de l'eau froide pendant qu'il se livre à un exercice très actif pour maintenir le mouvement des fluides à la peau.

Ainsi, en résumé, la méthode hydrothérapique consiste : 1° à provoquer une transpiration abondante; 2° à mouiller la peau avec de l'eau fraîche pour provoquer une nouvelle évacuation humorale; 3° à faire ingérer la plus forte proportion d'eau possible à l'intérieur; 4° à sécher la peau avec soin, à couvrir le corps avec des tissus de laine et à faire faire aux malades un exercice proportionnel à leur énergie; 5° enfin, à les soumettre à un régime alimentaire très alibile, pour mettre l'économie à même de supporter les évacuations diverses provoquées par l'eau.

Dans l'emploi de la méthode hydriatique, on se propose plusieurs buts : 1° de provoquer une action révulsive sur le tégument externe; 2° une évacuation abondante par la sueur et les urines; 3° de modifier profondément les fluides nutritifs et les rouages de l'organisme; 4° de purifier l'économie des principes morbifiques qu'elle peut renfermer; 5° de rafraîchir le tube digestif en expulsant les matières inertes qu'il renferme, en calmant l'irritation dont il peut être le siége dans divers points de son étendue, etc.

On a divisé le traitement hydrothérapique en cinq espèces distinctes, selon qu'il est *prophylactique*, *antiphlogistique*, *antispasmodique*, *altérant*, *auxiliaire*. Nous allons dire quelques mots de chacune d'elles.

1° Traitement prophylactique. — Il consiste à faire usage de l'eau à diverses températures, sous toutes les formes possibles, et par les divers procédés indiqués, dans le but d'arrêter une maladie à son début ou de prévenir celles qui sont annoncées par des prodromes, etc., Ainsi un cheval, après une course rapide, est-il menacé de la fourbure, il faut lui faire prendre un bain prolongé, lui administrer des boissons abondantes, des lavements rafraîchissants, etc. Un autre cheval a-t-il une légère distension articulaire, une dilatation des synoviales articulaires ou tendineuses, un tendon tiraillé, distendu, etc., des applications persévérantes d'eau froide pourront arrêter le développement de quelques accidents graves. Les chevaux d'une écurie sont-ils exposés, par leur régime et leur travail, à être pris de chaleur, à être atteints du vertige, etc., des affusions d'eau froide sur la tête, des injections d'eau fraîche vinaigrée dans les narines, peuvent prévenir les suites de ces affections si redoutables, etc.

2° Traitement antiphlogistique. — Ce genre de traitement n'est pas de l'invention de Priesnitz ; il avait été préconisé autrefois par Currie et Pomme, dans quelques phlegmasies graves et rebelles. Le premier trouvait dans l'emploi de l'eau froide plusieurs avantages, et particulièrement l'absorption par ce liquide d'une partie de la chaleur morbide produite par l'inflammation, la sédation du système nerveux surexcité par la maladie, etc. Il est surtout indiqué dans les congestions externes et internes, certaines inflammations, la fièvre charbonneuse, les hémorrhagies actives, les éruptions graves, le rhumatisme articulaire, le vertige, etc.

3° Traitement antispasmodique. — Ce traitement, qui est également ancien en médecine, n'offre rien de spécial dans l'application externe ou interne de l'eau ; seulement la sudation doit être provoquée dans cette circonstance plutôt par le froid que par la chaleur. Le traitement antispasmodique convient dans la plupart des affections nerveuses, et notamment dans celles qui tiennent à la portion motrice de ce système, telles que la danse de Saint-Guy, l'épilepsie, l'immobilité, la crampe, le tétanos, etc.

4° Traitement altérant. — C'est ce genre de traitement qui est particulièrement de l'invention de Priesnitz et celui dans lequel toutes les pièces de l'arsenal hydrothérapique sont mises en jeu. On se propose surtout ici d'expulser graduellement les matériaux usés, altérés, de l'organisme, au moyen de l'espèce de courant aqueux qu'on établit à travers tous les organes, et de les remplacer par les matières plus pures que doit introduire dans l'économie le régime analeptique auquel on soumet les malades. Cette méthode de traitement peut s'appliquer aux affections anciennes accompagnées d'altération matérielle des organes, comme les maladies de la peau, des muqueuses, des membres, des sabots, des os ; les ulcérations diverses, les eaux aux jambes, les crevasses, les engorgements viscéraux et glandulaires, etc. L'usage prolongé du *vert* répond en partie à cette méthode de traitement.

5° Traitement auxiliaire. — Dans ce traitement, l'emploi interne ou externe de l'eau n'est en quelque sorte qu'accessoire : c'est ainsi que dans le vertige, la fourbure, la tympanite, les affections des viscères abdominaux, etc., les affusions ou les bains d'eau froide sont employés concurremment avec le traitement indiqué par la nature de la maladie.

En considérant l'application de l'hydrothérapie au traitement de toutes les maladies, on lui trouve une certaine ressemblance avec ce vieux système enfanté par l'humorisme, qui consistait à traiter toutes les affections de l'homme à l'aide des *purgatifs*. Dans l'hydrothérapie, on agit sur le tégument externe, tandis que l'action des purgatifs porte sur le tégument interne. Il résulte de cette comparaison que, comme le dernier tégument est plus étendu, chez les herbivores, que la peau, il y aurait plus d'avantages en médecine vétérinaire à adopter la *purgation* comme moyen général de traitement, qu'à admettre l'hydrothérapie, s'il était possible d'employer aussi longtemps et aussi impunément les purgatifs que l'eau ; mais il n'en est pas ainsi.

Comme conclusion générale, nous dirons : que l'eau est un agent thérapeutique précieux qui suffit seul très souvent au traitement des maladies externes de nature chirurgicale ; qu'elle constitue toujours un auxiliaire utile dans le traitement d'un grand nombre de maladies internes ; mais que, comme remède exclusif, elle a peu de chances de réussir en médecine vétérinaire par les raisons suivantes : elle agit trop lentement ; son application n'est pas facile ; les animaux suent difficilement ; il est impossible de sécher complétement la surface du corps couverte de poils ; il n'est pas facile de faire avaler de l'eau au delà des besoins naturels des malades, à moins de remplacer l'ingestion stomacale par l'injection dans les veines, etc.

SECTION PREMIÈRE.

DES MÉDICAMENTS ANTIPHLOGISTIQUES.

On désigne par cette dénomination générale, tous les médicaments qui ont la propriété de combattre directement les phénomènes de l'inflammation.

Ils se composent des *émollients*, des *tempérants*, et des *astringents*.

L'inflammation, encore appelée *phlogose*, *phlegmasia*, constitue le fond, la base de la grande majorité des maladies, soit externes, soit internes. Elle consiste d'abord dans la stase du sang dans les capillaires de la partie malade, puis dans l'exsudation à travers les parois des vaisseaux du *plasma* du sang, et enfin dans la transsudation de ce fluide nutritif lui-même, dans la trame des organes, lorsque l'inflammation est très intense. Cette sortie d'une partie du sang, ou de tous ses éléments, hors des couloirs qui doivent le contenir, entraîne diverses conséquences plus ou moins graves, que l'on appelle *terminaisons* de l'inflammation, et qu'il ne nous appartient pas d'étudier ici.

Lorsque l'inflammation a son siége à la surface du corps, elle est toujours accompagnée de quatre phénomènes spéciaux qu'on appelle ses *symptômes pathognomoniques* : ce sont la *douleur*, la *rougeur*, la *chaleur* et la *tumeur*. Mais quand la phlegmasie est intérieure, la plupart de ces signes font défaut et sont remplacés par un phénomène général qu'on désigne sous le nom de *fièvre de réaction*, *fièvre symptomatique*, *fièvre sympathique*, etc. Elle est caractérisée par l'accélération de la circulation et de la respiration, par l'élévation de la température à la surface du corps, l'excitation générale, la rougeur des muqueuses apparentes, une soif vive, la perte de l'appétit, l'état chaud et pâteux de la bouche, la suppression de la plupart des sécrétions, etc. Les inflammations locales et externes peuvent aussi déterminer une fièvre de réaction plus ou moins intense, lorsqu'elles sont graves, qu'elles intéressent des tissus très sensibles ou qu'elles affectent des sujets irritables ; cependant on ne remarque ce phénomène qu'exceptionnellement dans ces circonstances chez la plupart des animaux domestiques.

Les trois classes d'agents antiphlogistiques agissent sur les phénomènes locaux ou généraux de l'inflammation ; mais avec une énergie différente sur chacun de ces phénomènes. C'est ainsi que les émollients ont surtout la faculté de combattre la douleur, d'agir aussi sur la rougeur et la chaleur, et très peu sur la tumeur ; les tempérants agissent principalement sur la rougeur, la chaleur et la fièvre de réaction, tandis que les astringents portent surtout leur action sur la tumeur, en refoulant le sang dans les gros vaisseaux et en resserrant les tissus. Enfin, on emploie souvent et successivement ces trois ordres d'agents dans l'ordre indiqué, pour amener la résolution de l'inflammation.

L'inflammation, lorsqu'elle présente un peu de gravité, intéresse bientôt les trois parties essentielles de l'organisme, c'est-à-dire, les *solides*, les *liquides* et le *système nerveux*. Les astringents agissent plus particulièrement sur les solides ; les tempérants ou acidules, sur les liquides nutritifs qu'ils tendent à maintenir dans leur état normal de fluidité ; et enfin, les émollients portent leur action à la fois sur les tissus, le sang et les nerfs, pour diminuer leur activité ou leurs propriétés nutritives, ainsi que nous allons l'examiner actuellement.

CHAPITRE I.

MÉDICAMENTS ÉMOLLIENTS.

SYNONYMIE : Débilitants, adoucissants, relâchants, atoniques, etc.

Définition. — Les médicaments émollients sont des agents antiphlogistiques qui exercent sur les tissus une action atonique, qui diminuent les qualités plastiques des liquides nutritifs, et qui ralentissent l'activité de la plupart des fonctions.

Ces médicaments exercent sur l'économie une action qu'on a qualifiée de *négative* parce qu'elle est moins intense que celle des agents qui stimulent normalement l'organisme. On a admis longtemps que cette action n'était, en quelque sorte, qu'*indirecte* et n'amenait la débilité du corps qu'en se substituant aux stimulants naturels ou en préservant l'économie de leur action. Cette doctrine, qui appartient au broussaisisme, est évidemment erronée ; les émollients, comme tous les autres médicaments, ont leur action propre, et cette action, qui est essentiellement atonique, est aussi *directe* que peut l'être celle des *excitants*, des *irritants*, des *toniques*, etc.

Origine. — Les émollients sont retirés à peu près exclusivement du règne organique ; le règne minéral n'en fournit qu'un seul, l'eau. Il est vrai que ce liquide, lorsqu'il est tiède, forme en quelque sorte l'émollient par excellence, et qu'il pourrait au besoin remplacer tous les autres. On peut avancer aussi, sans exagération, que

l'eau joue toujours le principal rôle dans l'action des émollients, et que très souvent
ceux-ci ne sont que des espèces de corps spongieux destinés à la contenir et à faciliter son contact avec les organes.

Caractères généraux. — Ces médicaments sont solides ou liquides, et, en général, dépourvus de couleur et d'odeur marquée ; leur saveur, qui est toujours douce,
varie selon leur nature chimique. Quant à celle-ci, elle est variable selon l'origine
des émollients ; généralement elle est assez simple et se rapproche beaucoup de celle
des aliments. Nous la ferons connaître plus tard, et pour chacun d'eux en particulier.

Pharmacotechnie. — Les préparations qu'on fait subir aux émollients avant de
les employer sont très simples. Quelques uns sont employés dans l'état où ils se présentent dans le commerce : tels sont les gommes, le sucre, l'amidon, les corps gras, etc.
La plupart sont traités par infusion, macération, décoction, etc., dans l'eau, de manière à former diverses préparations liquides destinées à l'usage externe ou interne.
Il arrive souvent aussi qu'on les associe entre eux ou qu'on y mélange d'autres médicaments pour obtenir des effets mixtes, etc.

Médicamentation. — Les préparations émollientes s'emploient tant à l'intérieur
qu'à l'extérieur, sous les formes les plus variées. Dans le tube digestif, on les administre en boissons, breuvages, électuaires, lavements, etc., et très souvent aussi on
les donne avec les aliments ordinaires, parce qu'en raison de leur saveur douce, elles
sont prises par les animaux sans aucune répugnance. A l'extérieur, on les emploie sous
forme d'injections, de bains, de lotions, d'embrocations, de fomentations, de cataplasmes, etc.

Quelle que soit la voie par laquelle on administre les émollients, on doit se rappeler
qu'ils n'agissent bien, selon leur nature, que quand ils sont *tièdes; froids* ou *chauds*,
ils ont souvent une action différente.

Pharmacodynamie. — Les effets des émollients seront distingués en *physiologiques* et en *thérapeutiques*, et les premiers divisés en *locaux* et en *généraux*.

1. — EFFETS LOCAUX.

a. **Effets locaux externes.** — Appliqués sur la peau intacte sous forme de topiques mous ou liquides, les émollients la pénètrent par imbibition, la gonflent, la relâchent et l'étiolent en quelque sorte ; elle devient plus souple, plus douce au toucher ;
l'épiderme semble devenu plus épais et plus étendu qu'à l'état normal ; la circulation capillaire s'y ralentit ; la peau devient pâle, froide, et perd une grande partie de
sa sensibilité générale et tactile. C'est donc là une action *atonique*, s'il en fut. Sur les
muqueuses et sur les tissus dénudés, les effets des émollients sont à la fois plus prompts
et plus énergiques.

b. **Effets locaux internes.** — Dans le tube digestif, les émollients se comportent
d'abord comme des aliments de facile digestion ; mais, s'ils sont administrés à forte
dose ou pendant quelque temps, ils ne sont plus digérés qu'en partie ou difficilement, et dès lors leur action relâchante ne tarde pas à se faire sentir. Ils calment la

soif, diminuent l'appétit, ralentissent la digestion, favorisent primitivement les fonctions des intestins en délayant les matières qui y sont contenues et en facilitant leur marche; mais, à la longue, ils relâchent trop le conduit alimentaire, comme toutes les matières très aqueuses, et déterminent bientôt la diarrhée en agissant comme des laxatifs. Ces médicaments développent donc dans le tube digestif l'action atonique que nous avons remarquée sur la peau et sur les autres tissus.

c. **Effets généraux.** — Pour bien comprendre les effets généraux des émollients, il est essentiel de distinguer leur action matérielle sur le sang et les modifications dynamiques qu'ils provoquent consécutivement dans la plupart des fonctions. C'est ce que nous allons essayer de faire.

Les médicaments émollients, considérés relativement à leur nature chimique, doivent être regardés comme des aliments aqueux et peu nutritifs. En effet, à l'exception de ceux qui sont tirés du règne animal, tels que l'albumine, la gélatine, le lait, etc., et qui ne sont émollients que par leur action locale, tous ces médicaments ne renferment pas ou ne contiennent que peu d'azote, et rentrent dans la classe des aliments *respiratoires* de M. Liebig, c'est-à-dire de ceux qui sont brûlés dans l'organisme pour entretenir la chaleur animale, mais qui sont impropres à nourrir le corps, comme le démontrent les expériences de M. Magendie, et qui ne peuvent que le traverser en quelque sorte en se dénaturant. D'après ces principes, on comprend que, si l'on donne pendant quelque temps à un animal, comme nourriture exclusive, des médicaments émollients, le sang devra nécessairement s'appauvrir, puisqu'il ne se formera plus de principes organisables et que ceux qu'il contenait primitivement devront diminuer peu à peu sous l'influence des besoins incessants de l'économie. Ce résultat arrive d'autant plus vite et avec d'autant plus de certitude que presque toujours, pendant la médication émolliente, on soumet les animaux à une diète plus ou moins sévère et qui prive encore les fluides nutritifs de nouveaux matériaux réparateurs. L'emploi des émollients équivaut donc à une diète véritable, puisqu'il résulte des expériences du vétérinaire anglais, Robert Read (1), que les substances non azotées (émollients) tendent à augmenter la proportion du sérum, tandis que les matières azotées (analeptiques) élèvent peu à peu la proportion du caillot.

Un fait capital domine donc la médication émolliente, c'est l'appauvrissement progressif du sang. Les médicaments adoucissants n'agissent pas sur le fluide nutritif par action directe et en attaquant ses principes organisables par une sorte d'action chimique, comme le font tous les *altérants*, par exemple; mais ils l'appauvrissent indirectement en ne lui fournissant pas les éléments nécessaires à la constitution de son caillot. Cependant ceux qui sont très aqueux, augmentant rapidement la proportion du sérum, peuvent attaquer à la longue les globules sanguins par la grande proportion d'eau qu'ils renferment. (V. *Eau.*)

En résumé, on peut dire que les émollients longtemps employés, même sur des animaux sains, ont pour effet constant d'augmenter la proportion du sérum du sang, de diminuer celle des globules et de l'albumine, de diminuer aussi la viscosité de ce fluide, de le rendre plus coulant, moins excitant, moins nutritif, moins coagulable, etc.; en un mot, d'amener l'état anémique ou hydroémique, si l'on insiste trop sur leur usage.

De ce fait, bien constaté, l'atténuation des qualités plastiques du sang, sous l'in-

(1) *The Veterinarian,* 1849, et *Recueil,* 1850.

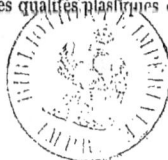

fluence de la médication émolliente, découlent, comme conséquences nécessaires, les diverses modifications fonctionnelles que nous allons examiner maintenant.

En règle générale, on peut dire que les médicaments émollients diminuent l'activité fonctionnelle parce que tous les organes, ainsi que les centres nerveux, ne reçoivent qu'un sang séreux et peu stimulant. La circulation et la respiration se ralentissent ; le pouls devient lent et mou ; l'air expiré est moins chaud et plus humide ; la chaleur animale est moins élevée et plus régulièrement répartie dans l'organisme ; les fonctions de relation sont moins actives et moins énergiques ; le corps s'amaigrit, les animaux sont faibles, les muqueuses pâles, les membres s'engorgent, etc. ; et enfin, les signes de l'état anémique et hydroémique ne tardent pas à apparaître, si l'on continue inconsidérément l'usage de ces médicaments.

Nous avons dit tout à l'heure que la médication émolliente entraînait toujours après elle le ralentissement des fonctions ; il en est quelques unes cependant qui font exception à cette règle générale : ce sont les diverses *sécrétions* et *exhalations*. Toutes ces fonctions, en effet, sous l'influence de l'état séreux du sang, et surtout par suite de l'introduction d'une grande quantité d'eau dans la circulation, redoublent d'activité pour expulser, par les diverses voies d'excrétion et de perspiration, l'excès de principes aqueux accidentellement introduits dans l'organisme, et pour maintenir le sang au degré de viscosité nécessaire à l'exercice régulier des fonctions. Nous verrons bientôt de quelle importance est cet excès des sécrétions dans le traitement des phlegmasies tant internes qu'externes.

Pharmacothérapie. — Ce paragraphe comprendra l'étude des *effets* et des *indications* thérapeutiques des émollients.

II. — EFFETS THÉRAPEUTIQUES.

Les effets thérapeutiques des émollients dérivent directement et sans aucune transformation des effets immédiats, et se divisent comme eux en *locaux* et *généraux*.

a. **Effets locaux externes.** — Ces médicaments déposés sur une surface gonflée par l'inflammation, chaude, douloureuse, etc., sur la peau rugueuse, sèche, crevassée, sur une plaie trop vivement irritée, etc., ne tardent pas à faire sentir leurs effets salutaires. Pénétrant peu à peu entre les fibres des organes, ils les relâchent, les ramollissent, diminuent l'excès de leur tension, modèrent la contractilité des capillaires, déterminent une sorte de détente dans la partie enflammée, etc. Il résulte de ces effets la diminution de la douleur d'abord, puis de la chaleur et de la rougeur ; quant à la tumeur, elle est plus rarement modifiée par les adoucissants qui produisent sur elle des effets entièrement opposés : quelquefois, en diminuant l'éréthisme du point enflammé, ils amènent ce qu'on appelle la *résolution* de la tumeur, c'est-à-dire la résorption des produits épanchés et leur retour dans les vaisseaux ; d'autres fois, au contraire, surtout quand on insiste trop sur l'usage des topiques émollients, il se développe sous leur influence un travail de désorganisation dans lequel les éléments du sang, infiltrés dans les tissus enflammés, se transforment en *pus* ; c'est ce qu'on appelle la *suppuration*. Cette terminaison est fréquente dans les inflammations du tissu cellulaire, dites phlegmoneuses.

b. **Effets locaux internes.** — Administrés à l'intérieur, les émollients exercent sur l'appareil digestif l'influence la plus heureuse ; ils diminuent la soif, calment la chaleur intérieure, humectent l'estomac et les intestins, remplacent le mucus quand il n'est pas assez abondant, augmentent la proportion des liquides intestinaux, délaient les matières qui peuvent y être accumulées, facilitent le cours du ventre, détendent la muqueuse, diminuent la contractilité souvent exagérée de la tunique musculeuse ou membrane charnue, etc. Mais pour obtenir ces divers effets, il est essentiel de donner les émollients en grande quantité et de les administrer sans cesse, soit par la bouche, soit par l'anus ; car les premières doses sont digérées comme des aliments ordinaires, et ce n'est que par un emploi persévérant de ces remèdes que le tube digestif peut en ressentir l'action bienfaisante.

c. **Effets généraux.** — Les effets débilitants des émollients sur toute l'économie sont beaucoup plus marqués dans l'état morbide que dans l'état physiologique. C'est surtout quand une fièvre de réaction intense existe que les effets salutaires de ces médicaments se montrent nettement. Ils diminuent l'activité de la circulation, rendent le pouls plus lent et plus souple, calment la respiration, éloignent la toux ou la font disparaître, rétablissent les sécrétions et les exhalations supprimées par l'inflammation, etc. Un effet général très important des émollients pendant les phlegmasies graves, c'est de combattre les effets funestes de la fièvre sur le sang. On admet généralement que, sous l'influence du mouvement fébrile, le sang devient plus épais, plus coagulable par suite de l'augmentation de la proportion de fibrine; sa circulation est alors difficile, surtout dans la partie enflammée, et augmente ainsi la gravité du mal. Les émollients, soit par la grande quantité d'eau qu'ils introduisent dans le sang, soit par suite de leurs qualités peu nutritives, tendent à rendre le sang plus fluide, moins excitant, et luttent ainsi directement contre les effets de la fièvre.

Un autre effet très important de la médication émolliente, c'est le rétablissement des fonctions sécrétoires ou perspiratoires momentanément suspendues par l'inflammation. En effet, on remarque toujours au début des phlegmasies que les muqueuses, les séreuses, la peau, les organes sécréteurs, etc., ont perdu la faculté de sécréter ou d'exhaler les liquides qui doivent lubrifier leur surface; aussi, résulte-t-il de cet état de la tension, de la chaleur, de la douleur, etc., dans les parties enflammées. Les émollients, en rendant le sang plus aqueux, en mettant l'économie dans la nécessité de se débarrasser, par les diverses surfaces sécrétantes ou exhalantes, de l'excès d'eau qu'ils introduisent dans le torrent de la circulation, humectent peu à peu ces surfaces, les détendent et procurent bientôt un soulagement marqué. Leur action sur les voies respiratoires, sur la peau, sur l'appareil génito-urinaire, etc., est surtout des plus remarquables : ils calment la toux, la rendent grasse et moins douloureuse, facilitent l'expectoration, diminuent la chaleur et la sécheresse de l'air expiré, rétablissent la transpiration, font cesser la sécheresse et l'aridité de la peau, lui donnent de la souplesse et de la moiteur, font couler les urines, les rendent aqueuses et abondantes, etc.

III. — INDICATIONS THÉRAPEUTIQUES.

Les indications des émollients sont très nombreuses et se rapportent surtout aux inflammations franches, tant internes qu'externes. Ce sont principalement les phlegmasies du tube digestif, de l'appareil respiratoire et des voies génito-urinaires qui en réclament souvent l'usage sous diverses formes. Certaines congestions, quelques hémorrhagies actives, les affections nerveuses aiguës, les maladies éruptives, le rhumatisme suraigu, un certain nombre de maladies chroniques, la suppression de quelques unes des sécrétions dépuratoires, la nature âcre ou irritante de leurs produits, etc., demandent aussi l'emploi de la médication émolliente pendant un temps variable, selon les circonstances. Quant aux accidents inflammatoires qu'on peut remarquer à la surface du corps, sur la peau, les muqueuses apparentes, les tissus dénudés, les glandes, etc., ils sont très nombreux et très divers; la plupart exigent également l'usage des émollients, ainsi que nous aurons le soin de le faire ressortir en étudiant chacun de ces agents.

Contre-indications. — L'usage des émollients est contre-indiqué dans toutes les maladies asthéniques, dans la débilité par une cause quelconque, dans l'état anémique et hydroémique du sang, la cachexie des ruminants, la ladrerie du porc, les affections lymphatiques, l'infection vermineuse, pendant la convalescence, chez les animaux âgés, chez ceux dont le tempérament lymphatique est très marqué, etc.

Tableau chimique et pharmacologique des médicaments émollients.

VÉGÉTAUX, ou NON AZOTÉS.	1° *Amylacés.*	Amidon, dextrine, riz, orge, maïs, avoine, blé, seigle.
	2° *Sucrés.*	Sucre, cassonade, mélasse, glucose, miel, réglisse, betterave, carotte, etc.
	3° *Gommeux*	Gommes arabique, du Sénégal, adragante, du pays.
	4° *Mucilagineux.*	Graine de lin, guimauve, mauve, molène, etc.
ANIMAUX, ou AZOTÉS.	1° *Albumineux*	OEufs, sang.
	2° *Gélatineux.*	Colle, tissus blancs.
	3° *Fibrineux*	Gluten, chair, sang.
	4° *Caséeux.*	Lait et petit-lait.
VÉGÉTAUX ET ANIMAUX, ou CORPS GRAS.	1° *Saponifiables.*	Huiles grasses, beurres, graisses, suifs.
	2° *Non saponifiables.*	Blanc de baleine, cire.

§ I. — Émollients non azotés.

I. — AMYLACÉS.

Dans cette catégorie d'émollients se trouvent compris : l'amidon ou fécule, qui sert de type, la dextrine qui n'en est qu'une modification, et la plupart des graines des céréales qui renferment toutes une forte proportion d'amidon. Nous allons les passer en revue dans l'ordre de leur énumération.

1° Amidon (amylum).

SYNONYMIE : Fécule amylacée, fécule, empois.

Pharmacographie. — L'amidon extrait des céréales se trouve dans le commerce sous forme de *poudre*, d'*aiguilles prismatiques*, de *masses irrégulières*, peu volumineuses. Il est blanc, inodore, insipide, et pèse 1,53 lorsqu'il a été desséché. Réduit en poudre, l'amidon ressemble à de la farine, seulement il est un peu rude au toucher, et quand on le froisse entre les doigts il fait entendre un bruit sec analogue à celui d'une étoffe de soie. Examiné au microscope, il paraît formé de grains irrégulièrement sphériques dont le diamètre varie selon les végétaux qui l'ont fourni. L'amidon extrait de la pomme de terre, et qu'on appelle plus particulièrement *fécule*, est toujours en poudre et présente à l'examen microscopique des grains très volumineux et arrondis.

L'amidon est insoluble dans l'eau froide; l'eau chaude le gonfle et le transforme en une matière épaisse, mucilagineuse et collante qu'on appelle *empois*. L'alcool, l'éther, les essences et les corps gras, ne dissolvent pas l'amidon.

Écrasé sous la molette d'un porphyre, soumis à la torréfaction, ou traité par les acides, l'amidon devient soluble dans l'eau, en se transformant successivement en *dextrine* et en *glucose*.

Le réactif caractéristique de l'amidon est l'iode, qui le colore toujours en bleu, qu'il soit cru ou cuit.

Falsifications. — L'amidon du commerce renferme normalement 12 0/0 d'humidité, et 2 0/0 environ de cendres après l'incinération; il peut être chargé d'une plus grande quantité d'eau et renfermer en outre des substances minérales. Celles qu'on y ajoute le plus souvent sont le carbonate et le sulfate de chaux (*craie* et *plâtre*). On dévoile le premier par les acides qui font effervescence, et le second en incinérant l'amidon et en dissolvant les cendres par l'eau distillée chaude; le nitrate de baryte indiquera la présence de l'acide sulfurique, et l'oxalate d'ammoniaque celle de la chaux.

Pharmacotechnie. — L'amidon s'emploie quelquefois en poudre sur les parties enflammées; le plus souvent on le délaie dans 12 à 15 p. d'eau froide, et on l'emploie crû en breuvages ou en lavements; quand on l'emploie cuit, on doit doubler ou tripler la quantité d'eau pour que la préparation ne soit pas trop épaisse. On en fait aussi des cataplasmes pour les parties délicates, et alors on se sert de préférence de la fécule de pommes de terre. Enfin, cuit ou crû, l'amidon est employé à la confection de bandages contentifs dans le cas de fracture; on le mélange souvent et on le gâche avec le plâtre au moyen de l'eau de manière à former une pâte épaisse. Nous pensons que si, au lieu d'employer de l'eau simple, on se servait d'eau chargée d'alun ou de colle-forte, on obtiendrait un appareil beaucoup plus résistant.

Administration. — Les doses d'amidon à l'intérieur sont de 64 gr. à 125 gr. pour les grands herbivores, de 16 à 32 pour les petits ruminants et le porc, et de 8 à 16 gr. chez le chien, plusieurs fois par jour.

Emploi thérapeutique. — Il est assez restreint en médecine vétérinaire, cependant on en fait usage à l'extérieur et à l'intérieur.

1° Extérieur. — On recouvre parfois les parties frappées d'érythème et d'érysipèle avec de la poudre d'amidon, afin de les préserver du contact irritant de l'air et de modérer la chaleur cuisante dont elles sont le siége. Ce moyen est préférable aux corps gras qui rancissent promptement sur les parties enflammées, et aux cataplasmes, qui mouillent la surface irritée sans nécessité. La fécule de pommes de terre délayée dans une décoction de têtes de pavot constitue des topiques très adoucissants pour les yeux, les oreilles, les mamelles, les testicules, etc. Mélangé au plâtre, à parties égales, et gâché avec de l'eau, l'amidon constitue un bandage contentif qui a été préconisé par M. Lafargue (1), et dont M. Deynaud (2) s'est servi avec succès dans un cas de fracture du canon postérieur chez une mule, et M. Vidal (3) chez le cheval.

2° **Intérieur.** — L'amidon se donne en breuvages et en lavements, crû ou cuit, contre les affections intestinales accompagnées de diarrhée; il jouit véritablement contre cette supersécrétion entérique d'une efficacité remarquable, qu'on attribue, sans preuves, soit à une action légèrement adoucissante, soit à une action restrinctive. On y ajoute assez souvent, pour plus de sûreté, soit la décoction de têtes de pavot, soit le laudanum. Pendant la convalescence, à la suite des phlegmasies gastro-intestinales, des affections des voies respiratoires, après le pissement de sang, etc., les boissons amidonnées sont d'une grande utilité pour rafraîchir le tube digestif et faciliter ses fonctions.

2° Dextrine.

SYNONYMIE : Gomme d'amidon.

Pharmacographie. — La dextrine est de l'amidon qu'on a rendu soluble dans l'eau froide par une légère torréfaction ou par l'action de la diastase ou des acides. Elle est sous forme d'une poudre sèche, un peu jaunâtre comme la farine de maïs, d'une odeur et d'une saveur qui rappellent un peu celle de la farine des graines légumineuses. Très soluble dans l'eau froide ou chaude, ainsi que dans l'alcool aqueux, la dextrine ne se dissout pas dans l'alcool absolu, l'éther, les essences et les corps gras. Elle se distingue de l'amidon en ce qu'elle ne se colore pas en bleu par l'action de l'iode, et de la poudre de gomme, dont elle rappelle plusieurs caractères, en ce qu'elle se transforme rapidement, sous l'influence des acides, en glucose, tandis que l'autre se change en acide mucique dans les mêmes circonstances.

Pharmacotechnie. — La dextrine étant soluble dans l'eau et l'alcool étendu, peut être employée à l'intérieur comme à l'extérieur. Elle peut entrer dans la confection des breuvages, des lavements, des bols et des électuaires émollients ou autres. A l'extérieur, on en fait usage, d'après le conseil de Darcet, comme moyen agglutinatif et contentif dans le cas de fracture, de luxation, etc. L'usage a en quelque sorte consacré la formule suivante proposée par M. Velpeau :

Dextrine.	100	grammes.
Eau-de-vie camphrée.	60	—
Eau chaude	40	—

Dissolvez la dextrine dans l'eau chaude, et ajoutez-y peu à peu, en remuant sans cesse, l'eau-de-vie camphrée; trempez ensuite dans le mélange sirupeux qui en résulte, les étoupes et les bandes qui doivent servir à maintenir l'os fracturé. En séchant, l'appareil devient très solide et on peut l'enlever facilement en l'humectant d'eau chaude, ce qui est un avantage sur les autres moyens analogues.

Emploi thérapeutique. — Indépendamment de l'application chirurgicale importante que nous venons de faire connaître, la dextrine pourrait rendre d'autres services

(1) *Journ. des vétér. du Midi*, 1840, p. 128.
(2) *Mém. de la Soc. vétér. de Lot-et-Garonne*, 1840, p. 59.
(3) *Journal de méd. vétérinaire de Lyon*, 1852, p. 306.

à la médecine vétérinaire. Pour l'usage interne, elle serait susceptible de remplacer la gomme dans la confection de la plupart des préparations adoucissantes dans lesquelles celle-ci peut entrer; son prix peu élevé et ses qualités émollientes la rendent très propre à cette substitution.

3° Grains des céréales.

Les graines des graminées céréales, soumises à la mouture, forment une poudre blanche appelée *farine*, dont les usages alimentaires et médicinaux ont une grande importance. Ces graines renferment deux ordres de principes également neutres, les uns *non azotés*, comme l'amidon, la dextrine, le sucre, la cellulose, les matières grasses, etc.; et les autres *azotés*, tels que l'albumine, la fibrine, la caséine et la glutine, dont l'ensemble constitue un corps collant et élastique, appelé *gluten*. Les graines céréales renferment en outre de l'eau et quelques sels alcalins ou terreux. Afin d'éviter, dans la description spéciale de chacun de ces grains, des répétitions et des longueurs inutiles, nous allons résumer dans un tableau général et comparatif, la composition chimique des céréales.

Composition chimique des grains des céréales.

NOMS des GRAINS.	AMIDON et DEXTRINE.	GLUTEN et ALBUMINE.	MATIÈRES GRASSES.	CELLULOSE.	SELS.	EAU.	TOTAUX.	AUTEURS.
Riz . .	87,40	7,50	0,80	3,40	0,90	5,00	100	Thenard.
Maïs. .	76,00	7,50	0,50	0,90	0,50	14,60	100	Boussingault.
Orge .	63,70	13,10	2,80	2,60	4,50	13,00	100	Id.
Avoine.	64,50	14,90	5,50	4,10	3,00	14,00	100	Id.
Blé. . .	66,90	14,60	4,20	1,70	1,60	14,00	100	Péligot.
Seigle .	67,50	9,00	2,00	3,00	1,90	16,60	100	Boussingault.
Son . .	64,50	14,90	5,50	4,10	3,00	14,00	100	Millon.

Pharmacotechnie. — On peut se servir des grains des céréales, entiers ou réduits en farine; il suffit de délayer celle-ci dans l'eau pour obtenir, selon les proportions du mélange, des cataplasmes, des boissons, des breuvages, des lavements, des bains, etc. Lorsqu'on fait usage des grains, on doit les faire bouillir dans l'eau jusqu'à ce qu'ils soient ramollis, et qu'ils aient cédé au véhicule tous leurs principes solubles; on obtient par ce moyen une décoction amylacée et mucilagineuse, renfermant une certaine quantité d'amidon, de la dextrine, du sucre, de la glutine, etc. En général, quand on veut obtenir des décoctions bien adoucissantes, il faut se servir de préférence des grains dépouillés de leur enveloppe ligneuse et glumacée, comme on le voit pour le riz, l'orge mondé, le gruau d'avoine, etc. En les soumettant à la germination, on augmente beaucoup la proportion des principes solubles des grains, et surtout celle de la dextrine et du sucre (Voy. *Orge*).

Emploi thérapeutique. — La décoction des grains entiers ou moulus des céréales peut être employée à l'extérieur, sous diverses formes, contre les accidents de l'inflammation externe. A l'intérieur on en fait un usage fréquent en boissons, breuvages et lavements, contre les affections inflammatoires du tube digestif, des voies respiratoires, de l'appareil génito-urinaire, etc. Ce qu'on appelle *régime blanc*, *barbottage*, et qui consiste surtout dans l'usage des farineux, véritables médicaments alimentaires, s'emploie très fréquemment en médecine vétérinaire, soit pendant la convalescence, comme un moyen complémentaire de traitement, soit avant le développement des maladies épizootiques ou enzootiques de nature inflammatoire, comme remède prophylactique, etc.

a. Riz.

Pharmacographie. — Grain de l'*Oryza sativa* L., plante graminée qui est originaire de l'Inde et de la Chine et qui est maintenant cultivée dans un grand nombre de contrées du globe. Tel qu'on le trouve dans le commerce, le riz est dépouillé de ses enveloppes et même de son tégument propre. On en connaît deux variétés principales : celui de la *Caroline*, qui est blanc, un peu transparent, allongé, anguleux, sans odeur et d'une saveur farineuse franche ; c'est le plus estimé ; et celui du *Piémont*, qui est jaunâtre, opaque, arrondi, d'une odeur faible, spéciale, et d'une saveur un peu âpre (Guibourt).

Pharmacotechnie. — Le grain de riz est employé entier ; on le soumet à une décoction prolongée dans l'eau afin d'en obtenir une solution amylacée et mucilagineuse qu'on emploie en boissons ou en lavements. La dose de riz est de 16 à 32 grammes par chaque litre d'eau.

Emploi médicinal. — Donnée par la bouche ou par l'anus, la décoction de ce grain, appelée vulgairement *eau de riz*, est fréquemment employée pour combattre la diarrhée et la dyssenterie chez le chien et le chat, plus rarement chez le porc ; chez les herbivores, on ne peut en faire usage que sur ceux qui sont très jeunes ou de race précieuse. Cependant elle peut être de quelque utilité dans les superpurgations des solipèdes, ainsi que l'avait déjà remarqué De la Bère-Blaine (1). On augmenterait les vertus antidyssentériques de l'eau de riz, si on y ajoutait de la décoction de têtes de pavot, du laudanum, de l'extrait gommeux d'opium, etc.

b. Maïs.

Pharmacographie. — Le maïs, appelé vulgairement *blé de Turquie*, est le grain du *Zea maïs* L. qui est cultivé dans la plupart des contrées de la terre. Il offre plusieurs variétés distinguées, surtout par la couleur, en *jaune, blanche, rouge, violette*, etc. Ces grains sont irrégulièrement arrondis, gros comme des pois, très durs et immédiatement attachés à un épi volumineux.

Le maïs présente avec le riz une certaine analogie chimique, ainsi qu'on peut le voir par l'inspection du tableau, et pourrait lui être substitué avec économie dans les contrées où il est cultivé. Cependant il est assez rarement employé en médecine sous ce rapport, quoiqu'il soit bien digne de l'être. La poudre de ce grain, connue vulgairement sous le nom de *farine jaune*, constitue d'excellents cataplasmes émollients qui peuvent remplacer ceux de graine de lin.

---

(1) *Notions fond. de l'art vétér.*, t. III, p. 184.

c. Orge.

Pharmacographie. — Grain de l'*Hordeum vulgare* L., qu'on croit originaire de la Russie et qui est cultivé dans la plupart des contrées du globe. Ce grain se rencontre dans le commerce sous les formes suivantes, sans compter la *farine* :

1° ENTIER (*orge en paille*). Il est formé de deux parties : une jaunâtre, ligneuse, rude au toucher, c'est l'enveloppe ; l'autre, blanche et farineuse, c'est l'amande.

2° MONDÉ. Sous cet état, l'orge a été dépouillé de la plus grande partie de son enveloppe ligneuse, mais il conserve sa forme allongée.

3° PERLÉ. Sous cette forme, l'orge a été entièrement débarrassé de son enveloppe, et de plus, le grain a été arrondi par le jeu d'une meule.

4° GERMÉ et TORRÉFIÉ (*malt, drèche*). Dans cet état, qu'on prépare artificiellement dans les brasseries, l'orge a été soumis à la germination, et quand le germe a acquis à peu près la longueur du grain, on l'a torréfié légèrement pour arrêter les progrès de la nouvelle pousse. Ainsi préparé, l'orge est beaucoup plus riche en sucre que dans les circonstances ordinaires.

Composition chimique. — Cette composition, qui se trouve indiquée par le tableau, est remarquable par l'excès d'amidon et de cellulose, et par la faible proportion des matières azotées. De plus, le parenchyme du grain est si fortement uni à l'amidon, que quelques chimistes ont admis dans cette céréale un principe particulier qu'ils ont appelé *hordéine*, et qui ne paraît être qu'un mélange de ligneux et de fécule.

Pharmacotechnie. — Quand on se sert de l'orge pour obtenir des préparations émollientes, on peut avoir à sa disposition de la farine, le grain mondé ou perlé, et enfin le grain entier. Lorsqu'on emploie la farine, l'opération est simple et se réduit à délayer cette matière dans l'eau froide, tiède ou chaude, selon l'indication ; quand on met en usage l'orge mondé ou perlé, tout se réduit à faire bouillir, jusqu'à ramollissement complet, le grain dans l'eau ; mais quand on doit se servir de l'orge en paille, on prescrit de le soumettre à une première ébullition et de rejeter la première eau, qui est chargée, dit-on, des principes résineux et extractifs de l'enveloppe, qui sont âcres, puis d'y ajouter une nouvelle quantité de liquide, qui devient dès lors le véhicule définitif. Cette précaution, qui est considérée par M. Soubeiran comme *très peu nécessaire* dans la médecine de l'homme, doit être regardée, d'après cela, comme à peu près oiseuse dans celle des animaux. Enfin, quand on désire que la décoction soit très chargée et possède quelques propriétés nutritives, on doit écraser le grain dans un mortier après son ramollissement et le soumettre ensuite à une ébullition prolongée.

Les quantités d'orge jugées nécessaires pour confectionner des boissons émollientes et rafraîchissantes pour les herbivores sont d'environ 1/2 kilogr. de farine pour un seau d'eau ; 32 grammes d'orge mondé ou perlé pour deux litres de véhicule, et environ 1 litre d'orge en paille pour 15 litres d'eau ordinaire, qu'on fait réduire plus ou moins, selon les cas.

La décoction d'orge ne sert pas seulement à faire des boissons adoucissantes et tempérantes auxquelles on ajoute du nitre, de l'oxymel simple, du sulfate de soude, etc.; mais on en confectionne aussi des lavements, des lotions, des bains, etc., qui jouissent des mêmes propriétés. Enfin, la farine d'orge peut servir au besoin à la préparation d'excellents cataplasmes émollients et maturatifs.

Emploi thérapeutique. — L'orge est d'un emploi très fréquent comme moyen curatif, prophylactique et complémentaire, dans la plupart des phlegmasies du tube digestif, des voies respiratoires, de l'appareil génito-urinaire, etc.

d. Avoine.

Pharmacographie. — Ce grain, qui est fourni par l'*Avena sativa* L , qu'on cultive à peu près partout en Europe, est formé de deux parties : d'une enveloppe ligneuse, mince, noirâtre, renfermant, dit-on, une matière résinoïde et un principe aromatique rappelant celui de la vanille, et d'une amande farineuse qui, séparée de l'enveloppe, constitue ce qu'on appelle le *gruau d'avoine*.

Pharmacotechnie. — L'avoine entière soumise à la décoction fournit une boisson émolliente et diurétique qui est peu usitée en médecine vétérinaire. Le grain d'avoine ramolli sert parfois à faire des cataplasmes pour les lombes. Le gruau , employé à la dose d'une once environ par litre d'eau, constitue une excellente tisane émolliente et nutritive à laquelle on peut ajouter, selon le besoin, du miel, du lait, etc. Elle convient surtout pour les petits animaux.

Emploi médicinal. — M. Delafond (1) recommande beaucoup la décoction de gruau d'avoine pour les jeunes animaux atteints d'irritations intestinales, de diarrhées, etc. Cette excellente boisson, que les animaux prennent d'eux-mêmes, et qui conviendrait très bien après les éruptions pustuleuses du mouton, du porc et du chien, est d'un grand secours durant la convalescence des animaux jeunes de race précieuse. Si le prix un peu élevé du gruau d'avoine n'y mettait pas obstacle, cette tisane serait sans doute d'un usage plus fréquent en médecine vétérinaire.

e. Blé.

Pharmacographie. — Cette précieuse céréale, connue de tout le monde, et produite par le *Triticum sativum* L., fournit à la médecine vétérinaire la *farine*, le *son* et le *pain*.

1° FARINE. La farine de blé, trop chère pour être d'un emploi fréquent dans la médecine vétérinaire, forme des boissons émollientes et très nutritives quand on la délaie dans l'eau. La grande proportion de gluten qu'elle renferme donne à la pâte qu'on en fait en la pétrissant avec un peu d'eau tiède, des propriétés agglutinatives très prononcées qui ont été le sujet de quelques applications en chirurgie. M. Lapoussée jeune (2) conseille comme bandage contentif dans le cas de fracture, un mélange de farine de froment et de blanc d'œuf délayé dans du vinaigre. De plus, d'après des renseignements qui nous ont été fournis par notre condisciple et ami M. Vallon (3), vétérinaire militaire au haras de Mostaganem, il paraît que les Arabes confectionnent avec de la farine de blé un bandage contentif pour les fractures des membres des animaux, qui offre beaucoup de solidité. Ils délaient la farine dans l'eau,

(1) *Traité de thérapeutique générale*, t. I, p. 292.
(2) *Mém. de la Soc. vétér. de Lot-et-Garonne*, 1840, p. 63.
(3) Note communiquée.

de manière à en faire une bouillie claire, y trempent un morceau d'étoffe de laine dont ils entourent le membre fracturé, et recouvrent le tout avec de la pâte épaisse. Cet appareil simple et grossier, qu'on trouve partout à sa disposition, devient dur et résistant une fois qu'il est bien sec.

2° SON. Ce produit de la mouture et du blutage du blé porte les noms de *gros son*, de *petit son* et de *recoupe*, selon la proportion de farine et de parties périspermiques qui le constituent. Longtemps considéré comme une matière ligneuse et inerte, le son paraît être, au contraire, aussi riche que le blé entier en principes utiles. Il résulte, en effet, des recherches de M. Millon, corroborées par des analyses toutes récentes de M. Péligot, que ce produit renferme un grand nombre de principes solubles, ainsi qu'on peut s'en convaincre par l'inspection du tableau chimique des céréales.

Le son traité par décoction et passé dans un linge avec expression fournit un liquide amidonné, sucré et mucilagineux, très doux au toucher, qui est d'un emploi très fréquent en boissons, breuvages, lavements, lotions, bains, etc., dans la plupart des accidents inflammatoires tant internes qu'externes. Délayé dans l'eau chaude, soit seul, soit mélangé à d'autres substances émollientes, telles que la farine de lin, le miel, les corps gras, etc., le son constitue de bons cataplasmes, aussi efficaces qu'économiques. Enfin, cuit et fortement exprimé ou torréfié légèrement, et, dans l'un et l'autre cas, appliqué sur les lombes sous forme de sachet, le son peut être d'une grande utilité dans un grand nombre de circonstances, chez les grands herbivores surtout.

3° PAIN. D'après Proust et Vogel, le pain est composé de sucre, d'amidon intact ou torréfié, de gluten, d'acides acétique et carbonique, de carbonate d'ammoniaque et des matières salines contenues dans le blé.

Le pain macéré dans l'eau froide ou délayé dans celle qui est chaude ou tiède, constitue l'*eau panée*, boisson émolliente et nutritive qui convient parfaitement contre les affections intestinales, et pendant la convalescence des jeunes animaux des diverses espèces. Cuit dans l'eau ou le lait et réduit en pâte épaisse, il forme d'excellents cataplasmes, qui ont cependant l'inconvénient de s'aigrir très vite. Enfin, associé à la corne de cerf calcinée, à la gomme, au sucre et à quelques aromates, le pain constitue la fameuse décoction blanche de Sydenham, depuis si longtemps consacrée par l'usage dans la médecine de l'homme contre la diarrhée et la dyssenterie. La formule suivante, qui n'en est qu'une légère modification, peut en tenir lieu pour les animaux :

Cendres d'os de ruminants . . .	16 grammes.
Mie de pain blanc.	48 —
Gomme ou dextrine	16 —
Cassonade	32 —
Infusion de tilleul.	32 —
Eau commune.	q. s.

Triturez ensemble la poudre d'os et la mie de pain ; faites bouillir le mélange dans deux litres d'eau ; passez dans un linge avec expression et réduisez d'un tiers ; puis dissolvez-y la gomme et le sucre, et ajoutez en dernier lieu l'infusion aromatique. On pourrait remplacer cette dernière avec avantage par une décoction légère de têtes de pavot.

f. Seigle.

Cette céréale, fournie par le *Secale cereale* L., peut être considérée sous tous les rapports comme le vrai succédané du blé. Cependant elle renferme moins de gluten, mais plus d'albumine ; ce qui explique l'état humide et visqueux du pain qui en résulte. Le seigle fournit comme le froment, à la médecine des animaux, la *farine*, le *son* et le *pain ;* mais il est très rarement employé sous ce rapport, soit à l'intérieur, soit à l'extérieur.

II. — ÉMOLLIENTS SUCRÉS.

Les émollients sucrés comprennent des matières formées entièrement de sucre, telles que le sucre cristallisable, la cassonade, la mélasse, le glucose, le miel, et d'autres qui n'en contiennent qu'une certaine proportion, comme la réglisse, la betterave, la carotte et la plupart des racines charnues. Nous allons les examiner dans cet ordre.

a. Sucre cristallisable (*Saccharum*).

SYNONYMIE : Sucre ordinaire, sucre de canne, de betterave, etc.

Pharmacographie. — Il est solide, cristallisé en prismes rhomboïdaux, très blanc, inodore, d'une saveur douce, toute spéciale, et d'une densité de 1,60. Chauffé, il fond d'abord et perd de son eau ; à 180 degrés, il fournit un produit transparent appelé *sucre d'orge ;* à 220 degrés, il se transforme en *caramel ;* enfin, à une température plus élevée, il se décompose entièrement. Le sucre est soluble dans le *tiers* de son poids d'eau froide et dans l'eau chaude en toute proportion. L'eau saturée de sucre à chaud et à une certaine température forme un liquide épais, visqueux, collant, appelé *sirop*, et qui laisse déposer parfois des cristaux de sucre très hydraté, auquel on donne le nom de *sucre candi.* Incomplètement soluble dans l'eau-de-vie, le sucre est entièrement insoluble dans l'alcool absolu et l'éther, qui le précipitent l'un et l'autre de sa dissolution aqueuse concentrée. Les acides et les alcalis affaiblis, les ferments et un grand nombre de sels métalliques, surtout à l'aide de la chaleur, transforment le sucre ordinaire en *glucose*. Enfin, la fermentation le décompose en alcool et acide carbonique, ce qui constitue le caractère vraiment chimique de ce corps ternaire.

Pharmacotechnie. — Le sucre blanc dissous dans l'eau et cuit d'après certaines règles constitue le *sirop de sucre* ou *sirop simple*, d'un emploi fréquent dans la médecine humaine, mais très rare dans celle des animaux à cause de l'élévation du prix de cette préparation. Cependant on peut en faire usage avec profit pour les animaux des petites espèces et pour ceux des grandes espèces qui sont très jeunes ou de race distinguée ; le sirop sert surtout à édulcorer les boissons émollientes. Réduit en poudre, seul ou mélangé à quelques sels métalliques, le sucre sert à faire quelques collyres secs d'une certaine utilité contre les taches de la cornée transparente.

Effets et emploi. — Appliqué sur les muqueuses ou les tissus dénudés, à l'état de poudre, le sucre produit une excitation légère, due sans doute à l'état anguleux de ses particules et à son hygroscopicité. Sur les plaies blafardes et à pus séreux, sur les ulcérations de l'œil, il est d'une utilité incontestable.

Introduit dans les voies digestives, le sucre se comporte comme un médicament émollient et comme un aliment de facile digestion. Donné en petite quantité, il est facilement digéré, changé en glucose et bientôt absorbé. Administré en quantité un peu forte, et surtout continué pendant quelques jours, il dérange la digestion intestinale, détermine la diarrhée d'abord, puis la purgation, après avoir provoqué une soif vive. D'après les expériences de Viborg (1), les poules sont purgées par 32 à 45 grammes de sucre, et les moutons par 200 grammes; chez ces derniers, la purgation se montra neuf heures après l'administration du remède et dura trois jours. Essayé sur le porc et le chien, le sucre ne détermina aucun effet purgatif. Pour les grands herbivores, la question reste indécise. Quelques vétérinaires allemands prétendent que le sirop simple mélangé à l'eau salée est un bon laxatif pour les animaux de l'espèce bovine; mais les essais de Viborg n'ont pas confirmé cette croyance. Enfin, le même expérimentateur a pu constater que le sucre donné pendant plusieurs jours aux chevaux, à la dose de 1500 grammes chaque matin, détermine bientôt le dégoût, la purgation et un grand amaigrissement des sujets. Un point sur lequel tous les auteurs sont d'accord, c'est que le sucre passé dans la circulation provoque promptement une évacuation urinaire très copieuse, ce qui en a fait conseiller l'usage par quelques médecins contre l'hydropisie des grandes séreuses. En médecine vétérinaire, le prix élevé de cette substance en restreint beaucoup l'usage; il convient particulièrement contre les phlegmasies des voies respiratoires, parce qu'il calme la toux, la rend grasse et facilite l'expectoration, etc.

b. Cassonade ou sucre brut.

La cassonade est le suc brut de canne qu'on expédie en Europe pour le soumettre au raffinage. Elle est sous forme d'une poudre grossière ou de petits fragments, de couleur roussâtre plus ou moins marquée, d'une odeur particulière, très légère, et d'une saveur sucrée moins douce et moins franche que celle du sucre purifié. La cassonade présente, du reste, toutes les propriétés de ce dernier; elle pourrait même remplacer le sucre en médecine vétérinaire pour édulcorer les boissons émollientes, car son prix est relativement moins élevé; cependant on en fait assez rarement usage.

c. Mélasse.

La mélasse est un produit de la fabrication du sucre et provenant, selon toute probabilité, de l'altération de ce principe immédiat des végétaux. Elle est sous forme d'un sirop épais, d'un rouge-brun foncé, d'une odeur de caramel, d'une saveur sucrée mêlée d'amertume et d'âcreté. La mélasse paraît formée de sucre cristallisable, de glucose, d'une matière colorante brune (caramel), d'un principe mucoso-sucré, d'acide acétique et d'acétates; ces derniers principes sont surtout abondants quand elle a vieilli.

La mélasse sert à édulcorer les boissons émollientes et les breuvages, à la manière du miel, qu'elle peut remplacer avec avantage sous le rapport de l'économie. Donnée en grande quantité ou pendant longtemps, elle détermine la purgation, comme toutes les matières sucrées altérées ou acidules. Cependant on en fait usage après les affections internes, l'échauffement, les éruptions cutanées, etc., surtout chez les chevaux, en la mélangeant à de la paille hachée.

(1) Hertwig, *Pharmacologie pratique*, p. 453.

d. Sucre incristallisable.

Pharmacographie. — A l'état de pureté, le sucre incristallisable est solide, en petites masses mamelonées, comme les choux-fleurs, et d'une saveur sucrée qui est près de deux fois plus faible que celle du sucre ordinaire à masses égales. Tel qu'il est préparé dans l'industrie par l'action de la diastase ou des acides étendus sur la fécule de pommes de terre, le glucose est sous la forme d'un sirop épais, transparent, de couleur blanche ou jaunâtre, inodore, de saveur sucrée faible, et collant fortement aux doigts comme la térébenthine, dont il offre un peu l'aspect. Cette variété de sucre réduit les sels métalliques avec une grande facilité et mérite la préférence sur le sucre ordinaire dans le cas d'empoisonnement par les sels de cuivre, de plomb, de mercure, d'argent, etc.

Usages. — Le sirop de fécule ou glucose étant d'un prix moins élevé que le miel, pourrait lui être substitué avec économie pour l'édulcoration des boissons et breuvages émollients; mais, à cause de ses propriétés adhésives très marquées, il convient peu pour la confection des bols et des électuaires. Enfin, il pourrait être substitué au sirop ordinaire dans la préparation de quelques sirops composés employés en médecine vétérinaire. Pour l'usage externe, on pourrait l'utiliser comme moyen adhésif dans le cas de fracture en le mélangeant à la farine, à la térébenthine ordinaire, etc.

e. Miel (*Mel*).

Pharmacographie. — Le miel est une matière sucrée aromatique déposée par les abeilles (*Apis mellifica*) dans les alvéoles de leurs ruches comme une réserve alimentaire pour la saison froide. On ne sait pas encore au juste si les abeilles trouvent le miel tout formé dans les nectaires des fleurs où elles vont butiner, ou si ces insectes le produisent par une sécrétion particulière, en élaborant dans un appareil spécial les matières qu'elles empruntent aux plantes. Un fait bien démontré, c'est que le miel, par son odeur, sa saveur, et jusqu'à un certain point par ses propriétés, rappelle toujours son origine, et que, si les principes recueillis dans les fleurs sont modifiés par les organes des abeilles, cette modification doit être fort légère.

Récolte. — La récolte du miel a lieu vers la fin de l'automne, alors que les ruches sont remplies par la réserve alimentaire que les abeilles, dans leur prévoyance, ont rassemblée pour l'hiver. Pour cela on fait passer ces insectes, par divers moyens, dans une ruche vide, et, pendant leur absence, on enlève de leur ancienne demeure les rayons de cire dont les alvéoles sont remplis de miel. Pour séparer ce dernier produit, on dépose le miel brut sur des claies en osier, au soleil ou dans une étuve, et l'on recueille dans des vases bien propres l'espèce de sirop qui s'en écoule goutte à goutte; c'est le miel de qualité supérieure appelé *miel blanc* ou *vierge*. Ce qui reste encore dans les rayons de cire en est séparé au moyen de la pression, et quelquefois même de la chaleur; le produit qui en résulte forme ce qu'on appelle *miel jaune*, *miel commun*, qui renferme beaucoup d'impuretés.

Caractères généraux. — Le miel de bonne qualité est solide ou mou, jamais liquide; sa couleur est d'un blanc plus ou moins pur, ou d'un jaune plus ou moins foncé; son aspect est grenu, il est onctueux au toucher et collant comme un sirop; son odeur est spéciale et en général aromatique, sa saveur est sucrée et agréable. Soumis à l'action de la chaleur, le miel pur fond et devient plus fluide. Soluble dans l'eau froide ou chaude, ainsi que dans l'alcool faible, le miel est insoluble dans l'alcool absolu, l'éther, les essences et les corps gras. Exposé à l'air, il s'altère facilement, entre en fermentation et acquiert bientôt une saveur aigre due à la présence de l'acide acétique.

Variétés commerciales. — On distingue plusieurs variétés de miel; la plus estimée, mais la moins répandue, est celle qui provient des îles de la Méditerranée, et dont le miel de *Mahon* forme un des meilleurs échantillons; viennent ensuite les miels de *Narbonne* et du *Gatinais*, qui sont l'un et l'autre solides, grenus, blancs; seulement le premier est très aromatique, tandis que le second ne l'est pas ou ne l'est que fort peu; enfin se présente le miel commun, qui est jaune et plus ou moins fluide, et dont la variété la moins estimée est celle qui vient de la *Bretagne*. En médecine vétérinaire, on ne fait usage que du miel commun, à cause de son bas prix.

Composition chimique. — Le miel renferme trois espèces de sucres : du sucre cristallisable, du sucre mamelonné ou glucose, et du sucre liquide ou sucre de fruit; il contient, en outre, une matière sucrée analogue à la mannite, de la cire, un acide libre, un principe aromatique, une matière colorante, etc.

Altérations et falsifications. — Si le miel n'a pas été conservé dans des vases bien clos et déposés dans des lieux frais, il ne tarde pas à fermenter et à subir des modifications profondes dans sa nature et ses propriétés. Il brunit, devient liquide, mousseux, acide et acquiert bientôt une saveur aigre très marquée.

Indépendamment de ses altérations spontanées, le miel est souvent impur par suite des nombreuses fraudes dont il est l'objet. Les corps qu'on y mélange de préférence sont l'amidon, la farine des céréales, celle des légumineuses, la pulpe de châtaigne, la dextrine, le sirop de fécule ou glucose, etc. La présence de toutes ces substances se reconnaît à ce caractère : que le miel pur se liquéfie sous l'influence de la chaleur, tandis que lorsqu'il est impur, il prend plus de consistance si on le chauffe. L'eau froide en sépare plusieurs matières, l'amidon entre autres, que la teinture d'iode caractérise en le colorant en bleu. La dextrine et le glucose, qu'on prépare souvent avec l'acide sulfurique, se reconnaissent au moyen du nitrate de baryte qui ne précipite pas sensiblement la dissolution aqueuse du miel pur.

Pharmacotechnic. — Les préparations dans lesquelles entre le miel sont distinguées en *internes* et *externes*. Parmi les premières, il en est dans lesquelles ce médicament est partie essentielle, comme dans le *sirop de miel*, l'*hydromel*, l'*oxymel simple*, les *oxymels composés*, les *mellites* ou *miels composés*, dont nous ferons connaître les formules à mesure que l'occasion s'en présentera. Il en est d'autres, au contraire, et celles-ci sont magistrales, dans lesquelles le miel n'est qu'un adjuvant ou un correctif plus ou moins important, comme on le remarque dans les tisanes, boissons, breuvages, lavements, électuaires et bols divers dont il fait presque toujours partie. Dans les préparations externes où le miel entre pour une proportion plus ou moins grande, nous pouvons citer l'onguent digestif, l'onguent de pied, les oxymellites de cuivre et autres, divers cataplasmes maturatifs et adoucissants, etc.

Médicamentation. — Quand on emploie le miel à l'intérieur, la dose peut varier depuis 64 grammes jusqu'à 250 grammes et plus, pour les grands herbivores, plusieurs fois par jour; de 16 à 64 grammes pour les petits ruminants et le porc; et de 8 à 16 grammes pour les carnivores.

Pharmacodynamie. — Le miel, appliqué sur les parties enflammées, est très onctueux, très doux et très adoucissant; néanmoins, sur les engorgements, il exerce une action résolutive, et sur les solutions de continuité une action excitante et cicatrisante marquée. Introduit dans les voies digestives, il est adoucissant et nutritif à petites doses; mais si on l'administre en quantités un peu fortes, il agit comme un véritable laxatif. En général, dans le cas de phlegmasies internes, il est très calmant et facilite la sécrétion du mucus; ses vertus béchiques et expectorantes sont connues de tous les praticiens.

Pharmacothérapie. — L'usage du miel est journalier en médecine vétérinaire; on l'emploie à la fois à l'intérieur et à l'extérieur.

1° **Intérieur.** — Il remplace, pour les animaux malades, le sucre dont le prix est trop élevé; il sert principalement à édulcorer les boissons et les tisanes émollientes. C'est surtout contre les affections aiguës des voies respiratoires, telles que l'angine, la bronchite, la pneumonie et la pleurésie, la gourme, etc., que le miel est d'une grande utilité pour calmer la toux, en diminuer la sécheresse, faciliter l'expectoration, etc. Vitet (1) recommande, au contraire, de s'en abstenir dans les inflammations gastro-intestinales, accompagnées de tension et de douleur du ventre, parce qu'il augmente les souffrances, dit-il, sans doute à cause de ses vertus laxatives. Cependant Girard père (2) assure que le miel, à la dose de 500 grammes dans un litre de vin chaud, fait cesser les coliques des chevaux comme par enchantement; il est vrai que la nature de ces coliques n'a pas été spécifiée.

2° **Extérieur.** — D'après ce que rapporte M. Prétot (3), les anciens hippiâtres employaient souvent le miel en topique sur les parties douloureuses ou phlogosées; c'est un léger sédatif; son application, ajoute ce praticien, est facile en raison de ses propriétés agglutinatives, et n'exige pas d'appareil contentif, ce qui est souvent d'un très grand avantage; de plus, il ne présente pas, comme les émollients muci-lagineux, par exemple, l'inconvénient d'amener à la longue des engorgements froids et tenaces; il est précieux pour les mamelles engorgées et douloureuses; il réussit bien aussi à calmer les douleurs et l'engorgement produits par les piqûres des insectes, etc. Mélangé au son, à la farine, au savon vert ou à la térébenthine, c'est un excellent topique pour les plaies blafardes, pour les crevasses, les furoncles, les contusions, les inflammations superficielles de la peau, des muqueuses, de l'œil, etc., d'après ce que nous ont assuré MM. Schaack, Chambert, Buer, etc. C'est, du reste, un moyen que nous avons vu souvent appliquer à la clinique de l'école dans des cas

(1) *Médecine vétérinaire*, t. III, p. 57.
(2) *Compte rendu d'Alfort*, 1815, p. 14.
(3) *Clinique vétérinaire*, 1844, p. 519.

analogues. Enfin, d'après M. Vallon, les Arabes recouvrent presque toujours de miel les points où ils ont appliqué le feu. Bourgelat (1) recommande avec raison d'être sobre de topiques de cette nature pendant la saison chaude, parce que le miel attire alors une grande quantité de mouches, qui tourmentent sans cesse les malades.

f. Réglisse (*Glycyrrhiza glabra*, L.).

Cette belle plante légumineuse, qui croît principalement dans le midi de l'Europe, et particulièrement en Espagne, fournit à la droguerie sa racine ou tige souterraine.

Pharmacographie. — La racine de réglisse est longue, cylindrique, ligneuse, de la grosseur du doigt, brune en dehors, jaune en dedans, d'une odeur particulière et d'une saveur sucrée avec un arrière-goût âcre. Lorsqu'elle est fraîche, cette racine est à peu près lisse à la surface, tandis qu'elle est ridée longitudinalement quand elle est sèche et vieille. Il faut la choisir d'une belle couleur jaune, celle qui est rousse étant le plus souvent altérée par suite d'une mauvaise conservation ou par vétusté.

Composition chimique. — Elle est composée, d'après M. Robiquet, d'un principe sucré, non fermentescible, appelé *glycyrrhizine*, d'albumine, d'amidon, d'asparagine, d'un principe oléo-résineux, de ligneux et de sels.

Pharmacotechnie. — En pharmacie, on connaît trois produits de la réglisse : la *racine entière*, la *poudre* et l'*extrait* ou *jus noir de réglisse*. La racine coupée par fragments de la longueur du pouce et traitée par macération, infusion ou décoction, fournit des boissons adoucissantes et béchiques d'un emploi fréquent dans les affections des voies respiratoires. La macération et l'infusion sont préférables à la décoction, parce que l'eau bouillante dissout le principe oléo-résineux qui est âcre et amer, et qui diminue les qualités émollientes de la préparation. La poudre, qui est d'un usage si fréquent en médecine vétérinaire pour la confection des bols et électuaires adoucissants et béchiques, est souvent falsifiée avec la sciure des bois résineux tels que le gayac, le sassafras, le buis, etc. La fraude se reconnaît en traitant la poudre par l'alcool ordinaire : si la poudre est pure, la teinture obtenue ne précipitera pas par l'eau, tandis qu'elle se troublera s'il y a des parcelles de bois sudorifiques. Enfin, l'extrait ou suc de réglisse, quoique son prix soit peu élevé, est très rarement employé en médecine vétérinaire.

Emploi. — La réglisse en électuaire ou en breuvage s'emploie chez les grands animaux à la dose de 64 à 125 grammes, principalement contre les maladies de l'appareil respiratoire; chez les petits ruminants et le porc, la dose se réduit à 16 ou 32 grammes, et à celle de 4 à 8 grammes chez les carnivores. Bourgelat et Vitet prescrivent la décoction de réglisse en breuvage et en lotions contre les dartres, la

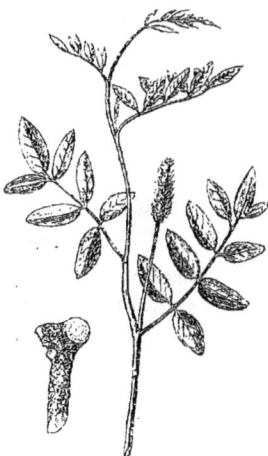

(1) *Matière médicale*, t. II, p. 243.

gale et même le farcin; mais c'est un moyen qui mérite peu de confiance et qu'on peut remplacer par une foule d'autres plus efficaces.

g. Betterave (*Beta vulgaris*, L.).

Cette plante, de la famille des Chénopodées, connue de tout le monde, est maintenant cultivée dans toute l'Europe, soit comme plante potagère, soit comme racine-fourrage, soit enfin comme plante industrielle pour la fabrication du sucre. Sa racine, très volumineuse, blanche, jaune, rouge ou marbrée, contient beaucoup d'eau, du sucre, de la pectine, de la cellulose, des sels, etc. Coupée en morceaux et traitée par décoction, elle fournit un liquide très sucré et très émollient, qui peut remplacer la plupart des tisanes édulcorées, dans les affections des voies respiratoires, du tube digestif, de l'appareil génito-urinaire, etc., surtout quand ces affections attaquent un grand nombre d'animaux à la fois, comme dans les enzooties et les épizooties, et qu'il devient indispensable de faire une médecine économique. Réduite en pulpe et soumise à la pression, la betterave crue fournit un liquide très sucré qui, évaporé convenablement, devient épais, gélatineux et peut remplacer le miel pour édulcorer les boissons, etc.

h. Carotte (*Daucus carota*, L.).

Cette plante potagère, de la famille des Ombellifères, fournit à la thérapeutique sa racine simple, conique, blanche ou jaune et plus rarement rouge. Elle renferme, comme celle de la betterave, beaucoup d'eau, du sucre, une forte proportion de pectine, une matière colorante, un principe aromatique, de la cellulose, des sels, etc. Réduite en pulpe et comprimée, ou cuite et exprimée, la racine de carotte fournit un liquide très adoucissant qui, évaporé avec soin, donne une sorte de sirop gélatineux très sucré qui peut aussi remplacer économiquement le miel dans plusieurs circonstances. La tisane de carottes est émolliente, béchique, diurétique et convient particulièrement dans les affections de la poitrine, du ventre et des voies urinaires. Tout le monde connaît son efficacité comme moyen hygiénique, employée crue, après les longues maladies internes suivies de dépérissement chez tous les herbivores, et notamment chez les solipèdes. La pulpe de carotte cuite ou crue sert aussi à faire des cataplasmes adoucissants et résolutifs qu'on suppose capables de modifier les plaies et les tumeurs de mauvaise nature.

i. Autres racines sucrées.

La *rave* (*Brassica rapa*, L.), le *navet* (*Brassica napus*, L.), le *panais* (*Pastinaca sativa*, L.), le *topinambour* (*Helianthus tuberosus*, L.), etc., soumis à la cuisson, fournissent aussi des liquides sucrés et émollients qui constituent des tisanes béchiques et adoucissantes très économiques.

III. — ÉMOLLIENTS GOMMEUX.

Ce groupe d'émollients est peu nombreux, et ne comprend que les différentes espèces de *gommes*. Après avoir fait connaître les caractères généraux et spéciaux de ces corps, leur nature chimique, nous les étudierons ensemble sous le rapport pharmaceutique et thérapeutique.

Des gommes.

Pharmacographie. — On désigne sous le nom de *gommes* des principes végétaux neutres, non azotés, fournis par des plantes légumineuses et rosacées, et qui se dissolvent plus ou moins complétement dans l'eau en la rendant mucilagineuse. Par leur composition chimique, les gommes se rapprochent de l'*amidon* et du *sucre;* mais elles diffèrent du premier en ce qu'elles se transforment en acide *mucique* au lieu de donner de l'acide oxalique, sous l'influence de l'acide azotique et de la chaleur, et du second, en ce qu'elles ne peuvent fermenter.

Caractères généraux. — Les gommes sont solides, transparentes et incristallisables; elles sont incolores quand elles sont pures, et généralement dépourvues d'odeur et de saveur. Insolubles dans l'alcool, l'éther, les essences et les corps gras, les gommes sont plus ou moins solubles dans l'eau froide ou chaude, qu'elles rendent épaisse, visqueuse et douce au toucher.

Division. — Les gommes se divisent, sous le rapport de la solubilité, en trois séries distinctes : 1° *Gommes solubles.* Elles se dissolvent dans l'eau froide, la rendent mucilagineuse sans troubler sa transparence, et ont pour principe immédiat l'*arabine.* Ex. : gommes *arabique* et du *Sénégal.* 2° *Gommes insolubles.* Elles ne se dissolvent ni dans l'eau froide ni dans l'eau chaude, mais elles s'y gonflent considérablement et prennent l'aspect d'un mucilage épais; elles sont à base d'*adragantine.* Telles sont les gommes *adragante* et de *Bassora.* 3° *Gommes mi-solubles.* Elles se dissolvent en partie dans l'eau froide, et presque entièrement dans celle qui est bouillante; elles renferment principalement de la *cérasine.* Ex. : la *gomme du pays.*

a. Gommes solubles.

Elles sont au nombre de deux principales, la gomme arabique et celle du Sénégal, elles sont de même nature.

1° Gomme arabique (*G. blanche, G. turcique*). — Autrefois apportée de l'Arabie, d'où lui vient son nom, et provenant maintenant presque entièrement du Sénégal, cette variété de gomme est la plus chère et la plus estimée pour l'usage médical. Elle est fournie par divers arbrisseaux épineux du genre *Acacia*, de la famille des Légumineuses, qui croissent spontanément dans les contrées les plus chaudes de l'Afrique et de l'Asie, et notamment, d'après M. Guibourt, par l'*Acacia vera*, L. Véritable suc propre de ces plantes et rassemblée dans des réservoirs sous-épidermiques, la gomme se fait jour par les fissures naturelles de l'écorce et se fige bientôt à la surface de l'épiderme auquel elle adhère avec force. Telle qu'on la rencontre dans le commerce, la gomme arabique véritable est en petits fragments irréguliers, anguleux, durs, à cassure vitreuse, demi-transparents, incolores, inodores, d'une saveur fade et un peu sucrée et d'une densité de 1,46 à 1,57. Dure, sèche, peu hygrométrique, la gomme arabique se pulvérise aisément et se réduit en une poudre blanche, douce au toucher et entièrement soluble dans l'eau. Elle est formée en grande partie d'arabine; cependant elle renferme normalement 21 pour 100 d'humidité, et laisse après l'incinération 3 pour 100 de cendres.

Falsifications. — On mélange souvent à la gomme arabique entière de la gomme du Sénégal, dite de Galam, et même des fragments peu colorés de gomme du pays; mais ces fraudes sont peu graves comparativement à celles qu'on exerce sur la *poudre.* Les corps qu'on y mélange le plus souvent sont l'*amidon*, la *dextrine* et la *craie.* La première et la dernière de ces trois substances sont faciles à dévoiler, parce qu'elles ne peuvent être dissoutes par l'eau, qui s'empare de la gomme et les laisse déposer; la teinture d'iode fait reconnaître l'amidon en le colorant en bleu, et les acides indiquent

la craie en provoquant une vive effervescence. La dextrine est plus difficile à reconnaître, parce qu'elle est soluble dans l'eau froide comme la gomme elle-même ; cependant la solution gommeuse pure ne se colorant pas par la teinture d'iode et prenant,
au contraire, une teinte vineuse dans la dissolution de dextrine, il est possible de
s'apercevoir d'un mélange frauduleux par ce dernier moyen, si la proportion de gomme
d'amidon est un peu forte.

2° **Gomme du Sénégal** (*G. rousse, G. rouge*). — Cette variété de gomme, très voisine par sa nature de la précédente, avec laquelle on la confond souvent, serait fournie,
d'après M. Guibourt, par l'*Acacia verek, A. vera, A. seyal, A. Adansonii*, etc.,
qui tous croissent spontanément au Sénégal, d'où la gomme tire son nom. Elle est
en fragments irrégulièrement arrondis, d'une grosseur qui varie depuis celle d'une
noisette jusqu'à celle d'un œuf de pigeon, et plus, ridés à la surface, d'une couleur
rouge ou roussâtre, transparents, inodores, mais d'une saveur un peu sucrée et d'une
densité de 1,56 à 1,65. Contrairement à la gomme arabique, la gomme du Sénégal
est ductile et tenace et ne peut être réduite en poudre même après une dessiccation
complète ; elle renferme habituellement 27 pour 100 d'humidité et se dissout dans l'eau
sans résidu. La solution rougit le tournesol et précipite l'oxalate d'ammoniaque, ce
que ne fait pas celle de gomme arabique pure. Le commerce en distingue aujourd'hui
deux sous-variétés : celle du *bas du fleuve* ou de *Sénégal*, qui est en morceaux arrondis plus ou moins volumineux et toujours colorés en rouge ou en jaune ; et celle
du *haut du fleuve* ou de *Galam*, qui est en fragments anguleux, brisés, très brillants,
ce qui la différencie de celle d'Arabie, à laquelle elle ressemble, mais dont les fragments sont plus petits, plus secs et plus ternes.

b. Gommes insolubles.

Elles sont aussi au nombre de deux : la gomme adragante et celle de Bassora, qui
sont presque identiques.

1° **Gomme adragante** (*G. vermiculaire*). — Elle exsude à travers l'épiderme
de l'*Astragalus verus*, Oliv., arbrisseau qui croît spontanément dans l'Asie Mineure,
la Perse et l'Arménie. Elle est sous forme de petits filets ou de lanières contournées
comme du vermicelle, ou en plaques plus ou moins épaisses, irrégulières, opaques et
d'une teinte un peu jaunâtre ; quand elle est sèche, ses fragments sont durs, cassants
et d'aspect corné. Incolore ou jaunâtre, inodore, d'une saveur mucilagineuse et
amylacée, la gomme adragante est insoluble dans l'eau, soit froide, soit chaude, mais
elle absorbe une grande quantité de ce liquide, devient demi-transparente et prend
l'aspect d'un mucilage épais. Selon les proportions du mélange, la gomme adragante
forme avec l'eau ou un mucilage filant, ou une masse épaisse comme de l'empois. En
général, 2 100⁰ᵉ de cette gomme suffisent pour rendre l'eau très mucilagineuse, tandis
qu'il faudrait à ce liquide son poids des gommes solubles pour arriver au même point.

Aujourd'hui on sépare cette gomme en deux variétés : 1° celle en *lanières vermi-
culées*, qui se ferait jour par des fissures naturelles ; 2° celle en *plaques*, qui sortirait
par des incisions artificielles (Guibourt). En général on donne la préférence à cette
dernière, qui fournit un mucilage plus épais, plus transparent, plus lié, et qui paraît,
en outre, contenir moins d'amidon.

D'après Bucholz, et la plupart des chimistes, la gomme adragante serait formée
d'adragantine en grande partie et d'une petite proportion d'arabine. M. Guibourt

n'est pas de cet avis ; il pense que cette gomme ne contient pas de principe soluble et qu'elle est entièrement formée d'adragantine, d'amidon et de cellulose.

2° **Gomme de Bassora** (*Gummi torredonense*). — Cette variété de gomme insoluble, qu'on attribue au *Mimosa sassa*, ressemble par la forme de ses fragments un peu à la précédente, seulement elle est beaucoup plus blanche et plus transparente ; du reste, elle se gonfle dans l'eau et devient mucilagineuse comme la gomme adragante, avec laquelle on la mélange sans doute, car elle est peu répandue dans le commerce et rarement employée en médecine.

c. Gommes mi-solubles.

Elles ne renferment qu'une seule variété dite *gomme du pays*.

Gomme du pays (*G. nostras, G. de cerisier*). — La gomme du pays, qui est très commune, découle de la plupart des arbres du genre *Prunus* de Linné, et notamment du cerisier, du merisier, du prunier, de l'abricotier, etc. Elle suinte spontanément en automne par les crevasses de l'écorce du tronc et des branches de ces arbres, surtout quand ils sont vieux. D'abord liquide et incolore, elle ne tarde pas à durcir et à se colorer en se desséchant à l'air. Telle qu'on la trouve dans le commerce, cette gomme est en gros fragments irréguliers, agglutinés les uns aux autres, luisants, demi-transparents, rouges, collants aux doigts, recouverts d'impuretés et adhérents à des fragments d'écorce. Mise en contact avec l'eau , elle s'y gonfle comme la gomme adragante , et ne se dissout jamais qu'incomplétement, même après une ébullition prolongée.

Pharmacotechnie des gommes. — Sous le rapport pharmaceutique, les gommes peuvent être considérées comme des *médicaments* ou comme des *excipients*. Sous le premier rapport, elles s'emploient toujours en solution plus ou moins concentrée dans l'eau, le lait ou d'autres liquides émollients, et s'administrent en boissons, breuvages, lavements, injections, collyres, etc. Comme excipient ou intermède, on se sert du mucilage épais de la gomme adragante ou de celle de la gomme du pays, pour confectionner les bols et les pilules, et de la solution des gommes d'Arabie et du Sénégal pour dissoudre dans l'eau des huiles grasses, des essences, des résines ou des gommes-résines, du camphre, etc. Il est fâcheux que le prix élevé de ces substances en restreigne autant l'usage en pharmacie vétérinaire, où elles rendraient de grands services.

Effets et usages. — Les gommes constituent des médicaments émollients par excellence ; dans le tube digestif elles sont aussi légèrement alimentaires. Déposées sur les surfaces enflammées, elles en calment rapidement la tension, la rougeur, la sécheresse, la sensibilité, et procurent promptement une détente salutaire. Dans les inflammations très aiguës des muqueuses, elles sont surtout utiles pour lubrifier les surfaces, remplacer le mucus supprimé par 'une vive phlogose , et s'interposer en quelque sorte entre le tissu malade et les matières internes ou externes qui doivent se mettre en contact avec lui. Enfin, en pénétrant en nature dans le sang, elles le rendent momentanément plus doux, moins excitant pour les organes, calment la fièvre, modèrent la circulation , font couler les urines, etc.

A l'intérieur, les boissons gommées conviennent, particulièrement chez les animaux jeunes ou de petite espèce, dans la diarrhée et la dyssenterie suraiguë, la superpurgation, les empoisonnements irritants, les phlegmasies très vives du tube digestif, etc. ;

et dans ces différents cas on y ajoute presque toujours les opiacés, la belladone, etc. Les affections suraiguës des voies respiratoires, avec toux quinteuse, sèche, douloureuse, la gourme spasmodique de Chabert, la pleurésie, la laryngite, après l'entrée de gaz irritants dans les bronches, etc.; réclament aussi l'emploi des tisanes gommées; il en est de même pour les phlegmasies violentes des organes génito-urinaires. Malheureusement, dans ces différents cas l'indication doit céder devant la question d'économie; et l'on doit remplacer les gommes par les émollients mucilagineux.

A l'extérieur, on emploie bien rarement les gommes; cependant la dissolution concentrée de gomme arabique est quelquefois introduite entre les paupières pour calmer une conjonctivite très douloureuse, pour envelopper et entraîner au dehors des corps étrangers introduits dans les yeux; on l'injecte aussi dans l'oreille enflammée du chien, mélangée au lait chaud, à la crème, etc. Enfin, on mélange la poudre de gomme arabique aux sels astringents, à la colophane, au tannin, etc., pour arrêter les hémorrhagies capillaires, l'épistaxis, etc.

IV. — ÉMOLLIENTS MUCILAGINEUX.

Les émollients de cette catégorie comprennent, indépendamment du *mucilage* qui en forme la base, diverses graines, racines, feuilles, fleurs, etc., plus ou moins riches en principes gommeux et mucilagineux. Nous allons les passer en revue.

a. Mucilage (*Mucilago*).

Pharmacographie. — Le mucilage est un principe neutre non azoté, spécial aux végétaux, et se rapprochant beaucoup, par sa nature chimique et ses propriétés, des gommes dont nous venons de faire l'histoire. Il possède même le caractère chimique essentiel de ces derniers corps, puisqu'il se transforme comme les gommes en acide *mucique* sous l'influence de la chaleur et de l'acide azotique. Il existe en très grande quantité dans la graine de lin, les semences des cucurbitacées, les pepins d'un grand nombre de fruits charnus, etc.; on le trouve également dans les mauves, les guimauves, la bourrache, le bouillon-blanc, etc. Le mucilage des graines et des pepins est presque toujours pur, tandis que celui des tiges et des racines est souvent mélangé avec de l'amidon et bleuit par l'iode.

Caractères. — Préparé par macération, infusion, ou décoction des parties mucilagineuses des plantes dans l'eau, le mucilage se présente avec les caractères suivants: il est liquide, incolore, inodore, insipide, insoluble dans l'eau qu'il rend épaisse, visqueuse, filante, comme la gomme, seulement il jouit de faibles propriétés adhésives. Insoluble dans l'alcool et l'éther qui le précipitent de sa dissolution aqueuse, le mucilage émulsionne dans l'eau les huiles grasses, les essences, les résines, etc. Dépouillé de la grande quantité d'eau qu'il renferme et desséché avec soin, le mucilage se présente sous la forme de plaques roussâtres, cassantes, faciles à pulvériser, d'une odeur fade, particulière, et se gonflant considérablement dans l'eau avant de s'y dissoudre. Il renferme une forte proportion de sels alcalins et terreux, ce qui explique en partie ses vertus diurétiques.

Pharmacotechnie. — Préparé comme il sera dit à l'occasion de la graine de lin, le mucilage forme la base d'une foule de préparations émollientes destinées soit à l'usage interne, soit à l'usage externe, telles que boissons, breuvages, lavements, injections, fomentations, bains locaux, etc. Une solution mucilagineuse peut servir à émulsionner les corps gras, résineux et analogues, comme une dissolution gommeuse. Elle sert à confectionner des cataplasmes très économiques en délayant du son, des poudres végétales, etc. Enfin, cette solution peut entrer aussi dans la confection de certains collyres adoucissants, etc.

Effets et emplois. — De tous les émollients, les mucilagineux sont incontestablement ceux qui sont le plus franchement adoucissants et relâchants, soit à l'extérieur, soit à l'intérieur. Ils pénètrent facilement dans les tissus, les dilatent, diminuent leur tension et leur sensibilité, calment la chaleur et l'éréthisme dont ils peuvent être le siége, etc. Introduits dans le tube digestif, ils sont difficilement digérés, surtout si la solution est un peu concentrée, et ils ne tardent pas à relâcher les intestins au point de déterminer une action laxative des plus prononcées. Passé dans le sang et mélangé aux fluides nutritifs, le mucilage n'est altéré par la respiration que quand il n'est qu'en petite quantité; dans le cas contraire, il circule en quelque sorte en nature dans le fluide sanguin, le rend adoucissant pour les organes, et enfin s'échappe de l'économie par les voies urinaires, dont il est l'adoucissant par excellence, ainsi que nous l'expliquerons en parlant des *Diurétiques mucilagineux.*

Dans les inflammations aiguës et suraiguës, tant externes qu'internes, les émollients mucilagineux sont d'un emploi aussi avantageux qu'économique. C'est plus particulièrement dans les phlegmasies de la poitrine, du tube digestif et des voies génito-urinaires qu'on en fait usage; l'angine et la bronchite aiguës, la gastrite et l'entérite suraiguës, les empoisonnements par les matières âcres et irritantes, le desséchement des matières alimentaires et l'obstruction du canal intestinal, la présence des calculs, des égagropiles et des bézoards, la néphrite, la cystite, l'urétrite et la vaginite aiguës, le pissement de sang inflammatoire, etc., sont les principales affections ou accidents qui réclament l'emploi des mucilagineux. A l'extérieur, les cas qui en exigent l'application sont aussi très nombreux et très variés, et se devinent d'eux-mêmes d'après les propriétés de ces médicaments.

b. De la graine de lin (*Linum usitatissimum,* L.).

Pharmacographie. — Cette graine d'une plante textile très connue, et formant à elle seule un genre (*Linum*) et une famille (Linacées), présente les caractères suivants : elle est petite, ovale, comprimée, lisse et luisante, de couleur puce, inodore et d'une saveur mucilagineuse. Les graines de lin sont formées d'un épisperme mince, membraneux, très riche en mucilage, représentant le cinquième du poids de chaque graine, et d'une amande blanche, huileuse et formant les quatre cinquièmes environ de la masse des graines.

Composition chimique. — D'après les nombreuses recherches des chimistes, la graine de lin renferme les principes suivants : 1° du *mucilage*, contenu principalement dans l'épisperme et formant environ 15 à 16 p. 100 de la masse totale de la graine ; 2° une *huile grasse*, siccative, renfermée dans l'amande et dont la proportion serait de 34 à 36 p. 100 dans le poids de la graine entière; 3° un principe *oléo-résineux*, dont la quantité n'est pas bien connue encore, et qui est la cause de l'odeur et de la saveur spéciales du médicament ; 4° divers principes solubles ou insolubles

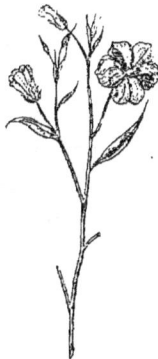

dans l'eau, dont le poids serait de 30 pour 100 environ ; 5° enfin, des sels terreux ou alcalins formant 5 à 6 pour 100 de cendres après l'incinération de la graine de lin.

La graine de lin fournit à la thérapeutique quatre produits utiles : du mucilage, de la farine, de l'huile et du tourteau ou résidu.

1° Mucilage. — Le mucilage de graine de lin s'obtient par infusion ou par décoction dans l'eau ordinaire : dans le premier cas, il faut environ 10 grammes de graines pour rendre un litre d'eau mucilagineuse ; dans le second cas, il n'en faut plus que la moitié. Dans l'une et l'autre circonstance, on doit passer la préparation dans un linge et exprimer avec soin, afin d'enlever tout le mucilage et de le séparer du résidu de la graine. Ainsi préparé, ce produit reçoit les diverses applications que nous avons dites à l'article *Mucilage.*

2° Farine de lin. — La poudre ou farine de graine de lin est d'un jaune brunâtre en masse, et présente de nombreuses parcelles rougeâtres provenant du tégument de la graine ; elle est grasse et douce au toucher, se pelotonne quand on la comprime dans les mains, et tache comme une huile le papier dans lequel on la renferme. Son poids est de 470 grammes par litre. Elle est principalement employée à la confection d'excellents cataplasmes émollients dans lesquels entrent environ 1 partie de farine et 3 parties d'eau. Délayée en petite quantité dans l'eau tiède et passée à travers un linge fin, la farine de lin fournit un liquide blanc, mucilagineux et émulsionné, qui peut recevoir de nombreuses applications tant à l'intérieur qu'à l'extérieur.

3° Huile de lin. —Voyez les ÉMOLLIENTS GRAS, article *Huiles végétales.*

4° Tourteaux de lin. — Ces résidus de la fabrication de l'huile de lin peuvent remplacer économiquement la farine de lin pour la confection des cataplasmes émollients, surtout dans le nord de la France où cette matière est commune et à bas prix. Ils renferment, d'après M. Meurein (1), les principes suivants : eau, 14 ; huile grasse, 6 ; mucilage, 34 ; résidu insoluble, 56.

c. Semences mucilagineuses et émulsives.

1° Semences ou **pepins de coing** (*Pirus cydonia,* L.).

2° Pepins des divers fruits des Rosacées (*Pommes, poires,* etc.).

3° Semences des Cucurbitacées (*Courges, melons,* etc.).

4° Graines de trigonelle, ou **fenu-grec** (*T. fœnum-grœcum,* L.).

5° Graines de chanvre, ou **chènevis** (*Cannabis sativa,* L.)

6° Graines de pavot (*Papaver somniferum,* L.).

d. Guimauve (*Althœa officinalis,* L.).

Pharmacographie. — La guimauve officinale, belle plante de la famille des Malvacées, est cultivée dans plusieurs contrées de la France, particulièrement dans le

(1) *Journal de pharmacie et de chimie,* t. XX, p. 403.

Midi, à cause des produits qu'elle fournit à la droguerie, et qui sont : la racine, les feuilles et les fleurs.

1° Racine de guimauve. — Cette racine, qui est la partie la plus importante de la plante pour la médecine vétérinaire, est longue, fusiforme, de la grosseur du pouce, en moyenne, blanche en dehors, jaunâtre en dedans, fibreuse, amylacée, d'une odeur faible et d'une saveur mucilagineuse un peu sucrée. On doit la choisir blanche, saine, bien sèche, peu fibreuse et exempte de goût de moisi : on la conservera à l'abri de l'humidité, car elle s'altère facilement. Pulvérisée, elle forme une poudre grossière, d'un blanc jaunâtre, d'une odeur et d'une saveur spéciales, plus marquées que dans la racine entière.

Falsifications. — La racine entière de guimauve est souvent remplacée par celle de la mauve alcée (*Malva alcea*, L.), dite guimauve de Nîmes; mais cette substitution n'offre aucun inconvénient grave. La poudre est quelquefois mélangée de craie, fraude grossière qu'il est facile de dévoiler à l'aide des acides qui déterminent alors une vive effervescence.

Composition chimique. — D'après les recherches d'un grand nombre de chimistes, la racine de guimauve contient les principes suivants : mucilage, gomme, amidon, albumine, asparagine (althéine?), sucre, des matières azotée, colorante et grasse, et sels alcalins.

Emploi. — Traitée par décoction, à la dose de 16 à 32 grammes par litre d'eau, la racine de guimauve entière fournit un liquide mucilagineux et amylacé qui, édulcoré avec du miel ou de la mélasse, constitue des boissons et des breuvages très adoucissants, qui conviennent dans toutes les phlegmasies internes, et particulièrement contre celles des voies respiratoires quand elles sont très aiguës. Réduite en poudre, cette racine forme la base d'électuaires, de pilules et de bols émollients, d'une grande utilité dans ces mêmes affections; elle entre aussi dans la plupart des préparations de ce genre à titre d'excipient. La décoction de racine de guimauve sert aussi à la confection des collyres adoucissants, des gargarismes, des lavements, des injections, etc.; on en ferait également usage à titre de lotions, de fomentations, de bains locaux, etc., s'il n'était pas aussi facile de remplacer cette préparation par un grand nombre d'autres plus économiques et tout aussi efficaces.

2° Feuilles de guimauve. — Elles sont pétiolées, à trois ou quatre lobes peu marqués, tomenteuses sur les deux faces, blanchâtres, molles et douces au toucher. Elles renferment une grande quantité de mucilage, et cuites dans l'eau, elles fournissent par leur pulpe d'excellents cataplasmes émollients, et par le suc qu'on en retire des lavements, des injections, des bains, etc. Cependant elles sont peu usitées en médecine vétérinaire, et remplacées par celles de mauve qui sont beaucoup plus communes.

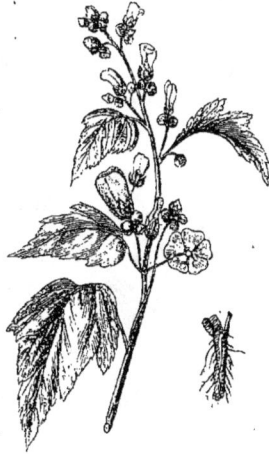

3° Fleurs de guimauve. — Elles ont un calice à neuf divisions extérieures, et une corolle à cinq pétales d'une teinte blanc rosé et d'une odeur faible et agréable. Très employées en infusion chez l'homme, comme émollientes et pectorales, ces fleurs sont peu usitées pour les animaux, à cause de leur prix. Cependant elles peuvent être utiles dans la médecine des petits et des jeunes sujets.

e. Mauve (*Malva sylvestris,* L.)

Pharmacographie. — La mauve sauvage, ainsi que toutes les espèces du même genre, sont des plantes très communes dans les champs, les jardins, le long des murs, des haies, dans les décombres, etc. Toutes ces plantes, et surtout la première, fournissent à la médecine leurs *feuilles* et leurs *fleurs*, et, au besoin, leurs racines, qui sont également émollientes et peuvent tenir lieu de celles de la guimauve.

1° Feuilles de mauve. — Elles sont longuement pétiolées, arrondies, échancrées en cœur à leur base, découpées en cinq à sept lobes peu profonds, et munies de poils sur les nervures. Ces feuilles sont très riches en mucilage et partant très émollientes. Cuites dans l'eau, les feuilles de mauve fournissent deux produits : 1° un liquide verdâtre, doux et mucilagineux, qu'on emploie très souvent en lavements, injections, bains, lotions et fomentations, soit sur les muqueuses apparentes, soit sur la peau ; 2° et une pulpe verte qui, employée seule ou avec d'autres matières émollientes, constitue des cataplasmes adoucissants et maturatifs d'un usage tout à fait vulgaire.

2° Fleurs de mauve. — Elles sont d'un rose pâle, rayées de rouge plus foncé, portées en un certain nombre à l'aisselle des feuilles ou sur des pédoncules inégaux. Ces fleurs changent de couleur en séchant, et deviennent bleues ; cette dernière nuance disparaît parfois sous l'influence de l'humidité ou de la lumière. Émollientes et pectorales, les fleurs de mauve sont d'un emploi fréquent dans la médecine humaine ; dans la médecine vétérinaire, elles ne peuvent convenir que pour les petits animaux de quelque valeur.

f. Autres plantes mucilagineuses.

1° Bourrache (*Borrago officinalis,* L.). — On fait usage des feuilles et des fleurs en infusion ; elles sont émollientes, pectorales, sudorifiques et diurétiques. Leur emploi est indiqué dans les affections de la poitrine et dans les éruptions cutanées difficiles.

2° Bouillon-blanc ou Molène (*Verbascum thapsus,* L.). — Parties employées : *feuilles* et *fleurs.* Elles sont émollientes et antispasmodiques. Elles conviennent dans les mêmes cas que la mauve et la guimauve.

3° Grande consoude (*Symphytum consolida*). — Partie usitée : la racine. Traitée par décoction, elle fournit un liquide émollient et un peu astringent. Elle convient dans la diarrhée, la dyssenterie, et la plupart des hémorrhagies internes asthéniques, notamment dans le pissement de sang. Elle est peu employée.

4º **Figuier de Barbarie** (*Cactus opuntia*, L., Nopalées). — Cette plante grasse, appelée vulgairement *raquette*, est, dit-on, originaire d'Amérique ; elle s'est naturalisée dans le midi de l'Europe, en Espagne, en Portugal, en Italie, et surtout en Afrique, où elle acquiert de grandes dimensions. Ses feuilles épaisses, charnues, armées de piquants, et très grandes, renferment, entre les deux lames qui constituent leur enveloppe extérieure, une pulpe verte, friable, qui est très riche en mucilage. Une de ces feuilles fendue en deux selon sa longueur, et appliquée par la face divisée sur une partie enflammée, remplace très avantageusement un cataplasme émollient. Hachées et bouillies dans l'eau, ces feuilles deviennent très mucilagineuses, et fournissent un liquide très adoucissant qui remplace, dans les infirmeries vétérinaires des régiments d'Afrique, la plupart des émollients ordinaires. On en fait des breuvages, des lavements, des injections, des bains, etc. ; et la pulpe cuite forme aussi d'excellents cataplasmes. Cette plante constitue, dans nos possessions algériennes, une ressource précieuse pour la médecine vétérinaire, ainsi que M. Vallon a bien voulu nous l'apprendre dans une note détaillée, dont un extrait a été publié par le *Journal de médecine vétérinaire de Lyon*, année 1852, p. 210.

§ II. — Émollients azotés.

I. — ALBUMINEUX.

Les médicaments albumineux appartiennent, en quelque sorte, à la fois aux végétaux et aux animaux : la farine des graines céréales, les pommes de terre, etc., peuvent fournir des liquides albumineux ; dans les animaux, on trouve de l'albumine dans toutes les parties liquides ; seulement, elle est en plus grande quantité dans le sang que partout ailleurs. Néanmoins on n'emploie presque jamais, en médecine vétérinaire, que celle qu'on retire des œufs ; l'histoire de l'albumine se trouve donc naturellement liée à celle de ces produits des oiseaux.

Des œufs des oiseaux de basse-cour.

Les œufs de tous les oiseaux de basse-cour, comme ceux de la poule, de la cane, de l'oie, de la dinde, etc., peuvent servir également à l'usage médical ; cependant on n'emploie guère que les œufs de poule, parce que ce sont les plus communs, les moins chers, et qu'on les rencontre partout et en toute saison.

On distingue dans l'œuf, au point de vue de la pharmacie, trois parties distinctes : le *blanc*, le *jaune* et la *coquille*. Chacune de ces parties a des usages spéciaux que nous devons faire connaître ; néanmoins nous croyons devoir faire remarquer, avant de procéder à cette étude spéciale, que les œufs sont quelquefois employés entiers dans le cas de diarrhée et de dyssenterie des veaux ; dans ce but, on les écrase dans un vase, y compris la coquille, et on les fait avaler au jeune nourrisson. Huzard père conseillait d'y ajouter du vin rouge un peu astringent.

a. Albumine ou blanc d'œuf (*Albumen*).

Pharmacographie. — C'est un liquide visqueux, un peu verdâtre, transparent, inodore, insipide, plus dense que l'eau et moussant beaucoup par l'agitation en emprisonnant de l'air. Soumise à une douce chaleur, incapable de la coaguler, l'albumine se dessèche, forme des plaques translucides, jaunâtres, vitreuses, et conserve sa solubilité dans l'eau. Mais à une température supérieure à 70 degrés centigrades, l'albumine se coagule entièrement, forme une masse blanche, élastique, complètement insoluble dans l'eau. L'albumine liquide ou desséchée est très soluble dans l'eau, mais elle est précipitée de sa dissolution aqueuse par un grand nombre de corps, tels que l'alcool, l'éther, les essences, la plupart des acides minéraux ou organiques concentrés, tous les sels métalliques, etc. Par contre, les alcalis et les sels alcalins dissolvent l'albumine, même lorsqu'elle a été coagulée par la chaleur ou les acides. Les acides acétique, chlorhydrique, phosphorique hydraté, très étendus d'eau, exercent aussi une action fluidifiante sur l'albumine. On devra tenir compte de ces réactions dans les alliances pharmaceutiques de l'albumine.

Composition chimique. — Le blanc constitue environ les deux tiers de la masse de l'œuf; il est formé d'une dissolution aqueuse d'albumine renfermée dans une membrane très mince analogue à celle de l'humeur vitrée de l'œil. Il est composé de 85 parties d'eau, de 12 d'albumine, de 2,7 de matière muqueuse, et de 0,3 de soude libre, de soufre et de matières salines (1).

Emploi. — Le blanc d'œuf s'emploie tant à l'intérieur qu'à l'extérieur. Examinons les deux cas.

1° **Intérieur.** — Il se donne toujours en dissolution aqueuse, avec laquelle on fait des breuvages et des lavements. Pour le mettre sous cette forme, il faut le dépouiller de sa membrane d'enveloppe. Dans ce but, on prend de deux à quatre blancs d'œufs pour chaque litre, et on les bat avec une petite quantité du liquide; cela fait, on passe dans un linge avec expression et l'on ajoute le reste du véhicule. Cette dissolution albumineuse, édulcorée d'une petite quantité de miel, est très adoucissante et convient particulièrement contre les phlegmasies du tube digestif, des voies respiratoires, de l'appareil génito-urinaire, etc. On la donne froide, en breuvage et en lavement, contre la diarrhée et la dyssenterie. Concentrée, elle convient dans le cas d'empoisonnement par les sels métalliques, et spécialement par les sels mercuriels; seulement il faut éviter d'exagérer la dose d'eau albumineuse, parce que l'expérience a démontré qu'elle dissolvait le coagulum primitivement formé.

2° **Extérieur.** — A l'extérieur, le blanc d'œuf sert à la fois comme émollient, défensif et moyen de contention dans le cas de fracture. Sous le premier rapport, on en fait usage en solution aqueuse concentrée sur la conjonctive, sur les brûlures, l'érysipèle, les éruptions cutanées, etc. Dans ces derniers cas, il se dessèche sur la peau et forme une sorte de vernis protecteur qui facilite la cicatrisation en modérant les phénomènes inflammatoires. Comme moyen défensif, on l'emploie sur les entorses et distensions, sur le thrombus récent, etc., battu avec de l'alun, de l'alcool camphré, etc. Enfin, quand le blanc d'œuf doit entrer dans l'appareil contentif d'une fracture, on le bat avec de l'extrait de Saturne (*étoupade de Moschati*) ou avec de l'alun, et l'on y trempe les pièces de l'appareil avant de les appliquer. M. Rossignol (2) conseille d'ajouter de l'amidon au mélange d'albumine et d'alun, afin de le rendre plus épais et plus agglutinatif.

b. Jaune d'œuf (*Vitellus*).

Composition chimique. — Le jaune forme environ le tiers de la masse du contenu de l'œuf et pèse 16 grammes en moyenne. Sa composition chimique est très

(1) Forbes Royle, *A manual of materia med. and therap.*, p 659. London, 1847.
(2) *Journal de méd. vétér. de Lyon*, 1846, p. 135.

complexe; il renferme, d'après M. Gobley, les principes suivants : albumine spéciale appelée *vitelline*, 16 parties; huile particulière, 21 parties; matière visqueuse, 10 parties; eau, 50 parties; enfin de la cholestérine, de l'osmazôme, des matières colorantes jaune et rouge, des traces d'acide lactique et les sels de l'économie animale. Il ne faut pas oublier, en outre, que le jaune d'œuf contient une forte proportion de phosphore et de soufre, et que M. Chatin y a dernièrement signalé l'existence de l'iode.

Emploi. — Les jaunes d'œufs s'emploient tant à l'intérieur qu'à l'extérieur, ce qu'il importe d'examiner.

1° **Intérieur.** — Le jaune d'œuf dissous dans l'eau tiède forme ce qu'on appelle vulgairement un *lait de poule*, préparation adoucissante et pectorale d'un usage très fréquent chez l'homme dans le cas de rhume, de bronchite aiguë, etc. On pourrait en faire usage aussi pour les petits animaux ou ceux qui sont jeunes, car deux jaunes d'œufs suffisent pour un litre de véhicule; au lieu d'eau simple, on peut employer une infusion émolliente, diaphorétique, etc., et édulcorer avec du miel comme à l'ordinaire. Cependant, quand on en fait usage contre la diarrhée et la dyssenterie, où elle jouit d'une certaine efficacité, cette préparation doit être donnée pure et sans addition de principe sucré. Enfin, dissous dans l'huile et émulsionné avec une petite quantité d'eau, le jaune d'œuf est éminemment adoucissant et convient dans les inflammations violentes des entrailles, les empoisonnements irritants, etc.

La dissolution de jaune d'œuf dans l'eau est l'intermède le plus fréquemment employé en médecine vétérinaire pour l'administration à l'intérieur du camphre, des résines, des baumes, de la térébenthine, des corps gras, des essences, du soufre, du phosphore, etc.

2° **Extérieur.** — On fait rarement usage du jaune d'œuf à l'extérieur dans son état de pureté; cependant, quand il est bien frais, il peut être étendu avec avantage sur des parties extérieures, délicates, frappées d'une vive inflammation. Mélangé à la térébenthine, il constitue l'onguent digestif simple. Dissous dans une huile grasse, il forme un liniment très adoucissant; le meilleur moyen de faire un baume de soufre bien lié consiste d'abord à incorporer de la fleur de soufre avec du jaune d'œuf et à y ajouter par petites portions, en broyant sans cesse, une huile siccative quelconque. Enfin l'*huile d'œufs*, si vantée contre les gerçures du mamelon, et qui s'obtient en soumettant à la pression et à une chaleur modérée des jaunes d'œufs cuits, n'est plus employée en médecine vétérinaire à cause de son prix.

c. Coquilles d'œufs.

La coquille des œufs est formée, d'après Proust : de carbonate de chaux, 97 parties; sous-phosphate calcaire, 1 partie; matière animale, 2 parties. Vauquelin y a signalé en outre du soufre et du phosphate de magnésie.

Cette matière terreuse, écrasée et administrée à l'intérieur, calcinée ou non, pourrait servir comme antiacide; mais la magnésie ou son carbonate lui sont bien préférables.

II. — GÉLATINEUX.

Pharmacographie. — Les émollients gélatineux, qui sont à base de *gélatine* et de *chondrine*, sont peu nombreux ; ils comprennent seulement les diverses espèces de gélatines desséchées ou *colles* qu'on trouve dans le commerce, et les dissolutions gélatineuses qu'on obtient en soumettant à une cuisson prolongée les tissus blancs des animaux, et notamment, à cause de leur peu de valeur, les têtes et les pieds de mouton, les pieds de veau, les entrailles de mouton, de volailles, etc. Toutes ces matières sont d'un usage peu fréquent en médecine vétérinaire ; aussi, sans entrer dans leur description spéciale, nous nous bornerons à faire connaître les caractères généraux de la gélatine et à indiquer ses effets et ses rares applications en médecine et en chirurgie.

Caractères de la gélatine. — Desséchée et telle qu'elle se trouve dans le commerce, la gélatine est sous forme de plaques plus ou moins épaisses, incolore, inodore, insipide, transparente, dure, flexible et plus dense que l'eau. Soumise à l'action d'une chaleur ménagée, elle se dessèche entièrement et devient cassante. Mise en contact avec l'eau, elle s'y gonfle considérablement, mais ne se dissout pas ; dans l'eau bouillante, elle se dissout à la longue, et par le refroidissement elle se prend en gelée quand même elle ne formerait que la centième partie du mélange. La dissolution aqueuse de gélatine est précipitée par l'alcool, l'éther, les essences, le tannin, le sulfate de zinc, le sublimé corrosif, les nitrates de mercure, le chlore, etc. Il faut donc éviter d'y mélanger ces corps, à moins d'indications spéciales.

Effets et emploi. — Les dissolutions gélatineuses, appliquées localement sous forme de bains, de lotions, d'injections, etc., sur des parties enflammées, agissent comme des émollients très adoucissants. A l'intérieur, dans le tube digestif, les bouillons gélatineux, surtout quand ils ne sont pas trop concentrés, sont très adoucissants, relâchants et légèrement nutritifs ; donnés trop longtemps ou à forte dose, ils déterminent bientôt la diarrhée et un effet laxatif très marqué, surtout chez les herbivores. Absorbée et mêlée au sang, la gélatine nourrit peu ; se détruit rapidement, passe dans les urines à mesure qu'elle se transforme, modère l'activité organique, détend le système nerveux, tempère la chaleur générale, rétablit les sécrétions diminuées, etc.

A l'intérieur, les solutions gélatineuses conviennent surtout dans les inflammations gastro-intestinales ; elles font cesser les coliques, diminuent le ténesme rectal, tempèrent la chaleur intérieure, facilitent les évacuations, etc. C'est particulièrement après les longues maladies du tube digestif, des voies respiratoires, de l'appareil génito-urinaire, après les hémorrhagies, les longues suppurations, les éruptions cutanées, etc., que les médicaments gélatineux sont indiqués comme émollients et comme moyens doucement alibiles, surtout chez les petits animaux où leur emploi est facile et peu dispendieux. On les administre aussi en lavements dans la diarrhée et la dyssenterie aiguës avec avantage.

A l'extérieur, les dissolutions de gélatine conviennent parfaitement en bains contre les affections graves du pied, avec desséchement de la corne ou accompagnées de fractures, de fissures, etc. En lotions, on peut aussi les employer sur la peau galeuse ou dartreuse, surtout quand elle est sèche, dure, crevassée, etc. Enfin, la dissolution de colle forte peut servir à la confection de bandages contentifs très solides pour les fractures. M. Hertwig en recommande l'usage dans le cas de fracture des cornes des ruminants.

III. — FIBRINEUX.

Pharmacographie. — Dans cette catégorie d'émollients, nous trouvons le gluten des céréales, la chair musculaire et le sang. Les deux premières substances ne reçoivent aucune application comme émollient, bien que le gluten frais, appliqué localement, puisse produire les effets d'un cataplasme ; on les utilise plutôt comme moyens *analeptiques*. Quant au sang, il peut recevoir quelques applications utiles : donné chaud et en bain, il peut être très avantageux dans les maladies graves du pied du cheval ; mélangé à de la chaux vive réduite en poudre fine et tamisée, le sang forme un mastic très tenace qui a été conseillé par M. Gautier (1), de Sérignan, dans le cas de fracture, et qui a été adopté par plusieurs praticiens.

IV. — CASÉEUX.

Les émollients à base de caséine sont peu nombreux ; ils comprennent le *caséum* ou *fromage frais*, qui n'est pas usité, et le lait ou ses divers produits, qui sont d'un emploi assez fréquent. Ils comprennent le *lait entier*, la crème et le *petit-lait*. Nous allons les examiner brièvement.

a. Du lait (*Lac*).

Pharmacographie. — Ce produit de sécrétion des glandes mammaires, destiné à servir de première nourriture aux jeunes animaux mammifères, est un liquide blanc, épais, opalin, d'une odeur légère, fugace, spéciale à chaque espèce, d'une saveur particulière, douce et sucrée, et légèrement plus dense que l'eau : 1,032 en moyenne. Exposé à l'air, il se sépare d'abord en *crème* et *lait;* puis cette dernière partie s'acidifie et se subdivise à son tour en deux parties : le *caséum* ou *caillé*, et le *sérum* ou *petit-lait*. Soumis à l'action de la chaleur, le lait ne se coagule pas, mais il se couvre d'une pellicule mince, formée de caséum, et qui se renouvelle à mesure qu'on l'enlève. Le lait se mêle à l'eau en toutes proportions ; par contre, l'alcool, l'éther, les acides, beaucoup de sels métalliques, toutes les solutions végétales astringentes, le coagulent immédiatement ; il faut donc éviter d'y mélanger ces différents corps. Enfin, les alcalis et les carbonates alcalins s'opposent, au contraire, à la coagulation du lait et dissolvent même le coagulum formé.

Composition chimique. — D'après les recherches très nombreuses des chimistes, la composition du lait peut se résumer de cette manière. Comme base du lait, une dissolution aqueuse d'albumine tenant en dissolution une matière sucrée particulière (lactine) et les sels alcalins et terreux de l'économie animale ; et dans cette solution complexe sont contenues en général, sous forme de globules, deux matières principales, essentielles du lait : la *caséine*, base du fromage, et une *matière grasse*, formant la crème d'abord, puis le beurre ensuite.

Pharmacodynamie. — Appliqué sur des parties enflammées, tiède ou chaud, le lait détermine des effets émollients très marqués. Introduit dans le tube digestif, il se montre à la fois émollient, délayant et nutritif. Sous l'influence de l'acidité du suc gastrique, il se sépare en deux parties : une liquide, le *sérum*, qui est immédiate-

(1) Pradal, *Maladies du porc*, p. 25, et Roche Lubin, *Manuel de l'éleveur*, etc., p. 170.

ment absorbé et mélangé au sang qu'il rend doux et aqueux ; et une solide, le *caséum*, qui est digéré, c'est-à-dire dissous, transformé et assimilé comme principe organisable. Ce n'est donc que quand on donne le lait en grande quantité ou mélangé à l'eau, qu'il échappe en partie à la force digestive et qu'il exerce sur les intestins une action relâchante et laxative. Quant à ses effets généraux, l'expérience démontre qu'ils consistent toujours dans le ralentissement du mouvement du sang, la modération de la chaleur générale du corps, l'augmentation des diverses sécrétions, et notamment de celle de l'urine, etc. Dans l'état maladif, il calme la fièvre, la toux, la soif, diminue l'éréthisme général, relâche les tissus trop tendus, tempère les qualités excitantes du sang, modère l'activité du système nerveux, etc. ; enfin, pendant la convalescence, il relève peu à peu les forces par sa facile digestion et ses qualités nutritives très marquées.

Pharmacothérapie. — Le lait s'emploie à l'*intérieur* et à l'*extérieur*.

Intérieur. — Le lait est d'un emploi fréquent dans la médecine des jeunes et des petits animaux ; et si, dans celle des grands herbivores, on n'en fait pas plus fréquemment usage, c'est parce que son prix, quoique modique, est encore trop élevé relativement à la valeur des animaux, en raison de la grande quantité qu'il en faudrait pour obtenir des effets sensibles. Son emploi est indiqué dans diverses affections des voies respiratoires, telles que la toux sèche, fréquente, convulsive, notamment chez les chiens, la gourme très maligne, les angines intenses, etc. ; dans quelques unes de celles de l'appareil gastro-intestinal, comme dans l'indigestion des ruminants compliquée d'irritation de la panse, où Chabert (1) recommande beaucoup ce liquide à la dose d'un litre, répétée plusieurs fois par jour. Mélangé à l'eau, à parties égales (*hydrogale*), le lait administré tiède produit souvent de bons effets dans l'entérite dyssentérique du bœuf, d'après Lafore (2). Il nous semble que quand on doit faire usage du lait dans les affections diarrhéiques du tube digestif, il est convenable, pour prévenir ses effets relâchants, de l'unir à de l'amidon, du jaune d'œuf, du laudanum ou autres préparations opiacées qu'il dissout parfaitement, et de l'administrer à la fois en breuvage et en lavements. Les autres affections du tube digestif qui réclament l'emploi du lait sont principalement les empoisonnements par les matières âcres et irritantes, la superpurgation déterminée par les drastiques, etc. On en recommande aussi l'usage contre la cystite suraiguë, le pissement de sang très douloureux, les phlegmasies du reste des voies génito-urinaires ; il est également utile après les affections cutanées varioleuses qui ont épuisé le corps, comme cela se remarque chez le chien, le porc, le mouton ; on le donne aussi avec profit contre la danse de Saint-Guy ; enfin, on l'a recommandé dans ces derniers temps contre l'hydropisie ascite chez l'homme, ce qui pourrait trouver son application chez le chien.

En médecine vétérinaire, on ne fait jamais usage que du lait de vache ; cependant en Afrique en emploie celui de la chamelle, qui lui ressemble beaucoup. Nous devons dire, à titre de simple document, que le lait de vache tient le milieu, par ses qualités nutritives, entre ceux de jument et d'ânesse, qui sont les plus aqueux, et ceux de brebis et de chèvre, qui sont les plus caséeux.

Extérieur. — L'emploi du lait est assez fréquent à l'extérieur, soit seul, soit associé à divers autres principes émollients, tels que les farineux, la gomme, le mucilage, le jaune

(1) *Instructions vétérinaires*, t. III, p. 225.
(2) *Malad. part. aux grands ruminants*, p. 496.

d'œuf, l'huile, etc. Chaud ou tiède, le lait est employé en injections, lotions, bains locaux, fomentations, etc., sur diverses parties délicates du corps frappées d'une vive inflammation, telles que le nez, l'œil, l'oreille, les mamelles, les testicules, etc. On s'en sert pour délayer des cataplasmes qui sont très adoucissants, mais qui ont l'inconvénient de s'aigrir très promptement, comme Lafosse (1) l'avait déjà remarqué. Cet hippiatre recommande de laver avec du lait les membres des chevaux atteints d'eaux aux jambes aiguës, afin, dit-il, d'adoucir l'humeur qui occasionne les crevasses, ce qui est ici prendre l'effet pour la cause.

b. Crème (*Cremor*).

Pharmacographie. — Cette matière grasse du lait, qui se rassemble à la surface de ce liquide dans les vingt-quatre heures qui suivent sa sortie de la mamelle, est mi-solide, d'un blanc jaunâtre, onctueuse et douce au toucher, d'une odeur agréable et d'une saveur douce et sucrée. Elle est composée de matière grasse, de caséum et de sérum, qu'on isole dans la fabrication du beurre.

Usages. — La crème, comme tous les corps gras, mais plus qu'aucun d'eux, est adoucissante et calmante, et très propre à modérer les inflammations locales ; cependant elle présente l'inconvénient de rancir très vite, ce qui oblige de la laisser peu de temps en place et de la renouveler fréquemment. Néanmoins on en fait usage dans les yeux, les oreilles, sur les parties du corps qui sont excoriées, frappées d'érysipèle, sur le mamelon, quand il est le siège de crevasses, d'inflammation vive, etc. Pour augmenter encore les propriétés adoucissantes de la crème, on y associe parfois des extraits narcotiques, de l'amidon, du jaune d'œuf, de l'huile douce, etc. A l'intérieur, on ne peut l'employer, à cause de son prix, que pour les petits animaux ; du reste, on peut aisément la remplacer pour cet usage par d'autres matières grasses, tout aussi efficaces et plus économiques.

c. Petit-lait (*Serum*).

Pharmacographie. — Ce résidu de la fabrication du fromage, qui forme environ les neuf dixièmes du volume du lait, est un liquide limpide, d'un jaune verdâtre, inodore, de saveur douce et sucrée, s'il est récent, et plus ou moins aigre, s'il est ancien. Il est composé d'une grande quantité d'eau qui tient en dissolution de l'albumine, du caséum, du sucre de lait, des acides butyrique et lactique, et une petite quantité de sels alcalins et terreux. On peut l'obtenir extemporanément, en traitant le lait chaud par le vinaigre (environ une cuillerée par litre), filtrant ensuite dans un tissu de laine et renfermant dans un vase bouchant bien et tenu frais.

Effets. — Le petit-lait agit localement comme le lait, mais dans le tube digestif il a une action différente. Il est plus émollient, plus relâchant, plus délayant et moins nutritif que le lait entier. Son action laxative, qui se développe chez tous les animaux, lorsqu'il est administré à grande dose, apparaît beaucoup plus facilement chez la chèvre et le mouton que chez le chien, le porc et les grands herbivores. Cet effet, assez remarquable, avait été observé par Vitet (2), et se trouve confirmé par M. Hertwig (3). Nous trouvons aussi dans ce dernier auteur, que d'après les expériences de

(1) *Dictionnaire d'hippiatrique*, t. II, p. 7 et 34.
(2) *Médecine vétérinaire*, t. III, p. 44.
(3) *Loc. cit.*, p. 131.

9

Viborg, le petit-lait, surtout quand il est aigre, et administré d'emblée aux chevaux à grandes doses, produit de la tristesse, des tremblements généraux, le hérissement d'es poils, des coliques, le gonflement du ventre, le pouls dur, des excrétions fréquentes d'excréments ramollis, et enfin, chez quelques sujets, une pneumonie mortelle au bout de vingt-quatre à quarante-huit heures, ce qui nous paraît un effet bien grave pour une substance aussi innocente. Quoi qu'il en soit, le petit-lait, une fois absorbé, se mélange au sang, augmente ses parties aqueuses, tempère la chaleur animale, fait couler les urines, diminue l'éréthisme et la fièvre, etc.

Emploi. — Le petit-lait convient dans les mêmes cas que le lait entier, et peut remplacer ce liquide avec avantage, tant sous le rapport de son efficacité comme émollient, que sous celui de l'économie, car c'est un produit sans valeur dans les campagnes et qu'on rencontre en abondance dans toutes les fermes. Il peut servir de laxatif pour les petits ruminants, et il est extrêmement précieux pour faire prendre les médicaments aux porcs qui sont très avides de ce liquide. Préparé depuis quelques jours, le petit-lait devient aigre et peut servir comme remède *tempérant*. (Voyez cette classe.)

§ III. — Émollients gras.

Pharmacographie. — Les corps gras sont des principes neutres, non azotés, communs aux plantes et aux animaux, remarquables par l'excès de carbone et d'hydrogène qu'ils renferment, et par leur grande combustibilité.

Longtemps considérés comme des principes immédiats, les corps gras ont été décomposés en 1813 par M. Chevreul, qui les a trouvés formés de *stéarine*, de *margarine* et d'*oléine*, combinées en diverses proportions. Ces principes, véritablement immédiats, sont des espèces de composés salins qui se dédoublent, sous l'influence des alcalis et de l'eau, en acides gras particuliers (*stéarique*, *margarique* et *oléique*) et en un principe basique, unique, appelé *glycérine*. Élémentairement, les corps gras sont formés seulement d'oxygène, d'hydrogène et de carbone.

État naturel. — Les corps gras sont renfermés, tant dans les végétaux que chez les animaux, dans des cellules spéciales, d'où on les extrait par des moyens en général très simples et qui seront indiqués à l'occasion de chacun de ces corps.

Caractères généraux. — Ils sont solides, mous ou liquides; leur couleur, leur odeur et leur saveur varient dans chacun d'eux, mais leur densité est toujours inférieure à celle de l'eau. Ils sont doux et onctueux au toucher, rendent glissants les corps sur lesquels on les a étendus, et communiquent une transparence incomplète aux corps dans les porosités desquels ils ont pénétré, comme on le remarque pour le papier, les étoffes, qu'ils tachent profondément. Soumis à l'action de la chaleur, ils entrent en fusion de 30 à 60 degrés centigrades environ; ils bouillent, en général, entre 300 à 400 degrés centigrades, et ne tardent pas à se décomposer.

L'eau ne dissout aucun corps gras, ni à chaud ni à froid; lorsqu'elle est rendue épaisse par un mucilage ou une gomme, elle peut les tenir en suspension dans un très grand état de division et former des liqueurs blanches et opalines appelées *émulsions*. Par contre, les essences, l'éther, l'alcool, l'esprit de bois, les huiles pyrogénées, dissolvent la plupart des corps gras, soit à chaud, soit à froid; de plus, les corps gras liquides dissolvent facilement ceux qui sont mous ou solides, etc.

Exposés à l'air, les corps gras absorbent de l'oxygène, s'oxydent, deviennent acides, odorants et irritants : on dit alors qu'ils sont *rances*; il faut les rejeter comme remèdes émollients. Les acides les dénaturent en séparant leurs principes constituants : les alcalis, en présence de l'eau, les transforment en *savons*; les métaux oxydables s'altèrent au contact des corps gras ; enfin ces derniers corps peuvent dissoudre plus ou moins facilement du soufre, du phosphore, de l'iode, du brome, des résines, des gommes-résines, etc.

Pharmacotechnie. — Les corps gras destinés à l'usage médical doivent être soigneusement purifiés des matières étrangères qu'ils peuvent contenir et conservés dans des vases bien clos déposés dans un lieu frais. On les emploie souvent dans leur état de pureté, tant à l'intérieur qu'à l'extérieur ; cependant, pour l'usage interne, on les unit fréquemment aux mucilagineux, aux gommeux, pour les émulsionner : dans ce but, on les mélange d'abord dans un mortier avec les intermèdes, et l'on y ajoute ensuite peu à peu de l'eau chaude, en remuant constamment, jusqu'à ce que le mélange soit bien homogène et d'un blanc de lait. Pour l'usage externe, les corps gras sont souvent transformés en *liniments, pommades, cérats, onguents* et *topiques* divers.

Médicamentation. — A l'intérieur, on donne les corps gras purs ou émulsionnés en breuvage ou en lavements. A l'extérieur, les modes d'application sont plus variés : on en fait des injections sur les muqueuses apparentes, des onctions, des embrocations, des cataplasmes sur la peau et sur les solutions de continuité.

Pharmacodynamie. — Appliqués sur la peau, les corps gras pénètrent peu à peu dans son tissu et lui donnent de la souplesse. Ils relâchent et ramollissent l'épiderme ; diminuent la chaleur, la tension, la rigidité et même la sensibilité du derme dans le cas d'inflammation. C'est surtout quand la surface de la peau est sèche, rude au toucher, crevassée, dépourvue de poils, etc., que les effets émollients des corps gras sont rapides et salutaires. A côté de ces avantages, ces corps présentent un inconvénient grave : c'est qu'ils rancissent promptement sur les points où on les applique, perdent leurs propriétés adoucissantes, deviennent même irritants, et causent la dépilation. Aussi Lafosse (1) s'élève-t-il avec force contre l'usage externe des corps gras, qui, dit-il, bouchent les pores de la peau, arrêtent la transpiration, causent de l'irritation locale, augmentent l'inflammation et provoquent bientôt la suppuration.

Donnés à l'intérieur, ces corps déterminent des effets qui varient selon la dose à laquelle ils sont administrés. En petite quantité, ils sont digérés, absorbés, brûlés dans l'organisme ou déposés dans le tissu adipeux : les expériences de M. Bernard (2), de Villefranche, démontrent, en effet, que les corps gras sont décomposés et émulsionnés dans le petit intestin par le suc pancréatique, absorbés par les chylifères et portés dans le sang, où ils reçoivent diverses destinations. Ingérés en quantité un peu forte ou d'une manière suivie, les corps gras échappent en partie à la digestion, causent du dégoût, provoquent le vomissement chez les carnivores, et la purgation dans tous les animaux au bout d'un certain temps. Quant aux effets généraux qu'ils déterminent une fois qu'ils sont parvenus dans le sang, ils sont variables selon les circonstances. A petite dose, ils se comportent comme des aliments purement respiratoires, puisqu'il résulte des expériences de M. Magendie que les chiens nourris

(1) *Dictionnaire d'hippiatrique*, art. ÉMOLLIENTS.
(2) *Annales de chimie et de physique*, 3ᵉ série, t. XXV, p. 474.

exclusivement de corps gras sont tous morts du trentième au trente-sixième jour de ce régime. A grandes doses, ces corps s'accumulent dans les organes parenchymateux et déterminent une série de désordres que nous examinerons en traitant des *huiles grasses* en général.

Pharmacothérapie. — On emploie très souvent les corps gras à l'extérieur, mais assez rarement à l'intérieur. Nous allons néanmoins examiner les deux cas.

1° **Extérieur.** — Les cas qui réclament l'emploi extérieur des corps gras sont assez nombreux et assez variés ; ils peuvent se grouper sous les quatre chefs suivants :

a. *Affections cutanées*, comme l'érythème provenant du frottement aux ars ou aux aines ; l'érysipèle, les gerçures et les crevasses, la dépilation accidentelle, la gale et les dartres sèches, les éruptions graves pendant la période d'éruption et de dessiccation, les aphthes, la sécheresse du sabot du cheval, etc., etc.

b. *Solutions de continuité*, telles que les brûlures, le feu appliqué trop fort, les plaies sèches, délicates et douloureuses, celles qui sont voisines de la corne du pied, des ouvertures naturelles, etc.

c. *Phlegmasies externes.* De ce nombre sont : la conjonctivite suraiguë, l'otite douloureuse, la vaginite, l'urétrite, la rectite, la balanite, la mammite aiguës, le phlegmon sous-cutané, le javart simple ou furoncle du bas des membres, etc.

d. *Contractions et tensions anormales*, comme on le remarque dans le tétanos général ou partiel, les roideurs articulaires, tendineuses et musculaires, le phimosis et le paraphimosis, les hernies, etc.

2° **Intérieur.** — On emploie principalement les corps gras dans les affections du tube digestif, comme dans la gastrite et l'entérite qui succèdent à l'ingestion de matières âcres et irritantes ; dans les affections vermineuses ; dans le cas d'introduction de corps étrangers dans l'œsophage ; lors de l'existence d'une constipation opiniâtre, de pelotes stercorales, de bézoards, d'égagropiles, de desséchement des aliments dans le rumen ou le feuillet, après la réduction des hernies pour faciliter le cours des matières, etc. M. Peter Boughton (1), vétérinaire anglais, prescrit les corps gras dans la tympanite des ruminants, pour lubrifier l'œsophage et désobstruer les orifices du rumen ; il fait choix pour cela du lard bouilli dans l'eau, mais évidemment les huiles grasses seraient bien préférables pour remplir cette indication. On fait également usage des corps gras purs ou émulsionnés, dans le cas d'angine, de trachéite et de bronchite très aiguës, accompagnées d'une toux courte, sèche et douloureuse. Enfin, dans quelques affections des voies génito-urinaires, avec difficulté dans l'expulsion des urines, l'usage intérieur des corps gras peut rendre quelques services.

Division. — Ainsi qu'il a été dit dans le tableau général des émollients, les corps gras se divisent naturellement en deux séries : les corps gras *saponifiables* et les corps gras *non saponifiables*. Les premiers comprennent les *huiles*, les *beurres*, les *graisses* et les *suifs* ; et les seconds, renferment seulement le *blanc de baleine* et la *cire*.

_____

(1) Recueil, 1850, p. 858.

A. — CORPS GRAS SAPONIFIABLES.

I. — DES HUILES GRASSES.

Synonymie : Huiles fixes, huiles douces, etc.

Pharmacographie. — On désigne sous le nom d'*huiles grasses* des corps gras d'origine végétale ou animale, qui sont liquides à la température ordinaire de l'air. Elles contiennent, comme principes immédiats, de l'oléine et de la margarine, et par exception seulement de la stéarine.

Dans les végétaux, on trouve principalement les huiles dans les graines, les amandes et le péricarpe de certains fruits, d'où on les extrait par des procédés mécaniques très simples. Les huiles animales ne sont que des espèces de graisses très fluides, comme l'huile de pied de bœuf et celle de quelques poissons, tels que la morue, la raie, etc.

Caractères généraux. — Les huiles sont fluides à la température ordinaire, incolores quand elles sont pures, et plus ou moins colorées en jaune verdâtre quand elles sont impures, ce qui est le cas le plus fréquent; leur odeur est en général faible, mais spéciale pour chacune d'elles; leur saveur est douce quand elles sont récentes, et plus ou moins âcre lorsqu'elles ont ranci; leur densité est toujours inférieure à celle de l'eau. Les propriétés physico-chimiques et chimiques des huiles sont les mêmes que celles des corps gras en général. Exposées à l'air, elles ne se comportent pas toutes de la même manière; il en est qui, en absorbant de l'oxygène, se résinifient et se dessèchent : on les appelle *siccatives;* d'autres qui, dans les mêmes circonstances, s'épaississent tout en restant grasses : on peut les appeler huiles *onctueuses.*

Pharmacodynamie. — Les considérations générales dans lesquelles nous sommes entré relativement à la préparation, à l'administration et à l'emploi des corps gras, en général, s'appliquent très exactement aux huiles grasses. Cependant l'usage prolongé ou à haute dose de ces corps entraînant des désordres graves, étudiés dans ces derniers temps par MM. Burggraeve, Gluge et Thiernesse, il importe d'en dire quelques mots. Pour plus de sûreté, nous emprunterons quelques paragraphes des conclusions du mémoire étendu de ces deux derniers auteurs, dont l'un, M. Thiernesse, est professeur à l'école vétérinaire de Bruxelles (1).

« Les huiles grasses, quelle que soit la voie par laquelle on les administre, ont une tendance naturelle à se déposer dans le foie, les poumons et les reins.

» Dans ces organes, elles se déposent de deux manières différentes : elles s'épanchent dans les parenchymes, en transsudant à travers les capillaires sanguins, ou elles aboutissent par les mêmes voies dans les cellules biliaires, dans les vésicules pulmonaires et dans les canaux urinifères.

» Les animaux survivent longtemps à l'introduction de ces huiles dans le sang par une veine, même quand on réitère l'injection, en prenant la précaution de n'en administrer qu'une petite quantité à la fois : alors l'huile disparaît du sang et successivement des poumons, du foie et des reins.

» Les effets des huiles, administrées à l'intérieur par la bouche, varient beaucoup

(1) *Journ. vétér. et agr. de Belgique,* 1844, p. 317.

suivant la dose plus ou moins forte que l'on en donne à la fois, et le laps de temps pendant lequel les animaux en prennent.

» Lorsqu'on augmente la dose tous les jours, les animaux perdent l'appétit, maigrissent, toussent, éprouvent beaucoup de dyspnée, et présentent enfin tous les symptômes d'une violente pneumonie à laquelle les chiens succombent dans l'espace d'environ un mois, et les lapins beaucoup plus tôt.

» Les lésions trouvées aux autopsies sont, en effet, l'hépatisation totale ou partielle des poumons, l'accumulation d'un fluide graisseux dans le parenchyme de ces organes, et, en outre, un dépôt de la même matière grasse dans le foie, les reins et le sang.

» L'hépatisation des poumons est toujours, quant à l'étendue, en rapport avec la quantité d'huile introduite dans l'économie par les voies digestives.

» Lorsqu'une huile grasse est administrée en petite quantité et pendant un court laps de temps, elle disparaît insensiblement du sang et des organes où elle s'était fixée.

» Les animaux auxquels on en fait prendre à dose minime et égale tous les jours continuent à jouir d'une très bonne santé.

» Les huiles grasses provoquent les mêmes modifications organiques, notamment la pneumonie graisseuse, chez les animaux herbivores, que chez les carnivores.

» Quand on fait usage des huiles grasses à titre de médicament, il est nécessaire d'exercer les muscles ainsi que les poumons, et de ne pas les administrer à trop haute dose ou pendant trop longtemps, comme on le fait très souvent pour les huiles à vertus spéciales, comme celles de morue, de raie, etc.

Division. — Les huiles grasses se divisent naturellement en *végétales* et en *animales*. Nous allons les passer en revue dans cet ordre.

1ᵉ Huiles grasses végétales.

Les huiles fixes retirées des végétaux doivent être distinguées en *onctueuses* et en *siccatives*, ainsi que nous l'avons déjà dit. Les premières conviennent seules pour l'usage interne, tandis que les secondes reçoivent des applications utiles à l'extérieur.

A. Huiles onctueuses.

Celles-ci, quand elles sont exposées à l'air, absorbent de l'oxygène, se colorent, deviennent épaisses, mais restent toujours onctueuses, comme le démontre la propriété qu'elles conservent de tacher le papier et de le rendre transparent. Dans cette catégorie se trouvent les huiles d'*olive*, d'*amandes douces*, de *noisettes*, de *faîne*, de *colza*, de *navette*, etc.

a. Huile d'olive.

Pharmacographie. — De toutes les substances grasses d'origine végétale, l'huile d'olive est incontestablement la plus utile, tant sous le rapport économique ou industriel, que sous celui de la médecine. On la retire par des procédés très simples du fruit de l'olivier (*Olea europœa*, L.), arbre de la famille des Jasminées, qu'on cultive dans les contrées méridionales de l'Europe, ainsi qu'en Afrique. Le commerce présente plusieurs variétés d'huiles d'olive que nous allons faire brièvement connaître.

1° **Huile vierge, superfine, de première pression.** — On la prépare en soumettant à la pression, à froid, les olives bien mûres et réduites en pulpe par une meule. Elle est verdâtre, d'une odeur agréable et d'une saveur qui rappelle celle des olives. Elle ne se fige que difficilement. Le prix en est très élevé; on la fabrique principalement à Aix, en Provence, à Nice, etc.

2ª Huile ordinaire, fine, de deuxième pression. — Elle s'obtient en pressant les olives réduites en pulpe, à chaud, ou en reprenant le marc de la précédente par l'eau et la chaleur. Elle est jaune ou incolore, peu odorante et d'une saveur douce; elle se fige très facilement quand la température est au-dessous de zéro. C'est la variété la plus répandue dans le commerce.

3º Huile lampante, d'enfer ou de recense. — Elle se retire par une troisième expression du marc d'olives, et dans des ateliers spéciaux appelés *recenses*, d'où lui vient une de ses dénominations. Elle ne se trouve pas dans le commerce parce qu'elle est employée sur les lieux à la fabrication du savon.

4º Huile tournante ou fermentée. — Cette variété, très impure, s'obtient du marc d'olives qui a subi la fermentation. Elle est verdâtre et chargée de mucilage. On l'emploie à l'éclairage.

Caractères généraux. — En général l'huile d'olive de bonne qualité est d'un jaune légèrement verdâtre, très fluide, onctueuse, transparente, d'une odeur agréable, d'une saveur douce, d'une densité de 0,917 environ, marquant 38°,40 à l'alcoomètre centésimal de Gay-Lussac, et pesant 917 grammes par litre. Chauffée, elle bout à 320 degrés; refroidie, elle se fige à 2 ou 3 degrés au-dessous de zéro. Contrairement aux autres corps gras, elle conduit très peu le fluide électrique, ce qui donne le moyen de reconnaître son adultération. C'est sur cette donnée qu'est fondé le *diagomètre* de Rousseau, espèce de multiplicateur employé dans le commerce des huiles d'olive, pour en reconnaître la pureté.

Falsifications. — Le prix de l'huile d'olive étant supérieur à celui de la plupart des corps gras, le commerce exerce à l'égard de cette matière les adultérations les plus variées. On y ajoute surtout les huiles grasses incolores, inodores et sans saveur tranchée, comme celles d'œillette, de noisettes, de faîne, de sésame, etc. On y dissout aussi, dit-on, de la graisse de volaille pour la faire figer plus facilement, etc.

Le moyen le plus simple de reconnaître les falsifications de l'huile d'olive consiste à en mettre une petite quantité dans une fiole et à agiter vivement de manière à déterminer la formation de bulles d'air. Si l'huile est pure, les bulles disparaissent peu à peu dès qu'on cesse l'agitation; mais si l'on y a mélangé de l'huile d'œillette, ce qui constitue la fraude la plus commune, les bulles persistent pendant longtemps à cause de la viscosité de l'huile ajoutée.

Un autre moyen assez simple de reconnaître la pureté de l'huile d'olive consiste à la traiter par le douzième de son poids de nitrate de mercure récemment préparé, et à agiter vivement pendant deux heures environ : si l'huile est pure, le mélange sera entièrement figé au bout de vingt-quatre heures; mais si elle est falsifiée, l'huile ajoutée par fraude restera liquide. Ce procédé, proposé par M. Poutet, de Marseille, est, dit-on, très rigoureux.

Usages. — L'huile d'olive est, de tous les corps gras, le plus souvent employé à l'intérieur chez les animaux; à l'extérieur, on s'en sert aussi de préférence pour les liniments, les cérats, les huiles médicinales, etc.; mais pour les préparations onctueuses ou onguentacées non adoucissantes, on peut la remplacer économiquement par des corps gras plus communs.

b. Huile d'amandes douces.

Caractères. — Cette huile douce, qui s'extrait par expression entre deux plaques de tôle chauffées dans l'eau bouillante, des fruits mondés de l'*Amygdalina communis*, L., de la famille des Rosacées, est limpide, d'un jaune ambré, inodore, d'une saveur douce et agréable, d'une densité de 0,918, marquant 58°,25 à l'alcoomètre centésimal de Gay-Lussac, et pesant 918 grammes par litre. Très soluble dans l'éther, cette huile est peu soluble dans l'alcool. Exposée à l'air, elle rancit facilement et doit être conservée dans des vases bien clos.

Falsifications. — On y ajoute souvent de l'huile tirée des amandes amères ; cette fraude se reconnaît surtout à l'odeur. On y mélange également de l'huile d'œillette, qu'on dévoile aussi en l'agitant dans une fiole comme pour l'huile d'olive ; il se forme alors des bulles persistantes qu'on ne remarque pas dans l'huile d'amandes pure.

Usages. — C'est incontestablement l'huile la plus douce, la plus relâchante et celle qui convient le mieux pour l'usage interne ; malheureusement son prix élevé en restreint l'emploi, en médecine vétérinaire, aux animaux des petites espèces, à ceux qui sont très jeunes ou qui appartiennent à des races très distinguées.

c. Huile de noisettes.

Caractères. — Ces petits fruits, fournis par le *Corylus avellana*, L., réduits en pulpe après qu'ils ont été mondés et soumis à la pression, donnent une huile très douce, inodore, incolore, d'une densité de 0,924, marquant 55°,25 à l'alcoomètre, et pesant 924 grammes par litre. Elle peut remplacer parfaitement l'huile d'amandes douces.

d. Huile de faîne.

Caractères. — L'amande du fruit du hêtre (*Fagus sylvatica*, L.) fournit une huile douce, inodore, de couleur jaunâtre, de saveur agréable, d'une densité de 0,922, marquant 56 degrés à l'alcoomètre, et pesant 922 grammes par litre. Elle peut remplacer aussi, quand elle est pure, l'huile d'amandes douces.

e. Huiles des graines de plantes crucifères.

Les huiles grasses qu'on extrait des graines de plusieurs plantes crucifères, telles que la NAVETTE (*Brassica napus oleifera*, L.), le COLZA (*B. campestris oleifera*, L.), le CHOU-NAVET (*B. napo-brassica*, L.), la MOUTARDE BLANCHE ou NOIRE (*Sinapis alba* ou *nigra*, L.), etc., exhalent toutes une odeur spéciale, une odeur de chou ; leur couleur est d'un jaune verdâtre et leur saveur plus ou moins âcre et désagréable. Elles ne conviennent pas pour l'usage interne ; mais pour l'emploi extérieur, elles peuvent parfaitement remplacer des huiles plus douces dont le prix est beaucoup plus élevé.

B. *Huiles siccatives.*

Les huiles siccatives sont celles qui, en absorbant l'oxygène de l'air, s'épaississent promptement, se dessèchent, perdent leur caractère onctueux et gras, et se transforment en une sorte de produit résineux. Les plus importantes de ces huiles sont surtout celles d'*œillette*, de *lin*, de *noix* et de *chènevis*.

a. Huile d'œillette.

Caractères. — Cette huile importante s'obtient en soumettant à la pression les graines petites et nombreuses des têtes de pavot (*Papaver somniferum*, L.), après les avoir réduites en poudre à l'aide de meules ou de cylindres de fonte. Elle est d'un jaune pâle, très limpide, inodore et d'une saveur douce et agréable ; sa densité est de 0,924 ; elle marque 55°,25 à l'alcoomètre, et pèse 924 grammes par litre. Elle avait d'abord été considérée comme malfaisante et jouissant des propriétés narcotiques du pavot ; mais l'expérience a bientôt démontré que cette croyance était dépourvue de tout fondement. Aujourd'hui, elle remplace souvent, pour l'usage alimentaire et médicinal, l'huile d'olive elle-même. Pour la médecine des animaux, elle peut tenir lieu de la plupart des huiles grasses, tant pour l'intérieur que pour l'extérieur.

b. Huile de lin.

Caractères. — Cette huile siccative, extraite à chaud des graines de lin, est verdâtre, épaisse, d'une odeur peu marquée et d'une saveur spéciale, désagréable ; sa densité est de 0,935 ; elle marque 50 degrés à l'alcoomètre, et pèse 935 grammes par litre. Elle est très siccative à l'air, surtout lorsqu'elle a été clarifiée et bouillie avec des sels de plomb.

Usages. — L'huile de lin passe pour jouir de propriétés purgatives marquées, chez les grands ruminants surtout. Recommandée par les agriculteurs romains, au dire de Vicq d'Azyr (1), contre le typhus contagieux des bêtes bovines, cette huile a été employée avec succès dans la même maladie par ce célèbre médecin. Vantée à l'extérieur par Solleysel (2), contre les crevasses profondes et croûteuses du paturon du cheval, l'huile de lin a été mise en usage, dans le même cas, avec avantage, par M. Delafond (3), en la mélangeant à l'eau-de-vie ou au vinaigre. Elle paraît convenir dans la préparation des topiques antipsoriques, car elle se dessèche rapidement sur la peau et forme une espèce de vernis protecteur qui hâte et assure la guérison des maladies cutanées.

c. Huile de noix.

Caractères. — Retirée par simple expression des amandes de la noix, fruit du *Juglans regia*, L., cette huile bien préparée est jaune, d'une odeur spéciale, d'une saveur douce, agréable, rappelant celle de l'amande de la noix ; sa densité est de 0,926 ; elle marque 54°,40 à l'alcoomètre, et pèse 926 grammes par litre. Elle est, comme la précédente, très siccative, ce qui la rend précieuse aussi pour l'usage externe, surtout dans le traitement des maladies de la peau.

d. Huile de chènevis.

Caractères. — Extraite par expression de la graine du *Cannabis sativa*, L., réduite en poudre et chauffée, l'huile de chènevis est d'un jaune verdâtre quand elle est récente, et jaune quand elle a vieilli ; son odeur est désagréable, sa saveur assez douce ; elle est épaisse et mucilagineuse ; elle offre une densité de 0,928, marque

(1) *Moyens curatifs et préservatifs*, etc., p. 213 et suiv.
(2) *Parfait maréchal*, p. 774 et 526.
(3) *Loc. cit.*, t. I, p. 293.

54 degrés à l'alcoomètre, et pèse 928 grammes par litre. Elle jouit de propriétés siccatives très marquées et peut remplacer les deux précédentes pour l'usage externe. Donnée à l'intérieur, elle est, dit-on, purgative pour le bœuf, surtout quand elle est récente.

2° Huiles grasses animales.

a. **Huile de pied de bœuf.** — On donne ce nom à une graisse liquide qu'on recueille à la surface de l'eau dans laquelle on a fait bouillir des pieds de bœuf dépouillés de leurs onglons. Elle est liquide, inodore, de saveur fade, d'une couleur jaunâtre, ne se figeant que difficilement, même pendant les grands froids, etc. Elle est très adoucissante ; mais on ne saurait en faire usage dans les circonstances ordinaires, à cause de son prix qui est très élevé.

b. **Huiles de poisson.** — On donne vulgairement ce nom aux huiles de poisson proprement dites, comme celles de foie de morue, de raie, et à celle de baleine, employée par les corroyeurs. Nous parlerons des deux premières à propos des *altérants iodés.* (Voyez cette classe.)

II. — DES BEURRES.

On donne vulgairement cette dénomination générale à toutes les matières grasses végétales ou animales qui ressemblent plus ou moins au beurre extrait du lait, c'est-à-dire qui sont molles jusqu'à 26 degrés et qui entrent en fusion de 30 à 36 degrés centigrades. Nous commencerons par le beurre ordinaire qui sert de type à cette classe de corps.

a. Beurre animal (*Butyrum*).

Caractères. — Le beurre, qu'on prépare surtout avec la crème du lait de vache, est mou, onctueux, d'une couleur blanche-jaunâtre, d'une odeur faible, spéciale, d'une saveur douce, agréable, rappelant celle des noisettes. Soumis à l'action de la chaleur, le beurre fond à 36 degrés, se sépare du caséum qui l'accompagne, devient jaune, odorant, granuleux, et prend le nom de *beurre fondu.* Exposé à l'air, il s'altère facilement, devient rance par suite du caséum qu'il renferme et qui joue le rôle de ferment.

Falsifications. — Aux environs des grandes villes, on falsifie le beurre en y mélangeant des sels calcaires, de la farine, des fécules; on le colore en jaune avec du jus de carotte, du safran, etc. Ces fraudes, qui sont très faciles à reconnaître, sont rares dans les petites villes et inconnues dans les campagnes.

Composition chimique. — Le beurre contient les principes suivants : stéarine, oléine, butyrine, acide butyrique, principe aromatique, caséum, sucre de lait et tous les éléments salins du sérum du lait. En outre, celui qui a ranci renferme une petite quantité d'acides *caprique* et *caproïque*, qui lui donnent son odeur repoussante. Pour prévenir cette altération, on le fond, on le sale et on le conserve dans des vases bien clos et tenus dans des lieux frais.

Usages. — Le beurre s'emploie, soit à l'intérieur, soit à l'extérieur, et, dans l'un et l'autre cas, il est adoucissant et relâchant. Déposé à la surface du corps, il rancit très rapidement, ce qui est un inconvénient grave ; cependant on s'en sert à la place de l'axonge pour la préparation des pommades extemporanées; il ne vaudrait rien pour celles qui doivent être conservées, à moins qu'il n'ait été fondu d'avance. Il est utile dans les maladies des yeux pour calmer l'inflammation.

b. Beurres végétaux.

a. Beurre de cacao. — Cette huile, concrète, fournie par les semences du *Cacaoyer* (*Theobroma cacao*), est solide, en tablettes aplaties, d'un blanc jaunâtre, d'une odeur et d'une saveur de chocolat et d'une densité de 0,91. Soumis à l'action de la chaleur, le beurre de cacao entre en fusion de 34 à 35 degrés, et ne s'altère que lentement à l'air quand il est pur. Son prix élevé en restreint l'usage en médecine vétérinaire à la confection de suppositoires destinés aux jeunes animaux ou à ceux qui appartiennent aux petites espèces.

b. Beurre ou huile de muscade. — Le beurre ou baume de muscade est fourni par le fruit du *Muscadier* (*Myristica moschata*). Il est sous forme de pains plus ou moins volumineux, d'un jaune pâle, d'une consistance assez ferme, d'aspect grenu, d'une odeur agréable et d'une saveur excitante. Très employée autrefois en hippiatrique pour faire des frictions excitantes et résolutives, cette huile concrète l'est rarement aujourd'hui, du moins en France.

c. Beurre ou huile de palme. — Cette matière grasse, très répandue dans le commerce et d'un prix peu élevé, est fournie principalement par le palmier qui croît en Guinée et au Sénégal, l'*Elais guianensis*. Elle est solide, grenue, d'une couleur orangée, d'une odeur d'iris, d'une saveur un peu excitante, et fond à 29 degrés centigrades. L'huile de palme pourrait remplacer les corps gras ordinaires dans la confection des onguents et des topiques non émollients.

d. Beurre ou huile de laurier. — Ce corps gras s'obtient en soumettant à l'action de l'eau, d'une chaleur légère et de la pression, les baies du *Laurier sauce* (*Laurus nobilis*, L.), après les avoir écrasées. Cette huile est solide, grenue, verte, d'une saveur un peu excitante, d'une odeur aromatique, plus légère que l'eau et fusible à la chaleur de la main. Elle est rarement pure, et souvent mélangée d'axonge. Employée en onctions sur les articulations, les tendons, les glandes tuméfiées de l'auge, elle est adoucissante et résolutive. Son emploi est assez fréquent sous forme de *pommade de laurier*, dont voici la formule d'après Lebas :

Huile de laurier pure . . . . . 4 parties.
Axonge. . . . . 3 —
Suif . . . . 2 —

Faites fondre à une douce chaleur et passez dans un linge clair.

III. — DES GRAISSES.

Pharmacographie. — On appelle *graisses* des corps gras d'origine animale, mous à la température ordinaire et fusibles à la température du sang des mammifères. Elles sont renfermées dans les cellules closes d'un tissu spécial, qui en raison de ses usages porte le nom de *tissu adipeux*. On sépare les graisses de leur tissu enveloppant par la division et la fusion. Elles sont d'autant plus molles et moins colorées que les animaux qui les fournissent sont plus jeunes, et qu'elles sont plus récemment préparées; leur odeur rappelle en général leur origine.

Usages. — Les graisses les plus pures sont très émollientes et très relâchantes ; quand elles ont ranci, elles deviennent maturatives. On n'en fait pas usage à l'intérieur, mais leur emploi externe est très fréquent ; on les emploie seules ou à titre d'excipients pour les pommades, quelques onguents, divers topiques, etc.

Les graisses les plus employées en médecine vétérinaire sont d'abord l'axonge, puis accessoirement la graisse de cheval, celle de volaille, la moelle de bœuf, etc.

a. Axonge (Axongia).

SYNONYMIE : Saindoux, graisse de porc, etc.

Préparation. — La graisse s'accumule principalement chez le porc dans l'épiploon et dans le reste du péritoine ; pour la préparer, on coupe en menus morceaux la *panne* du porc ; on la lave à l'eau chaude pour enlever le sang et la sérosité ; on la fond à une douce chaleur, on passe le produit dans un linge fin, et on le conserve dans des vases de grès bien clos et déposés dans un lieu frais.

Caractères. — L'axonge récente est molle, très blanche, d'une odeur faible, particulière, d'une saveur fade et d'une densité de 0,94. Soumise à l'action de la chaleur, elle fond de 25 à 30 degrés centigrades ; peu soluble dans l'alcool, elle se dissout bien dans l'éther, les huiles et les essences. Exposée à l'air, l'axonge attire l'oxygène, jaunit, devient rance et rougit le tournesol ; si elle a été conservée dans la membrane péritonéale, elle rancit également et prend le nom de *vieux oing ;* alors elle cesse d'être adoucissante et devient maturative.

Falsifications. — On mélange souvent du sel de cuisine à l'axonge pour augmenter son poids et donner la facilité d'y incorporer de l'eau. Cette fraude se reconnaît à ce qu'en malaxant l'axonge dans un mortier avec une spatule, des gouttelettes d'eau suintent bientôt à sa surface, ce qui n'a pas lieu dans les circonstances ordinaires. La saveur de l'axonge et l'action du nitrate d'argent sur l'eau de ces gouttelettes permettent facilement de reconnaître cette fraude. Une autre falsification très fréquente consiste à y mélanger des graisses de qualité inférieure, que l'on recueille à la surface des eaux dans lesquelles on a fait cuire les entrailles ou de la viande de porc, et qui portent le nom collectif de *flambard.* L'axonge ainsi altérée est grisâtre, molle, humide, et d'un goût salé très prononcé.

Usages. — Le saindoux est une matière grasse très relâchante, qu'on emploie à peu près exclusivement à l'extérieur du corps, surtout lorsque la peau est sèche, crevassée, dépilée ; lorsque la corne est dure et cassante ; sur les plaies sèches et douloureuses, sur les javarts cutanés pour hâter la chute du bourbillon ; sur le phlegmon, l'érysipèle, les vésicatoires très douloureux, les escarres sèches, etc. Enfin c'est l'excipient ordinaire des pommades, des onguents, etc.

A l'intérieur, l'axonge a été administrée à la dose de 500 grammes, mêlée à un litre de crème et 12 litres de lessive légère de cendres de bois, contre l'obstruction du feuillet, par Lecoq (1), de Bayeux, avec quelque succès. On l'introduit aussi avec la main dans le rectum des grands herbivores lors de constipation opiniâtre, et dans le vagin des femelles lorsque la poche des eaux s'est rompue trop tôt, etc.

(1) *Mém. de la Soc. vétér. du Calvados et de la Manche,* 1830, p 141.

b. Autres graisses animales.

La *graisse de cheval*, la *moelle de bœuf*, les graisses des *oies*, des *canards*, etc., peuvent être employées, surtout à l'extérieur, pour remplacer l'axonge. La moelle de bœuf peut servir à faire des suppositoires à la place du beurre de cacao.

IV. — DES SUIFS.

Les suifs sont des matières grasses d'origine animale, et remarquables par leur consistance et leur point de fusion élevé. Ils sont fournis par les animaux ruminants, tels que le bœuf, le mouton et la chèvre. On les rencontre particulièrement dans la cavité abdominale, autour des reins, dans l'épiploon, etc. On les prépare par simple fusion.

Caractères. — Le suif fondu est solide, plus consistant chez les petits ruminants que chez le bœuf; blanc s'il est récent, un peu jaunâtre s'il est ancien, d'une odeur et d'une saveur désagréables et toutes spéciales, fusible à 38 degrés, et très peu soluble dans l'alcool, même bouillant, etc.

Composition chimique. — Le suif est formé aux trois quarts par de la stéarine, et pour le reste, par de l'oléine; le suif des petits ruminants, et surtout celui du bouc, renferment une petite quantité d'*hircine*, sorte d'oléine volatile qui leur communique l'odeur spéciale qu'ils possèdent.

Falsifications. — On mélange au suif des graisses de qualité inférieure, qui augmentent sa fusibilité et diminuent sa consistance. On y incorpore aussi, pendant qu'il est en fusion, de la pulpe de pomme de terre, des fécules, des sels calcaires, etc. Le moyen le plus simple de reconnaître ces dernières fraudes, c'est de traiter une petite quantité du suif suspect par l'éther chaud, qui ne dissoudra que le corps gras et laissera les corps étrangers qui se déposeront dans le vase.

Usages. — Le suif s'emploie exclusivement à l'extérieur. Il est employé à titre d'assouplissant sur la corne dure et sèche, sur la peau crevassée et douloureuse, etc. Comme résolutif, il est indiqué sur les cors, les durillons, les tumeurs indurées du collier, etc. On le mélange souvent pour cet usage à l'alcool, au savon, etc. A titre de maturatif, il peut rendre quelques services dans les abcès à parois épaisses et dures, etc. Enfin, il entre dans la composition des onguents, des pommades et des topiques divers qui exigent une certaine consistance.

B. — CORPS GRAS NON SAPONIFIABLES.

I. — BLANC DE BALEINE.

Synonymie : *Sperma-ceti, cétine, adipocire.*

Extraction. — Cette matière grasse spéciale se trouve renfermée dans les sinus de la tête des cachalots, et spécialement du *Physeter macrocephalus*. Elle y existe à l'état fluide, en dissolution dans une huile grasse, de laquelle on la sépare par le refroidissement et la pression.

Caractères. — Le blanc de baleine est solide, en masses amorphes, feuilletées, formées d'écailles ou lames minces, blanches, nacrées, brillantes, translucides, très fragiles, grasses au toucher, d'une odeur de poisson, d'une saveur huileuse et d'une densité de 0,943. Fusible à 45 degrés centigrades, le blanc de baleine est très soluble à chaud dans l'alcool, l'éther, les huiles et les essences. Il est formé de cétine, d'huile grasse et d'un principe colorant. Il n'est pas saponifiable.

Falsifications. — On y mélange surtout de la cire vierge et du suif. La première le rend moins cassant, plus opaque et moins lamelleux ; de plus, sa dissolution éthérée, qui est transparente, devient laiteuse par la présence de la cire. Le suif se reconnaît surtout à l'odeur.

Usages. — Le sperma-ceti est adoucissant et béchique ; à ce titre il peut être employé dans les affections aiguës et douloureuses des voies respiratoires et du tube digestif ; pour cela on le dissout dans une huile grasse et on le met en suspension dans une eau mucilagineuse. Il est maintenant à peu près abandonné parce qu'il est d'un prix élevé.

II. — DE LA CIRE (*Cera*).

Pharmacographie. — La cire est la matière avec laquelle les abeilles construisent les alvéoles où elles logent leurs larves, et dans lesquelles elles déposent leur provision de miel pour la mauvaise saison. On la soumet à la fusion et à la pression pour en séparer le miel et les impuretés. Le commerce en présente deux variétés : la cire jaune ou *brute*, et la cire *blanche* ou *vierge*.

1° Cire jaune. — C'est la cire naturelle telle qu'elle est fournie par la fusion des rayons de miel. Elle est solide, d'un jaune foncé, d'une odeur spéciale, aromatique, rappelant celle du miel, d'une saveur peu marquée et d'une densité de 0,972. Son point de fusion est à 64 degrés centigrades.

2° Cire vierge. — C'est la cire blanchie par le chlore ou par l'action prolongée du soleil et de la rosée. Elle est solide, blanche, en petites plaques rondes, inodore, insipide et fondant à 68 degrés centigrades. Elle est dure, cassante, à surface grenue, très soluble dans l'alcool et l'éther, à chaud, ainsi que dans les corps gras, les huiles volatiles et surtout l'essence de térébenthine. Chauffée vivement après sa fusion, la cire peut prendre feu à l'air et brûler avec une flamme brillante.

Composition chimique. — La cire est formée de deux principes essentiels, la *cérine*, qui en forme les deux tiers, et la *myricine*, qui constitue l'autre tiers. La cire jaune renferme en outre un principe aromatique et une matière colorante. L'une et l'autre ne peuvent être entièrement saponifiées.

Falsifications. — Dans la cire jaune on introduit des *résines*, des *fécules*, des *matières terreuses*, du *soufre*, etc. On ajoute à la cire vierge du *suif* et de l'acide *stéarique*.

Les matières résineuses sont dévoilées à l'aide de l'alcool, qui les dissout à froid et n'attaque pas la cire. En ajoutant de l'eau à l'esprit-de-vin qui a servi à l'opération, on précipite la résine, dont l'odeur se reconnaît facilement sur les charbons ardents.

Les autres matières introduites dans la cire jaune sont reconnues au moyen de l'essence de térébenthine, qui dissout à chaud la cire et n'attaque pas les matières étrangères qui se déposent.

Lorsque la cire vierge a été falsifiée au moyen du suif, elle devient ductile, onctueuse, plus fusible, plus odorante, etc. En outre, elle tache le papier comme un corps gras ordinaire, ce que ne fait pas la cire pure.

Enfin, l'adultération avec l'acide stéarique se reconnaît en faisant bouillir une petite quantité de la cire suspecte dans de l'eau de chaux; si elle est pure, l'eau de chaux restera transparente; mais si elle renferme de la stéarine, le véhicule deviendra laiteux par suite de la formation d'un savon calcaire et aura perdu ses propriétés alcalines.

Usages. — La cire s'emploie à peu près exclusivement à l'extérieur; autrefois on en avait conseillé l'usage dans quelques affections gastro-intestinales sous forme d'émulsion, mais on paraît y avoir généralement renoncé, même chez l'homme. A l'extérieur, elle est très adoucissante en même temps qu'enveloppante; on en use surtout à l'état de *cérat* simple, c'est-à-dire en dissolution dans l'huile d'olive. Elle entre dans la composition d'un grand nombre d'onguents, de charges, d'emplâtres, de topiques divers, etc.

CHAPITRE II.

DES MÉDICAMENTS TEMPÉRANTS.

SYNONYMIE : Acidules, rafraîchissants, etc.

Considérations générales. — On désigne sous le nom de *tempérants* une classe de médicaments antiphlogistiques qui ont pour effets constants de modérer l'activité de la circulation et de la respiration, et d'abaisser la température du corps.

Ces médicaments occupent une place importante dans la médication antiphlogistique, parce qu'ils combattent plus directement que tous les autres agents pharmaceutiques les phénomènes locaux et généraux de l'inflammation. Localement, ils font disparaître rapidement la rougeur, la chaleur, et jusqu'à un certain point aussi la tumeur et la douleur. Dynamiquement, ils modèrent d'abord, puis éteignent complétement la fièvre de réaction, si elle n'est pas liée à une affection locale trop grave. Ce sont donc de véritables *antifébriles*, des agents *antipyrétiques* puissants.

On les appelle assez communément *acidules*, à cause de leur nature chimique; on leur donne la dénomination de *rafraîchissants*, à raison de la diminution de température qu'ils déterminent; ils reçoivent aussi les noms de *défensifs, réfrigérants*, par suite des effets locaux qu'ils produisent; enfin, les Italiens leur donnent la qualification d'*hyposthénisants vasculo-cardiaques*, en considération de leur action dépressive sur l'appareil circulatoire sanguin.

Origine. — Les tempérants sont fournis par les trois règnes de la nature : le règne minéral donne les acides sulfurique, chlorhydrique, nitrique, carbonique, borique, phosphorique, etc. Le règne végétal fournit les acides acétique, oxalique, tartrique, citrique, malique, ainsi que des sels avec excès d'acide, des plantes acidules, etc.; enfin, le règne animal donne l'acide lactique ainsi que le petit-lait aigre, le lait de beurre acide, etc., qui en contiennent une notable quantité.

Caractères. — Les acidules sont solides ou liquides, très rarement gazeux; ils sont peu odorants, mais possèdent tous une saveur aigre ou acide très marquée. Très solubles dans l'eau, l'alcool et l'éther, ils se mêlent aisément aux liquides organiques et sont facilement absorbés. Leur nature chimique est toujours simple : ils sont formés par un acide, un sursel ou par une partie végétale renfermant l'un ou l'autre de ces deux principes.

Pharmacotechnie. — Les préparations qu'on fait subir aux médicaments tempérants sont toujours très simples; les acides concentrés qui sont caustiques ou astringents doivent être étendus de 500 ou 1000 fois leur poids d'eau environ pour être administrés à l'intérieur; il arrive souvent aussi qu'on modère leurs qualités malfaisantes avec l'alcool d'abord, qu'on les *dulcifie*, comme on disait autrefois, avant de les étendre d'eau. Ces diverses opérations, toujours très simples, doivent se faire à froid et dans des vases qui ne puissent être attaqués par les acides. Les sursels sont dissous en quantité suffisante dans l'eau pour communiquer à ce véhicule des qualités légèrement acides. Enfin, les plantes acides sont le plus souvent traitées par décoction pour en retirer les principes actifs; cependant il arrive parfois qu'on les écrase dans un mortier et qu'on les administre après en avoir extrait le suc par pression dans un linge ou autrement.

On n'administre pas toujours les acidules à l'état de pureté; il arrive souvent qu'on les associe aux émollients mucilagineux, gommeux, sucrés, féculents, pour en modérer l'activité; ou bien encore aux toniques amers, pour leur communiquer des propriétés spéciales.

Médicamentation. — On administre les tempérants à l'intérieur sous forme de boissons, de breuvages et de lavements; en outre, l'acide acétique est introduit parfois dans les voies respiratoires à l'état de vapeurs. A l'extérieur, on en fait des bains, des lotions, des applications diverses, et surtout des injections sur les muqueuses apparentes, dans les trajets fistuleux, les kystes, etc.

Pharmacodynamie. — Les effets primitifs ou physiologiques des acidules doivent être distingués en locaux et en généraux, et les premiers subdivisés en externes et en internes.

1° **Effets locaux externes.** — Appliqués sur la peau ou sur les muqueuses apparentes, les tempérants produisent une sensation de fraîcheur, irritent légèrement les surfaces, augmentent leurs sécrétions naturelles, mais refoulent le sang dans les gros vaisseaux, blanchissent les parties qu'ils touchent, en diminuent le volume, et, à la longue, les crispent et amènent une sorte d'engourdissement comme les liquides froids. Ces effets immédiats sont de courte durée et bientôt suivis d'une vive réaction, si l'on n'insiste pas sur l'emploi de ces médicaments; d'où l'indication impérieuse de persister dans leur usage local, quand on veut combattre une congestion ou une inflammation de cause externe.

2° **Effets locaux internes.** — Introduits dans le tube digestif sous forme de boisson ou de breuvage, les médicaments tempérants produisent les effets suivants chez les animaux sains : ils rafraîchissent la bouche, font couler la salive et le mucus buccal, étanchent la soif, stimulent l'estomac, accélèrent la digestion et améliorent les produits qui en résultent, en augmentant la quantité et les qualités dissolvantes du suc gastrique. Arrivés dans les intestins, les acidules augmentent toutes les sécrétions qui versent leur produit dans ce conduit, ramollissent les matières excrémentitielles, stimulent la muqueuse et la tunique charnue, accélèrent le mouvement péristaltique, activent l'absorption intestinale, hâtent la défécation, etc. Enfin, quand on insiste trop

longtemps sur leur usage, ou qu'on les administre trop concentrés ou à doses élevées, ils deviennent nuisibles à la fonction digestive; ils agacent les dents et empêchent
la mastication; ils irritent l'estomac et les intestins, diminuent l'appétit, causent des
coliques chez les solipèdes, la diarrhée chez tous les animaux, amènent la pâleur des
muqueuses, la débilité, etc.

3° **Effets généraux ou dynamiques.** — Lorsque les médicaments acidules sont
parvenus dans le sang par l'absorption, ils déterminent des effets sur ce liquide et
des changements remarquables sur le rhythme des fonctions végétatives, notamment
sur la circulation, la respiration, la calorification, la nutrition et les sécrétions, etc.

Les acides peu concentrés ou étendus d'eau coagulent le sang pour la plupart, et
agissent sur ce fluide nutritif à la manière des astringents et des toniques; mais quand
ils sont très étendus ou *dilués*, leur action est toute différente : ils dissolvent les éléments organisables du sang, comme les altérants, et rendent peu à peu ce fluide plus
ténu, plus liquide, plus foncé en couleur et, par suite, moins excitant et moins
nutritif.

Sous l'influence de ces médicaments, la circulation perd de son activité, les battements du cœur sont plus rares et moins énergiques; le pouls devient petit, concentré
et lent; la respiration est moins pressée; l'air expiré est moins chaud et plus humide;
la chaleur animale baisse visiblement et les changements qu'elle subit peuvent être
accusés par le thermomètre sur la peau et les muqueuses apparentes; la nutrition est
arrêtée; les sécrétions de la peau sont diminuées, et, par contre, celles des reins et
des diverses muqueuses sont augmentées, etc. Toutefois, sur les animaux sains, ces
effets sont peu marqués, et plusieurs d'entre eux font complètement défaut.

Employés trop longtemps sur les sujets sains, les acidules attaquent les dents, altèrent la digestion, causent de la diarrhée, de la toux, racornissent les organes diges-
tifs, les parenchymes et les ganglions, dissolvent le sang, rendent acides la plupart
des liquides sécrétés, causent un amaigrissement général, amènent une débilité
profonde, etc.; souvent même ils déterminent l'inflammation des voies respiratoires,
des pneumonies lobulaires, etc. A l'autopsie des animaux morts à la suite de l'abus
des médicaments tempérants, on trouve le cœur et les muscles décolorés, le tube
digestif resserré, racorni, ses membranes amincies, le sang peu abondant et diffluent, etc.

L'arrêt de la fonction nutritive, sous l'influence des acidules, peut s'expliquer assez
bien par cette considération chimique enseignée par M. Chevreul, à savoir : Que le
principe alcalin libre, la soude, que renferme le sang, est indispensable à la modification moléculaire des éléments organisables de ce fluide nutritif par l'oxygène de l'air.
Or, les médicaments tempérants, en neutralisant ce principe basique, détruisent la
condition essentielle des mutations chimiques de la respiration, entravent l'hématose,
et, consécutivement, empêchent la mise en œuvre des matériaux assimilables du
sang, arrêtent le mouvement de composition de la fonction nutritive; d'où résultent
d'abord le ralentissement de la circulation et de la respiration, l'abaissement de la
chaleur animale, et, par la suite, l'amaigrissement progressif du corps et le marasme, etc.

Pharmacothérapie. — L'histoire pharmacothérapique des acidules comprend
l'étude de leurs effets et de leurs indications thérapeutiques.

1° **Effets thérapeutiques.** — Les effets thérapeutiques des tempérants sont de
même nature que leurs effets physiologiques; seulement, ils sont plus rapides et

10

plus prononcés, et entraînent après eux des conséquences beaucoup plus variées.

Appliqués localement sur les parties enflammées, sur les tissus dénudés, etc., les acidules déterminent des effets instantanés; ils blanchissent les surfaces, refoulent le sang, calment la chaleur, diminuent la tuméfaction, dissipent la rougeur si elle est apparente. Leurs effets dans le tube digestif ne sont ni moins prompts, ni moins nets: ils nettoient la membrane buccale, dissipent l'empâtement de la langue, diminuent la rougeur et la chaleur de cette cavité, dans le cas de fièvre, calment la soif et l'ardeur intérieure qui tourmentent les animaux, relèvent l'appétit, rétablissent le cours du ventre et des urines, etc. Parvenus dans le sang, les acidules dissipent rapidement les signes de la fièvre de réaction, ou en diminuent l'intensité : la circulation et la respiration se ralentissent; la chaleur fébrile diminue; l'air expiré devient plus humide et moins chaud ; la peau perd de sa sécheresse et de sa haute température ; les urines coulent plus claires et plus abondantes; l'éréthisme général se modère; l'activité morbide du système nerveux se tempère, etc.

Il est des cas, cependant, où les médicaments tempérants ne calment pas la fièvre et où ils l'exagèrent même : c'est lorsqu'elle est liée à une affection des voies respiratoires. L'expérience démontre que, dans cette circonstance, ces médicaments augmentent la toux, la rendent plus fréquente, plus sèche et plus douloureuse, arrêtent l'expectoration, aggravent la difficulté de la respiration, etc. Ces fâcheux effets, qui disparaissent en partie lorsque les affections sont chroniques, proviennent de ce que les médicaments acidules sont portés par le sang, en nature, dans les poumons, de ce qu'ils entravent l'hématose, et enfin de ce qu'ils tendent en partie à s'échapper par la voie des bronches.

2° **Indications thérapeutiques.** — Les médicaments tempérants s'emploient tant à l'intérieur qu'à l'extérieur, et dans des cas assez variés que nous allons faire connaître.

a. **Intérieur.** — A l'intérieur, on fait usage des médicaments acidules, soit comme moyens prophylactiques, soit comme remèdes curatifs, dans les diverses affections suivantes :

1° **Maladies du tube digestif.** — Les maladies du tube digestif dans lesquelles l'usage des tempérants peut être utile, sont fort nombreuses; on compte surtout les suivantes : perte d'appétit, soif ardente avec sécheresse et empâtement de la bouche; irritation légère de l'estomac; engouement de la panse et du feuillet; constipation, pelotes stercorales; diarrhée bilieuse; fièvre muqueuse avec teinte ictérique des yeux; typhus contagieux; empoisonnements par les matières âcres et corrosives ; affection aphtheuse; vers intestinaux, etc.

2° **Congestions et inflammations.** — Les acidules sont des préservatifs des congestions et inflammations, soit superficielles, soit profondes, telles que celles des intestins, des poumons, de la moelle épinière, du sabot, etc., qui surviennent pendant la saison chaude, ou à la suite de courses violentes, de travaux excessifs, etc.

3° **Flux muqueux, hémorrhagies, etc.** — Ces médicaments peuvent être utiles aussi contre les écoulements muqueux des divers appareils, surtout quand ils acquièrent un caractère putride; on peut en dire autant des hémorrhagies internes, notamment de celles des reins, du nez, etc.

4° **Maladies putrides.** — Dans toutes les maladies caractérisées par la tendance du sang à subir la décomposition putride, l'usage interne et continu des acidules est d'une grande utilité. On peut citer, comme réclamant particulièrement cette médication, le typhus contagieux, le charbon, l'angine et la pneumonie gangréneuses, le scorbut du chien accompagné de jaunisse, la clavelée confluente, etc. Leur emploi ne convient pas également à toutes les époques de ces affections : ils sont mieux indiqués pendant l'état que vers le commencement ou à la fin de ces maladies. Dans celles qui siégent sur l'appareil respiratoire, on fait surtout usage des acidules sous forme de vapeur.

b. **Extérieur.** — Les acidules s'emploient à l'extérieur, sous les formes les plus variées, contre un grand nombre d'accidents légers, tels que l'érythème, l'érysipèle superficiel, le froissement de la peau par les harnais, les piqûres des insectes, les contusions, les entorses, etc. On en fait usage aussi contre les congestions ou inflammations locales qui siégent aux organes génitaux, aux pieds, à la peau, etc. Plusieurs éruptions cutanées comme l'échauboulure, les papules, la gale et les dartres très prurigineuses, etc., peuvent être amendées par les applications tempérantes. Enfin, les aphthes disparaissent promptement sous l'influence des lotions acidules.

3° **Contre-indications.** — Il faut éviter de faire usage des acidules dans les maladies de l'appareil digestif qui s'accompagnent de beaucoup de sécheresse et d'irritabilité. Ils sont peu favorables aussi dans la plupart des inflammations des voies urinaires, de l'appareil respiratoire et de presque toutes les affections nerveuses. Enfin, on évitera de les employer dans toutes les maladies chroniques accompagnées d'une grande débilité du corps, etc.

§ I. — Tempérants minéraux.

a. Acides minéraux usuels (acides sulfurique, chlorhydrique et nitrique).

Ces acides, d'un emploi si vulgaire en industrie, dans le commerce et en médecine, seront étudiés sous le rapport de leurs caractères individuels dans la classe des caustiques, dont ils font partie lorsqu'ils sont concentrés. Pour le moment, nous ne les considérerons que comme des acidules ou acides dilués.

Pharmacotechnie. — On étend les acides minéraux usuels au moyen de l'eau ou de l'alcool. En voici les formules :

1° *Solution aqueuse.*

℞ Acide sulfurique, chlorhydrique ou nitrique . . . . 5 à 10 gram. | Eau ordinaire. . . . . 1000 gram.

Placez l'eau dans un vase de verre ou de porcelaine, et ajoutez-y peu à peu l'acide en agitant constamment pour opérer le mélange.

Si l'on opérait en sens inverse, c'est-à-dire, en versant l'eau sur les acides, il pourrait en résulter quelques inconvénients, surtout avec l'acide sulfurique. En tous cas, on a le soin d'édulcorer la solution acide avant de l'administrer en boisson ou en breuvage.

2° *Solution alcoolique.*

℞ Acide sulfurique, chlorhydrique ou nitrique . . . . 1 part. | Alcool à 85 degrés centésimaux. . . . 3 part.

Placez l'alcool dans un vase et ajoutez-y peu à peu les acides en agitant sans cesse jusqu'à mélange complet.

Les acides ainsi affaiblis portaient autrefois le nom général d'acides *dulcifiés ;* en outre, chacun d'eux recevait une dénomination spéciale : c'est ainsi que le mélange d'alcool et d'acide sulfurique s'appelait *eau de Rabel ;* celui de l'acide chlorhydrique, *esprit de sel dulcifié ;* et enfin celui de l'acide azotique, *esprit de nitre dulcifié.* Ces noms ont été conservés.

3° Solution aqueuse des acides dulcifiés.

℞ Un des acides alcoolisés. . . . 10 à 20 gram. | Eau ordinaire . . . . 1,000 gram.

Mélangez, agitez, édulcorez et donnez en boisson ou en breuvage.

Pharmacothérapie. — On peut employer, soit à l'intérieur, soit à l'extérieur, les diverses solutions des acides minéraux usuels, à peu près indifféremment, lorsque les acidules sont indiqués. Cependant, on emploie de préférence la limonade sulfurique ou minérale dans les affections du tube digestif, dans les altérations du sang, les hémorrhagies internes, les éruptions confluentes, l'empoisonnement saturnin, etc. On donne, au contraire, la préférence à la solution d'acide chlorhydrique dans les maladies aphtheuses, couenneuses, gangréneuses du tube digestif ; dans les indigestions chroniques, les maladies osseuses, les tubercules et les calculs de nature calcaire, etc. Enfin, la limonade nitrique ou oxygénée doit être choisie dans le pissement de sang, les hydropisies, le scorbut, les maladies du foie, les scrofules, les engorgements glanduleux ou parenchymateux, etc.

b. Autres acides minéraux.

a. **Acide carbonique.** — L'acide carbonique gazeux se dissout avec facilité dans l'eau, qui en absorbe son volume à la température et à la pression ordinaires de l'atmosphère. Cette dissolution, connue sous le nom d'*eau gozeuse artificielle*, est incolore, inodore, d'une saveur aigrelette, rougissant la teinture de tournesol, précipitant l'eau de chaux, et moussant vivement à l'air lorsque la dissolution du gaz a été accompagnée d'une forte compression, comme cela a lieu d'ordinaire. On trouve dans plusieurs contrées de la France des sources d'eau gazeuse acidule, pure ou chargée de quelques sels alcalins.

Usages. — L'eau gazeuse naturelle ou artificielle, donnée en boisson ou en breuvage, est un stimulant léger de l'appareil digestif, et une sorte d'auxiliaire du suc gastrique dont elle augmente les facultés dissolvantes. C'est un moyen peu dispendieux aujourd'hui et qui peut trouver quelques applications utiles dans les affections du tube digestif accompagnées d'irritation du foie, de teinte ictérique, de supersécrétion muqueuse, etc. Vicq d'Azyr (1) conseille l'usage de l'acide carbonique, soit à l'état de gaz, en l'insufflant dans le rectum avec une vessie, soit en dissolution dans l'eau sous forme de boisson ; à défaut de cette dernière préparation, il prescrit d'administrer divers carbonates en poudre et de faire boire par-dessus de l'eau acidulée par l'acide sulfurique, etc.

b. **Acide borique.** — Il est solide, en petites écailles nacrées, inodores, de saveur légèrement acide, soluble dans l'eau et dans l'alcool ; quand il a été fondu, il présente un aspect vitreux. Employé autrefois contre quelques phlegmasies internes accompagnées de fièvre, de phénomènes nerveux, etc., sous le nom de *sel sédatif* de

---

(1) *Moyens curatifs et préservatifs*, etc., p. 471 et 472.

Homberg, l'acide borique est inusité aujourd'hui. On ne s'en sert plus que dans la préparation de la crème de tartre soluble ou tartro-borate de soude.

c. **Acide phosphorique hydraté.** — Cet acide se prépare très économiquement en précipitant par une solution d'acide oxalique la solution sirupeuse de biphosphate de chaux, et concentrant ensuite la partie claire jusqu'à ce qu'elle ait acquis l'aspect d'un sirop. On le dissout ensuite dans l'eau et on l'administre en breuvage aux grands animaux, à la dose de 100 grammes, représentant environ 30 grammes d'acide à l'état vitreux ; chez les petits animaux, la dose doit être proportionnelle. Nous avons employé cette dissolution acide contre la péripneumonie contagieuse du gros bétail avec une apparence de succès ; les animaux n'ont pas succombé à la maladie, mais leurs poumons ont conservé leurs altérations primitives (1). On a conseillé l'usage interne de cet acide, d'après des vues purement théoriques, contre la phthisie tuberculeuse, les affections osseuses, les scrofules, etc., et les résultats ont été trop variables pour permettre de formuler une opinion pratique à cet égard. Cependant on s'accorde généralement à lui reconnaître quelque efficacité contre les caries osseuses ou cartilagineuses, appliqué en topique. C'est un moyen à essayer dans la médecine des animaux.

§ II. — Tempérants végétaux.

a. Acide acétique étendu, ou vinaigre.

Pharmacographie. — Le vinaigre de vin, qui est le plus employé, est rouge, jaune ou blanc ; c'est un liquide transparent lorsqu'il est pur, d'une odeur piquante, agréable, d'une saveur aigre plus ou moins prononcée selon sa force, d'une densité variant de 1,018 à 1,020 et marquant 2°,50 à 2°,75 à l'aréomètre de Baumé. Volatil, s'affaiblissant au contact de l'air, le vinaigre doit être conservé dans des vases bien clos. Il est soluble dans l'eau, l'alcool, l'éther à la plupart des essences ; il dissout à son tour un grand nombre de matières végétales et animales.

Composition. — Le vinaigre d'Orléans, qui est le plus estimé et le plus usité en pharmacie, contient les principes suivants : *eau, acide acétique, alcool, matières colorantes et extractives, bitartrate de potasse, tartrate de chaux, sulfate de potasse* et *chlorure de potassium.*

Altérations et falsifications. — Le vinaigre peut s'être affaibli par son séjour dans des vases mal bouchés ; on peut aussi y avoir ajouté de l'eau pour augmenter son volume : ces deux altérations ne peuvent se reconnaître que par la gustation. Ce liquide, par suite de son séjour dans des vases métalliques, peut avoir dissous du *cuivre*, du *zinc*, du *plomb* et même de l'*arsenic*. La présence de ces agents toxiques peut se reconnaître à l'aide de leurs réactifs caractéristiques. On cherche à augmenter l'acidité du vinaigre en y ajoutant des acides *sulfurique, chlorhydrique, nitrique, tartrique, oxalique,* etc.; mais ces fraudes sont rares et ne sont pas faciles à reconnaître à cause de la présence naturelle des sels de même genre que ces acides dans le vinaigre. L'action mordante de ce liquide sur la buccale est augmentée à l'aide de certaines matières végétales à saveur âcre, telles que la *moutarde,* la *pyrèthre,* le *poivre long,* le *piment,* etc. Cette petite falsification n'a pas de bien graves inconvénients. Enfin, on cherche à augmenter la densité et le poids du vinaigre avec certains

(1) *Journal de médecine vétérinaire de Lyon,* 1851, p. 506.

sels, comme l'*acétate* et le *sulfate de soude*, le *chlorure de calcium*, l'*acétate* et le *sulfate de chaux*, le *sel marin*, etc. Pour reconnaître les adultérations de ce genre, on évapore à siccité le vinaigre suspect et l'on reprend le résidu par l'eau pure et des réactifs appropriés qu'il serait trop long d'indiquer ici.

Pharmacotechnie. — Le vinaigre est employé en pharmacie pour la confection des *vinaigres médicinaux*, des *oxymels* et *oxymellites*, etc. Considéré comme médicament, il est rarement employé à l'état naturel, surtout à l'intérieur ; le plus souvent on tempère son acidité au moyen de l'eau, de l'esprit-de-vin, du miel, etc. Voici les formules les plus usitées.

     1° *Oxycrat.*

℞ Vinaigre fort . . . . 1 part. | Eau commune. . . . . 10 part.
     Mélangez.

     2° *Oxymel simple.*

℞ Bon vinaigre . . . . 1 part. | Miel ordinaire. . . . . 2 part.
     Délayez le miel dans le vinaigre ; faites cuire à feu ménagé en consistance de sirop, et passez dans un linge clair.

Employé à la dose de 100 à 200 grammes par litre d'eau ou de décoction émolliente pour faire des boissons ou des breuvages acidules et béchiques.

     3° *Vinaigre alcoolisé.*

℞ Vinaigre de vin . . . . 1 part. | Eau-de-vie ordinaire. . . . . 1 part.
     Mélangez et dissolvez dans suffisante quantité d'eau, tant pour l'usage interne que pour l'usage externe.

Posologie. — La quantité de vinaigre, à l'état d'oxycrat, qui peut être administrée aux divers animaux, est indiquée par le tableau suivant :

     1° Grands ruminants. . . . . 500 à 1000 grammes.
     2° Solipèdes. . . . . 250 à 500 —
     3° Petits ruminants et porc. . . . . 32 à 100 —
     4° Carnivores . . . . 8 à 16 —

Ces doses peuvent être, selon les exigences des cas, répétées plusieurs fois dans le courant d'une même journée.

Effets et usages. — Appliqué sur la peau, le vinaigre pur y détermine les effets des rubéfiants ; ces effets sont encore plus marqués quand on a élevé la température de ce liquide. Sur les tissus dénudés ou sur les muqueuses, le vinaigre produit une irritation assez vive, mais passagère ; cependant, quand on l'introduit dans les voies digestives sans avoir affaibli préalablement ses qualités acides, il irrite vivement la muqueuse intestinale, cause des coliques graves aux solipèdes et peut occasionner une entérite mortelle : les grands ruminants paraissent être infiniment moins sensibles à son action. Réduit en vapeur, il peut stimuler la peau et exciter les voies respiratoires trop fortement ; aussi a-t-on la précaution de le mélanger à de la vapeur d'eau. Enfin, étendu d'eau, le vinaigre agit à la manière des acides minéraux dilués ; seulement il est un peu moins irritant, et l'on a remarqué qu'il augmentait à la fois la sueur et les urines, ce qu'on n'observe pas pour les autres acides.

Les usages du vinaigre sont fort nombreux et très importants ; c'est presque le seul tempérant usité en médecine vétérinaire. On en fait usage à l'intérieur et à l'extérieur.

1° **Usage interne.** — A l'état de pureté, on emploie rarement le vinaigre à l'intérieur, en breuvage, à moins que ce ne soit pour remplir un rôle chimique, comme dans le cas d'empoisonnement par un alcali, par exemple. Cependant un assez grand nombre d'auteurs en conseillent l'usage contre la rage déclarée ; et bien que ce moyen ait échoué le plus souvent dans les tentatives qui en ont été faites, il n'en compte pas moins encore un grand nombre de partisans, et tout récemment un médecin est venu de nouveau préconiser ce remède contre cette affreuse maladie, au sein même de l'Académie des sciences de Paris (1). Le vinaigre étendu d'eau convient dans la plupart des maladies que nous avons indiquées en parlant des médicaments acidules en général. De plus, on le recommande spécialement dans l'indigestion chronique des grands ruminants accompagnée d'encombrement alimentaire dans la panse et le feuillet, de météorisation intermittente, etc. ; on le croit utile aussi dans l'empoisonnement par les narcotiques végétaux, dans la superpurgation des drastiques résineux, etc. Dans les diverses variétés d'altérations putrides du sang, le vinaigre étendu est d'une grande utilité, surtout quand on y mélange de l'alcool, des teintures amères, etc. Il est d'une utilité reconnue contre l'affection pléthorique des moutons, qu'on appelle *maladie rouge*, et qui est caractérisée par un excès de proportion des matériaux solides du sang, chez les animaux pris de chaleur ou menacés de congestion pulmonaire, de fourbure, etc. Enfin, on fait parfois usage avec profit de l'oxymel simple, dans les maladies chroniques des voies respiratoires, comme béchique incisif.

2° **Usages externes.** — Ces usages sont divers et très multipliés. A l'état de pureté, on emploie le vinaigre fort pour panser certains ulcères atoniques, pour réveiller la sensibilité dans le cas de syncope et d'asphyxie, en l'injectant dans le nez, le rectum, etc. ; froid ou chaud, on l'emploie en frictions révulsives sur le bas des membres dans le cas d'entérorrhagie et autres affections graves du tube digestif, des centres nerveux, etc. Enfin, le vinaigre pur est employé pour faire cuire le son, la graine de foin, l'avoine, dont on veut faire des sachets excitants pour les lombes ; pour délayer la suie ou la terre glaise destinées à faire des cataplasmes défensifs dans le cas de fourbure, d'agravée, de contusions de la sole, et d'engorgement laiteux des mamelles. Mélangé à de l'eau-de-vie et du sel marin, il constitue un excellent topique pour les contusions, les entorses, les distensions, les œdèmes, etc. ; si l'on ajoute au mélange de la rue des jardins, de l'absinthe, écrasées et réduites en pulpe, on lui communique des vertus antiseptiques d'après Vitet (2), qui en recommande l'emploi sur les plaies et les tumeurs gangréneuses. Le simple mélange de vinaigre et d'eau-de-vie est un topique excellent contre les brûlures, d'après M. Cazin (3). A l'état d'oxycrat, c'est un défensif vulgaire dans le cas de fourbure, de contusion, d'érosions et de démangeaisons à la peau, d'échauboulures, de distensions articulaires, d'hémorrhagies capillaires, d'œdèmes, d'aphthes, etc. On l'administre aussi en lavements dans le cas de constipation opiniâtre, et en injections sur les muqueuses où siégent des écoulements purulents, etc. Enfin, le vinaigre réduit en vapeurs peut faire avorter

(1) Docteur Audouard, *Comptes rendus de l'Académie des sciences*, 1852, t. XXXV, p. 126.
(2) *Loc. cit.*, p. 80.
(3) *Traité des plantes médicinales indigènes*, p. 590.

l'orchite et la mammite, et s'emploie fréquemment dans les affections gangréneuses des voies respiratoires, etc.

b. Acide oxalique.

Caractères. — Il est solide, en cristaux prismatiques terminés par des sommets dièdres, incolore, inodore, d'une saveur très acide et d'une densité de 1,50. Il est soluble à la fois dans l'alcool et dans l'eau; cette dernière en dissout 1/8e à froid, et son poids lorsqu'elle est bouillante. Chauffé à 115 degrés, il se décompose en acide carbonique et en oxyde de carbone.

Médicamentation. — Cet acide s'administre en solution légère sous forme de boisson ou de breuvage. La dose est de 50 centigrammes à 1 gramme pour les carnivores; de 2 à 3 grammes pour les petits ruminants et le porc, et de 4 à 8 grammes pour les grands herbivores.

Effets. — Concentré, cet acide est un caustique fluidifiant des plus énergiques; introduit dans l'estomac, il l'irrite vivement d'abord, et ne tarde pas à perforer ses membranes (Orfila). Les meilleurs antidotes sont l'eau de chaux et la magnésie calcinée. Étendu d'eau, cet acide est rapidement absorbé; il agit d'abord comme les acides minéraux dilués, puis il porte son action spéciale sur le système nerveux qu'il stupéfie. C'est un sédatif très énergique de la circulation et de la respiration.

Usages. — Ils sont les mêmes que ceux des autres acidules; de plus, il est indiqué aussi dans les phlegmasies avec un grand excès de fièvre et de phénomènes nerveux. Nous l'avons essayé une seule fois sur un chien atteint de la rage; le sujet resta dans la stupeur et le sommeil pendant plusieurs heures, mais sa maladie n'en fut pas modifiée.

On emploie aussi les matières suivantes comme renfermant de l'acide oxalique :

1° **Oxalate de potasse** (*Sel d'oseille*). — Ce sel, qui est un mélange de bioxalate et de quadroxalate de potasse, est solide, en parallélipipèdes très courts, inodore, incolore, d'une saveur acide, piquante, et peu soluble dans l'eau. Il est tempérant et un peu astringent, mais peu employé.

2° **Oseille** (*Rumex acetosa*, L.). — Cette plante polygonée, vivace et dioïque, qui croît spontanément dans les prairies, est cultivée dans les jardins pour les usages culinaires. Ce sont les feuilles qui sont usitées. Elles renferment un suc acide abondant qui contient les principes suivants : eau, bioxalate et quadroxalate de potasse, acide tartrique, mucilage, fécule, chlorophylle, etc.

Pharmacotechnie. — On hache les feuilles d'oseille et l'on en exprime le suc qui est très acide et s'administre à titre de rafraîchissant en dissolution dans l'eau. Le plus souvent, cependant, on préfère faire bouillir l'oseille, et lorsqu'elle est cuite on la soumet à la pression; on obtient ainsi deux produits : le suc qui est un peu laxatif, et la pulpe qui constitue d'excellents cataplasmes tempérants et maturatifs.

Indications. — La décoction de feuilles d'oseille, qu'on appelle vulgairement *bouillon aux herbes*, est tempérante et relâchante; elle est indiquée dans les maladies du tube digestif qui s'accompagnent de teinte ictérique des muqueuses et d'engorgement du foie; c'est un bon contre-poison des narcotico-âcres; elle peut être employée comme un moyen auxiliaire dans la purgation laxative, surtout chez les petits animaux. La pulpe est employée en cataplasmes résolutifs dans le cas de mammite, d'orchite, etc.

Succédanés. — A défaut de l'oseille des jardins on peut employer l'*oseille des prés*, la *patience* (*Rumex patientia*, L.), l'*alléluia* (*Oxalis acetosella*, L.).

c. Acide tartrique.

Caractères. — Il est solide, en prismes hexaédriques à sommets triangulaires, ou en tables, inodore, incolore, d'une saveur acide et agréable, et d'une densité de 1,75. Il est soluble à la fois dans l'eau et dans l'alcool. Chauffé, il subit diverses transformations chimiques, selon la température, et se décompose au rouge brun.

Usages. — L'acide tartrique est un acidule très agréable d'un emploi fréquent en médecine humaine, mais rare dans celle des animaux, où on lui préfère la crème de tartre, d'un prix moins élevé. A la dose de 2 à 3 grammes, il communique une acidité suffisante à un litre d'eau. On pourrait en faire usage dans la médecine des petits animaux.

d. Bitartrate de potasse (Crème de tartre insoluble).

Caractères. — Il est solide, en prismes rhomboïdaux à base oblique, inodore, incolore, transparent, dur, inaltérable à l'air, et d'une saveur faiblement acide. Insoluble dans l'alcool, ce sel est très peu soluble dans l'eau ; froide, elle n'en dissout que 1/60e, et chaude, 1/7e environ.

Usages. — A doses élevées, ce sel est *purgatif*, ainsi que nous le ferons connaître plus tard ; mais à petites doses c'est un tempérant agréable qu'on emploie rarement à cause de son peu de solubilité. Cependant, M. Delafond (1) le prescrit à la dose de 10 à 15 grammes dans deux ou trois litres d'eau miellée. Il le vante surtout contre la fièvre aphtheuse des ruminants, la jaunisse du chien, etc. Gellé, dans sa *Pathologie bovine*, recommande ce médicament dans la gastro-entérite, l'entérite et la diarrhée du bœuf. M. Moreau jeune (2) a employé la crème de tartre unie au sel de nitre, en breuvage, avec succès, contre l'entérite couenneuse des ruminants. Cependant on lui préfère généralement la préparation suivante.

e. Tartro-borate de potasse (Crème de tartre soluble).

Préparation. — On obtient cette combinaison importante en chauffant, dans 24 parties d'eau, un mélange de 4 parties de bitartrate de potasse et 1 partie d'acide borique cristallisé, le tout finement pulvérisé ; quand la solution est parfaite, on évapore en consistance de miel, on dessèche entièrement à l'étuve et l'on pulvérise.

Caractères. — La crème de tartre soluble est sous forme de poudre blanche, inodore, très acide et soluble dans 2 parties d'eau à la température ordinaire. Elle est souvent mélangée de bitartrate de potasse finement pulvérisé, ce qui se reconnaît au peu de solubilité du sel dans l'eau froide.

Indications. — A doses élevées, la crème de tartre soluble est *purgative* ; en petite quantité, c'est un excellent tempérant qu'on emploie principalement dans la fiè-

(1) *Loc. cit.*, t. I, p. 315 et 316.
(2) *Recueil*, 1843, p. 233.

vre bilieuse, la jaunisse, l'entérite chronique, ou celle qui est couenneuse, les aphthes, les hydropisies, les affections cutanées, etc. M. Garreau (1) s'en est servi avec avantage contre l'entérite diarrhéique des poulains, seule ou avec un peu de laudanum; la dose était de 60 à 75 grammes en breuvage dans l'espace de douze à quinze heures. M. Deneubourg (2) l'emploie, unie aux toniques, contre l'entéro-péritonite des vaches fraîches vêlées, âgées ou faibles, etc. La dose quotidienne pour les grands animaux est de 50 à 100 grammes dans leurs boissons ordinaires.

f. Acides citrique et malique.

Ces deux acides, à l'état de pureté, sont d'un prix trop élevé pour être employés en médecine vétérinaire; mais ils entrent dans la composition d'un grand nombre de fruits acides dont l'emploi est aussi fréquent chez l'homme qu'il est rare chez les animaux : tels sont les *oranges*, les *citrons*, les *grenades*, les *groseilles*, les *pommes*, etc. Cependant, dans les contrées où ces fruits sont abondants et à bas prix, comme le Midi pour les premiers, et le Nord pour les derniers, leur usage est possible surtout chez les animaux jeunes ou ceux des petites espèces. Vitet (3) recommande le suc de pomme reinette cuite comme un excellent tempérant pour les grands animaux, donné en breuvage après sa dissolution dans l'eau. Les pommes, qu'on peut employer dans plusieurs pays, et surtout en Normandie, constituent un moyen tempérant.

§ III. — Tempérants animaux.

a. Acide lactique.

Caractères. — Cet acide ne se trouve pas seulement dans le petit-lait aigri, mais encore dans la plupart des décoctions végétales qui ont fermenté; en outre, il fait partie de plusieurs liquides animaux, et notamment du suc gastrique d'après quelques auteurs. À l'état de pureté, il se présente le plus souvent sous forme d'un sirop incolore, inodore, d'une saveur très acide, pesant 1,22, et se dissolvant à la fois dans l'eau, l'alcool et l'éther. Seul, l'acide lactique est rarement employé à titre de tempérant; néanmoins comme il exerce sur le phosphate calcaire une action dissolvante très énergique, on l'a conseillé contre les calculs vésicaux de cette nature. Plusieurs de ses composés salins, et notamment le lactate de fer, sont au contraire d'un emploi fréquent en médecine humaine; de plus, le petit-lait acide et le lait de beurre, qui en contiennent toujours une quantité notable, sont souvent employés en médecine vétérinaire. Nous allons en dire quelques mots.

b. Petit-lait aigri.

Le sérum du lait, dont nous avons parlé (page 129), lorsqu'il a été exposé à l'air et qu'il s'est aigri, renferme une certaine quantité d'acide lactique qui lui communique des propriétés tempérantes et délayantes d'autant plus utiles, que ce liquide est recherché par la plupart des animaux qui le prennent d'eux-mêmes, surtout le porc et le mouton : cette circonstance est d'autant plus heureuse, que ces derniers animaux vivant en troupeaux et étant plus ou moins nombreux, l'administration des

(1) *Recueil*, 1846, p. 94 et 95.
(2) *Répert. vét. belge*, 1851, p. 329.
(3) *Médec. vétér.*, t. III, p. 44.

médicaments, de vive force, est toujours difficile et peu profitable. C'est une boisson qui convient à tous les animaux au déclin des maladies inflammatoires, et à ceux de petite taille pour modérer la fièvre qui accompagne les éruptions graves, telles que la variole chez les chiens et le porc, la clavelée chez le mouton, etc.

c. Lait de beurre.

C'est le résidu qui reste dans la baratte après qu'on a préparé le beurre ; on y ajoute souvent aussi l'eau dans laquelle on a lavé ce produit de la crème. C'est un liquide blanc, plus ou moins épais, d'une odeur acide et butyreuse à la fois, d'une saveur aigrelette très prononcée, plus dense que l'eau et se dissolvant dans ce liquide en toute proportion. Le lait de beurre renferme les principes suivants : eau, caséum, beurre, lactine, acides acétique, lactique et butyrique, et des sels calcaires et alca'ins. Il peut remplacer le petit-lait ou être employé concurremment avec lui. Dans le centre de la France, les ménagères le donnent à boire aux jeunes gorets atteints de variole, pour calmer la fièvre et modérer l'éruption, et cela avec succès, etc.

CHAPITRE III.

DES ASTRINGENTS.

SYNONYMIE : Styptiques, répercussifs, dessiccatifs, défensifs, etc.

Définition. — On donne le nom d'*astringents* à une classe de médicaments qui ont pour effets constants : de condenser les tissus mous en resserrant leurs fibres, d'augmenter la coagulabilité des liquides nutritifs, et de diminuer les sécrétions naturelles ou accidentelles.

Ces divers effets, qui ont tous leur origine dans une action chimique coagulante, se produisent également dans les animaux sains et dans les animaux malades, mais en général ils sont plus rapides et plus nets chez ces derniers.

Considérés relativement aux autres agents pharmaceutiques, les médicaments astringents présentent quelques points de ressemblance avec les *caustiques* et les *toniques*.

Ils ressemblent aux caustiques en ce qu'ils tendent, comme ces derniers, à se combiner avec les éléments protéiques des solides et des liquides organiques, et à détruire peu à peu leur vitalité. Ces deux classes de médicaments ne diffèrent que par le degré d'activité qui leur est propre : les caustiques mortifient presque instantanément les tissus, tandis que les astringents ne déterminent cet effet que très lentement. Il existe donc une graduation d'activité qui mène des uns aux autres sans solution de continuité ; c'est ainsi que l'alun calciné et les acétates de cuivre semblent former le trait d'union de ces deux catégories de médicaments.

Les analogies qui existent entre les astringents et les toniques sont si grandes et si nombreuses, que plusieurs auteurs ont cru devoir les réunir sous un même titre. Cependant, malgré toutes les similitudes qui peuvent exister entre ces deux catégories de remèdes, nous croyons qu'il est peu rationnel de les confondre, car ils diffèrent entre eux sous trop de rapports, ainsi que nous allons le voir, pour mériter d'être entièrement confondus dans une même classe.

Si les astringents, comme les toniques, resserrent les fibres des tissus et augmentent la plasticité des liquides nutritifs, ils ne produisent pas ces effets de la même manière : les astringents déterminent leur action instantanément et de dehors en dedans, tandis que les toniques n'amènent ce résultat que lentement, de dedans en dehors, en quelque sorte par intussusception, et après s'être mélangés et combinés au sang. Les astringents augmentent bien la coagulabilité, la plasticité du sang, en rapprochant ses éléments organisables, mais ils n'augmentent pas dans la même proportion ses qualités nutritives et vitales, comme le font les toniques. Enfin, ces derniers médicaments sont essentiellement favorables à l'assimilation et peuvent être continués longtemps sans dommage pour l'économie animale, tandis que les astringents entravent bientôt la nutrition, et, si l'on insiste trop fortement sur leur usage, la suspendent entièrement et finissent par déterminer le marasme et la mort.

Origine et composition. — Les médicaments astringents sont tirés des minéraux ou des végétaux. Les premiers fournissent plusieurs acides énergiques, le borate de soude, la chaux et quelques uns de ses sels, plusieurs sels métalliques à base d'alumine, d'oxyde de zinc, de fer, de plomb, etc. Les végétaux astringents sont nombreux et dispersés dans plusieurs familles; on trouve surtout comme étant doués de ces qualités, des racines, des écorces, des feuilles, quelques fruits, un petit nombre de fleurs, etc. Toutes ces parties sont rapprochées par leur nature chimique; elles renferment pour la plupart des tannins, de l'acide gallique, un principe résineux ou diverses autres matières moins importantes.

Caractères généraux. — Les astringents sont solides ou liquides; ils sont incolores ou colorés, mais presque toujours inodores; leur saveur est caractéristique : elle est âpre, styptique et désagréable au goût. Ils sont généralement solubles dans l'eau, l'alcool, l'éther et les acides étendus; ils ne le sont pas, par contre, dans les essences et dans les corps gras. Les astringents sont fixes et ne s'altèrent que quand on les chauffe à une température supérieure à celle de l'eau bouillante.

Pharmacotechnie. — Les préparations pharmaceutiques des astringents sont en général très simples. Ceux qui sont tirés du règne minéral sont réduits en poudre ou dissous dans l'eau ; ce n'est qu'exceptionnellement qu'on les incorpore aux corps gras. Les styptiques végétaux sont aussi parfois réduits en poudre et employés sous cette forme, mais le plus souvent ils sont traités par décoction prolongée avec l'eau, et rarement avec les liqueurs alcooliques.

Les associations qu'on fait subir aux astringents sont assez nombreuses : d'abord, on les mélange entre eux, les minéraux avec les végétaux, ou ceux d'une même origine les uns avec les autres. Parmi les médicaments déjà étudiés, on y associe fréquemment les émollients et les tempérants, soit pour amoindrir leur action, soit pour leur communiquer des propriétés spéciales ; et, parmi ceux qui vont suivre, nous verrons plus tard, qu'on les unit aux *excitants*, aux *caustiques*, et surtout aux *toniques*.

Médicamentation. — Les astringents s'emploient à l'*extérieur* et à l'*intérieur*. Dans le premier cas, on en fait des solutions diverses qu'on administre sous forme de *lotions*, de *bains*, d'*applications* diverses ; ou bien on les réduit en poudre et on les applique directement, ou après les avoir incorporés dans l'axonge ou le cérat. A l'intérieur on les administre rarement en *électuaire* à cause de la saveur désagréable de ces médicaments ; la forme de *bol* ou de *pilule* est peu usitée également ; celles d'*injection* et de *breuvage* sont les plus employées ; seulement, dans cette dernière circonstance, il faut redoubler de précautions, car M. H. Bouley (1) a démontré que l'administration des breuvages astringents était difficile et exposait les animaux à des accidents, parce qu'en raison de la difficulté de la déglutition, le liquide fait aisément fausse route et pénètre dans les voies respiratoires. Enfin, quand on désire que les médicaments pénètrent dans le sang et déterminent des effets généraux, il est essentiel de ne les administrer qu'à très petite dose, pour ne pas empêcher leur absorption.

Pharmacodynamie. — Les effets des astringents se divisent en *locaux* et en *généraux*, et les premiers se subdivisent en *externes* et en *internes*.

1° Effets locaux externes. — Appliqués sur la peau, les muqueuses ou les solutions de continuité, les astringents développent leurs effets presque immédiatement : ils resserrent les fibres des tissus, les rapprochent, les condensent, effacent les interstices organiques, réduisent le calibre des capillaires et des canaux, refoulent le sang dans les gros vaisseaux, déterminent la pâleur des tissus, diminuent la chaleur d'abord, puis la sensibilité ; d'où résultent de l'engourdissement, de la difficulté dans les mouvements de la partie, la diminution ou la cessation des exhalaisons et des sécrétions naturelles ou morbides, etc.

Ces effets immédiats des astringents sont de courte durée, si l'application n'est pas un peu prolongée ; ils sont bientôt suivis d'une vive réaction consistant principalement dans le retour brusque du sang dans les capillaires sanguins de la partie, qui devient rouge, gonflée, chaude, sensible, et dont les sécrétions diverses se réveillent avec activité, etc. Cette particularité indique la nécessité absolue d'insister avec force dans l'application des astringents, lorsqu'on les emploie à titre de défensifs contre une congestion ou une inflammation locales de cause externe.

Toutefois il faut se garder d'exagérer ce principe et de prolonger outre mesure l'usage de ces médicaments sur un même point, car l'expérience démontre qu'on s'expose alors à dépasser le but et à déterminer une véritable mortification des tissus. Les parties qui sont soumises au contact prolongé des astringents deviennent peu à peu dures, épaisses, pâles, froides, insensibles, et bientôt impropres à remplir leurs fonctions les plus obscures ; elles ont été en quelque sorte *tannées*. Ces effets exagérés des astringents ont un point de départ entièrement chimique ; les acides, les sels métalliques, le tannin, etc., dont sont composés ces médicaments, ont une grande tendance à se combiner avec les principes protéiques des solides et des liquides organiques, à les désorganiser et à y éteindre peu à peu les phénomènes de la vie. Cette combinaison s'effectue d'autant plus facilement que le premier effet des astringents étant de chasser le sang des parties où on les applique, et par conséquent d'y arrêter la nutrition, la calorification, la sensibilité, etc., la résistance vitale des tissus a diminué et ne peut s'opposer que faiblement à l'action chimique de ces agents pharmaceutiques.

2° Effets locaux internes. — Introduits dans le tube digestif, les astringents y provoquent des phénomènes semblables à ceux qu'on remarque à l'extérieur. Dans la bouche, ils produisent une action styptique des plus marquées : ils arrêtent la sécrétion du mucus et de la salive, dessèchent la muqueuse buccale, la décolorent et la crispent, resserrent vivement le pharynx et l'œsophage, et rendent la déglutition très laborieuse. Arrivés dans l'estomac, ces médicaments y développent des effets divers : d'abord, ils stimulent ce viscère, précipitent la digestion, augmentent l'appétit, etc. Mais bientôt surviennent des phénomènes opposés : le dégoût apparaît, la

(1) *Recueil*, 1846, p. 391 et 392.

soif devient vive, les carnivores et le porc vomissent, la digestion est lente et difficile, soit parce que le suc gastrique ne se sécrète plus en quantité suffisante, soit parce que l'estomac racorni et revenu sur lui-même ne jouit plus de son énergie naturelle, etc. Dans le tube intestinal, les mêmes effets se produisent : le mucus et le liquide entériques ne sont plus sécrétés en aussi grande quantité, non plus que la bile et le suc pancréatique; les tuniques de l'intestin reviennent sur elles-mêmes et diminuent le calibre de ce conduit; la marche des aliments est lente, les défécations retardées, la consistance des excréments augmentée, etc. Quand on insiste trop longtemps sur l'usage interne des astringents, ils arrêtent entièrement la fonction digestive, irritent le tube digestif, frappent d'inertie le canal intestinal, déterminent d'abord une constipation opiniâtre, puis l'arrêt des matières fécales, et peuvent déterminer la mort si l'on ne remédie pas bientôt à ces fâcheux effets par les boissons mucilagineuses, les laxatifs, les purgatifs salins, etc.

3° **Effets généraux.** — Les effets généraux des astringents se développent toujours avec lenteur à cause des difficultés que rencontre leur absorption dans les intestins; ces difficultés sont d'autant plus grandes que ces médicaments ont été ingérés à plus forte dose; d'où l'indication de ne les administrer jamais qu'en petite quantité à la fois. En prenant toutes les précautions voulues, on ne doit jamais compter sur l'absorption complète, entière, des astringents, parce que toujours une forte proportion entre en combinaison avec les liquides et les aliments qui sont contenus dans le tube digestif, et doit être rejetée avec les excréments. Ce n'est donc que la portion non dénaturée qui passe dans le sang et détermine les effets généraux qui sont propres à ces médicaments.

Ces effets généraux ou dynamiques, qu'on remarque surtout très nettement sur les animaux atteints d'affections atoniques et anémiques, se font remarquer sur les solides et les liquides du corps, ainsi que sur les principales fonctions végétatives, comme nous allons le démontrer.

A mesure que les molécules des astringents passent dans le sang, elles se mêlent intimement à ce fluide et agissent sur ses éléments organisables comme sur les solides organiques, c'est-à-dire qu'elles les rapprochent, les condensent et leur communiquent plus de tonicité : la fibrine est plus contractile, l'albumine plus coagulable, l'enveloppe des globules plus résistante, etc. Il en résulte, comme conséquence nécessaire, que le sang devient plus épais, plus visqueux, plus rouge, plus coagulable, sans pourtant acquérir proportionnellement des qualités nutritives. Ainsi modifié, il est porté aux organes encore chargé des principes astringents; ceux-ci agissent alors sur les fibres des tissus, les rapprochent, augmentent leur cohésion, leur densité, leur contractilité; les parenchymes, les glandes, les membranes, le système lymphatique, le tissu cellulaire, etc., sont les parties du corps où les effets des astringents se montrent le plus rapidement et avec le plus de netteté. Enfin, quand les molécules astringentes mêlées au sang ont ainsi parcouru toute l'économie et modifié, chemin faisant, les liquides et les solides, elles sont expulsées par les diverses voies d'excrétion, et surtout par les urines où il est souvent possible de dévoiler leur présence à l'aide de réactifs appropriés.

Les modifications fonctionnelles que déterminent les astringents sont peu marquées, parce que leur action se passe silencieusement au sein de l'organisme, et ne commence à devenir apparente que lorsqu'elle est déjà trop forte. Cependant, quand l'usage de ces médicaments est bien indiqué, on remarque au bout de quelques jours que le pouls est plus lent et plus développé, la respiration plus ample et moins pressée, la chaleur plus élevée, la transpiration cutanée moindre, la nutrition plus favorable, les liquides excrétés moins abondants, mais mieux élaborés ; l'excrétion urinaire est un peu plus abondante, parce qu'elle doit suppléer en partie aux autres sécrétions et servir de voie d'élimination aux principes astringents, etc.

Au début de la médication, les astringents sont donc favorables aux fonctions d'assimilation, en donnant du ton aux organes et en rendant aux liquides nutritifs leurs qualités plastiques ; mais ces effets avantageux ne sont que momentanés et ne tardent pas à changer de caractère, quand on insiste trop sur l'usage des médicaments qui les produisent. Ils agissent d'abord sur le mouvement de décomposition qu'ils enrayent en diminuant les diverses sécrétions, puis ils arrêtent à son tour le mouvement de composition, en donnant trop de fixité aux fibres des tissus et aux molécules du sang ; le mouvement moléculaire, qui doit se faire des liquides aux solides et de ceux-ci aux liquides, se ralentit donc dans le principe, puis diminue, puis enfin s'arrête complétement. Aussi l'expérience apprend-elle que, quand on abuse des astringents par un emploi trop prolongé, non seulement la digestion devient presque nulle, mais encore les mouvements du cœur sont petits, le pouls concentré et misérable, la respiration lente, la chaleur animale faible, la peau sèche et rude, les muqueuses pâles, les sécrétions suspendues ; la maigreur apparaît, puis le marasme, et enfin la mort. Il faut donc se garder d'abuser de l'usage interne de ces médicaments puissants.

Pharmacothérapie. — Les indications des astringents sont fort nombreuses et dépendent, les unes des effets locaux, les autres des effets généraux de ces médicaments. Nous allons les étudier dans cet ordre.

1° Indications locales. — Elles se divisent en plusieurs catégories. Les unes concernent des *congestions* et des *inflammations* de causes externes ; d'autres, des *supersécrétions* muqueuses, suite d'inflammations chroniques, un grand nombre d'accidents locaux ou lésions chirurgicales, enfin un petit nombre de maladies *gastro-intestinales*. Étudions ces divers groupes d'affections.

a. **Congestions et inflammations externes.** — Lorsque ces affections sont peu étendues et ne dépendent pas d'une cause interne, comme on le remarque souvent dans la fourbure, l'agravée du bœuf et du chien, la mammite de la vache, l'arthrite aiguë des jeunes animaux, les synovites articulaires et tendineuses, la conjonctivite, certaines angines, les aphthes, etc., l'application raisonnée et persévérante des astringents peut les faire aisément avorter. « Le début des congestions, des fluxions et des phlegmasies, disent MM. Trousseau et Pidoux(1), est signalé par un grand et prompt développement du système capillaire de la partie. Le sang aborde ses vaisseaux plus abondamment, plus rapidement ; il en agrandit le calibre et en pénètre un grand nombre qui, auparavant, refusaient de l'admettre. Une circulation nouvelle et plus riche semble se créer et s'étendre. Il est tout naturel de chercher alors à contrebalancer cette force d'expansion en réduisant à leur volume normal les vaisseaux dilatés, en forçant ceux dont la turgescence a permis le passage au sang, pour le contact et la circulation duquel ils ne sont pas destinés, à reprendre leur sensibilité et leur calibre physiologiques ; en s'opposant, en un mot, à l'excès imminent de vascularité, au séjour prolongé du sang dans les parties fluxionnées, à la stimulation insolite dont il

(1) *Traité de matière médicale et de thérapeutique générale,* t. I, p. 145, 4ᵉ édit.

est l'aliment, et aux lésions et désorganisations dont ils sont les effets. Cette attente peut être heureusement remplie par l'application des toniques astringents qui, en rendant aux vaisseaux leur ton et en expulsant les liquides qui y affluent, sont capables d'amener une délitescence favorable et d'empêcher l'inflammation et ses suites en en dissipant les premiers actes, avant qu'ils se soient fixés d'une manière inamovible. »

b. **Phlegmasies chroniques et flux muqueux.** — Lorsqu'une inflammation a siégé longtemps sur une surface muqueuse, elle détermine toujours ces deux effets nécessaires : laxité et boursouflement du tissu de la membrane, et supersécrétion muqueuse ou purulente. Les astringents sont merveilleusement appropriés pour dissiper ces deux effets de l'inflammation chronique, lorsqu'ils ne sont pas liés, toutefois, à un vice interne, constitutionnel, à un virus, comme on l'observe dans la conjonctivite, l'otite, la rhinite, la vaginite, l'urétrite, la cystite, la balanite, etc., devenues chroniques. On peut en dire autant de certaines supersécrétions qui s'établissent à la peau, comme les eaux aux jambes, les crevasses, la fourchette pourrie, la limace, le piétin, les dartres; certaines plaies et ulcères, etc., dans lesquelles les astringents réussissent presque toujours. Cependant nous devons faire observer que, quand ces diverses sécrétions existent depuis longtemps, on ne doit point les supprimer brusquement et sans avoir pris la précaution de les remplacer par une évacuation momentanée et équivalente, telle que celle fournie par un séton, une purgation, une diurèse, etc.

c. **Accidents chirurgicaux.** — Les diverses affections chirurgicales par cause violente et accidentelle exigent presque toujours, dès le début, l'usage des astringents pour prévenir un afflux sanguin trop considérable, des épanchements de sang et de sérosité trop étendus, la désorganisation des tissus, etc. De ce nombre sont les contusions provenant de coups, de chutes, de heurts; les entorses et efforts divers des articulations, des tendons et de leurs gaînes; les ecchymoses, les tumeurs sanguines, les varices et les anévrismes au début; les tumeurs molles, les infiltrations, les œdèmes, les hernies; les hémorrhagies traumatiques, les brûlures, les plaies boursouflées et à pus séreux, les organes renversés après qu'on a dissipé l'inflammation, etc.

d. **Affections gastro-intestinales.** — Les maladies chroniques de l'estomac et des intestins qui réclament l'emploi des astringents sont : l'inappétence opiniâtre, l'indigestion chronique avec ballonnement, l'entérite chronique, la diarrhée séreuse, le ramollissement du foie, le flux immodéré de la bile chez les ruminants, le typhus à son déclin, etc.

2° **Indications générales.** — Les maladies qui réclament les effets généraux des astringents, c'est-à-dire leur passage dans le sang, sont infiniment moins nombreuses que les précédentes. Nous ne trouvons guère en médecine vétérinaire, comme réclamant réellement cette médication, que les hémorrhagies passives des reins, de la vessie, de la pituitaire, des bronches, etc.; les hydropisies atoniques, et particulièrement celles qui sont liées à l'état cachectique du sang, comme on les remarque dans la pourriture des ruminants, la maladie rouge de Sologne, l'anémie des divers animaux, etc.; enfin, ils peuvent être utiles aussi, unis aux stimulants généraux, aux antiputrides, aux toniques amers, dans les affections si nombreuses et si variées des animaux, qui sont caractérisées par l'état de décomposition du sang.

Contre-indications. — A l'extérieur, on s'abstiendra de faire usage des astringents quand on aura à craindre une répercussion sur un organe faible ou déjà malade ; lorsque les tissus seront indurés ou présenteront des altérations spécifiques graves, etc. A l'intérieur, on évitera soigneusement de les employer dans les inflammations et congestions actives, liées à un état pléthorique du système circulatoire, à une fièvre vive, à un état nerveux marqué, etc. Les affections de la poitrine, même chroniques, ne supportent pas facilement l'usage un peu prolongé de ces médicaments.

DIVISION ET CLASSIFICATION DES ASTRINGENTS.

Les médicaments astringents se divisent nettement en *minéraux* et *végétaux*, et chacune de ces sections se subdivise en diverses catégories distinctes.

1° Minéraux.

Ils sont *acides*, *alcalins* et *salins*.

a. **Acides.** — Les acides minéraux étendus d'eau ou dulcifiés par l'alcool, notamment les acides *sulfurique*, *nitrique* et *chlorhydrique*.

b. **Alcalins.** — La *chaux éteinte*, et au besoin la *baryte* et la *strontiane*.

c. **Salins.** — Les sels doués de propriétés astringentes sont fort nombreux ; on y trouve des sels alcalins ou alcalino-terreux, exemple, le *borate* de *soude* et l'*acétate* de *chaux* ; des sels terreux, exemple, les divers *aluns* ; et un grand nombre de sels *métalliques*, tels que les sulfates de zinc et de fer, le tartrate de potasse et de fer, les acétates de plomb, ceux de cuivre, etc.

2° Végétaux.

Ils sont très nombreux et se divisent en deux catégories distinctes ; ce sont les *tanniques* et les *pyrogénés*.

a. **Tanniques.** — Ils comprennent l'acide tannique et des matières qui en renferment beaucoup, telles que le *cachou*, la *gomme kino*, le *sang-dragon* et la *noix* de galle, par exemple ; des *écorces*, telles que celles de *chêne* et de la plupart des arbres et arbrisseaux ordinaires ; des *racines*, comme celles de ratanhia, de bistorte, de tormentille, de benoîte, de fraisier, de consoude, etc. ; des *feuilles*, comme celles de noyer, de chêne, de ronce, de plantin, etc. ; des *fleurs*, exemple, celles du rosier, du genêt à balai, du grenadier, etc. ; enfin, des *fruits*, comme le gland du chêne, le brou de noix, etc.

b. **Pyrogénés.** — Ils comprennent la *créosote*, le *goudron de bois*, l'*huile de cade*, et la *suie de cheminée*.

Nous allons examiner les astringents à peu près dans cet ordre.

§ I. — Astringents minéraux.

1° Acides.

Les acides minéraux ordinaires, tels que l'acide *sulfurique*, l'acide *azotique* et l'acide *chlorhydrique*, constituent d'excellents astringents lorsqu'on leur a enlevé leurs propriétés caustiques et destructives. Dans ce but on emploie l'*eau*, l'*alcool* ou les

11

bases. Quand on a employé l'eau, on dit qu'ils sont *étendus;* lorsqu'on a fait usage de l'alcool, ils sont *dulcifiés,* exemple, eau de Rabel; enfin, si on les affaiblit avec les bases alcalines ou autres, ils sont *neutralisés;* seulement pour qu'ils conservent des qualités astringentes, il est nécessaire de ne pas les neutraliser entièrement et de les employer à l'état de sels acides.

On en fait usage à l'extérieur contre les congestions, les inflammations locales et un assez grand nombre d'accidents chirurgicaux. A l'intérieur, on les emploie surtout contre les hémorrhagies passives, les hydropisies, les altérations du sang, etc. (Voy. *Médication tempérante.*)

Certains acides végétaux, tels que l'*acétique*, le *malique*, le *tartrique*, etc., jouissent bien aussi de vertus astringentes lorsqu'ils sont convenablement affaiblis; mais leur prix élevé en restreint l'usage en médecine vétérinaire; on les emploie plutôt comme *acidules.*

2° Alcalins.

De la Chaux (Oxyde de calcium).

Pharmacographie. — La chaux se présente sous deux états : *anhydre* et *hydratée.*

1° **Chaux anhydre** ou **vive.** — Elle est en masses amorphes, grisâtre ou jaunâtre, inodore, d'une saveur âcre et alcaline et pesant 2, 3. Mise en rapport avec l'eau, elle s'échauffe vivement, se fendille, se boursoufle, augmente beaucoup de volume et se réduit en poudre blanche ou grise. Exposée à l'air, la chaux vive attire à la fois l'humidité et l'acide carbonique, se délite et tombe en poussière. L'eau froide ou chaude n'en dissout que la 750e partie de son poids environ.

2° **Chaux hydratée** ou **éteinte.** — Elle est en poudre blanche, grise ou jaunâtre, sèche ou pâteuse, selon la proportion d'eau qu'elle contient, inodore et d'une saveur un peu plus faible que la précédente. Celle qui s'est délitée par son exposition à l'air renferme, outre l'hydrate de chaux, une proportion de carbonate calcaire d'autant plus considérable qu'elle est restée plus longtemps en contact avec l'atmosphère. Elle ne convient pas pour l'usage médical à cause de son peu de solubilité.

Pharmacotechnie. — On fait rarement usage de la chaux vive en médecine vétérinaire; cependant elle sert à confectionner certaines préparations caustiques avec la potasse et les préparations arsenicales, que nous ferons connaître plus tard. La chaux éteinte forme la base de quelques médicaments composés destinés à l'usage externe et interne; les plus usités sont les suivants :

a. *Liniment calcaire.*

℞ Eau de chaux . . . . 250 gram. | Huile d'olive . . . . 32 gram.
Mettez les deux liquides dans un flacon et agitez jusqu'à ce que le savonule soit formé.

Employé contre les brûlures.

b. *Poudre détersive.*

℞ Chaux éteinte en poudre fine . . . . 1 part. | Charbon de bois pulvérisé . . . . . . 2 part.
Mélangez et conservez à l'abri de l'air.

Contre le farcin, les eaux aux jambes, les crevasses, le crapaud, la fourchette pourrie, les plaies gangreneuses, etc., on peut y ajouter du camphre, du quinquina, de l'écorce de chêne, etc.

c. *Lait de chaux.*

℞ Chaux éteinte . . . . 100 gram. | Eau ordinaire. . . . . 1 lit.
Délayez, conservez dans un vase, et remuez avant de vous en servir.

Contre les trajets fistuleux, l'otorrhée, les plaies de mauvaise nature, etc.

d. *Eau de chaux.*

℞ Chaux récemment éteinte . . . . . 25 gram. | Eau commune . . . . 1 lit.
Délayez, passez au filtre et conservez à l'abri de l'air.

On distinguait autrefois l'eau de chaux en *première, seconde* et *troisième*, auxquelles on supposait une activité différente dans chacune d'elles ; mais cela n'est fondé que pour la première qui contient toujours un peu de carbonate de potasse fourni par le combustible qui a servi à la calcination de la chaux ; la seconde et la troisième sont tout à fait identiques.

L'eau de chaux ne contient guère qu'*un* gramme et *demi* de chaux par litre, ce qui équivaut à environ 5 centigrammes par once de ce liquide. Si des indications particulières exigeaient l'usage d'une eau plus chargée de chaux, on pourrait ou administrer un lait calcaire très léger, ou sucrer l'eau avant de la mettre en contact avec la chaux, ce qui lui donnerait la faculté de dissoudre une plus forte proportion de cet oxyde.

Posologie. — On n'emploie guère à l'intérieur que l'eau de chaux ; les doses sont indiquées par le tableau suivant :

1° Grands ruminants de . . . . . 1 à 5 litres.
2° Solipèdes . . . . 1 à 4 —
3° Petits ruminants et porc. . . 1/4 à 1 litre.
4° Chiens. . . . . 3 centilitres à 1 décilitre.

On peut répéter au besoin cette dose deux fois par jour, en mélangeant l'eau de chaux aux aliments ou aux boissons des animaux malades.

Pharmacodynamie. — Les effets de la chaux sont distingués en *externes*, *internes* et *généraux.*

a. **Effets externes.** — Appliquée sur les parties dénudées, la chaux vive agit comme un caustique cathérétique, c'est-à-dire qu'elle ne détermine qu'une escarrification très superficielle ; or, comme cette légère mortification est accompagnée de beaucoup de douleur, la chaux est peu employée sous ce rapport et peu digne de l'être, par conséquent. La chaux éteinte est beaucoup moins active, et produit sur les muqueuses et les solutions de continuité une action astringente, détersive et surtout dessicative des plus marquées. L'eau et le lait de chaux déterminent les mêmes effets, mais avec moins d'énergie.

b. **Effets internes.** — Ingérée dans le tube digestif, la chaux, même vive, est loin d'être aussi caustique que le feraient supposer ses effets extérieurs, ce qui provient évidemment de sa neutralisation partielle par le suc gastrique et par l'acide carbonique contenu dans le tube digestif. Cependant elle n'est pas entièrement innocente, puisque M. Orfila (1) a fait mourir un chien en lui donnant d'abord 6 grammes,

_____

(1) *Toxicologie*, t. I, p. 341, 4ᵉ édit.

puis 12 grammes de chaux vive. Le tube digestif était enflammé dans divers points de son étendue, mais trop légèrement pour expliquer la mort du sujet. Viborg (1) donna à un cheval, sur ses fourrages, d'abord 64 grammes chaque matin pendant quinze jours, puis 125 grammes pendant un mois environ, sans avoir observé de phénomènes notables, à l'exception d'une surexcitation légère du tube digestif. Mais M. Hertwig, qui, dit-il, a répété l'expérience de Viborg sur plus de vingt chevaux, a trouvé à la chaux plus d'activité : elle irrite la bouche, produit de la salivation et du dégoût ; beaucoup de sujets refusent de la prendre d'eux-mêmes ; enfin, après l'emploi de ce médicament pendant trois à quatre semaines, il a vu mourir plusieurs chevaux, dont la fin était précédée d'une respiration très laborieuse, d'engorgements œdémateux, de beaucoup de faiblesse, et de la plupart des phénomènes de la fièvre putride, ce qui évidemment indique l'action dissolvante de la chaux sur le sang, comme cela a lieu pour les autres alcalis.

Effets généraux. — Les effets que développe la chaux lorsqu'elle est absorbée et mélangée au sang sont encore peu connus ; on sait seulement que ses effets primitifs consistent à accélérer la sécrétion urinaire, à empêcher le dépôt de l'acide urique et des urates dans l'urine des carnivores, et par contre, à diminuer toutes les autres sécrétions naturelles ou accidentelles à la manière de tous les astringents. Mais si l'on insiste trop sur son usage, elle agit alors comme les autres alcalis et détermine les effets consécutifs suivants : la dissolution du sang, l'action fondante sur les parenchymes et les ganglions, le système lymphatique et les glandes, les muqueuses et la peau, la diminution du mouvement d'assimilation, etc.

Indications thérapeutiques. — Elles seront distinguées en *externes* et *internes*.

1° **Indications externes.** — A l'état de poudre, mélangée au charbon, à l'écorce de chêne, etc., elle est utile, comme nous l'avons déjà dit, contre les ulcères de mauvaise nature et les plaies gangréneuses ; seule ou unie à d'autres astringents, à la térébenthine, elle constitue un bon dessiccatif pour les plaies blafardes, les vieux ulcères, les dartres, la limace, le piétin, etc. Pour cette dernière affection, un agriculteur distingué, M. Malingié (2), a donné l'excellent conseil de faire marcher les moutons boiteux dans un lait de chaux épais contenu dans des caisses ou des fosses placées à l'entrée de la bergerie, et qu'ils doivent nécessairement traverser en entrant et en sortant. Ce moyen simple est, dit-on, très efficace. L'eau de chaux est employée en injections dans le nez, l'oreille, le vagin, etc., lorsque la muqueuse de ces conduits est le siége d'une sécrétion mucoso-purulente, comme dans le coryza chronique, l'otorrhée, la vaginite chronique, la non-délivrance, etc. ; elle est également utile dans les trajets fistuleux, les clapiers des grands abcès, etc. Le vétérinaire allemand Eichbaum (3) a aussi conseillé la chaux comme dessiccatif du crapaud ; il emploie l'eau de chaux, et fait également une pâte avec le lait calcaire et la poudre de tan, qu'il applique sur la partie. M. le professeur Lafosse (4) a employé avec succès l'eau de chaux contre plusieurs ostéosarcomes, pour neutraliser le principe acide qui, dans cette affection, paraît dissoudre les sels calcaires des os et entretenir le mal. Enfin, d'après des renseignements fournis par M. Vallon, la poudre de chaux

(1) Hertwig, *loc. cit.*, p. 589.
(2) *Journ. des vét. du Midi*, 1842, p. 449.
(3) *Journ. vétér. et agric. de Belgique*, 1847, p. 34.
(4) *Journ. des vétér. du Midi*, 1849, p. 430.

éteinte est fréquemment employée dans les régiments d'Afrique, sur les plaies blafardes des chevaux qui ont été blessés par les harnais ou autrement. C'est à la fois un agent excitant et protecteur par la croûte solide qu'il forme sur les solutions de continuité.

2° Indications internes. — L'eau de chaux convient comme anti-acide dans la diarrhée des veaux ; elle est également utile contre la diarrhée atonique des chevaux vidards. Après les indigestions chez tous les animaux, l'eau de chaux serait d'un usage avantageux, d'après M. Chambert (1), sans doute pour stimuler le tube digestif et neutraliser l'excès d'acidité du suc gastrique. Dans la tympanite des gros intestins du cheval, l'eau ou le lait de chaux sont des absorbants gazeux plus convenables que l'ammoniaque ou les hypochlorites alcalins, parce qu'ils ne peuvent irriter le tube digestif comme ces derniers. A défaut d'ammoniaque, dit Chabert (2), on peut employer l'eau de chaux contre l'indigestion simple des ruminants. On la donne à la dose d'un litre au gros bétail et à celle de deux décilitres au mouton et à la chèvre. L'eau de chaux a été donnée en boisson à des poules atteintes d'affection vermineuse pour débarrasser les intestins d'une grande quantité de mucus, provoqué par la présence des larves (3).

Une maladie contre laquelle l'eau de chaux a été préconisée depuis longtemps et à diverses reprises avec des résultats variables, c'est la morve. Conseillé d'abord par Lafosse (4), par Bourgelat (5), Chabert (6), Drouard (7), Volpy (8), etc., ce médicament a, dit-on, procuré quelques guérisons durables. On l'emploie à la fois en boissons et en injections dans les cavités nasales. C'est un moyen à essayer de nouveau ; cependant Vitet (9) ne le croit pas capable de guérir la morve ; il augmente la quantité du jetage, dit-il, donne au pus de meilleures qualités, soulage momentanément, mais ne guérit pas.

Une autre affection rebelle contre laquelle on a également conseillé l'usage de l'eau de chaux, c'est la pousse des chevaux. Donnée en boisson avec de la paille hachée pour toute nourriture, et continuée pendant longtemps à la dose de cinq litres par jour, l'eau de chaux est le meilleur palliatif de cette maladie, d'après lord Pembrock (10). De la Bère-Blaine (11) assure aussi que ce moyen a été employé, dans le cas dont il s'agit, avec succès.

Enfin, le vétérinaire allemand Fechter (12) conseille l'usage interne de la chaux, dans le cas de fracture, pour accélérer et consolider la formation du cal.

(1) *Communication orale.*
(2) *Inst. vétér.*, t. III, p. 210.
(3) Docteur Baronio, *Inst. vétér.*, t. IV, p. 217.
(4) *Dict. d'hipp.*, t. II, p. 109.
(5) *Inst. vétér.*, t. II, p. 400.
(6) *Mém. sur la morve*, p. 40.
(7) *Compte rendu de Lyon*, 1811.
(8) *Abrégé de méd. vétér.*, p. 83.
(9) *Méd. vétér.*, t. III, p. 223.
(10) *Inst. vétér.*, t. I, p. 429.
(11) *Not. fondam. de l'art. vét.*, t. III, p. 206.
(12) *Journ. vét. et agr. de Belgique*, 1848, p. 145.

3° Salins.

A. *Alcalins.*

Borate de soude (Borax).

Caractères. — Sel incolore, inodore, de saveur douceâtre et alcaline, et cristallisé en prismes ou en octaèdres. Chauffé, il perd 47 0/0 de son poids et fond en une matière d'aspect vitreux. Il se dissout dans 12 part. d'eau froide et dans 2 part. d'eau chaude.

Usages. — Il n'est employé qu'à l'extérieur. Il est usité en gargarisme et en collutoire contre l'angine couenneuse, le boursouflement des gencives, les aphthes, le muguet des agneaux, quelques affections cutanées avec un grand prurit, etc.

Acétate de chaux.

Caractères. — Il est solide, blanc, en aiguilles satinées, hygrométriques, d'une saveur âcre et salée, très soluble dans l'eau et l'alcool. Celui qu'on obtient en grand dans les fabriques d'acide pyroligneux est amorphe, grisâtre, terreux et imprégné de produits empyreumatiques.

On peut préparer économiquement ce sel pour l'usage de la médecine des animaux, en traitant la craie par le vinaigre ou l'acide pyroligneux jusqu'à ce qu'il ne se dégage plus d'acide carbonique.

Usages. — M. Delafond (1) vante beaucoup l'usage de ce sel en dissolution, contre le catarrhe nasal chronique, les eaux aux jambes, les crevasses, les œdèmes, les engorgements des testicules et des mamelles, etc. Il pourrait être employé avec avantage, à l'intérieur, dans la diarrhée, le pissement de sang, etc.

B. *Terreux.*

De l'Alun (Sulfate d'alumine et de potasse).

Pharmacographie. — On connaît dans les pharmacies deux espèces d'aluns : l'alun cristallisé et l'alun calciné.

1° **Alun cristallisé.** — Il est solide, en cristaux octaédriques ou cubiques renfermant 45 0/0 d'eau de cristallisation ; ces cristaux sont transparents, un peu efflorescents à l'air, inodores, d'une saveur d'abord douceâtre, puis styptique, et d'une densité de 1,70. Chauffé à 92°, l'alun fond dans son eau de cristallisation et se prend par le refroidissement en une masse transparente qu'on appelait autrefois *alun de roche*. Soumis à une température plus élevée, il se boursoufle considérablement, perd entièrement son eau, devient anhydre et constitue l'*alun calciné* ; enfin, à une chaleur rouge, il se décompose en partie. L'eau froide dissout le quinzième de son poids d'alun cristallisé, et l'eau chaude les trois quarts environ de sa masse.

2° **Alun calciné** ou **brûlé.** — Cet alun diffère des précédents en ce qu'il est privé d'eau de cristallisation et d'une partie de l'acide sulfurique, surtout quand on a trop chauffé, ce qui le constitue partiellement à l'état de sous-sulfate ou de sel basique. Il se présente sous l'aspect de masses amorphes, boursouflées, poreuses, très légères,

---

(1) *Trait. de thérapeut. génér.*, t. I, p. 356.

très friables, inodores et d'une saveur un peu caustique. L'alun calciné n'est qu'incomplétement soluble dans l'eau à cause de l'excès d'alumine qu'il renferme.

Pharmacotechnie. — L'alun cristallisé se réduit en poudre et se dissout dans l'eau distillée ; l'alun calciné ne s'emploie qu'en poudre. Les dissolutions d'alun cristallisé, destinées à faire des injections astringentes se composent habituellement de 5, 10 à 15 grammes par litre d'eau. La poudre s'emploie à faire des insufflations dans le nez, la bouche, la gorge, etc.; quand on la met en usage sous forme de collyre, on l'associe au sulfate de zinc, au sucre, au camphre, au sel ammoniac. Elle sert aussi à faire l'étoupade de *Moscati* (Voy. *Albumine*), si employée sur les contusions, les entorses, les fractures, etc.

Substances incompatibles. — Il ne faut pas mélanger à l'alun les matières suivantes qui le décomposent : potasse, soude, ammoniaque, et leurs carbonates; la chaux, la magnésie, les sels de plomb, les substances tannantes, etc.

Médicamentation. — En général, pour l'usage interne de ce sel, il vaut mieux répéter les doses que de les donner trop fortes, chez tous les animaux.

L'alun se donne en breuvages et en lavements à l'intérieur, très rarement en électuaire. A l'extérieur, on en fait usage en poudre et en injections dans les trajets fistuleux et sur les muqueuses apparentes.

Posologie. -- L'alun calciné s'emploie peu à l'intérieur; l'alun cristallisé, qui est d'un usage plus fréquent, doit se donner aux doses suivantes :

1° Grands ruminants.	8, 16, 24	grammes.
2° Solipèdes.	4, 8, 16	—
3° Petits ruminants et porcs . .	2 à 4	—
4° Chiens et chats	0,25 à 2	—

Pharmacodynamie. — Les effets de l'alun sont locaux et généraux, et les premiers se distinguent en externes et internes.

Effets locaux externes. — Sur la peau, l'alun cristallisé et même celui qui a été calciné, ne produisent que des effets peu marqués; à la longue cependant ils l'irriteraient en crispant son tissu. Mais, appliqués sur les muqueuses et les solutions de continuité, ces deux sels agissent avec énergie, quoique avec une intensité inégale. L'alun cristallisé tend surtout à diminuer d'abord, puis à supprimer entièrement les sécrétions naturelles ou morbides qui ont leur siége sur les surfaces où on l'applique. Cette propriété de l'alun tiendrait, d'après M. Mialhe (1), à ce que ce sel aurait la propriété de se combiner à l'albumine des liquides sécrétés et de former un coagulum insoluble qui entraverait la sortie des produits d'excrétion. Mais, comme d'après le même chimiste, ce précipité est soluble dans un excès d'alun, il faut se garder d'élever trop la dose de ce sel, comme on le fait si souvent dans l'espérance d'augmenter son action, car alors on va contre le but qu'on se propose, et, passé une certaine dose, l'alun cesse d'être *astringent* pour devenir *détersif*. L'alun calciné, beaucoup plus actif que le précédent, non seulement resserre les surfaces et arrête leurs sécrétions, mais encore il détruit les tissus en les escarrifiant légèrement, si l'application en est un peu prolongée; cet effet est surtout très évident sur les solutions de continuité anciennes avec bourgeonnement mollasse et exagéré. Enfin, d'après M. Orfila,

(1) *Traité de l'art de formuler,* p. xcvi.

l'alun calciné, introduit sous la peau, détermine la mortification complète des tissus qu'il touche.

Effets locaux internes. — Administré à petites doses souvent répétées, l'alun cristallisé agit à la manière des autres astringents, c'est-à-dire qu'il excite d'abord l'appétit et accélère la digestion ; mais bientôt il détermine des effets opposés en irritant les voies gastro-intestinales, réduisant leur calibre, diminuant les diverses sécrétions qui y existent, etc. Il résulte des expériences de M. Orfila (1), qu'à la dose de 30 à 60 grammes l'alun ne détermine d'autres effets, chez les chiens, que des déjections alvines hâtées et des vomissements, si les voies sont restées libres ; dans le cas, au contraire, où l'on a lié l'œsophage, la mort s'ensuit et l'on trouve à l'autopsie la muqueuse gastro-intestinale enflammée, le mucus coagulé, les tuniques racornies et dures, etc.

Effets généraux. — Lorsque les molécules d'alun sont parvenues dans le sang, elles exercent sur ce liquide, sur les organes et sur les fonctions, les effets ordinaires des astringents, c'est-à-dire qu'elles ralentissent la circulation et restreignent la plupart des sécrétions, notamment celles de la sueur, des urines et du lait. On a remarqué aussi que ce sel appauvrissait le sang, entravait la nutrition et ne tardait pas à amener la maigreur d'abord, puis le marasme. C'est sans doute ce qui a fait dire à l'hippiâtre Lafosse (2) que l'abus de l'usage de l'alun, à l'intérieur, peut rendre les chevaux phthisiques.

Pharmacothérapie. — Les indications de l'emploi de l'alun, tant cristallisé que calciné, sont assez nombreuses. Elles se divisent naturellement en *externes* et *internes*.

I. INDICATIONS EXTERNES. — Les deux espèces d'alun s'emploient fréquemment en médecine vétérinaire pour remédier, soit à de simples accidents chirurgicaux, soit à des affections dont le siége réside sur la peau ou sur les muqueuses voisines du tégument externe. Nous allons grouper ces divers accidents pathologiques de manière à rendre leur énumération moins stérile.

1° **Hémorrhagies.** — Il est certaines muqueuses qui sont souvent le siége d'un écoulement asthénique ou sthénique de sang ; telles sont, par exemple, la pituitaire (*épistaxis*) et quelquefois la muqueuse génito-urinaire ; celles de la bouche et du pharynx après des piqûres de sangsues ; et enfin, dans toutes les parties du corps, il peut y avoir hémorrhagie à la suite de blessures, d'opérations, etc. (*hémorrhagies capillaires*). Dans ces diverses circonstances, l'alun cristallisé s'emploie en solution ou en poudre ; dans ce dernier cas, on y mélange souvent de la colophane pulvérisée, de l'agaric, du charbon de bois pulvérisé. Enfin, Vitet (3) conseille d'introduire un petit cône d'alun dans les vaisseaux ouverts, afin d'arrêter plus sûrement l'écoulement sanguin.

2° **Violences extérieures.** — Dans les cas d'entorse, de contusion, de foulure de la selle ou du collier, d'efforts articulaires avec boursouflement des membranes synoviales, dans la nerf-férure, les plaies articulaires pénétrantes, etc., l'alun en solution concentrée, et surtout battu avec le blanc d'œuf, est d'une grande efficacité quand il est employé dès le principe. M. Delorme (4) vient d'insister de nouveau sur l'em-

(1) *Toxicologie*, t. I, p. 292 et suiv. 4e édit.
(2) *Dictionnaire d'hippiatrique*, t. I, art. ALUN.
(3) *Méd. vétér.*, t. III, p. 248.
(4) *Journ. de méd. vétér. de Lyon*, 1853, p. 49.

ploi de ce mélange uni à la compression, contre l'entorse de boulet chez les
solipèdes.

3° **Solutions anciennes.** — Dans les solutions de continuité anciennes avec bourgeonnement mollasse et exubérant, avec pus séreux ou trop abondant, l'alun en poudre, et particulièrement l'alun calciné, est d'une grande utilité, notamment dans les
vieilles plaies et les ulcères, les fistules articulaires, les caries, les crevasses, les eaux
aux jambes, les crapauds, etc. M. F. Lecoq (1) a employé dans le temps, avec beaucoup de succès, l'alun calciné sur l'ouverture des plaies pénétrantes articulaires pour
arrêter l'écoulement synovial en coagulant l'albumine de la synovie dans la fistule
même. Une compression graduée avec soin venait en aide au topique coagulant.

4° **Flux muqueux ou purulents.** — La plupart des muqueuses voisines de la
peau sont sujettes, à la suite de leur inflammation, à être le siége d'une sécrétion
mucoso-purulente plus ou moins opiniâtre, qui ne cède généralement qu'aux astringents les plus énergiques. L'alun en solution plus ou moins concentrée est employé
en injection dans les cavités nasales lors de catarrhe chronique, dans l'oreille quand
il existe une otorrhée purulente et fétide, dans les voies génito-urinaires quand elles
sont le siége de vaginite ou d'urétrite chroniques, dans la bouche si un ptyalisme opiniâtre existe; dans les fistules, les clapiers, si la suppuration est trop abondante, de
mauvaise qualité ou de trop longue durée, etc.

5° **Inflammations diverses.** — Il existe plusieurs inflammations locales des
muqueuses externes qui cèdent facilement à l'application rationnelle de l'alun,
qu'elles soient aiguës ou chroniques; de ce nombre sont principalement les diverses
espèces d'*angine*, la *conjonctivite*, le *coryza*, les *aphthes*, etc. Le traitement des variétés d'angine (chronique, folliculeuse, couenneuse ou croupale, gangréneuse, etc.),
au moyen de l'alun, d'abord préconisé par MM. Bretonneau et Trousseau en médecine humaine, et bientôt adopté par la plupart des médecins, n'a pas tardé à passer
dans celle des animaux et à y être appliqué avec avantage. Ce sont d'abord MM. Bernard (2) et Roche-Lubin (3) qui en ont fait l'application sur le cheval et sur d'autres animaux, et ce remède si simple n'a pas tardé à être universellement admis dans
la pratique. Dans ces divers cas, on emploie surtout l'alun en poudre, qu'on insuffle
soit par la bouche, soit par le nez, dans l'arrière-gorge; la forme de gargarisme et de
collutoire est moins souvent employée. Ce médicament paraît agir comme un véritable spécifique, car il procure presque toujours une prompte guérison.

On fait usage de l'alun dans le cas de conjonctivite chronique, principalement quand
cette affection se complique de taches sur la cornée, de boursouflement de la muqueuse, de disposition variqueuse de ses vaisseaux, de chémosis, de ptérygion, etc.
On l'associe alors au sucre, au sulfate de zinc, au sel ammoniac, etc., et on l'emploie
surtout en collyre sec, en poudre.

Le coryza aigu peut être arrêté brusquement dans sa marche au moyen d'injections
alumineuses. M. Rey (4), qui a essayé et préconisé ce moyen simple, injecte dans le
nez à plusieurs reprises, à l'aide de son tube-siphon, une dissolution de 15 grammes
d'alun dans un litre d'eau. Quelques jours de ce traitement suffisent en général pour
guérir un coryza.

(1) *Recueil*, 1833, p. 416.
(2) *Recueil*, 1835, p. 72.
(3) *Recueil*, 1836, p. 503, et *Manuel de l'éleveur des bêtes à laine*, p. 193.
(4) *Journ. de médec. vétér. de Lyon*, 1850, p. 478.

6° Renversements. — Dans le cas de renversement du rectum, du vagin et de l'utérus, il peut être utile de laver ces organes avec une solution tiède d'alun pour les dégorger et leur donner du ton. Bourgelat (1) et Vitet (2) recommandent l'alun sous forme de suppositoire pour prévenir une nouvelle chute du rectum et resserrer l'anus.

II. INDICATIONS INTERNES. — L'usage interne de l'alun est infiniment moins fréquent et moins important que l'usage externe ; cependant on utilise ses propriétés astringentes locales dans quelques maladies du tube digestif, notamment dans la perversion du goût et de l'appétit, la diarrhée séreuse et la dyssenterie chronique ; dans ces cas, il convient de l'unir aux opiacés. De la Bère-Blaine (3) recommande d'employer l'alun dans la diarrhée opiniâtre du bœuf, à la dose de 32 grammes dans deux litres de petit-lait, en deux fois, matin et soir. On le vante beaucoup aussi contre l'infection saturnine ou colique de plomb, chez l'homme ; il aurait sans doute la même efficacité chez les animaux, dans des cas analogues.

Comme astringent général, c'est-à-dire après son absorption, l'alun est encore susceptible de quelques applications utiles : c'est ainsi qu'on en conseille l'usage contre la pourriture du mouton, le pissement de sang asthénique des divers animaux, le diabète et l'albuminurie, l'incontinence d'urine, la sécrétion d'un lait trop séreux ou bleu, les altérations septiques du sang, etc. L'expérience a démontré, dit Viborg (4), que ce médicament donné en boisson au malade, à la dose de 8 grammes dissous dans l'eau, chaque jour, constitue un remède avantageux contre les affections scorbutiques et anémiques du porc.

SELS MÉTALLIQUES.

1° Sulfate de zinc.

SYNONYMIE : Couperose blanche, Vitriol blanc, etc.

Pharmacographie. — Sel blanc, en petites aiguilles prismatiques, inodore, d'une saveur très styptique, efflorescent à l'air. Chauffé, le sulfate de zinc se dessèche et perd 45 pour 100 de son poids, représentant son eau de cristallisation ; calciné, il laisse échapper une partie de son acide et devient basique. Insoluble dans l'alcool et l'éther, ce sel se dissout dans deux parties et demie d'eau froide et dans son poids d'eau chaude.

Pharmacotechnie. — En pharmacie, on pulvérise, on dissout dans l'eau et l'on associe de différentes manières le sulfate de zinc, en vue de ses diverses applications externes. Il fait partie de plusieurs préparations officinales, telles que l'eau d'Alibour, la poudre de Knaup, la mixture de Villatte, etc ; il entre aussi dans la composition d'un grand nombre de collyres secs ou liquides, de collutoires ou gargarismes, etc. Ses dissolutions aqueuses se composent en général de 5, 10 à 15 grammes par litre d'eau de rivière.

Substances incompatibles. — Les alcalis et leurs carbonates, la chaux, la magnésie, les astringents à base de tannin, le lait, etc.

(1) *Matière médicale*, t. II, p. 355.
(2) *Loc. cit.*, t. III, p. 248.
(3) *Not. fond. de l'art vétér.*, t. III, p. 237.
(4) *Traité du porc*, p. 69.

Médicamentation. — Le sulfate de zinc ne s'emploie guère à l'intérieur que comme vomitif; on l'administre alors en breuvage, aux animaux qui peuvent vomir, depuis 50 centigrammes jusqu'à 2 grammes et plus. A l'extérieur, on l'emploie en injections sur les muqueuses apparentes, les trajets fistuleux, et en applications variables sur les solutions de continuité, les crevasses, etc.

Pharmacodynamie. — Appliqué sur les tissus sains ou altérés, le sulfate de zinc y détermine des effets analogues à ceux de l'alun, seulement un peu plus énergiques; comme ce dernier sel, il arrête les diverses sécrétions en se combinant aux éléments albumineux des produits sécrétés; mais comme il peut dissoudre le coagulum formé, si on l'emploie en excès, il importe de ne pas augmenter sans nécessité bien évidente la proportion de ce sel, sans quoi on s'expose, comme avec l'alun, à changer la nature de la médication et à remplacer l'effet astringent par l'effet détersif qui lui est opposé (1). Introduit dans le tube digestif, le sulfate de zinc y développe les effets ordinaires des astringents, et de plus il provoque toujours le *vomissement* chez les carnivores et les omnivores, et souvent l'envie de vomir chez les herbivores, ce qui lui constitue un caractère tout particulier parmi les autres astringents. Il résulte des expériences de M. Orfila (2), qu'à la dose de 30 grammes le sulfate de zinc fait vomir et purge les chiens, sans déterminer d'autres accidents, si on laisse l'œsophage libre; mais si on lie ce conduit, ces animaux meurent au bout de quinze à vingt-quatre heures, après avoir présenté de la gêne dans la respiration et une diminution de la sensibilité et de la motilité. Les lésions du tube digestif offrent peu de gravité.

Les effets généraux du sulfate de zinc sont encore peu connus; cependant il paraît bien démontré qu'ils participent à la fois de ceux des astringents et des narcotiques antispasmodiques, et jusqu'à un certain point aussi de ceux des vomitifs. Injecté dans les veines des chiens à la dose de 0,50 à 2,50 grammes, il les fait mourir au bout d'un temps variable, selon leur taille et leur force de résistance. Introduit dans le tissu cellulaire sous-cutané, à la dose de 4 à 8 grammes, ce sel détermine parfois le vomissement, et alors les chiens n'en meurent pas; d'autres fois l'évacuation stomacale ne peut s'effectuer, et dans ce cas la mort survient, après avoir été précédée d'insensibilité générale, de paralysie incomplète des membres postérieurs, etc. A l'autopsie, on rencontre quelques petites ulcérations dans l'estomac (Orfila). Enfin, M. Rey (3) a injecté souvent le sulfate de zinc dans la jugulaire des chevaux à la dose de 5 grammes dissous dans 32 grammes d'eau, dans un but expérimental; les phénomènes les plus ordinaires qu'il ait observés, sont les suivants : perturbation générale, battements tumultueux des flancs, pouls accéléré, yeux larmoyants, muqueuses injectées, sueurs partielles, station chancelante, efforts pour vomir, etc. Souvent cette dose a suffi pour donner la mort aux sujets des expériences.

Pharmacothérapie. — Le sulfate de zinc s'emploie fréquemment à l'extérieur, mais très rarement à l'intérieur.

1° EXTÉRIEUR. — On en fait usage dans les mêmes circonstances que pour l'alun; il est employé comme astringent, comme dessiccatif et comme antiputride.

a. **Astringent.** — Comme astringent, le sulfate de zinc reçoit d'assez nombreuses applications; c'est d'abord l'agent *antiophthalmique* le plus précieux de la matière mé-

(1) Mialhe, *Traité de l'art de formuler*, p. cxxxv.
(2) *Toxicologie*, t. II, p. 137 et suiv., 4° édit.
(3) *Journal de médecine vétérinaire de Lyon*, 1847, p. 32.

dicale ; c'est un fait connu depuis longtemps dans les deux médecines et consacré par tous les praticiens. On l'emploie en poudre et en solution, seul ou associé à divers autres remèdes, contre les taies de la cornée, la conjonctivite chronique et les nombreux accidents qu'elle peut entraîner après elle. Après les affections oculaires, viennent les écoulements des muqueuses, tels que le catarrhe nasal, l'otorrhée, la vaginite chronique, etc., qui cèdent généralement bien aux injections de sulfate de zinc. Il peut aussi rendre service dans le traitement des congestions et inflammations locales, telles que la fourbure, le coryza aigu, etc. Cette dernière affection cède avec une grande facilité à l'injection d'une dissolution de ce sel dans l'eau à la dose de 5 à 15 grammes par litre de véhicule ; quand le coryza est chronique, la dose doit être doublée ou même quadruplée pour la même quantité de liquide. Ce fait pratique, si bien établi par M. Rey (1), reçoit une application journalière à la clinique de l'école de Lyon. Les autres cas, assez disparates, qui exigent l'usage du sulfate de zinc, sont l'angine et les aphthes, à la place de l'alun ou combiné avec lui, la surdité chez tous les animaux, ainsi qu'on le pratique à l'école de Lyon avec des avantages variables selon les cas, etc.

b. **Dessiccatif.** — A titre d'agent dessiccatif, le sulfate de zinc est fréquemment employé sur les vieilles plaies, les ulcères, les crevasses, les eaux aux jambes, les dartres humides, les caries, les fistules, etc. Bracy-Clarck (2) employait une solution de 4 grammes de ce sel dans 32 grammes d'eau pour modifier la fourchette, dans le cas d'échauffement, de pourriture de sa lacune médiane, de crapaud commençant, etc.

c. **Antiputride.** — Le sulfate de zinc jouit de propriétés antiputrides non équivoques, puisqu'il assure la conservation des matières animales ; uni à l'alun et au camphre, il pourrait donc être utilement appliqué sur les plaies gangréneuses fétides, de mauvais caractère, etc., soit en poudre, soit en solution, suivant les cas.

2° INTÉRIEUR. — Quand on administre le sulfate de zinc à l'intérieur, c'est moins pour utiliser ses propriétés astringentes ou antispasmodiques, que pour mettre à profit ses vertus vomitives, qui sont très énergiques. Nous lisons dans la matière médicale de Bourgelat (3) le paragraphe suivant qui se rapporte à ce sujet : « On le donne aux porcs et aux chiens qu'on veut faire vomir, surtout dans la maladie catarrhale de ces derniers, et dans la danse de Saint-Wit qui lui succède souvent. » Nous ajouterons que, chez l'homme, on recommande principalement le sulfate de zinc comme vomitif, dans le cas d'empoisonnement par les substances narcotiques. Il peut recevoir quelques applications, sous ce rapport, chez les animaux, ne fût-ce que dans l'empoisonnement si fréquent des chiens par la noix vomique. Enfin, comme il est moins irritant que l'émétique, il serait peut-être préférable à ce dernier dans l'embarras gastrique du porc et du chien, dans le cas de vomissements spasmodiques de ce carnivore, etc.

Succédanés. — On pourrait remplacer le sulfate de zinc par l'*acétate* ou l'*oxyde* du même métal ; mais il n'y aurait aucun avantage sous le rapport thérapeutique et, de plus, il y aurait désavantage au point de vue économique, puisque ces deux dernières substances coûtent plus cher que le sulfate zincique. Cependant l'acétate de

(1) *Journal de médecine vétérinaire de Lyon*, 1850, p. 477,
(2) *Recueil*, 1826, p. 543.
(3) *Loc. cit.*, t. II, p. 361.

zinc a été conseillé à l'intérieur contre la diarrhée rebelle, par MM. Marcus et Stein-
hoff (1), vétérinaires allemands. La dose est de 2 grammes répétée quatre fois par
jour pour les grands animaux, et d'*un* gramme pour les moutons.

2° Protosulfate de fer.

SYNONYMIE : Couperose verte, Vitriol vert, etc.

Pharmacographie. — Ce sel est en gros cristaux rhomboïdaux, d'un beau vert
d'émeraude, un peu ocreux à la surface, renfermant 45 p. 100 d'eau de cristallisation,
d'une saveur âpre, très astringente, d'une densité de 1,80 quand il est cristallisé, et
de 2,60 lorsqu'il est anhydre. Exposé à l'air, il s'effleurit et se couvre d'une poussière
de couleur de rouille; chauffé, ce sel fond d'abord dans son eau de cristallisation,
puis se dessèche entièrement et devient blanc; enfin, calciné au rouge dans un creuset, il se décompose, perd son acide et se transforme en peroxyde de fer anhydre.
Insoluble dans l'alcool et l'éther, le protosulfate de fer se dissout dans la moitié de son
poids d'eau chaude et dans le double de son poids d'eau froide.

Pharmacotechnie.—Les préparations du sulfate de fer à titre d'astringent sont
simples et peu nombreuses; on l'emploie en poudre seul ou mélangé à d'autres astringents, ou en solution dans l'eau à la dose de 32 à 64 grammes par litre de véhicule, selon l'indication. M. Velpeau a conseillé de l'employer en pommade contre
l'érysipèle; en voici la formule :

> Protosulfate de fer pulv. . . 8 grammes.
> Axonge . . . . 32 — Incorporez à froid.

Substances incompatibles.—Il faut éviter de mélanger dans les préparations liquides, au sulfate de fer, les matières suivantes qui le décomposent : les composés de chaux,
de baryte, de plomb, d'argent, de mercure, etc., qui forment, avec l'acide sulfurique,
des composés insolubles; les oxydes des deux premières sections qui précipitent
l'oxyde de fer; les phosphates et borates qui formeraient des sels de fer insolubles;
les savons, les matières végétales chargées de tannin, etc.

Médicamentation. — A l'intérieur, le sulfate de fer se donne en breuvage ou
en électuaire; les doses, à titre d'astringent, sont les suivantes :

> 1° Grands ruminants. . . . 16 à 32 grammes.
> 2° Solipèdes . . . . . . 12 à 24 —
> 3° Petits ruminants et porcs. 4 à 8 —
> 4° Chiens et chats. . . . 0,50 à 2 —

A l'extérieur, on en fait usage en lotions, bains, frictions, applications défensives,
en cataplasmes avec la terre glaise, la suie de cheminée, le vinaigre, etc.

Pharmacodynamie. — Appliqué sur la peau, les muqueuses ou les solutions de
continuité, le sulfate de fer agit à la manière des astringents les plus énergiques,
mais il ne présente aucune particularité bien notable. Introduit dans le tissu cellulaire sous-cutané des chiens, il cesse d'être simplement astringent, il devient irritant;

(1) *Recueil*, 1840, p. 404. (Extrait d'un *journal vétérinaire* allemand.)

il développe une violente inflammation locale, et les animaux meurent au bout de vingt à trente heures en présentant à l'autopsie une irritation gastro-intestinale plus ou moins vive.

Introduit dans les voies digestives, à la dose de 8 grammes chez le chien, ou injecté dans les veines à celle de 1 à 2 grammes, il provoque le vomissement chez ces animaux et ne tarde pas à les faire périr après avoir déterminé un abattement général. Viborg (1) a fait dans le temps quelques expériences pour éclairer l'action locale et interne de ce sel chez les solipèdes. Administré d'abord à un cheval de vingt ans, à la dose de 125 grammes, il ne détermina aucun effet sensible; la même quantité, donnée trois jours plus tard, resta sans action apparente; seulement le sujet ayant été sacrifié, on trouva la muqueuse gastro-intestinale rouge et épaissie. Un autre cheval, âgé de dix-huit ans, reçut en une seule dose environ 200 grammes du même sel en solution; au bout de dix minutes, le pouls devint petit et le sujet rejeta par le vomissement des matières muqueuses verdâtres, mêlées d'aliments, qui sortirent par les narines; puis le sujet tomba dans l'abattement, eut la tête basse, regarda souvent son ventre, et expulsa, après six heures, une grande quantité d'urine et des excréments à l'état naturel. Le professeur Gohier (2), dans le but de s'assurer si le sulfate de fer donné à haute dose jouit de propriétés vomitives réelles chez les solipèdes, en administra 350 grammes à un cheval, 200 grammes à un âne et 100 grammes à un poulain de six mois; aucun d'eux ne vomit ni n'urina, mais il y eut quelques nausées. Le lendemain, les trois sujets moururent et, à l'autopsie, on trouva les intestins gangrénés. Enfin, M. Hertwig (3) n'a jamais observé de vomissement dans ses expériences sur le sulfate ferreux, et attribue celui qui a été obtenu par Viborg à des causes toutes spéciales, restées inconnues.

Lorsque le protosulfate de fer a passé dans le sang, il produit sur ce liquide nutritif et sur les organes, les effets complexes des astringents et des toniques analeptiques, ce qui le rend précieux dans certaines affections caractérisées à la fois par l'état anémique du sang et par la grande mollesse des tissus, comme on le remarque dans la pourriture des ruminants, l'hématurie asthénique, les hydropisies, etc. Les molécules du sulfate de fer sortent de l'économie animale par les voies urinaires, ainsi que l'ont démontré MM. Gmelin et Tiedemann, et qu'il est facile de le prouver en traitant les urines par des réactifs appropriés.

Pharmacothérapie.—Le sulfate ferreux, considéré comme astringent, s'emploie à la fois à l'extérieur et à l'intérieur.

1° EXTÉRIEUR.—À la surface du corps, le sulfate de fer s'emploie comme *défensif* et comme *dessiccatif.*

a. **Défensif.** — Une des applications les plus anciennes, les plus connues et les plus utiles de ce médicament comme défensif, c'est son emploi en bains ou en cataplasmes contre la fourbure des solipèdes; il est également utile, au même titre, contre l'étonnement du sabot, l'aggravée du bœuf et du chien, la sole battue, foulée ou brûlée, les efforts articulaires récents, etc. Lecoq (4), de Bayeux, prescrit ce sel en solution ou en cataplasme sur la mamelle des vaches pour en arrêter l'inflammation

(1) *Annal. de l'agr. franç.*, t. XLIV, p. 184.
(2) *Compte rendu de Lyon*, année 1811.
(3) *Loc. cit.*, p. 688.
(4) *Recueil*, 1835, p. 571.

commençante. Eufin, employé chez l'homme, par M. Velpeau, en solution ou en pommade, pour faire avorter l'érysipèle simple, ce sel a été également mis en usage par M. Festal Philippe (1) sur les animaux, contre les diverses formes de cette maladie, ainsi que contre les eaux aux jambes au début, etc.

b. **Dessiccatif.** — Comme dessiccatif, ce sel est employé de même que les autres astringents, contre les vieilles plaies, les ulcères, les crevasses, le piétin, la limace, etc. Employé avec persévérance sur les plaies avec perte de substance, il efface presque entièrement la trace du mal en fronçant la peau et tannant, en quelque sorte, la cicatrice (Chambert) (2). M. Rey le conseille pour durcir la peau de l'appui du collier chez les chevaux blancs, qui se blessent si facilement par la pression de ce harnais.

2° INTÉRIEUR. — En raison de ses doubles propriétés toniques et astringentes, le sulfate de fer est assez fréquemment employé à l'intérieur. On le met en usage d'abord contre diverses affections gastro-intestinales, telles que l'indigestion chronique des ruminants, la diarrhée atonique, les phlegmasies de l'estomac et des intestins passées à l'état chronique, les entozoaires, etc. M. Taiche (3) l'a employé avec profit, à la dose de 24 à 32 grammes par jour, dans une décoction de gentiane; contre une cachexie vermineuse des grands ruminants. Hamont (4) l'a administré en breuvage à la dose de 8 à 12 grammes chaque jour, contre le ramollissement du foie, chez les chevaux égyptiens.

Les maladies générales contre lesquelles on emploie le sulfate de fer à titre d'astringent tonique, sont d'abord la cachexie aqueuse des ruminants, soit comme remède curatif, soit comme moyen prophylactique; viennent ensuite les hydropisies asthéniques, l'hématurie atonique, le diabète, etc.

Dans ces dernières années, on a opposé avec des avantages marqués ce moyen thérapeutique à une maladie redoutable des grands ruminants, la *péripneumonie contagieuse*. Préconisé d'abord par le vétérinaire allemand Rademacker, à ce qu'on assure, ce remède a été employé ensuite, en Prusse, par M. Kœnig, à la dose de 32 grammes par jour dans la première période, et à celle de 72 grammes dans la seconde, en deux portions (5). De la Prusse, ce moyen est passé en Belgique et enfin en France, où il a produit des résultats variables; cependant, il a paru assez avantageux pour que le gouvernement belge ait crû devoir en prescrire l'emploi d'une manière officielle aux vétérinaires de l'administration (6). D'après M. Faby (7), vétérinaire belge, ce moyen employé à temps guérit la péripneumonie cinq fois sur sept; mais la plupart des praticiens n'ont pas été aussi heureux que ce vétérinaire. M. le professeur Lafosse (8) a prescrit ce remède chez les sujets maigres et anémiques à la dose de 12 à 20 grammes par jour, en deux fois; son usage était continué pendant six à huit jours et suspendu aussitôt que la constipation se montrait; les résultats ont été peu avantageux. Enfin, essayé à l'école de Lyon sur quelques sujets, il a amendé l'état général du corps, mais son action sur le cours de la maladie n'a pas été très évidente.

(1) *Journal des vétérinaires du Midi,* 1842, p. 361.
(2) Communication orale.
(3) *Recueil,* 1834, p. 297.
(4) *Recueil,* 1839, p. 110.
(5) *Répert. de médec. vétér. Belge,* 1851, p. 258.
(6) *Même journal,* 1851, p. 32.
(7) *Id.,* 1851, p. 281.
(8) *Journ. des vétér. du Midi,* 1851, p. 8.

L'avenir nous apprendra sa véritable valeur thérapeutique à l'égard de cette affection rebelle.

Autres sels de fer astringents.

1° Persulfate de fer. — Ce sel, qui résulte de l'action directe de l'acide sulfurique sur le peroxyde de fer anhydre ou hydraté, est très soluble dans l'eau, très astringent, mais peu employé en médecine.

2° Nitrate de fer. — On l'obtient en traitant le carbonate de fer par l'acide azotique étendu, ou le fer métallique par l'eau régale. Il est très soluble dans l'eau, très déliquescent, et fortement astringent. Il est employé en Angleterre, chez l'homme, contre les diarrhées rebelles, l'entérorrhagie passive, la fièvre typhoïde, l'anémie, etc. M. Vigney (1) l'a mis en usage chez les animaux dans le cas d'aphthes, sous forme de gargarisme et d'applications directes.

3° Chlorures de fer. — Ils sont au nombre de deux : le *protochlorure* et le *sesquichlorure*, qui peuvent être anhydres ou hydratés. L'un et l'autre sont solubles dans l'eau, l'alcool et l'éther, déliquescents à l'air, surtout le perchlorure, partant très astringents et même un peu antiputrides par leur élément électro-négatif; ils peuvent s'employer en teinture, mais ils sont peu usités.

4° Acétate de fer. — Il est ordinairement à base de peroxyde. Il se prépare, soit en traitant l'hydrate de sesquioxyde de fer, ou le carbonate par le vinaigre ou l'acide pyroligneux étendu, soit par double décomposition en mélangeant une dissolution d'un acétate alcalin avec une solution de perchlorure de fer. C'est une liqueur d'un rouge foncé, d'une saveur très astringente, se mêlant en toute proportion avec l'alcool, etc. Ce sel convient à l'intérieur lorsque l'usage des astringents et des acidules est indiqué.

5° Lactate de fer. — Celui qu'on trouve dans le commerce est d'un prix trop élevé pour être employé en médecine vétérinaire, excepté pour les petits ou les très jeunes animaux. On pourrait peut-être l'obtenir plus économiquement si on lui trouvait quelques avantages, en faisant dissoudre du peroxyde de fer, ou du protoxyde, récemment précipité et lavé, dans du petit-lait très aigre. Il est soluble dans l'eau, peu dans l'alcool, et de saveur astringente. M. Festal Philippe (2) le conseille dans la maladie des chiens passée à l'état chronique, à la dose de 8 à 10 grammes par jour, en sirop.

6° Tartrate de protoxyde de fer et de potasse. — Pour le préparer on fait bouillir dans 7 p. d'eau, 2 p. de limaille de fer avec 5 p. de bitartrate de potasse, jusqu'à ce que la liqueur ne soit plus acide; on filtre et l'on fait évaporer la solution.

Caractères. — Il est solide, en aiguilles ou en poudre, d'une teinte verdâtre, soluble dans l'eau, l'alcool et le vin, d'une saveur amère et styptique. Il est tonique et astringent, employé à la fois à l'extérieur et à l'intérieur, mais très rarement en médecine vétérinaire. Il forme la base des préparations suivantes encore quelquefois usitées :

a. *Boules de Mars ou de Nancy.* — La formule de cette ancienne préparation varie selon les auteurs; en général, elle consiste dans le mélange d'une dissolu-

(1) *Mém. de la Soc. vét. du Calvados et de la Manche*, 1844.
(2) *Journ. des vétér. du Midi*, 1842, p. 361.

tion du sel précédent avec une infusion très chargée de plantes vulnéraires, qu'on évapore en consistance d'extrait, et auquel on ajoute, pour lui donner plus de liant et de dureté, un peu de gomme et de la poudre de racine de tormentille. On fait ensuite, avec cette pâte épaisse, des bols du poids de 40 à 50 grammes, qu'on arrondit dans les mains imprégnées d'huile, afin d'empêcher la surface des boules de se gercer. Les boules de Nancy, convenablement préparées, présentent les caractères suivants : elles sont ovoïdes, de la grosseur d'un œuf de pigeon, unies à leur surface, luisantes, noirâtres, et solubles à la fois dans l'eau, l'alcool et le vin. A l'intérieur, elles se donnent comme toniques et astringentes; à l'extérieur, elles s'emploient à titre de défensif, dans le cas de contusion, d'entorse, de plaies, de crevasses, etc. Elles sont rarement usitées.

b. *Boules de Molsheim.* — Ce sont les précédentes auxquelles on a ajouté de la térébenthine ou d'autres matières résineuses.

c. *Vin chalybé.*

℞ Tartrate de fer et de potasse . . . 32 gram. | Vin blanc . . . . 1 lit. Dissolvez à froid.

d. *Teinture de mars.*

℞ Tartrate de potasse et de fer . . . 32 gram. | Alcool . . . . 500 gram. Dissolvez à froid.

3° Acétates de plomb.

Il existe plusieurs acétates plombiques, mais deux seulement sont employés en médecine vétérinaire : l'*acétate neutre*, et le *sous-acétate*, ou *acétate tribasique.*

a. Acétate neutre de plomb.

SYNONYMIE : Sel ou Sucre de Saturne.

Pharmacographie. — Ce sel, qu'on prépare par l'union directe de l'acide acétique avec la litharge, est sous forme de cristaux prismatiques, à quatre faces, terminés par des sommets dièdres et renfermant 15 pour 100 d'eau de cristallisation ; incolore, inodore, il présente une saveur sucrée d'abord, puis âpre et très styptique. Exposé à l'air, il s'effleurit et se transforme partiellement en carbonate en perdant de l'acide acétique ; chauffé, il fond à 60 degrés et perd son eau ; calciné, il se décompose entièrement et laisse un résidu de plomb. L'eau froide en dissout le tiers de son poids, l'eau chaude la moitié environ, et l'alcool un huitième seulement. La dissolution aqueuse, surtout à chaud, dissout une forte proportion de litharge, et forme un sel de plomb plus basique.

b. Sous-acétate, ou Acétate tribasique de plomb.

SYNONYMIE : Extrait de Saturne, etc.

Préparation. — Il peut se préparer par l'un des deux procédés suivants :

1° En faisant bouillir 1 partie de litharge, 3 parties d'acétate neutre de plomb, dans 9 parties d'eau de rivière, et concentrant ensuite la dissolution jusqu'à ce qu'elle marque 30 degrés au pèse-sel de Baumé.

2° En dissolvant à chaud 10 parties de litharge dans 100 parties de bon vinaigre, et évaporant lentement jusqu'à ce que le mélange marque de 28 à 30 degrés Baumé.

Caractères. — L'acétate tribasique de plomb peut être solide, blanc, en aiguilles déliées et confuses, et présenter à peu près l'aspect du précédent; mais, tel qu'on le trouve dans les officines, il est habituellement liquide, un peu visqueux, blanc ou jaunâtre, d'une odeur spéciale, d'une saveur sucrée d'abord, puis très styptique. Exposé à l'air, il s'altère rapidement en absorbant l'acide carbonique; il se dissout dans l'eau pure avec facilité et s'y dédouble en acétate neutre et acétate sexbasique; il est insoluble dans l'alcool qui trouble sa dissolution aqueuse.

Réactifs. — L'acétate de plomb basique est très peu stable et se décompose par la plupart des acides et des bases, ainsi que par les corps halogènes, notamment par les chloroïdes, le soufre, etc. Quand on le mélange à l'eau ordinaire, il produit un précipité blanc d'autant plus abondant qu'elle est plus chargée de carbonates, de sulfates, de chlorures, etc., alcalins ou terreux. Enfin, il précipite un grand nombre de principes organiques, tels que la gomme, l'amidon, l'albumine, la fibrine, la gélatine, le tannin, l'extractif des plantes, etc.

Substances incompatibles. — La plupart des acides; les alcalis et leurs carbonates; les sulfures, iodures, chlorures et bromures solubles; la chaux et la magnésie; les borates, phosphates et sulfates solubles; les savons, les matières tanniques, l'opium, le lait, les matières protéiques, etc.

Pharmacotechnie. — Les acétates plombiques, étant très rarement employés à l'intérieur, ne donnent lieu à aucune préparation spéciale pour ce mode d'administration; mais il n'en est pas de même pour l'extérieur du corps, où leur application est très fréquente et sous des formes variées. Voici les principales :

1° *Eau blanche.*

℞ Extrait de Saturne, de. . . 16 à 32 gram. | Eau commune . . . . 1 lit.

2° *Eau de Goulard, ou Eau végéto-minérale.*

℞ Extrait de Saturne . . . . 16 gram. | Eau ordinaire . . . . 1 lit.
Eau-de-vie . . . . 64 gram. |
Mêlez.

3° *Cérat saturné.*

℞ Extrait de Saturne . . . . ; gram. | Cérat simple. . . . . 32 gram.
Incorporez à froid et préparez seulement au moment de vous en servir, car il durcit promptement.

Médicamentation. — A l'extérieur, où l'on fait surtout usage de l'extrait de Saturne, on emploie sa solution aqueuse en bains, lotions, injections, applications diverses, etc. A l'intérieur, où l'on donne principalement l'acétate neutre de plomb, on l'administre presque toujours en breuvages et aux doses suivantes :

1° Grands herbivores . .   4 à 8 grammes.
2° Petits ruminants et porcs.   0,25 à 1   —
3° Carnivores. . . . .   0,05 à 0,25   —

Pharmacodynamie. — Les effets des acétates de plomb, qui sont tout à fait semblables, à l'intensité près, se distinguent en locaux et généraux, et les premiers en externes et internes.

a. **Effets locaux externes.** — L'extrait de Saturne et l'acétate neutre de plomb agissent sur les tissus mous à la manière des autres astringents, mais avec des caractères particuliers. Ils ont peu d'action sur la peau intacte ; cependant, quand on insiste trop longtemps sur leur usage, cette membrane devient sèche, dure, écailleuse et ne tarde pas à se fendiller. Sur des tissus plus délicats, comme les muqueuses et les solutions de continuité, l'action de ces sels est plus prompte et plus énergique ; ils refoulent le sang, se combinent avec les produits sécrétés, dessèchent les surfaces et peuvent même les rendre calleuses, à la longue, d'après M. Hertwig. Enfin, quand les tissus où on les applique sont frappés d'inflammation ou de congestion, les sels de plomb resserrent les capillaires, refoulent le sang, diminuent la tumeur et la chaleur locales, et modèrent d'une manière notable la sensibilité exagérée de la partie malade. Ces astringents ont donc, plus que tout autre, la vertu d'amoindrir l'activité vitale des tissus, surtout lorsqu'elle est exaltée par l'inflammation.

b. **Effets locaux internes.** — Ils varient de nature et d'intensité, selon que les sels de plomb ont été ingérés à grandes ou à petites doses. Nous nous occuperons du premier cas d'abord, le second devant naturellement se présenter à l'occasion des effets généraux de ces médicaments. Administrés à doses élevées, les sels de plomb provoquent le vomissement chez les carnivores et les omnivores, irritent le tube digestif chez tous les animaux, coagulent le mucus intestinal, rétrécissent le calibre de l'intestin, retardent le cours des matières fécales, amènent la constipation, détruisent l'appétit et la digestion, et ne tardent pas à développer des coliques intenses comme tous les autres sels irritants.

c. **Effets généraux.** — Les composés de plomb, quand ils s'introduisent peu à peu et pendant longtemps dans l'intimité de l'organisme, soit par le tube gastro-intestinal, soit par l'appareil respiratoire, soit par une voie accidentelle d'absorption, déterminent une infection générale, un véritable empoisonnement qui porte chez l'homme le nom de *colique saturnine*, de *colique des peintres*, à cause du symptôme le plus saillant et le plus constant de cette intoxication. Les animaux qui ingèrent accidentellement des préparations de plomb, ceux qui habitent ou qui travaillent dans les fabriques où l'on prépare en grand les sels de plomb pour les besoins de l'industrie, etc., sont exposés comme l'homme à contracter cette affection redoutable. Nous allons indiquer brièvement, d'après les documents que nous avons trouvés épars çà et là dans divers ouvrages, les signes les plus évidents de cet empoisonnement général (1).

Le symptôme qu'on observe le premier est, comme chez l'homme, une colique sourde et persistante, accompagnée de ténesme et de défécations rares et difficiles ; le ventre est relevé, douloureux à la pression ; le corps est maigre et indique une grande faiblesse ; les mouvements sont lents et difficiles, la marche chancelante ; les membres roides, surtout vers les grandes articulations, etc. La circulation est lente, le pouls petit, concentré et parfois intermittent ; la respiration est ralentie aussi et quelquefois difficile. M. Bretonneau a vu des chevaux dans une fabrique de minium, à Tours, être atteints de cornage par suite de l'action du composé de plomb sur les nerfs du larynx, et cet accident cesser par l'opération de la trachéotomie. La chaleur animale a notablement diminué, surtout à la surface du corps, aux membres et sur les diverses parties placées en appendice ; les muqueuses sont pâles et la plupart des sécrétions sont diminuées ou même entièrement supprimées.

Les appareils de la vie organique ne sont pas les seuls atteints par les composés

(1) Voy. Orfila, *Toxicol.*, t. I, p. 658 et suiv., et *Journ. de médec. vétér. de Lyon*, 1851, p. 157.

saturnins; ceux qui sont chargés de la vie de relation ont aussi leur part : on remarque d'abord que les yeux sont caves et fixes, la pupille dilatée; la tête est basse et parfois portée en avant ou de côté; des mouvements spasmodiques d'abord, puis des convulsions, se montrent dans diverses régions musculaires; le train postérieur s'affaiblit peu à peu, puis se paralyse entièrement, surtout chez les carnivores; la sensibilité générale s'émousse de plus en plus à mesure que l'on avance vers le terme fatal, et a entièrement disparu avant que la mort survienne; enfin, celle-ci arrive sans convulsions et au milieu du calme le plus complet.

Lésions. — Les lésions qu'on rencontre à l'ouverture des cadavres n'ont rien de bien caractéristique; cependant on trouve constamment le tube digestif revenu et rassemblé sur lui-même, les membranes racornies et la muqueuse tapissée par une forte couche de mucus coagulé et très adhérent. Le cœur est généralement moins volumineux qu'à l'état normal. Enfin, des recherches chimiques, conduites avec soin, peuvent faire découvrir le plomb dans les organes parenchymateux de l'abdomen et dans les urines; c'est par cette voie que les composés de ce métal paraissent sortir de l'économie.

Antidotes. — Plusieurs moyens ont été préconisés pour arrêter les ravages de l'empoisonnement saturnin; mais la plupart échouent quand ils sont employés tardivement. Ceux qu'on met en usage le plus souvent et avec le plus de succès sont l'acide sulfurique étendu d'eau et les sulfates alcalins ou terreux, qui ont la propriété de décomposer les sels de plomb et de les transformer en sulfate plombique, sel à peu près complétement insoluble. On a proposé aussi les boissons légèrement sulfureuses, les sulfures alcalins à très petites doses, le sulfure de fer hydraté, les purgatifs drastiques, etc.; mais ces moyens sont moins employés que les précédents et comptent un petit nombre de partisans.

Pharmacothérapie. — Les acétates de plomb sont presque exclusivement employés à l'extérieur en médecine vétérinaire; cependant comme on a fait quelques applications utiles du sucre de Saturne à l'intérieur, surtout chez l'homme, il importe d'en dire quelques mots.

1° **Indications internes.** — L'acétate neutre, et même l'acétate tribasique de plomb, plus actif que le premier, peuvent être employés impunément à l'intérieur, même chez l'homme, pourvu qu'on ne les administre pas trop longtemps et à doses trop élevées. Néanmoins nous devons faire observer, d'après M. Hertwig, que les ruminants et les carnivores sont plus sensibles à l'action des sels de plomb que les solipèdes et le porc, et que ces animaux doivent être surveillés avec soin pendant l'usage de ces remèdes, afin de prévenir tout accident un peu grave.

L'affection contre laquelle on donne le plus souvent le sucre de Saturne, c'est la diarrhée rebelle avec ulcération de l'intestin, surtout des glandes de Brunner et de Peyer. Lafore (1) conseille l'emploi de ce sel dans le cas d'entérite couenneuse, après l'expulsion des fausses membranes, afin d'arrêter le travail plastique de l'intestin. Il l'a donné à un bœuf à la dose de 24 grammes dans 8 litres d'eau froide. Viborg (2) assure qu'on peut le donner avec avantage contre la ladrerie du porc, tous les trois jours, en alternant son usage avec le sel marin et la moutarde. Il a été essayé aussi, mais sans succès, par quelques vétérinaires allemands, contre la morve et le farcin,

(1) *Malad. partic. aux grands ruminants*, p. 492.
(2) *Traité du porc*, etc., p. 86.

au dire de M. Hertwig. Enfin, en médecine humaine, on en fait usage contre quelques hémorrhagies passives graves, contre la bronchite chronique, les anévrismes du cœur, la sueur atonique, certaines maladies nerveuses opiniâtres, etc.

Indications externes. — Si l'on emploie exclusivement l'acétate neutre de plomb à l'intérieur, en revanche l'extrait de Saturne est à peu près seul employé à l'extérieur. C'est un astringent très puissant, et dont l'usage est si fréquent dans la pratique, qu'il est en quelque sorte devenu vulgaire. Il est employé comme défensif, astringent, dessiccatif et antipsorique.

a. **Défensif.** — Sous ce rapport, on en fait usage contre la plupart des congestions et des inflammations locales de causes externes, comme la fourbure du cheval, l'agravée du bœuf et du chien, la mammite de la vache, l'orchite du cheval, les piqûres des insectes, les contusions, les efforts articulaires, les brûlures diverses, etc.

b. **Astringent.** — A ce titre, il est employé pour arrêter les écoulements muqueux de la pituitaire, de l'oreille, des yeux, du vagin, du fourreau et de l'urètre, etc. Comme antiophthalmique, cependant, on doit lui préférer le sulfate de zinc et l'alun, car il a l'inconvénient de boucher les conduits hygrophthalmiques, les points lacrymaux, d'irriter trop longtemps la conjonctive, etc.

c. **Dessiccatif.** — Comme tous les sels astringents, l'extrait de Saturne est employé sous diverses formes pour dessécher les vieilles plaies, les ulcères, les crevasses, les eaux aux jambes, le piétin, la limace, les aphthes, etc.

d. **Antipsorique.** — On emploie les diverses préparations saturnées contre les dartres humides, les gales très prurigineuses, etc. M. de Gasparin (1) a constaté leur utilité contre la gale si opiniâtre du mouton, et M. Rainard (2) a employé avec succès l'extrait de Saturne additionné de quelques gouttes d'acide azotique, contre les dartres humides du chien, qu'on observe au scrotum, aux lèvres, etc.

e. Autres composés astringents de plomb.

1° **Litharge** (*Protoxyde de plomb fondu*). — Elle entre dans quelques préparations destinées à l'usage externe, telles que le *diachylon*, le *diapalme*, l'*onguent de la mère*, etc., très souvent employées chez l'homme et assez rarement chez les animaux. En pharmacie vétérinaire, la litharge sert à faire les acétates de plomb, et entre dans quelques formules qui seront indiquées dans le *Formulaire*.

2° **Minium** (*Plombate d'oxyde de plomb*). — Il fait partie de l'emplâtre de Nuremberg, des trochisques composés de bichlorure de mercure et de quelques autres préparations emplastiques qui seront indiquées plus tard.

3° **Céruse** (*Carbonate de plomb*). — Elle constitue la base de l'onguent blanc de Rhazès, et entre dans la composition de quelques topiques astringents.

4° Acétates de cuivre.

Pharmacographie. — On connaît plusieurs acétates de cuivre ; deux seulement sont employés en médecine : ce sont l'*acétate neutre* et l'*acétate bibasique*, dont nous allons faire connaître les principaux caractères.

_____

(1) *Malad. contag. des bêtes à laine*, p. 189.
(2) *Compte rendu de l'école de Lyon*, 1821, p. 18 et 19.

1° Acétate neutre de cuivre (*Verdet cristallisé, Cristaux de Vénus*). — Ce sel, qui se prépare en traitant le vert-de-gris par le vinaigre, est solide, cristallisé en prismes rhomboïdaux d'un vert bleuâtre foncé, d'une saveur styptique et métallique très désagréable. Exposé à l'air, il s'effleurit ; chauffé, il perd son eau, se dessèche et devient blanc ; calciné, il se décompose entièrement. Très peu soluble dans l'alcool, il se dissout dans cinq fois son poids d'eau chaude et dans 4 parties d'eau froide.

2° Acétate bibasique de cuivre (*Vert-de-gris*). — Ce composé complexe, formé par un mélange d'acétate sesquibasique bleuâtre, et d'acétate bibasique verdâtre, se prépare en grand dans le midi de la France, en mettant en contact des lames de vieux cuivre avec du marc de raisin aigri. Tel qu'on le rencontre dans le commerce, il est en masses amorphes ou en poudre, d'un vert bleuâtre pâle, inodore, d'une saveur très styptique, inaltérable à l'air et facilement décomposable par l'action du feu. Insoluble dans l'alcool, le vert-de-gris se dédouble quand on le met en contact avec l'eau ; il se forme de l'acétate neutre qui se dissout, et de l'acétate tribasique qui, étant insoluble, se précipite sous forme de poudre verte.

Pharmacotechnie. — Les acétates de cuivre, n'étant que très rarement employés à l'intérieur, ne donnent lieu qu'à un petit nombre de préparations toutes destinées à l'usage externe. Les plus importantes sont les suivantes :

1° *Onguent égyptiac, ou Oxymellite de cuivre.*

℞ Vert-de-gris . . . . 500 gram. | Miel . . . . 1000 gram.
Vinaigre . . . . 500 gram. |

Mêlez et mettez dans une terrine d'une capacité triple du volume du mélange, et faites cuire en remuant sans cesse, jusqu'à ce que la préparation ait pris une belle couleur rouge de cuivre et acquis une consistance onguentacée.

La couleur rouge de cette préparation est due à la réduction de l'acétate en protoxyde de cuivre par le sucre du miel. Emploi très fréquent comme dessiccatif et léger escarrotique.

D'après M. Schaack (1), l'onguent égyptiac peut se préparer à froid, en abandonnant le mélange à la fermentation. Ce praticien habile propose, dans ce but, la formule suivante :

℞ Verdet pulvérisé . . . . 60 gram. | Miel . . . . 15 gram.
Vinaigre . . . . 15 gram. |

2° *Pommade dessiccative de Rodier* (2).

℞ Sous-acétate de cuivre . . . . . . 32 gram. | Miel . . . .
Axonge . . . . 128 gram. | q. s.

Incorporez à froid. Contre les crevasses, les eaux aux jambes, etc.

3° *Onguent vert.*

℞ Vert-de-gris . . . . 4 part. | Onguent basilicum . . . . 16 part.

Mélangez exactement à froid.

Dessiccatif contre les ulcères, les crevasses sèches, etc.

4° *Pâte caustique de Gasparin.*

℞ Vert-de-gris . . . . 100 gram. | Vinaigre . . . . q. s.

Faites une pâte épaisse que vous appliquerez sur l'ulcère du piétin.

(1) Communication orale.
(2) *Recueil*, 1833, p. 377.

5° *Solution dessiccative.*

℞ Acétate neutre de cuivre. . . . . 64 gram. | Eau ordinaire . . . . 1 lit.

Dissolvez à froid, et employez en injections, applications diverses, etc.

Ces deux sels entrent, en outre, dans plusieurs autres préparations utiles qui se trouveront dans le *Formulaire*.

Pharmacodynamie. — Les effets des acétates de cuivre sont locaux et généraux. Les premiers seuls nous occuperont pour le moment; quant aux effets généraux, l'étude en sera renvoyée à l'histoire du sulfate de cuivre, où elle sera mieux placée qu'ici.

Effets locaux. — Les acétates de cuivre agissent à peu près de la même manière et avec une égale intensité; ils forment le chaînon qui unit les astringents avec les caustiques, car ils participent à la fois des propriétés de ces deux sortes d'agents. En effet, quand on les emploie à dose légère, pendant un temps très court, et sur des tissus peu délicats, ils agissent à la manière des astringents les plus énergiques; mais si on les applique sur des tissus mous, sur des surfaces dénudées, pendant longtemps, ou à forte dose, ils désorganisent les parties qu'ils touchent et les mortifient comme des caustiques cathérétiques légers. Or, comme en médecine vétérinaire, on emploie ces agents plutôt à titre de dessiccatifs que comme caustiques, nous avons cru devoir les ranger parmi les astringents.

Appliqués sur la peau intacte, ces médicaments l'attaquent difficilement; cependant, à la longue, ils la dessèchent, la rendent dure et crevassée. Sur les muqueuses fines, sur les tissus dénudés, sous la peau, ces sels agissent avec force, coagulent les fluides en se combinant avec l'albumine qui en forme la base, mortifient les solides après les avoir resserrés, condensés à un haut degré. Aussi répriment-ils avec puissance les bourgeons charnus des solutions de continuité, et dessèchent-ils rapidement toutes les surfaces qui sont le siége d'une sécrétion morbide. Les acétates de cuivre sont susceptibles d'être absorbés et de donner lieu à l'empoisonnement; on en usera donc avec une certaine réserve.

Introduits dans le tube digestif, les acétates cupriques agissent diversement, selon la quantité qui en a été ingérée; à petite dose, ils sont inoffensifs et déterminent les effets ordinaires des astringents salins; seulement il est prudent de ne pas trop insister sur leur usage par cette voie, parce que, étant absorbés en partie, ils pourraient, à la longue, déterminer un empoisonnement général du corps. A dose élevée, ils produisent les mêmes effets que la plupart des poisons irritants, c'est-à-dire qu'ils provoquent le vomissement chez les carnivores et les omnivores, la purgation chez tous les animaux, des coliques intenses, le ballonnement du ventre, une agitation violente, une fièvre ardente, etc. Puis, quand les molécules ont pénétré dans le sang, il survient un effet sédatif, le ralentissement de la circulation, la difficulté de respirer, le refroidissement des extrémités, quelques désordres nerveux, une grande faiblesse, etc. Il résulte des expériences de Dupuy (1), qu'à la dose de 64 grammes, le vert-de-gris est mortel pour le cheval; et de celles d'Orfila (2), qu'à celles de 60 centigrammes à 1 gramme il fait périr les chiens.

Pharmacothérapie. — Les acétates de cuivre sont rarement employés à l'inté-

(1) *Journ. pratique*, 1830, p. 369.
(2) *Toxicologie*, t. I, p. 646 et suiv.

rieur; cependant de la Bère-Blaine (1) dit que l'on s'est bien trouvé de l'usage du vert-de-gris contre le farcin du cheval : la dose est de 2 à 4 grammes, trois fois par jour; la nourriture doit être substantielle. Viborg (2) le recommande aussi contre la ladrerie du porc ; la dose est de 4 grammes tous les trois jours, en alternant son usage avec celui du sel marin et de la moutarde. Mais c'est surtout à l'extérieur que ces sels, et notamment le sous-acétate, sont d'un usage très fréquent. On en fait usage principalement à titre de dessiccatif contre les vieilles plaies, les ulcères farcineux, les eaux aux jambes, les crevasses avec suppuration, la crapaudine, la fourchette pourrie, le crapaud, le piétin, la limace, etc. M. Schaack nous a assuré que ces médicaments exerçaient sur le tissu villeux de la fourchette, dans le cas de crapaud, une action vraiment *spécifique*, et qu'ils favorisaient d'une manière remarquable la régénération de la corne dans toutes les parties du sabot, et qu'il y avait presque toujours un avantage marqué à en faire usage dans la plupart des lésions un peu anciennes du pied, etc. C'est, du reste, une pratique vulgaire à l'école de Lyon.

§ II. — Astringents végétaux.

I. — ASTRINGENTS TANNIQUES.

a. Acide tannique (Tannin).

Pharmacographie. — On désigne sous le nom d'acide tannique ou de tannin, un principe immédiat acide des végétaux, qui a pour caractères essentiels de précipiter la gélatine et de colorer les persels de fer en noir ou en vert. Il est extrêmement répandu dans le règne végétal, et se trouve toujours en quantité plus ou moins forte dans toutes les plantes ligneuses, et concentré plus particulièrement dans l'écorce, la racine, les feuilles, quelques fleurs, certains fruits, etc.

Préparation. — Pour l'obtenir à l'état de pureté, on suit en général le procédé de M. Pelouze ; il consiste à épuiser dans un appareil de déplacement de la poudre de noix de galle avec de l'éther mélangé à une certaine quantité d'eau. En évaporant à l'étuve ou au soleil la teinture éthérée qui en résulte, on obtient du tannin pur.

Caractères. — Il est solide, amorphe, en écailles un peu jaunâtres, spongieuses, inodores et d'une saveur âpre, très styptique. Chauffé, il se transforme en acide métagallique ; calciné à l'air, il prend feu et brûle presque sans résidu. Peu soluble dans l'alcool et l'éther purs, il se dissout mieux dans ces véhicules étendus, ainsi que dans l'eau. La solution aqueuse exposée à l'air s'altère promptement ; il se dégage de l'acide carbonique, et le tannin se transforme entièrement en acide gallique.

Réactions. — La solution d'acide tannique produit, dans une dissolution de gélatine, un précipité abondant, caséiforme, grisâtre, élastique et imputrescible, qui constitue la base des peaux tannées ou cuirs ; la solution des persels de fer est colorée ou en *noir bleuâtre* (noix de galle, écorce de chêne, les plantes rosacées) , ou en *vert* (cachou, kino, quinquina, café, orme, marronnier, bouleau, les labiées ligneuses, etc.), ou en *gris* (ratanhia, armoise et absinthe, camomille et matricaires, etc.). Indépendamment de ces réactions caractéristiques, le tannin décompose les carbonates alcalins et un grand nombre de sels métalliques ; il décompose également les

(1) *Not. fond. de l'art vétér.*, t. III, p. 225.
(2) *Traité du porc*, etc., p. 86,

sels à alcaloïdes organiques (sels de quinine, morphine, strychnine) ; il précipite tous les liquides organiques renfermant de l'albumine, de la fibrine, de la caséine, etc. ; il coagule également l'empois, les principes extractifs des plantes, etc. Il faudra donc éviter de l'associer à la plupart de ces composés inorganiques ou organiques.

Pharmacotechnie. — L'acide tannique peut s'employer en solution dans l'eau ou l'alcool affaibli pour faire des breuvages, des collyres, des injections, des gargarismes, etc. ; on peut également l'administrer en bols, pilules ou électuaires, selon les animaux ; enfin, en l'incorporant à l'axonge ou au cérat, on en fait une pommade qui peut avoir son utilité comme topique dessiccatif.

Médicamentation. — Si l'on ne trouvait pas le prix de l'acide tannique pur trop élevé pour l'usage interne, nous estimons qu'on pourrait en donner sans inconvénient de 5, 10 à 15 grammes à la fois aux grands herbivores ; de 2 à 4 grammes aux petits ruminants et aux porcs ; et de 10 centigrammes à 25 centigrammes aux chiens et aux chats. Ce n'est, du reste, que pour des animaux d'un prix élevé qu'on pourrait faire usage de ce médicament.

Effets. — Les effets locaux et généraux que le tannin développe dans l'économie animale sont les mêmes que ceux de tous les astringents, et surtout des astringents végétaux dont il forme la base ; ses propriétés chimiques font en quelque sorte deviner à l'avance la nature de ces effets, et comme ils ne sont, du reste, que ceux de l'écorce de chêne exagérés, nous renverrons à l'article consacré à ce médicament utile pour leur étude spéciale.

Indications. — L'acide tannique s'emploie chez l'homme à l'intérieur et à l'extérieur ; en médecine vétérinaire son usage n'a pas encore dépassé le domaine chirurgical : nous allons donc nous borner à l'énumération des maladies contre lesquelles on l'oppose chez l'homme, et des accidents chirurgicaux des animaux pour lesquels on le met en usage.

Maladies internes. — Les maladies internes contre lesquelles le tannin est susceptible d'agir sont d'abord la diarrhée atonique, les hémorrhagies passives, les supersécrétions diverses, surtout celles des muqueuses, les altérations septiques du sang, etc. On l'a vanté aussi comme un excellent antidote contre l'empoisonnement par les sels métalliques, les narcotiques encéphaliques, les narcotico-âcres tirés des Solanées, etc.

Maladies externes. — On l'a employé en insufflation dans le nez contre l'épistaxis, dans les yeux contre les taches et les inflammations de la conjonctive, en injections contre les divers écoulements muqueux, les affections aphtheuses, couenneuses de la bouche et de l'arrière-gorge, etc. En médecine vétérinaire, MM. Caussé (1) et Fischer (2) en ont fait usage avec profit contre les plaies articulaires avec écoulement synovial ; le premier l'a employé en poudre ou en teinture, et le second en pâte, sur l'ouverture de la capsule articulaire, lors de l'opération du javart cartilagineux.

b. Cachou (Terre du Japon).

Pharmacographie — Le cachou est un extrait tannique fourni par diverses plantes exotiques appartenant à la famille des Légumineuses (genres *Acacia* et *Areca*),

(1) *Journ. des vétér. du Midi*, 1846, p. 70 et 109.
(2) *Journ. vétér. et agric. de Belgique*, 1846, p. 269.

et notamment par l'*Acacia catechu*, qui croît dans l'Indostan. Cette matière, qui contient environ la moitié de son poids de tannin, le reste étant formé de matières extractives, de mucilage et d'impuretés, présente un grand nombre de variétés commerciales que nous nous abstiendrons de faire connaître. Réduit en poudre, le cachou est d'un brun rougeâtre, d'une odeur aromatique faible, d'une saveur amère et astringente suivie d'un arrière-goût sucré. Soumis à l'action des dissolvants et des réactifs, le cachou se comporte comme du tannin impur.

Emploi. — On fait surtout usage du cachou à l'intérieur dans le cas de diarrhée et de dyssenterie atonique, d'hématurie asthénique, de diabètes, etc., parce qu'il est très astringent sans être irritant ; qualité précieuse qui le recommande aux praticiens, malgré son prix un peu élevé et les nombreuses falsifications dont il est l'objet. On peut le donner en breuvage ou en électuaire, depuis 16 grammes jusqu'à 96 grammes et plus pour les grands herbivores ; de 8 à 16 grammes pour les petits ruminants et le porc ; et de 4 à 8 grammes pour les carnivores. Lafosse père (1) le recommande contre la diarrhée, uni aux stomachiques et aux cordiaux. Voici ce qu'en dit Vitet (2) : « Le cachou l'emporte sur le quinquina dans les diarrhées avec évacuation abondante de matière fluide ; il est d'un grand secours pour diminuer et arrêter les hémorrhagies internes ou externes ; pour augmenter l'appétit de l'animal, vous pouvez le prescrire en breuvage au bœuf et au cheval, depuis 1/2 once jusqu'à 2 onces : il se dissout dans l'eau comme dans le vin ; on peut l'édulcorer avec le miel, si l'indication le requiert. »

c. Gomme-Kino.

Pharmacographie. — Espèce d'extrait astringent plus ou moins analogue au cachou et retiré du *Nauclea Gambier* de la famille des Rubiacées, qui croît aux Indes. Il contient une forte proportion de tannin et forme une multitude de variétés commerciales imparfaitement déterminées. Réduit en poudre, le kino est d'un rouge foncé, d'une odeur légèrement bitumineuse, d'une saveur amère et astringente sans arrière-goût sucré, ce qui le différencie du cachou. Il se dissout dans l'eau et l'alcool, surtout à chaud, et leur communique une teinte rouge. Il jouit des mêmes vertus que le cachou, seulement il est moins employé, parce que le prix en est très élevé.

d. Sangdragon.

Pharmacographie. — Suc concret, résineux et astringent, qu'on retire de plusieurs arbres, et notamment du *Calamus draco* (Palmiers) et du *Dracæna draco* (Asparaginées) qui croissent dans les contrées tropicales. Il constitue plusieurs variétés commerciales qui se distinguent les unes des autres par leur forme, la nature de leur enveloppe, etc. Réduit en poudre, le sangdragon est d'un beau rouge de sang, inodore, insipide et brûlant à l'air avec une odeur balsamique. Insoluble dans l'eau, ce principe se dissout bien dans l'alcool, l'éther, les huiles, auxquels il communique une belle couleur rouge. Astringent et diurétique, le sangdragon est inusité à l'intérieur, mais il entre dans les formules de plusieurs préparations destinées à l'usage externe, comme les *poudres* de Rousselot, de Côme, de Dubois, etc.

(1) *Dict. d'hipp.*, art. DIARRHÉE.
(2) *Médec. vétér.*, t. III, p. 242.

c. Noix de galle.

Pharmacographie. — On désigne sous le nom de *Noix de galle*, une production morbide qui se développe sur les rameaux d'un petit chêne rabougri de l'Orient, (*Quercus infectoria*, Oliv.), sous l'influence de la piqûre d'un insecte (*Cynips* ou *Diplolepis gallæ tinctoriæ*). Au moment de la ponte, le cynips femelle, à l'aide de sa tarière, perce le tissu tendre des nouveaux bourgeons de l'arbrisseau et y dépose ses œufs. La piqûre produite par l'insecte, le germe déposé et la présence d'un liquide corrosif versé par l'aiguillon du cynips, toutes ces causes réunies déterminent sur le point piqué une sorte de mouvement fluxionnaire et la production d'une excroissance dont le volume augmente jusqu'à ce que l'œuf qu'elle renferme ait parcouru toutes ses périodes de développement et soit arrivé à l'état d'insecte parfait. Alors il sort de la galle en pratiquant une ouverture ronde, d'un diamètre suffisant pour son passage.

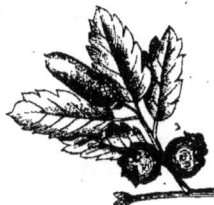

Caractères généraux. — Les noix de galle sont arrondies et présentent le volume d'une grosse noisette ou d'une petite noix ; leur surface, qui est d'un gris bleuâtre, est hérissée de tubercules ou de crêtes plus ou moins prononcées et irrégulièrement distribuées ; leur tissu est dur, compacte, fragile à l'action du marteau, et semble rayonner du centre à la circonférence de la galle ; leur odeur est à peu près nulle, mais leur saveur est amère, astringente et désagréable.

Variétés commerciales. — Il existe dans le commerce au moins cinq ou six variétés de noix de galle ; cependant nous ne décrirons que les deux suivantes, parce que ce sont les plus répandues et les plus utiles.

1° **Galle noire ou verte, Galle d'Alep.** — Cette variété, qui est la plus estimée, est récoltée avant l'entier développement et la sortie de l'insecte. Elle est petite, ronde, dure, pesante, d'une teinte foncée et dépourvue du trou rond de l'insecte. C'est la plus riche en tannin, la plus chère et la plus recherchée pour la médecine et l'industrie.

2° **Galle blanche, Galle percée.** — Récoltée seulement après la sortie de l'insecte, elle est en grande partie épuisée de ses principes actifs. Elle est plus volumineuse que la précédente ; d'une forme allongée, blanchâtre, légère, peu compacte et perforée d'un pertuis cylindrique par où s'est échappé le cynips. Elle est rarement vendue séparément ; on la mélange à la précédente en proportions variables.

Composition chimique. — Elle est très complexe. Les noix de galle, d'après Davy, Berzelius et M. Guibourt, renfermeraient les principes suivants : acides tannique, gallique et ellagique (environ 68 pour 100) ; de la gomme, de l'amidon, du ligneux, une essence, une matière extractive brune, du sucre et divers sels à base de potasse et de chaux.

Pharmacotechnie. — La préparation la plus employée est la *poudre*, qui sert à faire des bols, des électuaires et des pilules pour l'usage interne ; des collyres, des cataplasmes, une pommade et diverses autres préparations topiques destinées à l'emploi externe. La noix de galle concassée est employée à faire une décoction qui constitue la base de breuvages, gargarismes, lavements, injections, lotions et bains, doués de vertus astringentes très énergiques. Il faut éviter de mélanger la noix de galle avec les matières qui sont incompatibles avec le tannin.

Emploi. — La noix de galle s'emploie peu à l'intérieur, si ce n'est parfois en lavement; cependant elle pourrait parfaitement remplacer le tannin en doublant ou triplant la dose selon le besoin; ses indications sont, du reste, les mêmes que pour l'écorce de chêne. A l'extérieur, on l'emploie sous diverses formes pour faire cesser les écoulements purulents des muqueuses apparentes, pour dessécher les plaies anciennes et les ulcères, les crevasses, etc. Lafosse (1) recommande l'emploi de la décoction de noix de galle mélangée au vinaigre ou à la solution de sulfate de fer pour tarir la sécrétion fétide des eaux aux jambes.

f. Écorce de chêne, ou Tan (Quercus robur, L.).

Pharmacographie. — Prise sur le tronc des vieux chênes, cette écorce est épaisse, raboteuse, noirâtre, crevassée et couverte de lichens, à l'extérieur; sa face interne est rougeâtre. Récoltée sur le tronc et les branches des jeunes arbres, elle est presque lisse, recouverte en dehors d'un épiderme luisant et d'une teinte grise bleuâtre; en dedans, sa couleur est d'un fauve clair. L'écorce de chêne présente une faible odeur toute spéciale et une saveur âpre et amère, désagréable au goût.

Composition chimique. — D'après l'analyse de M. Braconnot, l'écorce de chêne serait formée d'acides tannique, gallique et pectique, de mucilage, de ligneux et de quelques sels à base de potasse, de chaux et de magnésie.

Pharmacotechnie. — La plupart des préparations officinales ou magistrales de l'écorce de chêne ont pour point de départ la poudre qui prend le nom de *tan* lorsqu'elle est grossière, et qui reçoit celui de *fleur de tan*, lorsqu'elle a été passée au tamis fin; enfin on la nomme *quinquina français*, lorsqu'on la mélange à parties égales avec la poudre de gentiane et la fleur de camomille pulvérisée. Pour l'usage interne, on traite la poudre de tan par infusion ou décoction de manière à faire des breuvages et des lavements; à l'extérieur, on se sert des mêmes préparations pour faire des lotions, des bains et des injections; mélangée à un peu de graine de lin, à de la suie de cheminée, et délayée avec du vinaigre ou une solution d'un sel astringent, la poudre d'écorce de chêne constitue d'excellents topiques astringents et dessiccatifs; pour les rendre antiputrides, il suffirait d'y ajouter de l'alcool camphré, de l'essence de térébenthine, du chlorure de chaux, de soude, etc.

Posologie. — Pour l'usage interne, la dose doit être de 16 à 64 grammes chez les grands herbivores; de 4 à 16 grammes chez les petits ruminants et le porc, et de 1 à 4 grammes chez les carnivores; ces doses peuvent être répétées plusieurs fois par jour, selon le besoin. Pour l'usage externe, la dose est de 16 à 32 grammes par litre d'eau, en infusion ou décoction, pour faire des injections, des lotions, des bains, etc.

Pharmacodynamie. — L'écorce de chêne agit localement avec une très grande énergie : sur la peau intacte, son effet est lent; mais sur les muqueuses et les surfaces dénudées, elle flétrit et décolore les tissus, les durcit et peut à la longue les morti-

(1) *Dict. d'hipp.*, t. II, p. 7.

fier. Dans le tube digestif, ses effets astringents se développent promptement ; elle fortifie d'abord l'estomac et les intestins, mais si la dose est élevée ou l'usage prolongé, elle arrête la digestion, provoque une constipation opiniâtre, rétrécit le canal intestinal, en épaissit et racornit les membranes, comme cela résulte des expériences de Gohier (1).

Absorbés et mélangés au sang, les principes actifs de l'écorce de chêne exercent sur ce fluide une action astringente et antiputride tellement prononcée, que Gohier a vu, sur des chevaux qui avaient pris de grandes quantités de ce médicament, le sang devenu plus rouge et plus consistant qu'à l'état naturel, se coaguler rapidement et pouvoir se conserver, sans décomposition putride, pendant deux mois entiers. L'acide tannique, qui est ici le principe actif, n'a pu être découvert dans le sang, mais il a été facilement dévoilé dans les urines. L'action astringente et antiputride du tan passe facilement des liquides aux solides, et l'on remarque aussi que, sous son influence, la plupart des sécrétions naturelles et accidentelles sont considérablement restreintes.

Pharmacothérapie. — Les indications de l'écorce de chêne se divisent naturellement en *externes* et en *internes*.

1° **Indications externes.** — À l'extérieur, on emploie l'écorce de chêne comme *astringent*, *dessiccatif* et *antiputride*.

a. **Astringent.** — Indépendamment des indications générales des astringents qu'elle peut remplir, la poudre de tan reçoit des applications spéciales. Ainsi, le vétérinaire Lamy (2), de Chalamont, l'a employée en décoction mélangée à de l'essence de térébenthine contre les larges œdèmes du ventre ; le vétérinaire Mazure (3), a injecté avec avantage dans le vagin et l'utérus la décoction d'écorce de chêne pour empêcher chez une vache le renversement de la matrice, qui s'était déjà répété plusieurs fois : les contractions expulsives cessèrent promptement sous l'influence de ce topique ; il est probable que ce moyen aurait aussi du succès pour prévenir le retour du renversement du rectum, pour retarder le renouvellement d'une hernie bien réduite, etc. M. Buer (4) nous a assuré que les bains prolongés de décoction froide de tan étaient très efficaces contre les distensions articulaires récentes, et surtout dans les décollements, même très étendus du sabot ; pour notre compte, nous avons rarement vu des engorgements non spécifiques des membres résister aux bains d'écorce de chêne. Enfin, les bains de décoction de tan peuvent être très utiles aux chevaux qui, comme ceux du halage, restent longtemps les pieds plongés dans l'eau.

b. **Dessiccatif.** — Solide ou en solution, l'écorce de chêne convient pour dessécher les vieilles plaies, les ulcères, les crevasses, les eaux aux jambes, etc. ; la décoction seule ou mélangée aux solutions métalliques astringentes est d'une grande efficacité pour tarir les écoulements purulents des muqueuses apparentes. Favre (5), de Genève, conseille d'y mélanger de l'infusion de fleur de sureau et de s'en servir pour laver et baigner les ulcères aphtheux du pied chez les grands ruminants.

(1) *Mém. sur la méd. et la chir. vétér.*, t. I, p. 412 et 413, et *Compte rendu de Lyon*, 1811.
(2) *Compte rendu de l'école de Lyon*, 1824, p. 23.
(3) *Journ. vétér. et agric. de Belgique*, 1848, p. 81.
(4) Communication orale.
(5) *Le vétér. campagnard*, p. 13.

c. **Antiputride.** — Comme antiputride, la poudre de tan est d'une grande énergie ; on y associe souvent alors du camphre, du charbon de bois, du quinquina, de l'essence de térébenthine, des hypochlorites, etc. Elle convient contre les plaies gangréneuses, charbonneuses, fétides, farcineuses, morveuses, etc. Dernièrement, un médecin, M. Crusell (1), a conseillé de panser toutes les solutions de continuité de mauvaise nature avec de la charpie trempée dans une décoction d'écorce de chêne et séchée ensuite ; ce moyen pourrait être employé, pour des pansements analogues, chez les animaux.

2° **Indications internes.** — Elles sont moins nombreuses que les précédentes, mais elles ont aussi leur importance. On emploie la décoction d'écorce de chêne, soit en breuvage, soit en lavement, contre la diarrhée et la dyssenterie chroniques ; alors on y associe du vin rouge, du laudanum, de l'amidon, etc. Dans les affections putrides, Gohier (2) en a fait usage en l'unissant à la poudre de gentiane ; dans le cas de pourriture chez le mouton, il y associait les baies de genièvre et la mêlait aux provendes. M. Didry (3), dans la cachexie des grands ruminants, a cru devoir additionner chaque breuvage d'écorce de chêne de 12 à 16 grammes d'essence de térébenthine. Favre (4), de Genève, l'employait en lavements froids contre l'hématurie atonique des ruminants ; les médecins la mettent à profit contre l'épistaxis et y ajoutent une solution légère d'alun. En jugeant par analogie, nous pensons que l'écorce de chêne doit être utile contre les hémorrhagies passives, les affections vermineuses, les maladies lymphatiques, comme le farcin, la ladrerie, les scrofules, etc.

Succédanés de l'écorce de chêne.

Les écorces de la plupart de nos arbres indigènes, et notamment du *Marronnier d'Inde*, du *Châtaignier*, du *Frêne*, du *Hêtre*, du *Bouleau*, du *Charme*, de l'*Aune*, etc., jouissent des mêmes propriétés que l'écorce de chêne ; et comme elles sont pour la plupart infiniment moins énergiques, elles conviendraient parfois mieux pour l'usage interne.

g. Racine de ratanhia.

Pharmacographie. — Cette racine, qui provient d'un sous-arbrisseau du Pérou, le *Krameria triandra*, de la famille des Polygalées, est en moyenne de la grosseur du doigt, longue, fibreuse et composée de deux parties inégalement actives : de l'*écorce*, qui est d'un rouge foncé et d'une saveur très styptique, sans amertume : c'est la partie qui possède le plus d'activité ; et du *cœur*, entièrement ligneux et peu actif, qui offre une couleur rouge pâle et jaunâtre.

Composition chimique. — D'après M. Vogel, la racine de ratanhia contient les principes suivants : acides tannique et kramérique, extractif, matière muqueuse, gomme, fécule, ligneux, sels alcalins et terreux.

Préparation et administration. — On fait surtout usage de cette racine en décoction, en extrait, en teinture et en sirop, chez l'homme. En médecine vétérinaire, où son emploi est peu répandu, les trois premières formes seulement sont utiles. Ce

(1) *Compte rendu hebdom. des séances de l'Académie des sciences,* 1851, t. XXXI, p. 64.
(2) *Loc. cit.,* note de la page 414.
(3) *Recueil,* 1832, p. 144.
(4) *Hématurie des feuilles,* et *Recueil,* 1837, p. 415.

médicament s'emploie particulièrement à l'extérieur ; si cependant l'indication de son usage interne se présentait, on devrait l'administrer à peu près aux mêmes doses que la noix de galle, et le donner surtout en breuvage.

Emploi. — La racine de ratanhia étant un des astringents végétaux les plus énergiques, on en fait un fréquent usage chez l'homme ; mais son prix un peu élevé n'a pas permis jusqu'à présent aux vétérinaires de s'en servir souvent. En médecine humaine, on administre ce médicament contre les maladies atoniques du tube digestif, et surtout contre les hémorrhagies passives et les écoulements muqueux opiniâtres. Dans ce dernier cas, on en fait usage à l'intérieur et en applications locales. Il paraît jouir aussi d'une efficacité remarquable contre les fissures des ouvertures naturelles, du mamelon, de la peau, etc. En médecine vétérinaire, M. Jacob (1) en a fait usage avec succès en lavement, après la chute du rectum, pour prévenir le retour de l'accident. M. U. Leblanc (2) a employé avec succès l'extrait de ratanhia contre une hématurie chronique et intermittente chez le cheval. La dose était de 30 grammes dans un litre d'eau pour chaque breuvage, et pouvait être renouvelée le soir.

Racines indigènes astringentes.

Il existe un assez grand nombre de plantes indigènes dont la racine jouit de propriétés astringentes plus ou moins prononcées ; cependant elles sont peu employées en médecine vétérinaire parce qu'elles ne sont pas assez abondantes, et qu'en raison de la grande quantité exigée pour chaque dose, leur prix devient relativement très élevé ; nous nous bornerons donc à une simple énumération des plus importantes.

Dans la famille des Rosacées, nous trouvons les plantes suivantes : la *Tormentille* (*Tormentilla erecta*, L.), la *Benoîte* (*Geum urbanum*, L.), l'*Aigremoine* (*Agrimonia eupatoria*, L.), la *Potentille* (*Potentilla anserina*, L.), le *Fraisier* (*Fragaria vesca*, L.), etc. Dans celle des Polygonées, nous signalerons la *Bistorte* (*Polygonum bistorta*, L.) ; dans celle des Borraginées, la *grande Consoude* (*Symphytum officinale*, L.), et dans celle des Rubiacées, la *Garance* (*Rubia tinctorum*, L.).

h. Feuilles de noyer (*Juglans regia*).

Pharmacographie. — Les feuilles du noyer sont alternes, articulées, ordinairement composées de sept à neuf folioles ovales, entières et, en général, d'un grand développement ; elles sont extrêmement amères et exhalent, surtout quand on les froisse entre les doigts, une odeur forte, un peu balsamique, mais toute spéciale. La composition chimique est la même que celle du *brou de noix* que nous ferons connaître plus loin.

Pharmacotechnie. — On fait aujourd'hui en médecine humaine, où ces feuilles sont d'un emploi fréquent, un assez grand nombre de préparations destinées, soit à l'usage interne, soit à l'emploi extérieur ; la plus importante est l'*extrait*, parce qu'il peut remplacer toutes les autres : on en fait des tisanes, des injections, des lotions, une pommade, une teinture, etc. Les feuilles traitées par infusion ou décoction, par divers véhicules, peuvent au besoin tenir lieu de l'extrait.

Propriétés et usages. — Depuis quelques années, grâce aux recherches du doc-

(1) *Recueil*, 1850, p. 197 et 198.
(2) *Clinique vétér.*, 1843, p. 200.

teur Négrier (1), les feuilles de noyer ont pris, dans la thérapeutique humaine, une haute importance. C'est actuellement le spécifique le plus vanté des scrofules, puisqu'il procure, dit-on, la guérison complète des *trois quarts* des malades atteints à divers degrés. On fait usage de ce médicament à l'intérieur et à l'extérieur, sous les formes les plus variées et avec une grande persévérance. Il est à peu près certain que ce remède aurait le même succès chez les animaux, où les affections scrofuleuses ne sont pas rares ; et, selon toute probabilité, il aurait aussi quelque efficacité contre la plupart des maladies lymphatiques, telles que le farcin, la morve, la ladrerie du porc, les affections invétérées de la peau, les engorgements glandulaires, etc. Ce remède serait d'autant plus digne d'être essayé, qu'il se trouve presque partout à la disposition du praticien et ne coûte absolument rien.

Si l'on devait faire usage des préparations de feuilles de noyer à l'intérieur, chez les femelles laitières, on devrait tenir compte de l'observation du docteur Brown (2), de Thoun, canton de Berne, qui prétend que la sécrétion lactée s'arrête chez les vaches auxquelles on donne ces feuilles, et que dans les fermes de la Suisse on a le soin de les ôter de la litière pour éviter cet inconvénient. En revanche, cette observation peut conduire à faire l'application de ce moyen lorsqu'il s'agit de tarir le lait chez certaines femelles qui ont perdu leurs petits, comme la jument, la truie, la chienne et la chatte, dont le produit n'a aucune utilité.

On a cru reconnaître aussi que les feuilles de noyer jouissaient de propriétés toniques, vermifuges, anti-ictériques, antiseptiques, antipsoriques, etc., et paraissent même recevoir, sous ces divers rapports, quelques applications utiles ; mais, en général, elles ont une importance bien moins grande que dans le traitement des scrofules.

A l'extérieur, les feuilles de noyer sont surtout employées contre les ectozoaires et comme agent dessiccatif. Sous le premier rapport, tout le monde connaît l'emploi vulgaire de la décoction de ces feuilles pour préserver les animaux de l'atteinte des mouches pendant la belle saison, pour détruire les poux et les puces, pour faire disparaître les vers des plaies, des parties opérées, etc. A titre de détersif et de dessiccatif, Vitet (3) vante ce remède contre les ulcères fétides à parois molles, à pus verdâtre et sanieux, etc. ; il prétend aussi que l'extrait de feuilles de noyer employé pur ou dissous dans l'eau-de-vie est souvent préférable à l'onguent suppuratif, etc.

i. Autres feuilles indigènes astringentes.

Nous indiquerons comme feuilles indigènes astringentes celles du *Chêne* (*Quercus robur*, L.), de la *Ronce* (*Rubus fructicosus*, L.), du *Plantain* (*Plantago major*, L.), de l'*Aune*, du *Frêne*, du *Peuplier*, de la *Vigne*, etc.

j. Fleurs astringentes.

1° **Roses de Provins**. — Ces jolies fleurs, connues de tout le monde, doivent être récoltées à l'état de boutons, afin qu'elles soient plus astringentes ; on en sépare les sépales du calice, et on les fait sécher à l'étuve ou au soleil. Elles renferment, d'après Cartier, des acides tannique et gallique, une essence, une matière colorante, une substance grasse, de l'albumine et des sels. On prépare par infusion, avec ces

(1) *Archives générales de médecine*, 1841.
(2) *Medico-botanic. Society of London*, janvier 1831.
(3) *Médec. vétér.*, t. III, p. 217 et 248.

fleurs, une eau aromatique et astringente, qu'on emploie principalement à la confection des collyres liquides, où elle est d'une utilité réelle.

2° **Fleurs de grenadier** (*Balaustes*). — Les fleurs de grenadier, qui sont composées d'un calice épais et charnu et de pétales minces, chiffonnés, d'une belle teinte rouge, jouissent de propriétés astringentes très marquées. Traitées par infusion, elles constituent des breuvages, des injections et des collyres assez actifs pour mériter d'être employés chez les animaux. Ce médicament peut être parfois une ressource précieuse pour les vétérinaires du midi de l'Europe, où le grenadier croît abondamment.

3° **Genêt à balai** (*Genista scoparia*, L.). — Les belles fleurs jaunes et les nouvelles pousses du genêt vulgaire ont une saveur âpre et amère et jouissent de vertus astringentes non équivoques. Aussi Tessier (1) et Flandrin (2) recommandent-ils d'en faire usage contre la pourriture des moutons.

k. Fruits astringents.

1° **Glands de chêne**. — Ils sont composés, d'après Lœwig, d'acide tannique, d'extractif amer, de résine, d'huile grasse, de gomme, d'amidon, de ligneux et de sels. La torréfaction augmenterait, d'après Davy, la proportion de tannin qu'ils contiennent; il paraît certain aussi qu'elle leur communique des propriétés toniques, vermifuges, et jusqu'à un certain point antiseptiques. On les donne avec les aliments, ou bien en électuaire ou en breuvage.

2° **Brou de noix**. — Ce péricarpe charnu est composé, selon M. Braconnot, d'acides tannique, gallique, malique, citrique, d'une matière résineuse, de chlorophylle, d'amidon, de ligneux, etc. Il s'emploie surtout en décoction ou en extrait. Lafosse père le recommande pour faire périr les poux du cheval (3), et M. Buer (4) nous a assuré qu'il était très efficace pour arrêter les écoulements de l'urètre ou du prépuce chez le chien.

3° **Enveloppe de la grenade** (*Malicorium*). — Mêmes propriétés et mêmes usages que les fleurs du grenadier.

II. — ASTRINGENTS PYROGÉNÉS.

a. Créosote ou Kréosote.

Pharmacographie. — La créosote est un liquide oléagineux, gras au toucher, incolore, transparent, d'une odeur pénétrante et désagréable de suie, d'une saveur amère, âcre et caustique, d'une densité de 1,037, et marquant 8 à 9 degrés au pèse-acide de Baumé. Soumise à l'action de la chaleur, elle bout à 108 degrés, donne des vapeurs irritantes pour les yeux, prend feu à l'air et brûle avec une flamme très fuligineuse. La créosote se dissout dans 80 parties d'eau, en toute proportion dans l'alcool, l'éther et les essences, ainsi que dans l'acide acétique, le sulfure de carbone, etc.; elle dissout à son tour le phosphore, l'iode, le soufre, les corps gras, les

(1) *Inst. sur les mérinos*, p. 265.
(2) *Inst. vétér.*, t. I, p. 328.
(3) *Dict. d'hipp.*, t. II, p. 254.
(4) Communication orale.

résines, le camphre, les principes colorants, etc. Cette substance coagule immédiatement l'albumine, le sang et tous les liquides animaux ; aussi empêche-t-elle la putréfaction des matières organiques, arrête les fermentations, etc.

Pharmacotechnie. — Les préparations pharmaceutiques à base de créosote employées en médecine vétérinaire sont peu nombreuses ; cependant nous ferons connaître les suivantes :

   1° *Eau de créosote.*

℞ Créosote pure. . . . . 1 part. | Eau distillée . . . . 80 part.
Dissolvez.

   2° *Teinture de créosote.*

℞ Créosote pure. . . . . 1 part. | Alcool rectifié. . . . . 16 part.
Dissolvez.

   3° *Liniment de créosote.*

℞ Créosote. . . . . 2 part. | Essence de térébenthine et huile d'o-
                                   | live, de chaque. . . . . 4 part.
Mettez les trois substances dans une fiole et agitez vivement.

   4° *Pommade de créosote.*

℞ Créosote. . . . . 8 gram. | Axonge. . . . . 32 gram.
Incorporez.

Posologie. — Les doses de créosote pour les divers animaux sont, d'après M. Hertwig, celles représentées par le tableau suivant :

       1° Grands herbivores. . . .   2 à 8 grammes.
       2° Petits ruminants et porcs. 0,75 à 2   —
       3° Chiens . . . .   5 à 50 centigrammes.

Ces doses peuvent être répétées deux ou trois fois par jour.

Pharmacodynamie. — Appliquée pure sur la peau, la créosote y détermine une brûlure légère ; sur les muqueuses apparentes et sur les tissus dénudés, cette substance blanchit subitement les surfaces comme le nitrate d'argent ou le beurre d'antimoine, et agit à la manière des caustiques coagulants. Étendue d'eau ou d'alcool, elle perd ses propriétés escharotiques et devient un astringent énergique. Donnée pure à l'intérieur, la créosote détermine bientôt une irritation gastro-intestinale promptement mortelle. Quant aux effets généraux de cette matière, ils sont peu connus sur les animaux ; on sait seulement qu'elle modère la plupart des sécrétions et surtout celle du mucus, qu'elle augmente la consistance des tissus, la plasticité des liquides, qu'elle corrige les tendances putrides du sang, etc.

Pharmacothérapie. — A l'extérieur du corps, la créosote pure ou étendue d'eau et d'alcool est employée par les vétérinaires anglais et allemands, contre la fourchette pourrie, le crapaud, le cancer, les caries osseuses, cartilagineuses, tendineuses ou ligamenteuses, les chancres de l'oreille des chiens, les ulcères morveux et farcineux, les plaies synoviales, les fistules, les écoulements muqueux, etc. (Morton et Hertwig). En France, elle est très rarement employée sous ces divers rapports ; cependant M. Schaack nous a dit l'avoir essayée et lui avoir reconnu des propriétés cicatrisantes non équivoques. Les vétérinaires allemands Krause et Gerlach (1) ont surtout vivement recommandé la créosote contre le crapaud du cheval, dont elle serait un véritable spécifique. M. Rehrs (2) l'a employée en injections contre la blennorrhée de la jument avec succès. La pommade et le liniment de créosote sont efficaces contre les affections cutanées ; cependant on leur préfère généralement le goudron et l'huile de cade qui coûtent moins cher et qui sont tout aussi efficaces.

A l'intérieur, on a rarement employé la créosote sur les animaux ; cependant elle est anthelminthique et antidyssentérique ; elle est surtout antiputride, anticatarrhale et hémostatique. Elle a été employée à ce dernier point de vue par M. Levrat (3), contre une hématurie asthénique chez le cheval ; il faisait usage d'une eau créosotée légère (1 partie sur 120 parties d'eau) donnée en breuvage ; la dose quotidienne de cette préparation a varié de 64 à 480 grammes.

b. Du goudron (Pix liquida).

Pharmacographie. — Le goudron employé en médecine (goudron de bois), résulte de la distillation à feu étouffé des pins et des sapins entièrement épuisés par les incisions de la térébenthine qu'ils renfermaient, et réduits en fragments plus ou moins volumineux. C'est un produit brun-noirâtre, de la consistance de la térébenthine, d'aspect granuleux, tenace, collant, d'une odeur empyreumatique forte et persistante et d'une saveur amère et âcre. Soumis à la distillation, le goudron fournit un produit liquide très complexe composé principalement d'eau, d'acide pyroligneux, de créosote, d'une huile pyrogénée appelée huile de goudron, etc. Très incomplétement soluble dans l'eau, le goudron se dissout bien dans l'alcool, l'éther, les essences, les corps gras, etc.

Composition chimique. — Elle est extrêmement complexe ; il contient principalement de la résine, de l'essence de térébenthine, de l'acide acétique, du charbon très divisé et un grand nombre de produits pyrogénés, tels que de la créosote, des résines altérées (pyrétines), des essences pyrogénées (pyroléines et pyrostéarines).

Pharmacotechnie. — Le goudron s'emploie le plus souvent à l'état de pureté tant à l'intérieur qu'à l'extérieur, en médecine vétérinaire ; en outre, il sert souvent d'excipient pour la confection de divers topiques antipsoriques ; enfin, il forme la base de quelques préparations internes ou externes. Nous ne mentionnerons que les deux suivantes :

1° Eau de goudron.

♃ Goudron. . . . . 200 gram. | Eau ordinaire. . . . . 1 litr.
Laissez en contact pendant huit ou quinze jours et décantez.

Cette eau est brunâtre, acide, et présente du reste l'odeur et la saveur du goudron.

2° Pommade de goudron.

♃ Goudron. . . . . 8 gram. | Axonge. . . . . 32 gram.
Incorporez.

Pour donner plus d'activité à cette préparation antipsorique, on y ajoute parfois

(1) Journ. vétér. et agric. de Belgique, 1842, p. 206 et 207.
(2) Idem, 1842, p. 568.
(3) Recueil, 1825, p. 337.

du savon vert, de la potasse, de la pommade mercurielle ou citrine, du soufre, des cantharides, de l'hellébore noir ou blanc, du sulfure d'antimoine, etc.

Médicamentation. — Le goudron se donne en électuaire ou en bol dans le tube digestif; on l'administre aussi sous forme d'eau de goudron, soit en boisson, en mélangeant cette préparation à l'eau que boivent les animaux, soit en breuvages, en la coupant avec d'autres préparations végétales ou minérales concourant au même but. A l'extérieur, son application n'offre rien de particulier. Les doses qui conviennent aux divers animaux sont les suivantes, d'après M. Hertwig :

1° Grands herbivores. . . . 8 à 16 grammes.
2° Petits ruminants et porcs. 2 à 6   —
3° Chiens. . . . . 0,50 à 4   —

Ces doses peuvent être répétées deux ou trois fois par jour.

Pharmacodynamie. — Appliqué sur la peau intacte, le goudron est très peu irritant; il paraît agir comme un astringent assez énergique; sur les muqueuses et les solutions de continuité, il tend à diminuer, puis à tarir entièrement les sécrétions qui y existent. Dans le tube digestif, l'action du goudron est d'abord favorable à la digestion, surtout l'eau goudronnée qui augmente notablement l'appétit; mais bientôt, par suite de son action astringente, les sécrétions diminuent, les intestins se resserrent et une constipation opiniâtre survient. Enfin, par ses effets généraux, le goudron se place naturellement entre la créosote et la térébenthine; il se rapproche de la première par son action astringente et antiseptique, et de la seconde par ses effets stimulants sur le système sanguin, son effet diurétique prononcé, et son action anticatarrhale des plus manifestes, etc. Cette double affinité assigne au goudron une place déterminée et le rend propre à répondre, mieux que tout autre remède, à certaines indications.

Pharmacothérapie. — Le goudron est un des médicaments les plus employés en médecine vétérinaire, surtout à l'extérieur; cependant il reçoit à l'intérieur quelques applications utiles que nous devons mentionner brièvement, avant d'étudier avec le soin qu'elles méritent celles qu'il reçoit si souvent à la surface du corps.

1° **Usage interne.** — Il est certaines affections du tube digestif dans lesquelles on peut employer avec avantage les préparations de goudron; de ce nombre sont l'inappétence, la débilité gastro-intestinale, les indigestions chroniques, la dyssenterie, les vers intestinaux, etc. Parmi les maladies générales, il en est deux ordres qui peuvent réclamer l'usage du goudron : dans le premier, se trouvent les maladies hydroémiques ou typhoémiques, comme la pourriture, les hydropisies, l'hématurie asthénique, les affections putrides et gangréneuses, etc.; dans le second, on compte toutes les supersécrétions muqueuses ou flux mucoso-purulents, tels que ceux des voies génito-urinaires et de l'appareil respiratoire. A l'égard des maladies des voies de la respiration, comme la bronchite ancienne, les toux grasses opiniâtres, les jetages chroniques, la gourme, et même la morve, etc., on met le goudron en usage par deux voies : par le tube digestif, et par les voies respiratoires elles-mêmes. Dans ce but, on réduit le goudron en vapeurs, soit en y plongeant un fer chaud, soit en le projetant sur des charbons ardents, soit enfin en le chauffant dans un vase; afin de rendre les vapeurs moins irritantes, il est essentiel de neutraliser avec le carbonate de soude l'acide pyroligneux contenu dans le goudron.

2° **Applications extérieures.** — A l'extérieur du corps, on emploie l'eau de goudron ou ce produit lui-même, pur ou en pommade.

L'*eau de goudron* s'emploie principalement en injections sur les muqueuses apparentes, notamment celle du nez dans les jetages chroniques, celle de l'oreille dans le cas d'otorrhée, des voies génito-urinaires quand il existe une urétrite ou une vaginite chroniques, etc. On en a reconnu l'utilité dans les trajets fistuleux, les clapiers étendus, les décollements de la peau, ainsi que sur les plaies anciennes, les ulcères, les crevasses, les eaux aux jambes, etc.

Le *goudron pur* ou mélangé à l'axonge a reçu, en médecine vétérinaire, des applications aussi nombreuses que variées. Chabert (1) recommandait de l'appliquer sur les tumeurs gangréneuses scarifiées ou sur les plaies résultant de leur extirpation. De la Bère Blaine (2) l'employait mélangé au tiers de son poids d'acide sulfurique, contre la fourchette pourrie et le crapaud ; le mélange était appliqué, selon les circonstances, tantôt froid, tantôt chaud. Bracy-Clarck (3), de son côté, a insisté sur l'emploi de ce médicament dans les mêmes affections ; la fourchette était garnie de goudron au moyen d'un pinceau et le pansement était renouvelé tous les deux jours. Le goudron, dit cet habile praticien, suffit seul pour arrêter la suppuration et pour faire pousser une corne saine lorsqu'il est appliqué régulièrement. Enfin, dans ces derniers temps, MM. H. Bouley et Raynal (4), qui considèrent le crapaud comme une simple altération de l'appareil sécréteur de la corne de la fourchette, ont présenté le goudron comme une sorte de spécifique de cette maladie opiniâtre ; ils lui ont reconnu comme Bracy-Clarck la faculté précieuse de faciliter la régénération d'une corne de bonne qualité. On voit donc que si le remède est bon, il n'est pas aussi nouveau que semblent l'avoir cru nos estimables collègues d'Alfort.

La gale, les dartres et toutes les maladies cutanées des animaux et même de l'homme, sont traitées avec autant de certitude que d'économie au moyen du goudron ; c'est un fait pratique généralement reconnu. On l'emploie seul, uni à l'axonge, à l'essence de térébenthine, aux cantharides, au soufre, au savon vert, aux mercuriaux, etc., selon les indications.

D'après les renseignements qui nous ont été fournis par MM. Gourdon, Vallon, etc., le goudron est la véritable panacée de la médecine chirurgicale des Arabes ; indépendamment des maladies cutanées de tous les animaux, qu'ils traitent invariablement avec ce produit pyrogéné, ils en recouvrent les cordes farcineuses, les articulations forcées, les tendons distendus, les plaies anciennes ou récentes, les ulcères fétides, couverts de vermine, les régions cautérisées, etc. C'est également entre leurs mains un moyen agglutinatif, contentif, etc. Enfin, les vétérinaires de l'armée d'Afrique, témoins journaliers des succès obtenus par les indigènes avec ce moyen aussi simple qu'économique, n'ont pas tardé à l'adopter ; et aujourd'hui, dans les régiments africains, le goudron reçoit les applications les plus étendues et les plus variées, tant à l'intérieur qu'à l'extérieur du corps.

e. De l'huile de cade.

SYNONYMIE : Huile pyrogénée de genévrier.

Pharmacographie. — L'huile de cade est un produit pyrogéné qu'on obtient

(1) *Instr. vétér.*, t. I, p. 177 et 178.
(2) *Notions fond. de l'art vétér.*, t. III, p. 424.
(3) *Recueil*, 1826, p. 544.
(4) *Recueil*, 1851, p. 24.

en distillant à sec les débris du tronc et des racines du *Genévrier oxycèdre* (*Juniperus oxycedrus*, L.), qui croît dans le midi de la France et en Espagne. C'est un corps huileux, très épais, d'un brun noirâtre, d'une odeur pyrogénée analogue à celle du goudron, et d'une saveur amère et très âcre. A peine soluble dans l'eau, l'huile de cade est soluble dans l'alcool, l'éther, les essences, les corps gras, etc. Elle présente sensiblement la même composition chimique que le goudron.

Emploi. — L'huile de cade s'emploie assez rarement à l'intérieur en breuvage où en bols; à l'extérieur, on l'applique pure le plus souvent; cependant, comme elle est un peu irritante, on l'adoucit parfois en y mélangeant des huiles ou des graisses, comme aussi on a augmenté parfois son activité en y ajoutant des huiles essentielles, notamment celles de lavande et de térébenthine. Son action sur la peau et les muqueuses saines est peu notable, quoique légèrement irritante; sur les tissus dénudés, elle agit plus fortement, les resserre, diminue les sécrétions dont ils sont le siége, etc. A l'intérieur, ses effets ont été peu étudiés encore; on sait seulement qu'elle agit à la manière de l'huile empyreumatique, mais avec infiniment moins d'énergie; il en sera donc question plus tard. (Voy. *Vermifuges.*)

A l'intérieur, l'huile de cade peut remplir les mêmes indications que le goudron; cependant elle est peu usitée, si ce n'est comme vermifuge; il est vrai que M. Chabanneau (1) l'a employée avec succès contre l'épilepsie aiguë du cheval à la dose de 30 grammes en breuvage dans une infusion de tilleul; mais un fait isolé n'est pas suffisant pour établir son efficacité contre une maladie aussi grave.

A l'extérieur, cette huile pyrogénée est employée depuis longtemps contre les diverses affections cutanées des différents animaux. Chez les solipèdes, elle réussit très bien, ainsi que chez le mouton, où elle est d'un emploi vulgaire dans le midi de la France; seulement, elle a le grave inconvénient de salir pour longtemps la toison des bêtes galeuses, de répandre une mauvaise odeur; quand il existe des dartres rongeantes, des ulcérations cutanées, feu Saint-Cyr (2) conseillait d'y mélanger environ le seizième de son poids d'acide sulfurique. M. Chambert (3) s'en sert utilement dans le traitement de la fourmilière, suite de la fourbure; pour l'employer, il la mélange à de l'essence de térébenthine, la coule dans les anfractuosités du pied, met le feu au mélange, puis panse à sec, quand la température s'est élevée au degré convenable.

d. De la suie (*Fuligo*).

Pharmacographie. — La suie provenant de la combustion du bois, la seule qui doive être employée en médecine, est une matière pulvérulente, légère, d'un noir luisant, d'une odeur pyrogénée spéciale, désagréable, et d'une saveur amère et astringente. Elle cède à l'eau, à l'alcool, à l'éther, aux essences et aux corps gras, la plus grande partie de ses principes actifs. Elle contient du charbon très divisé et des cendres; de l'acide pyroligneux combiné en partie à la potasse et à l'ammoniaque; des résines et des essences pyrogénées; de la créosote; de l'absoline ou principe amer analogue à l'ulmine, etc.

Médicamentation. — La suie s'emploie à l'intérieur et à l'extérieur. Dans le premier cas, on la donne en décoction (200 grammes par litre d'eau) coupée avec

(1) *Journ. prat.*, 1827, p. 326.
(2) *Compte rendu de Lyon*, 1822, p. 53.
(3) Communication orale.

du lait ou avec des infusions ou décoctions de plantes amères ; on l'administre aussi en électuaire ou en bol, après l'avoir tamisée et mélangée au miel en proportion convenable. A l'extérieur, on l'emploie en poudre, en décoction et en pommade. Cette dernière se prépare en mélangeant la suie tamisée avec de l'axonge, du miel, du savon vert, etc. Les doses de suie pour les divers animaux sont les suivantes :

1° Grands herbivores . . . 64 à 128 grammes.
2° Petits ruminants et porcs. 16 à 32 —
3° Chiens. . . . . . . 8 à 16 —

Ces doses peuvent être répétées au besoin deux fois par jour.

Pharmacodynamie. — Sur la peau et les muqueuses, l'action de la suie est purement astringente ; sur les solutions de continuité elle est à la fois dessiccative et antiseptique. Donnée à l'intérieur, la suie paraît être à la fois astringente, un peu excitante et fortement antiputride ; Vitet (1) prétend même qu'elle est sudorifique, surtout lorsqu'elle est mêlée au camphre et aux alcooliques ; mais cette propriété ne nous paraît pas bien démontrée.

Pharmacothérapie. — La suie est assez rarement employée à l'intérieur ; cependant quelques praticiens s'en servent pour stimuler l'appétit, pour faire cesser la diarrhée et la dyssenterie ; et Vicq d'Azyr (2) paraît même l'avoir employée avec profit contre le typhus du gros bétail, etc. Mais c'est principalement comme vermifuge, donnée en breuvage et en lavement, que la décoction de suie est d'un emploi fréquent et avantageux, surtout chez les herbivores ; Vitet la prescrivait en bol ou en électuaire combinée avec l'aloès ; et Favre (3), de Genève, l'unissait à la gentiane, et la faisait prendre, selon les cas, mélangée à l'avoine ou au son, ou en électuaire, en breuvage, etc. Pendant les affections putrides et gangréneuses, la suie peut rendre quelques services dans la pratique, étant donnée à l'intérieur comme antiputride.

A l'extérieur, la suie de cheminée est d'un emploi vulgaire en médecine vétérinaire : la décoction et la pommade sont utiles dans le traitement des maladies cutanées ; la teinture, la solution aqueuse et la suie tamisée conviennent pour dessécher les plaies trop suppurantes, pour nettoyer celles qui sont couvertes de vermine, etc. ; mélangée au miel ou au cérat, la suie est un des meilleurs topiques que l'on puisse employer sur les crevasses, les eaux aux jambes, la limace, les aphthes, les dartres humides, etc. D'après le docteur Debreyne (4), la solution aqueuse de suie est d'un emploi très avantageux contre les plaies cancéreuses. Enfin, l'usage le plus fréquent de la suie est son application en cataplasmes défensifs et astringents sur les pieds fourbus, ébranlés, sur les contusions, les piqûres d'insectes, etc. ; pour cet emploi, on la délaie dans le vinaigre, les acides minéraux étendus, la solution d'alun, de sulfate de zinc, de fer, l'extrait de Saturne, la décoction d'écorce de chêne, etc.

(1) *Médecine vétérinaire*, t. III, p. 183.
(2) *Moyens curatifs*, etc., p. 470.
(3) *Vétérinaire campagnard*, p. 103.
(4) *Journ. de pharm. et de chim.*, 1851, t. XIX, p 463.

SECTION DEUXIÈME.

DES MÉDICAMENTS INFLAMMATOIRES (1).

SYNONYMIE : Phlegmasiques, phlogistiques.

Nous désignons sous cette dénomination générale un groupe très complexe de médicaments qui ont pour caractère commun de développer dans l'économie animale les phénomènes locaux ou généraux de l'inflammation.

Ils se divisent en deux catégories : les *irritants*, qui produisent sur les tissus où on les applique les désordres locaux de l'inflammation, et les *excitants généraux*, qui, une fois introduits dans l'organisme, y développent les phénomènes caractéristiques de la fièvre de réaction qui accompagne toutes les phlegmasies un peu graves.

Parmi les irritants, il en est qui développent une inflammation immédiate, et secondairement tous les désordres matériels qu'elle peut entraîner après elle, même la gangrène : ex., *rubéfiants*, *vésicants*; d'autres, au contraire, déterminent primitivement des désordres matériels, une véritable désorganisation des tissus, et consécutivement une inflammation plus ou moins violente : ex., *caustiques*. Enfin, les uns et les autres peuvent, sous l'influence de leur action locale si énergique, faire naître une fièvre sympathique plus ou moins intense.

Les stimulants peuvent aussi enflammer les parties sur lesquelles on les dépose, quand ils sont concentrés ou employés à haute dose; mais le plus souvent ils exaltent la vitalité des tissus sans les irriter, et quand ils sont absorbés, ils déterminent une excitation générale qui présente tous les caractères de la fièvre de réaction.

Nous allons examiner successivement ces diverses catégories de médicaments inflammatoires.

CHAPITRE PREMIER.

INFLAMMATOIRES LOCAUX OU IRRITANTS.

On appelle *irritants* des médicaments qui ont la propriété de développer une inflammation plus ou moins violente sur les surfaces où on les applique. Ils comprennent les *rubéfiants*, les *vésicants* et les *caustiques*.

Les rubéfiants et les vésicants procèdent par inflammation directe; ils exaltent la sensibilité, congestionnent les capillaires sanguins, développent de la tuméfaction, amènent des désordres divers, etc. Ils diffèrent les uns des autres par un degré différent d'activité, ainsi que nous l'établirons plus tard.

Les caustiques agissent primitivement par action chimique; ils désorganisent les tissus et les liquides qu'ils touchent; puis, sous l'influence de ces désordres locaux,

(1) Cette qualification a déjà été employée par Vitet, *Médec. vétér.*, t. III, p. 310.

une inflammation également locale se développe consécutivement avec une violence plus ou moins grande, selon les circonstances.

Quand les désordres produits par les irritants sont étendus, quand ils siégent sur une région très sensible ou portent sur des sujets irritables, il peut en résulter une fièvre de réaction qui est rarement grave ou de longue durée.

Les indications des irritants sont nombreuses et très importantes ; on en fait usage pour augmenter la vitalité de certaines régions, pour résoudre des engorgements indolents, pour produire une substitution, une perturbation, une révulsion, une dérivation, etc. Ces indications seront examinées avec soin dans les articles consacrés aux divers genres de médicaments irritants.

§ I. — Des rubéfiants (rubefacientia).

On donne ce nom aux irritants légers qui ont la propriété de rougir la peau en congestionnant le réseau capillaire du derme, et de produire la plupart des phénomènes locaux de l'inflammation, à l'exception des altérations de tissu qui ne surviennent que par un usage trop prolongé de ces médicaments. Dans cette dernière circonstance, les *rubéfiants* deviennent des *vésicants*.

Énumération. — Les agents susceptibles de produire la rubéfaction sont fort nombreux ; il en est de purement *physiques*, comme les frictions sèches avec une brosse rude, un bouchon de paille , la chaleur concentrée dans un corps solide ou dans les liquides, etc. Les rubéfiants pharmaceutiques sont *minéraux*, comme l'ammoniaque, les acides étendus, quelques sels irritants, etc. ; *végétaux*, comme les essences de moutarde, de térébenthine, de lavande, le vinaigre, l'alcool et surtout la moutarde noire, etc. ; *animaux*, comme les préparations légères de cantharides, les fourmis, etc.

Médicamentation. — Les rubéfiants s'emploient principalement sur la peau ; très rarement sur les muqueuses apparentes ou sur les solutions de continuité. On les applique sur la peau entière munie de ses poils ou nue. S'ils sont liquides, on en fait des frictions plus ou moins prolongées ; s'ils sont solides, on les applique sous forme de cataplasmes ou de liniments, etc. En général, dans l'application de ces médicaments, il faut avoir soin de choisir les points où la peau est mince, souple, peu couverte de poils, comme à la face interne des membres, sous la poitrine, aux ars et aux aines, aux avant-bras, etc. On doit tenir compte aussi des tares qui peuvent en résulter.

Pharmacodynamie. — Les effets des rubéfiants seront distingués en *primitifs* et *consécutifs*.

1° Effets primitifs. — Appliqués sur la peau, les rubéfiants causent d'abord du prurit, augmentent la chaleur et la sensibilité, déterminent une douleur qui augmente progressivement et finit par devenir très vive. Sous l'influence de cette irritation de la surface de la peau, le système capillaire du derme s'engorge de sang, la partie rougit, se gonfle et peut devenir le siége de sécrétions accidentelles, si l'action irritante des rubéfiants est continuée pendant trop longtemps.

Les effets immédiats des rubéfiants consistent donc dans le développement rapide des signes caractéristiques de l'inflammation locale, c'est-à-dire de la *rougeur*, de la *chaleur*, de la *douleur* et de la *tumeur* ; seulement, ces divers effets ne sont pas toujours également marqués et varient d'intensité selon les agents employés, ainsi que nous allons le démontrer.

La *rougeur*, qui est le signe caractéristique de l'action de ces médicaments, et de la congestion sanguine qu'ils déterminent dans le derme, ne manque presque jamais; mais elle est souvent masquée par les poils ou la couleur foncée de la peau chez un grand nombre d'animaux domestiques. La *chaleur* est aussi un signe constant de l'action des rubéfiants.

Quant à la *douleur*, elle précède toujours les autres effets de ces médicaments, et ouvre en quelque sorte la série des désordres qu'ils déterminent sur la peau; elle est donc très constante et se montre rarement isolée. Cependant elle peut prédominer beaucoup sur les autres accidents, comme on le remarque, par exemple, pour l'essence de térébenthine qui détermine toujours une violente douleur chez les solipèdes, et cause à peine une légère hypérémie à la peau.

Enfin, la *tumeur*, qui constitue un des effets les plus importants de la médication rubéfiante, se manifeste toujours lorsque les moyens employés ont été appliqués pendant un temps suffisant et sur des points de la peau susceptibles de se tuméfier aisément. Néanmoins, de tous les rubéfiants c'est la moutarde qui détermine le gonflement le plus volumineux et le plus étendu, comme nous le dirons plus tard.

Lorsque les rubéfiants sont très actifs, qu'ils ont été appliqués sur une large surface, que le sujet est très sensible, ou excité déjà par l'état maladif, il peut survenir une fièvre de réaction plus ou moins intense, mais toujours de courte durée.

2° Effets consécutifs. — Ces effets consistent dans la résolution plus ou moins prompte de l'inflammation cutanée déterminée primitivement par les rubéfiants : la douleur s'apaise peu à peu, la rougeur et la chaleur diminuent d'intensité; la tumeur s'affaisse et se résorbe insensiblement, etc. C'est toujours ce dernier effet qui est le plus long à s'accomplir; quand l'engorgement, souvent œdématié au pourtour, est un peu prononcé, le sang et la sérosité sont repris par l'absorption, mais les désordres survenus dans l'épaisseur de la peau, entre le derme et l'épiderme, ne sont pas réparés par la résorption, et alors cette dernière couche, ainsi que les poils qui la traversent, tombent, et la surface se trouve momentanément à nu; seulement, elle reprend bientôt ses premiers caractères, à l'exception des poils qui repoussent parfois avec une couleur différente de celle qu'ils présentaient primitivement. Enfin, la peau attaquée reste flétrie pendant quelque temps; mais peu à peu elle revient à son état primitif et reprend ses fonctions sensoriales, exhalantes et sécrétoires.

Pharmacothérapie. — L'usage des rubéfiants est très fréquent en médecine vétérinaire et y rend des services très grands et très importants. On les emploie sous deux points de vue distincts : comme *excitants* locaux ou généraux, et comme *révulsifs*. Il importe de les examiner sous ces deux points de vue.

a. **Excitants locaux ou généraux.** — Lorsqu'une partie superficielle est le siège d'un engorgement indolent, d'une inflammation chronique, etc., les rubéfiants peuvent en déterminer la disparition en changeant le mode de vitalité des parties, en donnant un autre cours aux phénomènes phlegmasiques, etc.; alors les rubéfiants sont *résolutifs*. D'autres fois, une région est frappée de paralysie, d'atrophie, d'atonie, etc.; dans ces cas, l'application réitérée des rubéfiants, en y appelant le sang et l'influx nerveux, peut pallier ou guérir entièrement ces accidents graves. Enfin, par suite de syncope, d'asphyxie, d'anesthésie, d'oppression des forces, etc., l'organisme est

tombé dans une inertie complète ; dans cette occurrence, les stimulants seraient insuffisants, il faut réveiller vivement la vitalité du corps en agissant avec vigueur sur
le système nerveux ; la douleur provoquée par les rubéfiants peut seule alors remédier
au mal en provoquant une forte secousse dans la sensibilité de l'économie animale.

b. **Révulsifs.** — C'est principalement sous ce rapport que les rubéfiants ont une
haute importance thérapeutique. Bien que leur manière d'agir soit pour tous et partout la même, et consiste toujours dans une action *attractive* sur des parties superficielles relativement au siége du mal, ils reçoivent des applications diverses qui ont reçu
des noms différents, selon les effets produits ou les résultats obtenus. Ainsi, quand on
les emploie pour arrêter brusquement une maladie, pour en changer le cours, en modifier les caractères, comme cela arrive dans les phlegmasies putrides, les affections
nerveuses, le narcotisme, l'apoplexie, etc., les révulsifs prennent le nom d'agents
perturbateurs. On les appelle *substitutifs,* quand on les applique sur une plaie, une
ulcération, une dartre, une contusion, une muqueuse enflammée, etc., pour remplacer l'inflammation naturelle qui y existe par une phlogose artificielle qui doit cesser
avec la cause qui l'a produite. Enfin, les rubéfiants sont appelés *révulsifs,* à proprement parler, lorsqu'ils sont destinés à attirer au dehors les maladies qui siégent
dans les organes internes, ou à en contre-balancer les effets afin d'en diminuer l'intensité et les désordres. Bien que leur histoire, ainsi envisagée, ressorte plus particulièrement de la thérapeutique générale, nous allons, en raison de leur importance,
indiquer le principe et les règles de l'emploi des révulsifs.

Le principe de la révulsion est basé sur cet aphorisme d'Hippocrate : *Que deux
douleurs ne peuvent coexister dans l'économie animale, et que toujours la plus forte
éteint la plus faible.* Le problème à résoudre dans la pratique par le moyen des
révulsifs est celui-ci : une maladie grave d'un organe quelconque étant donnée,
produire artificiellement dans un point du corps moins important, une maladie plus
énergique et moins dangereuse, afin d'éteindre ou d'atténuer la maladie naturelle.
Pour parvenir facilement à résoudre ce problème difficile, il faut se conformer aux
règles suivantes :

1° **Maladies transposables.** — On ne doit pas employer les révulsifs indifféremment dans toutes les maladies ; celles dans lesquelles ils réussissent le mieux sont les
douleurs nerveuses, le rhumatisme, les congestions et inflammations internes, les
affections catarrhales, les éruptions cutanées légères, etc. Ils échouent presque toujours contre les affections à fond spécifique, comme la morve, le farcin, la gourme,
les angines couenneuses et gangréneuses, la pleuro-pneumonie du gros bétail, les maladies putrides en général, etc., quoiqu'ils puissent soulager momentanément.

2° **Période des maladies.** — La révulsion est indiquée au *début* de toutes les
phlegmasies, alors que l'irritation, la congestion et l'inflammation existent seules ;
elle est contre-indiquée pendant l'*état,* à moins qu'on ait pratiqué de larges saignées
pour modérer la fièvre ; enfin, au *déclin,* elle peut rendre de nouveaux services en
facilitant la résolution ; cependant, à cette période, on donne généralement la préférence aux agents *dérivatifs.*

3° **Intensité de la révulsion.** — En général, pour obtenir de bons résultats des
révulsifs, il faut les faire agir avec une grande énergie et sur une surface assez étendue pour surpasser l'intensité du mal ; autrement la révulsion est plus nuisible
qu'utile.

4° Lieu d'application. — On n'est pas fixé encore sur la question de savoir si les révulsifs doivent être appliqués loin ou près du siége du mal ; à cet égard, les avis sont partagés. En général, quand l'élément congestionnel domine, il faut éloigner les révulsifs le plus possible du siége de la maladie, surtout au début, et les rapprocher progressivement à mesure que le mal décline ; mais dans les phlegmasies où la douleur prédomine, comme dans celles des séreuses, des centres nerveux, etc., on doit agir d'emblée le plus près possible de l'organe affecté.

5° Révulsifs internes. — Les divers genres d'évacuants, et particulièrement les vomitifs et les purgatifs, qui agissent sur le tégument interne comme les rubéfiants sur l'externe, méritent aussi une mention dans l'étude de la révulsion. Ils sont particulièrement indiqués dans les angines, la bronchite, les affections cutanées, les maladies des yeux, des centres nerveux, etc. Du reste, cette question sera examinée avec tout le soin qu'elle mérite, à propos des *Purgatifs*.

A. *Rubéfiants minéraux*.

On emploie surtout l'ammoniaque à l'état de liniment ou de pommade, les acides minéraux convenablement affaiblis, les carbonates alcalins, la lessive des cendres de bois, etc. Il sera question de ces corps dans d'autres articles.

B. *Rubéfiants végétaux*.

Dans cette catégorie, la plus nombreuse et la plus importante, on trouve le vinaigre, l'alcool, les essences de térébenthine, de lavande, le poivre, le raifort sauvage, la moutarde noire, etc. Nous étudierons seulement la moutarde ; quant aux autres principes végétaux, leur histoire se trouvera dans d'autres classes de médicaments.

Moutarde noire (*Sinapis nigra*, L.).

Pharmacographie. — La moutarde est une plante annuelle, de la famille des Crucifères, voisine du genre Chou, qui croît spontanément dans les champs arides et pierreux, dans les céréales, et qu'on cultive en grand dans le nord de la France, en Allemagne et en Angleterre, pour sa graine qui est employée en médecine et dans l'économie domestique.

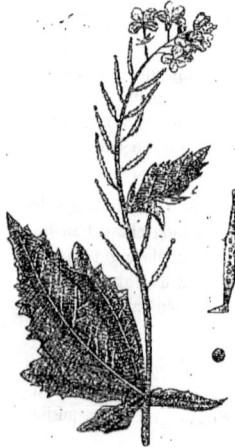

Caractères. — Les graines de moutarde sont contenues dans des siliques, au nombre de 6 à 8 de chaque côté ; elles sont globuleuses, de la grosseur d'une tête d'épingle, lisses à la surface, rouges à la maturité, puis violettes, et enfin noirâtres quand elles sont sèches ; elles ont une pellicule noire et une amande intérieure jaune et huileuse. Entières, elles n'ont ni odeur, ni saveur ; écrasées et humectées, elles sont d'abord amères, puis deviennent âcres et irritantes pour la bouche et le nez.

Les graines entières sont à peu près inusitées ; réduites en poudre, elles constituent la *farine de moutarde*, d'un emploi très fréquent.

Caractères. — La farine de moutarde est d'un vert jaune foncé, parsemée de points noirs provenant des débris de la pellicule d'enveloppe des graines ; inodore et insipide quand elle est sèche, cette poudre prend une odeur vive, caractéristique, et une saveur chaude et brûlante dès qu'elle est mise en contact avec l'eau. Elle doit donc être conservée à l'abri de l'humidité et dans des vases exactement clos ; quand elle a vieilli, elle est devenue rance et a perdu une partie de son activité.

Falsifications. — Les graines sont souvent mélangées avec celles des autres espèces de moutarde et même avec celles des plantes crucifères du genre chou. C'est principalement la poudre qui est souvent falsifiée. La plus fréquente de ces fraudes consiste dans le mélange de la farine de lin, de celle des autres graines crucifères et même des tourteaux provenant de l'extraction de l'huile grasse que ces graines contiennent. Elle peut être reconnue par un examen physique très attentif et surtout par l'emploi de la farine adultérée. Un autre genre de sophistications consiste à y mélanger des matières féculentes, telles que la fécule de pomme de terre, les farines de graminées ou de légumineuses, etc. Ces additions coupables sont dévoilées à l'aide de la teinture d'iode, qui ne bleuit jamais avec la farine de moutarde pure. Enfin, on ajoute aussi parfois à cette poudre des matières minérales, telles que l'ocre jaune, le plâtre, la craie, etc., ce qu'on reconnaît aisément en incinérant la farine de moutarde et en traitant les cendres par des réactifs appropriés.

Composition chimique. — La farine de moutarde renferme, d'après les analyses les plus récentes, les principes suivants : *huile grasse douce, albumine, sucre, gomme, matières colorante, nacrée, verte, acide libre, sinapisine*, MYROSINE, MYRONATE DE POTASSE. Tels sont les principes contenus dans la poudre de moutarde qui n'a pas subi le contact de l'eau ; mais quand elle a été mélangée à une petite quantité de ce liquide, elle renferme une quantité notable d'une essence soufrée et phosphorée d'une très grande activité. D'où provient cette essence et comment a-t-elle pris naissance ? D'après les travaux de plusieurs chimistes et notamment de ceux de M. Bussy, il y aurait un des principes constituants naturels de la moutarde qui peut jouer le rôle de ferment, c'est la *myrosine*, et un autre qui peut remplir celui de matière fermentescible, c'est le *myronate de potasse*, et la condition nécessaire à cette transformation c'est la présence de l'eau. La température la plus favorable à cette métamorphose est de 30 à 50 degrés centigrades ; au-dessus et au-dessous, elle est plus lente et moins complète ; l'eau bouillante, les acides, les alcalis et plusieurs sels métalliques, entravent la production de l'essence de moutarde, circonstance importante à se rappeler dans la confection des sinapismes.

Essence de moutarde. — Cette huile essentielle complexe présente les caractères suivants : elle est liquide, de couleur citrine, d'une odeur et d'une saveur aussi vives que celles de l'ammoniaque ; elle est plus lourde que l'eau ; elle est soluble en partie dans ce liquide, ainsi que dans l'alcool et l'éther auxquels elle communique des propriétés irritantes très prononcées. Cette essence est bien le principe actif de la moutarde à l'état de sinapisme : ce qui le démontre, c'est que 8 grammes de cette huile volatile appliqués sous la poitrine rasée d'un chien déterminèrent, au bout d'une demi-heure, une vésicule pleine de sérosité, accompagnée d'un engorgement chaud et douloureux, et, plus tard, une eschare et une plaie promptement cicatrisée en furent les résultats définitifs (1).

Pharmacotechnic. — Toutes les préparations de moutarde qui, pour la plupart, sont extemporanées, ont pour point de départ la poudre qui est seule employée en médecine. On la trouve toute préparée dans le commerce où elle est souvent falsifiée, comme nous l'avons démontré; pour l'avoir pure, il faudrait la préparer soi-même à l'aide d'un moulin à main semblable à celui qui sert à moudre le poivre, le café, etc. Les préparations magistrales qu'on fait avec la farine de moutarde sont les suivantes :

1° **Sinapismes.** — Espèces de cataplasmes que l'on fait avec de l'eau tiède et de la poudre de moutarde, et qu'on applique sur la peau pour produire une révulsion. Ils doivent être assez consistants et appliqués immédiatement. On peut y mélanger de la farine de lin pour les rendre moins actifs.

2° **Eau sinapisée.** — Elle se prépare en délayant 1 partie de farine de moutarde dans 4 parties d'eau un peu plus que tiède. Elle sert à faire des lotions, des fomentations, des bains locaux, des lavements et des injections sur les muqueuses apparentes. Elle peut se donner en breuvage un peu étendu.

3° **Vin et vinaigre sinapisés.** — Ils se font avec 32 à 64 grammes de farine de moutarde et un litre de l'un ou de l'autre de ces véhicules. On en fait usage en dedans et en dehors du corps.

4° **Pommade sinapisée.** — Elle s'obtient en mélangeant environ parties égales de farine de moutarde et d'axonge. Elle est antipsorique. On prépare aussi, d'après les mêmes proportions, un liniment sinapisé.

Médicamentation. — La farine de moutarde s'emploie rarement à l'intérieur; cependant on la donne quelquefois en électuaires ou en breuvages dans le tube digestif. Les doses convenables sont de 16 à 64 grammes pour les grands animaux; de 4 à 12 grammes pour les moyens, et de 2 à 4 grammes pour les petits; on peut, au besoin, répéter ces doses plusieurs fois par jour. A l'extérieur, on emploie surtout les sinapismes sur les membres et sous le tronc, soit en se servant d'un bandage, soit, ce qui est bien préférable, en les appliquant sur la peau, à rebrousse-poil, de manière que la pâte sinapisante adhère d'elle-même. Avec l'eau sinapisée, on peut donner des bains locaux, pratiquer des fomentations, faire des lotions, administrer des lavements, des injections irritantes, etc.

Pharmacodynamie. — Les effets de la moutarde sont locaux ou généraux, et les premiers sont subdivisés en externes et internes.

1° **Effets locaux externes.** — La moutarde appliquée sur la peau des animaux, à l'état de sinapisme, y détermine les mêmes effets que sur l'homme, mais avec beaucoup plus de lenteur. Au bout d'un temps qui varie depuis quinze minutes jusqu'à une heure et plus, la moutarde produit une douleur cuisante que les malades indiquent par leur agitation, leurs mouvements désordonnés, l'action de frotter la partie attaquée contre les corps environnants, de la mordre avec les dents, etc. L'engorgement chaud et douloureux déterminé par ce topique se montre généralement dans l'espace de deux à six heures, à moins que les animaux ne soient atteints d'affections graves, accompagnées de coma et d'oppression des forces, qui contre-balancent l'action de la moutarde. C'est à dater de l'apparition de la tumeur qu'il faut cesser l'applica-

(1) Ch. Prévost, de Genève, *Journ. théoriq. et pratiq.*, 1830, p. 105.

tion de ce rubéfiant sur le même point, si l'on ne veut pas tarer les animaux ; en effet, si l'on persiste pendant six à douze heures, le tissu cellulaire s'œdématie et des vésicules apparaissent sous l'épiderme ; après vingt-quatre heures la partie est le siége d'un vésicatoire suppurant ; enfin, si l'on renouvelait l'application pendant plusieurs jours sur le même point, on pourrait mortifier la peau et même les tissus sous-jacents à une certaine profondeur (Hertwig).

Le fondateur des écoles, ainsi que ses devanciers, n'avaient pas fait usage de la moutarde qu'ils croyaient trop peu active pour les animaux ; les élèves de Bourgelat, comme Chabert, Flandrin, Huzard père, etc., ne l'employèrent pas non plus, et par les mêmes raisons. C'est au professeur Gohier (1) que la thérapeutique vétérinaire doit la connaissance et l'usage de ce puissant révulsif. Il fit seul, selon son habitude, les recherches et les expériences nécessaires pour édifier les praticiens à cet égard. Cependant il paraît que les travaux intéressants qu'il entreprit sur ce sujet important lui furent suggérés par son collègue Grognier. Voici comment il s'exprime lui-même sur ce point : « Je dois dire ici que ce qui me détermina surtout à en faire usage (de la moutarde), c'est une expérience que fit mon collègue Grognier sur un chien, sous la poitrine duquel il avait fait appliquer un cataplasme de moutarde pour en observer les effets. Je les emploie aujourd'hui avec le plus grand avantage dans le traitement d'une foule de maladies internes, surtout celles de l'organe pulmonaire (2). »

Bien que le médecin grec Aétius, qui vivait au commencement du VIᵉ siècle de l'ère chrétienne, ait dit que la moutarde délayée avec l'eau est plus active que celle qui a été mélangée au vinaigre, le préjugé ou la routine avait maintenu l'usage de ce liquide acide jusque dans ces dernières années, où les médecins ont institué des expériences précises pour démontrer de nouveau cette vieille vérité. Les vétérinaires ont suivi les mêmes errements que les médecins, et il n'y a pas longtemps que la plupart des praticiens donnaient encore la préférence au vinaigre, quoique Gohier ait démontré, dès 1810, que l'eau tiède communiquait plus d'activité à la moutarde que l'acide acétique faible. Aujourd'hui la question est complétement résolue, et la raison médicale et l'économie s'accordent pour faire donner la préférence exclusive à l'eau tiède.

Les sinapismes n'agissent pas avec la même activité chez tous les animaux ; ce sont ceux qui ont la peau la plus mince et la plus sensible qui en ressentent le plus rapidement et le plus énergiquement les effets ; on peut les classer, sous ce rapport, à peu près dans l'ordre suivant : chien, mouton, bœuf, mulet, cheval, âne et porc. Les grands ruminants sont plus sensibles à l'action de la moutarde que les solipèdes, et, d'après ce que nous en a dit notre confrère, M. Büer (3), les sinapismes appliqués sur le garrot et les lombes du bœuf, dans le cas d'affection de poitrine, déterminent des engorgements souvent énormes.

2° **Effets locaux internes.** — Administrées à l'intérieur, entières, les graines de moutarde sont fort peu actives et sont rejetées à peu près intactes avec les excréments ; cependant, données à forte dose ou pendant quelques jours, elles paraissent agir comme celles de la moutarde blanche et déterminer un léger effet laxatif. La poudre de moutarde, administrée en électuaire ou en breuvage, stimule assez fortement le tube digestif, quoique avec une énergie infiniment moindre que celle qu'elle déploie

(1) *Compte rendu de l'école de Lyon*, 1810 et 1811.
(2) *Mém. sur la méd. et la chirurg. vétér.*, t. I, note des pages 428 et 429.
(3) Communication orale.

sur la peau. L'expérience démontre qu'elle excite vivement la muqueuse buccale, qu'elle fait couler la salive abondamment, qu'elle augmente la sécrétion muqueuse du pharynx, etc. Parvenue dans l'estomac, la moutarde excite ce viscère, augmente l'appétit, accélère la digestion, etc.; chez l'homme, elle détermine le vomissement, quand elle est donnée à forte dose; il est probable qu'elle produirait le même effet sur les carnivores et le porc, ce qui serait parfois d'une ressource précieuse. Son action sur les intestins est moins connue; d'après les expériences de Viborg, sur les divers animaux, elle accélérerait le mouvement péristaltique des intestins, augmenterait la sécrétion muqueuse, hâterait les défécations, rendrait les excréments plus mous, et purgerait même parfois les ruminants; mais M. Hertwig (1), qui rapporte ces résultats, ne les admet pas comme suffisamment démontrés : il a donné, dit-il, la farine de moutarde depuis 125 grammes jusqu'à 500 grammes aux chevaux, et même jusqu'à 750 grammes aux vaches, sans avoir observé ni irritation intestinale, ni purgation ; il a même remarqué que les excréments étaient plus rares et plus secs pendant les expériences ; seulement, ils étaient toujours recouverts d'une épaisse couche de mucus.

3° **Effets généraux**. — Les principes actifs de la moutarde, une fois parvenus dans le sang, agissent sur l'économie animale à la manière des excitants, et, jusqu'à un certain point aussi, des antiputrides. La moutarde produirait à la fois, dit-on, la diaphorèse et la diurèse ; le premier effet n'est pas bien démontré chez les animaux, mais le second est indubitable, puisque M. Hertwig a toujours observé, pendant ses expériences, des évacuations urinaires fréquentes et copieuses.

Pharmacothérapie. — On emploie la moutarde à l'intérieur et à l'extérieur, et, comme dans l'un et l'autre cas les indications sont bien différentes, il importe de les examiner séparément.

1° **Usage interne**. — La farine de moutarde, donnée en breuvage ou en électuaire, est indiquée dans les affections atoniques du tube digestif, telles que l'inappétence, l'indigestion chronique, les évacuations outrées des intestins, les vers intestinaux, etc.; elle convient particulièrement à l'appareil grossier et peu sensible des ruminants. Comme modificateur général, la moutarde est utile dans les affections lymphatiques, comme la ladrerie du porc, les scrofules, le farcin, les eaux aux jambes, le crapaud, etc. Elle paraît agir comme un antiscorbutique et un antiputride puissant, et, à ce titre, elle peut être utile contre le scorbut du chien, la pourriture du mouton, les affections putrides et charbonneuses des grands et des petits animaux. Sous ce dernier rapport, elle agit comme le *raifort sauvage*, et nous paraît bien préférable à ce dernier qu'on ne trouve pas partout, ni en toute saison. Enfin, dans les maladies soporeuses des centres nerveux, et dans les affections adynamiques générales, ce peut être aussi un stimulant interne d'une certaine utilité.

2° **Emploi externe**. — C'est surtout à l'extérieur que la moutarde est d'un emploi fréquent et avantageux. On l'emploie le plus souvent sous forme de *sinapismes*. Ils servent principalement comme *révulsifs* dans les affections graves des voies respiratoires, digestives, génito-urinaires, des centres nerveux, des séreuses, etc. Alors on se conforme, pour le lieu d'application, à ce que nous avons dit à l'égard des rubéfiants en général. On a rarement à diminuer l'activité des sinapismes, mais on peut

_____

(1) *Loc. cit.*, p. 270 et suiv.

avoir besoin de l'augmenter; on a proposé dans ce but divers moyens plus ou moins efficaces : ainsi M. Robiquet avait conseillé d'enlever l'huile grasse de la moutarde et de ne se servir que du résidu ou tourteau; mais ce procédé n'a pas été suivi, même chez l'homme. Il est bien plus simple, quand on désire produire un effet prompt et énergique, de mêler à la moutarde de la poudre d'euphorbe ou d'hellébore, de l'ammoniaque étendue, des cantharides, de l'essence de térébenthine, etc. Lafore (1), afin d'obtenir chez le bœuf un engorgement rapide et considérable, conseille d'envelopper un peu de pâte de moutarde dans un linge fin et de l'introduire dans le tissu cellulaire sous-cutané, à la manière d'un trochisque; en peu de temps on obtient l'effet désiré. Enfin, on profite souvent de l'engorgement déterminé par la moutarde pour pratiquer des saignées locales abondantes, principalement dans les affections de poitrine; parfois on y passe un séton, on y enfonce des boutons de feu, pour rendre l'action révulsive plus énergique et plus durable, etc.

Comme moyens résolutifs, les cataplasmes de moutarde conviennent très bien sur les engorgements indolents, ceux du garrot, par exemple; sur les contusions, les ecchymoses, le thrombus récent, etc. Les mollettes naissantes, les gonflements articulaires légers, les engorgements tendineux, l'empâtement du bas des membres, etc., chez le cheval, disparaissent parfois par l'emploi réitéré des sinapismes aidés d'une légère compression, d'après M. Chambert (2).

Enfin, à l'état d'eau sinapisée, la moutarde peut être employée avec avantage en lavements, en injections dans le nez ou le vagin, lors de l'existence des maladies comateuses, dans les paralysies générales, l'asphyxie, la syncope, l'anesthésie complète, etc. Des lotions et des fomentations générales peuvent produire sur toute la surface de la peau une révulsion puissante dans les maladies adynamiques, dans les éruptions rentrées, lorsque l'économie n'a plus assez de puissance de réaction, etc. Les bains d'eau sinapisée pour les membres, les mamelles, les testicules, peuvent avoir leur utilité pour résoudre certains engorgements indolents de date récente, etc. Enfin, on fait usage des lotions et de la pommade sinapisées dans les gales invétérées, les dartres anciennes, etc.

C. Rubéfiants animaux.

Dans cette catégorie nous ne trouvons guère que les fourmis et les cantharides; le premier moyen est inutile, et le second sera particulièrement étudié dans la classe des *vésicants*.

§ II. — Des vésicants ou épispastiques.

Les médicaments vésicants sont des irritants qui, outre les effets des rubéfiants, provoquent entre le derme et l'épiderme des sécrétions particulières analogues à celles des brûlures superficielles. Ils ne diffèrent pas, par leur nature, des médicaments rubéfiants, mais ils s'en distinguent par leur degré d'activité. Appliqués pendant peu de temps ou mitigés, ils se bornent aux effets inflammatoires des premiers; mais maintenus sur le même point pendant un certain temps, ils déterminent dans le tissu de la peau des désordres sécrétoires tout à fait caractéristiques.

Énumération. — Les agents à l'aide desquels on peut déterminer la vésication sont fort nombreux. Il en est de purement physiques, comme la chaleur à une cer-

(1) *Trait. des malad. partic. aux grands ruminants*, p. 374, note.
(2) Communications orales.

14

taine température et même l'électricité. Les médicaments vésicants sont tirés des
minéraux, des végétaux et des animaux. On compte parmi ceux de la première catégorie les acides minéraux concentrés, les alcalis caustiques, plusieurs sels métalliques,
l'émétique et l'ammoniaque, qui sont d'une nature mixte, etc. Les épispastiques tirés
des plantes sont nombreux : on y compte des acides, des alcaloïdes, des essences,
des huiles grasses, comme celle de croton tiglium, par exemple ; des produits résineux, comme l'euphorbe ; des écorces, comme celle de garou ; des racines, telles que
celles des hellébores, etc. Enfin, le règne animal fournit le plus employé de tous, la
cantharide, et quelques autres insectes du même genre ou de genres voisins.

Médicamentation. — Les vésicants s'emploient surtout à l'extérieur du corps,
rarement à l'intérieur. Dans le premier cas, on les applique plus particulièrement
sur la peau sous diverses formes, et toujours dans des points très circonscrits, de
nécessité ou d'élection ; on en fait aussi parfois des applications sur les solutions de
continuité ou sur les muqueuses apparentes, quoique assez rarement. Enfin, les médicaments épispastiques sont souvent introduits dans le tissu cellulaire sous-cutané,
à l'état de *trochisques*, ce qui constitue une particularité importante de leur usage en
médecine vétérinaire.

Pharmacodynamie. — Les effets des vésicants seront distingués, comme ceux
des rubéfiants, en *primitifs* et en *consécutifs*.

1° Effets primitifs. — En considérant avec attention les effets primitifs des vésicants, on peut leur reconnaître aisément trois périodes distinctes : une de *rubéfaction*, une de *vésication* et une de *suppuration*, ainsi que nous allons le faire voir.

a. Durant la première heure de son application, un topique vésicant développe les
mêmes effets qu'un rubéfiant, c'est-à-dire qu'il détermine une douleur incommode,
de la rougeur et de la chaleur, et enfin une congestion plus ou moins intense du
derme, et par suite la formation d'un engorgement plus ou moins volumineux.

b. Après un temps d'application qui varie beaucoup selon les animaux, mais qui
est compris généralement entre six et vingt-quatre heures, les médicaments épispastiques ont déterminé entre le derme et l'épiderme la sécrétion d'une sérosité
albumino-plastique, analogue à celle que provoquent les brûlures, et amené la formation d'ampoules ou de *phlyctènes* caractéristiques. D'abord très petites, nombreuses,
disséminées çà et là sans ordre, ces petites vessies s'agrandissent peu à peu à mesure
que le contact du topique se prolonge, et finissent, en s'élargissant, par se réunir
toutes ensemble en une seule ampoule de l'étendue de l'application épispastique. La
sérosité qui les gonfle, d'abord peu abondante et claire, de nature albumineuse, s'é-
paissit de plus en plus et devient fibrineuse à mesure qu'elle prend de la consistance
et acquiert de la plasticité. Dans le principe, ce liquide tend à transsuder à travers
l'enveloppe qui l'emprisonne, mais à mesure que l'épiderme s'imbibe de sérosité, il
devient opaque, s'épaissit et forme dès lors une barrière infranchissable aux produits
sécrétés, d'autant plus que ces derniers acquièrent de la consistance à mesure que
l'irritation se prolonge, ainsi que nous l'avons déjà dit.

c. Si, après le développement des phlyctènes, on se contente d'en évacuer le produit par une petite ouverture, et sans enlever l'épiderme, comme cela se pratique
dans ce qu'on appelle un *vésicatoire volant*, les désordres sécrétoires cessent rapidement, et la couche épidermique ne tarde pas à se réunir de nouveau au derme. Mais
si, au lieu de procéder ainsi, on enlève les phlyctènes de manière à mettre le derme à
nu, comme cela a lieu dans l'établissement d'un *vésicatoire fixe* ou *permanent*, le

contact de l'air sur cette surface dénudée, très sensible et vivement enflammée, change le caractère des sécrétions qui ont eu lieu jusqu'alors, et à la place de la sérosité plastique des ampoules on obtient une sécrétion purulente de bonne nature et plus ou moins abondante. En appliquant pendant un certain temps des préparations irritantes sur cette plaie accidentelle, qu'on appelle un *exutoire*, on entretient une sécrétion artificielle plus ou moins durable ; sans cette précaution, le vésicatoire ne tarderait pas à se fermer au moyen de la couche de lymphe plastique qui tend à remplacer la sécrétion purulente et à former une membrane de cicatrice en s'organisant.

Indépendamment de ces effets locaux, les épispastiques provoquent souvent, surtout chez les petits animaux, et sur ceux des grandes espèces qui sont jeunes ou irritables, une fièvre de réaction plus ou moins intense, mais rarement prolongée, à moins qu'elle ne soit entretenue par l'absorption du principe actif des vésicants, comme on le remarque parfois avec les cantharides.

Si, au lieu d'appliquer les vésicants sur la peau, on les introduit dans le tissu cellulaire sous-cutané, on obtient des effets qui sont analogues au fond, mais qui se présentent sous un tout autre aspect, à cause de la position du point irrité et de la manière dont se déposent les produits sécrétés. La présence d'un corps irritant sous le tégument y détermine bientôt une inflammation vive et la formation d'un engorgement plus ou moins étendu. La sérosité albumineuse qui se forme, ne pouvant se faire immédiatement jour au dehors, s'infiltre dans l'intimité des tissus et leur communique une consistance anormale ; mais quand l'air peut pénétrer dans la plaie, il s'établit une suppuration abondante autour du corps irritant, et les produits sortent à mesure qu'ils se forment si l'ouverture est déclive. Dès lors la douleur et la fluxion disparaissent, et l'engorgement diminue insensiblement comme s'il fondait sous l'influence de la sécrétion purulente, ce qui, au fond, est la vérité.

2° **Effets consécutifs.** — Les effets consécutifs des épispastiques varient un peu selon qu'ils suivent un vésicatoire volant, un vésicatoire fixe ou un trochisque. Il est nécessaire de dire quelques mots de chacun de ces cas.

a. Quand on réapplique l'épiderme soulevé par l'ampoule sur le derme, après avoir évacué la sérosité, ces deux couches de la peau ne tardent pas à se souder entre elles intimement, parce qu'il y a production, à la place de la sérosité, d'une lymphe très plastique qui sert de moyen d'union. Cependant cette adhésion n'est jamais que momentanée, et quand tous les phénomènes inflammatoires ont entièrement disparu, l'épiderme recollé s'exfolie peu à peu et finit par disparaître entièrement, souvent en entraînant les poils qui le traversent. Cette chute épidermique est toujours accompagnée d'une vive démangeaison.

b. Lorsque le derme a été mis entièrement à nu et que des préparations irritantes y ont été déposées pour entretenir la suppuration, la réparation de la solution de continuité est toujours plus longue et reste souvent incomplète. Après la cessation de toute sécrétion morbide, la surface dénudée tend rapidement à la cicatrisation ; une membrane pyogénique recouvre la plaie, se dessèche bientôt et s'enlève par écailles furfuracées jusqu'à ce qu'elle soit remplacée par un véritable épiderme. Dans quelques cas, les poils qui étaient tombés pendant la vésication repoussent avec leur couleur primitive, et toute trace de lésion disparaît ; mais il arrive souvent que la cicatrice reste nue et qu'une tare indélébile en est le résultat. Cet accident arrive surtout lorsque l'application vésicante est restée trop longtemps en place et que le derme a été profondément attaqué. Il faut éviter, autant que possible, cet inconvénient grave, parce qu'il déprécie beaucoup les animaux.

c. Les trochisques, étant placés sous la peau, laissent rarement des traces visibles, à moins qu'ils ne soient demeurés trop longtemps en place; dans ce cas, il reste presque toujours des indurations du tissu cellulaire ou une adhérence exagérée entre la peau et les parties sous-jacentes. Un phénomène consécutif à l'emploi des trochisques, qui se présente assez fréquemment, consiste dans la chute de l'épiderme et parfois aussi des poils de la partie lésée, mais cette dépilation n'est jamais que momentanée.

Pharmacothérapie. — Les vésicants s'emploient à peu près exclusivement à l'extérieur; et quand on fait usage à l'intérieur de quelques uns d'entre eux, c'est à d'autres titres qu'à celui d'épispastiques. On fait usage des vésicants à l'extérieur du corps comme *résolutifs*, comme *substitutifs* et surtout à titre de *dérivatifs*.

Comme agents *résolutifs* et *substitutifs*, les vésicants s'emploient dans les mêmes cas que les rubéfiants, seulement avec beaucoup plus d'avantages, ainsi que nous le démontrerons à propos des *cantharides*. Comme agents *dérivatifs*, leur emploi est soumis à certaines règles que nous devons examiner avec soin.

La médication *dérivative*, qu'on appelle encore avec raison *spoliative*, est souvent confondue par les auteurs avec la médication *révulsive*. Cependant, s'il existe des analogies au commencement de ces médications, il y a entre elles de grandes différences dans les effets consécutifs qu'elles entraînent et dans les résultats qu'elles produisent. Voici, du reste, les caractères distinctifs des révulsifs et des dérivatifs : 1° les premiers s'appliquent souvent loin du siége du mal, les seconds toujours le plus près possible ; 2° les uns s'emploient au début des maladies, les autres presque exclusivement à la fin, au déclin ; 3° ceux-ci ne durent que quelques heures, ceux-là restent en application pendant des jours, des semaines et même des mois ; 4° enfin les révulsifs ne font que déplacer le sang d'un point dans un autre, tandis que les dérivatifs, par la suppuration qu'ils provoquent, dépouillent ce fluide nutritif d'une partie des matériaux qu'il renferme. C'est sous ce dernier point de vue que nous devons examiner les dérivatifs.

Médication spoliative. — On peut spolier l'économie par plusieurs moyens : le plus rapide et le plus énergique, c'est la saignée ; viennent ensuite les divers *évacuants*, et particulièrement les purgatifs, et enfin les médicaments dérivatifs vésicants. Ces derniers seuls doivent nous occuper pour le moment.

Appliqués localement, les dérivatifs agissent d'abord comme les révulsifs ; mais une fois que la suppuration est établie, ils prennent des caractères particuliers. Le pus est du sang moins les globules ; ce liquide morbide présente donc la même composition que le plasma du sang. On conçoit, d'après cela, qu'une sécrétion purulente prolongée peut affaiblir l'économie au point d'amener le marasme, et par suite la mort des sujets.

En effet, si tous les jours les éléments nutritifs du sang sont entraînés au dehors sans profit pour le corps, il arrivera un moment où les pertes produites par la suppuration dépasseront les acquisitions faites par la digestion, et l'organisme devra vivre en quelque sorte à ses dépens. Alors l'absorption deviendra très active sur toutes les surfaces du corps, afin de fournir au sang les matériaux nutritifs nécessaires à l'entretien des organes. D'abord ce sera la graisse qui disparaîtra ; puis les sécrétions récrémentitielles fourniront quelques matériaux utiles, et enfin, quand toutes les ressources naturelles seront épuisées, ce sera aux produits morbides épanchés sur les surfaces des séreuses, du tissu cellulaire ou infiltrés dans les tissus, à être repris à leur tour et à servir aux besoins de l'économie. D'où l'action résolutive puissante qu'exercent les dérivatifs sur les engorgements inflammatoires internes ou externes.

L'effet général des dérivatifs est donc d'entretenir dans le système circulatoire une déplétion constante, d'affamer en quelque sorte les organes, d'activer fortement l'absorption, et, par suite, de déterminer la résorption des produits morbides engendrés par l'inflammation. Portée jusque dans ses conséquences les plus extrêmes, l'action des dérivatifs aurait pour résultat de produire l'anémie, le marasme et la mort, si l'on ne soutenait pas un peu le corps par une nourriture appropriée. Quant à l'effet local de ces médicaments, c'est de déterminer une sorte d'*atrophie* des parties voisines du lieu d'application de l'agent irritant ; de là l'usage qu'on fait de ces moyens pour résoudre les engorgements extérieurs, et le précepte général de les appliquer au voisinage des parties internes engorgées, afin que le mouvement de résorption très actif qui survient à la fin de leur période d'action s'étende peu à peu aux tissus qui sont le siége de dépôts morbides.

Enfin, les systèmes anciens fondés sur l'humorisme font admettre généralement, quoique cela ne soit pas bien démontré, que les dérivatifs entraînent hors de l'économie, par la suppuration qu'ils provoquent, les parties des humeurs du corps viciées par l'existence des maladies. Cette croyance n'est pas entièrement dénuée de raison physiologique, car on voit toujours l'organisme faire effort pour rejeter les parties hétérogènes qu'il peut recéler dans son sein, et la suppuration amenée par un agent irritant peut très bien leur servir d'émonctoire accidentel.

On recommande comme une précaution fort sage, de ne pas supprimer brusquement un exutoire qui a duré longtemps et qui a acquis en quelque sorte, comme l'a si bien dit un auteur, droit de bourgeoisie dans l'économie animale. On diminuera donc d'abord progressivement le produit fourni par le vésicatoire ou le trochisque, et quand on sera arrivé au moment le plus favorable pour sa suppression, on administrera, pour éviter tout accident, soit un purgatif, soit un diurétique, afin de restituer aux sécrétions naturelles leurs anciens droits et de réintégrer l'organisme dans son rhythme normal.

1° Vésicants minéraux.

Parmi les vésicants minéraux, on n'emploie guère que l'ammoniaque et l'émétique ; les acides et les alcalis caustiques sont plutôt employés comme escharotiques ; quant aux sels métalliques irritants, on les emploie souvent pour former des trochisques. Il sera donc question de ces divers corps dans d'autres articles.

2° Vésicants végétaux.

Nous ne traiterons comme vésicants que de l'*euphorbe*, de l'écorce de *garou* et des racines d'*hellébores ;* quant aux autres substances végétales épispastiques, il en sera question dans d'autres classes de médicaments dans lesquelles elles se rangent aussi par quelque autre propriété plus importante.

a. De l'Euphorbe (gummi Euphorbia).

Pharmacographie. — La substance qu'on désigne sous ce nom dans les officines est le suc propre de plusieurs plantes du genre *Euphorbia*, qui s'est desséché et concrété à l'air. Ces plantes, qui forment le type de la famille des Euphorbiacées, ont tout à fait l'aspect des *Cactus* ou plantes grasses, et croissent spontanément en Afrique, en Arabie, aux îles Canaries, aux Indes, etc. Les espèces qui fournissent l'euphorbe sont l'*Euphorbia officinarum* (voy. la fig.), l'*Euphorbia antiquorum*, l'*Euphorbia canariensis*.

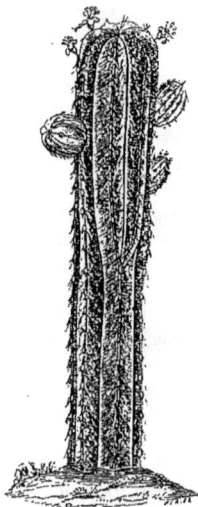

Récolte. — Quand ces plantes sont parvenues à leur entier développement, on pratique sur leur tige épaisse, anguleuse, inégale et garnie d'épines, des incisions par lesquelles s'écoule bientôt un suc blanc, abondant, crémeux, d'une âcreté excessive, qui se concrète sur les piquants sous forme de petites masses globuleuses irrégulières, que recueillent ensuite les indigènes. L'euphorbe se présente dans le commerce en *larmes* ou en *poudre*.

1° Euphorbe en larmes. — Elle est formée de petits grains irréguliers, de la grosseur moyenne d'un pois, de forme arrondie ou ovale, bosselés à la surface, et le plus souvent percés d'un ou de plusieurs trous dans lesquels se retrouvent encore des fragments des épines sur lesquelles ils se sont concrétés; leur couleur est jaunâtre à l'extérieur et blanchâtre à l'intérieur; leur odeur est peu prononcée, mais leur saveur, lente à se développer, est chaude, âcre et brûlante.

2° Euphorbe en poudre. — Cette poudre est d'un jaune grisâtre, peu odorante, d'une saveur âcre et corrosive, et très dangereuse à préparer, car la plus petite quantité qui pénètre dans les voies respiratoires les irrite vivement, et détermine surtout des éternuments opiniâtres qui peuvent amener l'épistaxis à force de se prolonger. Les vétérinaires seront donc prudents quand ils prépareront cette poudre ou quand ils la manipuleront d'une manière quelconque.

Composition chimique. — L'euphorbe renferme, d'après les recherches de MM. Pelletier et Braconnot, les principes suivants : *résine, essence, cire, malate de chaux, gomme* et *ligneux*. La résine et l'essence, qui sont les principes actifs de cette substance, forment environ la moitié en poids de la matière de l'euphorbe. Mise en contact avec les dissolvants, elle cède à l'eau 1/7e de son poids, 1/4 à l'alcool et les 3/5es à l'éther.

Pharmacotechnie. — On n'administre que très rarement l'euphorbe à l'intérieur, quoiqu'elle agisse comme un drastique très puissant; si l'on avait à en faire usage sous ce rapport, on devrait l'émulsionner dans de l'eau alcaline et l'administrer en breuvage. À l'extérieur, on en fait un fréquent usage, soit seule, soit alliée à d'autres vésicants; elle entre dans la composition de l'onguent vésicatoire et d'une foule de préparations épispastiques et antipsoriques; en outre, elle forme la base des préparations suivantes :

1° *Pommade d'euphorbe.*

2/ Euphorbe pulvérisée. . . . . 4 gram. | Axonge. . . . . 32 gram.
Mêlez.

2° *Huile ou liniment.*

♃ Euphorbe . . . . 15 gram. | Huile grasse. . . . . 1 kilogr.

Faites digérer pendant huit jours et passez à l'étamine.

3° *Teinture d'euphorbe.*

♃ Euphorbe en poudre . . . . 2 gram. | Alcool · . . . . 32 gram.

Dissolvez.

Pharmacodynamie. — L'euphorbe appliquée sur la peau y détermine une vésication énergique et profonde; d'après M. Hertwig (1), elle attaque le derme et les bulbes des poils beaucoup plus fortement que les cantharides, et laisse après elle plus sûrement des tares indélébiles : c'est une circonstance à prendre en considération dans la pratique. Déposée sur les tissus dénudés, cette résine ronge les chairs exubérantes; cependant son action irritante est toujours plus prononcée que son effet caustique. Aussi lui préfère-t-on généralement pour cet usage les escharotiques.

Introduite dans les voies digestives, l'euphorbe agit comme un éméto-cathartique des plus énergiques chez les carnivores; il résulte des expériences de M. Orfila (2), qu'il suffit de 12 à 16 grammes pour faire périr les chiens les plus robustes en vingt-quatre à trente-six heures au milieu des plus vives souffrances; 8 grammes introduits dans le tissu cellulaire de la cuisse d'un animal de cette espèce ont suffi pour amener le même résultat le deuxième jour, sans avoir déterminé de désordres internes bien notables. Chez les grands animaux, elle agit comme un violent drastique, et l'on a reconnu qu'à la dose de 60 grammes environ, cette substance déterminait toujours une superpurgation et une entérite mortelles.

Pharmacothérapie. — On n'emploie jamais l'euphorbe à l'intérieur, à cause de la violence de son action; cependant il serait peut-être possible de la rendre utile au moyen de correctifs convenables. En insufflation sur la pituitaire, en petite quantité, ou mélangée à des poudres inertes, elle peut être utile dans l'asphyxie, la syncope, la paralysie et l'atonie de la membrane du nez, les collections des sinus chez le cheval et le bœuf, etc. M. Vallon l'a introduite dans l'urètre avec succès pour provoquer l'émission de l'urine lors de la rétention de ce liquide excrémentitiel chez le cheval. La poudre peut servir à aviver des plaies et des ulcères qui manquent de ton. La pommade d'euphorbe est employée contre les dartres et la gale; l'huile et la teinture contre les paralysies locales, l'atrophie, etc. On peut se servir de l'huile pour faire le liniment ammoniacal, et l'on peut mélanger la teinture avec celle de cantharides, avec l'essence de térébenthine, etc. Enfin, Bourgelat (3) conseille de l'employer fondue et sous forme d'emplâtre pour résoudre les engorgements indolents; mais l'onguent de Girard père est bien préférable pour cet usage. Il recommande aussi de l'incorporer dans les charges fortifiantes pour les reins, etc.

b. De l'Écorce de garou ou sain-bois (*Daphne guidium*, L.).

Pharmacographie. — Le garou est un arbrisseau de la famille des Thymélées, qui croît spontanément dans les départements méridionaux de la France. L'écorce est à peu près la seule partie employée en médecine, quoique les feuilles et les fruits jouissent aussi de vertus très irritantes.

(1) *Loc. cit.*, p. 438.
(2) *Toxicologie*, t. II, p. 102 et 103.
(3) *Mat. médic.*, t. II, p. 149 et 150.

Caractères. — L'écorce de garou, telle qu'on la trouve dans le commerce, est en longues lanières, très tenaces, pliées en deux et réunies en petits paquets ou bottes; elle est grisâtre en dehors, recouverte d'un épiderme soyeux, ridée transversalement et portant de distance en distance des taches blanches et les points d'attache des feuilles; la face interne est d'un jaune-paille très pâle, et présente des plis longitudinaux; l'odeur en est faible, un peu nauséeuse, et la saveur âcre, brûlante et corrosive.

Composition chimique. — Elle est assez compliquée, mais encore mal déterminée. Cette écorce paraît contenir de la *cire*, de la *daphnine*, plusieurs *résines* et *sous-résines*, une *matière colorante* jaune, de la *gomme*, du *ligneux*, et une *matière demi-fluide*, très âcre, et formée, dit-on, de chlorophylle et de la matière active du garou dont on ne connaît pas encore la nature, mais qui est insoluble dans l'eau, très soluble dans l'alcool, l'éther, les essences et les corps gras.

Pharmacotechnie. — On fait rarement usage de cette écorce à l'intérieur; quand on l'emploie par les voies digestives on la traite par décoction dans la proportion de 16 grammes par litre d'eau. A l'extérieur, on emploie diverses préparations; la plus simple consiste à faire ramollir un morceau de cette écorce dans le vinaigre, ou mieux dans l'eau tiède, qui n'en extrait que le principe actif, et à l'introduire avec un séton ou seul dans le tissu cellulaire sous-cutané, pour y déterminer une irritation suivie d'une suppuration abondante. A la surface de la peau, on emploie les préparations suivantes :

1° *Poudre.*

Divisez avec des ciseaux, faites dessécher et contusionnez dans un mortier jusqu'à ce qu'il ne reste que les fibres; il faut couvrir le mortier.

2° *Teinture.*

♃ Poudre de garou. . . . . 1 part. | Alcool ordinaire. . . . . 5 part.
Lessivez.

3° *Huile.*

♃ Écorce de garou divisée. . . . . . 2 part. | Huile grasse . . . . 16 part.
Faites macérer à une douce chaleur et passez avec expression.

4° *Pommade.*

♃ Poudre de garou. . . . . 4 part. | Axonge. . . . . 16 part
Incorporez. On peut aussi faire macérer dans la graisse fondue, passer avec expression et ajouter un peu de cire pour augmenter la consistance.

Pharmacodynamie. — Appliquée sur la peau, l'écorce de garou ramollie dans l'eau y produit d'abord de la rubéfaction, puis au bout de vingt-quatre à trente-six heures amène la formation de phlyctènes; cependant son action est faible; sur les muqueuses et les tissus dénudés, elle est plus énergique. Insinuée sous la peau, cette écorce y détermine lentement un engorgement considérable et une exsudation abondante de sérosité. Introduite dans le tube digestif, elle agit à la manière des irritants les plus violents, surtout quand elle est donnée solide; traitée par décoction, cette écorce est beaucoup moins irritante. Il résulte des expériences de M. Orfila (1) qu'à la dose de 6 grammes chez un chien, la poudre de garou a déterminé une salivation abondante, des cris plaintifs et des vomissements, mais non la mort. A dose double, 12 grammes sur le même sujet, après la ligature de l'œsophage, la poudre de garou a

_____
(1) *Toxicologie*, t. II, p. 97.

produit la mort au bout de quinze heures au milieu d'une très grande faiblesse de tout le corps. A l'autopsie on a trouvé le tube digestif fortement enflammé ; l'estomac surtout était vivement atteint : sa muqueuse était ulcérée, recouverte d'un sang noir, et ses diverses membranes séparées par un épanchement sanguin abondant. Enfin, 8 grammes de cette écorce pulvérisée ayant été appliqués sur une plaie faite à la cuisse d'un chien , cet animal est mort au bout de vingt-six heures et dans un état d'insensibilité complète. Les lésions intérieures étaient à peu près nulles, mais le membre opéré était très enflammé et présentait une infiltration sanguine abondante.

Pharmacothérapie. — La décoction d'écorce de garou a été préconisée chez l'homme, à l'intérieur, comme un fondant énergique dans les affections cutanées anciennes et rebelles, les maladies lymphatiques, les scrofules notamment, les tumeurs osseuses, le rhumatisme chronique, les hydropisies, etc. Les vétérinaires pourraient aisément en faire usage dans des cas analogues. A l'extérieur, les diverses préparations que nous avons indiquées s'emploient à titre d'antipsoriques, seules ou combinées à celles des cantharides, de l'euphorbe, etc. Les trochisques de cette écorce sont d'un usage fréquent dans la médecine du bœuf. Ils conviennent surtout sur les jeunes ruminants en ce qu'ils développent leurs effets peu à peu et sans occasionner beaucoup de douleur. Par contre, il faut éviter d'en faire usage chez les solipèdes, parce que leur action est toujours trop énergique.

Succédanés du garou.

1° **Mézéréon**, *Bois-gentil*, *Lauréole femelle* (*Daphne mezereum*, L.). — De la même famille que la précédente, cette plante croît principalement sur les montagnes, comme les Alpes, les Apennins, les Pyrénées, etc. L'écorce est aussi la partie employée ; elle est moins active que celle du garou, et convient mieux, par conséquent, pour l'usage interne.

2° **Lauréole mâle** (*Daphne laureola*, L.). — Elle croît au centre et au midi de la France. Mêmes usages que les précédentes, mais moins active.

3° **Clématite des haies** (*Clematis vitalba*, L.). — Cette renonculacée, très commune dans les haies, peut remplacer les précédentes soit pour l'usage interne, soit pour l'emploi extérieur.

c. De l'Hellébore noir (*Helleborus niger*).

SYNONYMIE : Rose de Noël, Herbe de feu.

Pharmacographie. — L'hellébore noir est une plante vivace, de la famille des Renonculacées, qui croît spontanément en Italie, en Suisse, dans les montagnes du midi de la France, etc. En outre, on la cultive dans les jardins pour la beauté de sa fleur qui se montre vers la Noël, d'où lui vient un de ses noms vulgaires. Une seule partie est employée, c'est la *racine*, que le commerce tire principalement des montagnes de la Suisse.

Caractères. — A l'état frais, la racine d'hellébore noir forme une grosse souche noirâtre d'où partent des divisions épaisses, charnues et recouvertes d'un duvet brun à l'extérieur et blanches intérieurement. Sèche, et telle qu'on la rencontre dans le commerce, cette racine est en fragments irréguliers, cassants, articulés, d'un noir violacé en dehors, blancs en dedans, et souvent mêlés de fibrilles provenant du chevelu de cette partie de la plante. L'odeur de cette racine, très prononcée et très irritante quand elle vient d'être récoltée, est presque nulle quand elle est sèche; la saveur, beaucoup plus marquée aussi sur la plante fraîche, conserve cependant un certain degré d'activité après la dessiccation ; son caractère essentiel, outre son âcreté, c'est de produire sur la langue un engourdissement très marqué. Vieille et vermoulue, cette racine est presque inactive.

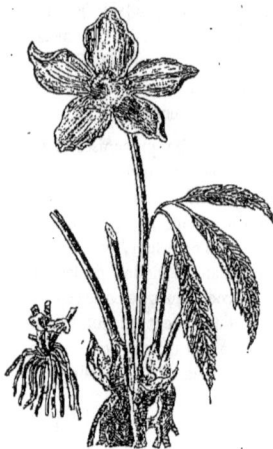

Falsifications. — On mélange souvent à la racine d'hellébore noir celles des autres espèces du même genre, celles du vératre, de l'aconit napel, etc. Ces fraudes ne sont pas très faciles à reconnaître quand la dessiccation est complète et que les racines sont réduites en petits fragments.

Composition chimique. — D'après l'analyse de MM. Feneulle et Capron, l'hellébore noir renfermerait les principes suivants: *huile volatile*, *huile grasse*, *acide volatil*, *matière résineuse*, *cire*, *principe amer*, *muqueux*, *ulmine*, *gallate* de potasse et de chaux, *sel* à base d'*ammoniaque*, *ligneux*, etc. L'activité de cette racine paraît résider dans l'essence, l'huile grasse, la résine et l'acide volatil. Cependant M. W. Bastick [1], chimiste anglais, vient d'en retirer une matière neutre, cristallisée, qu'il appelle *helléborine*, et qui sans doute recèle une partie des propriétés de l'hellébore noir.

Pharmacotechnie. — A l'intérieur, on donne la racine d'hellébore noir, soit en électuaire, soit en breuvage, plus rarement en lavement ; la proportion est d'environ 16 grammes par litre d'eau. A l'extérieur, on fait surtout usage des préparations suivantes :

1° *Poudre.*

Elle forme environ les trois quarts du poids de la racine ; elle doit être préparée à mortier couvert et conservée dans des vases bien clos.

2° *Teinture.*

♃ Poudre d'hellébore noir . . . . . 1 part. | Alcool ordinaire . . . . 5 part.
Lessivez.

3° *Vinaigre et vin.*

♃ Poudre d'hellébore . . . . 1 part. | Vinaigre ou vin . . . . 10 part.
Faites digérer pendant huit jours et passez avec expression.

4° *Pommade.*

♃ Hellébore en poudre . . . . 8 gram. | Axonge . . . . 32 gram.
Incorporez.

(1) *Journ. de pharmacie et de chimie*, t. XXII, p. 205.

Médicamentation. — Quand on doit administrer l'hellébore noir à l'intérieur, il faut toujours le donner à petites doses et ne les répéter qu'à de longs intervalles de temps, douze à vingt-quatre heures par exemple. Pour les grands animaux, la dose la plus convenable est de 4 à 8 grammes; pour les petits ruminants et le porc, elle doit être de 1 à 2 grammes, et pour le chien, de 0^{gr},10 à 0^{gr},50. A l'extérieur, on emploie les préparations précédentes en forme de topiques, et la racine entière macérée dans l'eau ou le vinaigre est souvent introduite comme un trochisque entre cuir et chair, surtout au fanon des bœufs, ou, comme le conseille Gilbert, on en fixe un fragment sur la mèche d'un séton pour hâter et augmenter les effets de cet exutoire.

Pharmacodynamie. — Les effets de l'hellébore noir sont extrêmement complexes, et, jusqu'à un certain point, opposés les uns aux autres selon la dose et le mode d'administration du médicament. Il est *irritant* par ses effets locaux externes; il est *vomitif* et *purgatif* par ses effets locaux internes; enfin il est évidemment *contro-stimulant*, *diurétique* et *narcotico-âcre* par ses effets généraux. Aussi aurions-nous été fort embarrassé pour le classer si son usage le plus habituel ne nous avait pas en quelque sorte forcé de le placer parmi les irritants épispastiques.

1° Effets locaux externes. — Appliquées sur la peau entière, les diverses préparations d'hellébore noir déterminent d'abord la rubéfaction, puis la vésication, mais généralement ce dernier effet est peu marqué sur les divers animaux. Sur les muqueuses et les tissus dénudés, l'action irritante est toujours plus forte et s'accompagne à peu près constamment de l'absorption du principe actif du remède, qui détermine alors le vomissement et la purgation chez les petits animaux, tels que le porc et le chien; il peut même en résulter des effets généraux plus ou moins graves.

Introduite sous la peau, la racine d'hellébore noir y détermine des effets prompts et énergiques, surtout chez les ruminants; et comme ils se présentent fréquemment dans la pratique il est important de les décrire. D'après M. Drouard (1), les engorgements produits par cette racine attachée à un séton deviennent énormes au bout de deux ou trois jours; ils ne suppurent pas ordinairement et se terminent par résolution au bout de quinze à vingt jours. Le tissu cellulaire qui était en contact avec la racine d'hellébore noir est frappé de mort; il se détache et sort de lui-même par une des ouvertures du séton quand l'engorgement inflammatoire a presque entièrement disparu; il forme une masse noirâtre de la grosseur d'un œuf de poule ou de de dinde, et ressemble assez exactement au bourbillon d'un javart. Quand on veut obtenir une suppuration abondante, on doit scarifier profondément la tumeur, qui fournit alors une grande quantité de sang. Chez les moutons, les effets sont les mêmes; sur les solipèdes, le porc et les carnivores, ils restent encore à étudier. Enfin, d'après M. Hertwig (2), les engorgements inflammatoires provoqués par la racine d'hellébore noir placée sous la peau seraient principalement formés par la sérosité du sang qui s'y épancherait en grande quantité, ce qui aurait son avantage dans certaines affections.

2° Effets locaux internes. — Quand on administre l'hellébore noir dans le tube digestif directement, soit en électuaire, soit en breuvage, il détermine presque toujours le vomissement et la purgation. Ces deux effets se manifestent constamment

(1) *Recueil*, 1837, note des pages 550, 551 et 552.
(2) *Loc. cit.*, p. 412.

chez le porc et le chien, car cette racine est un vomitif tellement fidèle qu'il suffit souvent de l'appliquer sur la peau des carnivores pour déterminer l'évacuation sto-macale. Chez les herbivores, ces effets sont peu constants ; le vomissement manque presque toujours, excepté chez les ruminants soumis au régime du vert, et qui vo-missent parfois bien réellement, d'après M. Hertwig ; dans les autres animaux, il y a souvent efforts de vomissement ou nausées non équivoques, et il survient aussi par-fois des vomituritions. Quant à la purgation, elle n'a rien de régulier : le plus souvent elle manque entièrement, quoique les animaux aient présenté des coliques vives ; et lorsqu'elle se manifeste, c'est presque toujours avec une intensité exagérée ; il y a alors salivation, agitation, coliques violentes, diarrhée sanguinolente, fétide, amaigris-sement rapide, etc.

3° **Effets généraux.** — A mesure que les molécules du principe actif de l'hellébore noir pénètrent dans le sang, les effets de ce médicament revêtent le double caractère des *contro-stimulants* et des *narcotiques* : on dirait d'un mélange d'émétique et de digitale pourprée. La respiration et la circulation se ralentissent et deviennent irré-gulières ; la chaleur animale baisse rapidement à la surface du corps ; les muqueuses pâlissent, les urines coulent fréquemment, etc. Puis surviennent des phénomènes nerveux : tremblements musculaires, faiblesse des membres, convulsions, vertiges, station chancelante, marche incertaine, chute sur le sol, attaques tétaniques, insen-sibilité, mort. Les lésions que l'on trouve à l'autopsie consistent toujours dans une inflammation plus ou moins vive du tube digestif ; dans l'engouement sanguin des parenchymes et du cœur, dans l'état noir et fluide du sang, etc.

Particularités relatives aux espèces.

1° **Solipèdes.** — D'après les recherches de Gohier (1), 190 grammes de racine fraîche d'hellébore noir donnée en breuvage déterminent une purgation violente aux chevaux ; sèche, elle a tué un cheval à la dose de 90 grammes. Selon M. Hertwig, 32 grammes suffisent souvent pour empoisonner les chevaux mortellement ; de 60 à 90 grammes la mort survient constamment. En injection dans les veines, 4 grammes en décoction suffisent pour tuer les solipèdes.

2° **Ruminants.** — Pour les grands ruminants, les doses toxiques sont les mêmes que pour les solipèdes ; 1 gramme en injection dans les veines suffit pour déterminer chez ces animaux le vomissement et des phénomènes nerveux. Chez les moutons, 4 à 12 grammes donnés à l'intérieur sont suffisants pour causer la mort.

3° **Omnivores et carnivores.** — Il faut, comme nous l'avons déjà dit, de fort petites doses d'hellébore noir pour faire vomir ces animaux ; aussi, quand on laisse les voies digestives libres, ils peuvent supporter de 4 à 8 grammes de ce remède sans succomber, parce qu'ils en rejettent la plus grande partie par le vomissement et les selles ; mais si on lie l'œsophage, ces doses sont assez fortes pour entraîner la mort, d'après les recherches de M. Orfila (2). Enfin, la poudre de cette racine, selon ce dernier auteur, déposée sur une plaie de la cuisse des chiens, est rapidement absorbée et les fait mourir, à la dose de 30 centigrammes et au-dessus, selon leur taille et leur force.

(1) *Registre de l'école de Lyon*, 1809.
(2) *Toxicologie*, t. II, p. 368 et suiv.

Pharmacothérapie. — Les indications de l'hellébore noir sont externes et internes.

1° **Indications externes.** — Sous forme de trochisque, cette racine est d'un fréquent usage dans la médecine des ruminants comme moyen dérivatif; elle s'emploie de temps immémorial au fanon des bœufs comme moyen prophylactique ou curatif des affections de poitrine, des maladies putrides, charbonneuses ou typhoïdes, du sang de rate, etc. On fait usage de ses diverses préparations officinales sur la peau pour guérir la gale et les dartres, pour faire périr les ectozoaires, etc. Traitée par décoction, à la dose de 100 grammes si elle est fraîche, et de 50 grammes si elle est sèche, par litre d'eau, cette racine constitue un topique excellent contre la gale récente des moutons; d'après Teissier, les bergers espagnols n'emploient pas d'autre moyen et réussissent parfaitement. Le vétérinaire anglais Stanley emploie la racine d'hellébore noir sous forme de trochisque dans les fistules du mal de taupe et du mal de garrot avec un succès constant, ainsi que l'affirme M. Morton (1).

2° **Indications internes.** — Comme *vomitif*, l'hellébore noir peut remplir les mêmes indications que l'émétique; il agit même plus rapidement et souvent par simple application extérieure. La poudre de cette racine, à la dose d'une cuillerée à café mélangée à une cuillerée à bouche de sel marin, a longtemps été considérée comme un spécifique de la maladie des chiens à son début (2). A titre de *purgatif* et de *diurétique*, l'hellébore noir a été préconisé depuis longtemps contre les dartres et la gale invétérées, l'éléphantiasis, le farcin, le rhumatisme chronique, les hydropisies, les vers intestinaux, etc. Enfin, comme narcotique, on en a conseillé l'usage contre la plupart des névroses graves, telles que l'épilepsie, la chorée, la paralysie, le tétanos, le vertige, etc.

Succédanés de l'Hellébore noir.

1° **Hellébore vert** (*Helleborus viridis*, L.). — Il est plus commun que le précédent et, dit-on, plus actif. Il pourrait le remplacer facilement.

2° **Hellébore fétide** (*Helleborus fœtidus*, L.). — Cette variété d'hellébore, appelée vulgairement *pied-de-griffon*, est très commune et fort active. Elle pourrait facilement suppléer les deux espèces qui précèdent.

3° **Hellébore blanc.** — Cette plante, qui appartient à une autre famille, mérite, en raison de son importance, une histoire plus détaillée que les deux précédentes.

d. De l'Hellébore blanc (*Veratrum album*, L.).

SYNONYMIE : Vératre, Varaire, etc.

Pharmacographie. — Cette plante vivace, de la famille des Colchicacées, croît spontanément en Italie, en Suisse, ainsi que sur la plupart des montagnes de la France, telles que les Alpes, les Pyrénées, les Cévennes, les Vosges, etc. On la cultive aussi quelquefois dans les jardins comme plante d'ornement. La racine est la seule partie employée.

Caractères. — Telle qu'elle se présente dans le commerce, la racine d'hellébore blanc est entière, et se compose d'une souche centrale, tubéreuse, courte, noirâtre.

(1) *Pharmacie*, p. 222.
(2) *Instr. vétér.*, t. III, p. 353.

en dehors, blanche en dedans, et de nombreuses radicelles presque droites, de la grosseur d'une plume de corbeau et d'une teinte grisâtre. Lorsqu'elle est fraîche, cette racine exhale une légère odeur nauséeuse qui disparaît complétement par la dessiccation ; quant à la saveur, elle est également plus marquée à l'état frais, mais elle existe encore sur la racine sèche qui se montre par la mastication âcre et très irritante.

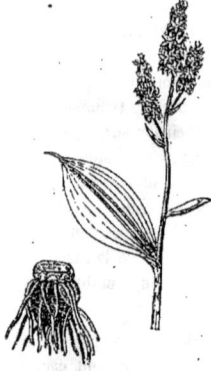

Falsifications. — On y mêle quelquefois la racine d'*asperge* qui présente avec celle d'hellébore blanc une certaine ressemblance, mais qui en diffère entièrement par la saveur.

Composition chimique. — D'après l'analyse de plusieurs chimistes, la racine du varaire contient les principes suivants : *vératrine, jervine, acide volatil, acide gallique* combiné à la vératrine, *matière colorante jaune, amidon, gomme, ligneux.* Le principe actif est la VÉRATRINE.

Vératrine. — Elle est solide, incristallisable, en poudre blanche, inodore, d'une saveur amère et très âcre. Fusible à 115 degrés, elle n'est point volatile et se prend en masses transparentes par le refroidissement. Insoluble dans l'eau, elle se dissout bien dans l'alcool et l'éther ; elle neutralise imparfaitement les acides et donne naissance à des sels incristallisables d'une grande activité. Cette base végétale est extrêmement active et représente exactement les vertus de l'hellébore blanc ; elle détermine des éternuments violents quand elle est déposée sur la pituitaire, et il suffit de quelques fractions de grain quand elle est ingérée, pour faire rapidement mourir les chiens et les chats, au milieu de vomissements, de déjections alvines, d'accès tétaniques, etc.

Pharmacotechnie. — Les préparations d'hellébore blanc étant à peu près les mêmes que celles de l'hellébore noir, nous ne nous y arrêterons pas.

Médicamentation. — On emploie ce médicament à peu près sous les mêmes formes que le précédent ; quant aux doses, elles peuvent être plus élevées d'un *quart* et même d'un *tiers.*

Pharmacodynamie. — L'hellébore blanc présente une double ressemblance : dans ses effets locaux il est à peu près analogue au noir, et dans ses effets généraux il se rapproche sensiblement du *colchique d'automne* qui appartient à la même famille. Ces analogies nous dispenseront donc d'en parler longuement ; nous nous bornerons à une simple énumération de ses divers effets.

a. A l'extérieur du corps, il est irritant pour la peau comme les précédents, mais avec une intensité un peu moindre. En revanche, il est plus facilement absorbé, ainsi que l'a remarqué Gohier (1), qui a toujours vu les chiens vomir abondamment et présenter tous les autres signes de l'action de l'hellébore par la simple application externe de la décoction de cette racine.

b. Introduit sous la peau, en fragments un peu volumineux, il paraît que cet hellébore, d'après les auteurs allemands, déterminerait, indépendamment de l'engorgement

(1) *Compte rendu de Lyon*, 1809, 1810, et *Mémoires*, t. I, p. 64, 68 et 75.

ordinaire, des phénomènes dus à l'absorption, chez tous les animaux et même chez les solipèdes. La tumeur locale présente aussi des caractères spéciaux : elle est dure, comme squirrheuse, fournit le deuxième jour un liquide séreux et spumeux, et peu à peu ensuite du véritable pus.

c. Dans le tube digestif, l'hellébore blanc provoque des effets très caractéristiques : c'est d'abord une *salivation* abondante, des nausées, des *vomissements* réitérés, une *purgation* toujours très irrégulière et incomplète, et enfin, ce qui ne s'observe pas avec les véritables hellébores, au moins au même degré, une sorte de *strangulation* avec difficulté ou impossibilité de la déglutition, ce qui donne souvent aux carnivores la même physionomie que quand ils sont enragés.

d. Enfin, comme nous l'avons déjà fait observer, les effets généraux de l'hellébore blanc ressemblent un peu à ceux du colchique, ce qui nous dispense de les détailler. Nous dirons seulement qu'il paraît être plus franchement narcotique que le noir; qu'il agit puissamment sur les nerfs ganglionnaires; et enfin, que son action contro-stimulante et diurétique est des plus manifestes.

Particularités relatives aux espèces.

1° Solipèdes. — Il résulte des recherches de Gohier (1), que la décoction d'hellébore blanc, depuis 125 grammes jusqu'à 380 grammes de racine par litre d'eau, peut être appliquée en lotions sur la peau des solipèdes sans donner lieu à aucun phénomène général un peu remarquable. Ingéré à la dose de 4 à 8 grammes, ce médicament provoque la salivation, le dégoût, la difficulté de la déglutition, la diurèse, le ralentissement de la circulation et de la respiration, etc. A la dose de 32 grammes il détermine les mêmes effets, à l'intensité près, mais il ne purge pas (Hertwig). Waldenger affirme qu'à celle de 64 grammes, cette racine détermine seulement des évacuations sans purger, beaucoup de salivation, et des efforts de vomissement; mais Rytz soutient qu'à 32 grammes elle purge et détermine souvent une inflammation gastro-intestinale mortelle (2). Cependant Gohier (3) a pu l'administrer depuis 30 jusqu'à 125 grammes sans entraîner la mort; seulement les sujets ont manifesté beaucoup de malaise, n'ont pas purgé et ont fait de grands efforts pour vomir.

La teinture d'hellébore blanc injectée dans les veines à la dose de 4 à 16 grammes détermine chez les chevaux les troubles suivants : gêne et irrégularité de la circulation et de la respiration, signes de coliques, évacuations alvines réitérées et abondantes, salivation, efforts de vomissement, sueurs copieuses, diurèse, etc.; ces troubles durent de deux à douze heures et disparaissent ensuite sans laisser de traces. De 16 à 32 grammes, cette teinture détermine une mort rapide.

2' Ruminants. — Chez les grands ruminants, les effets de l'hellébore blanc sont moins énergiques que sur les solipèdes; de 8 à 16 grammes, l'action est à peu près nulle, d'après Hertwig; mais de 20 à 32 grammes, on observe les mêmes effets que chez le cheval; il paraît même que le vomissement s'effectue plus facilement, surtout quand les grands ruminants sont à l'usage du vert. La teinture agit dans les veines à peu près aux mêmes doses et avec la même intensité que sur le cheval. Les résultats fournis par les expériences de Gohier (4) sont un peu différents de ceux qui précèdent

(1) *Registre de l'école de Lyon*, 1808.
(2) Hertwig, *loc. cit.*, p. 415.
(3) *Mém. de médec. et de chirurg. vétér.*, t. I, p. 75.
(4) *Compte rendu de l'école de Lyon*, 1816, p. 15.

et que nous avons empruntés aux auteurs allemands : en effet, l'hellébore blanc, à la dose de 50 grammes en électuaire ou en breuvage, n'a déterminé aucun effet sensible ; à celle de 100 grammes il n'y a pas eu de purgation ; et enfin, à celle de 200 grammes il y a eu superpurgation et inflammation gastro-intestinale mortelle.

Chez les *moutons*, l'hellébore blanc donné à la dose de 1,20 à 4 grammes détermine des éructations, de la salivation et du ballonnement du ventre qui dure douze à quinze heures. A celle de 8 à 16 grammes, il provoque des vomituritions, des vomissements, la purgation, et parfois la mort.

3° **Omnivores.** — Le *porc* vomit sous l'influence de 0,25 à 0,75 grammes d'hellébore blanc ; la dose toxique est inconnue.

4° **Carnivores.** — A la dose de 0,02 à 0,25 grammes, cette racine provoque des vomissements chez le chien ; des lotions faites sur la peau suffisent toujours, comme nous l'avons déjà dit, pour produire le même effet. Quand on laisse les voies digestives libres, le chien peut supporter sans danger de 4 à 8 grammes d'hellébore blanc, parce que la plus grande partie en est rejetée par le vomissement et les défécations ; mais si l'on pratique la ligature de l'œsophage, il suffit de quelques grammes de cette racine réduite en poudre pour amener la mort ; il en est de même quand on l'introduit dans le tissu cellulaire, le rectum, etc. La teinture à la dose de 15 à 30 gouttes dans les veines détermine le même résultat.

Pharmacothérapie. — Les indications thérapeutiques de l'hellébore blanc, qui sont à peu près les mêmes que celles du noir, sont distinguées en *externes* et en *internes*.

1° **Indications externes.** — Comme trochisqué, cette racine s'emploie de la même manière et dans les mêmes circonstances que celle du précédent. Il est un point sur lequel tous les auteurs sont d'accord : c'est sur l'efficacité de l'hellébore dans le traitement de la gale chez la plupart des animaux. C'est d'abord Gohier (1), qui a beaucoup étudié ce médicament, qui constate que sous l'influence des lotions de cette racine à la dose de 32 grammes par litre d'eau, la gale du chien, celle de la brebis, etc., disparaissent complétement ; c'est ensuite Viborg (2) qui la prescrit à dose double contre celle du porc ; c'est aussi M. de la Goudalie (3) qui recommande ce remède contre la gale du mouton, etc. On a aussi conseillé l'usage de cette racine comme un excellent sternutatoire.

2° **Indications internes.** — A titre de *vomitif*, l'hellébore blanc convient dans les mêmes cas que l'émétique, c'est-à-dire les empoisonnements, les indigestions, l'embarras gastrique, les éruptions cutanées graves, les affections catarrhales des voies respiratoires, les angines couenneuses ou gangréneuses, etc. Les auteurs allemands le considèrent surtout comme un véritable spécifique de l'angine grave du porc, soit comme moyen préservatif, soit comme remède curatif. Resch et Schrader (4) le regardent comme un médicament héroïque dans le cas d'indigestion chronique du bœuf : la dose est de 5 à 8 grammes, répétée au besoin ; il peut alors suppléer l'ipécacuanha. Les vétérinaires anglais emploient parfois l'hellébore blanc à l'intérieur pour ralentir le pouls dans les maladies aiguës, à la place de la digitale ; le vétérinaire

(1) *Compte rendu de Lyon*, 1809, 1810, et *Mém. de médec. et de chirurg. vétér.*, t. I.
(2) *Trait du porc*, p. 99.
(3) *Annal. de l'agric. franç.*, t. XXVIII, p. 394.
(4) Hertwig, *loc. cit.*

Lord (1) en a fait usage avec succès, à la dose de 8 à 12 grammes par jour, chez le bétail atteint de pneumonie. Un agriculteur allemand, nommé Berlin, a préconisé comme un spécifique, au dire de M. Hertwig, un mélange de 16 grammes de poudre de cette racine avec autant de sel marin, pendant huit jours, contre la péripneumonie contagieuse du gros bétail. Enfin, toujours selon M. Hertwig, le vétérinaire allemand Kuers emploie avec beaucoup de succès la racine d'hellébore blanc contre la maladie de sang des moutons ; il en introduit 1 gramme en trochisque et en administre à l'intérieur 50 centigrammes qu'on répète au besoin.

En injection dans les veines, les auteurs allemands vantent la teinture de cette racine dans les congestions des gros intestins, la stupeur, la paralysie et surtout le vertige. M. Hertwig (2), qui paraît avoir essayé souvent ce remède, affirme qu'il réussit quelquefois contre le vertige abdominal.

3° Vésicants animaux.

Des Cantharides.

Meloe vesicatorius, Linné ; *Lytta vesicatoria*, Fabricius ; *Cantharis vesicatoria*, Geoffroy ; *Cantharis officinarum* (pharmaciens).

Partie pharmacostatique.

Pharmacographie. — La cantharide est un insecte de l'ordre des *Coléoptères*, du sous-ordre des *Hétéromères*, de la famille des *Trachélides*, de la tribu des *Cantharidies*, du genre *Meloe* de Linné, et *Cantharis* des modernes, et de l'espèce *Cantharis vesicatoria* de Geoffroy.

Caractères. — La tête est cordiforme, le corselet carré et rétréci en forme de col ; le corps est cylindroïde, long de 15 à 25 millimètres, et épais de 4 à 5 ; les yeux sont saillants et latéraux, les antennes longues, filiformes et composées de onze articles ; les membres antérieurs et moyens ont cinq articles, les postérieurs quatre seulement, et les uns et les autres sont terminés par des crochets bifides ; les ailes sont membraneuses, grisâtres et propres au vol ; les élytres sont molles, longues et flexibles ; toute la surface du corps est nuancée d'un vert doré très brillant présentant dans quelques points un léger reflet azuré.

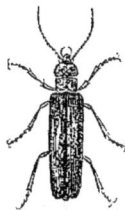

Les cantharides desséchées, et telles qu'on les trouve dans le commerce, sont très légères, puisque douze ne pèsent en moyenne que 1 gramme environ ; elles sont friables et se réduisent aisément en une poudre grisâtre, parsemée de points vert doré, débris des élytres et des pattes. Entières ou pulvérisées, elles exhalent une odeur forte, désagréable, qu'on a comparée à celle de la souris ; leur saveur est d'abord amère, puis chaude, et enfin âcre et irritante.

Origine et habitation. — Les cantharides habitent la partie méridionale de l'Europe ; on en trouve abondamment en France, en Espagne et en Italie. Elles se montrent dans nos pays vers la fin de mai et le courant de juin ; elles s'établissent de préférence sur les arbres de la famille des Jasminées, tels que le frêne, le lilas, le troëne ; on les rencontre aussi, mais plus rarement, sur le sureau, le chèvrefeuille,

(1) *Journ. vétér. et agric. de Belgique*, 1845, p. 79.
(2) *Loc. cit.*, p. 420.

le saule, l'orme, etc. Leur présence sur ces différentes plantes est accusée à de grandes distances par l'odeur insupportable qu'exhalent leurs essaims, qui ne sont pas également peuplés toutes les années.

Récolte et conservation. — La récolte des cantharides se fait le matin, parce qu'à cette heure de la journée elles sont encore engourdies par la fraîcheur de la nuit et mouillées par la rosée. Des draps de toile sont étendus sous les arbres, et par des secousses brusques on y fait tomber les insectes. Ceux-ci, une fois rassemblés dans un vase, sont soumis à l'action de la vapeur du vinaigre chaud, qui ne tarde pas à les asphyxier ; quelques gouttes d'une essence ou d'éther sulfurique produisent, dit-on, le même résultat avec beaucoup de rapidité. Quoi qu'il en soit, une fois mortes, les cantharides doivent être exposées au soleil ou à l'étuve afin de les dessécher complétement. Pour les conserver longtemps, il faut les mettre entières dans des vases bien clos et exempts d'humidité. Enfin, comme les cantharides sont attaquées à la longue par une espèce de mite (l'*Anthrenus museorum*), on a proposé pour y remédier divers moyens, entre autres le camphre, les huiles pyrogénées, l'alcool, l'acide acétique, le carbonate d'ammoniaque, etc. ; mais cette précaution est de peu d'utilité, attendu que ces petits insectes n'attaquent que les parties molles des cantharides et ne paraissent nullement diminuer la proportion de la cantharidine.

Falsifications. — On falsifie rarement les cantharides entières ; cependant on les humecte parfois avec de l'eau pour leur faire acquérir plus de poids. Mais la poudre est souvent fraudée ; on y mélange de l'euphorbe pulvérisée, de la sciure de bois très fine, etc. : ces adultérations ne peuvent être reconnues que par un examen physique très attentif, à l'œil nu, à la loupe, etc.

Composition chimique. — D'après les recherches de M. Robiquet, les cantharides renferment les principes suivants : de la *cantharidine*, de la *chitine* et un *principe huileux* et *volatil*, auxquels sont dues les propriétés vésicantes de ces insectes ; une *huile verte*, une *matière noire* et une *matière jaune*, dépourvues de vertus vésicantes ; enfin des acides *acétique*, *urique* et *phosphorique*, ainsi que des *phosphates* de *chaux* et de *magnésie*.

Cantharidine. — Elle est solide, en petites paillettes blanches micacées, inodore et d'une saveur excessivement âcre et irritante. Soumise à l'action de la chaleur, elle fond à 210 degrés et ne tarde pas à se volatiliser. Insoluble dans l'eau, elle se dissout aisément dans l'alcool, l'éther, les essences, les corps gras et la plupart des acides et des alcalis. Elle ne paraît pas neutraliser les acides et donner naissance à des sels. La cantharidine est bien évidemment le principe actif des cantharides, car elle détermine à la surface du corps et à l'intérieur les mêmes effets que ces insectes, mais avec beaucoup plus d'énergie. M. Dieu (1) estime que 6 centigrammes équivalent, pour l'activité, à environ 1 gramme de poudre de cantharides.

Pharmacotechnie. — Il n'existe pas dans la matière médicale un médicament qui entre dans un aussi grand nombre de formules magistrales et officinales destinées à l'usage externe que les cantharides ; elles font partie d'une multitude d'onguents, de pommades, d'emplâtres, de charges, de cérats, de liniments, de mixtures, de liqueurs diverses, etc. En revanche, pour l'usage interne, les préparations dans lesquelles entrent ces insectes sont très bornées. Dans l'impossibilité où nous nous trou-

_____

(1) *Trait. de mat. médic. et de thérap.*, t. II, p 80.

vons de faire connaître toutes les préparations cantharidées d'application extérieure,
nous nous bornerons à faire mention des suivantes, qui sont les plus usuelles :

1° Onguent vésicatoire vétérinaire.

℞ Cantharides en poudre . . . . . 600 gram. | Cire jaune . . . . 300 gram.
Euphorbe pulvérisée. . . . . . . 200 — | Huile d'olive. . . . . 1200 —
Poix noire et poix résine, de chaq. 400 —

Faites fondre la poix, la résine et la cire, ajoutez l'huile grasse et passez dans un linge ; incorporez les cantharides et l'euphorbe en remuant le mélange jusqu'à entier refroidissement.

2° Pommade cantharidée.

℞ Cantharides pulvérisées . . . . . 32 gram. | Cire jaune . . . . 64 gram.
Axonge. . . . . 380 — |

Faites digérer les cantharides dans la graisse fondue, passez avec expression, et ajoutez la cire
pour donner plus de consistance.

3° Huile cantharidée.

℞ Poudre de cantharides. . . . . . 125 gram. | Huile d'olive. . . . . 2 kilogr.

Faites digérer au bain-marie ou à une douce chaleur, pendant quelques heures, passez avec expression et filtrez.

4° Teinture de cantharides.

℞ Cantharides pulvérisées . . . . . 32 gram. | Alcool à 56 degrés cent. . . . . . 250 gram.

Faites tiédir l'alcool et passez à l'appareil de déplacement, ou faites digérer sur des cendres
chaudes pendant quatre ou cinq jours.

5° Vinaigre cantharidé.

℞ Poudre de cantharides . . . . . 64 gram. | Vinaigre fort. . . . . 500 gram.

Faites digérer à une douce chaleur pendant quelques jours, passez avec expression et filtrez.

Partie pharmacodynamique.

Médicamentation. — L'administration des cantharides à l'intérieur se fait à peu
près exclusivement par la bouche ; elles se donnent sous forme solide ou sous forme
liquide : dans le premier cas, on prépare des bols qu'on enveloppe dans du papier ou
de la pâte de farine et qu'on fait avaler immédiatement pour éviter l'irritation de la
bouche ; pour les petits animaux, on emploie la forme de pilules. Quand la préparation est liquide, on l'administre en breuvage pour que la déglutition soit immédiate.
Ces breuvages se composent avec de l'eau légèrement gommeuse ou mucilagineuse,
et une quantité déterminée d'huile, de teinture, de vin ou de vinaigre cantharidés. On
peut aussi traiter la poudre de cantharides par décoction avec l'eau ou le vin ; la cantharidine est peu soluble dans ces véhicules, mais elle s'y dissout à la faveur des
principes gras et albumineux contenus dans les cantharides. Enfin, pour éviter une
action irritante trop forte des voies génito-urinaires, on a l'habitude d'ajouter aux
préparations internes de ce médicament, du camphre, du nitre, du mucilage, etc.

Pour l'usage externe, on emploie les préparations liquides de cantharides en frictions et en embrocations ; quant à celles qui sont emplastiques ou onguentacées, on
les applique sur la peau rasée de ses poils, en évitant autant que possible de se servir
d'appareils et de bandages.

Posologie. — Les cantharides doivent toujours être administrées à l'intérieur à
petites doses, au moins dans le début de la médication ; il vaut toujours mieux diviser
les doses que les donner trop fortes d'emblée ; il est sage, également, de ne pas continuer sans interruption l'usage d'un médicament aussi actif : on suspendra donc

pendant quelques jours, chaque semaine, l'administration interne des cantharides, et on la continuera ensuite aussi longtemps que l'indication l'exigera. Le tableau suivant indique les doses qui conviennent aux divers animaux, et qu'on peut répéter au besoin deux fois par jour :

1° Grands ruminants.	. . . .	1,50 à 2,50 grammes.
2° Solipèdes.		0,50 à 1,50 —
3° Moutons et porcs		0,25 à 0,50 —
4° Chiens et chats.		0,02 à 0,25 —

Pharmacodynamie. — Les effets des cantharides doivent être distingués en *locaux* et en *généraux*, et les premiers subdivisés en *externes* et en *internes*.

1° Effets locaux externes. — Appliquées sur la peau, les préparations cantharidées ne tardent pas à y déterminer une rubéfaction d'abord, puis une inflammation vésiculeuse qui s'accompagne de peu de douleur, mais de beaucoup de cuisson, ce qui porte les animaux à se gratter, à se frotter aux corps environnants pour enlever la préparation vésicante ; on doit donc les fixer convenablement et les mettre dans l'impossibilité de le faire. L'apparition des vésicules est plus ou moins rapide, suivant diverses circonstances provenant du médicament et du sujet ; mais en général elle est comprise entre six et douze heures. Elles sont d'abord pleines d'une sérosité limpide, qui devient ensuite trouble, très plastique et souvent sanguinolente. Dès que les phlyctènes ont paru, la douleur et le prurit diminuent d'intensité, et quand le derme est mis à nu il est gonflé, très sensible, mais il n'est pas d'un rouge très foncé. Le pus que le vésicatoire sécrète est toujours d'une grande plasticité, et si l'on n'a pas le soin de renouveler tous les jours l'application vésicante, la surface dénudée ne tarde pas à se cicatriser sans laisser de tares bien marquées ; mais si les applications irritantes sont continuées pendant plusieurs jours, la suppuration devient abondante, les parties sous-jacentes sont le siége d'une infiltration séro-albumineuse, le derme s'altère, s'amincit, et peut même être frappé de gangrène si la préparation est trop active. En général, quand un vésicatoire a suppuré pendant quelques jours et que le derme a été attaqué profondément, la cicatrice ne se recouvre jamais de poils et le sujet est taré pour toujours.

La douleur locale déterminée par les cantharides n'est jamais bien vive, ainsi que l'observe Huzard père (*Mat. méd.* de Bourgelat, t. II, p. 100). « L'impression des » cantharides, dit-il, est fixe, continue, profonde ; elle n'est pas extrêmement in- » quiétante, et la douleur que produisent ces mouches ne paraît pas proportionnée » aux désordres locaux qui en sont la suite ; aussi les animaux qui en éprouvent les » effets y paraissent à peine sensibles. »

Les cantharides agissent sur les muqueuses comme sur la peau ; sur les plaies et les ulcères, leur action est très énergique et change bientôt l'aspect du pus sécrété. En général, la suppuration se modère sous l'influence des préparations vésicantes et devient de plus en plus plastique ; il se forme bientôt une membrane granuleuse qui tend à clore la solution de continuité, d'après M. Schaack (1), si elle n'est pas entretenue par une cause locale ou générale.

Introduites dans le tissu cellulaire, les préparations cantharidées y produisent une irritation proportionnellement plus forte que sur la peau. Chez le bœuf, selon

(1) Communication orale.

DES VÉSICANTS. 229

M. Cruzel (1), elles déterminent un engorgement considérable en peu de temps; et chez le cheval, suivant M. Delafond (2), elles provoquent souvent la gangrène du tissu cellulaire, le décollement de la peau, la formation d'un engorgement œdémateux lent à se résoudre, etc. Ces derniers accidents se montrent surtout lorsqu'on recouvre les mèches des sétons d'une couche trop épaisse d'onguent vésicatoire.

Les effets locaux externes des cantharides entraînent parfois après eux des accidents plus ou moins graves, et qui sont de deux espèces : les uns, purement *sympathiques*, consistent surtout en une fièvre de réaction plus ou moins intense; les autres, produits par l'*absorption* de la cantharidine, sont relatifs à une irritation plus ou moins grave des voies génito-urinaires et à une excitation générale plus ou moins prolongée. Ces accidents de l'usage externe des cantharides étant assez fréquents, il est indispensable de les faire connaître brièvement.

Fièvre de réaction. — La fièvre de réaction, qui consiste toujours dans l'accélération du pouls, l'augmentation de la chaleur, la rougeur des muqueuses, la sécheresse de la bouche, la perte de l'appétit, l'augmentation de la soif, etc., ne survient que quand l'application vésicante a eu lieu sur une large surface, quand les sujets sont jeunes, irritables, ou qu'ils y sont prédisposés par leur état maladif, etc.

Absorption. — L'absorption du principe actif des cantharides est un accident bien connu de la plupart des praticiens, par les désordres qu'il entraîne dans toute l'économie, et spécialement dans l'appareil génito-urinaire. D'abord signalée par Bourgelat (3) et Vitet (4), cette absorption a été observée aussi par M. Ch. Prévost (5), par Moiroud (6), par M. Delafond (7), etc. Les auteurs allemands (8) et anglais (9) signalent aussi cet accident, qui ne peut plus être mis en doute aujourd'hui, malgré les expériences de Barthélemy aîné (10), qui tendent à démontrer le contraire.

Les circonstances qui favorisent l'absorption des cantharides sont peu connues; cependant on en signale plusieurs qu'on peut attribuer au médicament et au sujet. Parmi les premières, on doit compter les suivantes : 1° une trop forte proportion de cantharides dans la préparation vésicante; 2° le mélange incomplet de cette poudre avec le topique emplastique; 3° une application trop étendue et trop persévérante, etc. Quant aux circonstances relatives au sujet, on remarque celles qui suivent : 1° une surface à peau mince ou dénudée; 2° des animaux affaiblis par des saignées réitérées ou une suppuration abondante qui ont épuisé le corps et désempli le système vasculaire, etc. Ces dernières circonstances, indiquées par M. Delafond, nous ont été confirmées par M. Chambert, qui nous a dit que l'absorption des cantharides était surtout à craindre durant les maladies de poitrine qu'on avait traitées au début par de larges saignées.

Les signes de l'absorption des cantharides, que nous avons pu observer dernièrement dans les hôpitaux de l'Ecole sur un cheval atteint de mal de garrot, qu'on traitait par l'onguent vésicatoire, sont les suivants : fièvre de réaction, conjonctives d'un rouge jaunâtre, tristesse, reins roides, érections fréquentes, urines abondantes, claires et filantes, expulsion douloureuse, agitation de la queue, etc. Dans d'autres

(1) *Journ. des vét. du Midi*, 1838, p. 178.
(2) *Thérap. gén*, t. I, p. 495.
(3) *Mat. médic.*, t. II, p. 406.
(4) *Médec. vét.*, t. III, p. 312.
(5) *Journ prat.*, 1829, p. 535.
(6) *Mat. médic.*, p. 462.
(7) *Thérap. gén.*, t. I, p. 496.
(8) Hertwig, *loc. cit.*, p 381.
(9) Morton, p. 155.
(10) *Comptes rendus d'Alfort*, 1822, p. 59.

circonstances, la cantharidine, au lieu de produire une action diurétique franche, comme dans le cas que nous venons de citer, tourne en quelque sorte son action irritante sur les organes urinaires ; alors on observe les phénomènes suivants : coliques néphrétiques ou vésicales, douleur du canal de l'urètre, rougeur du méat urinaire, gonflement du pénis, engorgement du fourreau, campements fréquents, expulsion de quelques gouttes d'une urine chargée et sanguinolente, strangurie, hématurie, etc. D'après M. Dieu (1), la *diurèse* et l'*irritation* des organes génito-urinaires sont deux phénomènes qui sont toujours en raison inverse l'un de l'autre : quand l'un est très-prononcé, l'autre l'est moins, et réciproquement.

Indépendamment de l'absorption de la cantharidine et de son action spécifique sur les organes génito-urinaires, on peut observer pendant l'usage externe des préparations vésicantes une sorte d'*infection* générale de l'économie animale par ce principe toxique. Ce phénomène remarquable, que nous n'avons trouvé indiqué nulle part, nous a été signalé par notre confrère M. Buer (2), qui l'a observé sur plusieurs chevaux atteints d'accidents articulaires qu'il traitait par un onguent vésicatoire surchargé de cantharides. Les signes les plus ordinaires de ce grave accident, qui se termine souvent par la mort, sont d'abord des collections séreuses sous-cutanées, sans siége bien fixe, mais qu'on observe le plus souvent au garrot et sur la hanche, la dépilation générale, la chute des crins, le dépérissement rapide, le marasme, puis enfin la mort. A l'autopsie, on ne trouve aucune lésion qui puisse indiquer la cause d'un événement si funeste.

2° Effets locaux internes. — Administrées à l'intérieur, aux doses que nous avons précédemment indiquées, les cantharides agissent à la manière des excitants gastro-entériques ; elles augmentent l'appétit, accélèrent la digestion, la circulation et la respiration, rougissent les muqueuses, améliorent la nutrition, activent les résorptions intercellulaires, amendent la suppuration des plaies et des ulcères, etc. A doses doubles ou triples de celles indiquées au tableau posologique, ces insectes déterminent divers désordres dans l'appareil digestif et dans les voies génito-urinaires ; il y a salivation, ténesme et défécations hâtives chez tous les animaux, vomissements chez les omnivores et les carnivores, ardeurs urinaires dans les diverses espèces, et presque toujours plus marquées chez les mâles que dans les femelles, etc. Enfin, à doses exagérées, on remarque dans ces deux appareils et dans toute l'économie des désordres spéciaux qui seront examinés comme *effets toxiques*.

3° Effets généraux ou dynamiques. — Quand le principe actif des cantharides a été absorbé et mêlé au sang, que ces insectes aient été appliqués à la surface du corps ou ingérés dans le tube digestif, il en résulte toujours une série d'effets généraux d'un aspect particulier, et qu'il importe d'autant plus de spécifier qu'il règne à cet égard dans la science les plus grandes divergences. D'après la plupart des auteurs français, les cantharides une fois absorbées resteraient toujours irritantes et détermineraient dans tout l'organisme une excitation des plus violentes. Selon les médecins italiens, au contraire, ces insectes produiraient bien une action locale irritante et destructive, mais, une fois parvenu dans l'intimité de l'organisme, leur principe actif agirait tout autrement et provoquerait les effets ordinaires des contro-stimulants. Il importe de décider de quel côté est la vérité.

Les partisans de ces deux systèmes contraires sont donc d'accord sur un point im-

(1) *Loc. cit.*, t. II, p. 32.
(2) Communication orale.

portant, à quelques nuances près : c'est que les cantharides agissent comme un corps irritant, soit à la surface du corps, soit dans le tube digestif, soit enfin dans les voies génito-urinaires où leur action irritante s'est en quelque sorte *localisée* ; mais sur le reste de la question, dissidence complète. Cependant il nous semble qu'il est possible de concilier les deux opinions sans porter aucune atteinte à la vérité expérimentale, et voici comment. Un fait incontestable, c'est que les cantharides causent, dès le principe, une excitation plus ou moins vive de tout l'organisme ; mais cette excitation est passagère et paraît tenir essentiellement au retentissement sympathique de l'irritation locale externe ou interne causée par les cantharides, au moyen du système nerveux. Un autre point, qui est à l'avantage de l'opinion italienne et que l'expérience paraît démontrer également, c'est qu'une fois l'excitation fébrile passée, il survient toujours un état d'asthénie et de stupeur vitales d'autant plus prononcées que la dose de cantharides employée a été plus considérable. Ce n'est donc pas sans raison que certains médecins admettent que la cantharidine porte avec elle quelque chose de *septique*. Ceci est démontré, non seulement par l'action générale des cantharides, mais encore par leurs effets locaux, qui s'accompagnent souvent d'engourdissement, de stupeur nerveuse locale, et souvent aussi d'une tendance prononcée à la gangrène dans les modifications matérielles qu'ils déterminent.

Un autre effet remarquable des cantharides, et sur lequel on n'a pas assez insisté à notre avis, c'est la nature des excrétions accidentelles ou morbides qu'elles provoquent sur les diverses surfaces. Ces excrétions sont toujours essentiellement plastiques et formées par un mélange fibrino-albumineux analogue à la membrane pyogénique des plaies suppurantes ou aux fausses membranes des séreuses. Cet effet se remarque, non seulement sur la peau ou les muqueuses visibles, mais encore dans le tube digestif, dans l'appareil urinaire, etc. M. Bretonneau, qui le premier paraît avoir signalé cette action singulière des cantharides, avait observé qu'en instillant de l'éther cantharidé dans la trachée et le larynx des chiens, il déterminait une inflammation membraneuse qui simulait parfaitement une affection croupale. En appliquant la même préparation sur la lèvre d'un chien, ce praticien célèbre remarquait constamment qu'après l'enlèvement de l'épiderme il se formait bientôt une fausse membrane qui se renouvelait à mesure qu'on la détachait, etc. (1).

On peut donc résumer de la manière suivante l'action complète des cantharides : 1° action *locale* externe et interne, irritante, avec exsudation plastique; 2° action irritante, *localisée* sur l'appareil génito-urinaire, avec excrétion d'urine albumineuse; 3° retentissement sympathique des irritations locales et localisées, et développement d'une fièvre de réaction plus ou moins intense; 4° enfin, action générale ou dynamique sensiblement stupéfiante et septique, surtout quand la dose a été exagérée, etc.

4° **Effets toxiques**. — Lorsqu'on administre dans le tube digestif une dose toxique de cantharides, on ne tarde pas à observer trois ordres d'effets : les uns sont relatifs aux voies digestives, les autres à l'appareil génito-urinaire, et les plus graves se manifestent dans le reste de l'organisme ou sont généraux. Il importe de dire quelques mots de chacun d'eux.

a. Les signes de l'irritation gastro-intestinale déterminée par les cantharides varient selon les animaux ; chez tous on observe de la rougeur de la buccale, une salivation plus ou moins abondante, un resserrement particulier du gosier, des coliques, des ténesmes, une purgation plus ou moins prononcée, etc. Dans les carnivores, et sans

(1) Trousseau et Pidoux, *Mat. médic. et thérap.*, t. I, p. 387.

doute aussi chez les omnivores, il survient des vomissements réitérés, abondants et glaireux ; chez les herbivores, le phénomène a été peu observé. Cependant Dupuy (1) a signalé des mouvements antipéristaltiques de l'œsophage chez un cheval auquel il avait administré 30 grammes de poudre de cantharides ; nous avons observé aussi cet effet sur un sujet vigoureux auquel nous avions donné en breuvage une décoction de 32 grammes de ces insectes dans un litre d'eau légèrement acidulée par l'acide acétique ; de plus, il y eut des bâillements, des nausées, des vomituritions, et enfin des efforts de vomissements semblables à ceux des chiens qui ont un corps étranger dans le gosier, ou des herbivores qui ont une rave, une racine dans l'œsophage. Ces efforts durèrent près de vingt-quatre heures.

b. Les symptômes d'empoisonnement par les cantharides fournis par l'appareil urinaire varient de nature selon les circonstances. Quand la préparation cantharidée a été administrée sous forme liquide, ou qu'on a administré après son ingestion, si elle était solide, une grande quantité de boissons, la diurèse s'établit d'emblée, devient abondante, et les organes génito-urinaires sont à peine attaqués (Dieu). Mais quand les cantharides ont été données sous forme solide, ces organes sont vivement affectés ; on remarque d'abord de l'excitation dans les organes génitaux : les testicules se rétractent et leurs cordons sont douloureux, le pénis devient le siège d'un priapisme continu ou intermittent ; le clitoris se contracte ; la plupart des animaux donnent des signes d'ardeur vénérienne, bien que cela ne soit pas très constant, etc. Dans les organes urinaires, on observe les phénomènes suivants : ardeurs d'urine, campements fréquents, sortie goutte à goutte d'une urine épaisse et albumineuse, coliques vésicales, reins roides et très douloureux, parfois expulsion d'une urine rougeâtre, sanguinolente et expulsée péniblement, etc.

c. Les phénomènes généraux de l'empoisonnement par les cantharides sont *primitifs* et *consécutifs*. Les premiers, de nature sympathique, consistent en une excitation plus ou moins vive : respiration accélérée, mouvements du cœur forts et pressés, muqueuses rouges, chaleur exagérée, agitation, inquiétude, etc. Les seconds, essentiellement dynamiques et appartenant en propre à la cantharidine, consistent en une sédation plus ou moins complète des forces vitales, comme l'indiquent les signes suivants : abattement général, pouls vif et mou, respiration lente et embarrassée, abaissement de la température de la peau et des membres, muqueuses livides, air expiré fétide, sueurs froides exhalant l'odeur de souris, tremblements musculaires, convulsions et paralysie des membres postérieurs chez les chiens, immobilité, assoupissement, station chancelante, chute sur le sol et mort sans agitation.

Lésions. — Les plus caractéristiques se rencontrent principalement dans le tube digestif et dans les voies génito-urinaires. Si l'ingestion a eu lieu sous forme liquide, on trouve déjà des traces d'irritation dans la bouche, le pharynx et l'œsophage ; mais si les cantharides ont été données sous forme solide et convenablement enveloppées, cette portion de la muqueuse digestive peut ne porter aucune trace du passage du poison. L'inflammation qu'on trouve dans l'estomac et dans les intestins varie beaucoup d'intensité : souvent elle est uniforme et superficielle ; d'autres fois elle est plus circonscrite, mais plus profonde, et s'accompagne d'ecchymoses, d'exsudations sanguines ou plastiques, de vésicules, d'ulcérations, etc. Dans les voies génito-urinaires, les désordres varient beaucoup aussi : les reins peuvent être irrités, mais rarement d'une manière grave ; les uretères sont toujours sains ; la muqueuse

(1) *Journ. prat.*, 1830, p. 409 et suiv.

de la vessie est au contraire toujours fortement injectée ; ce réservoir peut se trouver, du reste, dans deux états tout à fait opposés : dans un grand état de plénitude et de distension, ou dans un état de vacuité et de rétraction des plus prononcés ; ce dernier état paraît être le plus fréquent lorsque l'empoisonnement s'est un peu prolongé. En général, les organes de la poitrine ne fournissent aucune lésion caractéristique.

Antidotes. — Lorsque l'empoisonnement a eu lieu chez des animaux qui peuvent vomir, on doit s'empresser d'administrer un vomitif pour hâter l'expulsion d'une partie du poison ; dans tous les animaux, on emploiera un laxatif pour accélérer le cours des matières dans les intestins et la sortie de la substance irritante. En outre, on administrera abondamment des boissons albumineuses, gommeuses, mucilagineuses, farineuses, mais non huileuses, parce que les corps gras dissolvent la cantharidine et facilitent son absorption. Pour remédier à l'irritation des voies génito-urinaires, on donnera également des breuvages mucilagineux dans lesquels on aura fait dissoudre du nitre, du camphre, du laudanum de Rousseau, etc. Enfin, pour combattre les phénomènes dynamiques, les auteurs français conseillent les saignées, les diurétiques, les émollients, etc., tandis que les Italiens prescrivent les excitants et surtout les alcooliques. La vérité nous semble exister entre ces deux extrêmes : il est sage de suivre l'avis des Français pendant la période d'excitation de l'empoisonnement, mais il nous paraît prudent d'imiter la pratique des Italiens pendant la période de prostration.

Particularités relatives aux espèces.

1° **Solipèdes.** — C'est incontestablement sur les solipèdes que les cantharides développent le plus rapidement et le plus régulièrement leurs effets vésicants à la surface du corps. A l'intérieur, leurs effets locaux, localisés et dynamiques, se montrent aussi avec assez de régularité. La dose toxique n'est pas encore nettement déterminée. Gohier (1) a pu donner à un cheval atteint d'hydrothorax la poudre de cantharides associée à la térébenthine et à l'aloès, jusqu'à la dose de 12 grammes par jour sans inconvénient. Dupuy (2) a vu succomber les chevaux par une dose de 30 grammes donnée en bols. On peut donc poser comme règle générale, qu'au-dessus de 15 grammes, la poudre de cantharides, surtout sous forme liquide, devient toxique pour le cheval.

2° **Bêtes bovines.** — Le vésicatoire prend très lentement sur la peau du bœuf, et s'il produit sur le tégument à peu près les mêmes désordres que chez le cheval, il est loin de déterminer dans les tissus sous-jacents un engorgement aussi considérable. Nous avons remarqué aussi, dans les quelques essais que nous avons pu faire, que les produits exsudés à la surface du vésicatoire étaient tellement plastiques qu'une suppuration régulière ne pouvait s'y établir. Aussi est-on dans l'usage, quand on veut établir un vésicatoire sur la peau du bœuf, d'ajouter à la formule ordinaire de l'onguent vésicatoire, de l'émétique, de l'huile de croton tiglium, etc. A l'intérieur, le bœuf peut supporter des doses de poudre de cantharides beaucoup plus élevées que le cheval, surtout, d'après Favre (3), de Genève, quand on l'administre sous forme solide. Selon ce que rapporte M. Laborde (4), c'est une pratique vulgaire dans le Midi, et particulièrement dans le département du Gers, de donner aux génisses, 12 à

(1) *Comptes rendus de Lyon*, 1810, p. 6.
(2) *Journ. prat.*, 1830, p. 409 et suiv.
(3) *Hématurie des feuilles*, p. 9.
(4) *Recueil*, 1830, note de la page 60.

234 INFLAMMATOIRES LOCAUX.

20 grammes de cantharides pour déterminer l'apparition des chaleurs. La dose toxique n'est pas encore connue.

3° **Moutons**. — Pour placer un vésicatoire sur la peau du mouton, Favre (1), de Genève, recommande d'arracher la laine brin à brin sur l'endroit désigné; d'étendre la préparation vésicante sur un morceau de cuir, comme un emplâtre, de la ramollir à la flamme d'une chandelle, et de la faire adhérer à la peau. Au bout de douze à vingt-quatre heures, la phlyctène est formée; on l'enlève, on replace l'emplâtre vésicant, et l'on continue ainsi jusqu'à cicatrisation complète. Cet exutoire suppure pendant dix à quinze jours et se cicatrise en six et sept jours sans laisser de tare sensible. A l'intérieur, les cantharides doivent agir comme chez le bœuf, mais la dose toxique est inconnue.

4° **Omnivores**. — L'action externe ou interne, locale ou générale des cantharides sur le porc est complétement inconnue. Ce sont des recherches qui restent à faire.

5° **Chiens**. — Appliquées sur la peau du chien, les cantharides agissent à peu près comme chez l'homme. A l'intérieur, elles déterminent des effets qui varient selon que les voies digestives restent libres ou que l'œsophage a été lié; dans ce dernier cas, il suffit d'un quart de gramme ou de la moitié, au plus, pour les empoisonner mortellement; dans le premier cas, au contraire, il faudrait de 3 à 4 grammes pour produire le même résultat d'après M. Dieu (2), qui paraît avoir fait une étude attentive de ce médicament sur les chiens. Parmi les effets dynamiques provoqués par les cantharides chez ces animaux, on remarque des désordres nerveux qu'on n'observe pas aussi nettement chez les herbivores. C'est donc une particularité à noter.

Pharmacothérapie. — Les indications fort nombreuses des cantharides doivent être distinguées en *externes* et en *internes*.

1° INDICATIONS EXTERNES. — Quand on emploie les préparations cantharidées à l'extérieur, on le fait dans deux buts bien distincts: pour remédier à une maladie *interne*, ou pour combattre une affection *externe*. Examinons les deux cas.

a. L'emploi des cantharides comme agent révulsif ou dérivatif est très fréquent dans les diverses affections de la poitrine, de la gorge, des centres nerveux, etc. On recommande au contraire de s'en abstenir dans le cas de maladies du tube digestif et des voies génito-urinaires, à cause des accidents qu'entraîne l'absorption de la cantharidine. D'après M. Dieu (3), les vésicatoires agiraient moins d'après l'action révulsive qu'on admet généralement, que par l'absorption de la cantharidine qui aurait sur le cours de ces affections la même influence antiphlogistique que les autres controstimulants.

b. L'usage des préparations vésicantes sur les diverses lésions chirurgicales ou contre les maladies voisines de la peau est aujourd'hui très fréquent en médecine vétérinaire et y rend de très grands services. C'est à titre de *substitutif*, de *résolutif*, de *fondant*, etc., qu'on y a recours dans les divers groupes d'affections *externes*, que nous allons passer en revue.

Solutions de continuité. — Les accidents de cette catégorie qui sont traités avec avantage par les applications vésicantes sont d'abord les contusions et les plaies contuses déterminées par des coups de pied, des chutes, des heurts, des pressions

(1) *Journ. théor. et prat.*, 1830, p. 516.   (3) *Id.*, p. 66 et suiv.
(2) *Loc. cit.*, p. 24.

prolongées des harnais, etc., surtout quand elles sont voisines des os, des cartilages, des tendons, des articulations, etc. On les emploie aussi sur les plaies qui sont devenues le point de départ du tétanos, d'une infection purulente, etc., pour rappeler le mal en quelque sorte à sa source. Enfin, d'après M. Schaack, le meilleur moyen d'amener à cicatrisation les plaies contuses, suppurantes, qui sont profondes et sinueuses, c'est de les recouvrir d'une couche d'onguent vésicatoire qui favorise singulièrement la formation de la membrane granuleuse.

Tumeurs diverses. — C'est aujourd'hui une pratique vulgaire en médecine vétérinaire que d'attaquer la plupart des tuméfactions extérieures, récentes ou anciennes, par les applications vésicantes; on en retire, dans la plupart des cas, des avantages très grands. Les tumeurs qu'on traite par ce moyen puissant sont les diverses espèces de phlegmons, d'engorgements glandulaires, lymphatiques, sanguins; les éruptions graves comme celles du charbon, de la clavelée, du farcin, de la morve aiguë, le javart cutané, etc. Dans les tumeurs aiguës, la préparation vésicante agit principalement en attirant le flux inflammatoire à la surface de la tuméfaction et en y appelant les produits plastiques qui doivent s'épancher dans les tissus. Dans les engorgements indolents, les moyens de cette nature se montrent surtout efficaces en réveillant dans leur intimité un mouvement inflammatoire plus actif, en favorisant le ramollissement et la résorption des produits inflammatoires, etc.

Hygromas. — On comprend dans cette catégorie toutes les tumeurs plus ou moins circonscrites ou enkystées, qui sont tapissées par une séreuse incomplète, accidentelle ou agrandie, et qui recèlent une collection séreuse plus ou moins abondante, telles que la taupe, certaines variétés de mal de garrot, le capelet, l'éponge, le vessigon sous-cutané du genou, du boulet, les kystes superficiels, etc.; ou peut y comprendre aussi les foyers purulents avec clapiers, les décollements cutanés, etc.

Maladies articulaires. — On traite par les préparations vésicantes les contusions et les plaies pénétrantes, les distensions capsulaires ou ligamenteuses, les boursouflements des synoviales, le rhumatisme, les boiteries quelconques, les épanchements de matière plastique dans le sac synovial, etc. Vitet (1) donne l'histoire d'un cas de cette dernière espèce qui siégeait dans l'articulation radio-carpienne, et qui disparut parfaitement par l'application réitérée d'une pommade vésicante formée de parties égales de poudre de cantharides et d'huile concrète de laurier.

Maladies cutanées. — On emploie souvent sur les animaux, comme traitement essentiel ou auxiliaire, les préparations vésicantes pour combattre les affections rebelles de la peau, telles que la vieille gale, les dartres, les crevasses, les eaux aux jambes, l'éléphantiasis, etc. Cros père (2), vétérinaire à Milan, a employé avec avantage l'application de l'onguent vésicatoire sur le bourrelet d'un cheval atteint d'encastelure, afin d'accélérer la sécrétion de la corne et de remédier ainsi à cet accident.

Maladies des yeux. — Vitet (3) recommande les vésicatoires autour des yeux dans les maladies graves dont sont atteints ces organes, comme l'amaurose, la cataracte, les diverses espèces d'ophthalmies, etc. Gohier (4) et Brun (5), les ont employés dans ces divers cas, et surtout le premier, avec des avantages marqués.

(1) Loc. cit., p. 318.
(2) Recueil, 1830, p. 228.
(3) Loc. cit., p. 315 et 317.

(4) Mém. de médec. et de chirurg. vétér., t, II, p. 184.
(5) Compte rendu de Lyon, 1823, p. 37.

Aujourd'hui, d'après les conseils de M. Velpeau, on en fait souvent usage chez l'homme avec succès, dans un grand nombre de maladies rebelles des yeux.

2° INDICATIONS INTERNES. — Autant les indications des cantharides à l'extérieur du corps sont nombreuses et importantes, autant celles qui réclament leur ingestion intérieure sont rares et encore mal déterminées. Cependant il est quelques affections graves qui peuvent être amendées ou guéries par l'usage interne des cantharides ; de ce nombre sont les hydropisies asthéniques, le diabète et l'albuminurie, la paralysie de la vessie et du pénis, l'incontinence d'urine, les catarrhes vésical, vaginal, urétral, la morve et le farcin, la rage, le tétanos, l'anaphrodisie, etc. Gohier (1) a donné les cantharides mélangées à la térébenthine et à l'aloès, jusqu'à la dose de 12 grammes par jour, dans le cas d'hydrothorax, en aiguisant de plus les boissons avec de la lessive de cendres de bois ; les animaux rejetaient de grandes quantités d'urine, mais ne guérissaient pas toujours. M. Faber (2) a traité l'albuminurie du cheval par la teinture de cantharides donnée en boisson à la dose de 8 à 16 grammes par jour, et de plus par des frictions du même liquide sur les lombes, à plusieurs reprises. M. Bouissy (3) a essayé l'eau-de-vie cantharidée à l'intérieur, depuis 3 jusqu'à 12 grammes par jour, chez un étalon atteint d'anaphrodisie ; elle n'a procuré que des érections passagères sans remédier à l'impuissance. D'après M. Hertwig (4), les vétérinaires allemands et anglais emploieraient assez souvent les cantharides à l'intérieur contre la morve et le farcin, et parfois avec succès, etc.

Succédanés des cantharides ou autres insectes vésicants.

1° **Meloe proscarabæus**, Latreille. — Scarabée noir ou des maréchaux.

2° **Meloe majalis**, Olivier. — Scarabée vert-cuivre.

3° **Mylabris variabilis**, Dejean. — Mylabre de la chicorée.

4° **Dices Argus**, Olivier. — Mylabre Argus, etc.

§ III. — Des caustiques.

SYNONYMIE : Escharotiques, cautères potentiels, feux morts, etc.

Considérations générales. — On désigne sous la dénomination de *caustiques*, des agents irritants qui, doués d'affinités chimiques puissantes, détruisent les solides et les liquides du corps avec lesquels ils sont mis en contact, en s'y combinant chimiquement. La partie mortifiée prend le nom d'*eschare*.

Ces médicaments ont une manière d'agir si spéciale, qu'ils conservent une physionomie particulière qui les distingue nettement des autres agents de la matière médicale. Ils ont cependant une certaine analogie d'action avec les autres irritants, les rubéfiants et les épispastiques, mais au fond ils en diffèrent notablement : les premiers, en effet, développent primitivement de l'inflammation, et ce n'est que secondairement qu'ils entraînent des désordres matériels dans les parties où ils ont été appliqués ; les caustiques, au contraire, désorganisent d'abord les parties qu'ils touchent, et ce n'est que consécutivement à ce premier effet qu'une inflammation plus ou moins grave se manifeste dans les points altérés. Les astringents présentent

(1) *Compte rendu de Lyon*, 1810 et 1811.   (3) *Mém. de la Soc. vét. de Lot-et-Garonne*,
(2) *Journ. vét. et agric. de Belgique*, 1843,   1846, p. 70.
p. 279.   (4) *Loc. cit.*, p. 384.

aussi avec les caustiques une ressemblance marquée soit par leur nature chimique, soit par leurs effets locaux. Enfin, les médicaments escharotiques présentent avec le *cautère actuel* une analogie tellement grande qu'il est difficile de dire quelle différence essentielle existe entre les effets de ces deux ordres d'agents destructeurs. Nous essaierons cependant de faire ressortir les différences principales de leur action.

Origine. — La plupart des caustiques sont fournis par le règne inorganique ; cependant on peut en tirer quelques uns aussi du règne végétal, comme les acides acétique et oxalique, la créosote, certaines essences, etc. ; quant au règne animal, il n'en fournit aucun qui soit mis en usage.

Division. — Les anciens auteurs avaient distingué les caustiques en deux catégories : les *cathérétiques* et les *escharotiques*. Les premiers irritent simplement les tissus ou ne détruisent que la partie superficielle des surfaces : tels seraient, par exemple, l'alun calciné, les acétates de cuivre, la chaux éteinte, etc. Les seconds, au contraire, détruisent profondément les tissus où on les applique, et produisent, comme l'indique leur nom, une *eschare* ou partie *morte*. Cette distinction, quoique surannée, est encore admise par les chirurgiens; cependant elle n'est pas très rigoureuse, car il est facile de comprendre que la même substance peut se montrer à la fois escharotique ou cathérétique, selon la préparation qu'on lui fait subir, son degré de concentration, la dose employée, la nature des tissus attaqués, la durée de l'application, etc.

En chirurgie, on divise encore assez généralement les caustiques en *solides, pulvérulents, mous* et *liquides*, en faisant abstraction de leur nature chimique, et en se basant exclusivement sur leur état physique ou leur apparence extérieure. Cette distinction manque de netteté, puisque le même agent caustique peut revêtir toutes ces formes ; de plus, elle est peu rigoureuse et nullement scientifique; elle ne doit donc pas être conservée.

Schwilgué (1) divise les caustiques en deux catégories distinctes : ceux qui ne sont ni *absorbables*, ni *vénéneux*, et ceux qui sont *absorbables* et *toxiques*. Cette division très importante ne peut pas toujours être nettement observée dans la pratique. Cependant la science possède aujourd'hui des données qui peuvent faire prévoir dans la majorité des cas si un caustique peut être absorbé ou non.

M. Mialhe (2) fait une division analogue, mais sur d'autres bases; il distingue les caustiques en *coagulants* et en *fluidifiants*, selon que l'eschare à laquelle ils donnent naissance est *solide* ou plus ou moins *molle*. C'est la division que nous adopterons comme la plus nette et la plus rigoureuse.

Enfin, au point de vue purement chimique, on peut distinguer les agents escharotiques, en *corps simples* (iode, brome, phosphore), en *acides* (acides sulfurique, azotique, chlorhydrique, phosphorique, arsénieux, acétique, etc.), en *oxydes* (potasse, soude, baryte, chaux, bioxyde de mercure, etc.), en sels *haloïdes* (chlorures d'antimoine, de zinc, de mercure, bi-iodure mercuriel, sulfures d'arsenic, etc.), et en *oxysels* (nitrates d'argent et de mercure, sulfate de cuivre, alun calciné, etc.)

Pharmacotechnie. — Les caustiques s'emploient presque toujours à l'état de pureté, solides, mous ou liquides; cependant il arrive quelquefois qu'on les associe

---

(1) *Trait. de mat. médic.*, t. II, p. 460, 2ᵉ édit. Paris, 1809.
(2) *Traité de l'art de formuler*, p. ccxxxII.

entre eux ou qu'on y ajoute des auxiliaires ou des correctifs, pour proportionner leur énergie aux indications qui en réclament l'usage.

Médicamentation. — Les médicaments caustiques s'emploient à peu près exclusivement à l'extérieur ; quand on en administre quelques uns à l'intérieur, ils sont tellement atténués par la petitesse de la dose ou par la quantité des véhicules ou des excipients, qu'ils ne conservent plus les caractères d'un agent escharotique. On applique principalement les caustiques sur la peau, sur les solutions de continuité, dans les fistules, les abcès et les kystes, dans le tissu cellulaire sous-cutané, et enfin, sur les muqueuses voisines du tégument externe.

Les caustiques s'emploient solides, mous ou liquides, et dans ces divers cas il importe de se conformer aux prescriptions que nous allons indiquer.

L'agent escharotique, étant *solide* ou *pulvérulent*, devra être appliqué sur une surface ni trop sèche, ni trop humide : dans le premier cas, il ne mordrait pas suffisamment, et dans le second il serait délayé et n'agirait pas avec assez d'énergie ; on devra donc humecter la surface dans la première circonstance, et la dessécher autant que possible dans la seconde. Quand ils doivent être introduits sous forme de trochisques sous la peau ou dans une fistule, il est difficile de se conformer entièrement à ce précepte.

Les caustiques *mous* sont faciles à appliquer ; on les dépose sur la surface qui doit les recevoir et on les y maintient en les recouvrant d'étoupes et d'un appareil approprié. En général, il est prudent de recouvrir les parties environnantes d'une couche de suif ou de poix fondue, parce que les pâtes caustiques deviennent liquides par le contact du corps et s'épanchent ensuite sur les parties voisines les plus déclives.

Les préparations *liquides* escharotiques sont d'un usage fréquent et avantageux dans le cas de plaies anfractueuses, de fistules, d'abcès, de clapiers, de kystes, d'hygromas, etc., parce qu'elles s'étendent facilement partout et touchent tous les points qu'il est nécessaire de modifier. Les injections caustiques dans les plaies de mauvaise nature, les caries du mal de garrot et du mal de taupe, le javart cartilagineux, ont d'abord été préconisées par MM. Collignon (1), Verrier (2), Mariage (3), et étudiées d'une manière spéciale par M. H. Bouley (4). Aujourd'hui elles sont généralement employées.

Pharmacodynamie. — Les effets des caustiques sont à peu près exclusivement locaux, car la fièvre de réaction qu'ils occasionnent parfois, et l'absorption qui peut accompagner leur emploi, sont des accidents assez rares. L'action de ces médicaments se divise assez naturellement en trois périodes, qui sont : la formation de l'eschare, le développement du travail inflammatoire d'élimination, et enfin la cicatrisation qui lui est consécutive.

1° **Formation de l'eschare.** — Lorsque les préparations escharotiques sont appliquées sur des tissus sains ou altérés, elles y déterminent une action destructive plus ou moins profonde, qu'on a attribuée à un effet irritant, inflammatoire ou antivital des caustiques, mais qui paraît due véritablement à une combinaison de l'agent destructeur avec les éléments fluides ou solides des tissus attaqués. Les cautères poten-

(1) *Cliniq. vét.*, 1844, p. 434, et 1847, p. 172.
(2) *Clinique*, 1846, p. 493.
(3) *Guérison infaillible du javart*, etc., broch. in-12, 1847.
(4) *Recueil*, 1847, p. 485.

tiels sont, en effet, des agents chimiques doués d'affinités puissantes, soit pour l'eau, soit pour les éléments protéiques des solides et des liquides organiques: il en résulte que, quand ils sont mis en contact avec les surfaces vivantes, ils absorbent d'abord l'eau, puis les fluides nutritifs qui y circulent, et produisent ainsi une espèce de dessiccation et de crispation qui est le prélude de la formation de l'eschare; celle-ci prend naissance à mesure que le caustique, en se combinant aux fibres des tissus, détruit les interstices, les cavités, les vaisseaux, et fait disparaître toute trace d'organisation. Alors les parties atteintes ne présentent plus ni circulation capillaire, ni chaleur, ni sensibilité, ni sécrétions normales; elles ont entièrement changé d'aspect, elles sont mortes, et forment, relativement aux parties sous-jacentes, un véritable corps étranger qui doit être plus tard éliminé par la suppuration.

La durée de cette destruction locale varie selon la nature de l'agent caustique, ses qualités coagulantes ou fluidifiantes, la mollesse des tissus, etc. Les mêmes circonstances font aussi varier l'épaisseur de l'eschare; quant à son aspect, il varie aussi selon la nature du caustique et le temps qui s'est écoulé depuis sa formation; blanche ou grisâtre dès le principe, elle devient ensuite d'un noir plus ou moins foncé. La nature chimique de la partie mortifiée n'est pas encore nettement connue; mais ce qu'il y a de bien positif, c'est que l'agent caustique, en totalité ou en partie, entre dans la composition de l'eschare avec une ou plusieurs matières animales, dont la nature varie sans doute selon celle de l'agent destructeur. Ce qui prouve, du reste, la participation du caustique à la formation de l'eschare, ce sont les empoisonnements qui accompagnent parfois sa formation, et qui se continuent tant qu'elle est adhérente aux tissus.

Quelle que soit la nature de l'agent escharotique, la durée de son contact avec les tissus, son action destructive s'accompagne presque toujours d'une douleur plus ou moins vive. Celle-ci varie de nature et d'intensité selon le caustique et la nature des tissus : en général, plus le caustique est énergique et épuise promptement son action destructive, moins la douleur est développée; quant aux tissus, ils influent sur la douleur par leur organisation plus ou moins riche en nerfs sensitifs, par leur état normal ou pathologique, etc. On peut poser comme règle générale, qui souffre rarement d'exception, que la douleur est toujours plus vive sur les tissus sains que sur ceux qui ont été altérés par la maladie.

2° **Inflammation éliminatoire.** — Peu de temps après la formation de l'eschare il s'établit en dessous et au pourtour de cette partie mortifiée une inflammation plus ou moins violente, qui est destinée à détacher et éliminer peu à peu cette espèce de corps étranger. La région médicamentée devient donc douloureuse, tuméfiée et tendue; une lymphe plastique, plus ou moins imprégnée du caustique, s'épanche dans les tissus; et plus tard de la sérosité, puis du pus, se montrent entre la partie morte et les parties vives placées en dessous. Ces divers phénomènes, toutefois, ne sont bien marqués que quand l'escharification a été profonde et énergique; mais lorsque les caustiques n'ont été que cathérétiques, l'inflammation est à peu près nulle.

En général, la suppuration détache d'abord l'eschare à la circonférence, et peu à peu son action se propage vers son centre et finit par la détacher entièrement; il est des cas cependant où les choses se passent dans un ordre inverse, et où la suppuration se montre au centre de l'eschare pendant que la circonférence adhère encore fortement aux parties environnantes; alors on est obligé de fendre crucialement la partie morte, pour donner écoulement au pus et faciliter l'élimination de cette dernière.

Enfin, il est des circonstances où, malgré la formation d'une eschare épaisse, il ne se développe aucune inflammation bien sensible et où les parties se dessèchent au lieu de suppurer ; on remarque surtout cet effet quand on laisse la préparation caustique en contact avec l'eschare, comme la pâte de Canquoin, la pâte arsenicale, etc.

C'est pendant la deuxième période de l'action des caustiques que se montrent parfois deux accidents généraux : l'un, purement *sympathique*, consiste dans une fièvre de réaction plus ou moins intense, c'est le plus rare ; l'autre, dû à l'*absorption* d'une partie de l'agent caustique, présente une physionomie spéciale selon chaque agent escharotique. D'après M. Mialhe, l'absorption et l'empoisonnement par l'usage des caustiques sont plus fréquents quand ces agents sont fluidifiants que lorsqu'ils sont coagulants ; cependant certains remèdes de cette dernière catégorie peuvent aussi causer l'empoisonnement parce que l'eschare formée est en partie soluble dans les liquides animaux : telles sont, par exemple, les préparations de cuivre et de mercure. Moiroud (1) a étudié avec beaucoup de soin l'absorption des caustiques les plus employés en chirurgie vétérinaire ; nous en parlerons en traitant de chacun de ces agents en particulier.

3° **Cicatrisation**. — La cicatrisation des parties cautérisées s'opère par le même mécanisme que celle des plaies suppurantes avec perte de substance, c'est-à-dire que, pendant la suppuration, il se forme d'abord une membrane pyogénique, puis ensuite une membrane granuleuse qui clôt la solution de continuité. La cicatrisation s'opère plus ou moins vite, selon la nature du caustique, selon les désordres qu'il a produits, selon l'affection à laquelle il devait remédier, selon qu'il était bien ou mal adapté à la nature du mal, etc. Il arrive souvent même qu'une deuxième, une troisième cautérisation sont nécessaires pour amener une cicatrisation durable. Enfin, il se présente des cas, malheureusement assez fréquents, où l'emploi des caustiques ne peut amener aucune cicatrisation régulière : ex., ulcères morveux, farineux, cancéreux, etc.

Indépendamment de la formation de la cicatrice, il s'opère dans les parties profondes de la partie cautérisée une résorption des fluides épanchés et des molécules du caustique, qui change peu à peu le mode de nutrition et de vitalité des tissus, et assure ainsi la guérison durable de l'affection qu'on a voulu détruire. Les cautères potentiels sont donc plus que des agents *destructeurs*, ce sont encore des *modificateurs* locaux et généraux puissants, ce qui les différencie beaucoup du cautère actuel qui détruit plus qu'il ne modifie. Cette différence essentielle constitue pour la pratique une question d'une si haute importance, que nous croyons devoir l'examiner ici avec quelque soin.

Parallèle entre le cautère actuel et les cautères potentiels. — Il existe entre le cautère actuel, d'un emploi si fréquent en chirurgie vétérinaire, et les caustiques, des analogies et des dissemblances qu'il importe d'établir avec netteté. Dans ce but, nous suivrons le même ordre que précédemment, et nous distinguerons dans l'action du feu trois périodes comme pour celle des escharotiques.

a. Quand on applique un cautère sur des parties vivantes, il donne lieu, comme les caustiques, à la formation d'une eschare, mais par un mécanisme tout différent. Le cautère, par la grande quantité de calorique qu'il renferme, volatilise d'abord les fluides de la partie, la dessèche et la racornit, et enfin la décompose complètement

(1) *Recueil*, 1828, p. 518.

en déterminant l'union de ses principes constituants dans d'autres proportions, et en mettant à nu l'excès de carbone contenu dans toute partie organisée. Il se passe ici ce qui a lieu dans la décomposition des matières organiques par le calorique à une haute température. L'eschare est donc formée principalement de carbone et ne renferme pas, comme celle des caustiques, des principes étrangers à l'organisme. La douleur qui accompagne la cautérisation est, comme pour les agents escharotiques, en raison inverse de l'activité de l'agent destructeur, c'est-à-dire qu'un cautère chauffé au rouge produit plus de douleur que celui qui est arrivé à la chaleur blanche.

b. Le développement de l'inflammation éliminatrice est toujours prompt après l'emploi du cautère actuel ; cependant son intensité paraît être en raison inverse de la destruction des tissus : par exemple, l'expérience a démontré qu'un cautère très chaud détruit rapidement les parties qu'il touche, mais qu'il pénètre peu profondément, à cause de la couche charbonneuse et peu conductrice qui s'interpose entre lui et les parties sous-jacentes, et que l'inflammation qui s'ensuit est relativement peu développée ; tandis qu'un cautère modérément chaud détruit peu les tissus sur lesquels on l'applique, mais agit profondément sur ceux qui sont placés plus profondément, et provoque toujours un afflux considérable d'humeurs séro-plastiques dans la trame de ces tissus, etc.

La cautérisation par le fer rouge peut déterminer une réaction sympathique, mais elle ne peut évidemment occasionner des accidents toxiques comme les cautères potentiels, ce qui est d'un grand avantage. Le cautère actuel, d'autre part, n'agit directement que sur les parties qu'il touche, et si les parties profondes sont modifiées par son action, c'est principalement en y provoquant un afflux sanguin, et par suite une exhalation de lymphe plastique ; tandis que les caustiques, après avoir déterminé la formation de l'eschare, pénètrent encore de proche en proche dans la profondeur des tissus, s'y combinent chimiquement et produisent des effets qui vont en s'affaiblissant dans une sphère variable selon les circonstances : là ils agissent comme des cathérétiques, plus loin comme des irritants, plus loin encore à la manière des astringents, et enfin, aux extrêmes limites de leur sphère d'activité, ils ne sont plus, sans doute, que des agents excitants. L'action des cautères potentiels est donc toujours plus complexe que celle du feu.

c. La cicatrisation des parties brûlées s'opère, en général, avec une grande activité, et le tissu de cicatrice jouit de propriétés rétractiles plus marquées encore que celui qui est produit par les caustiques. Quant à la résorption des produits épanchés, elle a lieu avec une assez grande rapidité et suit toujours les progrès de la suppuration ; à mesure que les tissus se dégorgent de ces produits inflammatoires, ils reviennent à leur premier état et ne paraissent pas, dans la majorité des cas, avoir conservé une modification bien profonde de ces changements interstitiels. C'est en cela principalement que les cautères potentiels sont bien supérieurs dans un grand nombre de circonstances, au cautère actuel, dont l'action est toujours passagère et à peu près partout la même ; tandis que les caustiques, outre qu'ils ont chacun leur mode particulier d'action, paraissent en outre exercer un effet durable sur la nutrition des tissus dans lesquels leurs molécules se sont infiltrées, et agir spécifiquement sur un grand nombre d'affections locales ou générales.

Pour résumer le parallèle que nous venons d'établir entre ces deux ordres d'agents destructeurs, nous dirons : 1° que dans la formation de l'eschare le feu agit physiquement et en décomposant les tissus, tandis que les caustiques agissent chimiquement et en les entraînant dans des combinaisons accidentelles qui en détruisent la

16

texture et les propriétés; 2° que pendant la période inflammatoire, le cautère agit principalement en provoquant la formation, dans les tissus, de produits plastiques; et que les agents eschárotiques agissent à la fois par ce mécanisme, et de plus par les combinaisons chimiques qu'ils contractent dans l'intimité des parties cautérisées; 3° qu'après la cicatrisation des parties brûlées, il reste peu de modifications vitales dans les tissus, tandis que dans celles qui ont subi l'action des caustiques, outre les résultats de l'action destructive de ces agents, il reste encore ceux de l'action médicinale, curative, qu'ils ont exercée; 4° enfin, que s'il existe souvent entre ces deux ordres d'agents une grande analogie dans les phénomènes physiologiques qu'ils provoquent dans l'économie animale, il y a dans la plupart des cas des différences thérapeutiques considérables : le cautère actuel agit toujours et partout de la même manière et comme les caustiques coagulants, tandis que les cautères potentiels ont chacun un mode spécial d'action, et que ceux qui sont fluidifiants n'ont qu'une analogie très éloignée avec le feu.

Pharmacothérapie. — Les maréchaux et les hippiâtres faisaient autrefois un usage fréquent et souvent abusif des caustiques, soit parce qu'ils supposaient de grandes vertus curatives à ces agents, soit parce que étant faibles anatomistes, ils n'osaient pas faire usage du bistouri, dans la crainte d'ouvrir des vaisseaux, des canaux, des cavités, de couper des nerfs, etc. De nos jours, les empiriques suivent encore les mêmes errements, et sans doute pour les mêmes motifs.

Les vétérinaires du siècle dernier, encore imbus des idées de la vieille médecine, firent aussi un emploi fréquent des caustiques; mais, mieux éclairés que leurs devanciers, ils surent en tirer un parti fort avantageux en évitant les abus et en ne les employant qu'à propos. Ceux du XIXᵉ siècle, meilleurs anatomistes et plus habiles chirurgiens, les ont moins employés que leurs prédécesseurs, et ont peu à peu remplacé les caustiques par le fer rouge et le bistouri, d'autant plus que Broussais avait condamné les cautères potentiels comme inutiles ou dangereux; ils tombèrent donc peu à peu dans un discrédit complet, même en chirurgie humaine. Depuis quelques années, une vive réaction se manifeste de toute part en faveur des caustiques, et les ramènera sans doute bientôt à leur ancienne splendeur; les praticiens éclairés n'ont pas tardé à reconnaître, en effet, que les agents eschárotiques n'ont pas seulement une action destructive comme le feu, mais qu'ils possèdent de plus des vertus curatives qui les rendent indispensables dans un grand nombre de circonstances. Les succès éclatants obtenus récemment au moyen des injections caustiques répétées ont tout à fait gagné le procès de ces agents en chirurgie vétérinaire.

Les indications des caustiques étant fort nombreuses, il nous a paru utile de les grouper dans les catégories suivantes pour faciliter la mémoire.

1° **Pour établir un exutoire.** — Pour remplir cette indication, on emploie les caustiques sous forme de trochisques et on les introduit sous la peau. Dans la première période, ils agissent comme des *révulsifs*, et pendant celle de suppuration, comme des *dérivatifs* spoliateurs et dépurateurs. On peut en faire usage contre les phlegmasies internes, en les appliquant sur les parois des cavités splanchniques; cependant on ne les emploie guère que vers les grandes articulations dans le cas de boiteries rebelles et anciennes.

2° **Pour produire une inflammation substitutive.** — On fait souvent usage des caustiques pour modérer ou arrêter les inflammations diverses des muqueuses voisines de la peau; de ce nombre sont les ophthalmies externes et internes, le chémosis, l'onglet, le catarrhe nasal, ceux du vagin et de l'urètre, l'otite et l'otorrhée, la balanite du bœuf et du chien, l'angine tonsillaire, le croup, la stomatite couenneuse, etc.

3° **Pour provoquer une inflammation adhésive.** — Les accidents chirurgicaux qui exigent l'emploi des injections caustiques pour faire adhérer les parois des cavités accidentelles sont les suivants : les fistules des canaux naturels, les kystes, les hygromas sous-cutanés, comme la taupe, le capelet, l'éponge, etc., les cavités séreuses dilatées, qu'elles appartiennent aux tendons ou aux articulations, les fausses articulations, les varices superficielles, les hernies, les abcès étendus, etc.

4° **Pour faciliter la cicatrisation des plaies et des ulcères.** — Les plaies trop bourgeonneuses et à pus séreux sont promptement amendées ou guéries par l'application méthodique des caustiques ; celles qui sont sinueuses, accompagnées de fistules, de caries, en reçoivent toujours des modifications favorables à leur cicatrisation. Enfin, les ulcères morveux, farcineux, dartreux, galeux, cancéreux, etc. ; s'ils résistent souvent à l'action des caustiques, cèdent encore moins facilement aux effets des autres agents médicinaux ou chirurgicaux.

5° **Pour détruire les venins et les virus.** — Toutes les fois qu'une plaie est infectée d'un venin ou d'un virus, on doit y appliquer, le plus tôt possible, un caustique énergique et sous forme liquide, afin de détruire sur place l'agent contagifère et d'en empêcher l'absorption. C'est ainsi qu'on agit contre la morsure de la vipère, contre celles des animaux enragés, contre les piqûres au moyen d'instruments imprégnés de matières putrides, de virus morveux, farcineux, charbonneux, claveleux, etc.

6° **Pour ouvrir des abcès, des kystes, etc.** — Quand ces foyers purulents ou séreux existent à la surface du corps, le bistouri et le fer rouge sont les meilleurs moyens de donner issue à leur contenu ; mais s'ils sont situés dans une cavité splanchnique, les cautères potentiels conviennent mieux, en ce sens qu'ils font adhérer entre elles les parties qu'ils traversent à mesure qu'ils les perforent, et préviennent ainsi des épanchements, avantage immense que n'auraient pas les deux premiers moyens. Dans cette catégorie se trouvent les abcès du foie, des reins et de la cavité abdominale, les kystes internes, ceux de l'ovaire, l'hydatide du tournis, les collections séreuses ou purulentes des cavités splanchniques, etc.

7° **Pour détruire des tissus morbides.** — Dans cette catégorie, fort nombreuse, nous trouvons les diverses espèces de tumeurs, telles que le squirrhe et le cancer, les tumeurs farcineuses, charbonneuses, gangréneuses, les verrues, les polypes, les cors, les exostoses, les ostéosarcomes, etc.; on peut aussi ranger dans les tissus morbides, le javart cartilagineux, le crapaud, le piétin, la limace, etc.

8° **Indications du cautère actuel.** — Indépendamment des cas que nous venons de citer, le feu est employé très souvent sur les articulations et les tendons pour remédier à leurs diverses altérations ; on en fait également usage de préférence dans les morsures superficielles des animaux enragés, contre les tumeurs charbonneuses et gangréneuses, les caries osseuses, les hémorrhagies des tissus très mous, les paralysies locales, etc.

I. — CAUSTIQUES COAGULANTS.

Dans cette catégorie, la plus nombreuse, sont compris tous les caustiques qui coagulent immédiatement l'albumine et qui forment avec les parties mortifiées du corps un *coagulum* ou une *eschare* plus ou moins solide. Ils se divisent en deux sections : ceux dont le coagulum est insoluble, et qui, par conséquent, ne sont ni absorbables ni vénéneux (*iode*, *brome*, *phosphore*, *acides minéraux*, *sels de zinc*, *d'antimoine* et *d'argent*, etc.) ; et ceux dont le coagulum, quoique primitivement solide, peut se dissoudre, à la longue, dans les liquides et les principes constituants de l'organisme (sels de *cuivre* et de *mercure*).

Nous allons examiner les plus importants de ces caustiques.

1° Caustiques coagulants non absorbables.

A. CAUSTIQUES COAGULANTS ACIDES.

a. Acide sulfurique.

SYNONYMIE : Huile de vitriol, Acide vitriolique.

Pharmacographie. — Liquide visqueux, d'apparence oléagineuse, incolore, inodore, d'une saveur extrêmement caustique, d'une densité de 1,85, marquant 66 degrés au pèse-acide de Baumé. Il entre en ébullition à 310 degrés et se dissout en toute proportion dans l'eau et l'alcool, dont il élève considérablement la température. Il attaque un grand nombre de corps simples ou composés, et détruit la plupart des matières organiques, végétales ou animales.

Pharmacotechnie. — Les préparations caustiques dans lesquelles entre l'acide sulfurique sont assez nombreuses ; nous indiquerons les suivantes qui sont les plus employées :

1° *Liqueurs styptiques.*

♃ Acide sulfurique. . . 150 ou 250 gram. | Eau ordinaire. . . . . 1 litr.
Ajoutez l'acide à l'eau goutte à goutte en remuant constamment.

Ces préparations ont été préconisées par M. Plasse (1), vétérinaire à Niort, contre le crapaud du cheval, les eaux aux jambes, le piétin du mouton, etc. ; mais elles ne sont pas nouvelles, puisque de la Bère Blaine (2) employait déjà un mélange de cette nature (32 grammes d'acide pour 200 grammes d'eau environ), contre les eaux aux jambes si communes en Angleterre.

2° *Eau de Rabel.*

♃ Acide sulfurique. . . . . 1 part. | Alcool ordinaire . . . . 3 part.
Ajoutez l'acide par petites portions dans l'alcool et agitez.

Excellent caustique astringent contre les plaies blafardes, les caries, les fistules. En mélangeant ces deux liquides à *parties égales* en poids, on obtient l'*élixir acide de Haller*, qui est un caustique beaucoup plus actif que l'eau de Rabel.

3° *Liqueur caustique de Mercier* (3).

♃ Acide sulfurique. . . . . 1 part. | Essence de térébenthine. . . . . . . 4 part.
Mettez l'essence dans une terrine placée dans de l'eau froide, ajoutez-y l'acide goutte à goutte, remuez sans cesse et laissez refroidir avant de l'employer.

Préconisée par l'auteur contre la fourchette pourrie, le crapaud, le piétin, les eaux

(1) *Clinic. vétér.*, 1845, p. 591, et *Journ. des vétér. du Midi*, 1848, p. 122.
(2) *Notions fond. de l'art vétér.*, t. III, p. 401.
(3) *Trait. du crapaud ou podo-parenchydermite chronique.*

aux jambes, la crapaudine, les vieilles crevasses, etc.; cette préparation paraît jouir d'une certaine efficacité contre ces divers accidents chirurgicaux. Du reste, elle est très ancienne en médecine vétérinaire et plusieurs auteurs en font mention. L'*huile chaude* des maréchaux est un mélange à parties égales d'acide sulfurique, d'essence de térébenthine et d'huile de lin (1). La liqueur caustique du professeur Stonig (2) contre le piétin est aussi un mélange d'essence de térébenthine et d'acide sulfurique; le vétérinaire anglais Stockley (3) employait comme révulsif chez le cheval un mélange de 8 parties de cette essence contre 1 partie d'acide. Enfin, d'après M. Hertwig (4), on fait usage en Allemagne d'un mélange caustique formé de 16 grammes d'acide, 64 grammes d'essence et 380 grammes d'eau-de-vie, contre le piétin.

4° *Pâte caustique de Plasse* (5).

24 Alun calciné . . . . 100 gram. | Acide sulfurique. . . . . q. s.
Pour faire une pâte peu consistante.

Contre le crapaud.

5° *Caustique safrané de Velpeau* (6).

24 Safran. . . . . 1 part. | Acide sulfurique . . . . 2 part.
Mélangez jusqu'à homogénéité parfaite.

Contre les tumeurs cancéreuses. Ce caustique, qui est noir et de la consistance d'une pâte, produit une eschare noirâtre, dure, sonore et parfaitement délimitée.

Action. — L'acide sulfurique concentré agit rapidement et très énergiquement sur les tissus qu'il touche. Doué d'une affinité puissante pour l'eau, il sollicite une partie de l'oxygène et de l'hydrogène des tissus à s'unir et met à nu leur carbone, d'où la formation d'une eschare noirâtre. La cautérisation par l'acide sulfurique est très douloureuse, profonde, et s'accompagne de la condensation et du froncement des parties environnantes; elle provoque toujours une inflammation assez intense.

Indications. — Cet acide a été préconisé contre les verrues, les poireaux, les grappes, les eaux aux jambes, le fic, les polypes, la limace, le piétin, le crapaud, la crapaudine, l'éponge, etc. Chabert (7) a surtout préconisé ce caustique contre le glossanthrax des grands ruminants : « Les ulcères qui auront été touchés par l'acide vitriolique, dit ce grand praticien, quelles que soient leur profondeur, leur irrégularité et leur malignité, deviendront beaux au bout de trois ou quatre ablutions (avec une décoction d'aristoloche et de feuilles de ronce, mélangée à l'eau-de-vie camphrée et au vinaigre), et tout progrès d'excavation et de corrosion sera promptement arrêté à la faveur de ce remède. » Il paraît que depuis longtemps cet acide est employé pour réduire les hernies des poulains en Allemagne, comme on le fait aujourd'hui en France avec l'acide nitrique. D'après M. Hertwig (8), on frictionne la tumeur le matin et le soir, les deux premiers jours; une fois seulement le troisième et le quatrième jour, et pour les suivants jusqu'au dixième ou treizième. Ces frictions se font avec un mélange d'acide sulfurique avec l'huile de lin et l'essence de térébenthine. La guérison a lieu du seizième au vingtième jour. D'après ce que nous a rapporté M. Chauveau,

(1) Bracy-Clarck, *Pharmacop. vétér.*, p. 7.
(2) *Recueil*, 1827, p. 468.
(3) De la Bère Blaine, *Not. fond.*, t. III, p. 161.
(4) *Loc. cit.*, p. 552.

(5) *Journ. des vétér. du Midi*, 1848, p. 123.
(6) *Gazette des hôpitaux*, juin 1845.
(7) *Inst. vétér.*, t. I, p. 173, 4e édit.
(8) *Loc. cit.*, p. 553.

un vétérinaire de sa connaissance, M. Pauleau, de Montereau, emploie depuis long-temps, et toujours avec succès, la cautérisation avec l'acide sulfurique pour guérir ce qu'on appelle, dans le pays, la *goutte* des vaches : c'est un gonflement parti-culier des capsules synoviales articulaires ou tendineuses, avec hydropisie de leur sac séreux. On porte parfois la cautérisation jusqu'à la destruction complète de la peau, etc.

Quant à l'*eau de Rabel*, son emploi est fréquent, soit à l'extérieur comme caus-tique, soit à l'intérieur comme astringent. Comme agent escharotique, on en fait usage contre les plaies de mauvaise nature, celles qui sont atoniques, anfractueuses, fistuleuses, contre le mal de garrot, la taupe, les crevasses, les aphthes, les dartres rongeantes, etc. Mathieu (1), d'Épinal, ajoutait de l'eau de Rabel aux collutoires formés de décoction d'orge et de feuilles de ronce, destinés à nettoyer la bouche des ruminants atteints d'aphthes. MM. Mercier et Gille (2) ont beaucoup préconisé ce caustique contre les plaies pénétrantes des articulations; M. Lemarchand (3) a injecté avec succès l'eau de Rabel dans le trajet des sétons qui ont déterminé des engorge-ments gangréneux; M. Lafosse (4) s'en est servi utilement contre l'inflammation ulcérative du fourreau du bœuf; M. Auloge (5) fait un fréquent usage de cet agent modificateur dans les solutions de continuité qui languissent, surtout chez les rumi-nants : il lui reconnaît pour avantage de raffermir les tissus, d'épaissir les sécrétions, de modérer le prurit qui accompagne la cicatrisation, etc. A l'intérieur, l'eau de Rabel étendue d'eau ordinaire ou de décoctions végétales amères est un astringent et un antiputride précieux dans les hémorrhagies passives, les affections gangré-neuses, etc. M. Pottier (6) l'a employée avec beaucoup de succès contre l'hématurie des grands ruminants : la dose quotidienne était de 90 grammes pour un bœuf, de 60 grammes pour une vache, dans 3 litres d'eau; elle était donnée en deux fois.

b. Acide azotique ou nitrique.

SYNONYMIE : Eau-forte, Esprit de nitre, etc.

Pharmacographie. — Il est liquide, incolore ou jaunâtre, d'une odeur forte et piquante, d'une saveur très caustique, d'une densité, à son maximum de concen-tration, qui égale 1,52, marquant 46 degrés à l'aréomètre de Baumé, bouillant à 86 degrés centigrades et renfermant 15 pour 100 d'eau de combinaison. Celui du com-merce, beaucoup moins concentré, pèse seulement de 35 à 36 degrés Baumé, et entre en ébullition à la température de 120 degrés centigrades; la combinaison la plus stable est celle qui marque 42 degrés Baumé. Soluble en toute proportion dans l'eau et l'alcool, cet acide se combine avec l'acide chlorhydrique et constitue un mélange très caustique appelé *eau régale*. Attaquant très vivement la plupart des corps inorganiques, cet acide agit encore plus fortement sur les matières organiques qu'il suroxygène et colore souvent en jaune, notamment celles d'origine animale.

Pharmacotechnie. — L'acide azotique concentré s'emploie seul le plus souvent à titre de caustique; cependant on peut modérer son activité avec l'eau, l'alcool et

(1) *Recueil*, 1830, p. 49.
(2) *Recueil*, 1840, p. 460 et 473.
(3) *Mém. de la Soc. vétér. du Calvados et de la Manche*, n° 12, p. 173.
(4) *Journ. des vétér. du Midi*, 1849, p. 57.
(5) Communication orale.
(6) *Recueil*, 1841, p. 146.

même les corps gras, comme on le voit dans la pommade oxygénée d'Alyon, formée de 1 partie d'acide nitrique et de 8 parties d'axonge, etc.

Action. — Appliqué sur les tissus sains ou malades, l'acide azotique agit avec rapidité à la manière des caustiques les plus énergiques ; il forme une eschare jaunâtre qui est d'abord mollasse, mais qui devient bientôt dure et résistante ; indépendamment de cette désorganisation superficielle, cet acide pénètre peu à peu dans les parties sous-jacentes et y détermine des désordres variables selon la quantité de l'acide employé, son degré de concentration, la durée de son application, etc. En tous cas, son action est toujours accompagnée d'une vive douleur et suivie d'un engorgement plus ou moins considérable, avec fièvre de réaction ou non.

Indications. — L'usage de l'acide azotique est vulgaire pour détruire les verrues, les fics, les poireaux, les excroissances diverses; on en fait souvent usage aussi sur les plaies envenimées, infectées ou virulentes, sur celles qui sont anciennes et qui manquent de ton, sur les ulcères calleux, dans les trajets fistuleux avec carie osseuse ou cartilagineuse, etc. De la Bère Blaine (1) en recommande l'usage contre les eaux aux jambes, en lotions, à la dose de 32 grammes dans 200 grammes d'eau. Le docteur Lallemand (2) en a prescrit l'application, après qu'il a été convenablement affaibli, dans le cas de périostose et d'exostose ; on fait des frictions sur le point malade jusqu'à ce que l'épiderme commence à s'enlever, que la peau brunisse et devienne douloureuse; quinze jours à trois semaines suffisent ordinairement pour résoudre les exostoses qui ne sont pas trop anciennes. Ce caustique a surtout été recommandé par Morel de Vindé (3) contre le piétin du mouton à son début. Il produit, dit M. Delafond (4), des effets merveilleux : on l'étend sur l'ulcère et on l'introduit sous la corne décollée avec une barbe de plume ; l'eschare jaunâtre tombe au bout de deux ou trois jours et l'animal est guéri. Il paraît que, quand le piétin est déjà ancien et qu'il a déterminé des désordres graves dans l'onglon, ce remède est beaucoup moins efficace. Enfin, M. Lafosse (5) l'a employé avec succès contre l'inflammation ulcéreuse du fourreau du bœuf (acrobustite).

Dans ces dernières années, une application très importante de ce caustique a été faite dans la chirurgie vétérinaire. Un praticien habile, M. Dayot (6), ayant cautérisé des verrues voisines d'une exomphale chez un poulain, s'aperçut au bout de quelques jours, à son grand étonnement, que non seulement les excroissances avaient disparu, mais encore que la tumeur herniaire s'était effacée. Éclairé par ce fait accidentel, M. Dayot fit une étude persévérante de l'action de l'acide azotique sur la hernie ombilicale des jeunes solipèdes, et, après de nombreuses expériences, il en vint à conclure, dans un travail présenté à la Société centrale de médecine vétérinaire, que ce caustique était un remède à peu près infaillible, entre ses mains, contre cet accident chirurgical. Depuis cette importante communication, qui date de 1849, le nouveau moyen de réduction des exomphales a été mis en usage non seulement dans les écoles vétérinaires, mais encore dans la pratique ordinaire par un grand nombre de vétéri-

(1) *Loc. cit.*, t. III, p. 401.
(2) *Dictionn. de mat. médic. et de thérap.* de Mérat et Delens, t. 1, p. 516.
(3) *Annales de l'agriculture française*, 1re série, t. XLVIII, p. 289.
(4) *Journ. prat.*, 1828, p. 176.
(5) *Journ. des vétér. du Midi*, 1840, p. 57.
(6) *Recueil*, 1848, p. 778.

naires, soit sur les solipèdes, soit sur les ruminants, soit sur les carnivores, avec des résultats variables, mais toujours favorables, en grande majorité, à la nouvelle méthode.

Les insuccès obtenus ne paraissent pas autant tenir au moyen en lui-même qu'à la connaissance encore imparfaite des règles qui doivent présider à son application. L'éventration et la sortie des intestins, qui est l'accident le plus commun et le plus grave de ce procédé, peut provenir ou d'une cautérisation trop forte d'emblée, de frictions trop répétées dans un temps donné, ou encore de ce que les animaux, mal fixés, ont pu y porter les pieds, les dents, se livrer à des mouvements désordonnés, etc.

On a essayé, depuis la publication du travail de M. Dayot, de fixer quelques règles dans l'application de l'acide azotique : mais, malgré les efforts les plus louables, on n'est encore arrivé à rien d'assez positif pour servir de guide dans la pratique. Voici cependant quelques points importants à noter :

Avant d'appliquer le caustique, il faut s'assurer de l'âge, du tempérament, de la force de constitution du sujet ; puis explorer avec soin la tumeur ombilicale, afin d'en déterminer l'étendue, l'état intérieur, l'épaisseur de la peau et du sac herniaire, etc.

Le caustique sur lequel tout le monde paraît d'accord, est l'acide nitrique du commerce, marquant 34 à 36 degrés au pèse-acide de Baumé ; plus fort ou plus faible, il est moins convenable.

La quantité d'acide nécessaire pour cautériser une étendue déterminée de la peau n'est pas encore fixée, et doit varier selon les circonstances. M. Lafosse (1) l'évalue environ de 50 centigrammes à 1 gramme par chaque centimètre carré de surface ; et M. H. Bouley (2) estime en bloc la quantité d'acide de 10 à 15 grammes, pour cautériser une hernie de l'ombilic, dont la grosseur varie depuis celle d'un œuf de poule jusqu'à celle du poing.

Doit-on appliquer l'acide en une ou plusieurs frictions ? M. Dayot recommande de l'employer en deux ou trois frictions dans l'espace d'une heure ; MM. Bouley et Lafosse, au contraire, préfèrent opérer la cautérisation en une seule fois, et recommandent de n'y revenir, si la première application est insuffisante, que quand la plupart des phénomènes inflammatoires auront disparu, et qu'on se sera assuré, par un examen attentif, que la peau de la tumeur n'est pas frappée de mort. La question reste encore indécise.

Quant aux phénomènes qui accompagnent la cautérisation d'une hernie ombilicale par l'acide azotique, en voici le résumé :

1° Immédiatement après l'application du caustique, la partie jaunit, les poils et l'épiderme se dissolvent et donnent naissance à une matière jaune, onctueuse au toucher comme du savon ; en même temps l'acide pénètre peu à peu dans l'épaisseur des parois de la tumeur, ainsi que le démontrent les expériences de M. Lafosse, et que le prouve aussi le développement rapide des phénomènes inflammatoires.

2° Au bout d'un temps qui varie depuis une heure jusqu'à douze et même vingt-quatre heures, il se développe un fort engorgement dans la région cautérisée, et il se forme au pourtour de la hernie un œdème plus ou moins étendu. Cependant il est des sujets chez lesquels ces phénomènes manquent presque entièrement quand bien même la cautérisation a été assez forte.

3° La mortification de la peau apparaît dans la majorité des cas peu de temps après

(1) *Journ. des vétér. du Midi*, 1850, p. 109 et 116.
(2) *Recueil*, 1850, p. 153.

la cautérisation ; elle est indiquée d'abord par la perte de la sensibilité, par la rétraction prononcée du tégument, et, plus tard, par sa rigidité et son apparence parcheminée. Cependant, comme le fait observer M. H. Bouley, il peut se faire que la sérosité épanchée sous l'épiderme dissimule pendant quelques jours la désorganisation du derme, et fasse croire momentanément au besoin d'une nouvelle cautérisation. Dans ce cas, les praticiens qui se hâtent trop de recourir à une nouvelle application du caustique sont exposés à dépasser le but et à déterminer l'éventration.

4° Enfin, quand l'eschare est tombée, ce qui a lieu du dixième au vingtième jour environ, la plaie qui en résulte suppure pendant quelques jours et ne tarde pas à se cicatriser ; c'est en se resserrant de plus en plus que le tissu de la cicatrice fait disparaître la hernie, en effaçant le sac cutané qui la renfermait. Pendant cette période, il est utile de soutenir l'ombilic par un bandage contentif et matelassé avec soin ; si l'éventration a eu lieu, ce moyen est indispensable pour conserver les jours du malade et faciliter la cicatrisation.

c. Acide chlorhydrique.

SYNONYMIE : Acide hydrochlorique, muriatique, etc.

Pharmacographie. — Liquide limpide, incolore ou jaunâtre, d'une odeur suffocante, d'une saveur très caustique, pesant 1,21, marquant de 21 à 26 degrés au pèse-acide de Baumé, et entrant en ébullition à 106 degrés. Soluble dans l'eau, l'alcool et l'éther, cet acide, qui n'est qu'une dissolution du gaz chlorhydrique dans l'eau, s'affaiblit rapidement s'il n'est pas contenu dans des vases bouchant à l'émeri.

Pharmacotechnie. — Comme caustique, l'acide chlorhydrique est employé pur le plus ordinairement ; cependant, quand on veut l'affaiblir, on se sert de l'eau, de l'alcool, du miel, du savon, etc.

Action. — L'acide chlorhydrique, quoique moins énergique que les deux acides précédents, n'en est pas moins encore un caustique puissant ; il cautérise profondément les tissus, les resserre fortement, et produit sur ceux qui sont altérés une action antiputride très marquée. Les eschares qu'il produit sont grisâtres, l'inflammation qu'il suscite est toujours médiocre, mais la douleur est vive.

Indications. — L'acide chlorhydrique peut être employé dans les mêmes cas que les précédents ; en outre il reçoit quelques applications spéciales qu'il importe d'indiquer. D'abord il convient mieux que tout autre caustique pour modifier les plaies gangréneuses, charbonneuses, les ulcères saignants et fétides, la fourchette pourrie, les crevasses, etc. Il est depuis longtemps consacré par l'usage contre les aphthes de la bouche, du mamelon, du pied, le muguet des agneaux et des veaux, les altérations diverses de la buccale, etc. Un autre genre d'affections contre lesquelles il se montre d'une grande efficacité comprend les diverses phlegmasies couenneuses ou membraneuses du tissu muqueux, et notamment l'angine croupale ou diphthérite du porc. D'après M. Delafond (1), cet acide affaibli par son mélange avec le miel, et porté dans la gorge avec un tampon d'étoupe fixé sur une baguette de bois, après qu'on a largement ouvert les mâchoires avec des cordes, délivre rapidement les porcs de l'angine couenneuse, dont ils sont si souvent atteints. Enfin, nous dirons, pour compléter l'histoire thérapeutique de cet acide, qu'il a été fortement recommandé par le pharmacien Gally, dans son *Traité de l'affection calcaire*, comme un moyen certain,

(1) *Thérap. génér.*, t. I, p. 523.

d'après sa théorie chimique, de guérir la morve, le farcin, la gourme, etc., lorsqu'il est donné en boisson pendant longtemps. D'un autre côté, d'après M. Hertwig (1), quelques vétérinaires allemands considèrent cet acide donné à l'intérieur comme une sorte de spécifique du typhus contagieux et des maladies chroniques des estomacs chez les ruminants.

B. CAUSTIQUES COAGULANTS SALINS.

a. Azotate ou Nitrate d'argent.

SYNONYMIE : Pierre infernale, etc.

Pharmacographie. — Ce sel est sous forme de petites lames brillantes, blanches, inodores et d'une saveur très caustique. Soumis à l'action de la chaleur, il fond d'abord et peut être coulé, puis se décompose entièrement si l'on élève trop fortement la température. Exposé à l'action de la lumière, il noircit en se décomposant partiellement, d'où l'indication de le conserver dans des flacons de verre opaque. Ce sel est soluble dans son poids d'eau froide et dans l'eau chaude en plus forte proportion encore ; l'alcool bouillant dissout aussi une petite quantité de nitrate d'argent qu'il laisse déposer en partie à mesure qu'il se refroidit.

Pharmacotechnie. — Le nitrate d'argent cristallisé sert à former un grand nombre de préparations cathérétiques destinées à l'usage externe ; nous indiquerons surtout les suivantes comme les plus usitées :

1° *Nitrate d'argent fondu* (pierre infernale). — On obtient cette préparation en faisant fondre à une douce chaleur l'azotate d'argent cristallisé, qui perd ainsi un peu d'eau interposée et un léger excès d'acide azotique ; puis on le coule dans de petits tubes de verre graissés à l'intérieur, ou mieux dans une lingotière dont les cannelures ont été enduites de suif ou de plombagine. Sous cet état, le nitrate d'argent est en petits bâtons cylindriques de la grosseur d'une plume à écrire, d'une teinte ardoisée extérieurement, et d'une couleur grise en dedans avec disposition radiée et cristalline. On conserve cette préparation dans des flacons à large ouverture ou dans des étuis de bois remplis de graine de lin bien sèche.

Falsifications. — On falsifie souvent la pierre infernale, à cause de son prix élevé, avec du graphite, du peroxyde de manganèse, de l'ardoise pilée, de l'oxyde de zinc, des nitrates de potasse, de plomb, etc. Les quatre premières substances se reconnaissent à leur insolubilité dans l'eau ; quant aux deux dernières, on les décèle facilement à l'aide des réactifs, à savoir : pour le sel de nitre, au moyen du bichlorure de platine, quand on aura précipité l'argent par le chlorure de sodium et filtré la liqueur ; et pour le nitrate plombique, en précipitant la solution du sel suspect par un chlorure alcalin, et reprenant ensuite par l'ammoniaque, qui ne dissout que le chlorure d'argent à froid.

2° *Solution aqueuse.*

℞ Nitrate d'argent cristallisé, 5 centigrammes à 50 centigrammes et plus, pour 32 grammes d'eau distillée, selon l'exigence des cas.

Il faut éviter de mélanger à cette solution des chlorures, iodures, bromures, sulfures et carbonates alcalins, les savons, la plupart des sels métalliques, le tannin et ses analogues, etc.

En applications extérieures et en injections sur les muqueuses, les fistules, etc.

(1) *Loc. cit.*, p. 560 et suiv.

3° *Solution albumineuse* (Delioux).

℞ Nitrate d'argent cristallisé. 50 centig. à 5 gram. | Eau distillée . . . . . . 250 gram.
Blanc d'œuf . . . . n° 1. | Sel marin. . . . . 50 centigr. à 5 gram.

Faites d'abord l'eau albumineuse, et ajoutez successivement, en agitant sans cesse, en premier lieu le sel d'argent dissous, puis ensuite le sel marin, également en solution.

En injections, en lavements, etc,

4° *Pommade de nitrate d'argent.*

℞ Azotate d'argent cristallisé, 25 à 50 centigrammes et plus, pour 32 grammes d'axonge ; incorporez à froid,

Contre les ophthalmies et autres affections de l'œil.

Médicamentation. — Le nitrate d'argent cristallisé ne s'emploie à l'extérieur qu'en solution ou en pommade ; la solution s'applique à l'aide d'un pinceau ou d'un petit tampon d'étoupe fixé sur une tige de verre ou de bois ; il est plus rare qu'on en imprègne les plumasseaux d'un pansement. La pierre infernale s'emploie toujours solide, et, pour rendre son maniement plus facile, on la fixe dans une petite pince d'argent appelée *porte-pierre*, et qui doit toujours se trouver dans la trousse du vétérinaire ; une pince avec le mors de cuivre ne remplirait pas le but, parce que l'expérience a démontré que ce métal décomposait peu à peu la pierre infernale en se substituant à l'argent, dont les affinités chimiques sont beaucoup plus faibles. A défaut de porte-pierre, on peut employer le procédé conseillé par le docteur Duméril, qui consiste à recouvrir chaque bâton de nitrate d'argent avec une légère couche de cire à cacheter ; avec ce simple artifice, les doigts de l'opérateur sont à l'abri de l'action du caustique.

Pharmacodynamie. — Sur la peau intacte ou sur les tissus secs, le nitrate d'argent fondu mord très lentement ; en solution il attaque toutes les surfaces et les colore en violet. Mais sur les muqueuses et les solutions de continuité, la pierre infernale détermine, selon la volonté de l'opérateur, ou un simple effet *irritant*, ou une action *cathérétique*, ou enfin une action *escharotique* plus ou moins profonde, ce qui en fait un des agents les plus précieux de la chirurgie. La solution et la pommade, selon qu'elles sont plus ou moins chargées de nitrate argentique, produisent aussi des effets variables en intensité. L'eschare produite par cet agent destructeur est d'abord molle et superficielle, de couleur blanche avec reflet argentin ; puis, à mesure que le caustique continue son action, elle devient plus épaisse et plus consistante, et prend bientôt, sous l'influence de la lumière, une couleur violette, puis bistre, puis enfin noire. En général, la douleur est vive et de courte durée ; l'inflammation est toujours médiocre et la suppuration nulle ; l'eschare se détache promptement par petits fragments et laisse une surface prompte à se cicatriser. L'absorption de ce caustique n'est jamais à craindre, ce qui constitue un nouvel avantage en faveur de son emploi.

Introduit dans les voies digestives, le nitrate d'argent, s'il est donné à petite dose, y produit une action légèrement irritante qui, loin d'être nuisible aux fonctions de cet appareil, leur est au contraire favorable ; on attribue même généralement à ce sel des propriétés purgatives marquées. Mais quand on l'administre à doses un peu fortes, et surtout sous forme solide, il détermine une irritation générale de la muqueuse, et souvent aussi des ulcérations dans les points où les parcelles du caustique séjournent accidentellement. Son action, toutefois, ne paraît pas être dans le tube digestif aussi énergique qu'à la surface du corps, parce que la plus grande partie est décomposée par les chlorures alcalins contenus dans l'estomac et les intestins. Les contre-poisons qui ont été indiqués sont surtout le sel marin (Orfila) et le protosulfure de fer récemment précipité (Mialhe).

Malgré l'action décomposante que les composés chlorurés contenus dans le tube digestif exercent sur le nitrate d'argent, une certaine quantité de ce médicament est absorbée et peut agir sur l'ensemble de l'organisme. D'après M. Mialhe, l'absorption aurait lieu parce qu'une partie du chlorure d'argent produit dans le tube digestif se dissoudrait à la faveur des chlorures alcalins et des matières albumineuses contenus dans le canal intestinal. Quoi qu'il en soit, une fois mélangé au sang, le nitrate d'argent ne donne lieu à aucun phénomène appréciable dans l'état normal, sans doute à cause de la petite quantité absorbée ; mais s'il existe quelques irrégularités dans le système nerveux, il peut à la longue en diminuer la gravité ou même les faire entièrement disparaître. Enfin, on a observé chez l'homme qu'un usage prolongé du nitrate d'argent à l'intérieur amenait, au bout d'un certain temps, la coloration en bleu violacé de la surface de la peau, et notamment des parties qui sont exposées à l'action de la lumière, comme la face et les mains. Cette coloration a été attribuée par les chimistes, avec beaucoup de vraisemblance, à la décomposition par la lumière solaire du chlorure argentique déposé par la circulation dans le tissu de la peau. Une fois développée, cette teinte est à peu près indélébile ; cependant on prétend que l'usage interne et externe de l'iodure de potassium peut la faire disparaître graduellement.

Indications. — L'usage interne du nitrate d'argent a été à peu près nul jusqu'ici en médecine vétérinaire ; cependant plusieurs médecins l'ont vanté comme un remède infaillible de l'épilepsie et de la chorée : ce serait un moyen à essayer sur les petits animaux de race précieuse. Un vétérinaire allemand, M. Gerlach (1), a employé ce médicament à l'intérieur chez le cheval, à la dose de 1 à 2 grammes dans un litre d'eau distillée, en trois portions par jour, contre une sorte d'inflammation typhoïde du tube digestif avec boursouflement de la muqueuse intestinale. Le succès fut prompt. Dans le cas où les vétérinaires voudraient faire usage de ce moyen dans les maladies indiquées ou d'autres analogues, ils devraient se conformer aux doses suivantes indiquées par M. Hertwig (2) : solipèdes et grands ruminants, 40 à 75 centigrammes dans 150 grammes d'eau ; petits ruminants et porcs, 10 à 20 centigrammes dans 75 grammes d'eau distillée ; chiens, 5 à 10 centigrammes dans 32 grammes d'eau.

Indications externes. — Autant les indications internes de l'emploi de ce médicament sont rares et peu importantes, autant elles sont fréquentes, nombreuses et graves à l'extérieur du corps. Il est surtout employé comme agent modificateur et substitutif dans la plupart des phlegmasies superficielles qui offrent une certaine ténacité. En général, une inflammation externe suit régulièrement ses périodes et disparaît promptement lorsque ses phénomènes caractéristiques sont dans un juste équilibre ; mais si l'un d'eux prédomine, que ce soit la rougeur, la douleur ou la tumeur, le mal persiste plus longtemps, et le seul moyen de hâter sa fin, c'est de modifier profondément les tissus où il siége et d'amener ainsi une sorte d'harmonie dans les phénomènes essentiels qui le caractérisent. Or, de tous les agents de la matière médicale, le nitrate d'argent est incontestablement celui qu'on manie le plus facile-

(1) *Journ. vétér. et agric. de Belgique,* 1847, p. 165.
(2) *Loc. cit.;* p. 731.

ment et dont on gradue le mieux tous les effets; c'est ce qui lui fait accorder la préférence dans les cas suivants, que nous avons groupés par analogie de siége ou de nature.

1° Maladies des yeux. — Toutes les ophthalmies, soit *externes*, soit *internes*, soit *aiguës*, soit *chroniques*, soit *continues*, soit *intermittentes*, soit *franches*, soit *spécifiques*, etc., sont amendées ou guéries, ainsi que le démontre l'expérience journalière des médecins et des vétérinaires, par l'application raisonnée des diverses préparations du nitrate d'argent. On peut en dire autant des accidents de nature diverse, qui surviennent à la surface de l'œil, tels que la kératite, l'état variqueux des vaisseaux de la conjonctive, les nuages, les taches, l'albugo, les ulcérations, l'onglet, le staphylôme, l'hypopion, les cicatrices trop marquées, le renversement des paupières, la fistule lacrymale, etc. Enfin, on a prescrit aussi ce moyen puissant contre l'amaurose ou goutte sereine, quand elle n'est pas trop ancienne, etc.

Moiroud (1), s'inspirant de ce qui se pratique chez l'homme, avait indiqué l'usage du nitrate d'argent contre les maladies de la conjonctive et des paupières chez les animaux; mais c'est à Bernard (2) principalement que la pratique vétérinaire est redevable de ce puissant moyen antiophthalmique. Après l'ancien directeur de Toulouse, un grand nombre de praticiens ont fait usage de ce remède contre les maladies des yeux, et aujourd'hui son emploi est journalier. On se sert, selon les cas, du crayon de pierre infernale, de la solution de nitrate cristallisé, de la pommade, etc. M. Schaack (3) préfère les deux premières formes, parce qu'il prétend que la pommade ne se met pas exactement en contact avec les surfaces malades, n'étant pas soluble dans les larmes qui baignent constamment la conjonctive. MM. H. Bouley et Raynal (4) ont employé ce caustique avec succès contre la conjonctivite granuleuse du cheval; et M. Chambert (5) nous a assuré qu'il s'en servait avec avantage sur les cicatrices défectueuses ou opaques de la cornée transparente.

2° Maladies de l'oreille. — L'otite chronique et l'otorrhée, la dartre de l'intérieur de la conque, la carie de son cartilage, etc., sont traitées avec succès par le nitrate d'argent solide ou en solution. Quand l'otite est ancienne et s'accompagne de surdité, il peut y avoir avantage à insuffler dans le fond du conduit auditif du nitrate d'argent cristallisé en poudre ou à l'y introduire avec un tampon de coton.

3° Maladies du nez. — On a prescrit l'usage des injections de nitrate d'argent dans le coryza ou catarrhe nasal chronique, dans la gourme avec ulcères, dans l'ozène, le farcin de la pituitaire, la morve, etc. Bernard (6) a essayé ce puissant moyen contre cette dernière affection; il a réussi sur une jeune bête, mais il a échoué sur plusieurs autres chevaux. Selon toute probabilité, ce remède serait utile, en solution légère, contre le catarrhe des cornes des grands ruminants.

4° Maladies des organes génito-urinaires. — L'urétrite chronique chez les mâles et les femelles, la vaginite, le catarrhe vésical, les pertes séminales chez les mâles étalons, l'acrobustite du bœuf et du chien, etc., trouveraient sans doute chez les animaux, comme chez l'homme, un puissant moyen curatif dans le nitrate d'argent.

5° Maladies cutanées. — On a surtout conseillé l'emploi du nitrate d'argent contre l'érysipèle grave, les dartres rongeantes, les aphthes, les éruptions confluentes,

(1) *Loc. cit.*, p. 477.
(2) *Recueil*, 1836, p. 350.
(3) Communication orale.
(4) *Recueil*, 1850, p. 952.
(5) Communication orale.
(6) *Recueil*, 1835, p. 69.

les crevasses, les eaux aux jambes, le crapaud, etc. M. Rainard (1) en a fait usage avec succès contre une. dartre de la face interne de la cuisse chez une jument; M. Rey emploie avec un succès constant la pommade de nitrate d'argent contre les dartres opiniâtres de la tête chez le cheval; M. Vigneux (2) l'a employé à l'état de solution (5 grammes pour 100 grammes d'eau distillée) pour cautériser les aphthes. De la Bère Blaine (3) l'a appliqué sur la fourchette après l'opération du crapaud, à la dose de 4 grammes dans 64 grammes d'eau, en imbibant les plumasseaux servant au pansement, avec cette forte solution caustique.

6° Plaies, caries, fistules, etc. — Quand les plaies sont mollasses et trop bourgeonneuses, on les amène promptement à la cicatrisation en touchant leur surface avec le nitrate d'argent solide ou dissous; on s'en trouve bien aussi dans les plaies articulaires pénétrantes, fistuleuses, à fond carié, etc. Le javart cartilagineux a été traité avec succès par Bernard (4), avec des trochisques de pierre infernale; ce caustique serait utile aussi dans le piétin, la limace avec carie du ligament interdigité. Enfin, on en a conseillé l'usage contre les fistules lacrymales, salivaires, urinaires, osseuses; anales, etc. M. Vallon (5), qui a fait une étude attentive de ce caustique, le trouve extrêmement avantageux, non seulement dans le traitement des maladies des yeux où il agit comme spécifique, mais encore dans celui des solutions de continuité; et, chose remarquable! il lui reconnaît les mêmes avantages dans les plaies qui languissent et dans celles qui sont trop enflammées; ce qui s'explique aisément, selon nous, par la vertu que possède ce caustique d'équilibrer en quelque sorte les phénomènes inflammatoires. M. Vallon promène la pierre infernale sur la surface des plaies suppurantes pendant un temps variable selon les cas; et panse ensuite avec un plumasseau recouvert de cérat simple. Les résultats de ce mode de traitement sont presque toujours heureux.

b. Protochlorure d'antimoine.

SYNONYMIE : Beurre d'antimoine.

Pharmacographie. — Ce sel est mou, d'aspect graisseux, demi-transparent, cristallisé en prismes tétraédriques, incolore, inodore, d'une saveur amère et extrêmement caustique. Soumis à l'action de la chaleur, ce chlorure fond vers 100 degrés centigrades et se volatilise, sans se décomposer, au rouge obscur. Exposé à l'air, il en attire vivement l'humidité, tombe en déliquescence, et forme un liquide épais, oléagineux, que les anciens chirurgiens désignaient sous le nom de *beurre d'antimoine*. L'eau pure, en petite quantité, ou l'eau acidulée par l'acide chlorhydrique ou l'acide tartrique, dissout le chlorure d'antimoine sans le décomposer; aussi doit-on employer cet artifice pour faire une solution incolore de ce sel; mais l'eau ordinaire ou distillée, employée en quantité notable, décompose le beurre d'antimoine en acide chlorhydrique et en une poudre blanche, dite d'*Algaroth*, et qui n'est autre chose que de l'*oxychlorure antimonique*.

Médicamentation. — On emploie ce caustique presque toujours à l'état de pureté et particulièrement lorsqu'il est tombé en déliquium; alors on se sert pour l'appliquer, soit d'un petit pinceau souple de crins, soit d'un petit bourdonnet d'étoupe ou de

(1) *Recueil*, 1836, p. 6.
(2) *Journ. des vétér. du Midi*, 1845, p. 34.
(3) *Loc. cit.*, t. III, p. 425.

(4) *Recueil*, 1836, p. 295.
(5) Note communiquée.

coton fixé à l'extrémité d'une petite baguette de bois, soit enfin de boulettes de charpie ou de filasse qu'on imprègne du caustique et qu'on applique ensuite sur la surface altérée avant de fixer l'appareil ; ce dernier procédé est le plus rarement employé. Du reste, quel que soit le moyen ou le procédé employé pour appliquer cet agent destructeur, il faut avoir le soin, préalablement, d'enlever l'humidité de la surface à cautériser pour que le médicament ne soit pas décomposé avant d'avoir produit son effet; il est nécessaire aussi, chaque fois qu'on introduit le tampon ou le pinceau dans le flacon, de l'essuyer avec soin afin de ne pas altérer sans nécessité la provision du remède.

Action. — Il est peu de caustiques dont l'action soit aussi prompte et aussi énergique que celle du beurre d'antimoine ; aussitôt qu'il est appliqué sur une muqueuse ou une solution de continuité, on voit la surface blanchir, se crisper et l'eschare se former instantanément ; sur la peau intacte, ses effets destructeurs sont un peu moins rapides. L'eschare fournie par ce caustique est blanchâtre et mollasse dans le principe, mais elle devient bientôt sèche, dure et nettement circonscrite. La douleur produite est toujours très vive, mais dure peu ; l'inflammation consécutive est médiocre et la suppuration à peu près nulle ; la partie morte se détache d'elle-même au bout d'un temps plus ou moins long, selon les cas. La rapidité d'action de ce caustique paraît tenir à ce qu'il se décompose promptement en présence des fluides organiques, en les décomposant eux-mêmes. Son absorption et ses effets toxiques ne sont nullement à craindre.

Emploi. — Comme l'observe judicieusement Moiroud (1), qui avait étudié ce caustique avec soin, le beurre d'antimoine est très propre à cautériser les plaies étroites, profondes, sinueuses et anfractueuses produites par la morsure des chiens enragés, des insectes venimeux, par l'introduction accidentelle dans les tissus d'instruments chirurgicaux chargés de matières putrides ou virulentes, etc. Il convient également pour réprimer l'excès de bourgeonnement des plaies, changer l'aspect et la nature des ulcères, des fistules, des caries osseuses ou cartilagineuses, etc. On s'en sert souvent aussi, après les opérations de pied, pour modifier ou détruire les tissus voisins de l'os et que l'on ne veut pas enlever entièrement avec l'instrument tranchant. Huzard père (2) a particulièrement recommandé cet agent escharotique contre le crapaud ancien. Une fois que l'eschare est formée et qu'elle a acquis une certaine consistance, on exerce sur elle et sur les tissus sous-jacents une pression graduée avec un fer approprié. Ce moyen est rarement employé maintenant.

c. Chlorure de zinc.

SYNONYMIE : Beurre de zinc

Caractères. — Le chlorure de zinc est solide, peu consistant, amorphe ou cristallisé, demi-transparent, incolore, inodore et d'une saveur styptique et caustique. Fusible à 100 degrés centigrades, volatil au rouge, très déliquescent à l'air, ce sel est très soluble dans l'eau et l'alcool.

Pharmacotechnie. — On peut employer le chlorure de zinc avec un tampon ou un pinceau comme le beurre d'antimoine, après qu'il a été exposé à l'air et qu'il

(1) Loc. cit., p. 480.
(2) Encyclop. méthod., t. V, 1re partie, p. 187.

est tombé en déliquescence. Cependant on préfère les préparations suivantes, peu employées encore sur les animaux, mais qu'il est utile néanmoins de connaître :

1° *Pâte de Canquoin.*

℞ Chlorure de zinc . . . . 1 part. | Eau . . . . q. s.
Farine . . . . 2 —

Mélangez le sel à la farine, ajoutez peu à peu l'eau dont il faut une très petite quantité, et pétrissez comme une pâte à pâtisserie.

2° *Pâte de Soubeiran.*

℞ Chlorure d'antimoine . . . . 1 part. | Farine . . . . 5 part.
Chlorure de zinc . . . . 2 — | Eau . . . . q. s.

Faites une pâte molle.

3° *Solution de Hanke.*

℞ Chlorure de zinc . . . . 4 gram. | Acide azotique . . . . 32 gram.
Dissolvez à froid.

Action. — Le chlorure de zinc est un caustique très énergique et nullement absorbable. Sur la peau entière, son action est lente et incomplète ; mais sur le tégument privé de son épiderme, sur les muqueuses et les tissus dénudés, il produit une mortification profonde et bien circonscrite ; l'eschare est grisâtre, filamenteuse et lente à se détacher ; il produit beaucoup de douleur, peu d'inflammation et pas de suppuration.

Emploi. — Ce caustique a surtout été préconisé pour mortifier peu à peu, et enlever sans le secours de l'instrument tranchant, où tout au moins sans effusion de sang, des tumeurs de nature squirrheuse ou cancéreuse. Dans ce but, on étend sur la tumeur une couche de pâte caustique plus ou moins épaisse, et au bout de quelques heures, on resèque avec le bistouri la partie mortifiée qui est à peu près de l'épaisseur de la couche du caustique ; puis, on réapplique une nouvelle lame de pâte escharotique et l'on continue ainsi jusqu'à ce que la tumeur ait entièrement disparu. Nous avons vu quelquefois appliquer cette préparation par M. Rey, à la clinique de l'école de Lyon, sur des tumeurs lardacées qui se montrent assez souvent au pli du genou chez les ânes et à l'encolure chez les chevaux ; l'usage en est du reste peu fréquent encore sur les animaux. Les autres préparations de ce caustique n'ont pas encore été essayées en chirurgie vétérinaire.

2° Caustiques coagulants absorbables.

a. Sulfate de cuivre.

SYNONYMIE : Vitriol bleu, Vitriol de Chypre, Couperose bleue, etc.

Pharmacographie. — Il est solide, cristallisé en gros prismes obliques, d'une belle couleur bleue, d'une saveur âcre et caustique et d'une densité de 2,20. Exposé à l'air, il s'effleurit et se recouvre d'une poudre d'un blanc verdâtre ; chauffé, il fond dans son eau de cristallisation qui égale 36 p. 100 de son poids, se dessèche et forme une poudre blanchâtre, anhydre et très avide d'eau qui lui restitue sa couleur bleue naturelle. Insoluble dans l'alcool, le vitriol bleu se dissout dans 4 parties d'eau froide et 2 parties d'eau bouillante, en poids. Il peut se combiner à l'ammoniaque et former un sulfate de cuivre ammoniacal employé parfois en médecine ; il s'unit aussi avec d'autres sulfates métalliques pour former des sels doubles.

Falsifications. — Le sulfate de cuivre renferme naturellement une petite quantité de sulfate de fer ; mais comme ce dernier sel a une valeur commerciale un peu moindre, on l'y ajoute aussi par fraude. On y mélange aussi parfois les sulfates de magnésie et de zinc, dont le prix est également moins élevé. Tous ces sels ont pour premier effet d'affaiblir la couleur bleue du vitriol de cuivre, ce qui peut permettre de reconnaître la fraude à la simple inspection du sel, si elle est un peu forte. Quant aux moyens chimiques employés pour séparer ces composés les uns des autres, il serait trop long de les indiquer.

Pharmacotechnie. — Le sulfate de cuivre fait partie essentielle ou accessoire d'une multitude de préparations astringentes ou caustiques employées en chirurgie vétérinaire à l'extérieur du corps. Dans l'impossibilité où nous nous trouvons de les faire connaître ici, nous nous bornerons à indiquer les plus usuelles, les autres devant trouver place dans le *Formulaire*.

1° *Liqueur de Villate* (1).

℞ Sulfate de cuivre. . . . . 64 gram. | Extrait de Saturne. . . . . 125 gram.
Sulfate de zinc. . . . . 64 — | Vinaigre blanc. . . . . 1 litr.

Dissolvez les sels dans le vinaigre, ajoutez l'acétate de plomb et agitez vivement.

L'acide acétique du vinaigre transforme l'extrait de Saturne en acétate neutre de plomb, que les sulfates de cuivre et de zinc décomposent entièrement ; il se précipite du sulfate de plomb, et il reste en solution des sulfates et acétates cupriques et zinciques. Employée en injections dans les fistules du mal de garrot, du mal de taupe, du javart cartilagineux, etc.

2° *Liqueur de Villate laudanisée* (2).

℞ Sulfates de cuivre et de zinc, et lau- | Vinaigre. . . . . 32 gram.
danum de Sydenham, de chaque. 4 gram. | Eau distillée. . . . . 1 litr. 1/4
Sous-acétate de plomb liquide. . . 8 — |

Faites dissoudre les sels dans le vinaigre et ajoutez successivement l'extrait de Saturne, l'eau et le laudanum.

Préconisée par l'auteur en injections sur les muqueuses apparentes affectées de phlegmasies catarrhales.

3° *Liqueur de Veyret* (3).

℞ Sulfate de cuivre . . . . 10 part. | Acide sulfurique. . . . . 12 part.
Vinaigre. . . . . 80 — |

Dissolvez le sel dans le vinaigre, ajoutez l'acide sulfurique goutte à goutte et remuez.

Recommandée par son auteur contre le piétin, la limace, le crapaud, les crevasses, les eaux aux jambes, les dartres humides, etc.

4° *Pâte caustique de Payan.*

℞ Sulfate de cuivre, et jaunes d'œufs quantité suffisante pour faire une pâte épaisse.

D'après ce médecin, cette pâte caustique agirait promptement, formerait une eschare bien circonscrite et ne laisserait pas de cicatrice.

5° *Sulfate de cuivre fondu.* — On soumet le sulfate de cuivre à l'action de la chaleur, et lorsqu'il est en fusion, on le coule dans des tubes ou une lingotière comme

(1) *Recueil*, 1829, p. 11.
(2) *Cliniq. vétér.*, 1847, p. 534.
(3) *Recueil*, 1836, p. 526.

17

pour la pierre infernale. Cette forme est commode pour cautériser les yeux, les paupières, le nez, etc.

Médicamentation. — En France, le sulfate de cuivre est employé à peu près exclusivement à l'extérieur du corps, soit solide, soit liquide, à titre de fort astringent dessiccatif ou de caustique escharotique, selon le mode d'application ; sous ces divers rapports, la chirurgie vétérinaire ne compte pas de meilleur agent modificateur. En Allemagne, et surtout en Angleterre, les vétérinaires paraissent en faire un assez fréquent usage à l'intérieur contre diverses affections lymphatiques ou organiques graves, que nous ferons connaître plus tard. On l'administre en bol ou en breuvage, mais cette dernière forme obtient généralement la préférence. Voici les doses de ce remède indiquées par M. Hertwig (1) : solipèdes et grands ruminants, de 4 à 16 grammes ; petits ruminants et porcs, 0,50 à 1 ou 2 grammes ; chiens, 10 à 25 centigrammes.

Pharmacodynamie. — Nous distinguerons les effets du sulfate de cuivre en *locaux externes, locaux internes* et *dynamiques.*

1° Effets locaux externes. — Appliqué sur la peau entière, le sulfate de cuivre agit d'abord comme astringent énergique, puis peu à peu il détruit la souplesse, la sensibilité du tégument, et finit par mortifier une notable portion de son épaisseur ; mais quand on le met en contact avec les muqueuses, le tissu cellulaire, les solutions de continuité diverses, il exerce une action irritante et corrosive des plus marquées ; l'eschare qu'il produit est sèche, brunâtre, plus ou moins épaisse, bien circonscrite, ne se détachant que très lentement et presque toujours sans suppuration.

Indépendamment de ces désordres locaux, le sulfate de cuivre peut déterminer aussi, dans quelques circonstances, des phénomènes généraux dus à son absorption. Il résulte, en effet, des expériences de Moiroud (2) et de M. Orfila (3), que ce sel déposé sur des plaies ou introduit dans le tissu cellulaire sous-cutané des chevaux et des chiens, à la dose de 32 grammes pour les premiers et de 50 centigrammes à 4 grammes pour les seconds, détermine un empoisonnement mortel. Cependant quelques auteurs, prenant en considération les propriétés astringentes et fortement coagulantes de ce sel, avaient refusé d'admettre son absorption ; mais la chimie donne parfaitement aujourd'hui l'explication de ce fait, en quelque sorte contradictoire ; car si le sulfate de cuivre coagule primitivement l'albumine et les autres principes organisables du corps, en revanche il peut fluidifier plus tard cette espèce d'*albuminate cuivreux* à mesure qu'il se dissout et qu'il est en excès relativement à la masse de l'eschare.

2° Effets locaux internes. — Ces effets sont peu connus en France, parce que l'usage de ce sel à l'intérieur y est fort rare ; mais en Allemagne et en Angleterre, où il est souvent employé, son action sur le tube digestif a été mieux étudiée. Donné à petites doses, en dissolution, le sulfate de cuivre provoque le vomissement chez les carnivores et le porc ; c'est un des meilleurs vomitifs que l'on connaisse ; chez les herbivores, il est facilement supporté et produit dans les premiers temps une action tonique qui augmente l'appétit, resserre le tube digestif, rend les défécations plus rares, à peu près comme le sulfate de fer. Il résulte des expériences de MM. Per-

(1) *Loc. cit.,* p. 694.
(2) *Recueil,* 1828, p. 525 et suiv.
(3) *Toxicologie,* t. I, p. 812 et suiv., 5ᵉ édit.

civall (1) père et fils, que le sulfate de cuivre peut être donné sans crainte à la dose de 4 à 8 grammes et plus par jour en solution ; qu'à celle de 16 grammes il ne peut être continué longtemps sans causer du dégoût et des accidents du côté du tube digestif ; et enfin, qu'à la dose de 32 grammes donnée d'emblée, il ne tarde pas à déterminer la perte de l'appétit, des nausées, de l'anxiété, de la fièvre, des coliques, de la diarrhée, des sueurs abondantes, et finalement une inflammation gastro-intestinale mortelle, si l'on continuait l'usage du remède malgré ces accidents. Ce dernier accident surviendrait plus tôt et plus sûrement si l'on administrait le sulfate de cuivre en bol ou en électuaire.

3° **Effets dynamiques.** — Moiroud et Orfila ont toujours vu dans leurs expériences, que l'absorption du sulfate de cuivre entraînait après elle, comme phénomènes constants, une irritation plus ou moins grave de la muqueuse gastro-intestinale et des voies urinaires, quelle que soit la voie d'introduction ; le premier de ces auteurs a remarqué en outre dans les reins une exhalation sanguine qui communiquait à l'urine, sous l'influence du sulfate de cuivre qui sort de l'économie par ce liquide sécrété, une teinte noire tout à fait spéciale. Quant aux autres effets du sulfate de cuivre sur le reste de l'économie, ils sont encore peu connus. En France, on croit généralement que ce sel exerce sur le sang et les fonctions nutritives, et notamment sur le système lymphatique et les tissus blancs, une action tonique des plus énergiques, à peu près comme le sulfate de fer, par exemple, mais avec plus d'intensité, puisqu'il paraît réussir dans des cas où ce dernier avait échoué. Les Italiens, au contraire, admettent que le sulfate de cuivre, comme tous les autres sels métalliques, agit sur l'économie comme un *contro-stimulant* très actif. Il est de fait que les animaux qui meurent par suite de l'absorption du vitriol bleu, tombent dans un grand état d'immobilité et d'abattement avant de mourir ; mais y a-t-il analogie complète entre l'action physiologique et l'action toxique d'un médicament? C'est ce qui reste à savoir et ce qui paraît fort douteux.

Pharmacothérapie. — Les indications du sulfate de cuivre seront distinguées en *internes* et en *externes*.

1° **Indications internes.** — La plupart des auteurs anglais, Colmann, Sewell, Percivall, Youatt, Morton, etc., sont unanimes pour reconnaître les bons effets du sulfate de cuivre donné en breuvage contre la morve et le farcin, non pas qu'ils le considèrent comme un spécifique infaillible, mais comme un moyen susceptible d'aider beaucoup à la curation de ces redoutables affections des solipèdes, quand elles ne sont pas trop anciennes et trop irrémédiables. M. Hertwig le recommande aussi contre ces deux maladies, et de plus contre la diarrhée rebelle, l'hématurie très asthénique, la gourme maligne, etc. : ce moyen lui a rendu, dit-il, d'excellents services dans ces deux dernières affections. Il serait sans doute très utile aussi contre la pourriture du mouton, les hydropisies anciennes, les maladies cutanées graves et invétérées, etc.

Depuis quelques années, les médecins emploient le sulfate de cuivre à l'intérieur à titre de vomitif et de modificateur spécial des voies respiratoires, chez les enfants atteints de croup, avec un succès si constant, que nous n'hésitons pas à en recommander l'usage aux vétérinaires dans la même maladie, d'abord chez les animaux qui peuvent vomir, et ensuite, au besoin, chez les herbivores. Il serait vraisemblable-

(1) *Effets des médicaments sur les chevaux,* par William Percivall, en anglais.

ment utile aussi dans les autres phlegmasies membraneuses qui se développent dans le tube digestif.

2° **Indications externes.** — Les indications de l'emploi extérieur du sulfate de cuivre et de ses diverses préparations solides ou liquides sont extrêmement nombreuses en chirurgie vétérinaire. Nous les grouperons, pour faciliter la mémoire, de la manière suivante :

a. **Plaies et ulcères.** — Toutes les fois que les plaies et les ulcères manquent de ton, que leur surface est bourgeonneuse et mollasse, qu'elle sécrète un pus séreux et fétide, etc., les préparations solides ou liquides du vitriol bleu peuvent facilement les amener à cicatrisation, si elles ne sont pas entretenues par un vice local ou général.

b. **Caries.** — Les caries osseuses, cartilagineuses ou ligamenteuses, comme celles qu'on remarque dans le mal de garrot, le mal de taupe, dans l'éponge ulcérée, le javart cartilagineux, le clou de rue, les divers accidents profonds du pied, la limace du bœuf, le piétin ancien du mouton avec décollement de l'ongle, les plaies des barres avec carie du maxillaire, etc., cèdent le plus souvent à une application raisonnée et persévérante du sulfate de cuivre, et particulièrement de la liqueur de Villate.

c. **Maladies des yeux.** — On fait souvent usage aussi du sulfate de cuivre contre les affections des paupières, de la conjonctive, des voies lacrymales, en collyres secs ou liquides. Cependant on préfère généralement le nitrate d'argent, notamment pour les ophthalmies internes.

d. **Maladies cutanées.** — Dans cette catégorie se trouvent surtout les crevasses, les eaux aux jambes, la fourchette pourrie, le crapaud, les dartres humides, la gale, etc. Pour ces dernières affections, on ajoute à ce sel une décoction de tabac ou d'hellébore, du savon vert, de la térébenthine, du goudron, etc.

e. **Écoulements muqueux et sanguins.** — La solution plus ou moins concentrée de sulfate de cuivre peut servir à modérer le flux catarrhal des muqueuses apparentes, à arrêter les hémorrhagies capillaires, etc. Le vétérinaire anglais Senthon (1) a employé avec succès, en injections, contre les écoulements gonorrhéiques des voies génito-urinaires des bêtes à cornes mâles et femelles, qui, d'après lui, ne seraient pas rares en Angleterre, un mélange de 60 grammes de ce sel avec 90 grammes d'extrait de Saturne ; on laisse déposer le sulfate de plomb et l'on injecte la liqueur qui surnage. Après trois ou quatre jours de ces injections, la guérison est complète.

f. **Divers.** — D'après M. Hertwig, on fait usage de la poudre de ce sel pour garnir les casseaux destinés à la castration du cheval ; ce moyen a été employé également en France, mais on lui préfère généralement aujourd'hui le sublimé corrosif, qui lui est bien supérieur pour cet usage. On emploie aussi, quoique rarement, le sulfate de cuivre sous forme de trochisques, pour faire disparaître de vieilles boiteries des grandes articulations, pour clore les plaies articulaires pénétrantes, celles des gaines tendineuses, etc.

(1) *Journ. vétér. et agric. de Belgique*, 1847, p. 86.

b. Deuto ou Bichlorure de mercure.

SYNONYMIE : Sublimé corrosif.

Pharmacographie. — Le sublimé corrosif est solide, en masse, d'apparence cristalline, blanc, satiné, un peu translucide, inodore, d'une saveur styptique, âcre, métallique et très tenace ; sa densité paraît varier de 5,25 à 5,50 environ ; soumis à l'action de la chaleur, il fond à 265 degrés, bout à 300 degrés et se volatilise sans décomposition en vapeurs blanches, très denses et dangereuses à respirer. Exposé à l'air, ce sel, bien qu'anhydre, s'effleurit et sa surface devient pulvérulente ; l'eau froide en dissout à peu près le *seizième* de son poids et l'eau chaude un *tiers ;* l'alcool froid en prend un septième et l'alcool bouillant le tiers de son poids ; enfin l'éther en dissout davantage encore et peut enlever ce sel de sa dissolution aqueuse ou alcoolique. Les acides chlorhydrique et nitrique, ainsi que les chlorures alcalins, augmentent sa solubilité ; il paraît même que le camphre aurait la même influence. Mis en contact avec toutes les matières organiques contenant des principes azotés protéiques, le sublimé corrosif les précipite en s'y combinant, mais sans éprouver la transformation en protochlorure, comme on le supposait autrefois. Le coagulum formé est soluble à la fois dans un excès de ce sel, dans l'albumine et dans la solution des chlorures alcalins, y compris le chlorhydrate d'ammoniaque.

Pharmacotechnie. — Le sublimé corrosif n'étant considéré ici que comme agent caustique, son histoire pharmaceutique est fort simple ; néanmoins ce médicament puissant entre dans une foule de préparations destinées à l'usage externe ; nous allons indiquer les plus usuelles.

1° *Eau phagédénique.*

℞ Bichlorure de mercure. . . . . 40 centigr. | Eau de chaux. . . . . 125 gram.
Dissolvez le sublimé corrosif dans un peu d'eau distillée, ajoutez la solution à l'eau de chaux et agitez vivement.

2° *Eau phagédénique vétérinaire* (Lecoq (1), de Bayeux).

℞ Bichlorure de mercure . . . . . . 1 part.| Alcool. . . . . q. s.
Eau de chaux. . . . . 10 — |
Contre les eaux aux jambes.

3° *Topique fondant de Girard* (2).

℞ Bichlorure de mercure pulvérisé. 32 gram. | Térébenthine de Bordeaux . . . . 380 gram.
Incorporez avec soin, à froid.

4° *Pommade de Cirillo.*

℞ Sublimé corrosif pulvérisé . . . . 4 gram. | Axonge. . . . . 32 gram.
Incorporez exactement à froid.
Contre les maladies cutanées.

5° *Trochisques composés.* — Il en existe deux formules :

℞ 1° Sublimé corrosif. . . . . . . 1 part. | Mucilage de gomme adragante. . . q. s.
Amidon. . . . . 2 — |
Pour faire une pâte épaisse qu'on divise ensuite en petits fragments de forme conique.

(1) *Mém. de la Soc. vétér. du Calvados et de la Manche,* n° 2. p. 338.
(2) *Comptes rendus d'Alfort,* 1815. p. 41 et 42.

℞ 2° Sublimé corrosif. . . . . 2 part. | Amidon et gomme adragante . . . q. s.
    Minium. . . . . 1 —

Pour faire une pâte très consistante.

6° *Trochisques simples.*

℞ Sublimé corrosif en masse, et taillez un petit cône du poids de 2 à 3 grammes au plus, pour les grands animaux.

Médicamentation. — Le bichlorure de mercure s'emploie sous les formes liquide, solide ou molle, et par les procédés précédemment indiqués. Cependant, comme c'est un agent destructeur des plus violents, et qui, de plus, peut donner lieu à l'absorption, il est essentiel de l'employer avec circonspection et d'en surveiller avec soin les effets locaux ou généraux. Aussi, quand on en fait usage comme trochisque sous-cutané, est-il indispensable d'enlever la partie restante aussitôt que l'effet inflammatoire que l'on désire obtenir est assez développé. En procédant ainsi, on évite des délabrements locaux et l'infection générale.

Pharmacodynamie. — Nous ne considérerons ici que les effets locaux externes ou caustiques du sublimé corrosif; quant à ses effets locaux internes et à son action dynamique, il en sera question plus tard, aux *altérants mercuriels.*

De tous les agents escharotiques, le bichlorure de mercure est incontestablement le plus énergique et le plus sûr. Doué d'une affinité puissante pour l'albumine et pour tous les principes protéiques des matières organiques, il s'y combine avec force aussitôt qu'il est mis en contact avec les surfaces vivantes. Aussi, dès que ce caustique touche les tissus, il les désorganise rapidement en se combinant, d'abord avec les éléments albumineux des liquides circulatoires, puis avec les principes fibrineux ou gélatineux des fibres organiques. En général, la cautérisation par le sublimé corrosif est prompte, douloureuse et profonde; elle suscite toujours une inflammation considérable, une exsudation plastique abondante et une suppuration copieuse; ces effets consécutifs sont surtout très prononcés quand l'agent caustique a été introduit dans le tissu cellulaire sous-cutané en forme de trochisque. Quant à l'eschare, elle est d'abord molle et fragile, puis elle devient sèche et grisâtre en se resserrant. Elle ne se détache des tissus que lentement, et à mesure que la suppuration se développe.

Quoique le sublimé corrosif détermine sur les tissus une action primitive essentiellement coagulante, il n'en faudrait pas conclure, *à priori*, que son absorption est tout à fait impossible et qu'on peut impunément le mettre en contact avec toutes les surfaces vivantes: la théorie et l'expérience démontrent positivement le contraire. La première, en effet, apprend que le coagulum albumino-mercuriel, qui forme la base de l'eschare, est soluble dans les liquides organiques chargés d'albumine et de chlorures alcalins; et la seconde, que les trochisques de sublimé corrosif donnent lieu parfois à l'empoisonnement, ainsi que M. Delafond (1) l'a vu chez le cheval, MM. Caillau (2) et Festal Philippe (3) chez le bœuf, et M. Orfila (4) chez le chien. Les signes de cette infection sont les mêmes que ceux de la médication mercurielle exagérée. Il en sera question plus tard.

Pharmacothérapie. — Les indications du bichlorure de mercure comme caustique sont fort nombreuses et très importantes en chirurgie vétérinaire. Nous allons rassembler les principales dans les groupes suivants:

(1) *Thérap. génér.*, t. I, p. 506.
(2) *Compte rendu de Lyon*, 1827, p. 27.
(3) *Journ. des vétér. du Midi*, 1840, p. 52.
(4) *Toxicologie*, t. I, p. 655 et suiv., 5° édit.

1° **Caries.** — Dans cette catégorie viennent se ranger toutes les caries osseuses, cartilagineuses, ligamenteuses, tendineuses, etc., telles que celles de l'os du pied, des mâchoires, des vertèbres dorsales dans le mal de garrot, celle du coude dans l'éponge ulcérée, le javart cartilagineux, le clou de rue pénétrant, le piétin, la limace, etc. Dans ces divers cas, la cicatrisation n'est possible que par la formation de bourgeons charnus sur les surfaces altérées ; or, ces bourgeons ne prennent naissance sur les tissus de cette nature que quand les sels calcaires qui les imprègnent ont été résorbés soit par l'inflammation, soit par l'influence des caustiques : il paraît que le sublimé corrosif aurait, à cet égard, une action très remarquable.

Le bichlorure de mercure était déjà employé avec succès contre le javart encorné par les anciens hippiatres ; mais les essais de Girard père (1) ont surtout contribué beaucoup à faire admettre ce puissant moyen dans la pratique vétérinaire. Aujourd'hui que les injections caustiques sont employées avec tant de succès contre cette grave altération du pied, il n'est pas douteux que le sublimé corrosif ne trouve désormais un emploi avantageux dans le traitement de cette carie si rebelle, pour agrandir la fistule et faciliter l'injection du liquide caustique. Le clou de rue pénétrant, avec perforation de la gaîne du petit sésamoïde, carie de cet os et de celui du pied, etc., cède très souvent à l'application du bichlorure de mercure soit en poudre, soit en trochisque, soit même en solution, lorsque les parties ont été préalablement mises à nu avec l'instrument tranchant. M. Rey (2) a obtenu par ce moyen un grand nombre de succès ; il faisait usage des trochisques simples de sublimé corrosif. Les caries du ligament cervical dans le mal de garrot, d'encolure, de taupe, etc., cèdent aussi très facilement par l'application de ce caustique, d'après M. Delafond (3), qui dit en avoir fait usage avec succès contre plusieurs cas de ce genre. Enfin, les diverses autres caries que nous avons citées sont aussi amendées ou guéries par l'emploi raisonné de ce puissant caustique.

2° **Maladies du pied.** — Indépendamment du javart et du clou de rue pénétrant dont nous venons de parler, on traite avec le sublimé corrosif un grand nombre d'accidents de la corne, de l'os du pied, des tissus sous-jacents à l'ongle, etc., comme les seimes, les caries de l'os, les bourgeonnements immodérés du tissu villeux et podophylleux ; ce caustique n'est pas seulement favorable à la guérison des parties vives du pied, mais encore à celles de l'enveloppe cornée sur laquelle il exerce une action coagulante des plus marquées, comme sur les autres parties du corps à base de protéine. M. Chambert nous a dit que le bichlorure de mercure était son caustique de prédilection pour les affections du pied, et qu'avec l'aide de ce moyen puissant il avait rarement à faire de grands délabrements de corne, lorsque les accidents étaient pris à temps.

3° **Tumeurs diverses.** — Dans cette catégorie nous placerons les tumeurs gangréneuses, farcineuses, osseuses, indolentes, le thrombus, les ostéosarcomes, l'éponge, les kystes, le champignon, les fics, etc. L'usage de ce caustique contre les tumeurs de mauvaise nature a été prescrit par Bourgelat (4) ; il conseillait de l'introduire au centre de la tumeur qu'on veut fixer et détruire. « En introduisant, dit-il, au centre des boutons ou des tumeurs farcineuses, un morceau de ce caustique proportionné à la grosseur du bouton, il produit une eschare qui enlève quelquefois le bouton en entier, et qui ne présente plus après sa chute qu'une plaie simple facile à guérir. »

(1) *Traité du pied*, p. 247.   (3) *Loc. cit.*, t. I, p. 530.
(2) *Journ. de méd. vétér. de Lyon*, 1846, p. 413.   (4) *Mat. médic.*, t. II, p. 253.

Peut-être y aurait-il avantage également à introduire cet agent escharotique au centre des glandes intermaxillaires de la morve, de la gourme, etc.

Quelques vétérinaires anglais ont conseillé de faire des frictions avec une solution de 4 grammes de deutochlorure de mercure dans 32 grammes d'alcool, sur les exostoses, à l'aide d'une brosse de chiendent. Ce moyen peut réussir quand les tumeurs ne sont pas trop anciennes, mais il doit être employé avec beaucoup de prudence. Le topique fondant de Girard pourrait aussi être mis en usage. Ce célèbre vétérinaire a surtout préconisé cette préparation contre les tumeurs indolentes de l'appui du collier, le mal de rognon, contre le thrombus avec induration, les vessigons, etc. (1). C'est un moyen consacré par la pratique dans ces cas ou d'autres analogues.

M. Broy (2) est parvenu à faire disparaître un ostéosarcome volumineux de la mâchoire inférieure d'un bœuf, en passant à travers la tumeur une mèche saupoudrée de sublimé corrosif. La solution alcoolique de ce caustique a été employée avec avantage par M. Bouissy (3) pour panser une plaie rebelle provenant de l'ablation d'une sorte de kyste cartilagineux sur un bœuf. Gohier (4) employait cet escharotique sur les casseaux entre lesquels il comprimait le cordon testiculaire atteint de champignon, comme on le fait aujourd'hui pour la castration ordinaire. Enfin, un grand nombre de praticiens s'en servent pour faire disparaître par des injections l'éponge, le capelet, les hygromas sous-cutanés, etc.

4° Accidents articulaires. — Les boiteries anciennes, le boursouflement des capsules synoviales, les plaies articulaires, etc., peuvent être traités avec avantage par l'application des préparations de sublimé corrosif. M. Rey (5), d'après le conseil de M. Laborde, a employé très souvent avec succès les trochisques de sublimé corrosif, à la pointe de l'épaule, au niveau de l'articulation coxo-fémorale, dans le cas de boiteries graves et rebelles de ces jointures; mais il faut avoir le soin de retirer le trochisque le troisième jour, sans quoi l'afflux de sérosité vers le point attaqué détermine souvent des décollements étendus de la peau. Le vétérinaire anglais Cherry (6) a employé en frictions rudes, avec une brosse, sur les tumeurs synoviales, la solution alcoolique de sublimé que nous avons indiquée pour les exostoses. Enfin, M. Saint-Cyr (7), et plusieurs vétérinaires à son imitation, ont employé avec beaucoup de succès le sublimé corrosif sur les plaies pénétrantes des articulations. Pour appliquer le caustique, on fait un emplâtre de poix noire, on saupoudre de sel mercuriel, dans une étendue convenable, la surface qui doit être mise en contact avec la plaie, et l'on fait chauffer préalablement le topique pour déterminer son adhérence au pourtour de la solution de continuité.

5° Maladies cutanées. — La gale, les dartres rongeantes, les crevasses, les eaux aux jambes, les poireaux, le crapaud, la phthiriase, etc., cèdent en général facilement à l'application convenable des préparations de sublimé corrosif; seulement il ne faut jamais l'employer sur une large surface à la fois, tant à cause de sa grande activité que des dangers de son absorption. Huzard père (8) recommande de le dissoudre dans l'acide nitrique et de s'en servir pour cautériser les surfaces sur lesquelles on vient

(1) *Comptes rendus d'Alfort*, 1815, p. 11 et 12.
(2) *Mém. de la Soc. vétér. de Libourne*, 1842.
(3) *Mém. de la Soc. vétér. de Lot-et-Garonne*, 1847, p. 97.
(4) *Registre de l'école de Lyon*, 1809.
(5) *Recueil*, 1841, p. 763.
(6) *Id.*, 1849, p. 790.
(7) *Journ. de méd. vétér. de Lyon*, 1850, p. 15.
(8) *Essai sur les eaux aux jambes*, p. 34.

de réséquer des fics, des poireaux, des verrues, etc. M. H. Bouley (1), qui assimile le crapaud à une dartre du coussinet plantaire, en conseille l'usage contre cette maladie tenace, en solution alcoolique ou en pâte avec ce véhicule.

6° **Divers.** — On emploie quelquefois ce caustique en trochisque pour produire une révulsion ou une dérivation; et tous les vétérinaires savent quel est son rôle si utile dans la castration par casseaux. M. Renault (2) a fait usage de la liqueur de Van Swiéten pour faire disparaître l'écoulement purulent du prépuce du chien.

c. Nitrates ou Azotates de mercure.

Pharmacographie. — L'acide nitrique et le mercure donnent naissance à deux sels distincts : le *protonitrate* et le *deutonitrate*.

1° **Protonitrate.** — Ce sel, qu'on obtient en traitant un excès de mercure par l'acide azotique, à l'aide de la chaleur, est solide, en prismes courts, incolore, inodore, de saveur styptique et caustique. L'eau le décompose en protonitrate acide, soluble, et en protonitrate basique, insoluble, qui se dépose en poudre blanche.

2° **Deutonitrate.** — Ce composé, qui résulte de l'action de l'acide azotique en excès sur le mercure, est solide, blanc, incristallisable, déliquescent et de saveur très caustique. Ce sel est également décomposé par l'eau, en un composé acide, soluble, et un composé basique, insoluble, appelé *turbith nitreux*, qui est sous forme de poudre jaunâtre.

Pharmacotechnie. — Ces deux sels s'emploient rarement sous forme solide; on en fait usage surtout en solution plus ou moins concentrée, et d'après les formules suivantes :

1° *Protonitrate de mercure liquide* (Mialhe).

℞ Protonitrate de mercure solide . . 30 gram. | Eau distillée. . . . . 100 gram.
   Acide azotique. . . . . 20 — |

Mélangez l'acide et l'eau, et faites dissoudre dans le mélange, autant que possible, le sel mercuriel.

Agitez avant de vous en servir.

2° *Nitrate acide de mercure liquide* (Codex).

℞ Mercure coulant . . . . 1 part. | Acide nitrique . . . . 2 part.

Faites dissoudre le métal dans l'acide à l'aide de la chaleur, et réduisez la solution au *quart* de son volume primitif.

Ce dernier sel est employé à former la pommade citrine dont la formule suit :

Pommade citrine.

℞ Mercure. . . . . 32 gram. | Axonge. . . . . 250 gram.
   Acide azotique. . . . . 48 — | Huile d'olive. . . . . 250 —

Dissolvez le mercure dans l'acide à l'aide de la chaleur, concentrez autant que possible et incorporez à une douce température avec les corps gras, jusqu'à ce que le mélange ait acquis une belle couleur jaune dorée.

Contre la gale et les dartres.

Action et usages. — Ces deux sels mercuriels, et surtout le dernier, sont des caustiques coagulants très énergiques, mais dont l'action, néanmoins, est toujours

(1) *Recueil*, 1852, p. 704 et suiv.
(2) *Id.*, 1825, p. 234.

moins profonde que celle du sublimé corrosif. Malgré leur action coagulante primitive, ces deux composés, et surtout le deutonitrate, sont susceptibles d'être absorbés et de donner lieu à des accidents généraux, ainsi que cela résulte de quelques recherches de Moiroud (1) ; il faut donc les employer avec prudence quand on les applique sur des surfaces dénudées d'une certaine étendue.

Moiroud conseille l'usage de ces caustiques, plus ou moins étendus d'eau, contre les caries, les fistules, les plaies et ulcères atoniques, les ulcères morveux et farcineux, etc. Contre cette dernière catégorie d'ulcérations, Lafore (2) a de nouveau insisté, avec raison, sur l'utilité de ces caustiques ; nous avons eu occasion de nous assurer de l'efficacité du nitrate acide pour amener la dessiccation des plaies farcineuses. Il y a longtemps que de la Bère Blaine (3) a prescrit l'emploi de ce dernier caustique, beaucoup plus usité que le protonitrate, contre le mal de taupe; on fait des injections composées de 4 grammes de sel et 64 grammes d'eau distillée ; il en conseille l'usage aussi dans les lésions profondes du pied, uni à l'axonge ou au suif.

Le *bioxyde* et le *biiodure* de mercure sont aussi quelquefois employés comme légers caustiques, mais il en sera question ailleurs.

II. — CAUSTIQUES FLUIDIFIANTS.

Cette catégorie de caustiques, peu nombreuse, comprend seulement les *alcalis caustiques* et les *composés arsenicaux*, en ne tenant compte, du moins, que de ceux de ces agents qui sont employés en chirurgie vétérinaire. Ils ont pour caractère essentiel de ne point coaguler l'albumine, et de donner naissance à des eschares molles qui permettent aisément leur absorption. Nous allons les passer en revue successivement.

1° Caustiques alcalins.

a. Potasse caustique.

SYNONYMIE : Oxyde de potassium, Alcali végétal, Pierre à cautères.

Pharmacographie. — La potasse caustique à la chaux ou à l'alcool est solide, amorphe, en plaques, en bâtons ou en pois, incolore, d'odeur et de saveur caustiques et urineuses, rappelant celle de la lessive, et présentant une densité de 2 environ. Soumise à l'action de la chaleur, elle fond au-dessous du rouge sans subir de décomposition et revient à son premier état par le refroidissement. Exposée à l'air, la potasse en attire vivement l'humidité et tombe en déliquescence ; elle est très avide d'eau, en effet, et s'y dissout en toute proportion en abaissant sa température et la rendant visqueuse ; elle se dissout également bien dans l'alcool. Ses caractères chimiques essentiels sont de verdir le sirop de violette, de bleuir le papier rouge de tournesol et de neutraliser parfaitement tous les acides, etc. La potasse caustique doit être conservée dans des flacons bouchant à l'émeri, afin de la préserver de l'humidité et de l'acide carbonique de l'air ; on doit, en outre, avoir la précaution de graisser le bouchon avec du suif, car autrement on ne pourrait plus le retirer au bout d'un certain temps, la potasse attaquant et corrodant bientôt le verre.

Pharmacotechnie. — Quand on emploie la potasse comme caustique, on en fait usage à l'état de pureté, c'est-à-dire solide ou en dissolution plus ou moins étendue

(1) *Compte rendu de Lyon*, 1827, et *Mat. média.*, p. 393.
(2) *Journ. des vétér. du Midi*, 1843, p. 420.
(3) *Notions fondamentales*, t. III, p. 334 et 418.

dans l'eau ; cependant, comme cet oxyde est très soluble et s'étend bien souvent au delà des points que le chirurgien désire atteindre, on a essayé de lui donner plus de fixité à l'aide de la chaux vive, comme on le voit dans les formules suivantes :

1° *Poudre de Vienne.*

℞ Potasse caustique. . . . . 50 part. | Chaux vive . . . . 60 part.

Mélangez vivement dans un mortier sec et chaud, et renfermez immédiatement dans un flacon à large ouverture, bouchant à l'émeri.

Pour faire usage de cette poudre, on en délaie une certaine quantité dans un peu d'alcool et l'on fait ainsi une pâte consistante qu'on applique sur les parties à cautériser ; elle ne coule pas et ne s'étend point au delà du lieu d'application.

2° *Caustique solide de Filhos.*

℞ Potasse caustique. . . . . . . 200 gram. | Chaux vive· . . . . 100 gram.

Faites fondre dans une cuiller de fer. et quand le mélange sera bien homogène, coulez dans une lingotière ou dans des tubes comme pour le nitrate d'argent.

Pour préserver les petits bâtons de ce caustique de l'humidité atmosphérique dont ils sont très avides , il faut les recouvrir immédiatement d'une couche de cire à cacheter, et les conserver dans des tubes bien clos. Pour s'en servir, on les emploie à sec comme les bâtons de nitrate d'argent, ou on les humecte préalablement avec de l'alcool.

Pharmacodynamie. — La potasse caustique est un escharotique prompt et très pénétrant ; aussitôt qu'elle est mise en contact avec les tissus vivants, elle les attaque immédiatement, les dissout en s'y combinant et les transforme en une substance d'aspect savonneux. L'eschare qu'elle produit est d'un jaune grisâtre, mollasse au centre et plus consistante à la circonférence, et presque toujours plus étendue que la préparation caustique employée. Cette eschare, qui est toujours d'une certaine épaisseur, se détache lentement, d'abord sous l'influence d'une suppuration sanieuse, et plus tard par l'effet d'une sécrétion purulente de bonne nature.

Une particularité importante de ce caustique, due à sa grande hygroscopicité, c'est d'attaquer plus facilement et plus profondément les tissus secs et indurés que ceux qui sont dénudés et recouverts de différents liquides. Cela provient de ce que, dans le premier cas, la potasse absorbe la petite quantité d'humidité des tissus peu spongieux et conserve toujours une grande activité ; tandis que dans le second cas elle se dissout et s'étend trop fortement pour occasionner des désordres profonds. Quant à son absorption, elle est très facile, mais nullement dangereuse, parce qu'à mesure que cette base pénètre dans le sang, elle s'y combine à de l'acide carbonique et perd la plus grande partie de ses propriétés délétères. Les expériences de Moiroud (1) démontrent que la potasse ne devient dangereuse que quand on l'emploie en solution concentrée sur une large surface, conditions qui se réalisent rarement dans la pratique.

Pharmacothérapie. — On ne se sert pas, que nous sachions du moins, de la potasse pour établir des cautères sur les animaux comme chez l'homme ; le séton à l'anglaise ou tout autre caustique lui sont bien préférables sous ce rapport. Les cas principaux qui réclament l'usage de la potasse comme agent destructeur sont les divers accidents extérieurs qui s'accompagnent d'induration des tissus, comme les

(1) *Recueil,* 1828, p. 522 et suiv·

tumeurs squirrheuses, les boutons de farcin rénitents, les cors et durillons, les verrues, les polypes, les cerises, le champignon, le crapaud, les plaies et les ulcères à fond et à bords indurés, etc. Quand les tumeurs sont circonscrites, on divise la peau à leur base et l'on y applique une des préparations de potasse, ou bien encore, on les étreint avec un lien de chanvre trempé dans une solution très concentrée de cet alcali. Dans les autres cas, on applique directement la poudre de Vienne ou le caustique du docteur Filhos. Bernard (1) s'est servi avec succès de la potasse caustique pour fondre un champignon du cordon testiculaire; un trou pratiqué dans l'épaisseur du cordon reçut un fragment de potasse qui y fut maintenu par une étoupade et quelques points de suture.

Chez l'homme, la pierre à cautère est employée pour ouvrir les abcès froids, et surtout les abcès intérieurs, mais elle est rarement employée pour remplir ces indications sur les animaux. Cependant M. Clichy (2) s'en est servi pour ouvrir en plusieurs endroits les œdèmes indurés qui accompagnent l'anasarque du cheval. M. Négrin (3) l'a employée avec avantage pour cautériser un albugo sur un poulain d'un mois. En solution plus ou moins concentrée, la potasse est un excellent détersif de la peau atteinte de gale ancienne, de dartres, de crevasses croûteuses, etc. M. Rainard (4), sur l'indication de M. Lecoq, s'en est servi avec profit dans le cas de gale rebelle de la tête des chats. Chez l'homme, on s'en sert pour agrandir l'ouverture d'une fistule, d'un conduit naturel, pour oblitérer les varices, etc.; peut-être ce caustique trouverait-il parfois des applications analogues sur les animaux. Enfin, M. Vallon (5) a employé avec avantage la potasse caustique sur les plaies à fond baveux, à bords relevés et blafards; mais c'est, dit-il, un moyen qui doit être manié par une main exercée. Il a mis la poudre de Vienne en usage avec un plein succès sur les plaies blafardes avec tendance à la dégénérescence farcineuse qu'on observe si fréquemment en Afrique. Ce caustique a le double avantage de modifier les solutions de continuité et de les préserver du contact de l'air, des piqûres des mouches, en formant une croûte sèche à leur surface.

b. Autres bases alcalines.

La *soude* convient dans les mêmes cas que la potasse dont elle partage toutes les propriétés caustiques, mais elle est inusitée; il en est de même de la *baryte* et de la *strontiane;* quant à la *chaux* et à l'*ammoniaque*, il en a été parlé ou il en sera question plus tard.

2° Caustiques arsenicaux.

a. Acide arsénieux.

SYNONYMIE : Arsenic blanc, Oxyde d'arsenic, Mort-aux-rats, etc.

Pharmacographie. — L'acide arsénieux peut être *solide* ou en *poudre.* Sous le premier état, il présente deux aspects distincts : 1° il est en masses compactes, *vitreuses*, transparentes à l'intérieur, parfois veinées de jaune, opaques et d'un blanc laiteux à l'extérieur, ce qui leur donne l'aspect de la porcelaine; c'est l'acide arsé-

(1) *Recueil*, 1834, p. 520.
(2) *Id.*, 1841, p. 725.
(3) *Compte rendu de Lyon*, 1823, p. 40.
(4) *Compte rendu de Lyon*; 1835, *Recueil*, 1836, p. 7.
(5) Note communiquée.

nieux récemment fondu ; 2° il est en masses entièrement opaques, saccharoïdes, tant en dedans qu'en dehors, comme un morceau compacte de craie : c'est l'acide arsénieux déjà ancien et qui a subi l'action de l'air. Sous le second état, il forme une poudre très blanche, lourde, qu'on peut facilement confondre, à première vue, avec du sucre pulvérisé, de la farine, etc. Quel que soit l'aspect sous lequel il se présente, l'acide arsénieux est toujours inodore à froid, d'une saveur fade d'abord, puis styptique, nauséeuse et excitant une salivation abondante. La densité de l'acide vitreux est de 3,72 environ, et celle de l'acide opaque de 3,70, d'après Guibourt. Soumis à l'action de la chaleur, il se volatilise et donne d'abondantes vapeurs blanches, très dangereuses à respirer, et qui ne développent l'odeur d'ail que quand elles prennent naissance sur un corps susceptible de réduire l'arsenic, les charbons ardents, par exemple. Son degré de solubilité dans l'eau est un point encore obscur ; les uns admettent que l'acide vitreux est le plus soluble, tandis que les autres soutiennent que c'est l'acide opaque. Les expériences de M. Bussy paraissent favorables à la première opinion, et celles de M. Guibourt, plus anciennes, appuient la deuxième croyance. Quoi qu'il en soit, l'acide arsénieux en poudre ne paraît se dissoudre que dans 100 parties environ d'eau froide et dans 10 parties d'eau bouillante, qui en laisse déposer et cristalliser les 9/10 en se refroidissant. L'alcool, le vinaigre, l'eau acidulée par l'acide chlorhydrique, les huiles grasses, etc., paraissent dissoudre une plus forte proportion d'acide arsénieux que l'eau distillée.

Falsifications. — L'arsenic blanc en poudre est souvent falsifié avec la *craie*, le *plâtre* et surtout le *sulfate de baryte* finement pulvérisés. La présence de ces trois substances peut être dévoilée en projetant la poudre suspecte sur une pelle à feu chauffée au rouge ; si l'acide arsénieux est pur, il ne laissera aucun résidu et se volatilisera entièrement ; dans le cas contraire, les matières étrangères resteront sur le corps chaud. La craie et le sel barytique, étant insolubles dans l'eau chaude, peuvent être séparés de l'arsenic au moyen de ce liquide et reconnus ensuite par leurs réactifs caractéristiques ; quant au plâtre, comme il est légèrement soluble, il sera dévoilé facilement par le chlorure de baryum et par l'oxalate d'ammoniaque.

Pharmacotechnie. — L'acide arsénieux, à titre de caustique, entre dans un grand nombre de préparations destinées à l'usage externe ; leur description complète devant nous entraîner trop loin, nous nous contenterons de faire connaître les plus usuelles et les plus simples.

1° *Poudre arsenicale de Rousselot.*

24 Acide arsénieux pulvérisé . . . . . 8 gram. | Cinabre . . . . 64 gram.
Sang-dragon . . . . 64 —

Mêlez exactement.

Elle contient 1/17 d'arsenic.

2° *Poudre arsenicale du frère Côme.*

24 Acide arsénieux pulvérisé . . . . . 8 gram. | Cinabre . . . . 64 gram.
Sang-dragon . . . . 46 — | Cendres de savate brûlée . . . . 8 —

Mêlez.

Elle renferme 1/12 d'acide arsénieux. La poudre de savate peut être remplacée par un carbonate alcalin.

3° *Poudre arsenicale du docteur Dubois.*

♃ Acide arsénieux. . . . . 4 gram. | Sang-dragon. . . . . 64 gram.
Cinabre. . . . . 32 — |

Mêlez parfaitement.

La proportion de l'arsenic blanc est 1/25.

4° *Poudre arsenicale de Dupuytren.*

♃ Acide arsénieux. . . . . 10 gram. | Protochlorure de mercure . . . . . 100 gram.
Mêlez bien.

La quantité d'acide arsénieux est de 1/10.

5° *Pommade arsenicale simple.*

♃ Acide arsénieux . . . . 4 gram. | Axonge . . . . 32 gram.
Incorporez.

6° *Huile arsenicale simple.*

♃ Acide arsénieux. . . . . 4 gram. | Huile grasse . . . . 32 gram.

7° *Topique Terrat.*

♃ Bichlorure de mercure et sulfure | de chaque . . . . 16 gram.
jaune d'arsenic, de chaque . . . 32 gram. | Huile de laurier . . . . 132 —
Acide arsénieux et poudre d'euphorbe |

Réduisez les matières actives en poudre et incorporez à froid.

8° *Bain arsenical de Tessier.*

♃ Acide arsénieux en poudre. . . . . 1 kilog. | Eau de rivière . . . . 100 litr.
Sulfate de fer. . . . . 100 — |

Faites bouillir jusqu'à réduction des deux tiers, puis ajoutez la quantité d'eau nécessaire pour ramener la préparation à 100 litres environ.

9° *Vinaigre arsenical* (Viborg).

♃ Acide arsénieux. . . . . 32 gram. | Eau distillée . . . . 1 litr.
Vinaigre. . . . . 2 litr. |

Mêlez les deux liquides, faites bouillir jusqu'à dissolution de l'arsenic et passez dans un linge.

En y ajoutant du sulfate de fer, on rendrait cette préparation moins dangereuse.

Médicamentation. — Les préparations arsenicales jouissant d'une très grande activité, et de plus comme elles donnent fréquemment lieu à des accidents graves d'empoisonnement, par suite de leur absorption, il est essentiel d'indiquer les règles qui doivent présider à leur emploi. Le principe le plus général que l'on puisse poser à cet égard, c'est que ces préparations énergiques ne doivent jamais être employées que sur une petite surface à la fois, et qu'en outre, on doit éviter autant que possible de les appliquer sur des surfaces vives, saignantes, l'expérience ayant démontré que leur absorption est toujours plus facile et plus active alors que sur des surfaces suppurantes. Quant aux préparations arsenicales en particulier, nous dirons que pour se servir des poudres caustiques, on doit les délayer dans un peu d'eau simple ou albumineuse, de manière à en faire une pâte épaisse, et les appliquer sur la surface à cautériser en les maintenant avec un morceau d'amadou et un appareil contentif approprié.

Pharmacodynamie. — Appliqué sur la peau, en pâte ou en pommade, l'acide arsénieux attaque lentement cette membrane, si elle est intacte ; cependant, au bout de quelques heures, la surface est irritée et les poils tombent, d'après Vitet (1) ; après vingt-quatre à trente-six heures d'application, la peau se sèche, se racornit et

(1) *Loc. cit.*, p. 343.

se plisse autour du point attaqué ; puis une eschare brune, épaisse et très adhérente se manifeste à son tour. Sur les tissus dénudés, sur les muqueuses apparentes et dans le tissu cellulaire sous-cutané, les préparations arsenicales agissent avec force et rapidité, et mortifient profondément les parties touchées. La cautérisation de cette espèce est caractérisée par des phénomènes si tranchés, qu'elle se distingue facilement de celle des autres escharotiques. D'abord la douleur est beaucoup plus vive et plus prolongée que pour les autres caustiques ; l'eschare formée est grisâtre, assez ferme, très épaisse relativement à la quantité de caustique employée, et fort adhérente aux parties sous-jacentes, ce qui fait qu'elle se détache lentement. L'inflammation qui se développe sous l'influence de ce caustique est toujours considérable, surtout par l'emploi de l'acide arsénieux en trochisque et s'accompagne d'un gonflement considérable, d'une infiltration séreuse étendue, et même d'emphysème lorsque l'action est exagérée. Quant à la cicatrisation de la surface cautérisée, elle est toujours très prompte lorsque le remède est bien indiqué, et souvent même on trouve la solution de continuité close en partie, avant même que la suppuration soit entièrement tarie et que l'eschare se soit complétement détachée.

A côté de ces avantages, les préparations arsenicales présentent un inconvénient très grave : c'est la facilité de leur absorption et le développement d'effets généraux plus ou moins graves. D'après les expériences de M. Hertwig (1), il suffit de 4 grammes d'acide arsénieux déposé sur des plaies fraîches pratiquées à l'encolure, pour déterminer la mort des chevaux ; il en serait sans doute de même pour les grands ruminants ; quant au mouton, il meurt par l'application de 30 centigrammes dans le tissu cellulaire sous-cutané, selon MM. Danger et Flandin (2) ; enfin les expériences de M. Orfila (3) démontrent qu'il suffit de 10 à 20 centigrammes de cet acide introduit sous la peau de la cuisse pour empoisonner mortellement les chiens. Les symptômes qui caractérisent l'infection arsenicale et les moyens d'y remédier seront étudiés plus tard, à propos de la médication *altérante arsenicale*. (Voy. cette médication.)

Pharmacothérapie. — Les indications des préparations arsenicales, qui sont toutes extérieures, se rapportent principalement aux groupes d'affections suivantes :

1° **Tumeurs qui pullulent.** — Nous appelons ainsi des tumeurs de nature spéciale, qui tendent à se reproduire quand elles ont été détruites, ou à se propager autour du point où elles ont pris d'abord naissance ; de ce nombre sont les tumeurs cancéreuses et squirrheuses, les verrues, les poireaux, les fics, les polypes des muqueuses apparentes, les tumeurs et les boutons farcineux, les ostéosarcomes des mâchoires du bœuf, etc. Dans ces divers cas, il convient de pratiquer l'ablation de ces tumeurs et d'en détruire ensuite les racines avec les caustiques arsenicaux ; mais, au lieu de cautériser immédiatement après l'arrêt de l'écoulement sanguin, comme le pratiquent un grand nombre de vétérinaires, il vaut mieux attendre que la suppuration se soit établie, parce qu'alors on a moins à craindre l'absorption. Les préparations arsenicales paraissent jouir, dans ces divers cas, d'une efficacité remarquable, d'une sorte d'action spécifique sur le germe du mal. Vitet a surtout vanté l'acide arsénieux uni à la chaux et au miel contre le farcin ; MM. Drouard et Leclerc (4) le préfèrent au sublimé corrosif pour détruire les boutons farcineux, seulement ils re-

(1) *Loc. cit.*, p. 659.
(2) *Comptes rendus de l'Institut*, 1840.
(3) *Toxicologie*, t. I, p. 383, 5e édit.
(4) *Recueil*, 1834, p. 581 et 582.

commandent avec raison de ne les attaquer que successivement, de crainte d'empoisonnement ; enfin, le topique Terrat, dont tous les praticiens reconnaissent l'utilité dans cette maladie, doit sans doute ses vertus antifarcineuses à la forte proportion de composés arsenicaux qu'il renferme.

2° Tumeurs indolentes. — Dans cette catégorie, nous plaçons les cors de la région costale, les tumeurs de l'appui du collier, les loupes, les exostoses, les glandes de l'auge, l'éponge, etc. M. Hertwig vante beaucoup l'arsenic blanc contre cette dernière tumeur ; il en triomphe, dit-il, au bout de quatre à cinq semaines, quand même elle aurait résisté à d'autres moyens de traitement : pour cela il faut faire une ou plusieurs incisions qui atteignent la base de la tumeur et y introduire l'acide arsénieux en poudre, mais en aussi petite quantité que possible, bien que son absorption soit moins à craindre dans les tissus altérés que dans ceux qui sont sains ; la mortification d'abord, puis la suppuration entraînent peu à peu la destruction entière de la tumeur. Le même auteur dit qu'on emploie depuis longtemps la pommade arsenicale contre les exostoses, mais que ce moyen doit être manié avec prudence, et qu'il réussit rarement.

3° Maladies cutanées. — Toutes les affections graves, anciennes, invétérées de la peau, trouvent dans les préparations arsenicales de véritables spécifiques ; l'application extérieure suffit dans la majorité des cas pour en triompher ; mais quand on peut y joindre l'usage interne, le succès est plus prompt, plus radical et à peu près certain. Indépendamment de la gale et des dartres, qui réclament souvent l'emploi de ces agents énergiques, on traite parfois aussi par l'arsenic, les crevasses, les eaux aux jambes, le crapaud, la phthiriase, etc. Le bain Tessier (1) est, comme le savent la plupart des praticiens, un moyen infaillible de faire disparaître la gale si rebelle du mouton ; une ou deux immersions, quand la gale est ancienne, ou simplement quelques lotions, quand elle est récente ou locale, suffisent habituellement pour la guérison. M. Drouard (2) a employé ce moyen avec succès sur les solipèdes ; on réussirait sans aucun doute sur tous les autres animaux, et même sur le chien, comme nous l'avons vu à la clinique de l'école de Lyon, malgré la ténacité de cette maladie chez les carnivores. Viborg (3) emploie de préférence son vinaigre arsenical. Quant aux crevasses, aux eaux aux jambes et au crapaud, M. Schaack (4) nous a assuré qu'il en triomphait souvent par l'usage de l'acide arsénieux mélangé avec beaucoup de soin au vermillon et au sang-dragon, et employé en couches partielles et aussi minces que possible. Enfin, M. Hertwig affirme que l'arsenic est encore le médicament le plus efficace contre le crapaud ; il conseille d'employer la poudre de Côme à l'état de pâte et d'en renouveler l'application selon le besoin.

4° Divers. — On fait usage, quoique assez rarement, des préparations arsenicales, pour amener à cicatrisation des plaies anciennes et des ulcères de mauvaise nature. M. Rey (5) en a fait l'essai en trochisques au niveau des grandes articulations atteintes de boiteries rebelles ; mais, comme pour le bichlorure de mercure, il a été forcé d'y renoncer à cause des accidents locaux ou généraux qui peuvent en résulter.

(1) *Instr. sur les bêtes à laine*, art. Gale, p. 245.
(2) *Recueil*, 1834, p. 579.
(3) *Traité du porc*, p. 99.
(4) Communication orale.
(5) *Compte rendu de Lyon*, et *Recueil*, 1844, p. 764.

Enfin, quelques praticiens fixent parfois un fragment d'acide arsénieux sur la mèche des sétons qu'ils placent sur les grands ruminants, afin d'obtenir un engorgement plus rapide et plus volumineux ; il faut être sobre de ce moyen.

b. Sulfures d'arsenic.

Pharmacographie. — Ils sont au nombre de deux principaux qui présentent les caractères suivants :

1° **Bisulfure, sulfure rouge, réalgar.** — Il est en masses vitreuses, un peu translucides, d'un beau rouge orangé, à cassure lisse et conchoïde, inodore, insipide et pesant 3,25. Chauffé en vase clos, il fond et se volatilise sans altération ; à l'air libre, il brûle et se transforme en acides sulfureux et arsénieux. Insoluble dans l'eau, ce sulfure est légèrement soluble dans les solutions alcalines.

2° **Trisulfure, sulfure jaune, orpiment.** — Il est solide, brillant, en masses plus ou moins volumineuses formées de lamelles translucides, lisses, d'une belle couleur jaune-citron, quelquefois marbrée de rouge, inodore, insipide, et d'une densité de 3,40. Soumis à l'action de la chaleur et des dissolvants, il se comporte à peu près comme le précédent.

Pharmacotechnie. — Ces deux sulfures, qui peuvent être *naturels* ou *artificiels*, ce qui introduit dans leurs propriétés des différences fort notables, comme nous l'établirons à l'article *Médication arsenicale*, font partie d'un assez grand nombre de formules escharotiques que nous ferons connaître dans le *Formulaire*.

Action et usages. — Les sulfures d'arsenic déposés sur les tissus vivants se comportent comme l'acide arsénieux ; seulement leur action est moins prompte, moins énergique, et s'accompagne plus rarement d'effets généraux, surtout quand ils sont naturels ou *natifs* ; aussi nous paraissent-ils mériter la préférence pour la confection des trochisques arsenicaux. D'après ce que nous venons de dire de leurs propriétés caustiques, il est facile de deviner que leurs indications doivent être les mêmes que celles de l'acide arsénieux ; cependant, indépendamment des cas précédemment indiqués, nous devons faire connaître les suivants. Un maréchal ayant appliqué de l'orpiment sur un cor de la région costale d'un cheval, il détruisit bien la callosité, mais la mortification fut trop profonde, et une côte se caria (1). Ce sulfure a été employé avec succès par M. Portal fils (2) sur une tumeur cancéreuse que l'ablation et le cautère actuel n'avaient pas pu détruire. On pratiqua dans la tumeur six incisions dans lesquelles on introduisit des fragments d'orpiment de la grosseur d'un pois environ ; il en résulta d'épaisses eschares qui détruisirent complétement la tumeur et pour toujours. Enfin, M. Chambert (3) nous a assuré que les fics, les poireaux, les verrues, etc., disparaissaient promptement quand on introduisait à leur base un fragment de sulfure rouge d'arsenic, et qu'il n'en résultait aucune tare sensible.

(1) Leblanc, *Recueil*, 1826, p. 454.
(2) *Journ. des vétér. du Midi*, 1842, p. 243.
(3) Communication orale.

CHAPITRE II.

INFLAMMATOIRES GÉNÉRAUX.

Excitants généraux ou stimulants.

SYNONYMIE : Échauffants, cordiaux, stomachiques, hypersthénisants, etc.

Considérations générales. — On désigne sous les noms de *stimulants*, d'*excitants généraux*, une classe de médicaments qui ont pour effet d'exalter momentanément les propriétés vitales des tissus, d'augmenter les forces agissantes de l'organisme, d'accélérer la plupart des fonctions, et de simuler ainsi les phénomènes de la *fièvre symptomatique* ou de *réaction*. De là la dénomination de *pyrétogénétiques*, que plusieurs auteurs ont proposé de donner à ces médicaments.

Les médicaments stimulants ne se distinguent pas très nettement de plusieurs autres groupes de médicaments avec lesquels ils sont liés, en quelque sorte, par des nuances insensibles. Ceux qui s'en rapprochent le plus sont d'abord les *toniques* à cause de leur action générale et de la nature de leurs effets; cependant il existe entre ces deux classes de remèdes des différences fondamentales que nous indiquerons plus tard, et qui permettent de les distinguer facilement les uns des autres. Les *sudorifiques volatils*, les *antispasmodiques*, quelques *altérants*, etc., présentent aussi une certaine analogie avec les stimulants, relativement à l'excitation générale ou locale qu'ils provoquent; mais ce qui distinguera toujours les excitants des autres médicaments, c'est la généralité de leur action, sa durée passagère, sa nature essentiellement dynamique et vitale, son développement rapide, sa diffusion prompte dans tout l'organisme, le peu de traces qu'elle laisse après elle, etc.

Origine. — Les stimulants sont fournis par le règne minéral et par le règne végétal; le règne animal n'en donne aucun à la médecine des animaux. Les excitants minéraux sont l'ammoniaque et ses composés, et quelques préparations de phosphore; ceux qu'on retire des plantes sont extrêmement nombreux, et comprennent, indépendamment des liqueurs alcooliques et des essences, une multitude de parties végétales provenant de plantes exotiques et indigènes, et plus ou moins chargées d'essence, de camphre, de résines, d'acide benzoïque, etc.

Caractères physiques. — Les médicaments de cette catégorie sont *solides*, *liquides* ou *gazeux*; ils sont pour la plupart très volatils, soit en masse, soit dans quelques uns de leurs principes constituants; leur couleur varie, leur odeur est toujours très prononcée; il en est de même de leur saveur, qui peut varier depuis l'excitation légère jusqu'à la causticité. Leurs qualités chimiques sont très variables et seront indiquées plus utilement à propos de chacun d'eux en particulier.

Pharmacotechnie. — Plusieurs stimulants peuvent être employés dans leur état de pureté et après leur mélange avec les excipients qui doivent leur communiquer la forme convenable à leur administration : tels sont, par exemple, les ammoniacaux, les alcooliques, les essences, etc. Quant aux parties végétales employées comme excitantes, on en fait plus rarement usage à l'état de pureté; le plus souvent, au contraire, on les traite par infusion dans l'eau, ou mieux, dans les liqueurs alcooliques. Dans la pharmacie de l'homme, on les soumet en outre à la distillation avec des liquides aqueux ou spiritueux pour obtenir divers produits volatils et odorants; mais ce procédé n'est jamais employé en pharmacie vétérinaire. Il est évident, d'après la nature chimique de ces médicaments, qu'il faut éviter de les traiter par décoction ou ébullition prolongée, parce qu'il en résulterait nécessairement la perte de la plus grande partie du principe actif qui est volatil.

Associations. — On emploie le plus souvent les stimulants à l'état de pureté; cependant il est des cas où leur union avec les médicaments des autres classes peut être avantageuse, soit pour modérer leur action, soit pour leur communiquer des qualités mixtes. Ceux qu'on y associe le plus souvent sont les *émollients*, les *tempérants*, les *astringents*, les *toniques*, etc.

Médicamentation. — Quand on fait usage des excitants à l'intérieur, on les administre en bols, en électuaires, en boissons, en breuvages, en lavements, et, par exception, sous forme de fumigations, dans les voies respiratoires. L'usage de ces médicaments dans le tube digestif est toujours plus avantageux sous forme liquide que sous forme solide, si l'on se propose d'agir sur l'ensemble de l'organisme; dans le cas contraire, la dernière forme peut avoir ses avantages. L'expérience a démontré également que, lorsqu'on fait usage des stimulants en breuvage, il est avantageux de les administrer un peu chauds, parce qu'alors ils sont aidés dans leur action par le calorique dont ils sont chargés. A l'extérieur du corps, les excitants s'emploient sous forme *solide*, en sachets; sous forme *liquide*, en bains locaux, en lotions, injections, fomentations, etc.; et sous forme *gazeuse*, en fumigations humides ou sèches sur la peau ou dans les voies respiratoires, etc.

Pharmacodynamie. — Les effets des stimulants doivent être divisés en *physiologiques* et *thérapeutiques*; les premiers subdivisés en *primitifs* et *consécutifs*, et enfin ceux-là distingués en *locaux externes*, *locaux internes*, et *généraux* ou *dynamiques*.

a. **Effets locaux externes.** — Appliqués sur les tissus sains, les stimulants excitent plus ou moins vivement leur contractilité et leur sensibilité, font affluer le sang, augmentent la chaleur, déterminent une rougeur momentanée, etc. Ces effets sont beaucoup plus marqués sur les tissus dénudés et y déterminent souvent des changements permanents qu'on ne remarque pas sur les surfaces naturelles.

b. **Effets locaux internes.** — Les stimulants introduits dans le tube digestif y produisent des effets qui sont en général favorables aux fonctions de cet appareil. Ils excitent l'appétit, augmentent la soif, accélèrent la digestion, hâtent le passage des aliments dans les intestins, etc.; en un mot, ils se comportent comme des agents essentiellement *stomachiques*. Parvenus dans le tube intestinal, ces médicaments produisent des effets analogues; ils augmentent l'excrétion de la bile, du suc pancréatique, du liquide entérique, facilitent le cours des matières et l'absorption de leurs principes alibiles, hâtent la défécation, rendent les excréments plus rares et plus secs, etc. Souvent aussi ces médicaments, en stimulant les parois intestinales, font disparaître certains genres de coliques, expulsent les gaz qui distendent le conduit alimentaire, etc.; de là le nom de *carminatifs* dont on a gratifié quelques uns d'entre eux.

c. **Effets généraux ou dynamiques.** — Les effets des excitants généraux se répandent dans toute l'économie animale par deux voies : par le système nerveux cérébro-spinal d'abord, puis par le système sanguin. L'action impressionnelle de ces médicaments sur l'estomac est transmise rapidement aux centres nerveux par les nerfs pneumo-gastriques, d'où la première cause de la stimulation générale qu'ils produisent sur tout l'organisme ; puis, absorbés et mélangés au sang, les principes actifs.de ces médicaments vont porter leur action excitante directe à tous les organes, ce qui constitue la deuxième cause de leurs effets stimulants généraux.

Il résulte de ces premiers principes, que le système nerveux, qui anime tous les appareils, les fait bientôt participer à son état actuel d'excitation et leur communique une impulsion qui se propage de proche en proche jusqu'aux parties les plus obscures de l'organisme. Cette première impulsion s'éteindrait bientôt si le sang artériel, imprégné des principes actifs des stimulants, n'entretenait l'état d'excitation des centres nerveux, d'une part, et celle de tous les autres organes, d'autre part. Aussi, sous l'influence de ces deux causes solidaires de la stimulation générale, voit-on les effets des excitants s'étendre peu à peu à tous les appareils de l'économie et déterminer dans le rhythme de leurs fonctions des changements spéciaux qu'il importe d'examiner.

Le cœur, doublement excité par l'influx nerveux et par le contact d'un sang fortement stimulant, accélère ses battements, pousse le sang avec force dans les vaisseaux, rend le pouls vite, fort et vibrant, rougit les muqueuses apparentes, etc. Ces médicaments méritent donc bien, par les changements remarquables qu'ils amènent dans la circulation et les mouvements du cœur, le nom de *cordiaux* que leur avaient donné les anciens. La respiration suit naturellement l'impulsion que lui communique la circulation : elle devient plus pressée, plus profonde, l'air expiré est plus chaud, l'hématose plus complète, l'expectoration plus facile, etc. La calorification, placée sous la dépendance des deux fonctions précédentes, participe bientôt à leur état d'excitation, et la chaleur animale, ainsi que l'ont démontré des expériences toutes récentes, ne tarde pas à monter de plusieurs degrés sur la plupart des surfaces normales. La dénomination de remèdes *échauffants*, qu'on donne quelquefois à ces médicaments, peut donc se justifier jusqu'à un certain point. Enfin, sous l'influence de l'action exagérée du cœur, le sang, poussé vivement du centre à la circonférence, se porte sur le tégument externe, gonfle ses capillaires sanguins, augmente la transpiration, et peut même déterminer une sueur plus ou moins abondante, ce qui a fait placer bon nombre de ces médicaments parmi les *sudorifiques*.

Les fonctions végétatives ne sont pas les seules qui ressentent l'influence des médicaments stimulants ; les organes de la vie de relation et ceux de la fonction génitale y participent également : la sensibilité générale et spéciale s'élève, les organes des sens deviennent plus actifs, l'œil s'anime et devient brillant, les animaux s'agitent, paraissent plus vigoureux, leurs mouvements sont plus faciles, plus prompts, plus énergiques ; les mâles et les femelles donnent parfois des signes non équivoques d'ardeur vénérienne ; aussi est-ce parmi les stimulants qu'on trouve la plupart des médicaments *aphrodisiaques*.

Malgré l'étendue et l'universalité de leur action, les excitants généraux n'agissent pas tous également sur les appareils organiques et sur les fonctions qu'ils exécutent ; circonstance importante à connaître pour les applications thérapeutiques qu'on peut en faire. Ainsi, les uns agissent fortement sur le système nerveux (alcooliques) ; d'autres sur le système sanguin (ammoniacaux) ; quelques uns sur l'appareil digestif (excitants exotiques) ; certains sur la nutrition (excitants amers) ; un petit nombre sur l'appareil génital (phosphore), etc.

Effets consécutifs. — Les effets des excitants se développent rapidement et s'apaisent de même ; à mesure que les molécules de ces médicaments sont séparées du sang par les sécrétions ou exhalations et rejetées du corps, leurs effets diminuent d'intensité et bientôt disparaissent entièrement. Dès lors l'économie animale, livrée à elle-même, revient à son rhythme normal ; en outre, comme les stimulants dépensent les forces agissantes du corps en précipitant le jeu fonctionnel sans augmenter ou restaurer les forces radicales, il en résulte toujours, comme effet consécutif, une faiblesse dont le degré est proportionnel à l'excitation primitive développée par ces médicaments.

Indépendamment de la faiblesse consécutive qu'elle détermine, la médication stimulante peut entraîner après elle divers effets plus ou moins graves, surtout quand elle a été trop énergique ou trop prolongée. On remarque souvent du côté du tube digestif, l'absence de l'appétit, une soif vive, la sécheresse de la bouche, une constipation opiniâtre, etc. Les fonctions préposées à l'hématose sont parfois altérées également par suite de l'état d'épaississement et de suroxygénation du sang : le pouls est dur et fréquent, les muqueuses rouges et sèches, l'air expiré chaud, etc. Enfin, des congestions, des inflammations, des hémorrhagies actives, etc., peuvent être le résultat d'une médication excitante exagérée ou inopportune.

Pharmacothérapie. — Il existe peu de médications dans lesquelles les effets thérapeutiques dérivent aussi directement des effets physiologiques que dans la médication stimulante ; aussi devons-nous nous borner, sur les effets curatifs des médicaments qui nous occupent, à des considérations très brèves.

Effets curatifs. — Si les effets des stimulants se montrent nettement déjà sur les sujets sains, ils sont encore plus marqués sur ceux qui sont atteints d'affections asthéniques, et dont les fonctions sont au-dessous du type normal. La fonction digestive est-elle languissante, l'appétit fait-il défaut, le pouls est-il lent et misérable, les muqueuses pâles et infiltrées, le regard éteint, l'énergie nulle, les mouvements difficiles, la transpiration abolie, etc., les stimulants remonteront rapidement ces fonctions à leur degré d'activité naturelle ; mais comme leur action est essentiellement fugace, il est nécessaire de les renouveler à des époques rapprochées afin de prolonger leurs effets autant que l'état du corps l'exigera. Aussi n'existe-t-il pas en matière médicale d'agents plus évidemment rationnels que les médicaments excitants, puisqu'ils sont appelés à produire des effets directement opposés à ceux déterminés par les maladies auxquelles on les oppose : où il y a faiblesse, ils doivent fortifier ; où il existe de la lenteur, ils doivent activer, etc.

Les stimulants étaient les médicaments favoris des hippiatres et des maréchaux ; ils en abusaient souvent, soit par les doses exagérées qu'ils employaient, soit par l'usage intempestif qu'ils en faisaient fréquemment. Aussi Bourgelat s'élève-t-il avec force, dans son traité de *Matière médicale*, contre l'abus énorme, dit-il, qu'on faisait autrefois des cordiaux. Malgré son autorité, le fondateur des écoles vétérinaires eut de la peine à faire abandonner les vieux errements de la médecine hippiatrique, car si ses disciples immédiats n'abusèrent pas de la médication stimulante, comme les maréchaux, on peut dire qu'ils en usèrent largement. Mais l'introduction de la doctrine *physiologique* dans la médecine des animaux changea complétement les habitudes des vétérinaires à cet égard ; les médicaments excitants, qualifiés d'*incendiaires*, tombèrent bientôt dans un discrédit complet, et pendant plus de vingt-cinq ans ils furent en quelque sorte bannis de la pratique par la majorité des praticiens. Aujourd'hui que les idées exclusives ne règnent plus aussi despotiquement que par le passé, en médecine vétérinaire, les excitants ont repris dans l'arsenal thérapeutique la place qui leur appartient et qu'ils ne méritaient pas de perdre aussi longtemps.

Avant de passer en revue les nombreuses indications, tant internes qu'externes, qui réclament l'usage des stimulants, nous devons faire connaître quelques principes généraux qui doivent guider le praticien dans l'emploi de ces médicaments. Ainsi, les excitants conviennent en général beaucoup mieux aux animaux ruminants et aux porcs, qu'aux carnivores et aux solipèdes ; ils sont beaucoup mieux supportés par les animaux âgés que par ceux qui sont jeunes ou adultes ; par les sujets lymphatiques que par ceux qui sont sanguins ou nerveux. Ces médicaments sont plus salutaires et peuvent être supportés à plus hautes doses, dans les climats froids et humides, que dans ceux qui sont chauds et secs, pendant l'automne et l'hiver, que durant le printemps et l'été, etc.

Indications thérapeutiques. — Elles seront distinguées en *internes* et *externes*.

a. **Indications internes.** — Ces indications se rapportent à des maladies qui intéressent l'ensemble de l'organisme, et à quelques affections qui sont relatives seulement à certains appareils organiques.

On peut dire, d'une manière générale, que ces médicaments sont contre-indiqués au début et pendant la période d'état des congestions et des phlegmasies internes, mais qu'ils peuvent être utiles, par contre, au moment du déclin pour relever l'économie qui a été épuisée par la maladie ou par le traitement, et pour lui communiquer l'énergie nécessaire pour vaincre l'état morbide. Ces agents bien choisis, et administrés convenablement et à propos, peuvent rendre de grands services, surtout dans la médecine des ruminants. Le moment d'en faire usage n'est pas toujours facile à saisir, et sa détermination précise exige de la part du praticien de l'habitude et beaucoup de tact médical. Il est difficile de poser des règles à cet égard, mais on peut dire, en thèse générale, que la cessation de la fièvre et la lenteur de l'amélioration du mal local, sont les deux circonstances principales qui indiquent l'utilité de l'emploi des stimulants.

Les excitants généraux constituent souvent des moyens prophylactiques précieux pour prévenir ou arrêter le développement de certaines congestions ou phlegmasies intérieures, qui menacent de se manifester sous l'influence du refroidissement de la peau et de l'arrêt brusque de la transpiration cutanée. La naissance de ces maladies est précédée d'un état fébrile particulier, accompagné de roideur générale, de tristesse, d'inappétence, d'horripilation de la peau, etc., que l'on appelle *courbature*. Pendant cet état, l'administration opportune d'un breuvage stimulant, qui porte vivement le sang du centre à la circonférence, qui rétablit la chaleur et la perspiration cutanées, peut suffire pour arrêter brusquement les désordres généraux et prévenir les altérations locales qui menacent de se développer.

Les autres maladies générales qui réclament l'emploi des stimulants sont les suivantes : les phlegmasies chroniques, les hydropisies locales et générales ; les maladies lymphatiques, comme le farcin, la morve, les scrofules ; les états anémique, hydroémique et typhoémique du sang ; les éruptions varioleuses, gangréneuses et charbonneuses, difficiles ou lentes à se produire ; les convalescences longues et laborieuses ; l'état général de faiblesse de l'économie provenant de pertes excessives, d'excès de travail, de mauvaise nourriture, etc.

Les maladies spéciales qu'on peut traiter avec avantage par les excitants généraux sont celles de l'appareil digestif, comme l'inappétence, les flatuosités intestinales, les vers, la diarrhée séreuse, les coliques d'eau froide, les indigestions simples chez le cheval, les indigestions compliquées de météorisme chez les ruminants, etc. ; celles des voies respiratoires, telles que la bronchite chronique, les jetages, la gourme atonique, l'infection vermineuse des bronches, etc. ; celles de l'appareil génital, comme le part languissant, la délivrance retardée, l'anaphrodisie des deux sexes, etc. ; celles du système nerveux, telles que la paralysie, la chorée, l'épilepsie, surtout chez le chien, quand elles succèdent à la maladie du jeune âge, etc., etc.

b. **Indications externes.** — Les indications extérieures de l'emploi des stimulants sont moins nombreuses et moins importantes que les indications internes. Cependant on en fait usage avec succès en injections dans les trajets fistuleux, sur les muqueuses apparentes qui sont le siége d'écoulements muqueux, purulents, fétides, etc. ; on les emploie également avec profit en lotions ou en bains locaux, sur les contusions, les ecchymoses, les œdèmes et les infiltrations séreuses, les abcès froids et les tumeurs indolentes, les plaies et les ulcères atoniques couverts de vermine ; on les applique avec avantage sur les organes renversés, tels que le rectum, le vagin, la matrice, qui ont été en contact avec l'air, et qui sont froids, flétris, œdématiés, etc.

I. — EXCITANTS DIFFUSIBLES.

Les excitants diffusibles sont ceux dont l'action stimulante se développe rapidement et dure peu de temps. Ils agissent surtout sur le système sanguin et le système nerveux ; quelques uns déterminent le phénomène connu sous le nom d'*ivresse*. Les stimulants diffusibles employés en médecine vétérinaire sont l'ammoniaque et ses principaux sels, le phosphore et les liqueurs alcooliques. Nous allons les passer en revue successivement.

1° Des ammoniacaux.

Nous comprenons sous cette dénomination générale, l'ammoniaque, le carbonate, le chlorhydrate et l'acétate de cette base. Tous ces médicaments ont entre eux une certaine analogie dans leur action générale ; mais comme ils reçoivent des applications très différentes, il est plus avantageux de les étudier séparément.

a. Ammoniaque liquide.

SYNONYMIE : Alcali volatil.

Pharmacographie. — L'ammoniaque liquide, qui est une dissolution aqueuse de gaz ammoniac, est un liquide limpide, incolore, d'une odeur vive et irritante, provoquant l'éternument et le larmoiement, d'une saveur âcre, urineuse, caustique, d'une densité de 0,92, et marquant d'ordinaire 22 degrés à l'aréomètre de Baumé. Exposé à l'air, l'alcali volatil perd de son gaz, s'affaiblit, et attire l'acide carbonique : aussi doit-on le conserver dans des flacons bouchant à l'émeri et placés dans des lieux frais.

Pharmacotechnie. — L'ammoniaque, indépendamment des nombreuses préparations extemporanées dont elle fait partie, entre dans une foule de formules officinales. Nous allons indiquer les plus importantes :

1° *Liniment ammoniacal simple.*

℞ Alcali volatil. . . . . 1 part. | Huile d'olive. . . . . 4 part.
Mélangez dans un flacon bouchant à l'émeri et agitez vivement.

2° *Liniment ammoniacal double.*

℞ Alcali volatil. . . . . 1 part. | Huile grasse. . . . . 2 part.
Même procédé opératoire.

3° *Liniments ammoniacaux composés* (F. T.).

℞ Alcali volatil. . . . . 1 part. | Huile médicinale . . . . 2 part.
Même procédé opératoire.

4° *Pommade de Gondret.*

℞ Ammoniaque liquide. . . . . . . 1 part. | Axonge et suif, de chaque. . . . . 4 part.
Fondez les corps gras dans un flacon, ajoutez l'alcali, bouchez exactement et remuez vivement.

5° *Sachet excitant.*

℞ Chaux vive et sel ammoniac. . . . . part. ég.
Mêlez.

6° *Alcool ammoniacal.*

℞ Ammoniaque liquide. . . . . . . 1 part. | Alcool. . . . . 2 part.
Mélangez.

7° *Eau sédative* (Raspail).

℞ Ammoniaque liquide . . . . . . 100 gram. | Chlorure de sodium . . . . 60 gram.
Alcool camphré . . . . 10 — | Eau ordinaire . . . . 1 lit.
Faites dissoudre le sel dans l'eau, ajoutez la solution à l'ammoniaque et à la teinture de camphre préalablement mélangées.

Médicamentation. — L'ammoniaque liquide s'emploie tantôt à l'extérieur, tantôt à l'intérieur. Dans le premier cas, elle est mise en usage en liniment, en pommade, à l'état liquide, pure ou étendue, et sous forme de gaz, dans le nez, les yeux, les voies respiratoires : dans cette dernière circonstance, le procédé le plus simple est de mélanger le sel ammoniac avec la chaux vive, d'humecter un peu le mélange, et de le placer ensuite sous le nez des malades avec précaution. Ces fumigations ammoniacales peuvent s'employer aussi sur la surface de la peau. A l'intérieur, on administre surtout l'alcali volatil en dissolution dans l'eau, les infusions aromatiques ou les liqueurs alcooliques ; il faut se rappeler alors que l'ammoniaque est très volatile et que les véhicules employés à son administration doivent être froids ou tout au plus tièdes.

Posologie. — Les doses d'ammoniaque liquide administrées à l'intérieur varient beaucoup non seulement selon les animaux, mais encore suivant les indications qui en réclament l'usage. Le tableau suivant indique les plus employées dans la pratique :

1° Grands ruminants. . . . . . 32 et 64 grammes.
2° Solipèdes. . . . . 8, 16, 32 —
3° Petits ruminants et porcs. . 2, 4, 8 —
4° Carnivores . . . . 4, 8, 16 gouttes.

Pharmacodynamie. — Les effets de l'ammoniaque doivent être divisés en *locaux externes, locaux internes* et *dynamiques.*

a. **Effets locaux externes.** — Lorsque l'ammoniaque liquide est versée sur la peau, elle s'évapore promptement, produit une sensation de froid et ne laisse après elle qu'une légère rubéfaction; mais si l'on entrave son évaporation en imbibant des compresses ou des étoupes qu'on recouvre d'une toile cirée ou de coton; si on la place dans un verre à boire et qu'on renverse celui-ci sur la peau, l'ammoniaque attaque vivement la surface du tégument et peut déterminer depuis une simple rubéfaction jusqu'à la cautérisation la plus profonde, selon la durée de l'application et la quantité de médicament employée. Lorsqu'on se sert du liniment ammoniacal double, comme cela est le plus ordinaire en médecine vétérinaire, on voit survenir au bout de douze à vingt-quatre heures, si l'on n'a fait qu'une seule friction, des petites vésicules remplies de sérosité transparente d'abord, puis jaunâtre et même sanguinolente, si la peau est délicate et que la friction ait été trop forte (Vallon). La douleur qui accompagne les frictions ammoniacales est très vive, parce que l'agent irritant paraît agir surtout sur les papilles nerveuses de la peau, mais elle est de courte durée ; l'engorgement inflammatoire est rapide, mais peu développé, et les poils, quand ils tombent, repoussent promptement et sans changement de couleur. L'action de l'ammoniaque ressemble beaucoup, sous ces divers rapports, à celles de l'essence de térébenthine et de la moutarde; aussi y a-t-il avantage à associer de diverses manières ces agents irritants; tandis que la teinture de cantharides, qu'on y mélange fréquemment aussi, agit plus lentement, plus profondément et altère souvent d'une manière indélébile la texture de la peau. Enfin, sur les muqueuses et les solutions de continuité, l'alcali volatil produit des effets plus énergiques encore que sur la surface cutanée.

b. **Effets locaux internes.** — L'administration intérieure de l'ammoniaque liquide entraîne après elle des effets très variables, selon la dose employée. Ingérée pure, cette substance agit à la manière des poisons irritants les plus actifs, ainsi que le démontrent les expériences des toxicologistes : elle irrite d'abord la bouche et le pharynx, puis les bronches par les vapeurs qui sont entraînées dans les voies respiratoires avec l'air inspiré, et enfin l'estomac et les intestins à un degré variable selon les cas; chez les carnivores, on remarque parfois des vomissements de matières sanguinolentes, et chez les herbivores une purgation très violente. A doses plus modérées et convenablement étendu d'eau, ce médicament détermine seulement une excitation énergique du tube digestif sans irriter trop vivement; enfin, à doses très petites, l'alcali volatil est en partie neutralisé par l'acide du suc gastrique, et ne produit sur les intestins, et particulièrement sur le duodénum, dit-on, qu'une excitation légère, favorable à l'exercice de leurs fonctions. Quoi qu'il en soit, quand on fait usage de breuvages ammoniacaux chez les chevaux surtout, on doit avoir soin, après chaque administration, d'injecter dans la bouche de l'eau vinaigrée pour neutraliser les effets irritants de l'ammoniaque sur la membrane buccale ; sans cette précaution, cette membrane rougit, s'injecte, s'œdématie, un ptyalisme abondant s'établit, et dure plusieurs heures après l'ingestion de chaque breuvage, ainsi que Huzard père le constate dans la *Matière médicale* de Bourgelat (1). Les effets irritants qu'on remarque dans la bouche peuvent se développer également, à la longue, dans le reste des voies digestives ; c'est pourquoi on doit administrer de temps en temps, pendant l'emploi des ammoniacaux, des breuvages d'eau légèrement acidulée.

_____

(1) *Loc. cit.*, t. II, p. 45 et 46.

c. **Effets dynamiques.** — Lorsque les molécules de l'ammoniaque ont été absorbées et mêlées au sang, elles déterminent dans toute l'économie une excitation plus ou moins intense, selon les cas, mais toujours très fugace. Cette excitation présente, outre son peu de durée, des caractères spéciaux qu'il importe de faire connaître. Le sang est vivement agité et porté du centre à la circonférence ; le cœur bat avec force, le pouls devient vite et fort, les muqueuses rougissent, la peau s'injecte et s'échauffe, etc. Cette activité extraordinaire qu'acquiert le système sanguin sous l'influence des ammoniacaux a fait donner à cet ordre de médicaments, par les médecins italiens, le nom d'*hypersthénisants cardiaco-vasculaires*. Indépendamment de cet effet sur les vaisseaux, l'ammoniaque détermine deux actions en quelque sorte incompatibles : la *diaphorèse* et la *diurèse*. L'augmentation de la transpiration cutanée sous l'influence des breuvages ammoniacaux est reconnue par la plupart des auteurs vétérinaires, et de plus, elle nous a été certifiée de nouveau par un praticien instruit, M. Buer (1) ; elle se manifeste chez le bœuf, selon ce vétérinaire, après la deuxième ou la troisième dose d'ammoniaque administrée. Quant à la diurèse, elle a été observée par la plupart des praticiens, et paraît dépendre, en grande partie, de la transformation de l'ammoniaque en acide azotique dans l'économie, sous l'influence comburante de la respiration ; aussi la considérons-nous comme un effet consécutif de l'ammoniaque. Enfin, les breuvages d'alcali volatil, quand ils sont donnés à doses élevées ou très rapprochées, ou qu'ils ont été introduits dans les veines, ébranlent vivement le système nerveux cérébro-spinal, donnent lieu d'abord à des mouvements désordonnés, à de l'agitation, à des vertiges, à des convulsions, surtout chez les chiens, puis à du coma dans les animaux herbivores, à de l'insensibilité et à la paraplégie chez les carnassiers.

Si, au lieu d'employer l'ammoniaque à hautes doses, on en fait usage à doses très modérées et continuées pendant longtemps, ce médicament agit sur le sang et le reste de l'organisme comme les autres *alcalis*, c'est-à-dire qu'il détermine un effet altérant des plus prononcés, en dissolvant les éléments organisables du fluide nutritif. (Voy. *Altérants alcalins*.) Huxam d'abord, puis MM. Trousseau et Pidoux, avaient observé que l'usage trop prolongé de l'ammoniaque jetait l'économie dans un état cachectique très grave, par suite de la liquéfaction du sang. M. Delafond, voulant savoir si le même effet aurait lieu sur les animaux herbivores, administra, pendant un mois, à un cheval, à une dose qui n'a pas été indiquée, de l'ammoniaque liquide en breuvage, mais il n'observa qu'un peu plus de liquidité dans le sang qu'à l'état normal. Cette expérience, toutefois, ne prouve rien contre l'assertion des médecins précédemment nommés, car il s'agit ici d'un effet purement chimique, qui doit nécessairement avoir lieu chez les animaux comme chez l'homme ; et si notre honorable collègue avait poursuivi plus longtemps son expérience ou employé le médicament à plus forte dose, nul doute qu'il n'eût obtenu l'effet cachectique indiqué.

Particularités relatives aux espèces.

1° **Solipèdes.** — La dose toxique d'ammoniaque pour le cheval n'est pas encore bien connue. M. Hertwig prétend que 32 grammes ont tué un cheval dans une de ses expériences ; mais ce fait est sans doute exceptionnel, car nous connaissons des praticiens qui en administrent de plus fortes doses dans l'indigestion, sans accident.

(1) Communication orale.

Toutefois il est prudent de ne jamais outrepasser cette dose chez le cheval, et de ne la donner qu'en deux breuvages, à moins que la susceptibilité individuelle n'ait été constatée d'avance. En injection dans les veines, l'ammoniaque, convenablement étendue d'eau, peut être supportée chez le cheval, jusqu'à la dose de 32 grammes; à celle de 64 grammes elle est mortelle (Hertwig).

2° **Grands ruminants**. — Ils peuvent supporter, en raison de la nature de la muqueuse qui tapisse le commencement du tube digestif, une dose *double* et même *triple* de celle employée chez les solipèdes, surtout si le breuvage est destiné au rumen; pour les breuvages qui doivent agir directement sur la caillette et les intestins, il faudrait être plus réservé sur la quantité d'alcali volatil.

3° **Petits ruminants et porcs**. — La dose toxique est inconnue; on ignore également les effets de l'ammoniaque sur la peau dure et épaisse du porc.

4° **Chiens**. — Les expériences d'Orfila (1) font voir qu'à la dose de 2 grammes, l'ammoniaque donnée pure empoisonne mortellement les chiens, surtout lorsque l'œsophage a été lié après l'ingestion.

Pharmacothérapie. — Les indications nombreuses qui réclament l'usage de l'ammoniaque se distinguent en *internes* et *externes;* nous devons les examiner avec soin.

A. INDICATIONS INTERNES. —Les maladies internes contre lesquelles on peut faire usage de l'ammoniaque liquide avec plus ou moins d'avantages étant fort nombreuses et très différentes les unes des autres, il nous a paru convenable, pour faciliter la mémoire, de les ranger dans les divers groupes qui vont suivre.

1° **Maladies du tube digestif**. — Les affections des voies gastro-intestinales dans lesquelles on peut employer l'alcali volatil avec avantage sont toutes celles de nature atonique, comme l'inappétence et l'embarras gastrique apyrétiques, la diarrhée séreuse, les affections vermineuses, l'indigestion simple, la tympanite stomacale ou intestinale, etc. Nous devons surtout nous occuper de ces deux derniers accidents de la digestion.

Chabert (2) paraît être le premier qui ait employé l'ammoniaque liquide avec succès contre l'indigestion gazeuse ou *tympanite stomacale* des ruminants, qui a son siége principal dans le rumen. Depuis ce célèbre praticien, la plupart des vétérinaires et des agriculteurs ont fait usage de ce puissant moyen qui est devenu d'un emploi vulgaire. Il paraît agir à la fois, d'après M. Prévost (3), en condensant par réaction chimique les acides carbonique et sulfhydrique qui font partie des gaz de la panse, et en stimulant vivement la muqueuse du rumen. Cette explication n'est peut-être pas très rigoureuse, mais cela importe peu au fond, pourvu que le remède réussisse, et c'est ce qui a lieu dans la plupart des cas. Cependant, pour rendre le succès plus certain, il faut observer certaines règles que nous allons indiquer brièvement.

Lorsque la tympanite est très intense et que l'asphyxie menace d'avoir lieu, il faut évacuer une partie du gaz au moyen du *baillon* ou du *troquart*, avant d'administrer le breuvage ammoniacal; sans cette précaution, une partie du liquide peut s'introduire dans les voies respiratoires et y déterminer de graves désordres. On reconnaît

(1) *Toxicologie*, t. I, p. 321, 5ᵉ édit.
(2) *Almanach vétérinaire*, 2ᵉ édit., 1790.
(3) *Journ. pratique*, 1827, p. 266.

que le médicament produit des effets salutaires quand le flanc s'affaisse peu de temps après son ingestion. Il ne faut pas se borner à une seule administration, parce qu'elle suffit rarement ; on doit la renouveler sans crainte, d'après M. Buer, autant que l'affection le réclame, parce que les breuvages, en se mélangeant à la masse des matières alimentaires du rumen, perdent une grande partie de leur activité. Enfin, il peut être utile d'administrer des lavements chargés d'une demi-dose d'ammoniaque pour exciter les intestins et faciliter le cours des matières dans tout le tube digestif.

Un assez grand nombre de vétérinaires préfèrent aujourd'hui, dans le gonflement du rumen, l'éther sulfurique à l'ammoniaque. Nous n'essaierons pas de trancher la question en faveur de l'un ou de l'autre remède, parce que nous n'avons pas les éléments nécessaires pour cela ; mais nous dirons qu'à notre avis, chacun d'eux possède sans doute des qualités spéciales à cet égard, et que le parti le plus sage à prendre, c'est de les unir dans des proportions convenables et de les administrer en solution dans une infusion aromatique et amère, aussi froide que possible. Nous avons entendu vanter, par plusieurs vétérinaires des environs de Lyon, comme un excellent véhicule pour administrer l'ammoniaque dans l'indigestion gazeuse, l'infusion alcoolique d'anis vert ou étoilé, ou simplement la liqueur qui est connue dans le commerce sous le nom d'*eau-de-vie anisée ;* au moyen de ce léger auxiliaire, l'ammoniaque donne, dit-on, d'excellents résultats.

On a aussi préconisé les breuvages ammoniacaux dans l'indigestion simple du cheval ; ils ont souvent réussi. Dans des cas de ce genre, compliqués de tympanite intestinale et déterminés par l'ingestion de châtaignes sèches, l'ammoniaque donnée en breuvage, à la dose de 8 grammes dans un litre d'eau froide, a produit, dit M. Veilhan (1), des effets merveilleux. On en secondait parfois l'action au moyen de l'eau de chaux, du nitre, etc. M. Chambert nous a dit l'avoir employée souvent avec succès dans l'indigestion simple des solipèdes, à la dose de 15, 30 et même 45 grammes à la fois ; dans le cas de gonflement intestinal, il emploie des lavements de même nature et contenant la même quantité d'ammoniaque que les breuvages. De son côté, M. Petit, vétérinaire à la Guillotière, nous a cité des cas d'indigestion presque désespérés qui ont cédé à l'usage de ce remède. Il y aurait sans doute avantage également chez le cheval d'unir l'ammoniaque à l'éther et de se servir comme véhicule, soit d'eau-de-vie anisée, soit d'infusion ou de teinture de fleurs de camomille.

2° Maladies septiques du sang. — Cette catégorie d'affections graves, malheureusement assez communes sur les herbivores domestiques, comprend les diverses variétés de gangrène, le typhus du gros bétail, les diverses espèces de charbon, la clavelée confluente, la morve aiguë, la résorption purulente, etc. Dans ces différentes maladies, à peu près semblables au fond, le sang, altéré par le principe septique qu'il recèle, ne jouit plus des propriétés stimulantes et vitales qui le rendent propre à entretenir la vie ; il en résulte que souvent l'économie tombe dans l'adynamie, la stupeur, et que manquant du ressort nécessaire pour se purger du virus qui s'est introduit dans ses fluides nutritifs, elle succomberait bientôt si l'on ne lui venait promptement en aide. Dans ces circonstances critiques, l'ammoniaque, en communiquant au sang des qualités stimulantes factices, met l'organisme en état d'expulser au dehors, soit par les sécrétions ordinaires, soit par des tumeurs critiques, le germe malfaisant qui porte avec lui la destruction et la mort.

(1) *Recueil,* 1828, p. 468.

C'est encore à Chabert (1) que la pratique est redevable de cet agent héroïque pour le traitement des maladies septiques du sang. Depuis longtemps c'est un moyen employé par tous les vétérinaires dans les affections de ce genre; ils en font usage, soit à l'intérieur, soit à l'extérieur; dans le premier cas, ils l'associent aux autres antiseptiques, tels que le quinquina, le camphre, l'eau de Rabel, l'essence de térébenthine, etc.; dans le second cas, ils l'emploient d'après des règles qui seront indiquées plus tard.

3° **Maladies virulentes, venimeuses, empoisonnements, etc.** — Parmi les maladies virulentes qu'on peut traiter au moyen de l'ammoniaque, avec plus ou moins d'avantages, nous trouvons la morve, le farcin et la rage; au nombre des affections venimeuses, nous comptons la morsure de la vipère et du scorpion, les piqûres des guêpes, des frelons et des abeilles; enfin, les empoisonnements auxquels on peut remédier au moyen de l'ammoniaque comprennent l'ergotisme, l'ivresse, l'asphyxie par les gaz délétères ou la submersion, l'intoxication cyanhydrique, strychnique, etc.

L'hippiatre espagnol Domingo Roya avait employé autrefois l'ammoniaque très étendue d'eau, en injection dans les veines, pour guérir les chevaux morveux. Chabert (2), s'inspirant sans doute des essais de Roya, donna des breuvages ammoniacaux à des chevaux atteints de la morve, injecta même de l'eau ammoniacale dans les veines de ceux qui avaient une constitution molle et lymphatique, et par ce double moyen parvint à guérir plusieurs malades. Malgré l'autorité de ce célèbre praticien, et celle non moins grande de Huzard père, qui se montre partisan de ce remède, l'ammoniaque est tombée à cet égard dans un oubli complet.

Les essais de l'ammoniaque contre le farcin ne paraissent pas nombreux; nous n'avons trouvé à cet égard qu'une indication brève et vague de M. Robert (3), qui prétend avoir guéri plusieurs chevaux farcineux avec complication d'engorgements indolents aux extrémités, par l'usage de ce médicament.

Quant à la rage, un assez grand nombre de médecins anciens ont prétendu qu'elle pouvait être guérie au moyen de l'alcali volatil. Huzard père, dans la *Matière médicale* de Bourgelat (4), assure aussi que ce remède peut former un bon antirabique, pourvu qu'on l'administre peu de temps après l'inoculation du virus. Cependant M. Vallon (5) a vu en Afrique, en 1844, un cheval mordu par un chien enragé succomber à la rage, malgré l'emploi intérieur de l'ammoniaque, parce qu'on s'était contenté de cautériser la morsure avec ce léger caustique.

Une expérience restée célèbre, malgré les efforts que l'on a tenté pour en amoindrir la valeur, a fait consacrer l'emploi de l'ammoniaque contre la morsure de la vipère. Un étudiant ayant été mordu par une vipère dans le cours d'une herborisation, l'illustre Bernard de Jussieu employa l'ammoniaque et obtint un succès complet; depuis cette époque, et en dépit des expériences contradictoires de Fontana, de Gaspard, etc., ce moyen est devenu vulgaire et s'emploie encore journellement. Nous ne saurions, faute de données certaines, nous prononcer sur la valeur de ce remède; cependant nous avouons que nous y aurions confiance, soit pour cautériser la plaie, soit pour neutraliser, par l'usage interne, l'action stupéfiante du venin. D'après M. Vallon (6), les chevaux de l'armée d'Afrique sont souvent mordus par les scor-

(1) *Inst. vétér.*, t. I, p. 183.
(2) *Mémoire sur la morve*, 1779.
(3) *Recueil*, 1827, p. 278.

(4) *Loc. cit.*, t. II, p. 34.
(5) Note communiquée.
(6) Note communiquée.

pious : l'accident n'est pas mortel ; il détermine localement un engorgement œdémateux, et dans toute l'économie un peu de fièvre, de la tristesse, de l'anorexie, etc.
Les frictions d'ammoniaque font disparaître l'enflure beaucoup plus facilement que
tout autre moyen. Les accidents locaux ou généraux déterminés par les piqûres nombreuses des abeilles, des guêpes, etc., cèdent le plus souvent par l'usage rationnel de
l'alcali volatil.

L'emploi de l'ammoniaque contre l'empoisonnement par le seigle ergoté, ou *ergotisme*, a surtout été vanté par le docteur Courhaut (1) ; il prescrit de l'administrer à
l'intérieur dans une décoction de quinquina et de frictionner les parties menacées de
gangrène avec de l'eau ammoniacale. Ce remède aurait sans doute la même puissance dans les autres empoisonnements septiques, celui par le pain moisi, par
exemple, qui se montre quelquefois sur les animaux.

L'eau sucrée, à laquelle on a ajouté quelques gouttes d'alcali volatil, est un remède
vulgaire contre l'ivresse de l'homme ; on est loin pourtant d'être bien fixé sur la valeur de ce moyen. Néanmoins M. Testu (2) a employé avec succès l'ammoniaque à
la dose de 12 gouttes dans un verre d'eau froide, sur deux porcs qui étaient dans un
état complet d'ivresse pour avoir bu une grande quantité de lie de vin.

Les vapeurs d'ammoniaque ont surtout été préconisées par le médecin Sage (3)
contre l'asphyxie par l'acide carbonique, soit pour neutraliser le gaz, soit pour stimuler les voies respiratoires. M. Vallon a employé le même moyen, avec succès,
sur un cheval qui avait été submergé dans une rivière pendant qu'on le faisait baigner.

Comme contre-poison de l'acide cyanhydrique et de la noix vomique, l'ammoniaque a été préconisée par divers auteurs. Il en sera question plus tard, à propos
des agents toxiques auxquels elle est appelée à remédier.

4° Névroses. — Les névroses qu'on a proposé de traiter au moyen de l'ammoniaque sont l'épilepsie, le vertige, le tétanos, les paralysies, l'amaurose ou goutte
sereine, etc.

L'épilepsie du cheval a été traitée avec succès par M. Jacob (4), au moyen de très
petites doses d'ammoniaque, dont le maximum a été de 8 grammes par jour : le traitement dura sept mois ; on donnait le breuvage autant que possible peu de temps
avant les accès. M. Lesaint (5) a employé les injections d'eau ammoniacale dans le
nez et le rectum contre le vertige du cheval. M. Vallon est porté à croire, d'après
quelques essais heureux, que l'eau *sédative* de Raspail pourrait rendre quelques
services, appliquée sur la tête, dans cette redoutable maladie. Quant au tétanos,
contre lequel les médecins ont également préconisé l'ammoniaque, M. Vallon a
essayé ce remède sans succès ; il aurait plus de confiance dans son emploi comme
révulsif le long de la colonne vertébrale. Il a vu un chien, atteint d'hémiplégie,
après la maladie du jeune âge, guérir à la suite de ce moyen de dérivation employé
accidentellement d'une manière exagérée : la personne chargée de faire des frictions
ammoniacales le long de la colonne vertébrale laissa maladroitement répandre ce
caustique sur tout le corps ; il en résulta une rubéfaction violente de toute la surface
de la peau qui amena la guérison radicale de la paralysie. Enfin, plusieurs vétéri-

(1) *Trait. du seigle ergoté*, 1828, in-8.
(2) *Journ. théor. et prat.*, 1835, p. 114.
(3) *Exp. propres à faire connaître que l'alcali volatil est le meilleur remède de l'asphyxie*, 1777.
(4) *Journ. des vétér. du Midi*, 1842, p. 567.
(5) *Journ. théor. et prat.*, 1835, p. 69 et suiv.

naires ont employé les vapeurs ammoniacales sur la surface de l'œil, dans le cas d'amaurose, Gohier (1) sur le chien, Marimpouey (2) et Brun (3) sur le cheval, et tous avec succès. Peut-être aurait-on plus de chance de réussite encore si, à l'exemple des médecins, on appliquait autour de l'œil malade la pommade de Gondret comme moyen dérivatif.

5° **Divers.** — Enfin, les médecins emploient depuis quelques années, avec beaucoup de succès, contre l'asthme, le catarrhe bronchique, l'emphysème pulmonaire, etc., l'ammoniaque, soit en boissons, soit en fumigations, soit enfin, en cautérisation buccale et pharyngienne, etc. Ce serait un moyen à essayer sur les animaux dans les cas analogues. On la prescrit aussi contre le diabète, etc.

B. INDICATIONS EXTERNES. — Les indications externes de l'ammoniaque sont fort nombreuses ; nous les grouperons, pour plus de clarté, sous les chefs suivants :

1° **Solutions de continuité.** — On emploie les diverses préparations d'ammoniaque sur les plaies et ulcères atoniques, dans les fistules et les caries, sur les brûlures récentes, et surtout sur les plaies de mauvaise nature, telles que celles qui succèdent aux tumeurs gangréneuses, etc.

2° **Tumeurs.** — Les tumeurs sur lesquelles on applique l'ammoniaque liquide, ou le liniment ammoniacal, sont les tumeurs critiques du charbon pour les fixer au dehors et les détruire ; les boutons gangréneux de la clavelée confluente ; la tumeur de la langue dans le cas de glossanthrax ; les cancers et ostéosarcomes ulcérés et fétides ; les tumeurs indolentes et œdématiées ; les engorgements indurés des mamelles et des testicules qui surviennent à la suite de l'inflammation de ces glandes, etc.

3° **Accidents articulaires.** — Dans cette catégorie, nous trouvons les boiteries opiniâtres, les rhumatismes articulaires aigus ou chroniques, les boursouflements des capsules synoviales articulaires, des gaînes tendineuses, les distensions des ligaments et des tendons, etc. C'est surtout contre ces accidents graves que le liniment ammoniacal, seul ou combiné à divers autres agents irritants, tels que les essences de lavande ou de térébenthine, l'alcool camphré, la teinture de cantharides, etc., rend les plus grands services à la chirurgie vétérinaire. Ainsi que l'avait déjà reconnu Bourgelat (4), ce moyen peut souvent éviter l'emploi du feu qui tare les animaux ; notre ancien condisciple Robellet (5), vétérinaire à Brignais, nous a assuré que ce moyen employé avec intelligence peut remplacer le feu dans la majorité des cas, et qu'il n'emploie plus, pour son compte, la cautérisation que dans des cas exceptionnels. M. Vallon nous a donné la même assurance.

4° **Agent révulsif.** — Les préparations ammoniacales, en raison de leur action prompte et énergique sur la peau, deviennent souvent des révulsifs, des dérivatifs ou des substitutifs extrêmement utiles. Indépendamment de l'emploi vulgaire qu'on en fait pour réveiller la vitalité dans le cas de syncope, de coma, etc., on peut aussi les employer sous la gorge dans le cas d'angine, sur les côtés de la poitrine dans la pleurésie, à la face interne des membres dans la fièvre typhoïde commençante, etc. : dans ces divers cas, M. Vallon (6) les a employées avec succès ; on peut aussi augmenter

(1) *Compte rendu de Lyon*, 1815, 1821 et 1823.   (4) *Loc. cit.*, t. II, p. 47.
(2) *Idem.*   (5) Communication orale.
(3) *Idem.*   (6) Note communiquée.

l'activité des sinapismes en les délayant avec de l'eau ammoniacale. Enfin, M. Chambert (1) s'est servi avec succès d'un mélange à parties égales d'ammoniaque et d'essence de térébenthine, en frictions le long de la colonne vertébrale, dans un cas de vomiturition opiniâtre chez un cheval; ce vétérinaire emploie aussi les topiques ammoniacaux contre les maladies cutanées atoniques, contre les démangeaisons tenaces, etc., à titre d'agents substitutifs.

b. Du Carbonate d'ammoniaque.

SYNONYMIE : Alcali concret, Sel volatil d'Angleterre, Esprit de corne de cerf, etc.

Il existe trois carbonates d'ammoniaque : le carbonate neutre, le bicarbonate et le sesquicarbonate; c'est ce dernier qu'on prépare dans l'industrie et qu'on emploie en médecine.

Pharmacographie. — Ce sel, qu'on obtient en sublimant un mélange à parties égales de chlorhydrate ou de sulfate d'ammoniaque et de carbonate de chaux, est solide, cristallisé en aiguilles qui sont groupées comme les barbes d'une plume ou les feuilles de la fougère; incolore, d'une odeur ammoniacale vive, d'une saveur urineuse et caustique, bleuissant le papier rouge de tournesol et verdissant le sirop de violette, le sesquicarbonate d'ammoniaque est très volatil, même à la température ordinaire; quand il est exposé à l'air, il perd une partie de sa base, passe à l'état de bicarbonate et devient plus fixe : aussi doit-on le conserver dans des vases bien clos et tenus dans des lieux frais. Il est soluble dans deux fois son poids d'eau froide; dans l'eau chaude, il se volatilise et se décompose en grande partie.

Médicamentation. — Ce sel s'administre à l'intérieur sous forme de breuvage ou de bol : la première forme est préférable; il ne peut être administré en électuaire à cause de son action irritante sur la membrane buccale. On le donne en solution dans l'eau froide ou dans une infusion aromatique ou une décoction amère, également froides; on a préconisé particulièrement la décoction de gentiane. A l'extérieur, on s'en sert rarement, si ce n'est dans quelques collyres irritants; cependant le cérat ammoniacal, formé de 4 grammes de ce sel et de 32 grammes de cérat ordinaire, pourrait trouver quelques applications utiles.

Les doses de carbonate d'ammoniaque pour les divers animaux n'ont pas été encore nettement déterminées, mais on estime qu'elles peuvent être, sans danger, d'un *tiers* plus fortes que celles de l'ammoniaque liquide.

Action et usages. — L'action irritante de l'alcali concret sur la peau, les muqueuses et les tissus dénudés, est analogue à celle de l'ammoniaque liquide, mais elle est beaucoup moins énergique et ne saurait produire qu'une vésication fort légère. A l'intérieur, cette action est aussi moins prononcée. D'après M. Hertwig (2), les grands animaux supportent facilement 64 grammes de ce sel donnés d'emblée; cependant M. Orfila (3) a vu mourir un chien au milieu de violentes convulsions par suite de l'ingestion de 10 grammes de carbonate d'ammoniaque, ce qui constitue, il est vrai, une dose énorme pour ce carnivore. Quant aux effets dynamiques de l'alcali

(1) Communication orale.
(2) *Loc. cit.*, p. 642 et 643.
(3) *Toxicologie*, t. I, p. 322, 5e édit.

concret, ils sont analogues à ceux de l'ammoniaque, mais ils ont paru plus franchement sudorifiques et porter plus particulièrement sur le système nerveux ; ce dernier
effet est surtout marqué lorsque le carbonate ammoniacal, d'après la remarque de
M. Hertwig, est chargé d'huile empyreumatique comme celui qu'on préparait autrefois par la distillation de la corne de cerf.

Ce médicament convient, lorsqu'on l'administre à l'intérieur, dans les mêmes cas
que l'ammoniaque ; seulement, comme il coûte plus cher et qu'il est souvent altéré,
on lui préfère cette dernière ; cependant, en raison de son action irritante moindre,
il conviendrait mieux que l'alcali volatil, lorsque l'usage interne doit être un peu prolongé. Essayé à titre de fondant et de dépuratif contre la morve et le farcin, il n'a
pas eu de succès bien avérés ; il paraît avoir mieux réussi contre les affections putrides
des animaux accompagnées de prostration des forces et de phénomènes ataxiques. Les
médecins ont prescrit ce médicament contre le croup, le diabète, etc. ; dans ces
dernières années, M. le docteur Guérard paraît s'en être servi avec beaucoup d'avantages dans le catarrhe des bronches avec ou sans emphysème pulmonaire. Ce remède
paraît avoir dans cette circonstance pour effets principaux : de favoriser l'expecto--
ration en fluidifiant la matière muqueuse et en excitant les bronches ; d'épuiser par
degrés la sécrétion morbide ; de rendre la respiration plus facile, etc. : il était administré dans de l'eau camphrée avec quelques gommes-résines, des baumes, etc. Nul
doute que le carbonate d'ammoniaque ne puisse trouver dans la médecine des animaux
une application utile dans des cas analogues.

c. Du Chlorhydrate d'ammoniaque.

SYNONYMIE : Sel ammoniac, Muriate d'ammoniaque.

Pharmacographie. — Tel qu'on le trouve dans le commerce, le sel ammoniac
est en gros pains hémisphériques, bruns ou grisâtres à la surface, blancs en dedans
et d'aspect fibreux ; il est formé de cristaux aiguillés, disposés en barbes de plume
et jouissant d'une certaine élasticité, ce qui rend ce sel d'une pulvérisation difficile ;
son odeur est peu marquée, sa saveur est piquante et urineuse, et sa densité égale
1,45. Fusible et volatil sans décomposition, le chlorhydrate d'ammoniaque attire
l'humidité lorsqu'il est exposé à l'air, d'où la nécessité de le conserver dans des vases
bien bouchés. Il est soluble dans trois fois son poids d'eau froide et dans une fois
environ d'eau bouillante ; l'alcool en dissout aussi une notable quantité ; comme la
plupart des chlorures de la première section, il abaisse la température de ses dissolvants. Enfin, il est facilement décomposé par les acides forts et par les oxydes solubles,
ce qui indique qu'il faut éviter de le mélanger avec ces corps dans les formules des
médicaments composés.

Médicamentation. — Le sel ammoniac s'emploie pulvérisé ou en solution : dans
le premier cas on en fait des *bols* et des *électuaires* pour l'usage interne, et des
collyres secs pour l'usage externe ; dans le second cas, on en confectionne des *breuvages* et des *lavements* pour l'usage interne, des *injections* et des *bains* pour l'emploi extérieur. On l'emploie rarement seul ; le plus souvent on l'associe, surtout
pour l'administration intérieure, à des médicaments amers, des aromatiques, des
antispasmodiques, etc.

A l'intérieur, on le donne solide ou liquide ; il en est de même pour l'extérieur.
Les doses destinées à l'intérieur ne sont pas rigoureusement déterminées: cependant

19

ou croit généralement qu'elles peuvent être égales et même supérieures à celles de l'ammoniaque liquide ; quand l'usage doit être prolongé, il vaut mieux fractionner les doses que de les employer entières.

Pharmacodynamie. — Les effets seront divisés en *locaux externes*, *locaux internes* et *dynamiques*.

a. **Effets locaux externes.** — Le sel ammoniac appliqué en nature ou en solution concentrée sur le tégument des animaux ne produit que très peu d'effets ; il peut tout au plus rubéfier la peau, mais non déterminer sa vésication ; sur les muqueuses, les solutions de continuité et dans le tissu cellulaire sous-cutané, son action irritante est plus marquée, quoique passagère.

b. **Effets locaux internes.** — Le chlorhydrate d'ammoniaque, donné à doses modérées, peut être supporté pendant longtemps sans déterminer de lésions graves dans le tube digestif ; mais sous l'influence de doses un peu fortes, il irrite la muqueuse gastro-intestinale, la boursoufle, détruit l'épithélium du petit intestin, fait saillir les follicules muqueux, provoque la sécrétion d'un mucus épais et abondant, hâte la défécation, etc. ; enfin, à doses exagérées, il enflamme le tube digestif au point d'entraîner la mort.

c. **Effets dynamiques.** — Pour bien comprendre les effets généraux de ce médicament, il est essentiel de distinguer ceux qui se développent immédiatement après son administration et qui sont dus à sa nature *ammoniacale* et *volatile*, de ceux qui n'apparaissent qu'à la longue et qu'on peut raisonnablement rapporter à la nature *alcaline* de sa base.

1° **Effets immédiats.** — Quand on administre ce sel à doses moyennes, il ne produit que de faibles effets sur les sujets sains ; mais si l'on augmente la dose ou si on le fait agir sur des sujets faibles, il détermine une excitation générale plus ou moins marquée et qui est caractérisée par la rougeur des muqueuses apparentes, l'augmentation de la chaleur et de la transpiration cutanées, l'accélération légère du cours du sang, l'accroissement de la sécrétion et de l'excrétion urinaires, etc. ; en un mot, par les effets généraux de l'ammoniaque, moins l'intensité.

2° **Effets consécutifs.** — Administré pendant longtemps, même à doses médicinales, le sel ammoniac agit à la manière des autres sels alcalins, c'est-à-dire qu'il détermine des effets altérants sur les fluides et les solides, qui peuvent aller jusqu'à l'état cachectique et même putride de l'organisme. L'action fluidifiante de ce composé salin avait été annoncée par Arnold (1) ; M. Delafond (2) a entrepris quelques expériences sur le cheval, qui sont venues confirmer en grande partie l'assertion du médecin allemand. Quoi qu'il en soit, ce fâcheux état du corps est annoncé par la perte de l'appétit et de la gaieté, la pâleur des muqueuses, la petitesse et la mollesse du pouls, l'amaigrissement rapide, la résorption des produits morbides épanchés, la sécrétion d'un mucus abondant et gluant, l'état noir et fluide du sang, etc. D'après M. Hertwig (3), les chiens meurent au bout de douze à seize jours de l'usage de ce sel, et les chevaux après vingt-six à trente-huit jours de son emploi persévérant.

Effets toxiques. — On n'est pas bien d'accord sur la dose toxique de ce sel pour

(1) *Journ. complémentaire*, t. XXVI, p. 300.
(2) *Thérapeut. génér.*, t. II, p. 43.
(3) *Loc. cit.*, p. 634.

les grands herbivores. D'après Moiroud (1), 64 grammes donnés à un cheval ont fait naître une vive inflammation de la muqueuse gastrique ; mais l'auteur a négligé de faire connaître si la mort a été le résultat immédiat de cette lésion. Selon M. Hertwig, au contraire, on pourrait donner aux chevaux et aux grands ruminants, sans suites bien fâcheuses, de 96 à 192 grammes de ce sel ; cependant M. Delafond (2) a vu mourir des chevaux par l'emploi de 160 grammes ; il est vrai que la mort n'est survenue qu'après un usage continu à cette dose, pendant cinq jours. Injecté dans les veines du cheval, à la dose de 4 grammes dans 64 grammes d'eau, ce sel a déterminé une vive excitation suivie d'abattement qui s'est dissipée entièrement au bout de dix à douze heures (Viborg) (3). Enfin, les expériences de Smith ont démontré qu'à la dose de 5 à 8 grammes dans le tissu cellulaire de la cuisse, et à celle de 6 à 8 grammes dans l'estomac, selon M. Orfila (4), le sel ammoniac fait périr les chiens du jour au lendemain. Les lésions cadavériques sont celles d'une irritation gastro-intestinale plus ou moins violente et d'une grande fluidité du sang.

Pharmacothérapie. — Les anciens hippiatres et les vétérinaires du siècle dernier avaient une haute opinion des vertus de ce sel et en faisaient un fréquent usage, tant à l'intérieur qu'à l'extérieur ; aujourd'hui il est beaucoup plus rarement employé ; cependant nous devons faire connaître les cas où il pourrait l'être avec avantage.

a. **Indications internes.** — Ces indications sont peu nombreuses et sont relatives, les unes au composé ammoniacal, les autres au sel alcalin : à la première catégorie appartiennent les maladies atoniques et adynamiques, le rhumatisme chronique, la cachexie aqueuse, les hydropisies, le farcin, etc. ; à la seconde, toutes les phlegmasies peu aiguës qui s'accompagnent de produits plastiques, telles que le catarrhe bronchique, la pneumonie latente, la péripneumonie contagieuse, la fourbure qui tend à devenir chronique, etc.

b. **Indications externes.** — A l'extérieur du corps, on emploie le sel ammoniac à plusieurs titres : 1° comme *irritant* sur les ulcères sanieux, les plaies de mauvaise nature, les affections de la conjonctive, les maladies cutanées, etc. ; 2° comme moyen *résolutif*, uni aux alcooliques, au savon, sur les engorgements froids des articulations, des mamelles et des testicules, sur les contusions, les ecchymoses, les œdèmes, etc. ; 3° comme remède *répercussif*, en dissolution dans l'eau, dans le cas de fourbure aiguë, d'agravée, de vertige, d'apoplexie, etc.

d. De l'Acétate d'ammoniaque.

SYNONYMIE : Esprit de Mindererus, etc.

Préparation. — On préparait autrefois ce sel en traitant le carbonate d'ammoniaque provenant de la distillation de la corne de cerf par l'acide acétique jusqu'à saturation complète, ce qu'on reconnaissait à la cessation de l'effervescence : c'était le véritable *esprit de Mindererus*, qui contenait toujours une certaine quantité d'huile empyreumatique ; il serait peut-être utile d'y en ajouter. Aujourd'hui on prépare l'acétate d'ammoniaque par une foule de procédés ; nous n'en indiquerons que deux, l'un *chimique* et l'autre *pharmaceutique.*

(1) *Loc. cit.*, p. 125.
(2) *Loc. cit.*, t. II, p. 42.
(3) Hertwig, *loc. cit.*, p. 635 et 636.
(4) *Toxicologie*, t. I. p. 331 et suiv.

292 INFLAMMATOIRES GÉNÉRAUX.

Le procédé employé par les chimistes consiste à neutraliser l'acide pyroligneux pur et concentré, soit par le gaz ammoniac sec, soit par son carbonate ; alors le sel est solide et présente toujours un excès d'acide ; il est blanc, en longues aiguilles déliquescentes, de saveur fraîche, piquante, et soluble en toute proportion dans l'eau et l'alcool froids.

Le procédé mis en usage par les pharmaciens est fort simple et se réduit à mélanger jusqu'à saturation complète de l'ammoniaque liquide et de l'acide acétique étendu, et à concentrer ensuite la liqueur de manière qu'elle présente une densité de 1,030 et marque 5 degrés à l'aréomètre pèse-sel de Baumé. Cette préparation s'altère promptement à l'air en perdant une partie de sa base volatile ; aussi doit-on la conserver dans des flacons bouchant à l'émeri et ne pas la préparer trop longtemps à l'avance. On doit éviter de mélanger cet acétate aux acides, aux bases alcalines et à la plupart des sels métalliques, qui le décomposent.

Médicamentation. — L'acétate d'ammoniaque s'emploie à peu près exclusivement à l'intérieur et toujours sous forme de boisson ou de breuvage ; on le dissout habituellement dans l'eau ou les liqueurs alcooliques ; on emploie aussi dans le même but les infusions aromatiques, les décoctions amères, les teintures diverses, etc. ; enfin, on y mélange fréquemment du quinquina, de la gentiane, du camphre, de l'éther, diverses essences, etc. Les doses sont en général très élevées et se trouvent indiquées par les chiffres suivants :

1° Grands herbivores. . . . . . . 100 à 250 grammes.
2° Petits ruminants et porcs. . . . . 16, 32, 50   —
3° Carnivores . . . . 4, 8, 16   —

Ces doses peuvent, au besoin, être répétées plusieurs fois par jour.

Action. — L'acétate d'ammoniaque diffère des autres ammoniacaux par l'absence à peu près complète de propriétés irritantes ; aussi peut-il être appliqué impunément sur les tissus sains ou dénudés, ce qui le rend précieux pour l'usage interne. L'excitation générale qu'il détermine est toujours modérée, et s'accompagne d'une diaphorèse et d'une diurèse abondantes, surtout la dernière ; d'une action antiputride sur le sang et d'une sorte d'effet régulateur sur les fonctions nerveuses, etc., etc.

Indications. — Elles sont nombreuses et importantes en médecine vétérinaire. C'est un des remèdes les plus efficaces que nous possédions contre la grande série des affections putrides du sang, telles que la gangrène, le charbon, le typhus, la morve aiguë, la résorption purulente et la phlébite, les éruptions varioleuses confluentes, les affections gangréneuses des voies respiratoires, etc. Recommandé d'abord par Vicq d'Azyr (1) contre le typhus contagieux des bêtes à cornes, il a été ensuite employé contre cette redoutable affection par Girard père (2), Dupuy (3) Hurtrel d'Arboval (4), etc., et adopté depuis par tous les praticiens dans les maladies gangréneuses. C'est ainsi que Moiroud (5) et Vatel (6) en ont fait usage contre la morve

(1) *Moyens curatifs*, etc., p. 241, 438 et 470.
(2) *Annal. de l'agric. franç.*, 1re série, t. LXVIII, p. 312.
(3) *Idem.*
(4) *Dict. de médec. et de chirurg. vétér.*, art. TYPHUS CONTAGIEUX.
(5) *Loc. cit.*, p. 423.
(6) *Compte rendu d'Alfort*, 1824, p. 57.

aiguë; Mathieu (1) et Cruzel (2), contre le charbon; Girard père (3) et Dupuy (4), contre les tumeurs gangréneuses de la clavelée confluente et de la clavélisation; par M. Moulins (5), contre la fièvre typhoïde du cheval; par M. Roche-Lubin (6), contre le typhus des porcs, etc. On l'a vanté aussi contre le catarrhe bronchique, la gourme maligne, le rhumatisme, les hydropisies, quelques névroses, telles que l'épilepsie et le tétanos, les morsures venimeuses, les piqûres d'insectes, l'ivresse, etc., et généralement contre toutes les affections que l'on traite avec plus ou moins d'avantage par l'ammoniaque.

A l'extérieur, on s'en sert rarement; cependant il serait utile en lotions sur le gonflement provoqué par les piqûres des abeilles et des autres insectes venimeux; sur les ulcères sanieux et les plaies gangréneuses; en injections dans le nez des chevaux atteints de morve aiguë, etc., etc.

e. Du Phosphore.

Pharmacographie. — Le phosphore est solide, mou comme de la cire et facile à couper avec des ciseaux; il est sous forme de petits bâtons cylindriques de la grosseur d'une plume à écrire, transparents lorsqu'ils viennent d'être moulés, mais se recouvrant d'une couche blanche et opaque d'hydrate de phosphore lorsqu'ils ont subi le contact de l'air et de l'eau; d'une saveur âcre et brûlante, d'une odeur alliacée faible, le phosphore pèse 1,77, se fond à 44 degrés et distille à 300 degrés centigr. Exposé à l'air, il attire l'oxygène, se combine lentement avec lui à la température ordinaire, ce qui lui donne la faculté de luire dans l'obscurité, et vivement lorsque la chaleur la plus légère ou un frottement minime interviennent; aussi doit-on manier ce corps avec précaution et ne jamais le couper et le peser que sous l'eau froide. Il est à peine soluble dans ce liquide, un peu plus dans l'alcool et l'éther, et en plus forte proportion dans les essences, les huiles grasses et les graisses.

Pharmacotechnie. — On a proposé un grand nombre de formules pour l'emploi interne ou externe du phosphore, mais il n'en est guère que deux qui soient adoptées dans la pratique : une pour l'usage interne, c'est l'huile phosphorée, et l'autre pour l'emploi extérieur, c'est la pommade phosphorée.

1° *Huile phosphorée.*

♃ Phosphore . . . . 1 part. | Huile d'olive . . . . 50 part.

Mettez l'huile dans un flacon qu'on puisse boucher exactement et dont la capacité soit à peu près égale au volume de l'huile; puis ajoutez le phosphore que vous aurez coupé et pesé sous l'eau; placez le flacon bouché dans de l'eau chaude; laissez sortir l'air, bouchez ensuite exactement et remuez jusqu'à dissolution complète du phosphore.

2° *Pommade phosphorée.*

♃ Phosphore . . . . 1 part. | Axonge . . . . 50 part.

Opérez comme précédemment.

Il paraît qu'en ajoutant une huile essentielle ou un peu de camphre à la graisse, la solution est plus complète et la préparation se conserve mieux. S'il était utile de donner une plus grande consistance à la pommade, on y ajouterait du suif ou de la cire.

(1) *Annal. de l'agric. franç.*, 2e série, t. XXXVI, p. 508.
(2) *Journ. théoriq. et prat.*, 1836, p. 70.
(3) *Mémoire sur le claveau.*
(4) *Compte rendu d'Alfort*, 1814, p. 47.
(5) *Journ. des vétér. du Midi*, 1844, p. 97.
(6) *Recueil*, 1834, p. 133.

Médicamentation. — Le phosphore ne doit jamais s'administrer à l'état solide ; l'huile phosphorée, dont on se sert principalement, se donne en émulsion comme une huile ordinaire, sous forme de breuvage. La pommade phosphorée s'applique en onctions fort légères sur les parties atteintes de paralysie. Les doses de phosphore sont indiquées par M. Hertwig (1) de la manière suivante :

     1° Grands herbivores. . . . .   20 à 30 centigrammes
     2° Petits ruminants et porcs . . . . .   1 à 5   —
     3° Carnivores . . . .   1/2 à 2   —

Ces doses peuvent être répétées deux fois par jour au besoin. Les quantités d'huile phosphorée qui correspondent à ces doses, d'après la formule précédente, sont les suivantes : Grands herbivores, 10 à 15 grammes ; petits herbivores et porcs, 50 centigrammes à 2,50 grammes ; carnivores, 25 centigrammes à 1 gramme.

Pharmacodynamie. — Appliqué en nature sur les tissus, le phosphore les brûle profondément ; en solution dans les corps gras, il est plus ou moins irritant sèlon l'état des surfaces et la proportion de remède employée. Donné à l'intérieur, solide ou dissous, le phosphore, d'après les expériences de M. Orfila (2) sur les chiens, détermine des désordres qui peuvent aller depuis l'excitation légère jusqu'à la perforation des parois du tube digestif ; aussi doit-on toujours employer ce médicament avec précaution et suspendre de temps en temps son usage pour ne pas irriter trop vivement la muqueuse des voies gastro-intestinales.

D'après M. Mialhe (3), le phosphore passerait dans le sang à l'état d'hydrogène perphosphoré, ce qui serait indiqué, d'après lui, par les vapeurs blanches, d'odeur alliacée, luisantes dans l'obscurité, qu'on remarque peu de temps après l'administration de l'huile phosphorée ou son injection dans les veines, dans l'air expiré, l'évaporation cutanée et même les produits de l'excrétion urinaire, au dire de M. Magendie (4). Quoi qu'il en soit, le phosphore est un excitant diffusible, dont l'action est rapide, vive et peu durable ; il paraît agir d'abord sur le système nerveux dont il augmente puissamment l'activité ; puis mélangé au sang, il va stimuler tous les organes, notamment le cœur et tout le système musculaire ; la peau, dont il augmente la chaleur et les sécrétions ; l'appareil génital, dont il accroît l'activité ; les voies urinaires, dont il modifie et accélère les fonctions, etc. Enfin, expulsé rapidement de l'économie par les diverses sécrétions et exhalations, le phosphore, comme tous les excitants, ne produit que des effets très éphémères.

Quand il est donné à trop fortes doses, le phosphore détermine la mort en irritant violemment l'appareil digestif et en épuisant les forces propres du corps, notamment celles du système nerveux, par l'exaltation puissante qu'il provoque brusquement dans l'économie animale.

D'après les expériences de M. Hertwig, 1 gramme à 1,50 grammes de phosphore en dissolution dans l'huile suffiraient pour déterminer la mort des chevaux au bout de quinze à quarante-huit heures ; Lowag (5) a même vu mourir un cheval après le quatrième jour de l'usage de 40 centigrammes de phosphore donnés matin et soir dans 192 grammes d'huile de lin ; 20 centigrammes dissous dans 8 grammes d'huile et injectés dans la jugulaire déterminent une mort presque immédiate. Les grands rumi-

(1) Loc. cit., p. 517.   (4) Mém. sur la transp. pulmonaire, 1811.
(2) Toxicologie, t. I, p. 80 et suiv., 5ᵉ édit.   (5) Hertwig, loc. cit., p. 518.
(3) Loc. cit., p. LXXIV.

nants, en raison de la structure de leur appareil digestif et du peu d'activité de leur système nerveux, supporteraient sans doute des doses plus élevées de phosphore que les solipèdes, mais l'expérience en reste à faire. Les essais de M. Orfila font voir que 3 centigrammes de phosphore, fondus dans l'eau et administrés à un chien, suffisent pour le faire mourir au bout de quelques jours.

Pharmacothérapie. — Le phosphore est peu employé en médecine humaine à cause de sa grande activité, et plus rarement encore en médecine vétérinaire, parce qu'on ne connaît pas assez parfaitement les effets qu'il détermine sur les divers animaux domestiques; cependant quelques vétérinaires anglais et allemands paraissent en avoir fait usage dans certaines maladies. D'après la nature de son action, il est surtout indiqué dans les affections graves et lorsque la vie menace de s'éteindre sous l'influence puissamment délétère du mal, comme on le remarque dans les fièvres ataxiques et adynamiques; à la fin des affections putrides et gangréneuses qui attaquent les herbivores; il paraît convenir aussi dans certaines névroses graves, telles que la paralysie, l'amaurose, l'épilepsie, l'anaphrodisie, certaines variétés de rhumatisme musculaire, etc.

Tout récemment, un praticien habile du Midi, M. Caussé (1), a employé avec beaucoup de succès l'huile phosphorée à l'intérieur contre la fièvre charbonneuse des bœufs; il l'administrait en émulsion dans une décoction de graine de lin; la dose a varié de 35 à 45 gouttes pour 1 ou 2 litres de véhicule; elle a été répétée selon le besoin. Il lui a paru que l'huile phosphorée rétablissait l'innervation, rendait au sang ses qualités normales en combattant sa tendance à la putridité, empêchait la stase sanguine en excitant puissamment tous les organes, et enfin jugeait le plus souvent la maladie en déterminant une crise copieuse, tantôt par la sueur, tantôt par les urines. Ces essais sont encourageants et méritent d'être répétés.

2° Des alcooliques.

SYNONYMIE : Liqueurs alcooliques, spiritueuses, fortes, etc.

On désigne sous la dénomination collective d'*alcooliques*, les médicaments qui ont pour base l'*alcool*; ils comprennent, indépendamment de l'*esprit-de-vin*, diverses liqueurs fermentées, telles que le *vin*, le *cidre*, le *poiré*, la *bière*, etc. Quoique très différents les uns des autres par leur activité, leur composition chimique et leurs effets locaux, ces divers liquides exercent sur l'économie animale, en vertu de leur principe actif, une action générale qui, étant à peu près la même pour tous, doit être examinée avant d'aborder l'histoire particulière de chacun d'eux.

Action générale ou dynamique des alcooliques. — Lorsque les liqueurs spiritueuses sont administrées à l'intérieur, elles développent des effets dont l'intensité, et jusqu'à un certain point aussi la nature, varient selon la dose ingérée. Si elle est très minime, l'action stimulante ne dépasse guère l'appareil où elle a été déposée, et tout se borne à une accélération de la fonction complexe de la digestion. Cependant il est utile de faire observer qu'un effet interne, purement local, doit être rare dans l'usage des alcooliques sur les animaux domestiques, car les liqueurs fermentées constituant pour eux une boisson tout à fait exceptionnelle, ils doivent en ressentir aussi vivement les effets que les personnes qui ne sont point habituées à leur emploi

(1) *Journ. des vétér. du Midi*, 1852, p. 13 et 105.

journalier; c'est aussi ce qui a lieu.. Il suffit donc de l'introduction d'une dose très modérée de liquides spiritueux dans le tube digestif des divers animaux pour déterminer, indépendamment d'une excitation locale, une stimulation générale plus ou moins intense dans tout l'organisme.

On a été longtemps dans l'ignorance. du mécanisme d'après lequel s'établit cette stimulation générale du corps par l'influence des alcooliques. Les uns, se fondant principalement sur la rapidité de son développement, l'attribuaient exclusivement à l'action sympathique des nerfs de la partie qui avait reçu la première impression du médicament, sur les centres nerveux d'abord, et sur la plupart des grandes fonctions ensuite; d'autres, au contraire, l'expliquaient exclusivement par le passage dans le sang de la plus grande partie des liquides alcooliques ingérés; enfin quelques autres, prenant une sorte de moyen terme, se rendaient compte des effets généraux de ces médicaments, et par la transmission nerveuse, et par l'absorption et le mélange de leurs molécules avec le sang. Il est certain que cette dernière opinion, intermédiaire aux deux premières, est la plus rapprochée de la vérité; cependant c'est à la condition qu'elle sera interprétée d'une certaine manière. Il est plus que probable que l'impression produite par les alcooliques sur les surfaces où ils ont été déposés est transmise immédiatement aux centres nerveux, et qu'elle devient ainsi le point de départ de l'excitation générale qu'on observe; mais il est bien démontré aussi que ce moyen de généralisation des effets des spiritueux est très accessoire, tout à fait éphémère, et que le principal est évidemment l'absorption et le mélange aux fluides nutritifs des molécules actives de ces médicaments. S'il n'en n'était pas ainsi, on ne comprendrait pas le développement des effets de ce genre quand on injecte les alcooliques dans les veines, le tissu cellulaire, les séreuses, etc.; comme aussi on ne pourrait expliquer l'expulsion de ces médicaments par la perspiration pulmonaire, la transpiration cutanée, la sécrétion urinaire, etc., s'ils ne s'étaient réellement mélangés au sang, source de toute excrétion.

Quoi qu'il en soit, la stimulation générale des alcooliques se présente avec des caractères bien différents, selon qu'ils ont été ingérés à doses modérées ou à doses exagérées. Il importe d'étudier séparément les deux cas, parce qu'ils conduisent à des conséquences différentes.

Stimulation alcoolique. — Quand les liqueurs alcooliques sont administrées à doses modérées et à des intervalles de temps suffisamment longs pour qu'il n'y ait pas accumulation d'effets, ces agents stimulants déterminent les phénomènes ordinaires des excitants diffusibles, c'est-à-dire qu'ils provoquent une excitation vive et passagère, une sorte de fièvre éphémère. Sous leur influence, le système nerveux prend une plus grande activité, les sens s'exaltent et deviennent plus parfaits, les mouvements sont plus faciles et plus prompts, le sang est chassé avec force à la circonférence du corps, la peau s'injecte, les muqueuses rougissent, le cœur bat avec force, le pouls est fort et plein, la respiration est profonde, l'air expiré est chaud et chargé de vapeur d'alcool, le sang est rouge et très coagulable, le tégument est chaud et couvert de sueur, les urines sont rares et chargées, la chaleur animale est manifestement augmentée, comme si la combustion des molécules spiritueuses dans la circulation venait ajouter un nouveau degré à la température propre du corps, etc.

Ivresse. — On désigne ainsi, chez les animaux comme chez l'homme, l'espèce d'empoisonnement, de narcotisme, que déterminent dans tout l'organisme les doses exagérées des liqueurs fortes. Elle se divise en deux temps bien distincts : celui de l'*exaltation* et celui du *coma*.

Pendant la période d'exaltation, non seulement on observe la suractivité fonctionnelle qui caractérise la stimulation alcoolique, mais encore des mouvements désordonnés, de l'agitation, des coliques, des accès de fureur, une marche automatique et irrésistible, une sensibilité exaltée, des yeux brillants et hagards, la pupille resserrée, des mouvements convulsifs des muscles externes, des cris chez les chiens, etc.

Cet état d'excitation, qui dure un temps plus ou moins long selon la dose ingérée, l'espèce, l'âge, le tempérament des animaux, se calmant peu à peu, il survient bientôt une autre série de symptômes qu'il importe de faire connaître. La station devient chancelante, la tête est basse ; les carnivores et les omnivores cherchent à vomir ; la marche est incertaine et vacillante ; la pupille étant dilatée, la vue trouble, les animaux se heurtent contre les corps qu'ils rencontrent sur leur passage ; la sensibilité locale et générale s'émousse ; la moelle épinière n'envoyant plus aux muscles l'influx nerveux nécessaire à leurs fonctions, leurs contractions sont irrésolues et irrégulières ; bientôt après le pouls devient petit et faible, la respiration lente et profonde ; la peau perd de sa chaleur et se couvre de sueur ; les animaux tombent sur le sol, perdent toute sensibilité et tout mouvement, laissent échapper une bave écumeuse par la bouche, et restent plongés dans un sommeil narcotique qui peut durer trois, six, douze heures et même se terminer par la mort.

Enfin, quand on administre aux animaux des doses exagérées de médicaments alcooliques, ou quand on les injecte directement dans le sang, on observe à peine la période d'excitation ; il se déclare immédiatement des phénomènes apoplectiques par suite de la congestion des centres nerveux : les animaux sont pris presque subitement de vertiges et de nausées ; la station est d'abord chancelante et bientôt impossible ; les sens sont abolis, la sensibilité et la motilité n'existent presque plus ; des mouvements convulsifs précèdent et annoncent la paralysie ; un carus profond se déclare, la respiration devient stertoreuse d'abord, puis impossible, et les animaux meurent asphyxiés.

Les moyens que l'on a proposés pour combattre l'intoxication alcoolique sont d'abord les vomitifs pour les carnivores et les omnivores, les boissons aqueuses fraîches et vinaigrées, les lavements stimulants, les affusions d'eau froide sur la tête et le long de la colonne vertébrale, les breuvages d'ammoniaque ou d'un de ses sels, etc.

Quant aux lésions cadavériques qu'on rencontre sur les animaux empoisonnés par les alcooliques, elles consistent en une irritation plus ou moins vive des voies digestives ; dans un état noir et coagulé du sang dans le cœur et les gros vaisseaux, son accumulation dans les centres nerveux et dans quelques organes parenchymateux tels que le foie, la rate, les poumons, etc.

On n'observe jamais chez les animaux ces altérations graves du tube digestif, cette espèce d'état scorbutique du sang, ces hydropisies des grandes séreuses, ces désordres irrémédiables du système nerveux, etc., qu'on voit chez les personnes adonnées à l'abus des liqueurs fortes. Plus heureux, sous ce rapport, que l'homme civilisé, les animaux, comme les peuplades sauvages, sont exempts des infirmités physiques et morales qu'entraîne après elle cette habitude crapuleuse.

Pharmacothérapie. — Les effets thérapeutiques des alcooliques sont de même nature que les effets physiologiques ; quant aux indications de leur emploi, tant à l'intérieur qu'à l'extérieur, elles sont assez nombreuses : nous les spécifierons en étudiant chaque liqueur fermentée en particulier ; pour le moment, un sommaire général suffira.

A l'intérieur, on emploie les spiritueux dans quelques affections du tube digestif, telles que l'indigestion, la surcharge alimentaire du rumen, certaines coliques, la diarrhée séreuse, etc. ; on en fait également usage contre la faiblesse générale, quelle qu'en soit la cause, contre l'anémie, la cachexie aqueuse, les maladies atoniques ou chroniques, à la dernière période des affections putrides et typhoïdes, contre les affections vermineuses générales, contre le part languissant ; on en use aussi avec avantage pour hâter une éruption lente et difficile, pour faire avorter une inflammation intérieure qui menace de se développer sous l'influence d'un refroidissement général, d'un arrêt de transpiration, etc.

A l'extérieur du corps, on emploie les alcooliques pour fortifier une partie paralysée ou atteinte de rhumatisme chronique ; pour résoudre des engorgements indolents, tels que les tumeurs froides, les œdèmes, les infiltrations ; pour arrêter les désordres causés par une contusion, une entorse, une distension articulaire ; pour modérer les écoulements purulents des muqueuses apparentes ; pour activer la cicatrisation des plaies et des ulcères en modifiant leur surface, etc., etc.

A. DE L'ALCOOL.

Pharmacographie. — L'alcool se présente dans les officines sous trois états principaux : 1° il est *anhydre* ou *absolu* ; 2° il est moyennement concentré et pur, c'est l'*alcool hydraté* ; 3° il est étendu et impur, c'est l'*eau-de-vie*. Examinons les caractères qu'il présente sous ces trois états.

1° Alcool anhydre ou absolu. — L'alcool rectifié est un liquide incolore, transparent et mobile comme de l'eau, d'une odeur faible et agréable, d'une saveur âcre et brûlante, d'une densité de 0,79 environ, bouillant à la température de 78°,5 cent. sous la pression ordinaire. L'alcool anhydre marque 100 degrés à l'alcoomètre centésimal de Gay-Lussac, 44 degrés à l'aréomètre de Cartier ; et 48 degrés à l'aréomètre de Baumé.

2° Alcool hydraté, esprit-de-vin, trois-six, etc. — C'est l'esprit-de-vin tel qu'on le trouve dans le commerce. Il présente le même aspect que l'alcool anhydre, seulement il est moins riche en alcool et moins léger ; sa densité est d'environ 0,85 ; il marque en moyenne 86° c. ; 33°,5 c. à l'aréomètre de Cartier et 36 degrés à celui de Baumé.

3° Alcool faible, eau-de-vie, etc. — Elle est originairement d'une couleur blanche, mais en séjournant dans les tonneaux, elle acquiert une teinte jaunâtre due à la dissolution d'une petite quantité de tannin et d'extractif ; elle renferme, indépendamment de l'alcool et de l'eau, une huile essentielle qui lui communique une odeur et une saveur aromatiques qui varient selon la provenance de la liqueur. Les bonnes eaux-de-vie marquent de 16 à 22 degrés à l'aréomètre de Baumé ; 15°,5 à 21 degrés à celui de Cartier, et 34 à 55 degrés à l'alcoomètre centésimal de Gay-Lussac. Les eaux-de-vie de France les plus estimées sont celles du Languedoc et de la Saintonge.

Caractères communs. — Toutes les variétés d'alcool sont des liquides volatils et inflammables. Exposés à l'air, ces liquides attirent l'humidité et s'affaiblissent en perdant par évaporation une partie de l'alcool qu'ils contiennent ; s'ils renferment un ferment, ils se transforment en acide acétique ; il est donc indispensable de les conserver dans des vases bien clos. Les alcooliques se dissolvent en toute proportion dans l'eau, l'éther, la plupart des acides, etc. Ce sont, après l'eau, les dissolvants les plus puissants : ils dissolvent plusieurs corps simples tels que le soufre, le phosphore, l'iode, le brome, etc., les alcalis caustiques, les sels solubles dans l'eau qui sont déliquescents, les acides et la plupart des alcalis organiques, les matières hydro-carbonées telles que les essences, les résines, les baumes, etc.

Pharmacotechnie. — Les alcools s'offrent en pharmacie sous deux aspects : comme véhicules ou excipients des *teintures*, des *alcoolats*, des *alcoolatures*, des *extraits alcooliques*, etc.; et comme médicaments diffusibles. Sous ce rapport, on emploie plus particulièrement l'eau-de-vie et l'esprit-de-vin du commerce, mais bien rarement l'alcool absolu. On administre l'eau-de-vie à l'état de pureté et les alcools plus ou moins étendus avec de l'eau pure, des infusions aromatiques, des décoctions amères, etc.

Médicamentation. — Les alcooliques s'administrent à l'intérieur sous forme de breuvages et de lavements; et, tout à fait par exception, dans les veines, le tissu cellulaire sous-cutané et les plaies. A l'extérieur du corps, on en fait des injections sur les muqueuses apparentes, les trajets fistuleux, etc.; on les applique en frictions, en lotions sur la peau, les tissus dénudés, etc.

Les doses administrées à l'intérieur varient selon le degré de l'alcool employé, selon l'espèce et la force du sujet, selon le but qu'on se propose, etc.; celles qui sont indiquées par le tableau suivant se rapportent à l'alcool du commerce et doivent être considérées comme de simples moyennes :

1° Grands herbivores	125 à 250 grammes.	
2° Petits ruminants	32 à 96	—
3° Porcs.	32 à 64	—
4° Chiens	8, 16, 32	—

On peut répéter ces doses plusieurs fois par jour, selon les indications.

Pharmacodynamie. — Les effets de l'alcool doivent être divisés en *locaux externes*, *locaux internes* et *généraux*.

a. **Effets locaux externes.** — Le premier effet de l'alcool, lorsqu'il est appliqué sur la peau ou sur une muqueuse, est de déterminer un refroidissement marqué dû à sa volatilité. A cette action, purement physique, succède plus ou moins rapidement, selon le degré de concentration de l'alcool employé, un effet excitant et résolutif, qui peut même dégénérer en effet astringent et irritant si l'alcool est concentré ou absolu. Sur les solutions de continuité et tous les tissus dénudés, l'action irritante de l'alcool est toujours plus rapide et plus intense ; enfin, si la surface où a lieu l'application de la liqueur alcoolique est un peu étendue, il peut s'y joindre des effets généraux plus ou moins marqués dus à l'absorption du médicament.

b. **Effets locaux internes.** — Si l'on administre dans le tube digestif de l'alcool absolu, il agit sur la muqueuse gastro-intestinale à la manière des poisons âcres et irritants, parce qu'il tend à la fois à dessécher sa surface par sa grande affinité pour l'eau, et à coaguler ses éléments albumineux par son action chimique sur ce principe protéique. Aussi doit-on éviter avec soin l'ingestion d'un liquide aussi irritant dans le tube digestif à l'état de pureté, et s'abstenir absolument de l'injecter dans les veines à cause des obstructions vasculaires qu'il détermine en coagulant le sang. L'esprit-de-vin ordinaire, quoique moins irritant, est susceptible aussi, quand il est administré à trop forte dose, de donner lieu à des coliques chez les herbivores, à des vomissements chez les carnivores et les omnivores, et d'enflammer plus ou moins gravement la muqueuse de l'estomac et des intestins. Enfin, l'eau-de-vie peut être facilement supportée par la plupart des animaux, si elle n'est pas donnée à trop fortes doses; c'est un excellent stimulant du tube digestif.

c. **Effets généraux.** — Ils sont les mêmes que ceux des alcooliques en général, seulement ils sont plus rapides et plus énergiques. Nous n'y reviendrons donc pas; nous examinerons plus spécialement les particularités relatives aux diverses espèces.

1° Solipèdes. — Ces animaux sont, après les chiens, ceux qui se montrent les plus sensibles à l'action de l'alcool. D'après les expériences de M. Hertwig (1), 250 grammes d'alcool absolu suffisent pour déterminer la mort des chevaux; 125 grammes à 190 grammes produisent une forte ivresse, mais n'entraînent pas la mort; 350 à 500 grammes d'esprit-de-vin du commerce enivrent les chevaux, mais ne les tuent pas; l'eau-de-vie ordinaire est facilement supportée à doses plus que doubles. En injection dans les veines, l'alcool anhydre détermine promptement la mort à la dose de 32 à 64 grammes, en coagulant le sang; l'esprit-de-vin ordinaire, et à plus forte raison l'eau-de-vie, administrés avec précaution, peuvent être supportés par cette voie, à la dose de 125 à 200 grammes; ils provoquent l'ivresse, mais n'entraînent pas la mort.

2° Grands ruminants. — Ils sont moins sensibles à l'action des alcooliques que les solipèdes; on peut donc admettre, sans crainte d'erreur grave, qu'ils supporteraient sans accident des doses supérieures à celles indiquées pour les chevaux, soit par le tube digestif, soit par les veines. D'après M. Hertwig, 350 à 500 grammes de trois-six par les voies digestives déterminent l'ivresse chez les grands ruminants sans entraîner la mort.

3° Petits ruminants. — Les brebis et les chèvres s'habituent promptement à l'action des alcooliques: Vitet (2) l'avait déjà observé au sujet du vin, et M. Hertwig s'est assuré par l'expérience, qu'en procédant par gradation, ces animaux arrivent promptement à pouvoir ingérer, sans accidents, de 200 à 325 grammes d'eau-de-vie ordinaire par jour.

4° Porcs. — La dose d'alcool que peuvent supporter les porcs n'a pas encore été nettement déterminée; nous l'évaluons approximativement au double de celle du chien, parce que ces animaux jouissent comme ce dernier de la faculté de vomir.

5° Chiens. — D'après les expériences de M. Orfila (3), 24 grammes d'alcool absolu dans le tube digestif, l'œsophage étant lié, et 30 à 40 grammes dans le tissu cellulaire, suffisent pour empoisonner mortellement le chien. Les recherches de M. Hertwig peuvent se résumer de la manière suivante: 4 à 8 grammes d'alcool absolu produisent une vive excitation et une ivresse légère; 16 à 24 grammes provoquent une ivresse grave, mais n'amènent pas la mort si on laisse l'œsophage libre, parce que ces animaux se débarrassent par le vomissement d'une partie du liquide

(1) *Loc. cit.*, p. 367 et 368.
(2) *Médec. vétér.*, t. III, p. 393.
(3) *Toxicologie*, t. II, p. 682, 5ᵉ édit.

ingéré ; 32 à 64 grammes déterminent promptement la mort ; 4 à 16 grammes produisent le même résultat quand on les injecte dans les veines.

Pharmacothérapie. — Les alcools s'emploient en médecine vétérinaire assez fréquemment, surtout à l'extérieur ; à l'intérieur, on en fait plus rarement usage ; cependant il est utile d'examiner séparément les deux genres d'indications.

a. **Indications internes.** — A l'intérieur du corps, les alcools s'emploient sous deux points de vue très différents : comme excitants du tube digestif et de tout l'organisme, et comme un moyen de produire la résolution des forces musculaires. Examinons les deux cas.

Quand on fait usage de l'alcool à titre d'excitant, on emploie de préférence l'esprit-de-vin ordinaire plus ou moins étendu, ou l'eau-de-vie de vin. Comme excitant local, on l'emploie surtout contre l'indigestion simple du cheval, contre l'indigestion du bœuf avec surcharge alimentaire, contre les coliques d'eau froide chez les herbivores. Vitet (1) recommande aussi l'usage de l'eau-de-vie à l'intérieur contre la diarrhée atonique qui a résisté à l'usage des astringents, et cite à l'appui de son opinion la guérison prompte et rapide qu'il obtint par ce moyen sur un bœuf atteint de diarrhée rebelle accompagnée de dépérissement ; la dose fut d'un demi-litre par jour en breuvage. A titre de stimulant diffusible, on utilise l'esprit-de-vin dans la faiblesse générale, à la fin des maladies putrides, dans le cours des affections asthéniques, les empoisonnements par les virus et les venins septiques, contre le part languissant, etc. Dans ces divers cas, il importe de ne pas forcer la dose, dans la crainte de déterminer l'ivresse et d'aller contre le but qu'on se propose d'atteindre.

Lorsque l'alcool est administré à dose assez élevée pour déterminer l'ivresse, il produit rapidement sur les animaux, comme sur les personnes qui ne sont pas habituées à en faire usage, une résolution des forces musculaires des plus marquées. On a profité souvent chez l'homme de cet effet pour réduire une luxation ou une fracture, pour faire disparaître la tension musculaire dans le cas de tétanos et de crampe, etc. On peut aujourd'hui le remplacer avec profit, sous ce rapport, par les agents *anesthésiques;* cependant, à leur défaut, c'est un moyen qu'il est permis d'employer, au moins provisoirement. Un vétérinaire hollandais, M. Wandommelen (2), administre aux vaches dont la matrice ou le vagin sont renversés, de l'eau-de-vie, dans le but de produire la résolution musculaire et de suspendre les contractions vives qui paralysent les efforts de l'opérateur : la dose est d'un litre à la fois avec un peu de miel ou de mélasse ; le plus souvent un seul breuvage suffit ; cependant on peut le répéter plusieurs fois si cela est nécessaire, sans craindre de nuire à la santé des vaches, quand même elles seraient fraîches vêlées, d'après l'auteur, parce que l'effet excitant de l'eau-de-vie est très fugace. Enfin, quelques marchands de chevaux enivrent les sujets vicieux avant de les exposer en vente ; ruse qui est dévoilée par l'odeur alcoolique qu'exhale l'haleine des chevaux qu'on a enivrés.

b. **Indications externes.** — L'alcool seul ou uni aux aromatiques, aux essences, au camphre, au savon, etc., est d'un emploi fréquent à l'extérieur du corps dans les divers accidents chirurgicaux ; on en fait usage sous les titres suivants : 1° comme *résolutif* dans le cas d'œdèmes, d'engorgements articulaires, d'infiltrations séreuses, de contusions, d'entorses, d'ecchymoses, d'organes renversés et flétris, de froisse-

(1) *Médec. vétér.*, p. 294.
(2) *Journ. vétér. et agric. de Belgique*, 1848, p. 76.

ments déterminés par les harnais, etc. ; 2° comme *fortifiant* sur les parties faibles, atrophiées, atteintes de rhumatisme, sur les muqueuses relâchées par des supersécrétions longtemps continuées, etc. ; 3° comme *cicatrisant* sur les plaies blafardes, trop bourgeonneuses et mollasses, sur les ulcères et les caries, sur les plaies des opérations qui ne marchent pas assez vite à la cicatrisation, sur les brûlures, mélangé avec le vinaigre, etc. ; 4° comme *hémostatique* dans le cas d'hémorrhagies capillaires des solutions de continuité, sur des muqueuses apparentes, etc. : dans ces circonstances, on emploie de préférence l'alcool absolu, les acides alcoolisés, etc.

B. DU VIN.

Composition chimique. — Les vins, qui sont des liqueurs alcooliques résultant de la fermentation du *jus* ou *moût* de raisin, renferment généralement les principes suivants : *eau, alcool, acides acétique, tartrique, tannique et œnanthique, matières colorantes jaune et bleue, matière extractive et principe azoté, éther œnanthique et essences, tartrates de potasse et de chaux, chlorure de sodium, sulfate de potasse,* etc.

Variétés. — On distingue les vins en deux catégories : les *rouges* et les *blancs* ; on les subdivise ensuite de mille manières, selon qu'ils sont *secs, doux, mousseux,* etc. ; selon leur provenance, les plants qui les ont fournis, etc., etc.

Pharmacotechnie. — Le vin, sous le rapport pharmaceutique, se présente soit comme véhicule de la préparation des *vins médicinaux* simples ou composés, soit comme médicament principal, et alors il subit en général des préparations très simples, qui se résument, en général, à élever plus ou moins sa température, à y ajouter des principes aromatiques, amers, etc.

Médicamentation. — Le vin s'emploie à l'extérieur et à l'intérieur : dans le premier cas, il sert à faire des lotions, des applications, des injections sur les muqueuses, dans les sacs séreux, les fistules, etc. ; dans le second cas, on le donne surtout en breuvages et en lavements, froid ou chaud. Les doses qui doivent être ingérées à la fois sont indiquées approximativement dans le tableau suivant ; elles peuvent être répétées au besoin :

1° Grands herbivores.	.	500 à 1,000 grammes.		
2° Petits ruminants	. .	125 à	250	—
3° Porcs.		64 à	96	—
4° Chiens		16 à	64	—

Pharmacodynamie. — Le principe actif essentiel du vin, c'est évidemment l'alcool ; cependant les autres matières qu'il renferme ne sont pas sans influence sur les effets qu'il produit. Ainsi l'acide tannique donne aux vins rouges des propriétés toniques ou astringentes marquées quand ils en contiennent des quantités notables ; les acides acétique et tartrique leur communiquent des vertus tempérantes, et les sels alcalins des propriétés diurétiques non équivoques : ces dernières sont surtout marquées dans les vins blancs.

L'action locale externe de ces liquides est principalement excitante, tonique et résolutive ; dans le tube digestif, leurs effets sont stomachiques et stimulants ; ils déterminent bien plus rarement que les variétés d'alcool l'irritation de la muqueuse gastro-intestinale. Cependant il faudrait bien se garder de considérer les vins comme tout à fait innocents sous ce rapport, car M. Mariot (1) nous apprend que ces liquides donnés au cheval en trop grande quantité ou pendant trop longtemps déterminent une gastro-entérite qui peut devenir mortelle. Quant aux effets généraux, ils sont les mêmes que ceux des alcools; seulement ils se développent plus lentement, sont moins énergiques, et conduisent plus rarement les animaux à l'ivresse; on remarque aussi qu'ils laissent après eux, comme effet consécutif, moins de lassitude et d'abattement.

Pharmacothérapie. — Les indications du vin sont assez nombreuses en médecine vétérinaire, et doivent être distinguées en *internes* et *externes*.

a. **Indications internes.** — On emploie le vin contre plusieurs maladies ou accidents du tube digestif, comme les indigestions simples ou compliquées, les coliques d'eau froide, la diarrhée séreuse, la purgation épuisante et la superpurgation, soit en boissons, soit en lavements, surtout dans les derniers cas. Girard père (2) a beaucoup préconisé le vin uni au miel contre les indigestions et les coliques du cheval : la dose était d'un litre de vin pour 500 grammes de miel, le tout donné à la fois et aussi chaud que possible. D'après M. Schaack (3), le vin convient beaucoup mieux aux ruminants qu'aux solipèdes dans le cas d'indigestion; il active, dit-il, la digestion de ces animaux et arrête souvent la météorisation en provoquant des éructations fréquentes; pour ce dernier effet il doit être uni à son volume d'huile de colza.

Un usage vulgaire a consacré l'emploi du vin chaud pour rétablir la transpiration cutanée et prévenir le développement de phlegmasies internes; mais pour qu'il ne soit pas nuisible alors, et qu'il atteigne bien le but qu'on se propose, il faut qu'il soit administré avant le développement de la fièvre de réaction. Beaucoup de cavaliers, après des courses véhémentes, par un mauvais temps, sont dans l'usage de donner le breuvage de vin chaud, soit pour rétablir les forces de leurs montures, soit pour prévenir le refroidissement de la peau et ses graves conséquences.

Les maladies générales qui réclament l'usage du vin, sont les hydropisies, l'anémie, les altérations septiques du sang, la fièvre typhoïde, les éruptions difficiles ou rentrées, les phlegmasies chroniques, les suppurations épuisantes, le marasme, etc. ; il est souvent utile aussi pendant la convalescence pour activer la digestion, rétablir les forces épuisées, etc. Tessier et Huzard (4) ont beaucoup recommandé l'usage du *vin poivré* dans la cachexie aqueuse du mouton; la proportion est d'environ 32 grammes de poivre noir pour chaque litre de vin. Girard père (5) a employé avec succès le vin chaud et le pain grillé pendant la période de suppuration de la clavelée des moutons, pour soutenir l'économie épuisée par l'éruption. Enfin, c'est un usage très répandu de donner un breuvage de vin chaud aux femelles qui ont de la peine à mettre bas ; et Viborg (6) recommande le même cordial pour donner des forces à la truie qui a été épuisée par une trop forte portée, etc.

b. **Indications externes.** — A l'extérieur, on fait usage du vin pur, du vin sucré, du vin aromatique, et même du vin mélangé à l'huile, pour panser les diverses solutions de continuité; on se sert aussi de la lie de vin comme fortifiant et résolutif, en bains et en applications diverses. Indépendamment des usages externes des alcools, le vin peut encore servir pour oblitérer des kystes, des hygromas, la tunique

(1) *Recueil*, 1836, p. 249 et suiv.
(2) *Compte rendu d'Alfort*, 1815, p. 11.
(3) Communication orale.

(4) *Instr. sommaire sur la pourriture*, 1017.
(5) *Traité du claveau.*
(6) *Loc. cit.*, p. 124.

vaginale dans le cas d'hydrocèle, etc.; cependant on préfère généralement pour cet usage des agents plus puissants.

Succédanés du vin.

1° **Cidre et poiré.** — Usités dans le centre et l'ouest de la France.

2° **Bière.** — Employée dans le nord et l'est de la France, en Angleterre, en Allemagne, etc.

II. — EXCITANTS GÉNÉRAUX AROMATIQUES.

Nous désignons sous ce titre les stimulants généraux tirés des plantes indigènes qui renferment une proportion plus ou moins forte d'huiles essentielles. Ils se rapprochent des excitants diffusibles par les effets rapides et passagers qu'ils déterminent; mais ils en diffèrent en ce qu'ils ne sauraient produire le phénomène de l'*ivresse*, comme on le remarque pour quelques uns des diffusibles.

Indépendamment des essences qui en constituent les principes les plus actifs, les aromatiques renferment souvent du camphre, un principe résineux ou sous-résineux, un extractif amer, de l'acide gallique, de l'huile grasse, du mucilage, etc., qui modifient leurs qualités stimulantes et leur communiquent des propriétés particulières.

Avant de procéder à l'étude spéciale de chacun de ces médicaments excitants, il convient d'examiner préalablement d'une manière générale les huiles essentielles qui constituent la partie la plus active des médicaments aromatiques.

1° Des essences.

SYNONYMIE : Huiles essentielles, éthérées, etc.

Pharmacographie. — Les essences sont des liquides plus ou moins fluides, incolores ou teints de couleurs spéciales, d'une odeur vive et plus ou moins pénétrante, mais toujours moins suave que celle des plantes qui les ont fournis; d'une saveur chaude, âcre et souvent caustique, et d'une densité voisine de celle de l'eau. Chauffées, les huiles essentielles entrent en ébullition entre 150 et 200 degrés centigrades, et ne tardent pas à se décomposer; si alors on en approche un corps embrasé, elles prennent feu et brûlent avec une flamme brillante et très fuligineuse. Exposées à l'air, les essences attirent l'oxygène et se résinifient; les plus altérables sont aussi les plus odorantes. Elles sont insolubles dans l'eau, à laquelle elles communiquent pourtant leur odeur et leurs qualités stimulantes, ainsi qu'on le remarque dans les préparations pharmaceutiques appelées *eaux distillées aromatiques;* par contre, elles sont très solubles dans l'alcool, les liqueurs alcooliques, l'éther et les corps gras, et, de plus, elles sont miscibles les unes avec les autres. Elles dissolvent à leur tour le soufre et le phosphore, les corps gras, les résines et les gommes-résines, les baumes, etc., et sont plus ou moins profondément altérées par le contact des acides concentrés.

Division. — Les essences se divisent naturellement, selon leur composition élémentaire, en BINAIRES ou HYDROCARBONÉES, comme celles de *térébenthine*, de *genièvre*, de *sabine*, de *citron*, d'*oranger*, de *poivre*, de *cubèbe*, de *copahu*, etc., qui ne contiennent que du carbone et de l'hydrogène; en TERNAIRES ou OXYGÉNÉES, telles que les essences d'*amandes amères*, de *cannelle*, de *girofle*, d'*anis* et des autres ombellifères, de *lavande* et de toutes les labiées, etc., qui renferment, indépendamment du carbone et de l'hydrogène, une certaine quantité d'oxygène; enfin, il en est qui sont QUATERNAIRES et même plus composées encore: celles-ci sont appelées *soufrées* et *azotées*, à cause de la présence du soufre et de l'azote qu'on y rencontre à peu près constamment unis, comme on le remarque dans les essences d'*ail*, de *raifort*, de *moutarde*, d'*assa fœtida*, etc.

Médicamentation. — Les huiles essentielles s'appliquent à l'extérieur du corps en frictions résolutives ou irritantes, isolément, mélangées entre elles ou associées au camphre, à l'ammoniaque, aux teintures irritantes, etc. A l'intérieur, elles sont plus rarement employées; cependant quelques unes d'entre elles, en raison de leur prix modéré, peuvent être employées en breuvages ou en lavements pour remplacer les plantes aromatiques. Dans ce but, on les dissout dans les liqueurs alcooliques ou on les émulsionne dans l'eau gommée à la manière des huiles grasses.

Pharmacodynamie. — Appliquées localement, la plupart des essences produisent une action excitante ou irritante qui peut aller, pour quelques unes d'entre elles, jusqu'à la vésication sur la peau, et à l'escharification sur les tissus dénudés. En général, elles déterminent, comme effet immédiat, sur les parties où on les a appliquées, une inflammation plus ou moins prononcée, et comme effet consécutif, une action résolutive plus ou moins énergique.

On a remarqué que les essences sont relativement moins irritantes pour les muqueuses que pour la peau, ce qui tient sans doute à ce que leur action porte plus particulièrement sur l'élément nerveux des tissus. Aussi, quand elles sont ingérées en quantité convenable dans le tube digestif, facilitent-elles la digestion, augmentent-elles l'appétit et la soif; de plus, elles accélèrent le mouvement péristaltique des intestins, augmentent la plupart des sécrétions, et surtout celle du mucus, dissipent les flatuosités, font disparaître le ballonnement, les parasites, hâtent les défécations, etc.

Introduites dans la circulation par l'absorption, les huiles essentielles déterminent les effets ordinaires des stimulants diffusibles; cependant on remarque que leur action est plus persistante, plus profonde, et qu'elle atteint plus fortement les nerfs ganglionnaires, le système lymphatique, etc. Injectées dans les veines, elles peuvent être supportées à doses assez fortes, sans accidents; elles déterminent immédiatement beaucoup d'accélération de la circulation et de la respiration. Cette dernière devient parfois difficile et convulsive. A doses exagérées, les essences agissent vivement sur le système nerveux, et l'on remarque alors des vertiges, des convulsions, de la suffocation, des sueurs froides et une mort rapide. A l'autopsie, on trouve les poumons et les plèvres enflammés.

Pharmacothérapie. — On emploie assez rarement les essences pures en médecine vétérinaire, à cause de leur prix généralement très élevé, bien qu'il ne soit pas très supérieur à celui des plantes qui les fournissent; cependant on fait usage de quelques unes d'entre elles à l'extérieur du corps, comme cela a lieu pour celles de lavande et de térébenthine. On s'en sert dans les boiteries des grandes articulations, dans les paralysies, le rhumatisme musculaire ou articulaire, pour faire des frictions irritantes; sur les membres dans le cas d'hémorrhagie intérieure, de fourbure pour opérer une révulsion puissante; à l'encolure et le long de la colonne vertébrale, lors de congestion des centres nerveux, de vertige, etc.; comme moyen résolutif sur les tumeurs indolentes, les infiltrations séreuses, les gonflements des capsules articulaires

20

ou tendineuses, etc.; pour aviver les plaies atoniques, les ulcères, les solutions de continuité couvertes de vermine, etc.

A l'intérieur, on fait usage des essences dans quelques affections du tube digestif, telles que l'indigestion, la tympanite des ruminants, l'inappétence, les obstructions intestinales, les entozoaires, la diarrhée séreuse, etc. On les emploie aussi avec quelques avantages dans les maladies atoniques, hydroémiques, anémiques, typhoémiques, la paralysie, l'anaphrodisie, les phlegmasies chroniques, surtout celles qui s'accompagnent de supersécrétions séreuses ou muqueuses; on en retire aussi des avantages dans les refroidissements, les éruptions difficiles ou rentrées, etc.

2° Excitants aromatiques à essence camphrée.

DES LABIÉES.

Considérations générales. — Les plantes labiées, si remarquables par l'uniformité de leurs caractères botaniques, présentent également une grande conformité relativement à leur composition chimique. Toutes renferment en effet, quoique dans des proportions différentes, une huile essentielle contenant une certaine quantité de camphre. Indépendamment de l'essence qui est renfermée dans des glandes vésiculaires placées sous l'épiderme des parties herbacées, la plupart des labiées contiennent en outre un principe gommo-résineux amer, sorte d'extractif végétal, et quelques unes seulement une petite quantité d'acide tannique ou gallique. Ces trois ordres de principes, *essentiel, amer* et *astringent*, sont combinés en des proportions très variables dans ces plantes. Dans le plus grand nombre, c'est l'huile essentielle qui prédomine sur les autres éléments : ce sont les *labiées aromatiques ;* dans un certain nombre de genres, l'essence et le principe amer semblent combinés l'un à l'autre et exister en quantité à peu près égale : ce sont les *labiées aromatiques-amères ;* enfin, dans un petit nombre d'espèces, les principes amer et astringent sont beaucoup plus abondants que l'huile éthérée : ce sont les *labiées amères.* Nous indiquerons plus tard les plantes qui entrent dans chacune de ces catégories.

Pharmacotechnie. — Les sommités fleuries des labiées sont les parties employées ; on les met en usage *fraîches* dans la saison où elles fleurissent, et *sèches* dans les autres temps de l'année ; dans ce dernier cas, elles doivent être séchées et conservées avec soin. Ces plantes sont soumises à une foule de préparations pharmaceutiques plus ou moins compliquées, dont nous allons indiquer les principales, en passant des simples aux composées.

1° *Poudre.*

On pulvérise les sommités sèches des labiées, on passe au tamis et l'on conserve dans des vases bien bouchés.

Contre les plaies fétides et gangréneuses, avec le camphre, le quinquina, le charbon, etc.

2° *Espèces aromatiques.*

Feuilles sèches de sauge, de thym, de serpolet, d'hysope, de menthe aquatique, d'origan, d'absinthe, ana, 32 grammes. Mêlez.

3° *Sachet aromatique.*

Coupez et concassez grossièrement les sommités sèches des labiées, faites torréfier légèrement et mettez dans un sac de toile.

Pour appliquer sur les œdèmes, les engorgements froids ; sur les parties atteintes de rhumatisme, de paralysie, etc., et pour lesquelles l'humidité est nuisible.

4° *Cataplasme aromatique.*

Prenez le sachet précédent et plongez-le dans de l'eau chaude ou dans une liqueur alcoolique bouillante ; appliquez sur les contusions, les infiltrations, les engorgements glanduleux, articulaires, tendineux, les plaies blafardes, etc.

5° *Infusion théiforme.*

Prenez de 16 à 32 grammes de sommités fleuries des labiées sèches, et faites infuser pendant vingt-cinq minutes dans un litre d'eau bouillante.

Pour les breuvages, les fumigations, les lavements, les lotions, etc.

6° *Vin aromatique.*

♃ Espèces aromatiques. . . . . . . 125 gram. | Vin alcoolisé . . . . 1 lit.

Faites infuser les plantes dans demi-litre d'eau ; reprenez le résidu par la même quantité d'eau et traitez par décoction ; réunissez les deux liquides et ajoutez-les au vin.

Employé souvent à l'extérieur pour panser les plaies blafardes ; on peut aussi en faire usage à l'intérieur.

7° *Essences pures.*

En soumettant les plantes labiées, fraîches ou sèches, à la distillation, avec une certaine quantité d'eau, on obtient des essences pures, qu'on peut employer d'après les indications que nous avons données à l'article *Essences.*

8° *Teinture aromatique.*

♃ Plantes aromatiques sèches. . . . . 1 part. | Alcool ordinaire . . . . 5 part.

Passez à l'appareil de lixiviation.

En frictions résolutives à l'extérieur.

Médicamentation. — A l'extérieur, on emploie les labiées sous les formes les plus variées, comme nous venons de l'indiquer : on en fait des lotions, des cataplasmes, des sachets, des injections, des bains, etc. A l'intérieur, indépendamment des breuvages et des lavements, on se sert encore de ces plantes sous forme de fumigations humides ou sèches, dans les voies respiratoires ; on peut aussi se servir de cette forme pour la surface du corps, et notamment pour l'abdomen, les mamelles, les testicules, etc.

Pharmacodynamie. — Employées sur les tissus sains ou dénudés, et sous les diverses formes que nous venons de faire connaître, ces plantes produisent une action excitante et résolutive plus ou moins énergique ; ce n'est que quand les surfaces sont très irritables, ou que le principe essentiel est employé isolément, que cette action locale stimulante peut devenir plus ou moins irritante. Dans le tube digestif, elles excitent vivement les divers actes de la fonction digestive et passent généralement pour *stomachiques* et *carminatives.* Quant aux effets dynamiques de ces médicaments, ils sont prompts, énergiques, mais passagers, ils ne sont pourtant pas entièrement identiques pour toutes les labiées. Celles qui sont aromatiques déterminent une action diffusible qui a pour résultat une stimulation vive du système nerveux de la vie animale et une régularisation des actes de celui de la vie organique ; de là les noms de *nervins* et d'*antispasmodiques* qu'on leur donnait autrefois. Celles qui sont aromatiques et amères produisent une excitation moins vive, mais plus durable ; de plus, elles paraissent exercer une heureuse influence sur la sécrétion morbide du mucus, et particulièrement sur celui de la muqueuse des bronches atteinte de phlegmasie chronique, d'où le nom de remède *expectorant* que possèdent la plupart des plantes labiées de cette catégorie. Enfin les labiées amères agissent sur l'organisme comme tous les médicaments appelés *toniques.*

Pharmacothérapie. — Les indications thérapeutiques de ces plantes doivent être distinguées en externes et en internes.

1° Indications externes. — Elles sont assez nombreuses et se trouvent relatées en partie dans la pharmacotechnie à propos de chaque préparation pharmaceutique des labiées; nous nous bornerons donc à n'indiquer de nouveau que les principales. Ce sont les faiblesses, les paralysies et les atrophies locales; les engorgements indolents de toute nature, quel que soit leur siége; les solutions de continuité anciennes, blafardes ou de mauvaise nature; les organes renversés et flétris par le contact de l'air; les contusions sur des parties délicates, les infiltrations, les ecchymoses et les extravasations, les maladies atoniques de la peau, etc.

2° Indications internes. — Dans cette catégorie, nous trouvons d'abord plusieurs affections asthéniques du tube digestif, telles que l'inappétence, l'indigestion simple ou complexe, la digestion lente et imparfaite, les entozoaires, la diarrhée atonique, etc.; puis viennent quelques maladies chroniques de la poitrine, telles que la bronchite ancienne, la pneumonie au déclin, l'hydrothorax, la gourme, etc. L'hippiatre Lafosse (1) recommande l'emploi des labiées amères contre la pneumonie du cheval à titre d'expectorant : on favorisera, dit-il, l'expectoration ou l'éjection du pus par la décoction d'hysope, de lierre terrestre ou de marrube blanc; on en met infuser, ajoute-t-il, une poignée dans deux litres d'eau, qu'on fait avaler au cheval tous les matins. Après ces deux ordres d'affections, celles dans lesquelles on emploie le plus les labiées sont le part languissant, la cachexie des ruminants, les phlegmasies et des éruptions graves à leur dernière période, la plupart des affections vermineuses et asthéniques, la ladrerie du porc, les scrofules, le farcin, les maladies putrides et gangréneuses du sang à leur déclin; certaines névroses ou désordres nerveux liés à un état de débilité de l'organisme, comme quelques paralysies, la chorée, la gourme spasmodique, l'épilepsie vermineuse, etc., etc.

a. Labiées aromatiques.

Les labiées aromatiques, les plus nombreuses et les plus importantes, comprennent les principaux genres suivants :
Menthe (*Mentha*), Mélisse (*Melissa*), Thym (*Thymus*), Basilic (*Ocimum*), Romarin (*Rosmarinus*), Lavande (*Lavandula*), Sauge (*Salvia*), Origan (*Origanum*), Cataire (*Nepeta*), Sariette (*Satureia*), Calament (*Calamentha*).

b. Labiées aromatiques-amères.

Dans cette catégorie se trouvent les genres et les espèces dont l'énumération va suivre :
Hysope (*Hyssopus*), Lierre terrestre (*Glechoma hederacea*), Marrube blanc (*Morrubium vulgare*), Lycope d'Europe (*Lycopus Europœa*), Germandrée ivette (*Teucrium chamœpitis*), etc.

c. Labiées amères.

Enfin, dans cette section sont compris les genres ou les espèces dont les noms suivent :
Bugle (*Ajuga*), Germandrée petit-chêne (*Teucrium chamœdrys*), Lamier ou ortie

_____
(1) *Dict. d'hipp.*, t. II, p. 258.

blanche (*Lamium album*), Bétoine (*Betonica*), Ballote (*Ballota*), Prunelle ou Brunelle (*Prunella*).

De toutes ces plantes, nous ne décrirons d'une manière spéciale que celles qui appartiennent au genre *Lavandula*, à cause de l'huile essentielle qu'elles fournissent et qui reçoit en médecine vétérinaire des applications fréquentes et importantes.

DES LAVANDES.

Pharmacographie. — Le genre Lavande (*Lavandula*, L.) comprend un assez grand nombre d'espèces distinctes; on en compte trois principales en France, qui sont spontanées dans les départements méridionaux; ce sont : 1° la Lavande vulgaire ou vraie (*L. vera*, L.); 2° la Lavande spic ou aspic (*L. spicata*); 3° la Lavande stœchas ou d'Arabie (*L. Stœchas*). Nous nous occuperons plus spécialement de la Lavande spic, qui est la plus commune et qui fournit à peu près entièrement l'huile essentielle employée en médecine vétérinaire.

Lavande spic ou aspic. — Cette espèce de lavande, dont les noms viennent de la corruption du mot latin *spica*, épi, à cause de la disposition de ses fleurs, est un petit arbuste peu élevé qui croît abondamment dans les contrées méridionales de la France, et qui est remarquable par ses fleurs d'un bleu tendre groupées en verticilles interrompus au sommet des tiges et formant un épi terminal, allongé, et plus ou moins rameux. (Voy. la figure ci-contre.) C'est la partie employée en médecine.

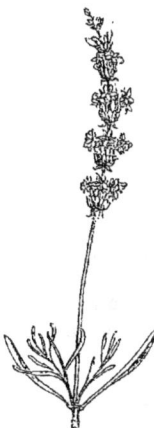

Pharmacotechnie. — La lavande peut servir aux diverses préparations pharmaceutiques indiquées pour les labiées en général; cependant elle est assez rarement employée ; son usage le plus important, c'est de fournir à la distillation l'huile essentielle qui porte son nom.

Essence de lavande (*huile de spic ou d'aspic*). — Telle qu'on la trouve dans le commerce, cette essence est liquide, jaunâtre, d'une odeur aromatique, forte et assez agréable, d'une saveur chaude et amère comme le camphre, qu'elle renferme toujours en quantité notable, et d'une densité de 0,94. Elle est souvent mélangée d'*alcool* ou d'*essence de térébenthine*, dont le prix est moins élevé que le sien ; on reconnaît ces fraudes principalement au goût et à l'odorat.

Médicamentation. — L'essence de lavande, nous ne savons pourquoi, n'est presque jamais employée à l'intérieur en médecine vétérinaire; cependant, à défaut de plantes aromatiques, il nous semble qu'elle pourrait en tenir lieu. Le mode le plus convenable pour l'employer, ce serait de l'unir à de la gomme ou à un jaune d'œuf, et de l'émulsionner dans l'eau comme une huile grasse. Les doses devraient être, pour un seul breuvage, de 32 à 64 grammes pour les grands herbivores; de 8 à 16 pour les petits ruminants et le porc, et de 4 à 8 grammes pour le chien. A l'extérieur du corps, où son usage est assez fréquent, on l'emploie en frictions sur la peau seule ou mélangée à l'huile d'olive, au vinaigre, à l'alcool, à l'ammoniaque, à l'essence de térébenthine, aux teintures irritantes, etc.

Action et usages. — L'essence de lavande exerce sur la peau une action excitante et résolutive très marquée, mais elle est peu irritante, à moins qu'on n'en réitère l'application à plusieurs reprises sur le même point; alors, d'après M. Buer (1), elle produit une irritation presque aussi vive que l'essence de térébenthine; seulement elle n'a pas, comme cette dernière, le grave inconvénient de faire tomber les poils et de tarer les animaux. Cette essence est d'un usage fréquent sur les articulations distendues, sur les tumeurs indolentes, sur les parties atteintes de rhumatisme, d'atrophie, de paralysie locale, etc. M. Chambert (2) s'en trouve bien pour animer les plaies atoniques, les maladies anciennes de la peau, pour faire disparaître les démangeaisons de la base de la queue et de la crinière, celles des régions osseuses du tronc et des membres, etc. Un vétérinaire militaire, M. Delmon (3), a dernièrement conseillé l'usage de cette essence en frictions pour faire disparaître la gale et les dartres du chien; deux ou trois applications suffisent, dit-il, pour guérir ces affections. Les frictions se font avec des étoupes ou un morceau d'étoffe de laine, et doivent durer jusqu'à la rubéfaction de la peau.

5° Excitants aromatiques à essence non camphrée.

DES OMBELLIFÈRES.

Considérations générales. — Les plantes de cette famille, qui forment un groupe si naturel, se divisent, sous le rapport de leurs propriétés, en trois catégories distinctes : en *alimentaires* (carottes, panais...), en *médicinales* (angélique, anis...), et en *vénéneuses* (ciguë, phellandre aquatique...).

Les ombellifères médicinales, les seules qui doivent nous occuper pour le moment, se divisent naturellement en deux groupes : les *aromatiques* ou *indigènes*, et les *gommo-résineuses* ou *exotiques*. Occupons-nous seulement ici des premières, les secondes trouveront plus tard leur place parmi les antispasmodiques.

Les ombellifères aromatiques renferment deux principes actifs, une essence et une résine amère; l'huile essentielle est très abondante, concrète et riche en *stéaroptène;* elle tient en dissolution le principe amer. Ces deux matières sont répandues dans toutes les parties de la plante, seulement elles abondent davantage dans la racine et surtout dans les semences; aussi nous occuperons-nous plus particulièrement des racines et des graines ombellifères douées de vertus aromatiques et excitantes.

RACINES AROMATIQUES.

De l'Angélique (*Angelica archangelica*, L.).

Pharmacographie. — Cette belle plante bisannuelle, dont toutes les parties exhalent une odeur si suave, croît naturellement dans les Alpes, les Pyrénées, en Suisse, en Bohême, en Norwége, etc.; de plus, elle est cultivée dans les jardins, où elle se sème d'elle-même, en sorte qu'on la croit indigène pour toute l'Europe. Elle acquiert en général un grand développement. Sa tige est grosse, rameuse, cylindrique et creuse intérieurement; les feuilles sont très grandes, alternes, ailées, et embrassant la tige par une gaîne très large; la racine est grosse, charnue, fusiforme, garnie de fibrilles, d'une couleur brune à l'extérieur et blanche en dedans; les fleurs,

(1) Communication orale.
(2) Communication orale.
(3) *Journ. des vétér. du Midi*, 1850, p. 128.

qui passent très vite, sont disposées en larges ombelles jaune verdâtre au sommet de la tige; les semences sont petites, aplaties et marquées de trois stries. (Voy. la figure ci-contre.)

Composition chimique. — La racine d'angélique, la seule partie employée en médecine vétérinaire, contient les principes suivants : une *huile volatile*, un principe *résineux balsamique*, et les acides *acétique, valérianique* et *angélicique*.

Pharmacotechnie. — On mélange souvent à la racine d'angélique, dans le commerce, celles de l'*Angelica sylvestris*, de l'*Impératoire* et de la *Livèche*; de plus, elle est souvent attaquée par les vers quand elle est un peu ancienne. Autant ses préparations sont variées et nombreuses en pharmacie humaine, autant elles sont simples et en petit nombre dans celle des animaux. Le plus souvent on se contente de la réduire en poudre pour l'administrer en électuaire, ou de la traiter par infusion au moyen de l'eau, des liqueurs alcooliques, du vinaigre, etc. pour la donner en breuvage, en boissons, etc.

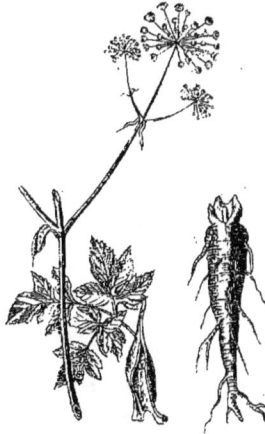

Médicamentation. — La racine d'angélique s'emploie rarement à l'extérieur; à l'intérieur, on la donne en boisson ou en breuvage, seule ou mélangée à d'autres stimulants. Les doses les plus convenables pour chaque administration sont les suivantes :

1° Grands herbivores.	64 à 125 grammes.
2° Petits ruminants et porcs. .	16 à 32 —
3° Chiens	8 à 16 —

Pharmacodynamie. — Localement l'angélique est excitante et résolutive; dans le tube digestif, elle est stomachique et carminative de la manière la plus franche. Son action générale est très diffusible; cependant il s'y joint un léger effet tonique dû à son principe résineux; elle pousse légèrement aussi à la transpiration, mais cet effet est peu marqué sur les herbivores.

Pharmacothérapie. — L'angélique convient dans toutes les affections caractérisées par l'atonie et la débilité des solides. Les anciens vétérinaires en faisaient un fréquent usage contre la cachexie, les épizooties gangréneuses, les venins et les virus, à titre d'alexitère; son infusion coupée d'eau-de-vie et de vinaigre paraît convenir contre les affections adynamiques franches. Cette préparation combinée à l'oxymel simple ou scillitique est d'un emploi avantageux dans le catarrhe bronchique; son infusion vineuse est indiquée dans le part languissant, les éruptions difficiles ou rentrées, les névroses avec débilité de l'organisme, les coliques venteuses ou d'eau froide, etc. Mais c'est surtout contre l'inertie du tube digestif qui succède aux fièvres bilieuses, catarrhales, typhoïdes, etc., que l'angélique se montre d'une grande utilité pour rétablir la digestion, donner du ton aux solides, de la chaleur aux fluides, de l'activité au système nerveux spinal, etc.

Succédanés de la racine d'Angélique.

1° **Impératoire.** — Racine (*Imperatoria Ostruthium*, L.)
2° **Persil.** — Racine (*Apium Petroselinum*, L.)
3° **Ache.** — Racine (*Apium graveolens*, L.)
4° **Cerfeuil.** — Racine (*Scandix Cerefolium*, L.)
5° **Livèche.** — Racine (*Ligusticum Levisticum*, L.)

SEMENCES AROMATIQUES (semences chaudes majeures).

a. Anis (*Pimpinella Anisum*, L.).

Caractères. — Les semences d'anis vert sont allongées, striées, pubescentes, verdâtres, d'une odeur très aromatique, d'une saveur chaude, piquante et légèrement sucrée. L'espèce la plus estimée vient de Malte; mais l'anis de la Touraine est la variété la moins chère et la plus répandue.

b. Carvi (*Carum Carvi*, L.).

Caractères. — Les graines de carvi sont ovoïdes, allongées en pointe aux extrémités et recourbées en arc, à cinq côtes égales, blanchâtres, d'une couleur noirâtre, d'une odeur et d'une saveur qui rappellent celles de l'anis, mais qui sont moins agréables.

c. Cumin (*Cuminum cyminum*, L.).

Caractères. — Les semences de cumin, plus volumineuses que celles d'anis et de carvi, d'une teinte jaunâtre, droites, allongées, rudes au toucher, marquées de lignes qui se prolongent en pointe au sommet, ont une odeur forte, peu agréable et une saveur chaude et amère.

d. Coriandre (*Coriandrum sativum*, L.).

Caractères. — Les graines de coriandre sont globuleuses, grosses comme des plombs de chasse, jaunâtres, d'odeur de punaise quand elles sont fraîches, et, au contraire, d'une odeur et d'une saveur aromatiques quand elles ont subi la dessiccation.

e. Fenouil (*Anethum Fœniculum*, L.).

Caractères. — Les semences de fenouil sont ovoïdes, glabres, striées, de couleur jaune verdâtre, de saveur chaude et sucrée, d'une odeur agréable, aromatique, plus faible que celle de l'anis.

Pharmacotechnie. — Toutes ces semences se ressemblent par leur composition chimique et leurs propriétés stimulantes; elles renferment dans leur tégument une forte proportion d'essence, dans leur amande une quantité notable d'huile grasse, et de plus une matière résineuse, du mucilage, etc. Les préparations qu'on leur fait subir en pharmacie vétérinaire sont fort simples; elles consistent à réduire ces graines en poudre ou à les épuiser de leurs principes actifs par infusion, au moyen de l'eau, de l'alcool, des liqueurs alcooliques, etc. Enfin, on les associe souvent à d'autres médicaments excitants.

Médicamentation. — Les préparations des semences chaudes s'emploient à peu près exclusivement à l'intérieur; on les donne en boissons, en breuvages ou sim-

plement mélangées aux aliments farineux des animaux; pour les moutons, on peut
mélanger la poudre de ces graines à de la farine et en faire du pain, que ces animaux prennent aisément d'eux-mêmes. Les doses pour les divers animaux sont les
suivantes :

        1° Grands herbivores. . . . .   32 à 64 grammes.
        2° Petits ruminants et porcs. . . . . . .   8 à 16   —
        3° Chiens . . . .   4 à 8   —

Ces doses peuvent être répétées au besoin plusieurs fois par jour.

Pharmacodynamie. — Localement, les préparations des semences chaudes sont
excitantes et résolutives; dans le tube digestif, elles sont essentiellement stomachiques et carminatives; elles augmentent l'appétit, réveillent la contractilité intestinale, dissipent les vents, hâtent la défécation, etc. Quand les principes actifs ont été
absorbés, ils déterminent une excitation vive, mais très passagère; on remarque plus
de chaleur à la peau, une expectoration plus facile, des phénomènes nerveux plus réguliers, et surtout une augmentation marquée de la sécrétion urinaire et lactée, par
où ces principes actifs sortent de l'économie. L'influence de ces médicaments sur la
production du lait, reconnue depuis les temps les plus reculés, est encore assez généralement admise.

Pharmacothérapie. — On n'emploie guère ces semences, à l'extérieur, que sur
les engorgements laiteux des mamelles, sous forme de sachets ou de cataplasmes. A
l'intérieur, elles reçoivent des applications plus nombreuses. Indépendamment des
indications de tous les excitants qu'elles peuvent remplir pour la plupart, on en fait
surtout usage contre l'inappétence apyrétique, contre l'indigestion simple ou compliquée de tous les animaux, contre la tympanite intestinale, les coliques spasmodiques,
celles occasionnées par l'eau froide ou l'herbe humide, contre les affections vermineuses accompagnées d'atonie du tube digestif, etc. On en a conseillé également
l'emploi contre le part languissant, la rétention d'urine spasmodique, la cachexie
aqueuse du mouton, les maladies anémiques et typhoémiques du fluide nutritif, etc.
L'hippiatre Lafosse (1) recommande la graine de coriandre contre le farcin; les
anciens vétérinaires anglais en ajoutaient aux purgatifs destinés aux chevaux, afin de
diminuer l'intensité des coliques et de prévenir la débilité du tube digestif; cette
pratique, quoique moins répandue aujourd'hui, est encore souvent observée en
Angleterre; Cullen avait reconnu à la coriandre la propriété de rendre la purgation
du séné moins douloureuse. Une des indications les plus importantes des semences
aromatiques des ombellifères, est pour augmenter la sécrétion du lait quand elle
est faible ou la rétablir lorsqu'elle a été supprimée peu de temps après le part par
une cause quelconque. Un vétérinaire belge, M. Dunembourg (2), a dernièrement
appelé l'attention des praticiens sur cette application utile: lorsqu'après l'accouchement, les mamelles, particulièrement chez la jument, manquent d'activité et que la
sécrétion lactée ne s'établit pas assez rapidement, une infusion de ces semences peut
être très utile. On donne particulièrement le fenouil en infusion dans l'hydromel; à
défaut de cette préparation, on emploie du lait coupé avec de l'eau-de-vie ou du vin.
Les autres graines aromatiques atteindraient sans doute le même but; cependant, comme
le fenouil est la semence chaude la moins chère, et que d'un autre côté sa réputation

(1) *Dict. d'hipp.*, t. I, p. 206.
(2) *Annal. vétér. de Belgique*, 1852, p. 456.

lactifère est la mieux établie, on doit lui donner la préférence. Il paraît, du reste, que c'est une pratique vulgaire en Belgique que de donner un breuvage au fenouil après le part, lorsque la sécrétion du lait ne s'établit pas d'emblée.

Les semences de *phellandre aquatique* et de *persil* peuvent remplir la plupart des indications des précédentes; celles de persil, ainsi que la racine, ont la réputation d'agir fortement sur les voies urinaires, et de plus, de détruire les poux des divers animaux d'une manière infaillible (Hertwig).

III. — EXCITANTS GÉNÉRAUX A ESSENCE CAUSTIQUE.

SYNONYMIE : Excitants exotiques, stimulants gastro-entériques.

Les stimulants de cette catégorie, qui constituent ce qu'on appelle plus particuliè-rement les *épices*, dans le commerce, proviennent tous des contrées éloignées et très chaudes, telles que l'Inde, la Chine, l'Amérique méridionale, etc. Ils sont remar-quables par la forte proportion d'essence qu'ils contiennent et par la grande activité de cette huile essentielle; ils renferment en outre des principes résineux et diverses matières plus ou moins actives, qui contribuent encore à augmenter leurs vertus excitantes.

À défaut de données chimiques ou pharmacologiques un peu certaines pour grouper convenablement ces médicaments, nous allons les examiner d'après leur classification botanique.

DES LAURINÉES.

De la Cannelle (*Cortex Cinnamomi*).

Pharmacographie. — On désigne ainsi, dans le commerce de l'épicerie et de la droguerie, l'écorce sèche et dépouillée d'épiderme de plusieurs arbres du genre *Laurus*, qui croissent naturellement dans les Indes, en Chine, etc. Ce nom vient du mot italien *Cannella*, tuyau ou petite flûte, à cause de la disposition qu'affectent ces écorces. On en distingue un assez grand nombre d'espèces commerciales; nous ne ferons connaître que les plus importantes.

1° **Cannelle de Ceylan.** — Cette variété de cannelle, fournie par le *Laurus cinna-momum*, L., la plus recherchée et la plus chère, se reconnaît aux caractères suivants : l'écorce est très mince, papyracée, roulée sur elle-même, formant de petits tuyaux de la grosseur du doigt, d'une longueur moyenne de 50 centimètres, et composés d'un grand nombre d'écorces emboîtées et roulées les unes sur les autres; elle est fragile, d'une couleur blonde, d'une odeur très suave et d'une saveur aromatique, chaude, piquante et en même temps sucrée.

On trouve maintenant dans le commerce des variétés de cannelle très rappro-chées de la précédente et qu'on confond même généralement avec elle, bien qu'elles lui soient inférieures en qualité; ce sont la cannelle de l'*Inde* ou du *Malabar*, fournie par le même arbre que celle de Ceylan, mais transplantée de l'Inde par les Anglais; et celle de *Cayenne*, produite par le *Cinnamomum zeylanicum*, cultivé dans cette île. Ces deux espèces de cannelle présentent à peu près le même aspect que celle de Ceylan; seulement leur couleur est plus pâle, et de plus leur odeur et leur saveur sont plus faibles.

2° **Cannelle de Chine.** — Cette espèce de cannelle, très répandue dans le com-merce, est fournie par le *Laurus Cassia*, L., qui est cultivé en Chine, dans les îles de la Sonde, en Cochinchine, etc. ; elle présente les caractères suivants : les écorces sont environ quatre fois plus épaisses que celles de la cannelle de Ceylan, plus courtes, roulées une fois sur elles-mêmes, mais non emboîtées les unes dans les autres; sa couleur, plus foncée, tire sur le fauve; son odeur est forte, mais peu agréable ; sa saveur est chaude, piquante et suivie d'un arrière-goût de punaise. La cannelle de Chine, à cause de ce dernier caractère, est peu recherchée et d'un prix peu élevé, quoiqu'elle soit très riche en essence . aussi est-ce la variété la plus convenable pour la médecine des animaux.

3° Cannelle mate. — La variété de cannelle qui porte ce nom est fournie par le tronc et les grosses branches du *Laurus Cinnamomum*, L. En voici les caractères : écorces épaisses, plates ou peu roulées ; l'extérieur est rugueux et d'un jaune foncé ; l'intérieur est jaunâtre, lisse et comme vernissé ; la cassure est nette et brillante comme celle du quinquina jaune. L'odeur et la saveur de cette écorce étant peu marquées, on doit la rejeter comme étant trop peu active.

Le *Cassia lignea* ou cannelle de Java, et la *cannelle blanche*, pourraient être confondues par l'épaisseur de leurs écorces avec la précédente , mais elles s'en distinguent aisément par la présence de l'épiderme qui les recouvre, et par la couleur qui leur est propre, la première étant rougeâtre et la seconde blanchâtre.

Composition. — D'après l'analyse de Vauquelin, les cannelles renferment, quelle que soit la variété à laquelle elles appartiennent, et dans des proportions diverses, les principes suivants : *essence* fluide , d'abord jaune, puis rouge quand elle a vieilli ; *acides cinnamique et tannique; matière colorante rouge; mucilage, amidon, ligneux*.

Pharmacotechnie. — En pharmacie vétérinaire , la cannelle n'est soumise qu'à deux préparations très simples : on la réduit en *poudre*, ou on la traite par *décoction* par l'eau ou les liqueurs alcooliques. On l'emploie rarement seule; le plus souvent on l'unit aux excitants indigènes, aux amers, aux astringents, aux toniques, etc. L'essence, la teinture et l'eau distillée de cannelle, si employées chez l'homme, ne reçoivent aucune application en médecine vétérinaire.

Médicamentation. — On n'emploie presque jamais la cannelle à l'extérieur ; à l'intérieur, on l'administre en électuaire ou en breuvage; cette dernière forme, comme pour tous les stimulants, est celle qui mérite la préférence. Les doses convenables pour les divers animaux sont approximativement les suivantes :

1° Grands herbivores.	32 à 64 grammes.
2° Petits ruminants et porcs.	8 à 16 —
3° Chiens et chats	2 à 8 —

Pharmacodynamie. — La cannelle est, comme disent les Italiens, un excitant *gastro-entérique* en même temps qu'un stimulant général énergique. Administré à l'intérieur, ce médicament excite l'estomac et les intestins, augmente la contractilité de leur tunique charnue, précipite la digestion, amène bientôt la constipation et même une irritation intestinale quand on en abuse. Passés dans la circulation, les principes actifs de la cannelle déterminent une excitation éphémère : les forces vitales sont réveillées, le système nerveux fortifié, le cœur ranimé, le cours du sang précipité, la peau réchauffée, l'utérus vivement stimulé, etc. A côté de ces phénomènes peu durables, la cannelle produit en même temps, par son acide tannique, une action tonique qui reste et persiste après l'extinction de l'effet stimulant.

Pharmacothérapie. — Stimulant vivement le tube digestif sans trop l'irriter, la cannelle est parfaitement indiquée dans les affections franchement atoniques de cet appareil, comme l'indigestion simple ou compliquée, l'inappétence apyrétique, la digestion lente ou incomplète, les coliques d'eau froide, la diarrhée séreuse, les vers intestinaux, etc. Par ses effets généraux, ce médicament se trouve indiqué pour rétablir la transpiration, pour aider la sortie d'une éruption lente ou rentrée, pour augmenter les contractions de l'utérus dans l'accouchement laborieux, pour relever les forces dans les maladies atoniques, ataxiques, adynamiques, etc. Enfin, comme la plupart des stimulants, la cannelle s'emploie avec avantage contre les hémorrhagies passives, la cachexie, les affections hydroémiques, anémiques, typhoémiques, etc. M. Vallon nous dit avoir fait usage de la cannelle chez de vieux étalons arabes, très beaux de formes, afin d'exciter momentanément leurs organes génitaux engourdis par l'âge. C'est un moyen qui réussit, mais dont il ne faut pas abuser. On réduit la cannelle en poudre et on la mélange à l'avoine.

Succédanés de la Cannelle.

1° **Cannelle blanche.** — *Cannella alba*, L. (Guttifères).

2° **Écorce de Winter.** — *Drymis Winteri*, Dec. (Magnoliacées).

Ces deux écorces sont maintenant à peu près inusitées.

Des Pipéracées ou Pipéritées.

DES POIVRES.

Pharmacographie. — On désigne sous ce nom les fruits desséchés de plusieurs plantes sarmenteuses du genre *Piper*, L., qui sont cultivées dans plusieurs contrées très chaudes du globe, et notamment dans la plupart des îles qui avoisinent la mer des Indes. On en connaît quatre espèces principales, qui sont : le *poivre noir*, le *poivre blanc*, le *poivre cubèbe* et le *poivre long*. (Voy. la figure ci-dessous.)

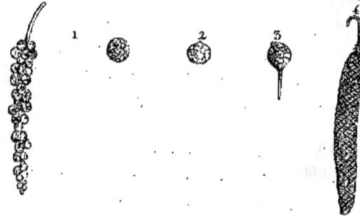

a. Poivre noir (*Piper nigrum*, L.).

Caractères. — Cette espèce de poivre (fig. 1) qu'on appelle *poivre commun* ou *vulgaire*, est en petits grains globuleux, de la grosseur d'un fort plomb de chasse, d'une teinte noirâtre et ridés à la surface. Ces petits grains sont formés de deux parties : d'une pellicule brune, très fragile, résineuse, portant des rides en dehors et adhérant très peu en dedans ; et d'une sorte d'amande jaunâtre, dont la consistance va en diminuant de la circonférence au centre ; l'odeur du poivre est aromatique et pénétrante, et sa saveur chaude, âcre et brûlante.

Le commerce de l'épicerie reconnaît trois variétés de poivre noir :

a. Le *poivre lourd*, en gros grains ronds, peu ridés, d'un brun marron, contenant une amande jaunâtre et très dure. C'est le plus estimé.

b. Le *poivre demi-lourd*, en grains moins gros, plus ridés, d'un brun grisâtre, renfermant une amande plus blanche et moins dure. Il est inférieur au précédent.

c. Le *poivre léger*, en grains inégaux, profondément ridés, d'un noir cendré, à amande très fragile et creuse au centre. Il est peu recherché.

Falsifications. — On fabrique du poivre en grains de toutes pièces; mais cette fraude se reconnaît en ce que les grains artificiels se désagrégent dans l'eau chaude, ce que ne font pas les baies naturelles. Le poivre pulvérisé est souvent falsifié; il faut éviter de l'acheter sous cette forme.

Composition chimique. — D'après l'analyse de M. Pelletier, le poivre noir contient les principes suivants : *piperin, huile concrète âcre, huile volatile balsamique, matière gommeuse, matière extractive, acides malique et tartrique, amidon, bassorine.* Les vertus du poivre paraissent résider à la fois dans le piperin, l'huile concrète et l'essence.

Pharmacotechnie. — On emploie le plus souvent le poivre noir en poudre ; cependant on le traite parfois par infusion, dans l'eau ou les liqueurs alcooliques; on en fait aussi une teinture et une pommade dont voici les formules :

1° *Teinture de poivre.*

℞ Poivre pulvérisé . . . . 4 part. | Alcool ordinaire . . . . 5 part.
Épuisez dans l'appareil à lixiviation.

2° *Pommade au poivre.*

℞ Poivre en poudre fine . . . . . . 8 gram. | Axonge . . . . 32 gram.
Incorporez à froid.

Médicamentation. — A l'extérieur, on emploie le poivre en poudre sur les solutions de continuité comme irritant ; sur la peau comme anti-épizoaire, et dans le nez comme sternutatoire; on peut mélanger cette poudre à la farine de montarde pour obtenir des sinapismes plus énergiques ; la pommade s'emploie en onctions irritantes. A l'intérieur, on donne le poivre entier ou en poudre sous forme d'électuaire ou de bols; en infusion aqueuse ou vineuse, sous celle de boissons ou de breuvages. Les doses doivent être à peu près les suivantes :

1° Grands herbivores . . . .   32 à 64 grammes.
2° Petits ruminants et porcs . . . . .   8 à 16   —
3° Chiens et chats. . . . .   2 à 4   —

Pharmacodynamie. — Le poivre, appliqué sur les tissus, produit d'abord de la rougeur, puis de l'inflammation; sur les solutions de continuité, son action irritante peut même aller jusqu'à la mortification. Ingéré dans le tube digestif, il irrite d'abord la bouche et fait sécréter abondamment le mucus et la salive ; en outre, il stimule vivement l'estomac et les intestins, accélère la digestion et peut déterminer une irritation de la muqueuse du conduit alimentaire, si les doses ont été trop élevées ou l'usage trop prolongé. L'excitation générale produite par le poivre est assez énergique et plus persistante que celle de la plupart des stimulants. Il paraît agir avec force sur l'appareil génito-urinaire et en augmenter l'énergie fonctionnelle ; cependant M. Vallon l'estime moins sous ce rapport que la *cannelle* ou le *clou de girofle*, auxquels il donne toujours la préférence comme aphrodisiaques.

Quelques auteurs anciens avaient avancé que le poivre donné au porc est nuisible à sa santé et peut produire la ladrerie (1); mais les expériences de Viborg et de Abildgaard paraissent démontrer le peu de fondement de cette assertion, dépourvue de toute vraisemblance. Néanmoins M. Hertwig (2) prétend, malgré cela, sans en donner la raison, que le poivre est un médicament peu recommandable pour le porc. Il paraît que cette épice, donnée aux poules, accélère la ponte.

Pharmacothérapie. — A l'intérieur, on a prescrit l'emploi du poivre dans les maladies atoniques du tube digestif. Tessier et Huzard père (3) le considèrent comme une sorte de spécifique contre la pourriture du mouton; ils le prescrivent en infusion à la dose de 32 grammes dans un litre de vin, de décoction amère ou d'infusion de plantes aromatiques; ce litre de breuvage poivré suffit pour dix à douze moutons par jour. Girard père, ainsi que nous l'avons déjà dit en parlant des alcooliques, préconisait beaucoup le vin poivré pour relever les forces des moutons épuisés par la clavelée. Outre ces applications consacrées par l'expérience, le poivre peut encore rendre des services dans les affections typhoémiques, dans la paralysie, les catarrhes des muqueuses, le vertige soporeux, etc.

A l'extérieur, on a vanté le poivre réduit en poudre et incorporé à la térébenthine, pour résoudre les engorgements froids, pour réprimer les bourgeons des plaies, pour arrêter les hémorrhagies, etc. (4). Il est utile aussi comme sternutatoire et sialagogue; pour détruire les poux des animaux domestiques; la pommade sert à animer les sétons, à entretenir les vésicatoires, à guérir les affections cutanées, etc. D'après M. Buer (5), le poivre pulvérisé serait un des meilleurs topiques qu'on puisse employer sur les plaies provenant de l'extirpation des tumeurs gangréneuses; il adhère facilement aux surfaces dénudées et les avive d'une manière remarquable. Enfin, dans le cas de dysurie ou de strangurie, M. Vallon (6) fait tirer le pénis du fourreau et introduit dans le canal de l'urètre une pincée de poudre de poivre. Cette simple irritation locale suffit souvent pour rétablir le cours des urines.

b. Poivre blanc.

Caractères. — Cette espèce de poivre (fig. 2), qui n'est que la précédente dépouillée de sa pellicule brune par l'action de l'eau chaude, se présente en grains globuleux, ronds, lisses à la surface, d'une teinte jaunâtre, d'une odeur et d'une saveur analogues à celles du poivre noir, mais plus faibles. Le poivre blanc est inusité en médecine vétérinaire.

c. Poivre Cubèbe ou à queue (*Piper Cubebum*).

Caractères. — Le poivre cubèbe (fig. 3) présente les caractères suivants: les grains sont ronds, ridés, un peu plus gros que ceux du poivre noir, d'une couleur rougeâtre, et munis d'un petit pédicelle en forme de queue; ils sont formés d'une pellicule d'enveloppe et d'une amande intérieure rougeâtre et huileuse; leur odeur est aromatique, pipéracée, leur saveur chaude, amère, avec un arrière-goût âcre et nauséeux.

(1) *Flore médicale*, t. V, art. POIVRE.   (4) *Mat. médicale* de Bourgelat, t. II, p. 299.
(2) *Loc. cit.*, p. 265.   (5) Communication orale.
(3) *Instr. sur la pourriture*, p. 12 et 13.   (6) Note communiquée.

Composition chimique. — D'après M. Monhiun, le poivre à queue contient les principes suivants : *huile volatile, cubébine, résine balsamique molle* et *âcre, extractif.* Le principe le plus actif paraît être l'essence.

Pharmacotechnie. — Le poivre cubèbe est soumis à un petit nombre de préparations ; la plus usitée est la poudre ; la forme d'administration la plus convenable est celle d'électuaire ou de bol. Les doses doivent être au moins doubles ou triples de celles du poivre ordinaire.

Effets et usages. — Le poivre cubèbe est beaucoup moins irritant que le poivre noir ; les Italiens prétendent même que son action est entièrement hyposthénisante ou contre-stimulante ; il est vrai qu'ils attribuent une action semblable au poivre vulgaire, ce qui diminue beaucoup la valeur de leur théorie. Quoi qu'il en soit, le poivre à queue, une fois que ses principes actifs ont été absorbés, porte principalement son action sur les voies génito-urinaires, et tend à en faire disparaître les inflammations et les sécrétions muqueuses morbides ; aussi est-il journellement employé en médecine humaine contre l'urétrite et la vaginite accompagnées d'écoulements purulents. Il serait sans doute utile dans les maladies analogues des animaux. On l'a vanté aussi, bien que ceci soit moins bien établi que la vertu antiblennorrhagique du cubèbe, contre le catarrhe bronchique ou nasal, l'hématurie atonique, la céphalalgie, l'invasion de l'apoplexie, la paralysie et quelques autres névroses. Il y aurait quelque utilité à en faire l'essai contre le vertige du cheval, au début de la maladie.

d. Poivre long (Piper longum, L.).

Caractères. — C'est un épi entier cueilli avant la maturité (fig. 4) ; il est allongé, sec, dur, pesant, d'une couleur brune, et présente avec le chaton du bouleau une grande ressemblance ; il est formé d'un rachis et d'un grand nombre d'ovaires inégaux, serrés les uns contre les autres et comme soudés entre eux ; sa surface est hérissée de petits tubercules qui sont formés par des grains de poivre d'un faible volume. Quoique plus actif que le poivre noir, le poivre long est peu usité en médecine.

DES MYRISTICACÉES.

De la Noix muscade.

Pharmacographie. — Le *Myristica aromatica*, Lamk, est un grand et bel arbre que l'on cultive principalement aux îles Moluques, et dont le fruit fournit à la médecine deux produits utiles, la *noix muscade* et le *macis*. Ce fruit, de la grosseur de celui du noyer, dont il présente un peu l'aspect avant la maturité, est formé de quatre parties : 1° un brou ou enveloppe charnue ; 2° un arille placé immédiatement en dessous, c'est le *macis ;* 3° une sorte de coque qui enveloppe immédiatement la graine et constitue le périsperme ; 4° enfin la graine ou semence, qui est la *noix muscade* proprement dite. Cette dernière et le macis méritent seuls d'être décrits.

1° **Noix muscade** (*Nux moschata*). — Elle est ovoïde ou arrondie, grosse comme une petite noix, ridée et sillonnée en tous sens à sa surface ; sa couleur est d'un gris rougeâtre sur les parties saillantes, et d'un blanc grisâtre dans les sillons. A l'intérieur, elle est grise et marbrée de veinules rouges ; son tissu est ligneux, dur, huileux, facile à couper, mais difficile à réduire en poudre par le pilon à cause de son élasticité ; son odeur est forte et agréable; sa saveur chaude, âcre et brûlante. On doit toujours préférer les noix muscades qui sont rondes, compactes, pesantes, et surtout exemptes de piqûres d'insectes, ce qui est rare.

2° Macis. — C'est le trophosperme qui fixe la noix muscade à l'enveloppe charnue du fruit qui la contient. Il constitue une lame épaisse, comme cartilagineuse, découpée à jour et divisée en lanières, d'une belle couleur rouge quand il est frais, et devenant d'un jaune orangé de plus en plus pâle à mesure qu'il vieillit; son odeur et sa saveur sont analogues à celles de la muscade, mais plus prononcées encore.

Pharmacotechnie. — Les principes essentiels de la noix muscade et du macis sont principalement une huile grasse et une essence qu'on obtient mélangées par simple expression, et qu'on sépare ensuite par la distillation. L'huile grasse (*beurre de muscade*), très employée autrefois par les hippiatres, était appliquée principalement à l'extérieur sous forme de frictions. La noix muscade s'administre particulièrement en électuaire après qu'on l'a râpée; on la donne aussi en breuvage après l'avoir fait infuser dans le vin. La dose varie de 8 à 16 grammes et plus pour les grands herbivores; de 2 à 4 pour les petits ruminants et le porc; et de 1 à 2 pour les chiens.

Effets et usages. — La noix muscade est un des excitants exotiques les plus énergiques et qui était fort en honneur dans l'ancienne hippiatrie; on en usait en dedans et en dehors, et fort souvent à contre-sens, surtout dans le premier cas. C'est un médicament rarement employé maintenant à cause de son prix, qui est très élevé; cependant, comme il n'en faut que de petites quantités, il se recommande dans les affections franchement atoniques du tube digestif, dans le part languissant, dans les arrêts brusques de la transpiration, dans les maladies anémiques et putrides, etc. A l'extérieur, on a vanté les frictions de l'huile de muscade sur les muscles tendus par le tétanos, sur ceux qui sont agités par la chorée; dans ce dernier cas et dans celui de paralysie, les frictions doivent se faire le long de la colonne vertébrale. Le macis, plus cher encore que la noix muscade, est complétement délaissé.

DES MYRTACÉES.

Du Clou de girofle ou de gérofle.

Pharmacographie. — On donne ce nom à la fleur non épanouie du *Caryophyllus aromaticus*, L., arbre qu'on cultive aux îles Moluques, à Bourbon, à Cayenne. Tels qu'on les trouve dans le commerce les clous de girofle présentent les caractères suivants :

Ils sont formés d'une partie arrondie, ayant pour base les étamines et le pistil recouverts par la corolle, et le calice qui forme sur les côtés, par ses dents, des saillies qui la rendent anguleuse, c'est la *tête*; et d'une partie allongée, conique, constituée par le tube du calice de la fleur et portant le nom de *tige* ou de *pointe* du clou. La couleur des clous de girofle est brune, leur odeur est forte, aromatique, et leur saveur est chaude, caustique, poivrée.

On distingue dans le commerce plusieurs variétés de clous de girofle d'après leur provenance : les plus estimés sont ceux des *Moluques*, dits *clous anglais*, parce qu'ils sont conduits en Europe par les navires de la Compagnie anglaise des Indes; ceux de *Bourbon* et de *Cayenne* sont moins recherchés. En général, les bons clous de girofle sont entiers, bruns, durs, secs, pesants, d'une odeur et d'une saveur très prononcées. On les falsifie souvent avec des clous épuisés de leur essence et venant de la Hollande ; ceux-ci sont ridés, peu huileux et dépourvus d'odeur et de saveur.

Composition chimique. — D'après Tromsdorff, les clous de girofle renferment les principes suivants : *essence* âcre et caustique, *caryophylline* cristallisée et inactive, *tannin, extractif, gomme* et *ligneux*.

Pharmacotechnie. — L'essence est rarement employée en médecine vétérinaire ; on pourrait en faire un liniment irritant ; les clous de girofle se donnent en électuaire ou en breuvage alcoolique ; on en introduit aussi dans les nouets. Les doses sont les mêmes que pour la noix muscade.

Effets et usages. — Les clous de girofle sont des excitants gastro-entériques et cordiaux des plus énergiques ; mâchés dans un nouet ou dans un électuaire, ils excitent vivement la bouche et provoquent une salivation abondante ; on met ce double effet à profit dans la paralysie de la langue et dans l'inappétence. L'excitation gastro-intestinale reçoit quelques applications dans les affections atoniques du tube digestif, telles que l'indigestion, les coliques d'eau froide, les maladies vermineuses, etc. ; les breuvages au clou de girofle soutiennent la force de l'utérus pendant le part, et relèvent celle de tout l'organisme après cet acte important ; enfin, cette épice peut aussi être efficace pour rétablir la transpiration, pour faire un dernier appel aux forces de l'économie dans les maladies putrides, les éruptions graves, etc. A l'extérieur, on fait usage de l'essence contre les caries osseuses et dentaires ; pour frictionner les parties paralysées ou atteintes de rhumatisme, après l'avoir mêlée à des corps gras pour corriger ses propriétés caustiques, etc.

DES AMOMACÉES.
Du Gingembre.

Pharmacographie. — Ce nom est donné dans les officines au rhizome articulé du *Zinziber officinale*, L., plante originaire des Indes et de la Chine, et qu'on cultive aujourd'hui dans plusieurs contrées de l'Amérique méridionale. Cette racine souterraine présente les caractères suivants : elle est de la grosseur du doigt, formée de fragments ovoïdes, articulés, comprimés, et le plus souvent séparés les uns des autres ; la surface est grisâtre, inégale, un peu annelée ; l'intérieur est jaunâtre et d'une consistance ligneuse. L'odeur du gingembre est forte et aromatique, la saveur est chaude, piquante et poivrée. Le commerce présente deux variétés de gingembre, le *gris* et le *blanc*, qui diffèrent principalement par la couleur ; le premier est très répandu, le second n'est commun qu'en Angleterre.

Composition chimique. — Le gingembre renferme les principes suivants : *essence* d'un bleu verdâtre, *résine* et *sous-résine, matière végéto-animale, osmazome, amidon, gomme, ligneux, acide acétique* et *acétate de potasse*, etc.

Effets et usages. — Le gingembre présente les mêmes propriétés que le clou de girofle et la noix muscade, et peut en remplir les indications. Quant à cette vieille ruse des maquignons, qui consistait à introduire dans l'anus des chevaux mous, pour leur faire relever la queue, un fragment de gingembre, elle est sans doute tombée en désuétude ou rarement employée.

DES MAGNIOLACÉES.
Anis étoilé ou Badiane.

Pharmacographie. — On appelle de ce nom le fruit complexe et verticillé d'un arbre qu'on cultive en Chine et au Japon, et qui appartient au genre *Illicium*, L. Ce fruit est composé de six à huit carpelles disposés circulairement autour d'un axe vertical et figurant les rayons d'une étoile, d'où son nom d'*anis étoilé*; chaque carpelle, d'un brun ferrugineux, est anguleux, comprimé, ouvert par le haut, et renfermant une graine lisse et oléagineuse. La badiane exhale une odeur très agréable d'anis et présente une saveur chaude, sucrée et aromatique. Ses principes actifs paraissent être une *essence*, une *résine*, un *principe extractif*, de l'*acide benzoïque*, du *tannin*, etc.

Effets et usages. — La badiane est un excitant qui se rapproche par ses effets locaux et généraux des semences chaudes majeures de la famille des Ombellifères; c'est surtout un stomachique et un carminatif puissant. Aussi ses principales indications se rapportent-elles aux indigestions, aux coliques venteuses, aux coliques d'eau froide, etc. Son infusion aqueuse ou vineuse constitue le meilleur véhicule de l'administration de l'ammoniaque dans le cas d'indigestion. Il est fâcheux que son prix élevé ne permette pas d'en faire plus souvent usage.

IV. — DES EXCITANTS GÉNÉRAUX AMERS.

Nous plaçons dans cette catégorie de stimulants ceux qui renferment, indépendamment d'une huile essentielle, un principe amer de nature diverse, mais qui rend leur action plus persistante et la rapproche de celle des médicaments toniques. Ils se divisent en deux catégories, selon leur provenance, et se distinguent en *indigènes* et en *exotiques*. Nous nous occuperons d'abord des premiers.

1° Excitants amers indigènes.

DES COMPOSÉES OU DES SYNANTHÉRÉES.

a. De la Camomille romaine.

Classification. — Famille des Composées; sous-famille des *Radiées*, de Tournefort; des *Corymbifères*, de de Jussieu; des *Tubuliflores*, de de Candolle, tribu des *Sénécionidées*, genre *Anthemis*, espèce *Anthemis nobilis*, L.

Partie employée. — Les fleurs desséchées.

Station. — Elle croît spontanément dans les prés et les champs de la plupart des contrées méridionales de l'Europe; de plus, en raison de son emploi médical, on la cultive dans les jardins.

Récolte et conservation. — Les fleurs de camomille doivent être récoltées un peu avant leur entier épanouissement et desséchées en couches minces pour prévenir leur échauffement et leur moisissure. Une fois bien sèches, on doit les tasser fortement dans un vase bien sec, boucher exactement celui-ci et le placer dans un lieu exempt d'humidité.

Caractères spéciaux. — À l'état sauvage, les fleurs de camomille sont formées de fleurons jaunes au centre et de demi-fleurons blancs à la circonférence (*fleur simple*); mais sous l'influence de la culture, le disque se recouvre entièrement de petites corolles blanches (*fleur double*, voy. la fig.). Desséchées et telles qu'on les trouve dans le commerce, les fleurs de camomille sont d'un blanc jaunâtre, d'une odeur forte et agréable, d'une saveur chaude, amère et aromatique. Les fleurs sauvages sont les plus actives.

Composition chimique. — Les fleurs de camomille romaine renferment les principes suivants : une *essence* verte, devenant incolore en vieillissant, et laissant déposer du camphre ; un principe *extractif amer*, contenant du *tannin*, qui colore les sels de fer en gris ; les autres matières sont insignifiantes.

Pharmacotechnie. — La préparation de camomille la plus employée est l'*infusion théiforme* dans l'eau ou le vin ; les proportions les plus ordinaires sont de 16 à 32 grammes de fleurs pour un litre de véhicule. On réduit aussi la camomille en *poudre*, et l'on en confectionne des électuaires avec le miel ou l'extrait de genièvre. L'extrait, l'essence, la teinture et l'huile de camomille sont à peu près inusités en médecine vétérinaire.

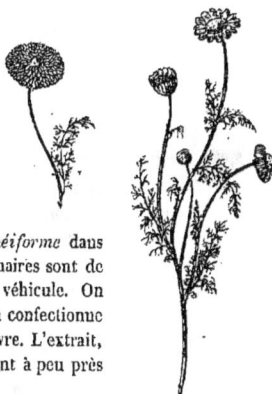

Médicamentation. — Les fleurs de camomille s'emploient à l'intérieur sous forme de breuvage, d'électuaire et de lavement ; pour les moutons, on mélange parfois la poudre avec du son et du sel pour qu'ils la prennent d'eux-mêmes. A l'extérieur, on se sert de l'infusion très chargée, mélangée à l'alcool ou à l'eau-de-vie camphrée, pour faire des lotions sur la peau ou des injections sur les muqueuses apparentes. Enfin, on peut les renfermer dans un sachet, les tremper dans l'eau chaude, et les appliquer ensuite, comme un cataplasme, sur les mamelles, les testicules, les yeux, etc.

Les doses de camomille, pour l'usage interne, varient selon la forme ; pour l'infusion, qui est la plus usitée, on donne les quantités suivantes :

1° Grands herbivores. . . . . . . 16 à 32 grammes.
2° Petits ruminants et porcs. . . . 8 à 12 —
3° Chiens et chats. . . . . 2 à 4 —

On peut répéter ces doses plusieurs fois par jour, selon le besoin.

Quand on doit employer la camomille en poudre, les doses doivent être *doubles* ou *triples* des précédentes.

Pharmacodynamie. — A l'extérieur, les préparations de camomille produisent une action excitante, résolutive et même antiputride. Dans le tube digestif, elles sont essentiellement stomachiques et antiventeuses ; cependant, à haute dose, elles détermineraient sans doute chez les carnivores et les omnivores, comme chez l'homme, le vomissement. Les effets généraux de la camomille sont complexes : par son essence elle est excitante, et par son principe amer elle est tonique ; de plus, l'expérience a démontré que, dans l'état maladif de l'économie, elle se montrait antipériodique, antispasmodique et même antiputride, à la manière du quinquina.

Pharmacothérapie. — A l'extérieur du corps, on emploie parfois l'infusion de camomille unie aux alcooliques, au camphre, comme résolutive sur les engorgements indolents, les contusions, les plaies de mauvaise nature, l'érysipèle, etc. Dans le tube digestif, on en fait très fréquemment usage contre les diverses espèces d'indigestion : c'est le *thé* des vétérinaires. On l'emploie aussi avec grand avantage, soit en breuvage, soit en lavement, contre la tympanite intestinale du cheval; une forte infusion de camomille additionnée de 16 grammes de crème de tartre est, dit-on, un des meilleurs moyens de calmer les coliques qui accompagnent la dyssenterie des solipèdes. M. Chambert nous a assuré qu'il faisait usage de cette infusion unie au laudanum, avec grand avantage, dans toutes les variétés de coliques, même de nature inflammatoire. Enfin, les breuvages ou les électuaires de camomille se sont toujours montrés utiles dans l'inappétence, les digestions lentes ou incomplètes, surtout après l'usage du vert, la diarrhée atonique, la fièvre muqueuse ou bilieuse, etc.

Les propriétés antipériodiques de la camomille, très marquées et non équivoques, la recommandent à l'attention des vétérinaires. Ses vertus antispasmodiques, quoique moins prononcées, peuvent recevoir quelques applications dans les névroses internes. Enfin, ses qualités toniques et antiputrides indiquent d'en faire usage contre les affections anémiques, hydroémiques et typhoémiques des grands animaux, le scorbut et la jaunisse du chien, etc. Après les altérations septiques du sang, c'est certainement un des meilleurs moyens à mettre en usage pour abréger la convalescence.

Succédanés de la Camomille.

1° Camomille des champs (*Anthemis arvensis*, L.). — Usitée en Allemagne.

2° Camomille puante ou maroute (*Anthemis cotula*, L.). — Elle est plus amère et plus antispasmodique que la camomille romaine; son infusion convient parfaitement comme véhicule de l'assa fœtida, de la valériane, etc. Fraîche et réduite en pulpe, elle peut rubéfier la peau presque aussi activement que la moutarde (Guersent).

3° Camomille des teinturiers (*Anthemis tinctoria*, L.). — Inusitée.

4° Matricaire camomille (*Matricaria Chamomilla*, L.). — Plus active que la camomille romaine; c'est elle qui fournit une essence bleue.

5° Matricaire vulgaire (*Matricaria Parthenium*, L.). — Assez active et très antispasmodique.

6° Matricaire odorante (*Matricaria suaveolens*, L.). — Loiseleur-Deslongchamps la croyait propre à remplacer toutes les autres camomilles.

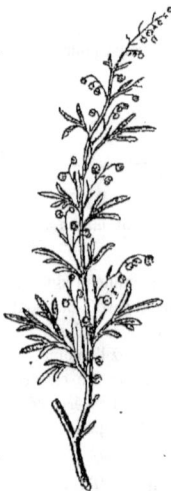

b. De la grande Absinthe.

Classification. — L'absinthe appartient à la même famille et à la même tribu que la camomille; elle fait partie du genre *Artemisia*, et constitue l'espèce *Artemisia Absinthium*, L.

Parties employées. — La plante en général, et spécialement les feuilles et les sommités fleuries fraîches ou sèches.

Caractères. — La tige est haute de 60 centimètres à 1 mètre, demi-ligneuse, droite et rameuse; les feuilles, blanchâtres et cotonneuses, sont d'autant plus simples et plus petites qu'elles sont plus élevées; les fleurs sont jaunâtres et disposées en bouquets au sommet des rameaux, etc. Toute la plante, surtout quand elle est fraîche, exhale une odeur forte et désagréable et présente au goût une amertume intense et durable.

Composition chimique. — D'après M. Braconnot, la grande absinthe contient les principes suivants : Une *essence* d'une couleur verte, très abondante et très active, une matière *résinoïde* et une matière *animalisée* très amères, de l'*albumine*, de la *fécule*, de la *chlorophylle*, et quelques *sels* à base de *potasse*. La matière amère de l'absinthe a dernièrement été séparée à l'état de pureté, et nommée *absinthéine* (1).

Pharmacotechnie. — On traite l'absinthe par *infusion* ou *décoction*, au moyen de l'eau, selon qu'on veut obtenir une préparation excitante ou tonique; on la fait infuser aussi dans le vin blanc, le cidre ou la bière; on la traite également par l'alcool pour obtenir une teinture; enfin, l'absinthe sèche réduite en poudre est mêlée au miel ou à l'extrait de genièvre pour faire des électuaires; pour les ruminants, qui la prennent facilement lorsqu'elle est sèche, on la mélange au son, au sel, aux baies de genièvre, etc.

Médicamentation. — L'absinthe s'administre à l'intérieur en breuvage, en électuaire et en lavement; à l'extérieur, on en fait des lotions, des injections, et même des cataplasmes; dans ce dernier cas, on en confectionne un sachet qu'on plonge dans l'eau chaude, comme pour la camomille. Les doses doivent être d'un *tiers* ou de *moitié* plus fortes que pour cette dernière.

Effets et usages. — A l'extérieur, l'absinthe est excitante, résolutive et antiputride; on s'en sert pour déterger les plaies et les ulcères de mauvaise nature, pour détruire les ectozoaires, pour préserver les animaux des insectes, etc. Dans le tube digestif, les préparations d'absinthe agissent comme des agents stomachiques et anthelmintiques des plus puissants; aussi en fait-on souvent usage, chez les ruminants surtout, contre l'inappétence, les indigestions, la diarrhée séreuse, l'helminthiase intestinale, etc. Une fois absorbés et mélangés au sang, les principes de l'absinthe agissent comme excitants, toniques, antiseptiques et diurétiques; ils imprègnent bientôt les solides et les liquides du corps de leur amertume insupportable, et se font jour principalement par les urines et par le lait des femelles. Il faut donc en user sobrement pour les animaux à l'engrais et chez les femelles qui allaitent. Les indications générales de l'absinthe se rapportent surtout à l'anémie, à l'hydroémie et à la typhoémie; dans les maladies putrides ce serait, d'après M. Chambert (2), un médicament précieux; il le trouve même supérieur, à certains égards, au quinquina, dont il possède, du reste, les vertus antiputrides et antipériodiques à un haut degré.

Succédanés de la grande Absinthe.

1° **Petite absinthe ou pontique** (*Artemisia pontica*, L.). — Elle est un peu moins active que la précédente, mais possède les mêmes vertus.

2° **Absinthe maritime** (*Artemisia maritima*, L.). — Peu usitée.

3° **Armoise vulgaire** (*Artemisia vulgaris*, L.). — Elle est moins excitante, mais plus tonique que l'absinthe; ses vertus anthelmintiques et utérines sont aussi plus marquées.

(1) *Journ. de pharm. et de chim.*, 1851, t. XX, p. 70.
(2) Communication orale.

e. De l'Arnique des montagnes.

Classification. — De la même famille et de la même tribu que les plantes précédentes, celle-ci appartient au genre *Arnica*, et constitue l'espèce *Arnica montana*, L.

Parties employées. — Toute la plante peut servir, cependant on emploie plus particulièrement les fleurs.

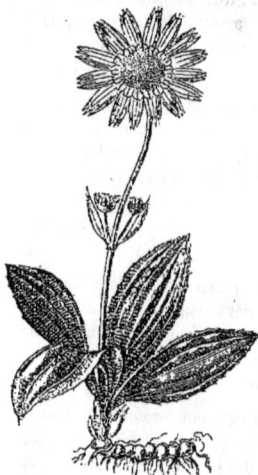

Caractères. — L'arnique des montagnes, qu'on trouve dans la plupart des lieux montueux de la France, et notamment dans les montagnes des Vosges, présente les caractères suivants : Racine fibreuse, menue, brune en dehors, blanche en dedans; tige simple, longue de 30 à 40 centimètres; feuilles entières, opposées, grandes au bas de la tige, petites au sommet; fleurs radiées, jaunes, auxquelles succèdent des graines noires, munies d'aigrettes blanchâtres, etc. Toutes ces parties exhalent une odeur forte, assez agréable, et présentent une saveur aromatique et âcre.

Composition chimique. — Malgré les recherches nombreuses dont l'arnica a été l'objet, la nature de ses principes constituants n'est pas encore nettement déterminée; cependant il en est deux dont l'existence est bien démontrée, ce sont l'*essence* et le *tannin;* quant aux principes âcres que l'on a rapportés à une *résine molle*, à la *saponine*, à la *cytisine*, etc., il restait encore beaucoup d'incertitude sur leur véritable nature; aujourd'hui, grâce aux analyses de M. Bastick (1), le doute paraît levé, et les vertus si actives de l'arnica doivent être rapportées désormais, au moins en partie, à son alcaloïde, l'*arnicine*.

Pharmacotechnie. — On peut employer l'arnica réduite en *poudre* et incorporée dans le miel ou l'extrait de genièvre; cependant les deux formes les plus usitées sont l'*infusion* aqueuse (32 grammes par litre d'eau), et la *teinture* (1 partie pour 12 parties d'alcool rectifié).

Médicamentation. — A l'extérieur, on emploie à peu près exclusivement la teinture d'arnica en frictions; à l'intérieur, on se sert le plus ordinairement de l'infusion qu'on administre en breuvage ou en lavement; la poudre se donne en électuaire ou en bol, mais assez rarement. Les doses les plus convenables sont les suivantes :

1° Grands herbivores.	32 à 64 grammes.
2° Petits ruminants et porcs. .	8 à 16 —
3° Carnivores.	0,25 à 2 —

Ces doses peuvent être répétées plusieurs fois par jour. En général, pour ce médicament, les doses fractionnées et rapprochées sont plus convenables que des doses élevées et très espacées.

(1) *Journ. de pharm. et de chim.*, 1851, t. XIX, p. 454.

Pharmacodynamie. — Appliquée à l'extérieur du corps, l'arnique ne produit qu'une irritation légère sur les tissus sains, et cependant elle exerce sur ceux qui sont altérés une action résolutive des plus énergiques ; sur les solutions de continuité et sur les muqueuses apparentes, ses effets locaux paraissent plus prononcés, car sur la pituitaire elle provoque l'éternument, et sur la buccale un ptyalisme abondant. Dans le tube digestif, l'arnica agit comme tous les excitants à petites doses ; mais quand la quantité ingérée à la fois est un peu forte, elle provoque le vomissement chez les carnivores et les omnivores, et chez tous les animaux, une irritation gastro-intestinale plus ou moins intense.

Quand les préparations d'arnica ont été absorbées ou qu'on les a injectées directement dans le sang, il se développe une action générale assez complexe, et encore imparfaitement connue dans les animaux, malgré les expériences des vétérinaires allemands rapportées par M. Hertwig (1). Nous emprunterons donc à ce savant pharmacologiste la plus grande partie de ce qui va suivre.

L'arnique des montagnes n'agit pas seulement comme un stimulant tonique, elle agit encore à la manière des narcotico-âcres, mais avec une physionomie spéciale. En effet, au milieu d'une excitation modérée de la plupart des fonctions, on remarque une exaltation bien évidente du système nerveux retentissant d'abord sur la moelle épinière, puis sur le système musculaire, ainsi que l'indiquent une agitation des membres, des tremblements dans les parties charnues du corps, de la gêne dans la respiration, des convulsions même, si la dose a été exagérée. Après cette double excitation de l'économie, et par le système sanguin, et par le système nerveux, on remarque en général, et comme un effet consécutif assez constant, une résolution des forces de l'organisme qui peut aller jusqu'à l'anesthésie, et dont la durée est proportionnelle à la période d'excitation.

Effets toxiques. — Administrée par la bouche, l'arnica ne produit l'empoisonnement chez les grands herbivores qu'à la dose énorme de 500 à 1000 grammes d'après M. Hertwig. Il n'en est pas de même de l'administration par les veines, car alors 16 à 32 grammes d'infusion ou de teinture convenablement étendues, suffisent pour donner la mort. L'empoisonnement est caractérisé par une période d'excitation et une période de coma qui ont une certaine analogie avec celles de l'ivresse alcoolique ; elles en ont même la fugacité lorsque la dose a été ménagée.

Pharmacothérapie. — Les indications externes de l'arnica sont assez bien déterminées, mais les indications internes le sont très imparfaitement. A l'extérieur, on emploie avec profit les frictions de teinture d'arnica dans le cas de contusions, de meurtrissures, d'ecchymoses, d'extravasations sanguines, d'œdèmes, d'engorgements laiteux, d'efforts articulaires et d'entorses, de plaies atoniques ou de mauvaise nature, etc. A l'intérieur, on a préconisé l'arnica contre toutes les affections asthéniques ou celles qui sont passées à l'état chronique ; contre la diarrhée séreuse, le catarrhe bronchique, les maladies anémiques, hydroémiques et putrides ; contre les diverses affections nerveuses, telles que les paralysies, la chorée, l'amaurose, l'épilepsie, etc. L'expérience est loin encore de s'être prononcée sur l'efficacité de ce remède dans les différents cas que nous venons d'indiquer.

d. De la Pyrèthre.

Classification. — Elle appartient à la même famille, à la même tribu et au même

(1) *Loc. cit.*, p. 400 et suivantes.

genre que la camomille ; elle constitue l'espèce *Anthemis Pyrethrum*, de Linné. Cette plante croît surtout en Asie et en Afrique.

Partie employée. — La racine.

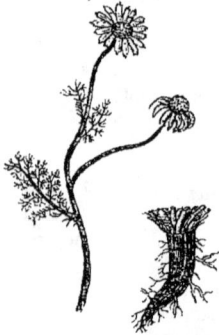

Caractères. — Cette racine est cylindrique, longue et de la grosseur du doigt ; elle est simple et garnie de quelques radicelles ; sa surface est grisâtre et rugueuse, l'intérieur est blanchâtre ; l'odeur est faible sur la racine sèche, mais la saveur est brûlante, tenace et excite pendant longtemps la salivation.

Composition chimique. — Elle est assez complexe ; elle renferme une très petite quantité d'*essence*, du *tannin*, une *résine molle* qu'on a appelée *pyréthrine*, et qui est dissoute dans une *huile grasse*, de l'*inuline*, de la *gomme*, du *ligneux*, des *sels*, etc. C'est la résine âcre qui est le principe actif de la racine de pyrèthre.

Médicamentation. — Cette racine peut se donner en breuvages ou en électuaires, mais elle est rarement employée ; la forme sous laquelle elle est le plus souvent usitée, c'est celle de nouet ou de *mastigadour*, soit seule, soit mélangée à d'autres racines pour diminuer son activité.

Effets et usages. — La pyrèthre est un puissant stimulant du tube digestif et de toute l'économie ; cependant son action la plus remarquable est celle qu'elle détermine dans la bouche ; c'est le *sialagogue* par excellence. Sous l'influence de son contact, la membrane buccale est vivement excitée, le mucus et la salive coulent abondamment et pendant longtemps, etc. ; aussi est-ce sous ce point de vue que la pyrèthre peut rendre quelques services à la médecine vétérinaire. La mastication d'un nouet à base de pyrèthre peut être utile dans l'inappétence opiniâtre, dans l'engorgement de la bouche, du pharynx, des glandes salivaires, dans la paralysie de la langue, etc. Enfin, les anciens praticiens employaient aussi ce sialagogue dans les affections putrides, surtout comme moyen préservatif, parce qu'ils supposaient que l'écoulement abondant de la salive pouvait, comme toute évacuation extraordinaire d'humeur, entraîner hors du corps une partie du virus qui l'infectait, etc.

e. De l'Aunée.

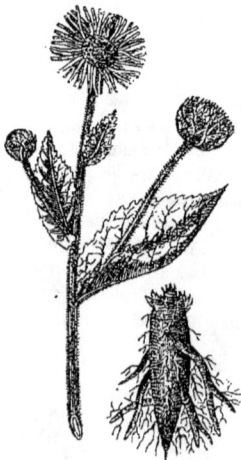

Classification. — De la même famille et de la même sous-famille que les précédentes, l'Aunée appartient à la tribu des *Astéroïdées*, au genre *Inula* et à l'espèce *Inula Helenium*, L. Elle croît spontanément dans les prairies du centre de la France ; on la cultive aussi dans les jardins.

Partie employée. — La racine.

Caractères. — Elle est allongée, grosse, charnue, noirâtre en dehors, blanchâtre en dedans, d'une odeur forte et d'une saveur aromatique, âcre et amère.

Composition chimique. — Elle est très complexe ; on y a signalé les principes suivants : *essence concrète et camphrée*, *résine molle et âcre*, *cire*, *extractif* amer et soluble, *inuline*, *gomme*, ligneux, sels, etc.

Médicamentation. — L'aunée réduite en poudre se donne principalement en électuaire ; infusée dans l'eau ou le vin, elle constitue la base d'excellents breuvages toniques et excitants ; on fait usage aussi de sa décoction à l'extérieur contre les affections cutanées. Les doses, pour l'usage interne, sont les suivantes :

1° Grands herbivores. . . . . 32 à 96 grammes.

2° Petits ruminants et porcs . . . . 8 à 16 —

3° Carnivores . . . . 2 à 4 —

Effets et usages. — La racine d'aunée est un médicament à vertus complexes ; c'est un stimulant énergique, et c'est aussi un tonique puissant ; de plus, on lui attribue des propriétés diaphorétiques, expectorantes et diurétiques, que le nombre et la nature de ses principes constituants expliquent jusqu'à un certain point. Quoi qu'il en soit, on a conseillé l'aunée contre un grand nombre de maladies, et notamment contre l'atonie et la débilité du tube digestif, contre les affections de nature lymphatique, contre l'anémie, l'hydroémie et la typhoémie, contre les affections catarrhales, et notamment celles de l'appareil respiratoire et des voies génito-urinaires, contre les affections cutanées, etc. Ce médicament, très employé autrefois en médecine vétérinaire, est presque tombé dans l'oubli, sans qu'il soit possible de dire pourquoi, car on a conservé plus d'un agent pharmaceutique qui ne possède pas son activité.

FAMILLE DES CONIFÈRES.

Du Genévrier commun (*Juniperus communis*, L.).

Pharmacographie. — Le genévrier est un arbrisseau ou un arbre très commun dans les bois, les landes, les lieux élevés et pierreux du centre et de l'ouest de la France, etc. Toutes ses parties sont résineuses et balsamiques et peuvent être employées en médecine comme excitantes et toniques. Cependant on ne fait guère usage en médecine vétérinaire que des fruits appelés *baies de genièvre*.

Caractères. — Les baies de genièvre sont rondes, de la grosseur d'un petit pois ; d'abord vertes, elles deviennent ensuite violettes et puis noires quand elles sont sèches ; alors elles se rident à la surface. Elles sont formées d'une pellicule mince et noire et d'une pulpe rougeâtre renfermant trois semences osseuses et triangulaires. Leur odeur est balsamique et agréable, et leur saveur sucrée d'abord, devient ensuite amère et résineuse.

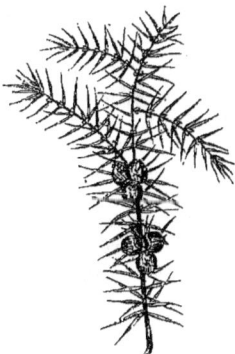

Composition chimique. — Les fruits mûrs du genévrier contiennent les principes suivants : une *essence* hydro-carbonée analogue à celle de térébenthine, une *ré-sine* verte et cassante, de la *cire*, de l'*extractif*, du *sucre*, de la *gomme*, des sels de potasse et de chaux. Avec le temps, une partie de l'essence se change en résine.

Pharmacotechnie. — On emploie souvent les baies de genièvre en nature après les avoir concassées grossièrement ; on en fait des électuaires ou on les mêle aux aliments des animaux ; on les traite fréquemment aussi par infusion avec l'eau ou les liqueurs alcooliques, dans la proportion moyenne de 32 grammes par litre de véhicule ; on en prépare par infusion un *extrait*, qu'on trouve tout préparé dans le commerce, mais qui est souvent de mauvaise qualité ou falsifié ; enfin, par la distillation, on en retire une huile essentielle, qui est à peu près inusitée en médecine vétérinaire.

Médicamentation. — On administre les baies de genièvre avec les aliments fécu-lents et les grains, ou bien on les fait prendre en breuvage ou en électuaire ; à l'extérieur, on s'en sert rarement ; enfin, on les emploie en fumigations dans les voies respiratoires ou sur la peau, en les projetant sur des charbons ardents. Les doses pour l'usage interne sont les suivantes :

1° Grands herbivores . . . . . 64 à 125 grammes.
2° Petits ruminants et porcs. . . 16 à 32 —
3° Carnivores . . . . 4 à 8 —

Ces doses peuvent être répétées dans la même journée, selon le besoin. Si l'on fait usage de l'extrait, les doses doivent être de *moitié* moindres environ.

Pharmacodynamie. — Les baies de genièvre jouissent de trois propriétés bien évidentes : elles sont stimulantes, toniques et diurétiques ; on admet aussi généralement qu'elles sont sudorifiques, anticatarrhales et antiputrides, et quoique ces vertus soient moins bien démontrées que les précédentes, on peut les admettre comme assez probables, d'après la nature chimique du médicament.

Pharmacothérapie. — Les indications des baies de genièvre sont à peu près exclusivement internes et se rapportent aux diverses propriétés que nous leur avons reconnues. Leurs vertus stimulantes et toniques les recommandent contre les affections atoniques du tube digestif, telles que l'inappétence, l'indigestion chronique, la diarrhée séreuse, les coliques par obstruction stercorale, etc. Nous connaissons des vétérinaires qui font un fréquent usage de l'extrait de genièvre combiné au sulfate de soude contre les diverses espèces de coliques des solipèdes. On fait également un emploi avantageux de ce médicament comme excitant tonique dans la plupart des affections chroniques, dans l'anémie et l'atonie, les maladies lymphatiques, les longues convalescences, etc. A titre de diurétique, le genièvre se recommande surtout dans les diverses espèces d'hydropisies, d'infiltrations, et notamment dans la cachexie des petits et des grands ruminants et l'anasarque du cheval. Comme sudorifiques, les baies de genévrier ont été conseillées tant à l'intérieur qu'en fumigations cutanées, contre l'arrêt de la transpiration, les maladies anciennes de la peau, le rhumatisme chronique, les affections lymphatiques et scorbutiques, les phlegmasies des séreuses splanchniques, etc. Considérés comme remède anticatarrhal, les fruits de genièvre s'emploient avec profit contre les écoulements purulents et les affections chroniques des voies génito-urinaires, contre le catarrhe des bronches et du nez, la gourme chronique, etc. ; dans ces derniers cas, on ajoute à l'ingestion gastrique des fumigations dans les voies respiratoires. Enfin, les propriétés antiputrides du genièvre sont invoquées comme remède préservatif ou curatif des maladies typhoémiques ou gangréneuses des divers animaux domestiques.

2ᵉ Excitants amers exotiques.

FAMILLE DES RUBIACÉES.

Du Café (*Coffea arabica*, L.).

Pharmacographie. — Les graines de café sont nues, ovales, obtuses, convexes d'un côté, concaves et sillonnées de l'autre ; elles ont la consistance de la corne, l'odeur du foin et la saveur du seigle ; leur couleur varie du blanc jaune au jaune verdâtre (Guibourt).

Variétés commerciales. — On distingue dans le commerce plusieurs variétés de café, d'après leur provenance ; les plus estimées sont celles de *Moka*, de *Bourbon* et de la *Martinique*. Le premier a les grains petits, presque ronds et jaunâtres ; le second les présente ovales-allongés, plus gros et d'un jaune verdâtre ; enfin, ceux du troisième sont allongés, volumineux et verdâtres. Le café moka est le plus estimé, et c'est celui qu'on doit employer de préférence comme médicament.

Composition chimique. — D'après M. Payen, le café contient les principes suivants : *caféine*, combinée à l'acide *chloroginique* avec la potasse, acide *cafétannique*, essence concrète, *huile* grasse, *cire*, *matière extractive*, *légumine*, apothème, etc. La torréfaction développe dans le café un principe pyrogéné qui lui communique le parfum qui lui est propre.

Pharmacotechnie. — Le café naturel peut se donner en électuaire ou en décoction, mais il est peu usité ; le café torréfié s'administre surtout en infusion aqueuse chaude et récemment préparée. La proportion moyenne de poudre de café est d'environ 50 grammes pour un litre d'eau chaude.

Effets et usages. — Le café qui n'a pas subi la torréfaction est principalement tonique et antipériodique ; il est peu employé. Le café brûlé est un stimulant stomachique et nerveux des plus énergiques. Son action générale se porte particulièrement sur les centres nerveux dont il augmente beaucoup l'activité, et, par suite, celle de tous les appareils organiques. Le café, assez rarement employé sur les animaux à cause de son prix, est un stimulant énergique du tube digestif, et convient particulièrement dans les indigestions ; M. Schaak (1) le trouve précieux parce qu'il excite vivement l'estomac sans l'irriter. Son action encéphalique très marquée le recommande contre le narcotisme spontané ou toxique, l'oppression des forces dans les maladies putrides, etc.; M. Lanusse (2) l'a recommandé récemment contre l'empoisonnement par le tabac chez les grands ruminants.

Succédanés du Café.

Thé de Chine (*Thea sinensis*, L.). — Il s'emploie exclusivement contre les indigestions.

(1) Communication orale.
(2) *Journ. des vétér. du Midi*, 1852, p. 489.

DES ARISTOLOCHIACÉES.

De la Serpentaire de Virginie.

SYNONYMIE : Vipérine de Virginie.

Pharmacographie. — La serpentaire de Virginie (*Aristolochia Serpentaria*, L.) est une plante qui croît spontanément dans l'Amérique septentrionale, et notamment dans la province de Virginie, dans la Caroline, etc. Sa racine est la seule partie employée.

Caractères. — La racine de serpentaire est formée d'une souche centrale, d'un chevelu abondant et touffu constitué par des fibres fort menues et entremêlées les unes dans les autres ; sa couleur est grisâtre, son odeur forte et camphrée, sa saveur chaude, aromatique et amère.

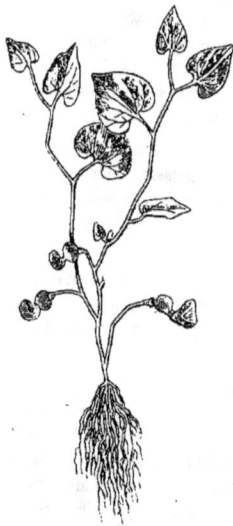

Composition chimique. — Cette racine renferme les principes suivants : *Essence, résine* molle, *extractif* amer, *extractif* gommeux, *albumine, amidon, sels.*

Médicamentation. — La serpentaire de Virginie peut s'administrer en électuaire après qu'elle a été réduite en poudre ; cependant il est plus avantageux de la donner en breuvage après l'avoir fait infuser dans l'eau ou le vin, parce que sous cette forme ses effets sont à la fois plus prompts et plus énergiques. Les doses sont les mêmes que pour les baies de genièvre.

Effets et usages. — Les propriétés les plus positives de cette racine sont d'être stimulante, tonique et diurétique ; quant à ses vertus sudorifiques, alexitères et antiputrides, elles sont plus douteuses, quoique généralement admises. On conseille principalement la serpentaire de Virginie contre les débilités du tube digestif, les affections putrides, les hydropisies avec tendances septiques du sang, comme le mal de tête de contagion, la cachexie du mouton, etc. ; contre le rhumatisme chronique, les affections lymphatiques, cutanées, etc. Enfin, on la considère généralement comme un spécifique assuré des morsures des reptiles venimeux ; cependant rien n'est moins bien démontré, au moins en ce qui concerne la racine sèche et souvent détériorée qu'on trouve dans le commerce. Lorsqu'elle est fraîche, elle paraît plus efficace ; un fait certain, c'est qu'on s'en sert comme antivenimeuse, tant à l'intérieur qu'à l'extérieur, dans toutes les parties du monde.

Succédanés de la Serpentaire de Virginie.

1° **Aristoloche ronde et Aristoloche longue** (*A. rotunda et longa*, L.).

2° **Aristoloche clématite** (*Aristolochia Clematitis*, L.).

DES EUPHORBIACÉES.

De la Cascarille (*Croton Cascarilla*, L.).

Synonymie : Quinquina aromatique.

Pharmacographie. — Cette écorce, ainsi appelée du mot espagnol *cascarilla*, petite écorce, est fournie par un arbre qui croît dans l'Amérique méridionale. Elle est en petits fragments roulés, grisâtres sur les deux faces, à cassure nette et résineuse, d'une odeur aromatique, d'une saveur chaude et amère, et exhalant, lorsqu'on les projette sur les charbons, une odeur très agréable de musc.

Composition chimique. — Elle renferme les principes suivants : *Essence, acide benzoïque, principe amer, résine, ligneux, sels*, etc.

Effets et usages. — La cascarille est une écorce excitante, tonique et antiputride, qui s'administre aux animaux en poudre ou en décoction dans les affections anémiques, gangréneuses, les hémorrhagies passives, etc. C'est surtout un auxiliaire utile du quinquina dans le traitement des maladies putrides des herbivores.

V. — EXCITANTS GÉNÉRAUX A ESSENCE SOUFRÉE.

Les médicaments de cette catégorie, qu'on appelle souvent *dépuratifs, antiscorbutiques*, sont caractérisés en général par une saveur âcre, et par la présence d'une essence renfermant une forte proportion de soufre. Ils sont tirés à peu près exclusivement de la famille des *Crucifères*. Nous étudierons avec soin le plus important d'entre eux, et pour les autres nous nous bornerons à une simple énumération.

Du Raifort sauvage.

Synonymie : Cran ou Cranson de Bretagne, etc.

Pharmacographie. — Le raifort sauvage (*Cochlearia armoracia*, L.) est une plante vivace qui croît spontanément dans la plupart des contrées de la France et notamment en Bretagne, le long des ruisseaux, dans les fossés, etc. ; en outre, on la cultive dans les jardins. Toutes les parties sont actives ; cependant on n'emploie guère que la *racine*.

Caractères. — Cette racine est longue d'un quart de mètre à un demi-mètre, grosse comme le pouce, cylindrique, blanche, charnue, d'une odeur vive et piquante, et d'une saveur âcre, brûlante et amère. Desséchée, elle a perdu la plus grande partie de son activité.

Composition chimique. — La racine de raifort sauvage contient les principes suivants : Une *essence* sulfurée, très âcre et analogue à celle de la moutarde noire ; une *résine* amère, de l'*albumine*, du *sucre*, de la *gomme*, du *ligneux*, des *sels calcaires*, etc.

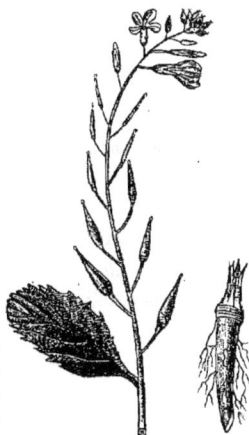

Pharmacotechnie. — On emploie à peu près exclusivement la racine fraîche ; on l'écrase dans un mortier après l'avoir coupée, et on mélange la pulpe à des matières farineuses pour en faire des bols ou des électuaires ; on peut aussi en extraire le suc et l'administrer dans un véhicule approprié ; enfin, et c'est le procédé le plus usité, on traite par macération avec l'eau, les liqueurs alcooliques ou le vinaigre, la racine divisée et contusionnée, et on l'administre ensuite en breuvage ; les doses sont les suivantes :

1° Grands herbivores. . . . . 150 à 250 grammes.
2° Petits ruminants et porcs. . . 50 à 100 —
3° Carnivores . . . . 10 à 25 —

Effets et usages. — La pulpe fraîche de racine de raifort sauvage appliquée sur la peau, y détermine promptement une rubéfaction et un engorgement comme la moutarde noire. Dans le tube digestif, son action présente aussi de l'analogie avec celle de cette dernière substance ; cette racine produit le ptyalisme, excite vivement l'estomac et les intestins, et peut devenir irritante si son usage est trop prolongé ou si l'on en élève les doses outre mesure. Ses effets généraux sont stimulants, toniques et diurétiques ; on admet également que ce remède est dépuratif, antiscorbutique, antiseptique, anticatarrhal, etc. Comme stimulant et tonique, soit local, soit général, le raifort convient dans les débilités du tube digestif, les affections vermineuses, les maladies atoniques et celles qui sont passées à l'état chronique ; comme diurétique, on le recommande contre les diverses espèces d'hydropisies, telles que la cachexie, l'ana-sarque, l'hydrothorax, l'ascite, etc. ; contre le rhumatisme chronique, les affections cutanées, etc. ; comme dépuratif et antiseptique, il convient dans le traitement pro-phylactique ou curatif des maladies putrides et gangréneuses, dans le scorbut du chien, les scrofules et la ladrerie du porc, etc. Enfin, à titre d'anticatarrhal, on a préconisé le grand raifort contre le catarrhe des bronches, celui du nez, la gourme rebelle, les écoulements muqueux des voies génito-urinaires, l'albuminurie, et même les calculs vésicaux du bœuf. A l'extérieur, les préparations de cette racine sont essentiellement détersives.

Succédanés du Raifort sauvage.

1° **Moutarde noire** (*Sinapis nigra*, L.).

2° **Cochlearia** (*Cochlearia officinalis*, L.).

3° **Ail** (*Allium sativum*, L.).

4° **Eupatoire** (*Eupatorium cannabinum*, L.).

5° **Hépatique des fontaines** (*Marchantia polymorpha*, L.).

6° **Trèfle d'eau** (*Menianthes trifoliata*, L.).

7° **Cresson de fontaine** (*Sisymbrium Nasturtium*, L.); etc.

SECTION TROISIÈME.

DES MÉDICAMENTS DYNAMIQUES (1).

Nous donnons cette dénomination générale, à défaut d'une plus précise, à une classe de médicaments qui ont pour caractères d'agir sur les propriétés vitales des tissus (sensibilité et contractilité), et sur les forces agissantes de l'organisme concentrées principalement dans le système nerveux, sans modifier matériellement, d'une manière notable, l'économie animale. En un mot, d'agir sur les *forces* et peu sur la *matière* du corps.

Cette catégorie de médicaments comprend l'ancienne classe si complexe et si hétérogène des *narcotiques*, que nous diviserons en *narcotiques* proprement dits, et en *excitateurs*. Nous allons les examiner successivement et avec toute l'attention qu'ils méritent.

CHAPITRE PREMIER.

DES NARCOTIQUES (DE ναρχη, ASSOUPISSEMENT).

SYNONYMIE : Anodins, calmants, sédatifs, stupéfiants, somnifères, hypnotiques, nervins, etc.

Considérations générales. — On désigne par cette qualification vague, et souvent inexacte, les médicaments qui ont pour caractère commun d'agir plus particulièrement sur le système nerveux, d'en diminuer l'activité dans l'état de santé, et d'en corriger les phénomènes exagérés ou irréguliers dans l'état de maladie.

Le système nerveux, ce grand moteur de l'organisme, ce ressort principal de la machine animale, se divise naturellement en deux portions distinctes : le système *cérébro-spinal* et le système *ganglionnaire*. Le premier, qui préside aux fonctions de relation, est chargé de l'*intelligence*, des *instincts*, de la *sensibilité* et de la *mobilité* ; le second, dévolu exclusivement aux fonctions végétatives, règle les *besoins internes*, dirige les *absorptions*, la *nutrition*, les *sécrétions*, et sert en outre de trait d'union entre les organes de la vie animale et ceux de la vie de végétation.

Les médicaments que nous comprenons dans la classe des narcotiques agissent tous sur les deux portions du système nerveux, mais avec une énergie et une netteté bien différentes. Tandis que les uns portent leur action à peu près exclusivement sur les centres nerveux, d'autres agissent plus spécialement sur la partie périphérique du système de la vie animale, et enfin, quelques uns font sentir leur action d'une manière particulière sur le système du trisplanchnique.

La vertu que possèdent ces médicaments d'agir spécifiquement sur la substance nerveuse, partout où elle se trouve distribuée, leur donne une physionomie toute particulière et les sépare nettement de tous les autres médicaments. Cependant, malgré ce caractère commun, ces médicaments sont extrêmement disparates dans leurs effets,

(1) Du grec δυναμις, force : agissant sur les forces propres du corps.

parce que, agissant sur un appareil très complexe, leur action se traduit au dehors par des phénomènes très variables selon la portion du système nerveux sur laquelle ils agissent plus spécialement. Les généralités sur les médicaments narcotiques, en raison de ces divergences d'effets, doivent donc être très brèves pour ne pas devenir inexactes ou forcées. Nous les réduirons aux considérations qui vont suivre.

Origine. — Les narcotiques sont tous tirés du règne organique ; les animaux ne fournissent que les composés cyaniques ; quant aux végétaux, très féconds en médicaments de cette nature, ils donnent des produits variés, qui ont tous pour base un alcaloïde fixe ou volatil, basique ou non basique, et dans lequel sont concentrées toutes les vertus narcotiques que ces médicaments possèdent. Les familles végétales les plus riches en plantes narcotiques sont les *Papavéracées*, les *Solanées*, les *Ombellifères*, les *Renonculacées*, etc.

Pharmacotechnie. — On soumet les médicaments narcotiques à des préparations variées qu'on peut distinguer en *pharmaceutiques* et *chimiques*. Quelques uns sont employés dans leur état de pureté, comme les composés de cyanogène, les éthers, le camphre, etc. ; ceux qui proviennent des végétaux sont traités souvent par décoction ; cependant, le procédé le plus avantageux est d'en retirer le suc et d'en faire un extrait ; en les épuisant par l'alcool, l'huile grasse et divers autres véhicules, on en obtient également des préparations utiles, soit pour l'usage interne, soit pour l'usage externe. Enfin, à l'aide de procédés chimiques divers, on peut retirer des plantes narcotiques les principes alcaloïdes qui sont en possession de leurs propriétés actives.

Médicamentation. — On administre les narcotiques de plusieurs manières ; quelquefois on les emploie exclusivement à l'intérieur ou à l'extérieur, mais d'autres fois aussi on les met en usage concurremment sur les deux surfaces. A l'intérieur, on donne les narcotiques plus particulièrement par le tube digestif, en électuaire ou en breuvage, par les voies directes, et en lavement par les voies rétrogrades ; on a proposé également de généraliser le mode d'administration des anesthésiques et d'employer la plupart des narcotiques sous forme de fumigations dans les voies aériennes. A l'extérieur, on les applique sous les formes variées de lotions, de frictions, de bains, d'applications diverses, etc.

Posologie. — Les quantités de médicaments narcotiques qu'on doit administrer à la fois aux divers animaux, et surtout aux herbivores, pour obtenir des effets notables, sont en général très considérables et hors de toute proportion avec les doses qu'on emploie chez l'homme. Comme le fait judicieusement observer Grognier (1), à l'égard des médicaments narcotico-âcres, il ne suffit pas d'en donner cinq ou dix fois plus que chez l'homme, il faut parfois en *centupler* la quantité pour obtenir des effets suffisants. Les doses élevées de narcotiques qu'on est forcé de donner aux grands herbivores, font que ces médicaments agissent tous à la manière des narcotico-âcres, c'est-à-dire qu'ils irritent toujours plus ou moins fortement les surfaces sur lesquelles on les dépose ; cet accident local survient d'autant plus sûrement, que l'économie animale s'habituant promptement à l'action générale de ces médicaments, on est toujours forcé d'en administrer des doses de plus en plus fortes.

Pharmacodynamie. — Les effets des narcotiques doivent être distingués en *locaux* et *généraux*, et ces derniers subdivisés en *anodins*, *sédatifs* et *narcotiques*.

(1) *Compte rendu de Lyon*, 1809, p. 13.

1° **Effets locaux.** — Appliquées sur des tissus sains, les préparations narcotiques ont pour effets de diminuer la sensibilité locale, de produire de l'engourdissement, de la lenteur dans les mouvements partiels, etc.; toutefois ces effets sont toujours très obscurs sur les tissus sains, tandis qu'ils sont très marqués sur les parties altérées, douloureuses, etc. Dans le tube digestif, les effets des narcotiques sont très variables; cependant la plupart diminuent l'appétit, ralentissent ou arrêtent la digestion, retardent les défécations, irritent notablement la muqueuse intestinale, etc.

2° **Effets généraux ou dynamiques.** — Les effets des narcotiques sur le système nerveux général doivent être distingués en *anodins* ou *calmants*, *sédatifs* et *narcotiques*, selon qu'ils agissent sur la sensibilité seulement, sur la sensibilité et la motricité à la fois, ou qu'ils anéantissent entièrement l'activité nerveuse. Ces trois ordres d'effets méritent une description séparée.

a. **Effets anodins ou calmants.** — Administrés à petite dose, les médicaments de cette classe agissent comme simples *calmants* et *anodins*, c'est-à-dire qu'ils ralentissent l'activité fonctionnelle et qu'ils diminuent un des attributs seulement du système nerveux de la vie animale, la *sensibilité*, sur laquelle ils ont plus de prise que sur toute autre faculté de cet appareil. Toutefois il est essentiel de faire observer que, sur les animaux sains, et notamment sur les herbivores, l'effet anodin des narcotiques est peu marqué et passe le plus souvent inaperçu ; mais que sur les animaux en proie à la douleur ou à une fièvre accompagnée d'éréthisme nerveux, l'action calmante de ces médicaments devient en général assez manifeste.

b. **Effets sédatifs.** — Lorsqu'on administre les narcotiques à doses moyennes et rapprochées, l'action qu'ils exercent sur la *sensibilité* est plus marquée et ne tarde pas à s'étendre peu à peu à la *mobilité* et même à l'*intelligence instinctive* des animaux : les yeux sont fixes, la pupille dilatée ou immobile, les sens sont obtus, la sensibilité générale moindre, les mouvements sont lents et paresseux, les animaux sont inattentifs et n'obéissent qu'imparfaitement aux commandements du maître, etc. Ces effets, comme les précédents, sont toujours plus nets et plus développés quand il y a indication que lorsque l'économie est à l'état normal. Enfin, s'ils présentent un peu d'intensité, il est rare que ces effets sédatifs s'établissent d'emblée, et presque toujours ils sont précédés d'une agitation fonctionnelle proportionnelle au degré d'énergie qu'ils doivent avoir.

c. **Effets narcotiques.** — Lorsque les médicaments qui nous occupent sont administrés à hautes doses ou à doses rapprochées, ils méritent parfaitement les dénominations de *narcotiques*, de *stupéfiants*, de *somnifères*, etc., qu'on leur donne souvent, parce qu'alors ils déterminent une sorte d'empoisonnement avec sommeil et stupeur, qu'on appelle *narcotisme*. Dans cette circonstance, ces médicaments déploient toute leur puissance et éteignent non seulement la sensibilité et la motilité, mais encore les instincts et l'intelligence ; malheureusement, comme chez les animaux on ne peut pas toujours arrêter et modérer à son gré les effets de cette nature, les médicaments que nous étudions ne sont que d'une utilité très contestable dans la pratique, en tant que narcotiques ou stupéfiants.

Le narcotisme, dont nous tracerons le tableau tout à l'heure, ne se produit pas avec une égale facilité chez tous les animaux; son développement paraît être d'autant plus rapide et plus complet, que les animaux présentent un système nerveux plus parfait. Les animaux domestiques peuvent être classés, sous ce rapport, dans l'ordre suivant : carnivores, solipèdes, omnivores, ruminants. Par la même raison, les effets des narcotiques sont plus marqués sur les sujets sanguins ou nerveux que sur ceux qui sont lymphatiques ; sur ceux qui sont jeunes que sur ceux qui sont âgés, etc.

Narcotisme. — A l'exception des ruminants, chez lesquels le narcotisme ne se montre jamais d'une manière complète, tous les autres animaux sont susceptibles d'en présenter les désordres ; les signes les plus importants de cet état sont les suivants : engourdissement général, obtusion des sens, dilatation des pupilles, vertiges, assoupissement, stupeur, perte de l'instinct et de l'intelligence, station difficile, tremblements musculaires, spasmes, convulsions, parfois mouvements désordonnés, locomotion lente ou impossible, faiblesse des membres postérieurs, puis paraplégie, pénis pendant, relâchement des sphincters, émission involontaire des excréments et des urines, surtout chez le chien, pouls effacé, abaissement graduel de la température de la peau et des membres, chute sur le sol, sueurs froides, mort.

Le développement des effets complexes que nous venons d'examiner est attribué, par la plupart des auteurs, aux trois causes suivantes : 1° à une action spécifique des narcotiques sur la substance nerveuse ; 2° à une congestion sanguine qui s'établit dans les centres nerveux et leurs enveloppes ; 3° enfin, à la gêne de la respiration et à l'hématose imparfaite qui en est la suite. La première cause produit seule l'action calmante et sédative des narcotiques, mais les deux autres paraissent concourir à la production du narcotisme.

Antidotes. — Quand l'action des narcotiques est accidentellement trop prononcée, il est indispensable de la modérer pour qu'elle ne nuise pas aux animaux malades ; alors on conseille d'employer des évacuants du tube digestif pour entraîner au dehors une partie du médicament ingéré ; on peut aussi en neutraliser une portion au moyen des breuvages astringents. Pour contre-balancer l'action stupéfiante des narcotiques sur la pulpe nerveuse, on prescrit l'emploi d'une forte infusion de café, d'un breuvage stimulant ; la saignée peut être utile aussi pour dégorger les centres nerveux, et les diurétiques pour hâter l'expulsion hors du corps des principes narcotiques.

Pharmacothérapie. — Sous ce titre, nous avons à examiner les effets thérapeutiques et les indications des médicaments narcotiques.

a. **Effets thérapeutiques.** — Les médicaments de cette catégorie, comme du reste ceux de plusieurs autres classes, présentent la particularité très importante de produire des effets thérapeutiques beaucoup plus nets et plus prononcés que les effets physiologiques. En effet, quand le système nerveux est exalté dans ses facultés, soit localement, soit d'une manière générale, et que la sensibilité et la mobilité se traduisent au dehors par la douleur, pour la première, et par divers désordres dans le système musculaire interne ou externe, pour la seconde, on remarque généralement que les effets locaux et dynamiques des narcotiques se développent plus rapidement, plus nettement et plus énergiquement. Cette remarque s'applique aux diverses catégories de narcotiques, et particulièrement à ceux qu'on appelle antispasmodiques, dont l'action ne devient bien manifeste que quand il y a indication de leur emploi.

b. **Indications thérapeutiques.** — Les médicaments qui nous occupent reçoivent dans la pratique une application commune d'une haute importance ; ils servent à combattre un des éléments les plus ordinaires et des plus graves des maladies, la *douleur*, qui n'est que la sensibilité exagérée.

« Le rôle que joue la douleur dans les maladies, disent MM. Trousseau et

Pidoux (1), est plus important que beaucoup de pathologistes ne le pensent. A lui tout seul, l'élément *douleur* est une cause puissante de maladie ; en combattant, en détruisant cet élément, on fait cesser les accidents les plus graves. »

La douleur *précède* ou *accompagne* les maladies : dans le premier cas, qui est le plus rare, elle est la cause des désordres morbides ; dans le second, qui est le plus ordinaire, elle n'en est que la conséquence. Ainsi, le rhumatisme, les phlegmons sous-aponévrotiques, les javarts tendineux, le clou de rue pénétrant, les graves opérations, etc., qui entraînent parfois une fièvre intense, et même le tétanos, sont accompagnés d'une douleur plus ou moins violente, qui peut être considérée comme la cause déterminante des désordres morbides qui suivent ces affections. Quant à la douleur qui accompagne toutes les maladies, elle peut être plus ou moins aiguë, mais elle ne manque jamais complétement ; lorsqu'elle est très prédominante, elle constitue une complication fâcheuse qu'il faut se hâter de faire disparaître, soit par des applications locales, soit par l'usage interne des narcotiques, soit enfin par les deux voies en même temps.

Indépendamment de leur emploi pour combattre la douleur, les narcotiques peuvent encore servir au traitement de plusieurs autres affections dépendant plus ou moins directement du système nerveux, telles que les diverses espèces de névroses, les lésions matérielles des nerfs, le tétanos essentiel ou traumatique, l'encéphalite essentielle, la myélite, les paralysies, la chorée, l'immobilité, l'épilepsie, la pousse, les crampes, les convulsions, les coliques nerveuses, la néphrite, la dyssenterie, etc. Enfin les anesthésiques reçoivent des applications spéciales qui méritent une mention à part ; il en sera prochainement parlé.

c. **Contre-indications.** — Il faut s'abstenir de faire usage des narcotiques dans toutes les phlegmasies dans lesquelles l'élément congestionnel ou inflammatoire serait prédominant ; il faut éviter aussi de les employer dans les maladies atoniques, anémiques, dans les affections putrides du sang, etc., parce que, dans ces circonstances, ils ne pourraient que nuire.

Division des médicaments narcotiques.

1° **Narcotiques encéphaliques.** — Ex. : Opiacés et composés de cyanogène.

2° **Narcotico-âcres.** — Ex. : Solanées, ombellifères, renonculacées, etc.

3° **Anesthésiques.** — Ex. : Éthers, chloroforme et analogues.

4° **Antispasmodiques.** — Ex. : Camphre, valériane, assa fœtida.

§ 1. — Narcotiques encéphaliques.

Les narcotiques de cette catégorie, qu'on appelle aussi *stupéfiants*, *somnifères*, sont ceux qui agissent principalement sur l'encéphale et déterminent un sommeil morbide plus ou moins profond. Ils agissent avec force sur tous les modes de manifestation du système nerveux, et notamment sur la sensibilité et l'intelligence ; quant à la motilité, ils la modifient également avec énergie, mais ils ne la pervertissent pas comme les narcotico-âcres. Sous leur influence, la pupille reste stationnaire, se resserre ou se dilate ; ce dernier effet est le plus rare et ne se manifeste guère que lorsque le narcotisme est très prononcé. Le plan charnu de l'intestin devient généra-

(1) *Loc. cit.*, t. II, p. 149, 4ᵉ édit.

lement inerte par l'action stupéfiante locale de ces médicaments. Enfin, les encéphaliques agissent d'autant plus énergiquement que les animaux ont le cerveau plus développé.

Nous plaçons dans cette catégorie les *opiacés* et les *cyanurés*, qui présentent entre eux quelques analogies, mais qui sont séparés les uns des autres par des différences profondes. Leur histoire particulière va maintenant nous occuper.

I. — DES OPIACÉS.

a. De l'Opium.

Partie pharmacostatique.

Pharmacographie. — On appelle *Opium* le suc propre, épaissi et coloré à l'air, de plusieurs espèces de pavots, et notamment du pavot blanc (*Papaver somniferum*, L.).

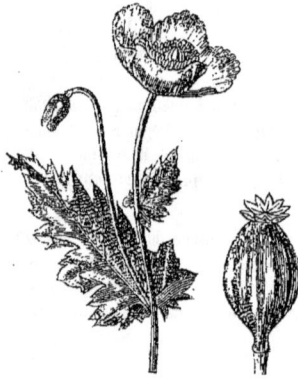

Ces plantes, qui constituent le genre type de la famille des *Papavéracées*, sont cultivées dans plusieurs contrées de l'Asie et de l'Afrique, en vue à peu près exclusive de la récolte de ce médicament. Des essais de ce genre de culture ont été tentés dans plusieurs localités de l'Europe, et font espérer pour l'avenir des résultats avantageux.

L'opium est un des médicaments les plus anciennement connus. Les Grecs l'appelaient *méconium*, et cette dénomination s'appliquait surtout aux variétés les plus impures de cette substance ; quant à celle d'*opium*, employée, dit-on, pour désigner les espèces les plus pures, elle fut adoptée par les Romains, d'où elle est passée, sans modification, dans la plupart des langues de l'Europe.

Récolte de l'opium. — Les voyageurs qui ont parlé de la récolte de l'opium ne sont pas d'accord entre eux relativement aux procédés mis en usage dans les divers pays qu'ils ont visités, ce qui porte à croire que ces procédés sont variables selon les localités, ou bien que plusieurs moyens sont mis en usage pour épuiser entièrement la plante de son suc propre. Quoi qu'il en soit, ces procédés peuvent se rapporter à trois modes principaux : l'*incision*, l'*expression* et la *décoction*.

1° Incision. — Ce procédé, qui paraît le plus ancien et le plus répandu, consiste à pratiquer sur les capsules du pavot et leur pédoncule, avant leur entière maturité, des incisions superficielles à l'aide d'une sorte de scarificateur ou couteau à cinq lames parallèles, sans perforer les parois de la capsule. Ces incisions se font obliquement à l'axe du fruit, le premier jour sur un côté, et le lendemain ou les jours suivants sur le côté opposé. Aussitôt qu'elles sont pratiquées, ces blessures donnent écoulement à un suc blanc, épais, crémeux, qui, exposé à l'air, brunit et se concrète de manière à former, lorsqu'il est abondant, des espèces de masses globulaires qu'on appelle *larmes* d'opium. Cette espèce d'opium, d'une grande pureté, ne parvient pas jusqu'à nous et ne se rencontre jamais dans le commerce.

Lorsque le suc de pavot s'est ainsi concrété en larmes ou en couches plus ou moins épaisses, il est récolté par des hommes munis d'une sébile de bois attachée à leur ceinture, et qui sont armés d'une sorte de râcloire pour détacher l'opium concrété sur la capsule. Il est ensuite rassemblé en masse, pétri avec soin, arrosé de salive pour prévenir son altération, et disposé en pains d'un petit volume qui sont enveloppés d'une feuille de pavot ou de rumex, selon les localités. Enfin il est aussi mélangé souvent avec les produits inférieurs fournis par les deux autres procédés.

2° **Expression.** — Dans ce procédé, on coupe et l'on écrase, non seulement les capsules du pavot, mais encore les pédoncules et le haut des tiges, soit avant, soit après les incisions, et l'on soumet le tout à une compression plus ou moins forte. Le suc qui en résulte est filtré grossièrement, évaporé en consistance d'extrait dur, et moulé ensuite en petites masses rondes. C'est par ce procédé qu'on obtenait autrefois, dit-on, la variété d'opium que les Grecs nommaient *méconium*.

3° **Décoction.** — On soumet à cette opération, soit des parties neuves du pavot, soit les portions déjà épuisées par les deux premiers procédés. Dans l'un et l'autre cas, on écrase la plante, on la fait bouillir dans une ou plusieurs eaux, on filtre, on rapproche les décoctés en consistance d'extrait solide, et enfin on mélange le produit qui en résulte avec une proportion plus ou moins forte de ceux fournis par les deux procédés précédents, afin d'obtenir un produit passable qu'on moule comme à l'ordinaire.

Variétés commerciales. — On trouve en France, dans le commerce de la droguerie, trois variétés principales d'opium qui ont encore des caractères assez distincts, et qu'on appelle, d'après leur provenance, opium de *Smyrne*, de *Constantinople* et d'*Égypte*.

1° **Opium de Smyrne.** — Cette variété, encore appelée *opium de Syrie*, opium *noir*, est en masses de la grosseur du poing, irrégulièrement arrondies, et le plus souvent déformées par suite de la mollesse primitive de la substance qui les constitue. À la surface de ces espèces de pains irréguliers, on remarque de nombreuses semences de *rumex* qui ont pénétré dans la masse par suite de la pression qui a été exercé à leur surface. Dans l'intérieur, ces pains sont mous, et la matière qui les compose est d'un brun clair noircissant à l'air; en se servant d'une loupe, on y remarque des larmes de couleur fauve, demi-transparentes et agglutinées entre elles. L'odeur qui s'en exhale est forte et vireuse, et la saveur qu'il développe est amère, âcre et nauséeuse. C'est l'opium le plus estimé et le plus riche en morphine; la quantité moyenne de cet alcaloïde est de 6 à 10 pour 100 en poids.

2° **Opium de Constantinople ou de Turquie.** — Cet opium est sous forme de petits pains aplatis, ellipsoïdes, du poids moyen de 200 grammes, recouverts d'une feuille de pavot qui est très adhérente à leur substance, et dont la nervure médiane les divise en deux portions à peu près égales. La surface des pains est dure, tandis que la matière intérieure est souvent molle, ou se ramollit aisément sous les doigts quand on la malaxe; la couleur de cette variété d'opium est rougeâtre et se fonce par la dessication à l'air; l'odeur en est vireuse, mais faible, et la saveur est d'une amertume peu intense. La richesse en morphine varie de 4 à 6 pour 100 en poids.

3° **Opium d'Égypte ou d'Alexandrie.** — Cette espèce d'opium, qu'on appelle encore *thébaïque*, était très estimée autrefois, tandis que de nos jours elle est considérée comme une qualité très inférieure. Elle se présente sous la forme de petits pains orbiculaires, aplatis, très propres à la surface, et grattés de telle sorte qu'ils ne conservent plus que des vestiges de la feuille qui les enveloppait et qui paraissait y adhérer beaucoup. La couleur de cet opium est d'un brun foncé; sa cassure est nette et luisante; son odeur est vireuse avec une teinte de moisi, sa saveur amère et âcre. La teneur en morphine est de 2 à 3 pour 100 en poids, et quelquefois tout à fait nulle.

Indépendamment des variétés principales d'opium que nous venons de faire connaître, on en trouve plusieurs autres en Angleterre : les deux plus importantes sont celle de l'*Inde*, qui est en masses sphéroïdales de la grosseur d'une boule à jouer, et la variété de la *Perse*, qui est sous forme cylindrique et soigneusement enveloppée dans du papier. Enfin, depuis quelques années, on récolte de l'opium dans plusieurs contrées de l'Europe, mais jusqu'à présent il n'a revêtu aucune forme déterminée dans le commerce, à l'exception de celui de l'Algérie, qu'on renferme, dit-on, dans des capsules vides de pavot.

Caractères généraux de l'opium. — Quelle que soit la variété à laquelle il appartienne, l'opium est toujours une substance amorphe, dont la consistance varie selon qu'il a été plus ou moins exposé à l'air. Récent, l'opium est poisseux; mais desséché, il peut devenir dur et se briser nettement sous le marteau; cependant, quand sa consistance n'est pas trop grande, il forme une pâte molle et collante lorsqu'on le malaxe pendant un certain temps entre les doigts. La couleur qu'il revêt varie selon son degré de dessiccation; mais elle est toujours foncée, brunâtre ou rougeâtre; l'odeur en est caractéristique, elle est *vireuse*, c'est-à-dire semblable à celle de la laitue et de la chicorée sauvages; la densité, supérieure à celle de l'eau, égale 1,33. Exposé à l'action de la chaleur, l'opium fond et brûle facilement au contact de l'air quand il est sec; enfin, il est presque entièrement soluble dans l'eau, l'alcool et la plupart des liqueurs fermentées.

Falsifications de l'opium. — Il n'est pas de médicament qui soit l'objet de plus de fraudes et d'un plus grand nombre d'adultérations que l'opium; son prix élevé y pousse les marchands cupides; sa forme variable et sa composition chimique si compliquée permettent d'y mélanger impunément un grand nombre de substances. Les falsifications s'opèrent, soit au lieu même de la récolte par le mélange des produits inférieurs avec ceux d'une qualité plus élevée, soit en France à l'arrivée de la marchandise dans nos ports. Les matières qu'on y mélange le plus fréquemment sont d'abord divers *extraits végétaux*, tels que ceux de pavot, de laitue, de chélidoine, de réglisse, etc.; puis du cachou, de la terre glaise, du sable, de la bouse de vache, des gommes, de la fécule, des huiles grasses, du raisin sec écrasé, des feuilles de pavot en pulpe, etc. Enfin, non contents de ces coupables fraudes, les falsificateurs ont formé un *faux opium* de toutes pièces, et sont parvenus à imiter l'opium véritable avec une telle perfection, que les personnes les plus expérimentées s'y laissent prendre. Ce faux opium a pour base le marc provenant de l'extraction de la morphine, auquel on ajoute un extrait végétal quelconque, puis de la fécule, de la gomme, du mucilage et de l'huile de lin pour lui donner du liant et les qualités dessiccatives voulues; il est habituellement sous la forme de l'opium de Smyrne, et comme ce dernier recouvert de semences de rumex et enveloppé dans une feuille de pavot ou de jusquiame.

De tous les procédés proposés pour reconnaître les diverses falsifications de l'opium, il n'y en a qu'un seul véritablement rigoureux : c'est celui qui consiste à extraire et à doser la proportion de morphine qu'il renferme; mais comme ce procédé est beaucoup trop compliqué pour les vétérinaires, nous nous contenterons de faire connaître un moyen approximatif proposé par M. Berthemot.

Il consiste à épuiser complétement par l'eau distillée froide une certaine quantité d'opium; à filtrer la solution, à laisser déposer la résine qu'elle renferme et à décanter ensuite. Cette solution aqueuse, d'un brun foncé, rougissant le tournesol, doit se mélanger à l'alcool sans produire de précipité; traitée par l'ammoniaque, versée goutte à goutte, elle doit laisser déposer, après vingt-quatre heures de repos, un précipité abondant formé de morphine, d'un peu de narcotine et d'une faible proportion de résine; l'abondance de ce dépôt indique la richesse de l'opium en alcaloïdes. En général, toute variété d'opium qui laisse un dépôt insoluble de plus de la moitié de son poids est réputée falsifiée.

En présence de ces nombreuses fraudes commerciales et de la difficulté de les reconnaître, quelques médecins seraient disposés à rejeter l'opium brut de l'usage médical et à employer exclusivement les sels de morphine. Mieux inspiré, à notre avis, M. Chevallier voudrait que par une loi on obligeât tous les détenteurs d'opium à n'avoir qu'une seule variété de ce médicament toujours au même *titre*, c'est-à-dire renfermant constamment la même proportion de *morphine*. Il nous semble qu'un extrait gommeux, bien préparé et titré, serait la meilleure préparation qu'on pourrait offrir aux médecins et aux vétérinaires.

Composition chimique de l'opium. — Elle est très compliquée puisqu'on y rencontre plus de vingt principes différents, et que rien ne prouve qu'il ne s'y en trouve pas davantage. Les chimistes qui se sont occupés de cette analyse difficile sont, d'après l'ordre chronologique : Derosne, Seguin, Sertuerner, Robiquet, Pelletier, Couerbe, Mulder, Morh, etc. Les résultats qu'ils ont obtenus sont réunis dans le tableau suivant :

Principes alcalins.	Vrais	Morphine. Codéine. Narcotine. Papavérine ?	Principes hydro-carbonés ..	Soluble. . .	Extr. acide.
	Faux....	Narcéine. Thébaïne. Pseudomorphine. Méconine.		Insolubles..	Résine. Huile. Essence. Caoutchouc.
			Principes neutres .	Non azotés.	Mucilage. Gomme. Cellulose.
— acides ...	Organiques .	Méconique. Acétique.	— minéraux.	Soluble. . .	Sulf. de pot.
	Inorganique.	Sulfurique.		Peu soluble.	S. de chaux.

Les alcaloïdes, surtout ceux que nous appelons *vrais* parce qu'ils peuvent remplir le rôle de base, paraissent combinés aux principes acides et notamment avec l'acide méconique; ils sont donc à l'état soluble dans l'opium et passent entièrement dans les préparations aqueuses, alcooliques et acides. Indépendamment de ces nombreux principes, l'opium renferme encore une proportion variable d'eau selon l'état de dessiccation où il est parvenu; on rencontre parfois dans le commerce des échantillons qui en renferment la moitié de leur poids; il faut donc aussi être en garde contre ce genre de fraude.

Pharmacotechnie. — Il existe peu de médicaments qui donnent lieu à des préparations plus nombreuses et plus variées que l'opium. Nous les distinguerons en *préparations pharmaceutiques* et *préparations chimiques*.

1° PRÉPARATIONS PHARMACEUTIQUES. — La nature de ces préparations varie selon le véhicule employé pour attaquer l'opium brut; il en est d'*aqueuses*, d'*alcooliques*, d'*acides*, de *grasses*, etc.

a. **Préparations aqueuses.** — Elles renferment la plus grande partie des principes solubles de l'opium ; les plus importantes sont celles qui suivent :

1° *Opium purifié.*

Pour avoir un opium brut de composition à peu près uniforme, il faut prendre les bonnes espèces du commerce, les diviser en tranches minces et les épuiser complétement par la plus petite quantité d'eau possible; une fois épuisé, on passe le marc à la presse et l'on réunit par une évaporation ménagée toutes les solutions pour avoir une sorte d'extrait impur.

2° *Extrait aqueux ou gommeux d'opium.*

♃ Opium brut . . . . 1 part. | Eau pure. . . . . 12 part.

On coupe l'opium en tranches minces ; on le laisse macérer dans la moitié de l'eau froide, pendant douze heures, puis on le malaxe avec les mains ; on prolonge la macération pendant un temps égal, puis on passe dans un linge neuf avec expression.

Le marc qui reste est traité de la même manière avec la moitié de l'eau restante. Les liqueurs qui ont passé sont réunies dans un vase et évaporées à feu très doux ; quand leur volume est réduit d'un tiers, on laisse refroidir pour que la résine puisse se déposer ; on filtre au molleton avec expression, puis on continue l'évaporation jusqu'au point voulu. Cet extrait est beaucoup plus calmant que celui qui est préparé à l'eau chaude, et qui renferme une forte proportion de résine. Il représente généralement la moitié de l'opium employé.

b. **Préparations alcooliques**. — Les unes ont lieu au moyen de l'alcool, les autres au moyen du vin.

1° *Teinture d'opium ou thébaïque.*

♃ Opium brut . . . . 32 gram. | Alcool à 56 degrés cent . . . . . . 386 gram.
Faites dissoudre et filtrez au papier.

L'extrait aqueux pourrait remplacer avantageusement l'opium brut dans cette préparation.

2° *Extrait alcoolique d'opium.*

Il se prépare comme l'extrait aqueux, mais il est peu usité.

3° *Vin composé d'opium, ou laudanum liquide de Sydenham.*

♃ Opium de Smyrne . . . . 64 gram. | Clous de girofle. . . . . 4 gram.
Safran . . . . 32 — | Vin blanc généreux. . . . . . . 500 —
Cannelle. . . . . 4 — |

Divisez l'opium et les aromates, mêlez au vin, laissez macérer pendant quinze jours dans un vase bouché, puis passez avec expression et filtrez.

4° *Vin fermenté d'opium, ou laudanum de Rousseau.*

♃ Opium choisi. . . . . 125 gram. | Eau. . . . . 880 gram.
Miel blanc . . . . 380 — | Levûre de bière . . . . 8 —

Délayez le miel dans la plus grande partie de l'eau, dissolvez l'opium dans l'autre portion, mélangez les deux liquides, ajoutez-y la levûre et laissez fermenter pendant un mois à vase clos ; passez ensuite avec expression, filtrez et ajoutez un peu d'alcool pour assurer la conservation de la préparation.

5° *Vin d'opium simple.*

♃ Opium . . . . 32 gram. | Vin blanc. . . . . 500 gram.

Dissolvez et filtrez; pour remplacer économiquement le laudanum.

c. **Préparations acides.** — Le vinaigre est le seul acide employé ; il ne fournit à la médecine vétérinaire que la préparation suivante :

Vinaigre d'opium, ou teinture vinaigrée.

℞ Opium. . . . . 32 gram. | Alcool faible . . . . 125 gram.
Vinaigre . . . . 200 —

Mélangez les deux liquides, divisez l'opium, faites-le macérer pendant cinq ou six jours, malaxez à plusieurs reprises, passez avec expression et filtrez.

Cette préparation, très usitée en Angleterre et en Amérique sous le nom de *gouttes noires*, est peu employée par les vétérinaires.

d. **Préparations grasses.** — Elles ont pour excipient l'huile, la graisse ou le cérat ; les plus utiles sont les suivantes :

1° *Huile opiacée.*

℞ Extrait d'opium. . . . . 2 gram. | Huile douce. . . . . 32 gram.
Faites dissoudre.

2° *Cérat opiacé.*

℞ Extrait aqueux d'opium. . . . . 4 gram. | Cérat . . . . 64 gram.
Mêlez l'extrait à un jaune d'œuf et incorporez à froid au cérat.

3° *Onguent digestif opiacé.*

℞ Extrait aqueux d'opium . . . . 8 gram. | Onguent digestif simple . . . . . . 125 gram.
Incorporez à froid.

Indépendamment des préparations officinales qui précèdent, l'opium fait partie de la *thériaque*, du *dioscordium*, etc., et entre dans la composition d'un grand nombre de préparations magistrales, internes ou externes. Les médicaments auxquels on l'associe le plus souvent sont les *émollients*, les *antispasmodiques*, les *purgatifs*, les *sudorifiques*, etc.

Substances incompatibles. — Alcalis caustiques et carbonatés, ammoniaque, sels métalliques, notamment ceux de fer, de cuivre, de plomb, de mercure, d'argent ; l'iode, les iodures, les hypochlorites, le tannin et les matières végétales astringentes, etc.

2° PRÉPARATIONS CHIMIQUES. — Ces préparations, nombreuses et variées pour la pharmacie de l'homme, se réduisent dans celle des animaux, à la préparation de la morphine et de quelques uns de ses composés salins, tels que l'acétate, le sulfate, le chlorhydrate, etc. Quant aux autres principes alcalins de l'opium, tels que la *codéine* et la *narcotine*, ils sont à peine usités en médecine humaine et nullement employés en médecine vétérinaire ; nous les passerons donc sous silence.

Préparation de la morphine. Un grand nombre de procédés ont été proposés ; celui de M. Grégory est le plus simple et le plus employé. Il consiste à épuiser l'opium de ses principes actifs à l'aide de l'eau tiède, à neutraliser la solution qui en résulte avec le carbonate de chaux et à la traiter ensuite par le chlorure de calcium. Abandonnée au repos, cette solution laisse déposer du méconate de chaux, de la résine et quelques autres matières peu importantes ; on décante la liqueur et on la traite par l'ammoniaque liquide ; le chlorhydrate de morphine qui s'était formé est décomposé en sel ammoniac qui reste dissous, et en morphine impure qui se dépose. Cette base, qui est colorée par de la résine et par la matière colorante de l'opium, est recueillie, séchée, dissoute par l'alcool et décolorée au moyen du charbon animal ; par des cristallisations successives, on l'obtient parfaitement incolore.

Quant aux sels de morphine, leur préparation est des plus simples, puisqu'elle consiste à neutraliser les acides et l'alcaloïde par une combinaison directe.

Partie pharmacodynamique.

Médicamentation. — Dans le tube digestif, où l'on introduit souvent les préparations opiacées, on les administre en bols ou en électuaires, en breuvages ou en lavements. En général, quand on adopte cette voie, il est indispensable de soumettre les animaux à une diète rigoureuse, ou si l'on est forcé d'accorder quelques aliments, ils doivent être liquides plutôt que solides, et l'on doit en outre maintenir la liberté du ventre par des lavements et des breuvages laxatifs ; si l'on néglige ces précautions, on est exposé à voir mourir les animaux d'indigestion.

Indépendamment du tube digestif, on administre aussi les opiacés dans divers appareils intérieurs ou extérieurs pour leurs maladies spéciales, et presque toujours alors sous forme liquide : c'est ainsi qu'on fait des injections anodines dans le nez, les yeux, les oreilles, le vagin, l'urètre, etc. Enfin, dans quelques affections graves des bronches, on administre l'opium en vapeur en le projetant sur un corps assez chaud placé sous le nez du malade.

On peut aussi, pour développer des effets généraux, injecter l'extrait d'opium et les sels de morphine dans les veines et le tissu cellulaire sous-cutané ; cependant ces procédés sont rarement mis en usage, parce qu'ils n'ont pas été suffisamment expérimentés.

Enfin, à l'extérieur, on fait un fréquent usage des diverses préparations d'opium, en cataplasmes, onctions, frictions, embrocations et applications diverses.

Posologie. — Les doses d'opium varient selon la nature de la préparation administrée et l'espèce de l'animal auquel on la destine. Toute proportion gardée, les doses doivent être plus fortes pour les herbivores que pour les carnivores et les omnivores. En prenant pour type l'opium brut, les doses des diverses préparations opiacées seront indiquées par les tableaux suivants :

Opium brut.

Grands ruminants	8 à 16 gram.	Porcs	1 à 2 gram.
Solipèdes	6 à 12 —	Chiens	0,50 à 1 —
Petits ruminants	2 à 4 —	Chats	0,05 à 0,15 —

Extrait gommeux.	*Laudanum de Sydenham.*
Pour tous les animaux, doses *moitié moindres.*	Doses doubles de l'opium brut.
Laudanum de Rousseau.	*Morphine et ses sels.*
Mêmes doses que l'opium brut.	Doses dix fois moindres que l'opium brut.

Telles sont les doses médicinales qu'il convient d'administrer aux divers animaux domestiques, en une *seule fois* ; mais elles peuvent être répétées deux, trois et même quatre fois dans les vingt-quatre heures. Quant aux doses toxiques, elles seront indiquées dans les particularités relatives aux espèces.

Ces quantités paraîtront peut-être faibles à beaucoup de praticiens, qui savent avec quelle lenteur l'opium agit sur les herbivores ; mais nous leur ferons observer qu'il vaut mieux, quand on désire obtenir un effet narcotique, agir avec de petites doses souvent répétées qu'avec des doses élevées données d'emblée, parce qu'alors on arrive plus sûrement à son but et l'on évite tout accident. Du reste, l'expérience a démontré que l'économie s'habitue vite à l'action de ce médicament ; il est donc utile d'administrer des doses croissantes et répétées souvent, tout en évitant avec soin une accumulation d'effets trop prononcés.

Pharmacodynamie. — Les effets physiologiques de l'opium seront distingués en *locaux* et en *généraux*, comme ceux des autres médicaments.

a. **Effets locaux externes.** — L'opium et la plupart de ses préparations pharmaceutiques ne déterminent aucun effet appréciable sur la peau, les muqueuses et les tissus dénudés, à moins qu'ils ne soient le siége d'une vive douleur, auquel cas cette dernière diminue rapidement ou disparaît tout à fait. Les préparations chimiques, c'est-à-dire la morphine et ses sels, paraissent être plus irritantes, car on les accuse de produire chez l'homme une douleur vive, quoique passagère, sur les vésicatoires ou les plaies sur lesquels on les applique.

b. **Effets locaux internes.** — Les effets que les opiacés développent dans le tube digestif sont très marqués et très importants à connaître. Chez les carnivores, le vomissement rejette presque toujours les premières doses ingérées ; chez les herbivores, il y a arrêt complet de la digestion stomacale et intestinale, soit par suite de la paralysie momentanée du plan charnu du tube digestif, soit à cause de la suppression brusque des sécrétions qui ont lieu dans cet appareil. Bientôt après l'ingestion de ces médicaments, l'appétit disparaît, la bouche devient sèche et pâteuse, et une soif vive se déclare ; ce n'est que par exception qu'on observe un peu de salivation. Dans les animaux herbivores, il y a souvent des coliques, le ventre est tendu et un peu météorisé ; chez tous les animaux, il y a une constipation opiniâtre qui ne cède que difficilement aux purgatifs. Lorsqu'on n'a pas soumis les animaux à une diète rigoureuse, ils peuvent mourir d'indigestion, et alors on trouve les aliments accumulés dans l'estomac, indigérés et très secs. Nous avons pu observer parfaitement ces effets sur un cheval morveux que nous avions soumis à l'usage des opiacés dans l'espérance de tarir son jetage par ce moyen, et qui ne tarda pas à mourir d'indigestion, parce qu'en raison de son état de bonne santé, nous n'avions pas pu le soumettre à une diète rigoureuse. Nous l'avons observé aussi, chose remarquable, sur un cheval mort à la suite de l'injection réitérée de l'extrait gommeux d'opium dans les veines, et qui n'en avait jamais reçu par la bouche. Ce fait tend à prouver que les opiacés arrêtent toujours la digestion, quelle que soit la voie d'introduction dans l'organisme (1).

c. **Effets généraux.** — La voie par laquelle se généralisent les effets de l'opium était naguère le sujet de longues discussions qui ont perdu depuis toute leur importance. Les uns admettaient, avec Boerhaave et Whitt, que l'action des opiacés se transmettait par l'intermédiaire des cordons nerveux jusqu'aux centres encéphaliques où elle se développe principalement ; mais aujourd'hui on croit généralement, avec MM. Magendie, Orfila, Flourens, etc., que les effets de ce médicament s'établissent dans les centres nerveux par l'intermédiaire du sang ; et cette opinion repose à la fois sur ces deux faits : 1° que l'action de l'opium ne se développe jamais si rapidement que quand on injecte ce médicament dans le sang ; 2° qu'il est facile de retrouver ses principes actifs dans ce fluide nutritif et dans les liquides sécrétés sur les animaux morts à la suite de l'ingestion d'une dose toxique d'opium.

Quoi qu'il en soit, les effets généraux de ce médicament se distinguent en effets *accessoires* et effets *essentiels* ; les premiers sont relatifs aux modifications des diverses

(1) *Journ. de médecine vétérinaire de Lyon*, 1852, p. 449.

fonctions organiques, et les seconds, aux changements survenus dans les fonctions de relation et surtout dans celles du système nerveux.

1° Effets accessoires. — Ces effets se font remarquer dans la circulation, la respiration et surtout dans les diverses sécrétions. Lorsqu'on administre l'opium à petites doses, qu'on appelle *anodines*, ces effets sont peu marqués ou passent inaperçus; mais quand on donne ce médicament à doses élevées ou quand on insiste sur son usage, la respiration et surtout la circulation sont d'abord activées, puis ralenties; on remarque ensuite une diminution notable, puis la suppression presque complète de la sécrétion folliculaire des muqueuses, ce qui explique la difficulté de l'expulsion des excréments et des urines qui accompagne toujours l'usage interne de l'opium. La sécrétion de l'urine paraît rester stationnaire ou diminue seulement quand l'effet sudorifique est très marqué; mais l'expulsion en est toujours retardée et rendue laborieuse. Enfin, les fonctions cutanées sont presque constamment exaltées par l'action de l'opium donné à doses un peu élevées; alors cette membrane s'échauffe, s'injecte et laisse perler la sueur dans divers points de son étendue : cet effet est au moins très marqué sur les solipèdes.

2° Effets essentiels. — Nous les diviserons, pour plus de clarté, en effets *anodins* et en effets *narcotiques*.

a. **Effets anodins, calmants.** — Lorsqu'on administre l'opium à très petites doses et qu'on ne les répète qu'à de longs intervalles de temps, on n'observe aucun effet sur les herbivores à l'état physiologique; mais si les doses sont plus rapprochées, et surtout si les animaux sont atteints d'affections très douloureuses, les effets calmants de l'opium ne tardent pas à se montrer : la sensibilité générale et locale diminue d'intensité, les sens perdent de leur activité, la marche est lente et paresseuse, le repos est somnolent, le pouls fébrile perd de sa dureté et de sa fréquence, la peau devient moite, la chaleur diminue, etc. En un mot, il y a une détente marquée dans les phénomènes de la fièvre, diminution de la douleur, décroissance de l'éréthisme général, etc.

b. **Effets narcotiques, stupéfiants.** — Vitet (1), Vicq d'Azyr (2) et Gilbert (3) ont nié l'action narcotique de l'opium sur les animaux herbivores; mais les expériences de Huzard père (4), de Gohier (5), de MM. Prévost de Genève (6), Renault (7), etc., et l'observation journalière des bons praticiens, l'ont trop bien démontrée, pour les solipèdes du moins, pour qu'il soit possible de la révoquer en doute aujourd'hui. Il est très vrai que les herbivores, et surtout les ruminants, sont beaucoup moins sensibles à l'action de ce médicament, toutes choses égales d'ailleurs, que les omnivores et les carnivores; mais il est également indubitable qu'ils en ressentent aussi les effets lorsque les préparations opiacées leur sont convenablement administrées et données à doses suffisamment élevées. En injectant ces médicaments dans le sang ou dans le tissu cellulaire, on est toujours certain d'amener, chez les solipèdes au moins, le développement d'un narcotisme plus ou moins complet.

(1) *Médec. vétér.*, t. III, p. 98.
(2) *Moyens curatifs et préservatifs du typhus des bestiaux*, p. 538.
(3) *Annal. de l'agric. franç.*, 1re série, t. III.
(4) *Inst. vétér.*, t. V, p. 393.
(5) *Mém. sur la méd. et la chir. vétér.*, t. II, p. 46, et *Compte rendu de Lyon*, 1815, p. 8 et 9.
(6) *Recueil*, 1825, p. 17.
(7) Moirond, *Mat. médic.*, p. 344.

Quand on administre l'opium à doses élevées ou qu'on les injecte dans le sang, on observe deux périodes dans l'action de ce médicament comme dans celle des alcooliques : une période d'*excitation* et une période de *stupéfaction*.

1° **Période d'excitation.** — Cette période, qu'on remarque sur tous les animaux, mais qu'on a particulièrement étudiée sur les solipèdes, en injectant l'opium dans les veines, est caractérisée par les phénomènes suivants : l'animal est surpris, inquiet, il s'agite, gratte le sol avec ses pieds antérieurs ; ses yeux sont brillants, le regard vague, la pupille d'abord fixe, puis dilatée ; le sujet se couche et se relève sans cesse ; son ventre est tendu, ballonné ; la queue et les oreilles sont dans une agitation continuelle ; la peau s'injecte de sang, devient chaude, et se couvre de sueur, d'abord dans quelques points, puis bientôt sur toute l'étendue de sa surface ; la respiration est accélérée, le pouls est vite, plein, nerveux ; certains chevaux hennissent, d'autres expulsent beaucoup d'urine avec ou sans érection du pénis. La durée moyenne de cette période est d'une demi-heure à une ou deux heures.

2° **Période de stupéfaction.** — Pendant cette période, qui succède peu à peu à la précédente, les animaux présentent les symptômes suivants : la tête est devenue lourde, elle est abaissée vers le sol ou appuyée sur la mangeoire ; les yeux sont à demi fermés ; les animaux chancellent en état de station et souvent se tiennent constamment couchés ; si on les force à marcher, ils éprouvent des vertiges, tournent sur eux-mêmes ou poussent en avant, et ne progressent qu'en trébuchant à chaque pas, parce que la vue est obscurcie, la pupille dilatée, la conjonctive violacée, etc. Les sens ont perdu de leur activité à tel point que les animaux n'entendent plus la voix ni le claquement du fouet, et que les aliments les mieux choisis ne peuvent réveiller leur appétit qui a entièrement disparu ; la sensibilité générale est, sur certains sujets, tellement affaiblie, qu'on peut impunément les piquer avec un bistouri ou enfoncer des épingles dans les chairs sans qu'ils manifestent la moindre douleur ; l'urine n'est expulsée qu'en petite quantité et après beaucoup d'efforts, etc. Cet état dure généralement de six à douze heures ; mais il faut souvent un ou deux jours pour que les animaux reprennent leur état naturel.

Il y a dans les divers animaux quelques variantes dans les signes qui caractérisent ces deux périodes : ainsi on remarque souvent chez les carnivores et les omnivores, des vomissements réitérés, des cris plaintifs, beaucoup d'agitation, la conjonctive vivement colorée, la pupille peu dilatée, peu de narcotisme, beaucoup de désordres musculaires, des convulsions, de la paralysie, etc.

Effets toxiques de l'opium.

Lorsqu'on donne d'emblée une forte quantité d'opium, ou bien, tout en restant dans les limites indiquées par l'expérience, quand on rapproche trop les doses médicinales et qu'on amène l'entrecroisement et l'accumulation de leurs effets divers, il peut en résulter un véritable empoisonnement qu'on désigne sous le nom de *narcotisme*. On comprend que cet empoisonnement peut être plus ou moins grave ; lorsqu'il ne compromet pas la vie et qu'il n'est pas au-dessus des ressources de l'art, il peut être d'une grande utilité dans le traitement de certaines affections graves du système nerveux ; mais quand il attaque trop fortement cet appareil essentiel et qu'il produit des désordres irrémédiables, il peut amener une mort plus ou moins prompte ; c'est alors qu'on remarque ce qu'on appelle les signes du narcotisme que nous avons fait connaître à propos des généralités sur les narcotiques, page 338.

Lésions cadavériques. — Il est rare qu'on observe des irritations locales déterminées par l'opium ; cependant la suspension de la digestion, la suppression des diverses sécrétions qui y concourent, l'arrêt des matières alimentaires dans l'estomac et les gros intestins, leur état de sécheresse et souvent de dureté, amènent bientôt une inflammation assez forte de la muqueuse gastro-intestinale. Les lésions les plus ordinaires de l'intoxication opiacée sont l'état de coloration noire du sang, son accumulation en caillots dans le cœur, les gros vaisseaux et les poumons ; ceux-ci présentent souvent des ecchymoses à leur surface ; enfin, les vaisseaux des enveloppes et de la pulpe des centres nerveux sont gorgés d'un sang noir qui ruisselle sous le bistouri quand on divise ces organes.

Antidotes. — Les contre-poisons chimiques de l'opium, c'est-à-dire les substances qui peuvent agir matériellement sur lui lorsqu'il est encore contenu dans le tube digestif, sont assez nombreux ; on trouve d'abord les décoctions astringentes, telles que celles de noix de galle, d'écorce de chêne, de cachou, etc., qui doivent donner naissance à des produits insolubles par la combinaison de l'acide tannique avec les alcaloïdes de l'opium ; la teinture d'iode, l'eau chlorée, les hypochlorites alcalins, etc., ont aussi été préconisés pour neutraliser les opiacés.

Quant aux antidotes dynamiques de l'opium, ils sont moins bien déterminés ; cependant on en indique plusieurs qu'on doit mettre en usage après qu'on a cherché à expulser ou neutraliser le poison dans les voies digestives, et que ses principes actifs sont parvenus dans le sang. Les Italiens, qui admettent que l'opium agit comme excitant, prescrivent un traitement antiphlogistique, notamment les saignées, les boissons acidules, etc. En France, où l'on admet une opinion opposée, on donne la préférence aux antidotes stimulants, et notamment à l'infusion très concentrée et très chaude de *café* ; on pourrait aussi faire usage, au besoin, du thé ; en outre, on emploie parfois la saignée pour diminuer l'afflux sanguin vers le cerveau, et M. Orfila recommande l'emploi des diurétiques dans le but d'accélérer l'expulsion par les urines des principes actifs de l'opium. Lorsque le narcotisme est très prononcé, il est probable que tous les moyens échoueraient, et que la mort doit en être la suite nécessaire ; néanmoins nous n'hésiterions pas, le cas échéant, à mettre en usage la décoction de noix vomique ou les sels de strychnine, pour faire sortir l'organisme de l'état de stupeur où il est plongé, en lui imprimant une forte secousse. L'expérience ayant démontré qu'un des meilleurs antidotes des strychnés est l'opium, il nous paraît logique de renverser la proposition ; car dans l'action des antidotes et des contre-poisons tout devant être réciproque, nous devons en conclure que si telle substance est l'antidote de tel agent toxique, réciproquement celui-ci doit être le contre-poison de celle-là.

Dans les circonstances ordinaires, les vétérinaires ont rarement l'occasion d'avoir à combattre l'action exagérée de l'opium ; dans le midi de la France, il n'en est pas ainsi : il paraît que les praticiens sont souvent appelés à combattre l'empoisonnement opiacé, les marchands de mulets ayant la funeste habitude de masquer les vices de caractère des animaux qu'ils exposent en vente en leur administrant de l'opium ; or, comme ils ignorent les doses convenables pour amener un narcotisme léger, il arrive très souvent qu'ils dépassent le but, et qu'ils empoisonnent réellement les animaux dont ils veulent masquer les défauts.

Théorie. — Les principaux effets de l'opium étant connus d'une manière générale, il nous reste à vider certaines questions purement de principe et de théorie, mais qui

ont néanmoins leur importance : c'est à savoir quel est le principe actif de l'opium, sur quelle partie des centres nerveux porte l'action des opiacés, quel est le mécanisme de cette action, etc.

1° L'opium possède-t-il un ou plusieurs principes actifs? Quel est, parmi ses principes constituants, celui qui représente le mieux l'opium entier? Ces questions, qui ont beaucoup occupé autrefois les médecins, sont aujourd'hui nettement résolues. Le principe *vireux*, qu'on avait supposé très actif, est complétement inerte; M. Orfila (1) a administré à plusieurs chiens un litre d'eau distillée cohobée et recohobée à plusieurs reprises sur une forte quantité d'opium brut, sans avoir observé le moindre phénomène, bien que le liquide eût acquis l'odeur fortement vireuse du médicament. MM. Sertuerner et Martin-Solon, ayant essayé l'acide méconique, les méconates alcalins et la résine acide de l'opium, n'obtinrent non plus aucun effet notable. Ces principes une fois éliminés, il ne reste plus que les alcaloïdes; or, c'est dans ces corps, et notamment dans la *morphine*, que paraissent être concentrées toutes les vertus de l'opium. En effet, quand on administre à l'intérieur et dans les veines la morphine, on obtient des effets aussi énergiques que si l'on avait administré une quantité proportionnelle d'opium brut. Quant aux autres alcaloïdes vrais de l'opium, on est moins bien fixé à leur égard; cependant il paraît que la *codéine* agit dans le même sens que la morphine, seulement son énergie est, dit-on, moitié moindre. Enfin, la *narcotine* semble plutôt irritante que narcotique.

2° La portion des centres nerveux qui ressent plus particulièrement les effets des préparations d'opium n'est pas encore nettement déterminée; cependant les expériences de M. Flourens (2) paraissent démontrer que l'action de ce médicament porte spécialement sur les hémisphères du cerveau et très peu sur les autres portions des centres nerveux. Il a observé que des lapins et des cobayes auxquels il avait administré l'opium, avaient perdu la plus grande partie de leur sensibilité, tandis qu'ils avaient conservé la motilité, puisqu'ils pouvaient se tenir debout et même marcher quand on les poussait en avant. Des oiseaux qui reçurent aussi de l'opium perdirent également la sensibilité, mais conservèrent la faculté de voler quand on les lançait en l'air. Enfin, cet expérimentateur a trouvé les lobes cérébraux rouges et gorgés de sang jusqu'au centre de leur masse, tandis que les autres parties de l'encéphale, les tubercules quadrijumeaux, le cervelet, la moelle allongée et la moelle épinière, n'offraient aucun changement de structure ni de couleur.

3° Le mécanisme d'après lequel l'opium détermine le narcotisme est complétement inconnu et le sera vraisemblablement toujours. Quand l'opium est administré à petites doses et qu'il affaiblit l'activité nerveuse, diminue la douleur, etc., il est évident qu'il agit d'une manière *spécifique* sur la pulpe nerveuse, qu'il traverse sans cesse avec le sang; mais quand on le donne d'emblée à dose élevée, il provoque d'abord une perturbation fonctionnelle générale, comme toutes les matières étrangères introduites dans le sang; puis, si le narcotisme survient ensuite, c'est évidemment encore par la vertu spéciale de l'opium sur les centres nerveux, et vraisemblablement aussi par suite de la congestion sanguine qui s'établit dans les méninges et l'encéphale, congestion qui est caractérisée par la quantité surabondante de sang vers ces points, et de plus par la couleur noire, veineuse de ce fluide nutritif, qui paraît avoir échappé à l'hématose.

(1) *Toxicologie*, t. II, p. 218, 4e édit.
(2) *Rech. expér. sur les propr. et les fonct. du syst. nerv. des animaux vertébrés*, 1824, p. 247.

Particularités relatives aux espèces.

1° **Solipèdes**. — L'action de l'opium sur le cheval est mieux connue et a été plus complétement étudiée que sur les autres animaux. On l'a administré soit à l'intérieur, dans le tube digestif, soit dans les veines, deux cas différents qu'il importe d'étudier séparément.

Donné par la bouche sous forme solide ou liquide, l'opium produit des effets très variables chez le cheval. A la dose de 4 grammes, il reste presque toujours sans effets apparents, d'après M. Hertwig (1); cependant M. Rey nous a affirmé que souvent cette dose suffit pour troubler la digestion chez les chevaux fins et pour amener des coliques. Donné à la dose de 8 à 16 grammes, il provoque les phénomènes suivants : bouche sèche, soif, pouls plein, dur, accéléré, regard animé, agitation, peau chaude et injectée; plus tard le pouls s'abaisse, la pupille se dilate légèrement, les animaux sont tristes et immobiles, etc. Administré à la dose de 32 grammes dans de l'eau chaude, l'opium a déterminé chez un cheval les troubles qui suivent : au bout d'une demi-heure, excitation qui a duré une heure et demie; puis on a remarqué : sensibilité diminuée, pupilles dilatées, tête abaissée, marche chancelante, tendance à pousser en avant, pouls lent, absence complète de défécation, etc. Ces phénomènes ont duré douze heures, mais le lendemain l'animal était très abattu. Enfin, à la dose de 45 grammes, l'opium a tué un cheval au bout de vingt heures (Hertwig).

La dose toxique de l'opium n'est pas encore nettement déterminée pour le cheval. D'après M. Hertwig, elle serait comprise entre 45 et 64 grammes, tandis que, d'après M. Prévost, de Genève (2), 90 grammes ne produiraient pas d'effets bien énergiques. Il est certain que Gohier et Dupuy ont pu l'employer impunément à la dose de 40 à 45 grammes; et, d'un autre côté, M. Buer (3) l'emploie à cette dernière dose contre le tétanos du cheval. Cependant cela nous paraît imprudent, et nous pensons qu'une sage réserve ne permet pas de dépasser la dose de 32 grammes à la fois.

Plusieurs auteurs, tels que MM. Prévost, Renault, Hertwig, etc., ont injecté l'opium dans les veines du cheval; nous avons pratiqué nous-même plusieurs fois cette opération (4) : les phénomènes qu'on observe le plus ordinairement après l'injection de 4 à 8 grammes d'extrait aqueux, dissous dans 2 à 4 onces d'eau, dans la veine jugulaire, sont ceux que nous avons indiqués à propos de l'action générale de l'opium.

D'après M. Prévost, il faudrait 20 grammes d'extrait aqueux d'opium injecté dans la jugulaire pour tuer un cheval : cette dose est exagérée, car 10 grammes ont été mortels entre nos mains; il est vrai que c'était la troisième injection que subissait le sujet dans l'espace de deux jours.

2° **Ruminants**. — L'action de l'opium sur les ruminants est à peu près inconnue. Vitet, Gilbert, Daubenton, etc., ont bien fait quelques expériences pour étudier cette action; mais elles n'ont été ni assez nombreuses, ni assez variées, pour déterminer d'une manière exacte ce point important de pharmacologie. Les essais que nous avons faits nous-même (5), soit par le tube digestif, soit par les veines ou le tissu cellulaire, sur plusieurs vaches, avec l'extrait gommeux d'opium ou les sels de morphine, nous ont démontré que ce médicament agit sur les grands ruminants à l'*état*

(1) *Loc. cit.*, p. 454.
(2) *Recueil*, 1825, p. 12.
(3) Communication orale.
(4) *Journ. de médec. vétér. de Lyon*, 1852, p. 449.
(5) *Journ. de médec. vétér. de Lyon*, 1852, p. 453.

physiologique comme un excitant et non comme un narcotique. D'un autre côté, M. Hertwig (1), ayant administré 32 grammes d'opium à une vache et 16 grammes à un mouton, n'a observé non plus aucun effet narcotique ; les seuls phénomènes qui ont été remarqués sont la sécheresse de la bouche, le ballonnement de la panse, la constipation, le pouls plein et dur, la peau chaude, la diminution de la sécrétion du lait, etc.

3° **Omnivores**. — A la dose de 4 à 8 grammes, d'après Viborg (2), l'opium détermine chez le porc de l'agitation, de la gaieté, de la chaleur à la peau, de la rougeur des conjonctives, de la constipation, et enfin de l'abattement et de la somnolence.

4° **Carnivores**. — Les nombreuses expériences qui ont été faites sur le chien avec l'opium ont permis de bien saisir l'action de ce médicament sur les carnivores. En général, ces animaux vomissent les premières doses d'opium, mais ils tolèrent mieux les suivantes. Le narcotisme n'est jamais bien complet chez le chien et s'accompagne d'agitation musculaire et de paralysie des membres postérieurs. La dose toxique à l'intérieur est d'environ 8 grammes pour l'extrait aqueux ; dans le tissu cellulaire, il agit à dose moitié moindre ; enfin, dans les veines, il peut amener la mort à la dose de 40 à 50 centigrammes (Orfila) (3).

Pharmacothérapie. — Ce paragraphe comprend l'étude des *effets* et des *indications* thérapeutiques de l'opium.

1° **Effets.** — Les effets thérapeutiques de l'opium dérivent directement de ses effets physiologiques ; ils sont, comme ces derniers, multiples et plus ou moins complexes. Les uns ont lieu sur les membranes tégumentaires, les organes sécréteurs et le système sanguin ; nous les appelons *effets accessoires ;* les autres se développent particulièrement sur le système nerveux dont ils diminuent l'activité ; ils méritent la qualification d'*effets essentiels*. On remarque, en général, que ces derniers effets sont plus faciles à produire sur les animaux malades que sur ceux qui sont sains ; et qu'à dose moindre, ils sont plus nets, plus étendus et moins entachés d'excitation que sur les animaux à l'état physiologique.

L'opium, en thérapeutique vétérinaire, n'est pas seulement utilisé comme agent anodin, calmant ou antispasmodique local ou général ; il est souvent employé aussi comme un moyen anticatarrhal puissant, et jusqu'à un certain point, comme un sudorifique très énergique. Nous allons l'examiner sous ces divers points de vue.

2° **Indications.** — Les maladies contre lesquelles on emploie l'opium sont très nombreuses ; nous les diviserons par catégories distinctes, selon leur position ou leur nature, afin d'en rendre l'examen plus facile et plus rapide.

1° **Affections du tube digestif.** — On emploie rarement ce médicament contre les maladies de l'estomac, mais souvent contre celles des intestins, et notamment contre la *diarrhée*, la *dyssenterie* et la *superpurgation*. Cette pratique, déjà ancienne en médecine vétérinaire, puisque Garsault (4) Bourgelat (5), de la Bère-Blaine (6), etc., l'ont recommandée, est tout à fait usuelle aujourd'hui contre ces maladies. MM. Bénard (7), Renault (8), Carreau (9), Coenraets (10), etc., ont publié des faits qui ne

(1) *Loc. cit.*, p. 452.
(2) *Traité du porc*, p. 69.
(3) *Toxicologie*, t. II, p. 211 et suiv.
(4) *Parfait maréchal*, p. 249.
(5) *Mat. médic.*, t. II, p. 221.
(6) *Notions fondamentales*, t. III, p. 180.
(7) *Recueil*, 1828, p. 148.
(8) *Recueil*, 1831, p. 659.
(9) *Recueil*, 1846, p. 95.
(10) *Répert. vétér. belge*, 1849, p. 400.

laissent aucun doute sur l'efficacité de ce médicament chez tous les animaux ; cependant M. Garreau recommande de ne pas attaquer primitivement la diarrhée, notamment chez les jeunes sujets, avec les opiacés ; il est préférable, dit-il, de modifier d'abord la sécrétion intestinale au moyen de purgatifs salins, et d'administrer ensuite la teinture d'opium à la dose de 4 grammes dans un demi-litre de décoction de gentiane. Il peut souvent être utile aussi de donner des lavements opiacés et amidonnés, et de soumettre les animaux au régime des farineux. Dans la dyssenterie, il faut commencer par combattre les accidents inflammatoires par un traitement approprié avant de se servir de l'opium ; dans cette maladie, passée à l'état chronique, ce médicament procure souvent des guérisons merveilleuses, selon l'expression de Clichy (1), qui a publié un bon mémoire sur cette question. Lorsque les *ténesmes* sont très marqués, les lavements anodins sont de la plus grande utilité. Enfin, d'après M. Morton (2), toutes les préparations antidiarrhéiques ou antidyssentériques qui ne renferment pas d'opium, se montrent le plus souvent inefficaces, surtout chez les ruminants.

Après les flux intestinaux, viennent les douleurs d'entrailles qu'on appelle *coliques*; elles peuvent être de diverses natures. Dans celles qu'on appelle inflammatoires, on doit pratiquer des saignées grandes et répétées avant de faire usage de l'opium ; il convient, dans cette circonstance, d'employer pour véhicule des corps huileux ou mucilagineux. Dans les coliques sans inflammation marquée, qu'on appelle *nerveuses*, l'opium doit être associé aux antispasmodiques, tels que l'infusion de tilleul, de camomille, de feuilles d'oranger, l'éther, la valériane ; s'il existait de la constipation, les purgatifs salins, et notamment le sulfate de soude, seraient indispensables. Enfin, dans les coliques causées par l'eau froide ou l'herbe couverte de rosée, les opiacés seront unis aux alcooliques, aux épices, à l'extrait de genièvre, etc. C'est en suivant ces sages préceptes, que MM. Cailleux (3) Laux (4), Vigneau (5), Lacoste (6), etc., ont obtenu quelques succès dans les maladies dont il s'agit.

2° Affections catarrhales. — L'opium tendant à supprimer la sécrétion du mucus, son usage se trouve rationnellement indiqué dans les supersécrétions des muqueuses, telles que les catarrhes nasal, auriculaire, vésical, vaginal, utérin, etc. ; cependant on n'en fait guère usage en médecine vétérinaire que contre la bronchite ou catarrhe pulmonaire ; si l'affection est aiguë, on associe l'opium aux émollients; si elle est chronique, on y mélange des toniques, des béchiques incisifs, des expectorants, etc. Enfin, quand la toux persiste après la guérison de la bronchite, qu'elle est sèche, quinteuse, il faut administrer l'opium en fumigations; ce moyen est, dit-on, souverain contre les toux de nature nerveuse (7).

3° Maladies cutanées. — On fait usage des préparations d'opium sur le tégument externe quand les maladies qui y ont leur siège sont très douloureuses, accompagnées de beaucoup de démangeaison, etc. Ce serait peut-être aussi un bon moyen de ramener la transpiration, de hâter la sortie d'une éruption lente ou rentrée, etc.,

---

(1) *Recueil*, 1825, p. 33 et suiv.
(2) *Loc. cit.*, p. 272 et suiv.
(3) *Mém. de la soc. vétér. du Calvados et de la Manche*, 1837, p. 82 et suiv.
(4) *Mém. de la soc. vétér. de l'Hérault*, 1838 39, p. 26.
(5) *Journ. des vétér. du Midi*, 1839, p. 74.
(6) *Mém. de la soc. vétér. du Calvados et de la Manche*, 1843-44, p. 118 et suiv.
(7) *Mém. de médec. vétér. milit.*, t. III, p. 175.

en mettant à profit la faculté dont jouit l'opium de pousser fortement à la peau quand il est administré dans les veines ou donné à forte dose.

4° Phlegmasies très douloureuses. — Il est certaines inflammations qui s'accompagnent d'une douleur exagérée, qui devient alors le symptôme le plus inquiétant et celui auquel il importe d'abord de remédier ; dans de telles circonstances, le traitement antiphlogistique simple ne suffit plus ; il faut absolument y ajouter le secours des remèdes anodins pour obtenir un résultat favorable. On commencera donc par abattre les phénomènes congestionnels, et une fois ceux-ci apaisés, on aura recours aux opiacés, que l'on continuera jusqu'à ce que la douleur ait cédé. Les phlegmasies externes ou internes, dans lesquelles on est forcé de recourir souvent aux remèdes calmants, sont : le rhumatisme, l'arthrite suraiguë, l'inflammation des tissus fibreux, la conjonctivite et l'ophthalmie aiguë, l'otite, l'angine et la bronchite, la pleurite et la péritonite, la néphrite et la cystite, l'encéphalite et la myélite, etc.

5° Maladies nerveuses convulsives. — Toutes les affections nerveuses qui se traduisent au dehors par des désordres dans les muscles de la vie animale, telles que le tétanos, le trismus, les crampes, les convulsions, la chorée, l'épilepsie, les paralysies, etc., peuvent être traitées avec plus ou moins d'avantage au moyen des diverses préparations d'opium. Cependant, c'est le tétanos, la plus grave de ces névroses, qui a été l'objet des tentatives de ce genre les plus nombreuses. De la Bère-Blaine (1), Hénon (2), Gohier (3), Rainard (4), Prévost (5), Reboul (6), etc., et un grand nombre de praticiens plus ou moins distingués, ont employé l'opium seul ou associé à divers autres agents thérapeutiques, pour vaincre la contraction musculaire permanente qui caractérise le tétanos, et les résultats ont souvent été favorables. D'après M. Hertwig (7), on ne réussit que contre le tétanos essentiel, et encore faut-il pour cela que la maladie soit attaquée dès le début avec vigueur, et avant que la fièvre et les sueurs se soient déclarées. Enfin, M. Delafond (8) pense que pour réussir contre cette affection « il est indispensable d'administrer l'opium à grandes doses, soutenues et continuées jusqu'à l'affaiblissement de la contraction musculaire et de la cessation de l'excessive sensibilité que l'on remarque dans tout le cours de cette redoutable affection. » Il est certain que si un état pathologique peut excuser le praticien de pousser les effets de l'opium jusqu'à cette espèce d'empoisonnement qu'on appelle *narcotisme*, c'est assurément le tétanos.

6° Maladies nerveuses spasmodiques. — Dans ces maladies peu communes, ou tout au moins peu connues en médecine vétérinaire, les désordres se font remarquer dans les muscles intérieurs qui sont sous la dépendance du nerf grand sympathique. Elles sont caractérisées par l'état de spasme ou l'excès de contractilité des plans charnus des divers réservoirs ou conduits intérieurs. On remarque une affection de ce genre dans les chevaux qui se vident trop rapidement, dans la rétention d'urine par spasme du col vésical, dans le part tumultueux, dans les avortements avant terme, dans les spasmes du diaphragme, les palpitations du cœur, etc. Dans ces cas très divers, l'opium uni aux antispasmodiques peut être d'une grande utilité. Il est également indiqué après la chute du rectum, du vagin, de la matrice, après

(1) *Notions fondament.*, t. III, p. 241 et 242.
(2) *Compte rendu de l'éc. de Lyon*, 1809, p. 17.
(3) *Id.*, 1819, p. 6.
(4) *Path. et thérap. génér.*, t. II, p. 240.
(5) *Recueil*, 1828, p. 194.
(6) *Journ. des vétér. du Midi*, 1843, p. 351.
(7) *Loc. cit.*, p. 455.
(8) *Trait. de thérap. génér.*, t. I, p. 392.

la réduction des hernies intestinales, etc., pour modérer les contractions extérieures et intérieures.

7° Lésions de continuité. — Dans le cas de contusions, de plaies, de déchirures, de ruptures, de brûlures, etc., sur des parties très sensibles ou sur des divisions nerveuses notables, les préparations opiacées appliquées localement peuvent être d'un grand secours en modérant la douleur, etc.

EMPLOI SPÉCIAL DES DIVERSES PRÉPARATIONS D'OPIUM.

Préparations pharmaceutiques.

1° Extrait aqueux. — Il est d'un noir rougeâtre, plus ou moins consistant, d'une saveur amère comme celle de l'opium brut, et le plus souvent présentant une odeur marquée de caramel. Il doit se dissoudre intégralement dans l'eau et l'alcool ; sa dissolution aqueuse, qui rougit le papier bleu de tournesol, précipite en jaune sale par l'eau de chaux et l'ammoniaque (morphine et narcotine), devient rouge par les sels de sesquioxyde de fer et par l'acide azotique, etc.

Cet extrait, en raison de son prix élevé, est très souvent falsifié avec d'autres extraits de même apparence ; les fraudes sont très difficiles à reconnaître. Un procédé général qui paraît assez bon pour dévoiler les mélanges de cette sorte consiste à dissoudre un peu de l'extrait suspect et à y ajouter 1/20 d'acide sulfurique ; cet acide exalte l'odeur des parties mélangées à un tel point qu'il est parfois possible de les distinguer les unes des autres (Righini).

Les vétérinaires devront donc acheter de l'opium de bonne qualité et composer eux-mêmes, autant que possible, l'extrait gommeux qui, lorsqu'il est bien préparé, est infiniment préférable à l'opium brut, soit pour l'usage interne, soit pour les applications externes.

2° Laudanum de Sydenham. — C'est un liquide d'une couleur rouge-orangée plus ou moins foncée, d'une saveur très amère, d'une odeur très forte de safran et de girofle, un peu onctueux et d'une densité de 1,060 ; il marque de 8 à 9 degrés à l'aréomètre pèse-liqueur de Baumé. Il doit se dissoudre intégralement dans l'eau et l'alcool. Il rougit le tournesol et se comporte avec les réactifs comme la solution aqueuse de l'extrait gommeux d'opium. Un gramme de laudanum de Sydenham représente 0,10 centigrammes d'opium brut et 0,05 centigrammes d'extrait gommeux.

Falsifications. — Il est rarement pur ; d'abord les pharmaciens ne se conforment jamais à la formule du Codex, en ce sens qu'ils substituent au vin de Malaga le vin blanc du Midi, ou même le vin blanc ordinaire, ou encore un mélange d'eau-de-vie et de sucre ; le safran, qui est d'un prix élevé, est souvent remplacé par des pétales de fleurs de carthame, ou n'est pas ajouté dans les proportions indiquées. Enfin, il paraît, d'après ce que nous a appris un droguiste consciencieux de Lyon, M. Dériard père, que des pharmaciens peu scrupuleux remplacent l'opium même par un extrait végétal en ayant la couleur, l'extrait de réglisse par exemple. Les vétérinaires soigneux feront donc d'autant mieux de préparer ce laudanum eux-mêmes, que cette opération ne présente pas la moindre difficulté.

Médicamentation et emploi. — Le laudanum de Sydenham s'emploie à l'intérieur dans les breuvages, les lavements, les injections, etc., et à l'extérieur avec diverses préparations onctueuses ou onguentacées auxquelles on l'incorpore ; en voici deux formules officinales :

1° *Cérat laudanisé.*

℥ Laudanum de Sydenham . . . . 16 gram. | Cérat simple . . . . 32 gram.

2° *Digestif laudanisé.*

℥ Laudanum de Sydenham . . . . 32 gram. | Onguent digestif simple. . . . . . 125 gram.

A l'intérieur, on fait un fréquent usage du laudanum contre les diverses variétés de *coliques*, et ce que nous avons dit de ces affections en traitant de l'opium, peut s'appliquer en grande partie au médicament qui nous occupe. On peut le substituer à l'opium dans beaucoup de maladies. Ainsi, dans le cas de vertige furieux, notre ancien condisciple Robellet (1), vétérinaire à Brignais (Rhône), le donne à la dose de 10 grammes dans un demi-litre d'eau froide et renouvelle la dose jusqu'à ce que le calme soit arrivé. M. Buer (2) en a fait usage avec succès contre le tétanos du cheval, en électuaire, à la dose de 125 grammes. Il détermine la constipation comme l'opium. De son côté, M. Auloge (3) emploie le laudanum avec beaucoup d'avantages dans l'entérite suraiguë des ruminants ; la dose est d'une cuillerée à bouche pour le bœuf et d'une cuillerée à café pour le veau. Il a constaté également que le laudanum fait rapidement disparaître les toux intermittentes qui tiennent à un état nerveux de la poitrine, chez le cheval ; la décoction de têtes de pavot donne les mêmes résultats.

A l'extérieur, indépendamment de son emploi comme calmant, on en fait usage contre les taches de la cornée transparente. Ce moyen mis en usage chez l'homme depuis longtemps, avec succès, a été souvent employé par M. Chambert (4), de Montpellier, avec beaucoup d'avantages sur le cheval.

3° **Laudanum de Rousseau.** — C'est un liquide onctueux, d'une couleur foncée, presque noire, d'une odeur d'opium et de vinaigre, d'une densité de 1,050, pesant de 6 à 7 degrés à l'aréomètre pèse-liqueur de Baumé. Il doit se dissoudre entièrement dans l'eau et l'alcool et se comporter avec les réactifs comme la solution aqueuse d'extrait d'opium ; un gramme de ce laudanum représente 0,28 grammes d'opium brut et 0,14 grammes d'extrait gommeux. La falsification la plus ordinaire de ce médicament consiste dans l'addition de miel non fermenté ou d'un sirop.

Emploi et indications. — Il s'administre sous les mêmes formes que le précédent, seulement à des doses deux ou trois fois moindres, puisqu'il est plus chargé d'opium. Il a été peu employé jusqu'à présent en médecine vétérinaire ; cependant Godine jeune (5) en a fait usage contre les convulsions qui accompagnent parfois la dentition des jeunes poulains : la dose était de 8 grammes dans 125 grammes de sirop de gomme. M. Delafond (6) dit l'avoir mis en usage avec succès contre la diarrhée des veaux, à la dose *d'une cuillerée à bouche* pour chaque breuvage composé d'un jaune d'œuf délayé dans du lait. Enfin, M. Schaack nous a dit qu'il en faisait usage avec profit dans les affections de la poitrine accompagnées de beaucoup de gêne et d'accélération de la respiration ; la dose est de 15 à 30 grammes dans un breuvage ; la dose calmante ordinaire est de 15 à 30 gouttes. Essayé contre la pousse, il n'a eu qu'un succès éphémère.

(1) Communication orale.
(2) Communication orale.
(3) Communication orale.
(4) Communication orale.
(5) *Journ. théor. et prat.*, 1832. p. 21.
(6) *Recueil*, 1844, p. 250.

Préparations chimiques.

1° Morphine. — Elle est solide, en aiguilles prismatiques blanches et légères, renfermant 6 pour 100 d'eau de cristallisation, inaltérables à l'air, inodores et d'une saveur amère et persistante. Chauffée à 120 degrés, elle perd son eau de cristallisation, brûle à la manière d'une résine et se décompose entièrement et sans résidu à 300 degrés. L'eau froide en dissout un *millième* et l'eau chaude un *centième* de son poids; l'éther ne l'attaque pas; l'alcool bouillant en dissout le *trentième* de son poids, et l'alcool anhydre le *quarantième*; les corps gras et les essences la dissolvent bien ainsi que les dissolutions alcalines faibles et les acides étendus qu'elle neutralise.

Caractères spécifiques. — Elle bleuit le papier rouge de tournesol; l'acide azotique la colore en rouge de sang; les sels de sesquioxyde de fer en solution concentrée et peu acide la colorent en bleu peu persistant.

Falsifications. — Elle est souvent mélangée à de la codéine et à de la narcotine; on reconnaît cette fraude au moyen de l'éther, qui dissout les deux bases ajoutées et n'attaque pas sensiblement la morphine. Si des substances minérales avaient été ajoutées, on le reconnaîtrait au moyen de l'incinération, qui décompose la morphine sans laisser de résidu lorsqu'elle est pure.

Usages. — La morphine, étant soluble à la fois dans les acides et dans les alcalis, peut être administrée par toutes les voies où elle est facilement absorbée. Cependant on en fait rarement usage en médecine vétérinaire, à cause de son prix très élevé et de son peu de solubilité dans l'eau; on lui préfère généralement les composés salins qui sont très solubles. Elle convient, du reste, dans les mêmes cas que l'opium.

Sels de morphine. — Ils se préparent tous à peu près directement, c'est-à-dire en neutralisant l'un par l'autre l'acide et l'alcaloïde et en faisant ensuite cristalliser. Les plus utiles à connaître sont l'acétate, le chlorhydrate et le sulfate de morphine.

a. **Acétate de morphine.** — Il est solide, pulvérulent ou incomplétement cristallisé en aiguilles; il est blanc grisâtre, très amer, très soluble dans l'eau et l'alcool et facilement altérable à l'air, où il perd une partie de son acide. Il se décompose au feu sans laisser de résidu et donne aux réactifs les caractères de l'acide acétique et de la morphine.

Falsifications. — On mélange souvent à ce sel du sulfate et du chlorhydrate de morphine, qui ont moins de valeur que lui; ces fraudes sont aisées à reconnaître avec le nitrate de baryte et celui d'argent. Quant aux sels de chaux qui s'y rencontrent accidentellement ou par fraude, on reconnaît facilement leur présence à l'aide de l'incinération et des réactifs appropriés.

Propriétés et usages. — Il jouit des mêmes propriétés que la morphine et l'opium, seulement il est beaucoup plus actif; injecté dans la veine jugulaire d'un cheval par Dupuy (1), à la dose de 2 grammes dissous dans 1 décilitre d'eau tiède, il a mis la vie du sujet en danger et a produit des effets sensiblement analogues à ceux de l'opium. Du reste, en raison de son prix très élevé et de son altération facile, il est peu usité en médecine vétérinaire; on ne s'en sert guère que pour la préparation

(1) *Journ. des vétér. du Midi*, 1846, p. 400.

de l'huile de morphine employée comme calmant à l'extérieur, et dont voici la
formule :

Huile de morphine.

2⁴ Acétate de morphine . . . . 0,25 centigr. | Huile d'olive . . . . 125 gram.

b. **Chlorhydrate de morphine.** — Il est solide, en cristaux penniformes, inodores, inaltérables à l'air et d'une saveur très amère; l'eau en dissout son poids à
100 degrés et le vingtième à la température ordinaire ; l'alcool le dissout également
bien. Ce sel jouit des mêmes propriétés que le précédent, mais il est encore plus rarement employé; en médecine humaine, on le donne en sirop. M. Courat (1) l'a employé avec succès, à la dose d'un décigramme dans un verre d'eau, chez une chienne
qui avait été empoisonnée par la noix vomique.

c. **Sulfate de morphine.** — Il est solide, en aiguilles soyeuses, qui se groupent
en houppes rayonnées, inodore, de saveur amère, inaltérable à l'air et soluble dans
deux fois son poids d'eau. Il peut être souillé par des sels de chaux qu'il est facile de
déceler par l'incinération et l'oxalate d'ammoniaque. Il est inusité en médecine vétérinaire.

Succédanés de l'opium.

a. Têtes ou Capsules de pavot (*Papaveris capsulæ*).

Pharmacographie. — On appelle ainsi le fruit des diverses espèces de pavots.
C'est une capsule indéhiscente, d'une seule pièce, séparée intérieurement par des
cloisons longitudinales, incomplètes, en plusieurs loges renfermant un grand nombre
de petites graines rondes, huileuses ; présentant extérieurement, à une extrémité,
une espèce de couronne dentelée, très adhérente, c'est le stigmate sessile; et à l'autre
extrémité, une sorte de prolongement cylindrique, renflé, c'est le pédoncule qui sup-
portait la fleur et ensuite le fruit.

On distingue dans le commerce les trois variétés suivantes de capsules de pavot,
représentées par la figure ci-dessous :

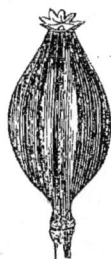
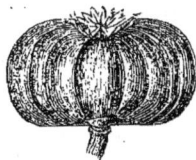
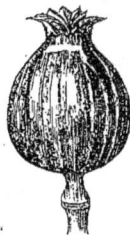

1.   3.   2.

1° **Ovoïde.** — 1. Elle provient du midi de la France, et surtout du département
de Vaucluse, où l'on en fait la récolte en grand ; elle est fournie par le *Pavot blanc*
(*Papaver album*, L.). C'est la plus estimée.

2° **Ronde.** — 2. Elle vient du Nord; son volume est un peu plus faible que celui
de la précédente, et ses graines sont noires. Elle est fournie par le *Pavot œillette*,
Pavot noir (*Papaver nigrum*, L.).

3° Déprimée. — 3. Plus volumineuse que les précédentes, et d'une forme spéciale, cette espèce est principalement récoltée aux environs de Paris, d'une variété de pavot blanc, appelé *Pavot déprimé* (*Papaver album depressum*, Guibourt).

Le principe actif des capsules de pavot est évidemment l'*Opium*; la proportion qu'elles en renferment varie selon un assez grand nombre de circonstances, telles que le climat sous lequel croît la plante, le sol où elle végète, l'époque de la récolte, la variété du pavot, etc. En laissant de côté les deux premières circonstances, dont l'influence n'a pas encore été suffisamment appréciée, nous dirons, relativement aux deux autres, que la proportion d'opium qui est à son maximum au moment du développement complet du fruit du pavot, est à son minimum lorsqu'il est complétement mûr et sec, parce qu'alors tous les principes de la plante ont été en quelque sorte employés à la formation des graines; quant à la variété, elle ne paraît pas avoir beaucoup d'influence, en ce sens que les espèces qui ont le plus de suc, comme le pavot blanc, par exemple, fournissent un opium pauvre en morphine, tandis que celles qui renferment peu de suc donnent un opium riche en alcaloïdes; ces deux circonstances opposées semblent donc se compenser assez exactement.

Pharmacotechnie. — Les têtes de pavot, vidées de leurs graines, doivent être concassées grossièrement, et soumises à une décoction légère pour les dépouiller de leurs principes actifs. Le décoctum sert ensuite à faire diverses préparations internes ou externes, telles que breuvages, lavements, injections, lotions, bains, applications diverses, fomentations, cataplasmes anodins, etc. Cette décoction, concentrée et évaporée convenablement, sert aussi à former un *extrait*, sorte d'*opium indigène* que le pharmacien vétérinaire Lebas (1) a proposé pour remplacer l'opium véritable. Il prétend, d'après les expériences nombreuses qu'il a entreprises à cet égard, que cet extrait est quatre à cinq fois moins actif que l'opium brut, et que néanmoins il y aurait notable économie à l'employer.

On fait un fréquent usage, en médecine humaine, d'une préparation officinale d'extrait de pavot qui pourrait recevoir quelques applications en médecine vétérinaire, pour les très jeunes animaux et pour ceux qui appartiennent aux petites espèces; nous voulons parler du sirop *diacode*, dont voici la formule :

℞ Extrait alcoolique de pavot . . 16 gram. | Sirop simple. . . . . 1500 gram.
Eau pure. . . . . 125 — |

Faites dissoudre l'extrait dans l'eau, ajoutez la dissolution qui en résulte dans le sirop bouillant et rapprochez en consistance convenable.

Usages. — Par leur principe actif, les capsules du pavot agissent dans le même sens que l'opium, mais avec infiniment moins d'énergie. Traitées par l'eau dans la proportion de deux têtes en moyenne par litre de liquide, réduit aux deux tiers par l'ébullition, ces capsules constituent des breuvages anodins, calmants, très utiles contre les phlegmasies des bronches et des poumons, contre la diarrhée, la dyssenterie, les coliques nerveuses, etc.; dans ces divers cas, on doit l'administrer, en outre, sous forme de lavements. Dans les affections douloureuses des autres appareils, on emploie cette décoction chaude ou froide, selon les cas, en injections plus ou moins répétées.

À l'extérieur, on l'emploie principalement en lotions sur les yeux frappés d'une vive inflammation, en bains ou applications diverses sur les points du corps qui sont

_____

(1) *Pharmacie vétérinaire*, p. 212 et 213, 6e édit.

atteints de grandes douleurs; on s'en sert souvent aussi pour délayer les cataplasmes de farine de lin; enfin, c'est le meilleur véhicule qu'on puisse choisir pour l'administration interne ou externe des diverses préparations opiacées.

b. Pavot coquelicot (*Papaver Rhœas*, L.).

Cette variété de pavot, très commune dans nos moissons, où elle se fait remarquer par ses fleurs d'un rouge orangé éclatant, renferme aussi dans ses divers organes une faible proportion d'opium. Dans la médecine de l'homme, on fait usage de ses fleurs comme pectorales, sudorifiques et calmantes; les capsules et le suc tiré des tiges et des feuilles fournissent un extrait au moins aussi actif que celui qu'on retire des têtes de pavot. Cependant, en médecine vétérinaire, on considère le coquelicot comme trop peu actif pour les animaux, malgré un exemple d'empoisonnement de vaches par cette plante, publié par Gaullet (1).

c. Pavot cornu, Chélidoine glauque, Glaucier jaune, etc. (*Chelidonium Glaucium*, L.).

Cette plante, qui appartient à la même famille que les précédentes, et qui croît principalement sur les plages sablonneuses des bords de la mer, paraît jouir de propriétés narcotiques très énergiques. Elle renferme un suc qui, obtenu par incision, expression ou même par décoction, fournit par évaporation un extrait dont l'odeur vireuse et la saveur amère rappellent parfaitement l'opium; il paraît même qu'en Grèce et en Turquie, on le mélange souvent à ce dernier, et qu'on l'y substitue même entièrement dans la confection de certains médicaments officinaux, comme la thériaque, par exemple. Cette fraude, qui se pratique depuis quelques années en France, dit-on, n'aurait pas de bien graves inconvénients s'il était bien démontré que cet extrait présente autant d'activité narcotique que l'opium, ainsi que quelques auteurs ne craignent pas de l'avancer.

Les feuilles de pavot cornu, pilées avec quelques gouttes d'huile d'olive, et appliquées sur les parties douloureuses, sont tout aussi efficaces, assure-t-on, que l'opium contre les contusions, les plaies avec déchirures, le panaris commençant, les gerçures de la peau, les piqûres des insectes, etc. Garisel rapporte qu'en Provence les paysans se servent des feuilles du glaucier jaune pilées, pour déterger les ulcères qui succèdent aux contusions et aux écorchures des bêtes de charge, notamment les enflures et les engorgements des jambes des chevaux qui proviennent de foulures : « Quelque grosses et dures qu'elles soient, dit-il, le suc de cette plante les guérit infailliblement, pourvu que le mal ne soit pas trop invétéré (2). » Enfin nous ajouterons, pour compléter ce tableau un peu exagéré des vertus de la chélidoine glauque, qu'une personne étrangère à l'art, il est vrai, nous a affirmé que le suc de la *grande chélidoine* ou *grande éclaire* (*Chelidonium majus*, L.), mêlé à du tabac à priser et à un peu d'essence de térébenthine, était capable de fondre la plupart des tumeurs anciennes, même celles de nature osseuse, ce qui nous paraît très contestable.

d. Laitue vireuse, Laitue cultivée (*Lactuca virosa*, *Lactuca sativa*, L.)

Les diverses variétés de laitues, soit spontanées, soit cultivées, renferment toutes, à l'époque de leur floraison, un suc blanc, laiteux, plus ou moins âcre et narcotique,

(1) *Recueil*, 1829, p. 99.
(2) *Traité des plantes médicinales indigènes*, par le docteur Cazin, 1850, p. 393 et suiv.

dont on se sert pour obtenir deux préparations usitées en médecine humaine sous les noms de *lactucarium* et de *thridace*. La première s'obtient en évaporant au soleil le suc de la laitue vireuse obtenu par incision; elle est sous forme de paillettes brillantes renfermant au moins la moitié de leur poids de gomme. La seconde préparation s'effectue en évaporant à feu ménagé le suc exprimé des diverses laitues, et surtout de celle des jardins. La thridace est sous la forme de masses jaunâtres, cassantes, comme un extrait sec et exhalant une forte odeur vireuse; elle renferme beaucoup de matières étrangères qu'on en sépare avec de l'alcool étendu, qui ne dissout que les parties actives. Ces deux préparations sont trop peu énergiques et d'un prix trop élevé pour être employées en médecine vétérinaire.

II. — DES COMPOSÉS DE CYANOGÈNE.

SYNONYMIE : Composés cyaniques ou prussiques.

1° Acide Cyanhydrique.

SYNONYMIE : Acide hydrocyanique, Acide prussique, etc.

Partie pharmacostatique.

Pharmacographie. — L'acide cyanhydrique anhydre préparé par le procédé de Gay-Lussac (voy. les Traités de chimie) se présente avec les caractères suivants : c'est un liquide incolore, d'une odeur forte d'amandes amères, d'une saveur fraîche d'abord, puis amère et âcre, d'une densité de 0,70, bouillant à 26 degrés centigrades, se dissolvant incomplétement dans l'eau, mais en toute proportion dans l'eau alcoolisée, l'esprit-de-vin et l'éther, se décomposant rapidement en prenant une teinte brune, à moins qu'on n'y ait ajouté de l'alcool ou quelques gouttes d'une solution concentrée d'acide tartrique, etc.

Caractères chimiques. — L'odeur si prononcée et si caractéristique de cet acide sert à le faire reconnaître; il rougit le tournesol et s'évapore sans résidu s'il est pur; il ne précipite pas par les solutions alcalines; saturé par l'ammoniaque ou la potasse, additionné d'un persel de fer et de quelques gouttes d'acide chlorhydrique, il donne naissance à un précipité bleu; les sels de deutoxyde de cuivre y font naître, dans les mêmes circonstances, un précipité d'un blanc laiteux; enfin, le nitrate d'argent y produit un précipité blanc de cyanure d'argent, soluble dans l'ammoniaque, mais insoluble dans l'acide nitrique froid.

Pharmacotechnie. — L'acide prussique anhydre jouit d'une activité si grande et si vénéneuse, qu'on ne l'emploie jamais sous cet état en médecine; on y ajoute toujours de l'eau en proportions déterminées, d'où résultent divers acides cyanhydriques médicinaux qui se trouvent indiqués dans le tableau suivant :

1° Acide au *quart*. . . { Acide anhydre. . . . . . 1 part. / Eau distillée. . . . . . 3 — } en vol.

2° Acide au *sixième*. . { Acide anhydre. . . . . . 1 part. / Eau distillée. . . . . . 6 — } en vol.

3° Acide au *huitième* . { Acide anhydre. . . . . . 1 part. / Eau distillée. . . . . . 8 —1/2 } en poids.

4° Acide d'Itner. . . . { Acide anhydre. . . . . . 1 part. / Eau alcoolisée. . . . . 12 — } en poids.

Acide cyanhydrique extemporané. — La difficulté de se procurer cet acide chez les pharmaciens, où il ne se rencontre pas toujours, ou dans un mauvais état de conservation, met souvent obstacle à l'usage de ce médicament en médecine vétérinaire ; on peut remédier à cet inconvénient en préparant l'acide prussique par le procédé suivant :

2/ Cyanure de potassium cristallisé.	3 gram.	Eau distillée	32 gram.
Acide sulfurique affaibli.	q. s.	Alcool ordinaire	16 —

Faites dissoudre le sel dans le mélange d'eau et d'alcool ; placez la solution dans un flacon pouvant se boucher exactement ; ajoutez l'acide par gouttes et très doucement ; agitez après chaque goutte versée en ayant soin de boucher chaque fois le vase, et continuez ainsi jusqu'à ce que le cyanure de potassium soit entièrement décomposé, ce qu'on reconnaît à la cessation de tout dégagement de gaz.

Trois grammes de sel pur donnent environ *un gramme* d'acide anhydre ; mais le cyanure qu'on rencontre dans les officines est rarement pur et renferme souvent la moitié de son poids de carbonate de potasse.

Incompatibilités. — Dans les diverses formules où l'on fait entrer cet acide, il faut éviter d'y associer des alcalis, des acides minéraux, du chlore, de l'ammoniaque, des oxydes d'antimoine ou de mercure, des sels de fer, d'argent, de cuivre, des sulfures, etc. Enfin, on ne le mélangera jamais à des liquides chauds, parce qu'en vertu de sa grande volatilité il s'évaporerait en grande partie.

Partie pharmacodynamique.

Médicamentation. — L'acide cyanhydrique, convenablement étendu, peut se donner en breuvage, en lavements, en injections sur diverses muqueuses, dans le tissu cellulaire et même dans les veines ; il est possible aussi de le faire absorber par les voies pulmonaires, en l'administrant sous forme de fumigations. Enfin, à l'extérieur, on en fait des bains, des lotions, des applications diverses, selon la nature et le siége de la maladie, mais assez rarement.

Posologie. — Nous n'établirons pas les doses sur l'acide cyanhydrique anhydre, parce qu'il faut éviter d'en faire usage dans l'intérêt du médecin et du malade, qui pourraient l'un et l'autre en ressentir les funestes effets. Nous prendrons pour type l'acide extemporané, que tous les praticiens peuvent préparer eux-mêmes et administrer sans danger. En admettant qu'il renferme 1 gramme d'acide anhydre dans 50 grammes de véhicule, nous estimons qu'on peut le donner sans danger aux grands animaux en quatre doses, soit 12 grammes environ par chaque fois, ce qui représente environ 0,25 centigrammes d'acide anhydre ; mais on devra étendre cette quantité d'acide extemporané dans un demi-litre ou un litre d'eau ; il faut toujours employer plus de véhicule au commencement qu'à la fin de l'usage de ce médicament, auquel l'économie s'habitue promptement. Pour les petits herbivores et le porc, la dose sera le quart de la précédente, soit 3 grammes environ, et pour les carnivores, de 0,50 grammes à 1 ou 1,50 grammes. Du reste, avec un médicament aussi actif, il faut toujours commencer par de très petites doses, afin de connaître la susceptibilité nerveuse des sujets et les augmenter ensuite progressivement ; on peut même rapprocher les doses sans beaucoup de crainte, parce que cet acide étant très volatil, ses effets sont très fugaces et ne sauraient s'accumuler de manière à outrepasser le but.

Pharmacodynamie. — Les effets physiologiques de l'acide prussique seront distingués en *locaux* et en *généraux* ; nous commencerons par les premiers, *a.* **Effets locaux externes.** — Lorsque l'acide cyanhydrique est pur, il agit à la fois sur les capillaires sanguins et les nerfs ; mais quand il est étendu d'eau, il ne modifie que la sensibilité du point où il est appliqué. D'après M. Dumas (1), quand cet acide, à l'état liquide ou en vapeur, touche la buccale ou la pituitaire, il anéantit instantanément toute sensibilité dans les points touchés, et ceux-ci semblent être, pendant un certain temps, des corps étrangers relativement aux parties environnantes. Cette paralysie, du reste, est de courte durée et se dissipe bientôt ; l'application immédiate d'eau ammoniacale ou chlorée la fait disparaître rapidement. Déposé à l'état liquide sur une muqueuse ou une plaie, l'acide cyanhydrique concentré détermine une sorte d'asphyxie locale dans les capillaires et colore rapidement les surfaces en rouge foncé ; cet effet est passager si l'application dure peu, ou nul si l'animal meurt des suites de cette application locale ; mais il peut en résulter une irritation notable si l'application de l'acide est continuée pendant quelque temps.

Quand on applique ce médicament sur l'œil, on observe les phénomènes suivants : la pupille se dilate fortement, la conjonctive se colore vivement en rouge violacé, et la cornée transparente devient blanche et opaque. Ce dernier effet, que nous avons observé souvent, est attribué par MM. Mérat et de Lens (2), au froid produit par l'acide en s'évaporant, d'où résulterait la condensation des fluides de cette membrane, ce qui est bien peu probable. Nous serions plus disposé à attribuer cet effet à l'action coagulante de l'acide cyanhydrique concentré sur les principes albumineux de la vitre de l'œil.

Si l'acide prussique est étendu d'eau ou d'alcool, son action réfrigérante s'observe encore ; mais l'effet irritant est à peu près nul, ainsi que celui exercé sur les capillaires sanguins ; seulement l'anesthésie locale se produit toujours plus ou moins complétement.

b. **Effets locaux internes.** — L'action locale de ce médicament dans le tube digestif a été peu étudiée encore sur les animaux domestiques ; cependant cette action paraît irritante comme à la surface du corps, ainsi que semblent l'indiquer une salivation assez abondante, les vomissements et la diarrhée chez les carnivores, et la rougeur de la membrane muqueuse des voies gastro-intestinales dans tous les cas où les animaux ont succombé à l'ingestion interne de l'acide cyanhydrique un peu concentré.

c. **Effets généraux.** — Nous admettons pour ce médicament comme pour les autres, que les effets généraux qu'il provoque se développent seulement quand l'absorption s'en est emparée et que les molécules mélangées au sang sont distribuées dans l'économie animale par la circulation. Cependant nous devons faire observer que ce n'est pas l'opinion unanime des auteurs, et que naguère encore le plus grand nombre soutenaient que les effets de l'acide cyanhydrique se généralisent par l'intermédiaire du système nerveux, en se fondant surtout sur la rapidité surprenante avec laquelle se développent ces effets. Aujourd'hui il s'est opéré une réaction en sens contraire, et la plupart des auteurs admettent que l'action dynamique de cet agent si actif se généralise par la circulation. Du reste, les expériences suivantes sont propres à appuyer fortement cette manière de voir. M. Panizza a coupé à plusieurs lapins les rameaux nerveux qui se distribuent à la lèvre supérieure, et il a touché avec l'a-

(1) *Chimie appliquée aux arts*, t. I, p. 524.
(2) *Dict. génér. de mat. méd. et de thérap.*, t. II, p. 536.

cide cyanhydrique la face interne de cette lèvre ; l'empoisonnement a été aussi prompt que dans les cas où les nerfs étaient intacts. Il a coupé tous les nerfs linguaux à des chiens ; l'acide fut appliqué à la pointe de la langue de ces animaux, avec la précaution qu'il ne s'en introduisît pas par les voies respiratoires : les résultats furent les mêmes que dans les expériences faites sur les lapins. M. Viborg a pu verser jusqu'à 1 gros d'acide prussique sur le cerveau d'un cheval mis à nu par la trépanation, sans qu'il y eut d'empoisonnement (1). Enfin, quand on injecte l'acide cyanhydrique dans les veines, ses effets se montrent instantanément, et les animaux tombent comme s'ils avaient été frappés par la foudre.

Quoi qu'il en soit de ce point de théorie, nous distinguerons les effets dynamiques de l'acide prussique en effets *médicinaux* ou ceux produits par l'acide médicinal, et en effets *toxiques* déterminés par l'acide anhydre ou par des doses exagérées de l'acide dilué.

1° **Effets médicinaux.** — Lorsque l'acide cyanhydrique est donné à doses convenables, non seulement il cesse d'être dangereux, mais encore ses effets sont très fugaces et l'économie s'y habitue promptement. Il paraît avoir une action très générale et agir à la fois sur les fonctions de nutrition et sur celles de relation, ainsi que nous le démontrerons plus tard, et comme cela va ressortir, du reste, du tableau abrégé de ses effets sur les divers animaux, que nous allons exposer maintenant.

Il résulte de l'ensemble des expériences qui ont été faites sur les animaux, que l'action de l'acide cyanhydrique se porte d'abord sur la respiration, puis sur la circulation, sur le système nerveux, sur les muscles externes et internes, etc. Ainsi, chez la plupart des animaux, le premier effet qu'on observe après l'administration d'une dose moyenne d'acide prussique consiste dans l'accélération et la gêne de la respiration ; cette fonction devient bientôt courte, bruyante, accélérée et anxieuse, si la quantité ingérée a été un peu forte. Dans ce dernier cas, la circulation s'émeut à son tour, le pouls est vide, plein et mou ; le cœur bat avec violence et les muqueuses apparentes ne tardent pas à prendre une teinte rouge et même violacée. Des fonctions végétatives, les désordres passent aux fonctions de relation : la tête s'apesantit, des vertiges se montrent, les yeux brillent, mais la vue devient obscure, la pupille se dilate, les sens deviennent obtus, la sensibilité générale diminue d'abord, puis s'éteint ; la station est chancelante, des tremblements, des crampes et des convulsions se montrent dans les muscles des membres et du tronc, etc. Si les doses administrées sont très fortes, tous ces phénomènes s'aggravent, les animaux perdent l'équilibre, tombent violemment sur le sol, s'agitent vivement d'abord, sont atteints d'accès tétaniques dans les membres et dans le cou, puis se calment, perdent la sensibilité et la connaissance de leur être, les muscles se relâchent, etc. Si l'action ne dépasse pas la force de résistance de l'organisme, les animaux restent pendant un temps variable étendus sur le sol comme s'ils étaient morts, exhalent de toute part une forte odeur d'amandes amères et finissent peu à peu par se rétablir entièrement, tout en restant ivres et étourdis pendant quelques heures. Enfin, si la mort doit survenir, la respiration devient de plus en plus rare, le pouls s'efface, la peau et les membres se refroidissent, les sphincters se relâchent, la bouche est ouverte, le pénis pendant, les membres pelviens se paralysent, la sensibilité est éteinte ; la mort arrive sans convulsions.

Pour compléter le tableau des effets de l'acide prussique, nous allons rapporter

(1) Bérard, *Cours de physiologie*, t. II, p. 652 et 657.

celui qu'en trace M. Orfila dans son *Traité de toxicologie* (tome II, page 289 et suivantes, 4e édition).

« On peut rapporter à trois périodes les symptômes éprouvés par l'homme et par les chiens à qui l'on a fait prendre des doses d'acide cyanhydrique qui ne les tuent qu'au bout de dix, douze, quinze et vingt minutes. Dans la *première*, de peu de durée, ils ont des vertiges, leur tête semble lourde et leur démarche est chancelante, la respiration est difficile et les battements du cœur plus forts. A l'instant même commence la *seconde* période pendant laquelle il y a des convulsions atroces avec renversement de la tête en arrière, roideur de tous les membres et une insensibilité générale. A cet état, qui dure une ou plusieurs minutes, succèdent les symptômes de la *troisième* période, qui consistent en un coma grave, avec relâchement de tous les muscles et une grande insensibilité ; on dirait l'animal mort si l'on ne le voyait respirer, et si l'on ne sentait pas les battements du cœur. Cette période, beaucoup plus longue que les deux autres, se termine par la mort si les animaux ne sont pas convenablement secourus ; quelquefois elle est interrompue par de nouveaux accès tétaniques de peu de durée. Indépendamment de ces effets, on remarque une *douleur épigastrique* chez l'homme et chez le chien ; des *convulsions* dans les animaux à sang chaud et diurnes, et point dans les animaux à sang froid et dans les animaux à sang chaud, mammifères ou oiseaux, qui sont nocturnes ; le *vomissement* chez l'homme, le singe et les carnivores, et jamais dans les rongeurs, les solipèdes, les plantigrades et les ruminants ; la perte de la sensibilité et du mouvement dans les membres pelviens avant les thoraciques, chez l'homme et la plupart des animaux domestiques ; des *déjections* abondantes chez les carnassiers ; la *salivation* chez ces mêmes animaux et chez l'homme ; enfin chez tous les animaux l'invasion de ces symptômes est soudaine et la marche de la maladie très rapide. »

2e **Effets toxiques.** — Lorsque l'acide cyanhydrique est pur et anhydre, il constitue un poison redoutable qui tue avec la rapidité de la foudre. Une seule goutte déposée sur la conjonctive ou sur la langue d'un chien le fait périr après deux ou trois respirations ; la même quantité étendue dans quatre gouttes d'eau distillée, et injectée dans les veines, tue un chien instantanément (Magendie). « Deux chevaux auxquels nous avons placé un morceau de coton imbibé de six gouttes d'acide prussique pur, disent MM. Trousseau et Pidoux (1), sont tombés morts après dix secondes ; et pendant une heure ils ont présenté les phénomènes nerveux les plus graves, tels que convulsions, spasmes, vertiges, paralysie, stupeur, etc. » Injecté dans les veines des chevaux, pur ou étendu dans une petite quantité de véhicule, il détermine la mort avec une grande rapidité, ainsi que nous nous en sommes assuré fort souvent par l'expérimentation ; à peine le liquide est-il arrivé dans la veine que les animaux sont pris subitement d'une grande gêne de la respiration, les côtes se tordent avec force, les flancs battent tumultueusement, les yeux deviennent fixes, les muqueuses se colorent vivement en rouge, et souvent les animaux tombent subitement sur le côté comme une masse avant qu'on ait eu le temps de fermer l'ouverture de la veine avec une épingle. Une fois par terre, les animaux se débattent vivement, les membres sont roides ou animés de mouvements convulsifs, la tête est violemment portée en arrière, la respiration est stertoreuse, on entend parfois des hennissements plaintifs, les urines s'écoulent involontairement, la bouche est ouverte, la langue pendante et violette, la pupille fortement dilatée, le train postérieur paralysé, etc. En général, la mort

_____

(1) *Trait. de thérap. et de mat. médic.*, t. II, p. 124, 4e édit.

survient moins vite et moins sûrement quand on a laissé la veine ouverte que quand on l'a fermée par une ligature, à peu près comme dans le cas de l'injection de l'air dans les veines.

Lésions cadavériques. — La roideur cadavérique est prompte, mais dure peu ; la cornée lucide reste longtemps brillante à moins qu'on n'ait appliqué le poison sur l'œil ; le système musculaire externe et interne conserve assez longtemps son irritabilité ; le tube digestif est plus ou moins irrité quand on a administré l'acide cyanhydrique par cette voie et que la mort s'est fait attendre. Les centres nerveux sont injectés, les poumons engoués ainsi que le cœur ; le sang est fluide, noir et huileux ; les cavités du cœur et les sinus des méninges renferment des *bulles gazeuses*, ainsi que nous l'avons souvent observé ; toutes les parties du cadavre exhalent une odeur d'amandes amères très marquée ; enfin, les dépouilles solides ou liquides du corps se conservent longtemps sans se putréfier, ainsi que Coullon l'avait déjà observé, et que nous avons eu le soin de le vérifier.

Antidotes. — Contre un poison aussi redoutable on a dû s'appliquer à opposer des antidotes nombreux ; on en a effectivement proposé plusieurs. Les Français disent que l'alcool et l'éther augmentent l'action de cet acide ; les Italiens prétendent le contraire et prescrivent ces deux liquides comme antidotes de l'acide prussique. L'action de cet agent est si prompte, qu'elle laisse en général peu de latitude pour l'emploi des contre-poisons chimiques ; cependant si l'agent toxique avait été introduit dans le tube digestif, on pourrait en neutraliser une partie avec l'hydrate de sesquioxyde de fer ; il se formerait du bleu de Prusse. Le pharmacien Chancel est parvenu à préserver de la mort une vache qui avait mangé du tourteau d'amandes amères en lui administrant une solution de protosulfate de fer ; une autre vache, dans le même état, n'ayant pas reçu le contre-poison, ne tarda pas à mourir. Parmi les antidotes dynamiques préconisés, l'*ammoniaque liquide* et le *chlore* paraissent être les plus efficaces, mais à la condition qu'ils seront employés promptement. M. Orfila donne la préférence à l'eau chlorée, qu'on peut donner en boissons, en lavements, et même en fumigations ; à défaut de cette solution, on peut faire usage des hypochlorites alcalins ou terreux. Quel que soit l'antidote employé, il faut y joindre comme moyen auxiliaire d'une grande importance, les affusions et aspersions d'eau froide sur la tête et le long de la colonne vertébrale : ce moyen simple, préconisé par le docteur Herbst de Gœttingue, suffit souvent à lui seul pour ramener les animaux à la vie lorsque la dose n'a pas été immédiatement mortelle. Enfin, quand les animaux sont pléthoriques et les muqueuses vivement colorées, il peut être utile de pratiquer une légère saignée.

Il ressort de l'étude des effets physiologiques et toxiques de l'acide prussique, que cet agent redoutable agit à la fois sur les deux parties essentielles de l'organisme, sur le *sang* et sur l'*influx nerveux* : sur le premier, en le dissolvant et en empêchant jusqu'à un certain point l'opération vitale et chimique de l'hématose ; sur le second, en anéantissant partout où il la rencontre l'activité de la matière nerveuse chargée de la production de ce fluide si important. Ces deux points capitaux étant démontrés, il nous reste à examiner la portion du système nerveux sur laquelle agit l'acide cyanhydrique et le mécanisme de ses effets.

1° S'il existe un agent narcotique qui mérite le titre de général, d'universel, c'est assurément le médicament qui nous occupe ; car il agit sur la matière nerveuse quelle qu'elle soit, en masse ou en cordons, qu'elle appartienne à la vie animale ou à la vie végétative, peu importe. Cependant son action semble se porter plus particulièrement sur les centres nerveux, puisqu'il détermine le *coma* indiquant l'action encéphalique, et les *convulsions* caractérisant tout effet sur la moelle épinière. Il paraît démontré que les deux effets sont indépendants l'un de l'autre, car Wedmayer, ayant divisé en travers la moelle sur un chien vivant, observa des convulsions dans les membres postérieurs après l'emploi de l'acide cyanhydrique; cette expérience prouve en outre que les effets de ce médicament ne se généralisent pas par l'intermédiaire des nerfs, et qu'il agit sur les cordons nerveux sans l'intervention des centres du système. Quant aux nerfs de la vie végétative, ils paraissent moins sensibles que les autres à l'action de l'acide prussique, surtout quand il agit promptement, car nous avons ouvert plusieurs chevaux après l'empoisonnement prussique et nous avons trouvé les intestins en mouvement; il nous est même arrivé sur un des sujets de nos expériences d'avoir le temps d'ouvrir la poitrine, de retirer le cœur du péricarde et d'étudier ses mouvements entre nos mains. Il est vrai que dans ces divers cas, la mort avait été très rapide et était survenue à la suite de l'injection de l'acide dans les veines.

2° Par quel mécanisme l'acide prussique agit-il si fortement sur la plupart des fonctions et amène-t-il une mort si rapide? Il est impossible de répondre catégoriquement à cette question; mais il est possible de l'éclairer par certaines hypothèses qui ont leur valeur. Nous allons exposer ces théories, qu'on peut distinguer en *physique*, *chimique* et *physiologique*.

a. **Physique.** — Quand on injecte l'acide prussique dans les veines, il détermine des effets rapides et souvent foudroyants qui ont une certaine analogie avec les accidents causés par l'introduction de l'air dans les veines. Cette analogie n'a rien de surprenant si l'on réfléchit que cet acide se réduit brusquement en vapeur à 26 degrés centigrades, que dans le cœur il trouve une température de 38 degrés centigrades qui communique une assez forte tension à sa vapeur, et qu'il doit nécessairement en résulter un obstacle mécanique à la circulation et à la respiration. Si cette supposition est vraie, elle explique à la fois l'état spumeux du sang dans le cœur, les bulles gazeuses qu'on rencontre dans les vaisseaux des centres nerveux et de leurs enveloppes, et jusqu'à un certain point les bons effets des aspersions d'eau froide dans le cas d'empoisonnement par l'acide cyanhydrique. Cette action mécanique est moins évidente quand on donne l'acide prussique par une autre voie; mais comme il est démontré qu'il n'agit qu'après son mélange avec le sang, notre théorie conserve toujours le même degré de probabilité.

2° **Chimique.** — L'acide prussique jouit d'une propriété moléculaire fort intéressante en vertu de laquelle il met obstacle à certaines combinaisons ou transformations chimiques, comme l'oxydation, les fermentations, etc. M. Millon a constaté, par exemple, que l'action oxygénante qu'exerce l'acide iodique sur plusieurs matières organiques était entièrement paralysée par la plus petite quantité d'acide cyanhydrique. Partant de ce fait important, les iatrochimistes se sont demandé, disent MM. Trousseau et Pidoux [1], si les effets foudroyants de l'acide prussique ne seraient pas dus à l'anéantissement instantané des phénomènes chimiques qui s'accomplissent dans l'économie animale sous l'influence de l'oxygène, et notamment la respiration, qui consiste dans une série de combustions.

Quelle que soit la valeur de cette supposition, il est plusieurs faits positifs qui ten-

(1) *Loc. cit.*, p. 120.

dent à l'appuyer : tels sont, par exemple, les désordres de la respiration et de la circulation, la coloration violacée des muqueuses, l'état liquide et noir du sang, etc. tous phénomènes qui présentent une singulière analogie avec ceux de l'asphyxie ; telle est aussi l'action antiseptique de cet acide, qui indique évidemment un effet antifermentescible : action dont nous nous sommes assuré par l'expérimentation, et que Collon avait observée et notée avec soin ; car il assure que les animaux morts qu'on plonge dans cet acide, ou les liqueurs animales auxquelles on en ajoute, se conservent ensuite indéfiniment à l'air avec leur odeur naturelle.

Il serait possible aussi que l'acide cyanhydrique agît par réaction chimique sur le sang en se combinant par exemple avec le fer de l'hématosine, de manière à former du bleu de Prusse ; or, comme la matière colorante du sang est contenue dans es globules et que ces petits corps sont chargés de transporter l'oxygène dans toute l'économie, leur altération brusque par l'acide prussique doit nécessairement jeter une grande perturbation dans l'hématose et les autres phénomènes qui en dépendent.

3° **Physiologique.** — Dans cette théorie, la plus généralement admise encore, on ne tient pas compte des effets mécaniques ou chimiques de cet agent pharmaceutique ; on ne considère que son action en quelque sorte *spécifique* sur le système nerveux : cette action est inconnue dans son essence, mais elle est caractérisée par l'anéantissement complet et immédiat qu'elle détermine sur la matière nerveuse dans tous les points où il peut être mis en contact avec elle. Aussi admet-on que les désordres qui surviennent du côté de la respiration et de la circulation ne sont que consécutifs à la suppression brusque de l'influx nerveux par l'action de l'acide cyanhydrique sur les centres nerveux, et surtout sur le pneumo-gastrique et les nerfs respiratoires, qu'il aurait la faculté de stupéfier plus spécialement.

Particularités relatives aux espèces.

1° **Solipèdes.** — L'acide cyanhydrique anhydre agit avec une très grande puissance sur les solipèdes, quelle que soit, du reste, la voie par laquelle on l'introduise. Sa grande volatilité et l'action très délétère de ses vapeurs ont empêché de déterminer bien rigoureusement sa dose médicinale et toxique ; cependant, d'après Moiroud (1), il faudrait de 10 à 20 gouttes, soit 15 à 30 centigrammes environ d'acide anhydre pour donner la mort aux chevaux ; ce qui porte à admettre que la moitié ou les deux tiers seraient aisément supportés s'ils étaient légèrement étendus d'eau ou d'alcool. Cependant MM. Trousseau et Pidoux ont vu 6 gouttes d'acide pur devenir toxiques. D'après M. Hertwig (2), 4 grammes d'acide d'Itner ou de Prusse seraient facilement tolérés ; 8 grammes déterminent la chute sur le sol sans amener la mort ; mais 16 grammes sont constamment mortels.

2° **Ruminants.** — L'acide cyanhydrique n'a pas été essayé dans les grands ruminants, sur lesquels sans doute il agirait comme chez les solipèdes. Viborg a donné 25 à 30 gouttes d'acide étendu (il ne dit pas lequel) à un mouton de neuf mois sans déterminer la mort ; 40 gouttes, injectées dans le vagin d'une agnelle de deux mois, amenèrent des symptômes inquiétants mais non la mort ; 8 grammes donnés à l'intérieur au premier, et 4 grammes à la dernière, déterminèrent une mort prompte chez ces deux animaux (Hertwig).

(1) *Loc. cit.*, p. 372.
(2) *Loc. cit.*, p. 499 et 500.

24

3° Omnivores. — L'acide prussique n'a point été essayé encore sur le porc.

4° Carnivores. — Les essais sur les chiens ont été fort nombreux. D'après M. Magendie, il suffit d'une seule goutte déposée sur l'œil pour tuer les plus vigoureux, ce que nous n'avons jamais pu obtenir avec l'acide le plus pur; Moiroud affirme qu'ils ne résistent presque jamais à 2 ou 3 gouttes, ce qui est plus vraisemblable. Enfin, d'après M. Hertwig, l'acide dilué selon la pharmacopée allemande est supporté par le chien à la dose de 5 à 15 gouttes, mais souvent la mort survient après l'administration de 20 à 30 gouttes, et constamment quand on en donne de 40 à 60 gouttes, quelle que soit la voie d'introduction.

Pharmacothérapie. — Sous le rapport thérapeutique, l'acide prussique se présente sous un triple aspect : comme un stupéfiant des plus puissants de tout le système nerveux; comme un sédatif spécial des nerfs qui président à la respiration et à l'hématose; et comme un antiseptique des plus énergiques. Sous les deux premiers rapports, il reçoit quelques applications importantes, mais il a été négligé sous le troisième point de vue.

L'acide cyanhydrique comme *narcotique* a été employé avec quelques succès dans plusieurs affections nerveuses, dans certaines phlegmasies très douloureuses, dans les maladies cutanées accompagnées de beaucoup de douleur et d'une grande démangeaison, etc. A titre de *sédatif* de la respiration, il est indiqué dans les maladies de la poitrine compliquées de phénomènes nerveux; enfin, comme antiseptique, il paraît convenir dans les affections putrides compliquées de phénomènes adynamiques et ataxiques.

1° Maladies nerveuses. — Dans cette catégorie se trouvent compris le vertige essentiel, le tétanos, l'épilepsie, la rage, la chorée, etc. Les essais tentés contre ces affections sont encore rares en médecine vétérinaire, et n'ont pas tous été heureux, ainsi que nous allons l'exposer.

Vertige. — Dans le vertige essentiel, même accompagné de beaucoup d'éréthisme, j'ai en vain fait usage de ce médicament, dit M. Hertwig; cependant, dans le vertige accompagné de fureur, ce médicament paraît parfaitement indiqué.

Tétanos. — M. Hertwig assure n'avoir jamais réussi avec ce médicament contre le tétanos. M. Morton (1) paraît y avoir plus de confiance : donné en lavement, à la dose de 4 grammes environ dans 2 litres d'eau, deux ou trois fois par jour, il a paru, dit-il, diminuer la contraction musculaire; les premières doses ont toujours une action puissante, tandis que celles qui suivent produisent un effet bien moindre. On peut aussi, dit le même auteur, l'administrer par la bouche, après avoir agi sur les intestins par un purgatif, en ayant le soin de le combiner à d'autres sédatifs, dans le but de calmer l'excitation des nerfs moteurs et de diminuer ainsi le spasme général des muscles.

Épilepsie. — Ce médicament n'a jamais rendu service, dit M. Hertwig, dans le traitement de l'épilepsie du chien; cependant un fait très curieux, publié par M. Levrat (2), de Lausanne, est en contradiction avec cette affirmation, ainsi qu'on va le voir. Un chien âgé est atteint d'une épilepsie qu'on croit incurable; on lui administre, sur les instances du propriétaire, 4 grammes d'acide cyanhydrique

(1) *Loc. cit.*, p. 66.
(2) *Recueil* 1842, p. 686.

étendu dans 8 grammes d'alcool, dans le but de le faire mourir rapidement et sans souffrances ; il tombe effectivement comme frappé par la foudre et ne donne plus aucun signe de vie : on le croit mort ; cependant il se relève au bout de quelque temps, et se trouve radicalement guéri de son affection, qui n'a pas reparu. L'acide employé avait été obtenu depuis un an par la méthode prussienne, et n'était qu'au titre de 1/27, et dissous dans l'alcool, il n'était plus qu'au titre de 1/81 du mélange.

Rage. — Essayé à plusieurs reprises et avec insistance par M. Rey (1) contre la rage du chien, il n'a donné aucun résultat satisfaisant.

Quant aux autres affections nerveuses, telles que la chorée, l'immobilité, la nymphomanie, les crampes, etc., elles n'ont point été attaquées, que nous sachions, par l'acide prussique.

2° **Phlegmasies douloureuses.** — Nous trouvons dans cette catégorie le rhumatisme, l'arthrite suraiguë, la cardite avec palpitations, qui ont résisté à la digitale, les coliques nerveuses, etc.; cependant le médicament qui nous occupe a été encore peu employé contre ces maladies.

3° **Maladies cutanées.** — Toutes les affections de la peau accompagnées de beaucoup de douleur et de prurit, comme les dartres rongeantes, les eaux aux jambes, les crevasses, les cancers ulcérés, les engorgements des mamelles, les éruptions diverses, etc., sont soulagées rapidement ou guéries par les lotions d'acide cyanhydrique. D'après M. Ainsli, cité par M. Morton, une lotion formée de 2 ou 3 gros d'acide cyanhydrique médicinal dans un litre d'eau distillée est très efficace pour diminuer la démangeaison qui accompagne les affections impétigineuses chez le chien.

4° **Maladies de poitrine.** — Toutes les phlegmasies des poumons, des bronches et des plèvres, accompagnées de phénomènes nerveux, d'irritation trop prononcés, sont amendées par l'usage de l'acide cyanhydrique ; de ce nombre sont surtout la bronchite avec toux nerveuse et opiniâtre, la gourme spasmodique de Chabert, la laryngite striduleuse, la pousse avec sifflement au larynx, les spasmes du diaphragme, la pleurite très douloureuse, etc.

Dans les toux chroniques par irritation chez les chevaux, qui tourmentent les animaux nuit et jour, dit M. Hertwig (2), je n'ai jamais trouvé dans un autre médicament que l'acide cyanhydrique autant d'avantages pour le soulagement prompt et même la guérison de ce phénomène opiniâtre. D'un autre côté, MM. Snewing et Lowack (3), vétérinaires anglais, en ont fait usage avec succès, le premier contre la toux et la difficulté de respirer, le second contre la pousse nerveuse des chevaux. Dans ce dernier cas, la dose a été de 0,50 à 4 grammes dans l'eau froide (sans doute c'était l'acide médicinal ?). Après la consommation de 60 grammes du médicament la guérison était complète.

5° **Maladies putrides.** — Dans les affections putrides ou adynamiques, compliquées de phénomènes nerveux ataxiques, tels que convulsions, spasmes, tremblements musculaires, soubresauts des tendons, etc., l'acide cyanhydrique semble doublement indiqué, soit comme antiputride, soit comme agent antispasmodique.

(1) Journ. vétér. de Lyon, 1845, p. 443 et suiv.
(2) Loc. cit., p. 500.
(3) Journ. vétér. et agric. de Belgique, 1845, p. 79.

Cependant comme cette double indication est purement rationnelle, et que l'expérience ne l'a point appuyée, nous devons nous borner à cette simple mention.

Contre-indications. — Dans toutes les affections anémiques, asthéniques, ou contre les phlegmasies accompagnées de phénomènes congestionnels très marqués.

a. Cyanure de potassium.

SYNONYME : Cyanhydrate ou Prussiate de potasse.

Pharmacographie. — Quand il est pur, il est cristallisé en cubes; mais le plus souvent il est en poudre blanche, exhalant l'odeur des amandes amères, d'une saveur alcaline, âcre et amère. Chauffé en vase clos, il fond sans se décomposer; exposé à l'air, il en attire l'humidité et l'acide carbonique, et se change en carbonate de potasse en laissant dégager des vapeurs prussiques. Peu soluble dans l'alcool absolu, il se dissout bien dans l'esprit-de-vin et l'eau distillée; les solutions qui en résultent sont très altérables à l'air et doivent être conservées en vase clos. Il donne aux réactifs les caractères des cyanures et des sels de potasse.

Falsifications. — Le cyanure de potassium qu'on trouve dans le commerce le plus communément est formé en grande partie de *carbonate de potasse*, ce qu'on reconnaît aisément au moyen des acides, qui provoquent une vive effervescence n'ayant pas lieu lorsque le sel est pur. Il retient parfois aussi, par suite d'un vice de fabrication, un peu de *sulfure de potassium* et du *cyanoferrure de potassium*; le premier se reconnaît à l'aide des sels de plomb qui noircissent, et le second au moyen des persels de fer qui bleuissent. Il faut s'attacher, pour l'avoir pur, à l'obtenir cristallisé.

Pharmacotechnie. — Le cyanure potassique s'emploie souvent à l'état naturel ou en le faisant dissoudre dans l'eau distillée; c'est sous cette dernière forme qu'on peut le donner en breuvages, en lavements, qu'on en fait des lotions, etc. A l'extérieur, on fait usage d'une pommade qui a été formulée de la manière suivante par Lafore :

℞ Cyanure de potassium . . . . . 1 gram. | Axonge. . . . . 20 gram.
Incorporez à froid.

Médicamentation. — On peut le donner en breuvage, en lavement, en électuaire, en injection sur une muqueuse ou même dans les veines, etc. Un moyen d'augmenter son énergie, c'est d'ajouter à la solution quelques gouttes d'un acide minéral pour dégager l'acide cyanhydrique, qui reste dissous. A l'extérieur, on l'emploie en lotions, en applications, en pommade; il arrive souvent même que ces applications locales suffisent pour développer des effets généraux très énergiques.

Posologie. — D'après M. Delafond (1), on pourrait administrer à l'intérieur 8 à 16 grammes à la fois de cyanure de potassium aux grands animaux, et 10 centigrammes aux petits; mais ces doses sont évidemment exagérées, puisque notre confrère, M. Larroque (2), a vu les chevaux mourir en quinze à vingt minutes par l'ingestion de 4 grammes de ce composé cyanique : aussi propose-t-il, avec raison, de réduire les doses de 0,50 centigrammes à 1 gramme pour les grands animaux, et à celle de 1 à 5 centigrammes pour le chat et le chien. Ces dernières doses sont peut-être un peu timides, puisque M. Prévost (3), de Genève, assure que les chiens

(1) *Loc. cit.*, t. II, p. 403.
(2) *Journ. des vétér. du Midi*, 1846, p. 421.
(3) *Journ. prat.*, 1828, p. 130.

supportent facilement 10 centigrammes de ce médicament, mais qu'ils succombent toujours à la dose de 20 centigrammes dans l'espace de vingt-cinq à trente minutes.

Pharmacodynamie. — Il résulte des essais tentés par M. Prévost, de Genève, sur le chien, par Lafore (1) sur le cheval, par M. Larroque sur les solipèdes et les carnivores, par MM. Labory (2) et Duréchou (3) sur les ruminants, etc., que le cyanure potassique produit des effets locaux et généraux qui ont la plus grande analogie avec ceux de l'acide cyanhydrique, ce qui, du reste, ne doit pas surprendre, puisque le sel dont il est question ne paraît agir que par l'acide prussique qu'il fournit dans le corps. Ainsi, déposé sur la buccale ou sur la conjonctive, il les colore vivement en violet, provoque des secousses musculaires dans les muscles de l'œil, des mâchoires, de la croupe, de la queue, etc. A plus forte dose, ainsi qu'il résulte des essais de M. Larroque, il détermine d'abord de l'agitation dans la respiration, qui devient peu à peu très difficile, des convulsions, des vertiges, des accès tétaniques, la chute sur le sol, la paralysie du train postérieur, etc. Les lésions qu'on trouve à l'ouverture des cadavres sont les mêmes que celles produites par l'acide cyanhydrique ; les contre-poisons et les antidotes de celui-ci auraient sans doute aussi quelques chances de succès contre les effets pernicieux du cyanure potassique.

Pharmacothérapie. — Préconisé d'abord par Lafore contre le tétanos du cheval, il a donné quelques résultats encourageants à l'école de Toulouse ; on l'a trouvé avantageux aussi, dans cet établissement, contre l'immobilité et l'amaurose du cheval (4). Employé par M. Callandre (5) sur trois chevaux atteints de tétanos, il a réussi sur l'un et échoué sur les deux autres : la dose était de 32 centigrammes une ou deux fois par jour ; après chaque administration, il y avait détente des muscles contractés, comme l'avait observé Lafore, mais elle était passagère et ne persista que sur celui qui fut guéri. Essayé par M. Coulomb (6), contre le tétanos traumatique, par la méthode de Lafore, c'est-à-dire en le déposant sur la muqueuse de la bouche et en appliquant de la pommade sur les muscles tendus, ce médicament a réussi sur une ânesse et échoué sur une jument. Enfin, MM. Fallière et Duréchou (7) ont employé le cyanure de potassium sur un bœuf et une vache tétaniques sans succès ; M. Labory (8), plus heureux, a réussi à guérir un veau atteint de paraplégie : la dose du médicament a été de 12 centigrammes. Essayé à l'école de Lyon, il n'a jamais réussi (Rey).

b. Cyanure double de fer hydraté.

SYNONYMIE : Bleu de Prusse, Prussiate de fer, Cyanure ferroso-ferrique, etc.

Pharmacographie. — On trouve le bleu de Prusse dans le commerce sous forme de masses poreuses et légères, d'un bleu foncé, velouté, avec des reflets rouges, cuivrés ; il est inodore, insipide, insoluble dans l'eau, l'alcool, l'éther et les acides étendus, à l'exception de l'acide oxalique qui le dissout facilement. Chauffé, le bleu de Prusse perd d'abord de l'eau, puis se décompose et laisse pour résidu du carbure de fer. Les alcalis et les acides concentrés l'altèrent, même à froid.

(1) *Journ. des vétér. du Midi,* 1845, p. 193 et suiv.
(2) *Mém. de la soc. vétér. de Lot-et-Garonne,* 1847, p. 84.
(3) *Journ. des vétér. du Midi,* 1848, p. 499.
(4) *Journ. des vétér. du Midi,* 1845, p. 444 et 447.
(5) *Cliniq. vétér.,* 1846, p. 113.
(6) *Mém. de la Soc. vétér. de Lot-et-Garonne,* 1846, p. 57.
(7) *Journ. des vétér. du Midi,* 1848, p. 497 et suiv.
(8) *Mém. de la Soc. vétér. de Lot-et-Garonne,* 1847, p. 84.

Falsifications. — Le bleu de Prusse est rarement pur chez les droguistes ; le plus ordinairement il renferme un excès d'*alumine* et d'*oxyde hydraté* de fer qu'on peut lui enlever en le réduisant en poudre fine et en le faisant digérer dans de l'eau acidulée ; les réactifs font aisément reconnaître la nature des corps enlevés. On y ajoute frauduleusement de l'*amidon*, du *carbonate* et du *sulfate de chaux*, etc. Il est facile de reconnaître cette adultération en traitant la poudre de bleu de Prusse par l'acide sulfurique étendu et chaud ; l'iode indiquera l'amidon, et l'oxalate d'ammoniaque les sels calcaires.

Médicamentation. — Le double cyanure de fer étant insoluble dans l'eau, on le donne habituellement sous forme solide, c'est-à-dire en électuaire ou en bols pour les grands animaux, et en pilules pour les petits. Les doses n'ont pas été fixées par l'expérience en médecine vétérinaire ; mais comme le bleu de Prusse n'est pas vénéneux, on peut donner sans crainte ce sel à doses élevées : pour les grands animaux nous estimons qu'elle peut être de 10 à 15 grammes sans inconvénient ; pour les petits ruminants et le porc, de 2 à 5 grammes, et pour le chien, de 25 centigrammes à 2 grammes. Nous avons pu en donner 1 gramme à une petite chienne levrette sans qu'elle en ressentît de mauvais effets.

Pharmacothérapie. — Chez l'homme, le bleu de Prusse passe pour fébrifuge tonique et antispasmodique, et comme tel il est préconisé contre les fièvres intermittentes, les affections anémiques, la chorée et l'épilepsie. C'est surtout contre cette affection qu'il paraît jouir de quelque efficacité ; essayé par M. Jourdier (1) contre l'épilepsie d'une petite chienne anglaise, qui avait résisté à l'usage de la valériane à haute dose et à l'emploi des purgatifs, il a eu un plein succès au bout d'un mois et demi. Nous en avons fait aussi l'essai dans les hôpitaux de l'école, sur une petite chienne levrette atteinte de phénomènes nerveux extrêmement graves ayant beaucoup d'analogie avec l'épilepsie, et survenus à la suite des *chaleurs* non satisfaites. Après quarante jours de traitement, elle a pu être rendue à son propriétaire parfaitement rétabli. Ces deux succès, presque identiques, sont encourageants, mais ils ne suffisent pas évidemment pour fixer encore la valeur thérapeutique de cet agent.

c. Cyanoferrure et Cyanoferride de potassium.

SYNONYMIE : Cyanures jaune et rouge de fer et de potassium.

Ces deux composés de fer, si employés comme réactifs dans les laboratoires, sont à peu près inusités comme médicaments, même chez l'homme ; ils agiraient sans doute dans le même sens que le bleu de Prusse, mais avec moins d'activité, parce qu'ils ne se décomposent à froid, ni par les acides, ni par les alcalis.

d. Cyanure ou Prussiate de mercure.

Ce composé mercuriel, très vénéneux, est inusité comme médicament cyanique. Il en sera question plus tard à propos des *mercuriaux*.

Succédanés végétaux des composés de cyanogène.

Il est plusieurs végétaux qui renferment dans leurs diverses parties d l'acide cyanhydrique tout formé ou qui se forme par le contact des substances végétales avec l'eau ;

(1) *Journ. des vétér. du Midi*, 1852, p. 211.

ces végétaux pourraient donc remplacer parfois les composés cyaniques en médecine vétérinaire, comme dans celle de l'homme; cependant cette substitution ne se fait pas, sans doute parce que ces médicaments sont trop chers ou trop peu actifs. Nous nous contenterons donc de les énumérer; ce sont : les feuilles du Laurier-cerise (*Prunus lauro-cerasus*, L.), les feuilles et les fleurs du Pêcher (*Amygdalus persica*, L.), les Amandes amères (*Amygdalus communis amara*, L.), etc., etc.

§ II. — Des narcotico-âcres.

Cette dénomination est donnée à tous les médicaments narcotiques qui irritent plus ou moins fortement les surfaces sur lesquelles on les applique. Ils présentent, en outre, quelques autres caractères qui seront indiqués plus bas.

Origine. — Ils sont tous tirés des végétaux; les plus nombreux et les plus importants proviennent de la famille des *Solanées*, comme la belladone, la jusquiame, la stramoine, la mandragore, la morelle noire, la douce-amère et le tabac; quelques unes des *Scrophulariacées*, comme la digitale pourprée; des *Ombellifères*, comme les ciguës; des *Renonculacées*, telles que l'aconit, l'hellébore noir, etc.; des *Colchicacées*, comme le colchique d'automne, le vératre, etc.

Pharmacotechnie. — Toutes ces plantes contiennent un principe actif, alcaloïde, mal déterminé chimiquement, mais doué d'une énergie extrême; les procédés employés pour obtenir ce principe actif sont très variables, et, du reste, très imparfaits encore. Les préparations pharmaceutiques les plus usitées sont la poudre sèche, les extraits plus ou moins dépurés, les teintures, les huiles, etc. En outre, on prépare des médicaments extemporanés avec le suc frais, la décoction aqueuse, etc.

Médicamentation. — Employées fraîches, ces plantes ont une faible activité; aussi doit-on les donner aux herbivores à fortes doses pour en obtenir des effets notables. On les administre à l'intérieur en électuaires, en breuvages ou en lavements; à l'extérieur, on en fait des cataplasmes, des lotions, des embrocations, etc. Pour déterminer des effets dynamiques avec ces médicaments, le procédé le plus avantageux serait l'infusion veineuse ou l'injection sous-cutanée, si ces deux procédés étaient mieux connus.

Pharmacodynamie. — A l'extérieur du corps, ils sont plus ou moins irritants sur les tissus dénudés; cependant ils calment les douleurs locales avec une grande puissance. Dans le tube digestif, ils irritent toujours fortement les surfaces, déterminent des coliques, du ballonnement, de la superpurgation, etc. Quant à leur action sur le système nerveux, on peut la résumer en peu de mots : la stupeur est nulle ou incomplète; la sensibilité est diminuée, surtout dans la partie périphérique du système de l'innervation; la motilité paraît être exaltée plutôt qu'amoindrie, car on observe souvent des tremblements musculaires, de l'agitation des membres, des convulsions, des attaques tétaniques, etc.; ils produisent généralement la dilatation de la pupille et le relâchement des sphincters musculeux, etc.

Pharmacothérapie. — Comme les autres médicaments de cette classe, les narcotico-âcres présentent des effets thérapeutiques plus nets et plus marqués que leurs effets physiologiques. Quant à leurs indications, tant internes qu'externes, voici les plus importantes : névroses diverses, telles que encéphalite essentielle, myélite, paralysie, tétanos, crampes, convulsions, chorée, immobilité, épilepsie, etc.; douleurs articulaires et rhumatismales, lésions des filets nerveux, hernies étranglées, sphincters contractés spasmodiquement, phimosis et paraphimosis; tumeurs douloureuses, maladies cutanées aiguës, phlegmasies externes compliquées de douleurs violentes, etc., etc. Ces diverses indications seront examinées avec soin dans l'histoire de chaque médicament narcotico-âcre.

DES SOLANÉES.

Belladone (*Atropa Belladona*, L.).

Pharmacographie. — Cette plante vivace, de la famille des Solanées, croît spontanément dans les lieux sombres, le long des murs, au bord des chemins, sur la lisière des bois; on la cultive aussi dans les jardins, où elle acquiert un grand développement. Sa tige, qui peut avoir 1 mètre de hauteur, est grosse, cylindrique, rougeâtre et rameuse. Ses feuilles sont alternes, grandes, ovales, entières, d'un vert sombre; ses fleurs, qui sont axillaires, ont la forme d'une cloche et sont formées par un calice campaniforme, velu et par une corolle monopétale à cinq divisions, de couleur pourpre, et plus longue que le calice qui persiste avec le fruit. Celui-ci est une baie de la grosseur d'une cerise, et présente successivement les couleurs verte, rouge et noire. La racine est charnue, etc.

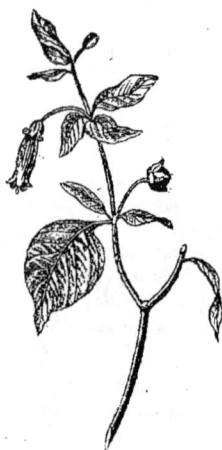

Parties employées. — Toutes les parties de la belladone peuvent être employées en médecine; cependant on ne fait usage que des feuilles en médecine vétérinaire. La racine, les baies et les graines sont pourtant plus actives et d'une composition chimique plus uniforme, mais elles ne sont pas assez abondantes pour la médecine des animaux.

Falsifications. — Les feuilles de belladone qu'on trouve chez les herboristes sont rarement bien conservées et souvent mélangées à celles de la morelle noire, de la jusquiame blanche, etc. Les vétérinaires feront donc bien, pour être sûrs des effets du médicament qu'ils emploient, de le récolter et de le conserver eux-mêmes.

Composition chimique. — Il résulte des recherches de divers chimistes, que la belladone renferme, indépendamment de l'*atropine*, qui est son principe actif et que nous étudierons plus loin, de l'*amidon*, de la *gomme*, de la *chlorophylle*, de la *cellulose*, des *sels*, etc.

Pharmacotechnie. — Les préparations de belladone, assez nombreuses, sont distinguées en *pharmaceutiques* et en *chimiques*.

Préparations pharmaceutiques.

1° *Poudre.*

Elle se prépare en pulvérisant les feuilles sèches de belladone, et en les passant au tamis de manière à obtenir les 4/5 de leur poids; on doit la conserver dans des vases bien clos et la renouveler chaque année, car elle est très altérable.

2° *Extrait aqueux.*

Il se prépare avec le suc non dépuré ou dépuré, avec le produit résultant de l'épuisement de la poudre par l'eau tiède, et avec la décoction de la plante fraîche. Dans tous les cas, on doit évaporer le liquide au bain-marie jusqu'à consistance d'extrait et renfermer dans des pots.

3° *Extrait alcoolique.*

On épuise, dans un appareil à déplacement, la poudre de belladone, on retire par distillation une partie du véhicule et l'on évapore ensuite au bain-marie.

4° *Teinture alcoolique.*

℥ Poudre de belladone. . . . . 4 part. | Alcool ordinaire . . . . 5 part.

Épuisez par lixiviation.

5° *Huile de belladone.*

℥ Poudre de belladone. . . . . 4 part. | Huile grasse . . . . 2 part.

Faites macérer à chaud.

6° *Pommade de belladone.*

℥ Extrait aqueux . . . . 1 part. | Axonge. . . . . 3 part.

Incorporez à froid.

Indépendamment de ces préparations, la belladone entre dans la composition du *baume tranquille*, de la *pommade de peuplier*, etc.; elle sert à faire en outre diverses préparations magistrales, telles que *catoplasmes, bains, lotions*, etc.

Préparations chimiques.

Atropine. — Ce principe actif de la belladone a été découvert par M. Brandes et isolé à l'état de pureté par MM. Geiger et Hesse. Il paraît exister dans toutes les parties de la plante, en combinaison avec l'acide malique qu'il neutralise incomplétement. Pour l'obtenir, on se sert du procédé que M. Rabourdin (1) a récemment proposé. Il consiste à préparer du suc frais de belladone, à le coaguler par une température de 90 degrés pour en séparer l'albumine et à le passer au filtre pour le clarifier ; à ajouter à chaque litre de liquide clair 4 grammes de potasse caustique et 30 grammes de chloroforme. Après avoir bien remué le mélange à plusieurs reprises, on le laisse reposer pendant une heure ; le chloroforme surnage et entraîne avec lui l'atropine ; on le recueille avec soin, on le lave à l'eau distillée et l'on distille pour retirer le véhicule. Le dépôt est repris par l'eau acidulée par l'acide sulfurique, afin d'entraîner l'atropine en combinaison avec cet acide ; la solution de sulfate d'atropine est traitée par le carbonate de soude qui neutralise l'acide sulfurique et précipite l'alcaloïde ; enfin, en reprenant par l'alcool et en évaporant celui-ci, on obtient l'atropine pure et cristallisée.

Caractères. — Elle est solide, blanche, en beaux cristaux soyeux et prismatiques, inodore, d'une saveur amère et nauséeuse. Fusible à 100 degrés, volatile et décomposable, l'atropine est peu soluble dans l'eau, mais elle se dissout bien dans l'alcool, l'éther et sans doute aussi dans les corps gras. Elle neutralise les acides et forme avec eux des sels peu cristallisables. Sa solution, traitée par le chlorure d'or, précipite en jaune-citron et en isabelle par une solution aqueuse de potasse.

Médicamentation. — La belladone s'administre principalement par la bouche, plus rarement par le rectum ; on la donne souvent en électuaires, en bols et en

(1) *Compt. rend. de l'Acad. des scienc.*, t. XXXI, p. 550.

pilules, d'autres fois en breuvages et en lavements. A l'extérieur, on fait de la belladone des applications variées; en la traitant par décoction, on obtient une *pulpe* bonne
pour faire des cataplasmes calmants, et un *liquide* qu'on emploie en bains, en lotions, etc. La teinture est employée en frictions, et les préparations grasses, telles
que l'huile et la pommade, servent à faire des onctions, etc. Enfin, dans quelques
affections de la poitrine, on fait avec les feuilles de belladone des fumigations *sèches*,
en les brûlant sur un réchaud placé sous le nez des animaux, ou *humides*, en dirigeant la vapeur narcotique qui s'échappe d'une décoction chaude, dans les voies
respiratoires.

Posologie. — La dose de belladone varie selon la préparation qu'on emploie,
l'espèce à laquelle on l'administre, la voie qu'on a choisie pour la faire pénétrer, etc.
En prenant pour type la *poudre sèche* de belladone, qui est la préparation la plus
usitée, les doses à administrer aux divers animaux se trouvent représentées par le
tableau suivant :

1° Grands herbivores. . . .	16 à 32 grammes.
2° Petits herbivores. . . .	8 à 12	—
3° Porcs.	4 à 8	—
4° Chiens	0,50 à 2	—

L'*extrait aqueux* sera administré aux mêmes doses.
L'*extrait alcoolique* et la *teinture* à doses moitié moindres.
Les *feuilles fraîches* et le *suc* à doses quadruples.

Pharmacodynamie. — Les effets physiologiques de la belladone sont divisés en
locaux et en *généraux*.

a. **Effets locaux.** — Appliquées sur les tissus sains, tels que la peau et les muqueuses apparentes, les préparations de belladone ne déterminent aucune irritation
notable ; mais il n'en est pas de même pour les tissus dénudés, car les expériences
d'Orfila (1) sur les chiens ont fait voir qu'introduites sous la peau, la poudre et l'infusion de belladone irritaient vivement les parties, déterminaient un gonflement considérable et l'infiltration consécutive du membre sur lequel on a opéré.

Déposée sur les tissus sains, la belladone ne modifie pas notablement la sensibilité, mais sur les parties frappées d'une vive douleur, elle amène bientôt un effet calmant très notable ; de plus, si elle est déposée au voisinage d'une ouverture naturelle,
elle relâche d'une manière spéciale le sphincter qui l'entoure, et en dilate l'orifice.

Lorsque les préparations de belladone sont introduites à forte dose dans le tube
digestif, ou quand on en continue longtemps l'usage par cette voie, l'estomac et les
intestins ne tardent pas à en ressentir l'influence. Les carnivores les rejettent promptement par le vomissement, et les herbivores ne tardent pas à donner des signes d'irritation intestinale : le ventre se gonfle, des borborygmes se font entendre, les coliques
se montrent, la défécation s'effectue difficilement, et après plusieurs tentatives infruc-
tueuses, les matières expulsées sont dures, sèches, il y a constipation opiniâtre ; sous
ce rapport, la belladone se rapproche de l'opium. A la suite de cet arrêt du cours
des matières, le tube digestif peut être frappé de congestion, d'inflammation et présenter à l'autopsie des désordres plus ou moins graves. Cependant il faut reconnaître
que, parmi les narcotico-âcres, la belladone est incontestablement le médicament le
moins irritant.

b. **Effets généraux.** — Ces effets sont encore très imparfaitement connus, au moins en France, où l'on emploie peu la belladone; en Allemagne, au contraire, où ce médicament paraît d'un usage plus fréquent, on est un peu moins ignorant que nous ne le sommes sur son action générale, bien qu'il reste encore beaucoup à apprendre à cet égard. Nous trouvons dans l'excellent ouvrage de M. Hertwig (1) quelques données précieuses sur ce médicament, que nous allons porter à la connaissance de nos lecteurs, en y joignant ce que la science possède en France d'un peu positif sur ce sujet.

A petite dose, la belladone, comme la plupart des narcotico-âcres, ne produit aucun effet notable dans l'économie, sauf quelques désordres légers du tube digestif, et assez souvent la dilatation de la pupille. Mais quand cette plante est administrée à dose assez élevée pour que son action se fasse sentir sur le système nerveux, on observe des phénomènes spéciaux qu'il est possible de distinguer de ceux qui appartiennent aux fonctions végétatives. Après l'administration d'une dose de belladone deux ou trois fois plus élevée que celles indiquées pour l'usage médicinal, on observe, au bout de quatre à six heures, de la tristesse, de la sécheresse à la bouche, la perte de l'appétit, des vomissements chez les carnivores, le gonflement du ventre chez les herbivores, etc.; la circulation est accélérée, les bruits du cœur sont sourds, tandis que les pulsations artérielles sont petites, serrées, peu perceptibles; la respiration est pressée, courte, difficile, car les ailes du nez exécutent de grands mouvements; la peau, d'abord plus chaude, se refroidit beaucoup, ainsi que les parties appendiculaires, surtout les oreilles et les cornes, chez les ruminants, etc. Des fonctions végétatives les désordres passent dans celles de relation : il y a faiblesse générale, station chancelante, la marche est difficile, le train postérieur chasse faiblement le corps en avant; les animaux ont des vertiges, les chevaux poussent au mur, le regard est fixe et anxieux, la vue trouble, la pupille dilatée et insensible à la lumière; la sensibilité générale est diminuée, le chien est agité de convulsions et tombe ensuite dans le coma, les herbivores sont abattus, mais ne deviennent pas somnolents, excepté quand la belladone a été injectée dans les veines. Enfin, si la mort doit survenir, le train de derrière, d'abord faible chez tous les animaux, se paralyse complétement, les sujets tombent sur le sol, la peau se refroidit, le pouls est misérable, les ouvertures naturelles deviennent béantes, les urines sortent d'elles-mêmes, les animaux meurent sans convulsions.

Les lésions qu'on trouve à l'ouverture des cadavres n'offrent rien de spécial, ce sont celles de tous les narcotiques; quant aux contre-poisons et antidotes, ils sont également les mêmes que pour l'opium.

Ce qui caractérise plus particulièrement l'action générale de la belladone, c'est son effet stupéfiant sur la pupille et son action paralytique sur tout le système musculaire, et notamment sur les muscles des membres postérieurs; aussi la considère-t-on comme un narcotique *antinévralgique* plutôt que comme un agent *encéphalique*. M. Flourens prétend que son principe actif se porte principalement sur les tubercules quadrijumeaux d'où émanent les nerfs optiques, et que cette action élective expliquerait l'effet de la belladone sur les yeux. Il peut se faire que cette explication soit fondée, mais cela n'empêche pas que l'action dilatante du médicament qui nous occupe n'est nullement spéciale à l'iris, et qu'elle s'observe parfaitement sur les autres sphincters, surtout quand leur action est exagérée. Enfin, la belladone paraît

(1) *Toxicologie*, t. II, p. 391.

agir sur la partie motrice de la moelle épinière plus fortement que sur la portion sensitive, et se concentrer plus spécialement sur le renflement postérieur de la tige nerveuse, ce qui expliquerait aussi son action relâchante sur l'anus, le col de la vessie, celui de l'utérus, etc.

Particularités relatives aux espèces.

1° Solipèdes. — Les auteurs sont peu d'accord sur le degré d'activité de la belladone chez les solipèdes, comme on le verra par les exemples suivants. Ainsi, Gohier (1) a pu faire prendre impunément la décoction de 3 kilogrammes de belladone fraîche à un cheval ; d'après Viborg (2), 500 grammes de feuilles fraîches, et selon Grève (3) 1000 grammes, ne produisent aucun effet sensible sur le cheval ; ce dernier auteur a pu donner 500 grammes de baies de belladone à un solipède sans avoir remarqué autre chose qu'un peu de dégoût et de gonflement du ventre qui avaient disparu le lendemain ; Pilger (4) a donné sans accident 125 grammes de racine de belladone au cheval, quoiqu'elle soit plus active que les feuilles ; enfin, à l'école d'Alfort (5), on a pu administrer, par expérience, jusqu'à 150 grammes de poudre sèche de belladone sans empoisonner les chevaux.

Malgré ces exemples et ces autorités, M. Hertwig n'admet pas qu'on doive administrer la belladone à forte dose aux solipèdes ; il résulte de ses expériences, qui, dit-il, ont porté sur plus de 20 chevaux, qu'à la dose de 125 à 185 grammes, en électuaire, la poudre de belladone détermine des effets trop énergiques pour les besoins thérapeutiques, et qui souvent même entraînent la mort de certains sujets au bout de deux ou trois jours.

La teinture de belladone en injection dans les veines, à la dose de 8 à 16 grammes, produit chez les chevaux, d'après le même expérimentateur, des effets graves de narcotisme après une excitation violente ; à la dose de 24 grammes, elle a déterminé la mort d'un cheval au bout de deux heures.

2° Ruminants. — D'après M. Hertwig, les effets de la belladone seraient les mêmes chez les grands ruminants que chez les solipèdes, et même, chose assez inattendue, ils auraient plus d'intensité à quantité égale. Donnée à la dose de 64 à 125 grammes, la belladone détermine des effets très énergiques, mais qu'on n'a pas voulu pousser plus loin, de crainte de faire périr les sujets.

D'après Müench (6), les petits ruminants seraient peu sensibles, par contre, à l'action de la belladone, les chèvres mangeant la racine, et les moutons les feuilles de cette plante sans en être incommodés.

3° Porcs. — Action inconnue.

4° Chiens. — Ces animaux sont assez sensibles à l'action de la belladone, mais il en faut d'assez fortes quantités pour les faire périr. La poudre sèche des feuilles ou des racines produit des effets très énergiques à la dose de 1,50 à 2,50 grammes, et l'extrait aqueux à celle de 2 à 3 grammes. Cependant, d'après Orfila (7), il faudrait 16 grammes à l'intérieur et 8 grammes dans le tissu cellulaire sous-cutané, de cette

(1) *Mém. sur la médec. et la chir. vétér.*, t. II, *Supplément*, p. 44.
(2) Hertwig, *loc. cit.*
(3) Hertwig, *loc. cit.*
(4) Hertwig, *loc. cit.*

(5) *Recueil*, 1844, p. 634.
(6) *Courte instr. sur l'emploi de la belladone contre la rage*, 1785, in-8.
(7) *Toxicologie*, t. II, p. 390 et suiv.

dernière préparation, pour déterminer une mort rapide des chiens; ces petits quadrupèdes supportent facilement, sans en être incommodés, vingt à trente baies de belladone, selon Orfila, et, d'après Viborg, 20 à 50 grammes de racine fraîche, avec la même facilité. M. Hertwig nous apprend qu'une infusion de feuilles fraîches donnée en lavement quatre fois dans la même journée à un chien détermina, indépendamment des effets généraux ordinaires, la paralysie du rectum et de l'anus, qui restèrent béants pendant un ou deux jours. Enfin, suivant le même auteur, la teinture de belladone à la dose de 30 gouttes, et l'extrait à celle de 0,30 grammes, peuvent être injectés dans les veines du chien sans accidents mortels; mais l'extrait aqueux, à celle de 2 grammes, fait rapidement périr les chiens par cette voie (Orfila).

Pharmacothérapie. — Quand on veut faire usage de la belladone dans le traitement des maladies, elle apparaît au praticien sous trois aspects principaux : comme *narcotique général*, comme *narcotique spécial* et comme *calmant local*. En général, ces propriétés sont beaucoup plus saillantes lorsque l'état morbide existe, lorsqu'il y a indication, que dans l'état physiologique.

1° Narcotique général. — La belladone comme narcotico-âcre ne présente aucune particularité bien importante, à l'exception du faible développement de ses propriétés irritantes qui permettent de l'employer à doses plus élevées ou pendant plus longtemps. A ce titre elle est indiquée dans le tétanos, l'épilepsie, la chorée, la rage, le vertige, certaines paralysies, les toux convulsives et opiniâtres, la dyspnée, quelques phlegmasies douloureuses, telles que le rhumatisme articulaire, la métro-péritonite suraiguë, l'otite aiguë du chien, etc.

Essayée sur un âne atteint de tétanos essentiel, concurremment avec la décoction de têtes de pavot et donnée en breuvage, la belladone a eu un plein succès (1). MM. Falke et Hertwig ont employé souvent ce médicament dans la même maladie, soit en breuvage, soit en lavement avec un résultat favorable. La pommade de belladone appliquée en onctions sur les muscles contractés peut contribuer à leur relâchement.

Bernard (2) a fait usage avec succès de ce médicament contre l'épilepsie du chien; il en usait à peu près comme d'un remède homœopathique. C'est principalement dans l'épilepsie aiguë avec accès rapprochés et très agités, que la belladone paraît convenir.

Vers la fin du siècle dernier, la belladone fut prescrite comme remède spécifique de la rage par Muench, et ordonnée dans le nord de l'Allemagne par l'autorité supérieure (Hertwig). Aujourd'hui, on est parfaitement convaincu de son impuissance contre cette redoutable affection.

Administrée à l'intérieur, par M. Hertwig, contre le vertige essentiel avec exaltation de la sensibilité, la belladone s'est montrée utile; le vétérinaire allemand Grève, l'a injectée dans les veines avec succès sur deux chevaux vertigineux.

« Les fumigations de belladone, dit Moiroud (3), dirigées dans les voies respiratoires contre certaines affections chroniques de la poitrine accompagnées de toux quinteuse et convulsive, pourraient peut-être concourir à calmer ce symptôme et hâter la guérison. » Indépendamment des fumigations, qui peuvent être sèches ou humides selon l'indication, la belladone s'administre aussi dans ce cas, en breuvages,

(1) *Compte rendu de l'école vétérinaire de Lyon*, 1819, p. 18.
(2) *Recueil*, 1837, p. 263.
(3) *Loc. cit.*, p. 346.

en électuaires, etc. Essayée souvent en Allemague contre la morve, dit M. Hertwig, elle a parfois amendé les symptômes, mais elle n'a jamais guéri la maladie elle-même.

Un vétérinaire belge, M. Van den Eide (1), a employé avec des succès fréquents l'extrait de belladone combiné aux mercuriaux, contre la métro-péritonite aiguë des vaches fraîches vêlées : la dose était de 8 grammes avec autant de calomel, par jour; on faisait en outre des frictions de pommade mercurielle sur les parois abdominales.

2° **Narcotique spécial**. — Comme caustique agissant spécialement sur les sphincters des ouvertures naturelles, la belladone reçoit des applications nombreuses et importantes. C'est d'abord contre les diverses affections de l'œil, les spasmes du col de la matrice, de celui de la vessie, dans les ténesmes et constrictions spasmodiques de l'anus, les hernies inguinales étranglées, le phimosis et le paraphimosis, l'incontinence d'urine, etc., qu'on fait particulièrement usage de la belladone sous ce point de vue. Dans cette application spéciale, on emploie généralement à la fois les préparations de belladone à l'intérieur et localement sur les points affectés.

Les affections oculaires où l'on emploie plus particulièrement la belladone sont le rétrécissement spasmodique de l'iris, l'excès de sensibilité de cette membrane, les adhérences qu'elle peut avoir contractées avec les parties environnantes, l'ophthalmie périodique, soit pendant sa période aiguë, pour en diminuer l'intensité et la durée (Chambert), soit durant la période de dépôt, pour dilater l'iris et faciliter l'examen du fond de l'œil; dans l'amaurose, on la met en usage dans le même but, pour faciliter l'établissement du diagnostic, et enfin dans le cas de cataracte, pour rendre l'opération plus facile. Dans ces divers cas, la simple application locale suffit le plus souvent.

Chaussier avait proposé d'employer l'extrait de belladone contre le resserrement spasmodique du col de l'utérus qui, dans certaines circonstances, met seul obstacle à la parturition. Ce moyen simple et rationnel est passé dans la pratique de beaucoup de vétérinaires, et dernièrement un de nos anciens condisciples, M. Gaven, a publié un cas de ce genre où il avait fait très heureusement usage de ce médicament. M. Schaack, dans le cas de constipation opiniâtre et de constriction spasmodique de l'anus, emploie la teinture de belladone à la dose d'une cuillerée à café dans un demi-lavement, avec beaucoup d'avantage. On réussirait sans doute aussi dans les divers autres cas que nous avons indiqués au commencement de ce paragraphe.

3° **Calmant externe**. — La belladone est peut-être de tous les narcotiques celui qui réussit le mieux et le plus rapidement à calmer les douleurs locales; aussi en fait-on journellement usage contre les névralgies, le rhumatisme, l'arthrite aiguë, le trismus, les crampes, les tumeurs squirrheuses, celles de la matrice, des testicules, des glandes externes, sur les crevasses très douloureuses des trayons, du bas des membres, dans le phlegmon sous-aponévrotique, le panaris, le javart tendineux, les plaies et les contusions des nerfs, celles du pied, etc.

Succédanés de la Belladone.

a. Jusquiame noire (*Hyoscyamus niger*, L.).

Pharmacographie. — Plante bisannuelle très commune le long des murs, dans les décombres, autour des habitations, etc. La racine est charnue et grosse comme

---

(1) *Journ. vétér. et agric. de Belgique*, 1843, p. 114.

le doigt ; la tige élevée de 40 à 60 centimètres, velue, ainsi que les feuilles, qui sont grandes, sinueuses et d'un vert sombre. Les fleurs sont disposées en panicules, et présentent une couleur jaunâtre, tachetée de rouge vineux. Le fruit est une capsule contenant des graines petites, irrégulières, pointillées et verdâtres, etc. L'odeur en est forte et vireuse, la saveur nauséabonde, etc.

Parties employées. — Toute la plante jouit de vertus narcotiques; cependant les feuilles, qui constituent la partie la plus abondante, sont à peu près les seules employées en médecine vétérinaire ; la racine et les semences sont néanmoins plus actives que les feuilles.

Composition chimique. — D'après M. Brandes, la jusquiame noire contient les principes suivants : *résine, mucilage, extractif, acide malique, hyoscyamine,* etc. C'est cet alcaloïde qui est le principe actif de toute la plante.

Hyoscyamine. — Découvert par Brandes et obtenu par Geiger et Hesse, cet alcali végétal présente les caractères suivants : Il est solide, cristallisé en aiguilles incolores, transparentes, à éclat soyeux, groupées en étoile; inodore s'il est sec, il rappelle, quand il est humide, l'odeur désagréable de la plante; sa saveur est âcre et ressemble à celle du tabac; peu soluble dans l'eau, il se dissout bien dans l'alcool et l'éther, auxquels il communique une réaction alcaline très prononcée: aussi neutralise-t-il parfaitement les acides en donnant des sels cristallisés. Ses propriétés physiologiques sont encore peu connues.

Pharmacotechnie et Médicamentation. — La jusquiame est soumise aux mêmes préparations pharmaceutiques que la belladone, et s'emploie, tant à l'intérieur qu'à l'extérieur, sous les mêmes formes que cette dernière. Quant aux doses à employer, elles sont encore imparfaitement fixées ; cependant la plupart des auteurs, médecins ou vétérinaires, s'accordent à les prescrire plus fortes de *moitié* ou du *double* de celles des préparations correspondantes de belladone.

Pharmacodynamie. — La jusquiame présente dans ses effets, tant locaux que généraux, une grande analogie avec la plante précédente, que nous avons prise pour type des solanées; cependant on a signalé quelques légères différences qu'il importe de faire connaître. D'abord il paraît démontré que la jusquiame est tout aussi calmante que la belladone, à doses proportionnelles, et qu'elle est encore moins irritante, surtout pour le tube digestif, sur lequel elle n'agit d'une manière fâcheuse qu'à doses excessives. Les effets narcotiques de la jusquiame paraissent être généralement plus faibles que ceux de la belladone; c'est au moins l'opinion de tous les médecins et de M. Hertwig; cependant M. Delafond [1], nous ne savons d'après quelles

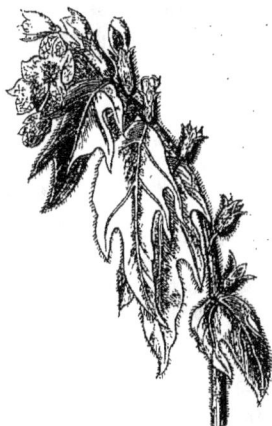

_____
[1] *Thérap. génér.,* t. I, p. 415.

preuves, admet une opinion opposée. Quoi qu'il en soit, les préparations de jusquiame narcotisent parfaitement les carnivores, mais n'agissent que faiblement sous ce rapport sur les herbivores, chez lesquels elles paraissent déterminer une accélération considérable de la circulation, une grande agitation et même des mouvements de fureur. L'action de cette plante sur la partie postérieure de la moelle est analogue à celle de la belladone, puisqu'elle produit la faiblesse d'abord, puis la paralysie des membres postérieurs; elle dilate également la pupille et les sphincters contractés spasmodiquement; elle paraît en outre agir sur les nerfs encéphaliques, puisque Moiroud (1) a observé l'agitation convulsive des lèvres sur les chevaux auxquels il avait administré la jusquiame noire à haute dose.

Particularités relatives aux espèces.

1° Solipèdes. — Il résulte des recherches de Gohier (2), qu'à la dose de 96 à 128 grammes, la jusquiame traitée par décoction et donnée en breuvage détermine la dilatation de la pupille, des convulsions dans les lèvres et les muscles du cou, de l'agitation dans la circulation, etc., et que ces désordres disparaissent complétement au bout de quelques heures. Moiroud, avec la même dose, a observé des phénomènes analogues. Un kilogramme de cette plante, traité par décoction dans un litre d'eau, et le décoctum réduit à moitié par l'ébullition, n'a produit aucun effet sur un cheval (3). Rafn et Viborg (4) ont pu administrer impunément à des chevaux 1 kilogramme de racine fraîche, et 750 grammes de suc exprimé de la plante verte de jusquiame noire; ils observaient une excitation générale, un peu d'agitation musculaire, mais point d'effets narcotiques. Enfin, les mêmes expérimentateurs ont pu donner aussi, sans occasionner la mort, 500 grammes de semences de jusquiame noire à demi mûres; seulement il se produisit beaucoup d'excitation et d'agitation, quelques mouvements désordonnés et furieux, mais point de narcotisme.

En injection dans les veines, M. Hertwig a observé qu'à la dose de 8 à 16 grammes, la teinture de jusquiame produit de l'agitation, quelques tremblements musculaires, des mouvements désordonnés, une station chancelante, l'abaissement de la tête, la dilatation des pupilles, la diminution de la sensibilité générale, etc.; au bout de cinq à vingt heures, ces phénomènes ont disparu. Enfin la même préparation, à la dose de 32 grammes, détermine des convulsions, des mouvements de fureur, des sueurs abondantes, une large dilatation des pupilles, et la mort au bout de deux heures.

2° Ruminants. — D'après M. Hertwig, les diverses parties de la jusquiame noire données aux vaches aux doses employées par Rafn et Viborg produiraient sensiblement les mêmes effets que sur les solipèdes. M. Cruzel (5) a publié, dans le temps, une observation curieuse de l'empoisonnement d'une vache par cette plante; en voici le résumé. Une vache mange dans la cour de la ferme quelques pieds de jusquiame noire; au bout de deux heures se déclare l'appareil des symptômes suivants : chute subite sur le sol, mouvements désordonnés, pupilles extrêmement dilatées, conjonctives violacées, battements tumultueux du cœur et des carotides, faiblesse du train postérieur, respiration bruyante et convulsive, beuglements retentissants, bave écumeuse, déjections instantanées, etc. Une saignée de 5 kilogrammes aux artères coccy-

(1) *Loc. cit.*, p. 349.

(2) *Observ. et exp. sur le pain moisi et sur quelques poisons*, p. 42.

(3) *Compte rendu de Lyon*, 1849.

(4) Hertwig, *loc. cit.*, p. 460 et suiv.

(5) *Journ. des vétér. du Midi*, 1840, p. 255.

giennes et des boissons acidulées abondantes triomphent promptement de ces symptômes effrayants.

Les moutons paraissent peu sensibles à l'action de la jusquiame noire, car quatre de ces animaux ont été nourris pendant huit jours sans accidents au moyen de cette plante en fleur. La quantité consommée dans cet espace de temps a été, pour les quatre moutons, de 11 kilogrammes ; ce qui fait environ 330 grammes pour chaque sujet dans les vingt-quatre heures (1).

3° **Omnivores.** — L'action de cette plante sur le porc est peu connue ; on admet généralement que ce pachyderme peut la manger impunément, ce qui nous paraît très contestable, et demande à être vérifié avec plus de soin qu'on ne l'a fait jusqu'à présent.

4° **Carnivores.** — Il paraît démontré par un grand nombre d'expériences, que la jusquiame produit sur le chien un narcotisme plus complet et plus calme que l'opium. Il résulte des diverses expériences d'Orfila (2) que l'extrait de jusquiame noire, la préparation officinale la plus usitée, donné à l'intérieur ou appliqué sur le tissu cellulaire à la dose de 8 grammes, produit le narcotisme et la mort. En injection dans les veines, il tue les chiens à la dose de 2 grammes.

Pharmacothérapie. — La jusquiame, comme la belladone, produit des effets thérapeutiques plus nets que les effets physiologiques ; elle calme la douleur plus facilement qu'elle ne diminue la sensibilité normale. À l'état sain, elle agite le système musculaire, surtout chez les animaux herbivores, et pendant l'état morbide elle le calme et fait disparaître les irrégularités de sa contractilité. Les indications de cette plante, assez semblables à celles de la belladone, doivent être distinguées en *internes* et en *externes*.

1° **Indications internes.** — Cette plante convient dans la plupart des névroses, telles que le tétanos, les crampes et les convulsions des muscles, le vertige, la chorée, l'immobilité, l'épilepsie, les coliques nerveuses, les toux douloureuses, la pousse, etc. Essayée contre le tétanos, unie au camphre, elle a réussi une fois à l'école de Lyon (3) ; M. Voerz (4) l'a employée avec succès contre les toux douloureuses, et M. Hertwig prétend qu'elle est utile contre l'hématurie et le diabète atoniques, contre les affections de poitrine accompagnées de beaucoup d'éréthisme nerveux, etc. Enfin, au dire de Moiroud, qui aurait pris des renseignements sur les lieux, les maquignons allemands ajouteraient à l'avoine de leurs chevaux malingres des semences de jusquiame pour faciliter leur engraissement en modérant l'activité nerveuse. Ce fait, vrai ou faux, est relaté aussi par Bulliard (5) et Renard (6) ; cependant M. Hertwig n'en fait pas mention.

2° **Indications externes.** — La jusquiame s'emploie en topiques divers sur les inflammations extérieures très douloureuses, comme celles des mamelles, des testicules, des yeux, des oreilles, etc. ; sur les articulations à la suite d'entorses, de distensions ligamenteuses, de rhumatisme, etc. ; sur les tumeurs et engorgements très douloureux ; sur les solutions de continuité des nerfs, sur les sphincters contractés d'une manière spasmodique, etc. Elle fait partie, comme la belladone, de l'onguent *populéum*.

(1) *Compte rendu de Lyon*, 1819, p. 32.
(2) *Toxicologie*, t. II, p. 299 et suiv., 5ᵉ édit.
(3) *Compte rendu de Lyon*, 1809.
(4) *Recueil*, 1841, p. 333.
(5) *Plantes vénéneuses*, p. 278.
(6) *Anc. journ. de méd.*, t. XXVIII et XXIX, 1768.

25

b. Stramoine (*Datura Stramonium*, L.).

SYNONYMIE : Pomme épineuse, Herbe aux sorciers.

Pharmacographie. — Cette plante active, qu'on croit originaire de l'Amérique septentrionale, s'est naturalisée en Europe, où elle croît spontanément à peu près partout ; on la trouve autour des habitations, le long des vieux murs, dans les décombres, etc. Sa tige, glabre et branchue, s'élève en moyenne de 60 à 80 centimètres. Ses feuilles sont entières, sinueuses, très grandes, anguleuses et pointues. Ses fleurs sont formées d'un calice caduc, vert, court, à cinq dents, et d'une corolle très longue, en entonnoir, de couleur blanche, avec le rebord violet. Le fruit est une capsule verte de la grosseur d'une noix, épineuse à sa surface et remplie de semences noires, rugueuses et réniformes, etc. Toutes les parties sont actives, exhalent une odeur forte, vireuse, et présentent au goût une saveur nauséeuse, âcre et amère.

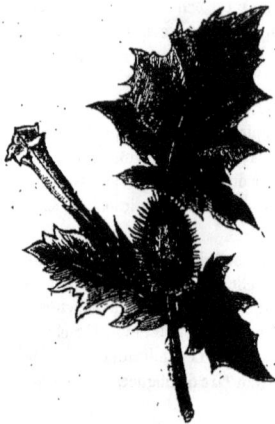

Parties employées. — Toute la plante ; cependant on emploie plus particulièrement les feuilles à cause de leur grand développement.

Composition chimique. — D'après les recherches de M. Brandes, la pomme épineuse contient les principes suivants : *extractif gommeux, fécule verte, albumine, résine, sels alcalins et terreux, daturine,* etc. C'est cette dernière substance qui est le principe actif du *datura.*

Daturine. — Cet alcaloïde végétal, découvert par Brandes et obtenu à l'état de pureté par Geiger et Hesse, présente les caractères suivants : solide, cristallisé en aiguilles brillantes réunies en aigrettes, inodore, de saveur âcre et amère, volatil à 100 degrés. Peu soluble dans l'eau, surtout froide, plus soluble dans l'éther et plus encore dans l'alcool, la daturine neutralise les acides et forme des sels cristallisés. Son action sur l'économie animale est très énergique.

Pharmacotechnie et médicamentation. — Les préparations pharmaceutiques et les modes d'administration sont les mêmes que pour la belladone ; quant aux doses, elles doivent être d'un *tiers* ou de la *moitié* moins élevées que celles de cette dernière plante.

Pharmacodynamie. — Le datura stramonium paraît être plus irritant pour le tube digestif que la jusquiame et même que la belladone. Son action narcotique sur les centres nerveux est aussi plus énergique que celles de ces deux solanées ; la sensibilité est plus fortement diminuée et la mobilité plus exaltée, car la pomme épineuse paraît provoquer des mouvements désordonnés et des accès de fureur plus facilement que les autres plantes de la famille des Solanées. On remarque aussi qu'elle produit une évacuation urinaire plus fréquente et plus copieuse.

Particularités relatives aux espèces.

1° **Solipèdes.** — 1500 grammes de feuilles fraîches de stramoine données en décoction à un cheval par Gohier (1) ont produit un narcotisme qui a duré quatre à cinq heures, mais non la mort ; 150 grammes de suc frais administrés par Moiroud (2) à un cheval ont provoqué un peu d'assoupissement et quelques bâillements sans autre phénomène. D'après plusieurs expériences de Viborg (3), 250 grammes de feuilles fraîches de stramoine infusées dans 3 litres d'eau déterminent seulement de la diurèse ; 1 kilogramme de la plante fleurie donné à un vieux cheval a produit de l'excitation et le ballonnement du ventre ; 500 grammes de poudre sèche, administrée en bol avec de la farine à un cheval de cinq ans, ont provoqué seulement un peu d'excitation et la dilatation des pupilles ; enfin, 1250 grammes de semences de pomme épineuse empoisonnèrent mortellement un cheval de neuf ans.

Il résulte des essais de M. Hertwig, qu'en injection dans les veines, l'infusion ou la teinture de stramoine, même à faibles doses, provoquent des désordres graves dans les fonctions du système nerveux, chez les solipèdes.

2° **Ruminants.** — La science ne possède aucun exemple des effets du stramoine sur les sujets de l'espèce bovine. Une chèvre et un bélier ont pu supporter impunément environ 250 grammes de suc frais de cette plante (Hertwig).

3° **Omnivores.** — Action inconnue sur le porc.

4° **Carnivores.** — Des expériences d'Orfila (4) il ressort, qu'à la dose de 16 grammes dans l'estomac, 8 grammes dans le tissu cellulaire, et 1 gramme 60 centigrammes dans les veines, l'extrait de datura stramonium tue infailliblement les chiens.

Pharmacothérapie. — La pomme épineuse est indiquée dans la plupart des cas que nous avons spécifiés à propos de la belladone et de la jusquiame ; cependant l'expérience a démontré que, chez l'homme, la plante qui nous occupe était bien supérieure aux deux précédentes dans le traitement des difficultés spasmodiques de la respiration, et dans celui du rhumatisme. M. Hertwig a reconnu son efficacité sous ce rapport chez le cheval ; elle paraît aussi être d'un emploi avantageux, en injections dans les veines, contre le vertige et le tétanos.

c. De la Mandragore (5) (*Atropa mandragora*, L.).

Cette solanée à racine charnue, pivotante et bifurquée, à feuilles radicales et étalées, à fruits ronds et succulents, etc., croît spontanément dans le bassin de la Méditerranée, en Espagne, en Italie, en Sicile, etc. Elle jouit de propriétés analogues à celles de la belladone, mais plus actives ; néanmoins comme elle est peu commune dans la plupart des contrées de la France, elle est à peu près inusitée.

d. Morelle noire (*Solanum nigrum*, L.).

Pharmacographie. — La morelle noire est une petite plante annuelle extrèmement commune partout ; on la trouve dans les champs cultivés, les jardins, les lieux incultes, le long des chemins, etc. Sa tige herbacée et rameuse est haute de 30 cen-

(1) *Journ. de médec.*, t. XXVIII, p. 243.
(2) *Mémoires, Supplément*, p. 44.
(3) *Loc. cit.*, p. 350.

(4) Hertwig, *loc. cit.*, p. 473.
(5) De μανδρα, étable, et αγαυρος, nuisible : nuisible aux animaux.

timètres en moyenne. Elle porte des feuilles alternes, molles, dentées et triangulaires; des fleurs blanches disposées en petites ombelles latérales et pendantes. Les fruits sont de petites baies globuleuses, lisses, d'abord vertes, puis noires comme des graines de cassis dont elles ont un peu l'aspect. Toutes les parties de cette plante ont une odeur fétide, un peu narcotique, et une saveur fade et herbacée.

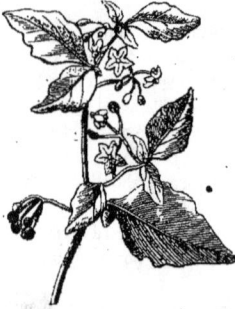

Parties employées. — La plante entière.

Composition chimique. — D'après les recherches de M. Desfosses, la morelle noire contiendrait, principalement dans ses baies, une matière alcaline et cristallisable, appelée *solanine*, qu'on rencontrerait aussi dans les pousses de la pommé de terre.

Solanine. — Elle est solide, en prismes quadrilatères aplatis, blancs, opaques, inodores, d'une saveur amère, âcre et nauséeuse. Fusible au-dessous de 100 degrés, et se prenant par le refroidissement en une masse citrine transparente, la solanine est insoluble dans l'eau, l'éther, les huiles grasses et essentielles, et très soluble dans l'alcool; elle neutralise les acides et donne naissance à des sels incristallisables, très amers et très vénéneux. Essayée sur les chiens et les chats, par M. Desfosses, à la dose de 30 à 40 centigrammes, la solanine a déterminé des vomissements violents et un narcotisme passager. Le sulfate de cette base à la dose de 5 à 15 centigrammes tue des lapins dans l'espace de six à dix heures; son effet le plus constant c'est de paralyser les membres postérieurs (1).

Pharmacotechnie. — Les préparations qu'on fait subir à la morelle noire sont simples et peu nombreuses. Pour l'usage interne, on peut se servir de la poudre, du suc frais, de l'extrait et de la décoction; pour l'usage externe, on se sert principalement de cette dernière préparation; la partie claire est employée en injections, en lavements, en lotions et en bains locaux, et avec la partie épaisse, la pulpe, on confectionne d'excellents cataplasmes anodins et calmants. La morelle étant peu ou point employée à l'intérieur, nous ne pouvons en indiquer les doses; cependant nous estimons, par approximation, qu'elles peuvent être sans danger *triples* et même *quadruples* de celles de la belladone.

Pharmacodynamie. — Les auteurs sont peu d'accord sur le degré d'activité de cette plante, considérée comme narcotique. Les uns la considèrent comme tout à fait innocente pour l'homme et les animaux : cela paraît parfaitement exact quand la plante est jeune, et, à cet égard, les opinions sont unanimes pour proclamer son entière innocuité; mais quand elle a acquis tout son développement, et surtout lorsque ses fruits sont parvenus à la maturité, elle paraît jouir d'une certaine activité. Cependant M. le docteur Dunal (2) a pu donner impunément, depuis trente jusqu'à cent et plus, à des chiens et à des cobayes, des baies de morelle noire, qui passent pourtant pour être la partie la plus active de la plante. Mais à ce fait négatif, relativement aux animaux, on peut opposer plusieurs faits positifs et bien observés qui

(1) *Recueil*, 1834, p. 48.
(2) *Hist. nat. et médec. des Solanum*, p. 82.

démontrent les vertus narcotiques de cette plante. C'est d'abord M. le docteur Bourgogne (1), de Condé, qui a vu mourir presque tout un troupeau de moutons qui avaient mangé de cette plante pendant une année chaude; c'est ensuite Orfila (2) qui a pu empoisonner les chiens par l'ingestion de 24 à 30 grammes d'extrait de morelle noire, l'œsophage étant lié, et par l'application dans le tissu cellulaire de la cuisse de 8 grammes de la même préparation; enfin, on a signalé dernièrement l'empoisonnement de petits gorets de deux à trois mois par cette plante mangée dans les champs; il y avait impossibilité absolue de la station et convulsions violentes (3).

Pharmacothérapie. — La morelle noire est peu employée à l'intérieur; cependant, donnée en décoction sous forme de breuvage, elle se recommande dans les inflammations du tube digestif, des voies respiratoires, de l'appareil génito-urinaire, ainsi que dans la plupart des affections légères du système nerveux, surtout chez les jeunes animaux. À l'extérieur, on s'en sert au contraire fréquemment, parce qu'on la trouve partout : on l'emploie en injections sur les muqueuses apparentes atteintes de vive inflammation; en lotions sur la peau dans les éruptions douloureuses, les crevasses, les plaies vivement enflammées, les brûlures; en bains locaux, pour les pieds, les mamelles, les testicules, le pénis, etc., atteints de diverses affections très douloureuses; en cataplasmes sur les yeux, les oreilles, les tumeurs diverses très endolories, les javarts cutanés ou tendineux, sur les articulations distendues, douloureuses, atteintes de rhumatisme, etc.

c. Douce-amère (Solanum Dulcamara, L.).

SYNONYMIE : Morelle grimpante, Vigne vierge.

Pharmacographie. — La douce-amère est une plante grimpante qu'on trouve dans les haies, dans les fossés humides, le long des ruisseaux, etc. Ses racines sont grêles et fibreuses. Sa tige est cylindrique, glabre, sarmenteuse et grimpante. Ses feuilles entières, pétiolées, alternes, aiguës, sont en cœur. Les fleurs, d'un violet tendre, sont disposées en petites grappes courtes, latérales, pendantes, au sommet de la tige. Le fruit est une baie glabre, arrondie, et de couleur rouge à sa maturité. Toutes les parties de cette plante exhalent une odeur nauséeuse légère, et qui disparaît par la dessiccation; leur saveur est d'abord douceâtre, puis amère, comme l'indique le nom de la plante.

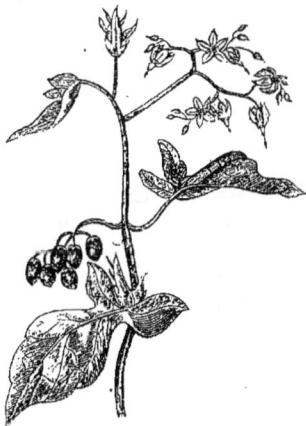

Parties employées. — Les tiges et les rameaux.

(1) *Journ. de chim. médic.* t. III, p. 541.
(2) *Toxicologie*, t. II, p. 312.
(3) *Mém. de la Soc. vétér. des Bouches-du-Rhône*, 1843-44.

Composition chimique. — La douce-amère renferme une matière sucrée qu'on a appelée *dulcamarine*, *picroglycion*, une matière amère extractive, un peu d'huile essentielle, et de la *solanine*.

Pharmacotechnie. — On peut réduire la douce-amère sèche en poudre et l'administrer en électuaire ; on en fait également un extrait qu'on donne sous la même forme et sous celle de bol ; cependant, on préfère généralement la traiter par décoction et la faire prendre en boisson ou en breuvage. Les doses pour les animaux sont inconnues ; mais, vu la faible activité de la plante, on peut sans crainte débuter par de fortes doses, qu'on élève progressivement.

Pharmacodynamie. — Les effets de la douce-amère sur les animaux sont peu connus. Si l'on juge par analogie, on trouve que cette plante possède des vertus complexes : d'abord elle est narcotique à haute dose, comme la morelle et les autres solanées ; elle paraît irriter aussi le tube digestif, provoquer le vomissement et la purgation chez les carnivores notamment, comme la plupart des narcotico-âcres ; enfin, donnée en décoction d'une manière continue, elle augmente notablement les sécrétions, principalement celles des reins et de la peau, et devient alors *fondante* et *dépurative*. Cette dernière propriété est la plus généralement admise par les médecins, et fait souvent placer la douce-amère à côté de la salsepareille.

Pharmacothérapie. — A l'extérieur, la plante qui nous occupe peut être employée dans les mêmes cas et sous les mêmes formes que la morelle noire ; de plus, il paraîtrait que sa décoction est aussi efficace que la teinture d'arnica pour les contusions, les ecchymoses, etc. A l'intérieur, cette plante a été prescrite contre un grand nombre de maladies, notamment contre les affections des poumons et des plèvres, contre les affections catarrhales et les écoulements des muqueuses, les affections lymphatiques et scrofuleuses, le rhumatisme chronique et les maladies articulaires, les diverses espèces d'hydropisies, les maladies cutanées anciennes et invétérées, etc., etc. M. Saunier a fait usage avec profit de la décoction de douce-amère en boisson dans le cas de pneumonie aiguë, concurremment avec l'emploi du kermès.

f. Tabac (*Nicotiana Tabacum*, L.).

SYNONYMIE : Nicotiane.

Pharmacographie. — Cette belle solanée, originaire de l'Amérique, et maintenant cultivée dans la plupart des contrées de la terre pour un usage bizarre et connu de tous, présente les caractères suivants : La tige est cylindrique, fistuleuse, pubescente, rameuse, gluante, et haute d'un mètre et demi en moyenne. Les feuilles sont molles, très grandes, entières, d'un vert pâle, lancéolées. Les fleurs, d'une teinte rougeâtre, sont groupées au sommet de la tige et des rameaux en belles panicules, etc.

Parties employées. — Les feuilles à peu près exclusivement.

Composition chimique. — D'après les analyses de MM. Posselt et Reimann, le tabac non manufacturé renferme les principes suivants : *nicotine*, *nicotianine*, *extractif*, *gomme*, *chlorophylle*, *albumine végétale*, *gluten*, *amidon*, *acide malique*, *citrate* et *malate* de *chaux*, etc. La *nicotine* est évidemment le principe actif.

Nicotine. — Cette matière, d'une activité si puissante, paraît exister dans le tabac naturel en combinaison avec les acides malique et citrique ; on l'obtient aujourd'hui par un procédé très simple. On fait un extrait aqueux de tabac qu'on agite avec de la potasse caustique : la nicotine est mise à nu ; on place le mélange dans un flacon avec de l'éther, on agite vivement à plusieurs reprises, et l'éther dissout la nicotine ; par une évaporation convenable, on obtient aisément cette substance.

Caractères. — C'est un liquide oléagineux, incolore, mais se colorant et s'épaississant à l'air ; d'une forte odeur de tabac, d'une saveur âcre et brûlante et d'une densité de 1,048 lorsqu'il est anhydre. Volatile à 250 degrés, brûlant avec une flamme fuligineuse, la nicotine jouit de propriétés alcalines très marquées et neutralise parfaitement les acides. L'acide sulfurique la colore en rouge, l'acide chlorhydrique en violet, et l'acide azotique en jaune orangé, etc. C'est une des matières les plus vénéneuses du règne végétal ; il suffit de 4 à 5 gouttes de cette substance pour tuer rapidement les chiens les plus robustes.

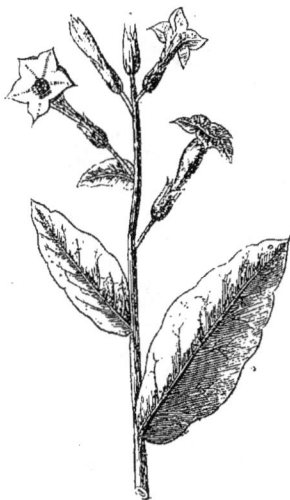

Pharmacotechnie. — On peut se servir du tabac manufacturé ou du tabac naturel ; le premier est plus irritant, et le second plus narcotique. Les feuilles sèches de cette plante sont réduites en poudre ou traitées par décoction ; on peut aussi en faire un extrait, une teinture, une pommade, mais ces diverses préparations sont peu usitées.

Médicamentation. — On administre le tabac à l'intérieur, en bol ou en breuvage, par les voies digestives directes, et en lavements par les voies rétrogrades ; à l'extérieur, c'est le plus souvent en lotions, plus rarement en pommade ; enfin, on l'emploie aussi en fumigations dans les voies respiratoires, sur la peau et même dans le rectum. Quant aux doses pour l'estomac, ce sont, chez les divers animaux, d'après M. Hertwig, en prenant pour type les feuilles sèches, les suivantes :

1° Grands herbivores	32 à 96 grammes.
2° Petits ruminants.	8 à 16 —
3° Porcs	2 à 4 —
4° Carnivores.	0,50 à 2 —

Ces doses peuvent être répétées au besoin dans la même journée.

Pharmacodynamie. — Les effets du tabac seront distingués en *locaux* et en *généraux*, et les premiers subdivisés en *externes* et en *internes*.

1° Effets locaux externes. — Appliqué sur la peau intacte, le tabac en poudre ou en décoction produit peu d'effets primitivement ; cependant, à la longue, il irrite la surface, provoque de la démangeaison, des picotements et de la cuisson; sur les parties dénudées, il est franchement irritant, est absorbé facilement et donne lieu à des phénomènes généraux graves, qui peuvent aller jusqu'à l'empoisonnement mortel, comme on en a plusieurs exemples; enfin, sur les muqueuses, il provoque toujours une abondante sécrétion de mucus, indépendamment des effets spéciaux qu'il peut déterminer, comme la salivation dans la bouche, l'effet sternutatoire dans le nez, etc.

2° **Effets locaux internes**. — Le tabac introduit dans le tube digestif, soit sous forme solide, soit sous forme liquide, se comporte comme un agent irritant; il enflamme l'estomac et les intestins, provoque le vomissement chez les carnivores et les omnivores, et dans tous les animaux une superpurgation violente si la dose ingérée a été suffisamment élevée. Les désordres de l'appareil digestif sont indiqués par les principaux phénomènes suivants : grincements de dents, bouche écumeuse, salivation, perte d'appétit, soif vive, ballonnement du ventre, coliques sourdes, regard dirigé vers le flanc, vomissements et purgation pour les petits animaux, défécations fréquentes d'abord, puis diarrhée fétide chez les herbivores, etc.

3° **Effets généraux**. — Pour plus de clarté, nous distinguerons les effets dynamiques du tabac en *physiologiques* ou modérés, et en *toxiques* ou exagérés.

a. **Effets physiologiques**. — Avant de commencer la description succincte de ces effets, nous ferons remarquer, d'après M. Hertwig (1), auquel nous empruntons une partie des détails qui vont suivre, que le tabac, administré à doses ménagées et réitérées, présente une certaine analogie avec la *Digitale pourprée* que nous allons bientôt étudier, en ce sens qu'il ralentit la circulation d'une manière sensible, qu'il détermine une assez forte diurèse, et qu'enfin, à haute dose, il devient narcotique comme elle. Cependant, nous devons faire observer, d'après les faits mêmes fournis par l'auteur dont nous invoquons l'autorité, que l'effet sédatif sur la circulation ne se manifeste qu'autant qu'on administre le tabac par les voies digestives, car traité par infusion et injecté dans les veines, il produit un effet contraire, c'est-à-dire qu'il accélère la circulation et rend la respiration laborieuse.

Quoi qu'il en soit de cette analogie, le tabac, administré à l'intérieur ou injecté dans les veines à doses un peu élevées, porte son action sur le système nerveux et y suscite divers désordres que nous allons sommairement indiquer : agitation, inquiétude, trépignements, plaintes, tremblements musculaires dans les membres, difficulté et lenteur dans les mouvements, diminution de la sensibilité; puis, convulsions partielles et éphémères d'abord, ensuite générales et de plus longue durée, station chancelante, marche incertaine, vue trouble et obtuse, sensibilité générale moindre, faiblesse des membres postérieurs, etc. Enfin, si le narcotisme doit survenir, il y a détente générale des muscles et mort à peu près certaine; c'est ce qui nous reste à examiner.

b. **Effets toxiques**. — En résumant ce qui a été observé sur divers animaux, et en laissant de côté tout ce qui est étranger au système nerveux, l'empoisonnement par le tabac est caractérisé chez les herbivores par les phénomènes suivants : agitation vive de la tête et des membres, inquiétude anxieuse, respiration plaintive, yeux fixes, regard animé et farouche, hochement continuel de la tête, mugissements violents chez le bœuf, frissons généraux et hérissement des poils, convulsions d'abord partielles, puis générales, chute sur le sol, membres tendus, bouche béante et écumeuse,

(1) *Loc. cit.*, p. 486 et suiv.

langue pendante, froid de la surface du corps, perte de la sensibilité, abolition des sens, narcotisme, dilatation des pupilles, paraplégie, mort sans convulsions.

Lésions. — Celles qu'on rencontre dans le tube digestif peuvent varier depuis la simple rougeur jusqu'à la gangrène ; les poumons sont gorgés de sang et parsemés de taches livides ; le sang des ventricules et des oreillettes est coagulé et noir ; les sinus veineux des centres encéphaliques sont injectés et pleins de sang comme dans l'apoplexie.

Antidotes. — Évacuants du tube digestif, gastrotomie chez le bœuf, saignées, boissons tempérantes, breuvages stimulants, café, etc.

Particularités relatives aux espèces.

1° **Solipèdes.** — D'après M. Hertwig, 4 à 8 grammes de tabac en *poudre* (sans doute le tabac naturel?) donnés en bol ne produisent aucun effet sur les solipèdes, même en répétant la dose plusieurs fois par jour. A la dose de 16 à 32 grammes, on observe, par contre, une sédation marquée de la circulation, surtout quand on a renouvelé l'administration à de courts intervalles de temps ; 200 grammes environ de feuilles sèches données en électuaire n'ont produit qu'une dépression très notable de la circulation et de la respiration ; 1 à 3 kilogrammes du même médicament, sous le même état, ne produisent que du dégoût et une évacuation urinaire copieuse ; enfin 500 grammes d'abord, puis 1 kilogramme ensuite de suc frais de tabac, n'ont produit sur un sujet qu'un peu d'accélération des fonctions, de la défécation et une diurèse abondante. En injection dans les veines, les chevaux peuvent supporter jusqu'à 2 onces d'une infusion faite avec 16 grammes de feuilles sèches de tabac et 200 grammes d'eau environ ; seulement il y a chute sur le sol, efforts de vomissement, convulsions, etc.

2° **Ruminants.** — D'après MM. Berganot (1) et Lanusse (2), les grands ruminants peuvent manger à peu près impunément le tabac frais et sur pied ; mais ils sont facilement empoisonnés par celui qui est sec ou en voie de dessiccation, comme on l'observe souvent dans les pays où cette plante est cultivée en grand pour les besoins de l'industrie. Toutefois, la dose de tabac sec nécessaire pour empoisonner un bœuf n'est pas bien connue. M. Hertwig cite pourtant un exemple où un de ces animaux a succombé après l'ingestion de 2 kilogrammes environ de tabac sec. D'après le même auteur, les chèvres supportent facilement de 8 à 16 grammes de tabac à l'intérieur, mais elles meurent quand on leur en administre de 32 à 64 grammes. On ne possède aucun document relativement au mouton.

4° **Omnivores.** — On sait que le tabac fait vomir le porc, mais on ignore entièrement ses autres effets sur ce pachyderme.

5° **Carnivores.** — Les voies digestives restant libres, le chien peut supporter de 4 à 8 grammes de tabac sec par les voies directes, parce qu'il en rejette la plus grande partie par le vomissement ; si l'œsophage est lié, ces doses, et surtout la dernière, peuvent l'empoisonner. Dans le rectum, sous forme de lavement, le tabac fait périr les chiens à la dose de 4 grammes (Hertwig), et à celle de 80 centigrammes dans le tissu cellulaire de la cuisse (Orfila).

(1) *Mém. de la Soc. vétér. de Lot-et-Garonne*, 1854, p. 28.
(2) *Journ. des vétér. du Midi*, 1852, p. 480.

Pharmacothérapie. — Le tabac, soit comme agent irritant, soit comme narcotique, reçoit en médecine vétérinaire quelques applications utiles. Pour plus de simplicité, nous l'examinerons ici relativement à ses divers modes d'administration.

1° En bols ou en breuvages. — Donné en bol ou en breuvage par les voies digestives directes, le tabac est rarement usité chez les animaux; cependant on l'a recommandé comme sialagogue dans l'atonie des glandes salivaires, comme stimulant dans l'inappétence opiniâtre, la tympanite chronique, la constipation et les pelotes stercorales, les vers intestinaux, etc. On a prescrit ce remède également contre les hydropisies, les paralysies, le tétanos, les crampes, etc. Enfin, d'après Moiroud (1), quelques maquignons l'administreraient aux chevaux vicieux pour les narcotiser à demi et masquer momentanément leurs vices de caractère.

2° En lavements. — On prescrit les lavements de tabac dans les affections graves de l'encéphale accompagnées de stupeur. M. Henry Bouley (2) l'a employé à la dose de 32 grammes pour 2 litres d'eau; Vatel (3) s'en est servi avec avantage dans le vertige abdominal; Favre (4), de Genève, prescrit l'infusion de tabac en lavements contre les vers intestinaux, et surtout l'œstre hémorrhoïdal; on les a conseillés également contre la constipation opiniâtre, la hernie étranglée, la rétention spasmodique de l'urine, le part languissant, la délivrance retardée, la paraplégie, etc.

3° En lotions. — La décoction de tabac, seule ou mélangée à divers sels irritants, aux préparations sulfureuses, a été prescrite par un grand nombre d'auteurs contre la gale des diverses espèces d'animaux; c'est un remède qui réussit souvent, quoiqu'il soit inférieur, sous ce rapport, à l'hellébore blanc, d'après M. Hertwig. M. Neumann (5) prescrit surtout le jus de tabac des manufactures. Moiroud mentionne le moyen très simple qu'emploient les bergers pour traiter la gale de leurs moutons : ils mâchent le tabac et déposent sur les ulcères galeux la salive imprégnée de la saveur de cette plante âcre. On emploie beaucoup le tabac pour détruire les ectozoaires des divers animaux, et surtout les poux; pour cela l'hippiatre Lafosse (6) prescrit de couper la décoction de tabac avec de l'eau-de-vie, et M. Hertwig prétend que, mélangée au vinaigre, elle est d'une efficacité surprenante; enfin, on l'a ordonnée sur les plaies et les ulcères atoniques, etc. Dans ces divers cas, il ne faut employer les lotions de tabac que sur de petites surfaces à la fois, dans la crainte d'occasionner les graves accidents qui accompagnent l'absorption.

4° En fumigations. — Les fumigations de tabac sont dirigées dans les voies respiratoires contre les affections atoniques dont elles peuvent être le siége, dans la syncope, l'asphyxie, etc. Sur la peau, on s'en sert contre la gale du mouton, d'après M. Roche-Lubin (7): pour cela on emploie le procédé de Jefferson, qui consiste à faire brûler le tabac dans la douille d'un vieux soufflet à main, et à diriger ensuite la fumée sur les points galeux en écartant la laine qui les recouvre. Enfin on dirige par divers moyens la fumée de tabac dans le rectum dans plusieurs affections. « Une semblable fumigation introduite dans l'intestin rectum, dit Vitet (8), produit souvent des effets surprenants dans les constipations opiniâtres, dans les coliques venteuses et spasmodiques, dans les hernies récentes produites par le déplacement des gros intestins. » M. Percivall confirme les assertions de Vitet en ce qui concerne la constipation.

(1) Loc. cit. p. 364.
(2) Recueil, 1841, p. 211.
(3) Journ. prat., 1836, p. 231.
(4) Vétér. campagnard, p. 106.
(5) Recueil, 1850, p. 934.
(6) Dict. d'hipp., t. II, p. 254.
(7) Manuel de l'éleveur des bêtes à laine, p. 201.
(8) Médec. vétér., t. III, p. 200.

5° **Comme sternutatoire.** — Le tabac à priser insufflé dans le nez produit des ébrouements, fait couler le mucus nasal et les larmes, et peut réveiller le cerveau dans les maladies soporeuses, l'asphyxie, stimuler activement la pituitaire, etc.

DES SCROFULARIÉES.

Digitale pourprée (*Digitalis purpurea*, L.).

Synonymie : Gantelée, Gant de Notre-Dame, etc.

Pharmacographie. — Cette belle plante bisannuelle, de la famille des Scrofulariées, croît spontanément en Europe sur les montagnes découvertes, dans les terres incultes, les terrains argileux, sablonneux, mais secs ; elle entre en fleur en juin et juillet et se reconnaît alors à ses belles corolles d'un rouge pourpre, tachetées de blanc en dedans, en forme de doigt de gant, et appendues à la partie supérieure d'une tige simple, sur un des côtés de laquelle elles forment un épi unilatéral. Les feuilles de cette plante, qui sont la partie employée en médecine, sont radicales et d'autant plus grandes qu'elles sont plus rapprochées du sol ; elles sont pétiolées, entières, ovales, aiguës, blanchâtres et recouvertes de poils, ce qui leur donne l'aspect velu ; quand elles sont fraîches, elles ont une saveur âcre et amère et une odeur faible, nauséabonde ; desséchées, elles ont perdu de leur âcreté et ne présentent plus qu'une légère odeur de foin.

Récolte et conservation. — Les feuilles de digitale doivent être récoltées au moment de l'entrée en fleur de la plante ; elles seront débarrassées de leurs pétioles et de la terre qui souvent les recouvre, desséchées à l'ombre et renfermées dans un vase sec et bien bouché. Elles doivent être renouvelées chaque année. Les vétérinaires feront bien de les récolter eux-mêmes, ou s'ils les prennent chez un herboriste, ils devront s'assurer de leur bonne préparation et les faire cueillir devant eux sur la tige même de la plante, car on y mélange souvent des feuilles de bourrache, de consoude et de bouillon-blanc, qu'il est difficile de distinguer ensuite lorsqu'elles ont été déformées par la dessiccation.

Composition chimique. — D'après les nombreuses analyses qui ont été pratiquées sur cette plante, elle renfermerait les principes suivants : *Digitaline*, principe mal défini encore chimiquement, dépourvu de propriétés alcalines, mais concentrant en lui toutes les vertus actives de la digitale, comme nous le démontrerons plus loin ; puis une *essence*, un *extractif sous-résineux*, une *matière grasse*, une *substance colorante rouge*, des acides *tannique* et *gallique*, de la *chlorophylle*, du *sucre*, du *mucilage* et de l'*oxalate de potasse*.

Pharmacotechnie. — Les préparations de digitale sont peu nombreuses ; elles sont *pharmaceutiques* ou *chimiques*.

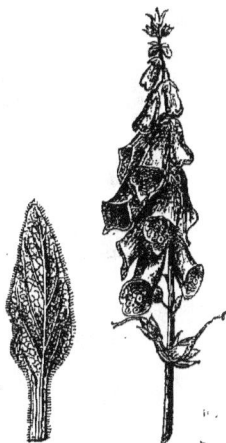

1° *Poudre.*

Elle se prépare en pulvérisant les feuilles sèches dans un mortier et en les passant ensuite au tamis ; on obtient les trois quarts environ du poids des feuilles sèches. Cette poudre sera placée dans un vase hermétiquement clos et renouvelée tous les ans, parce qu'elle s'altère promptement. Les vétérinaires la prépareront eux-mêmes, car celle qu'on trouve dans le commerce est souvent altérée ou falsifiée. Elle sert à la confection des électuaires, des bols, etc.

2° *Teinture.*

2° Poudre de digitale . . . . 1 part. | Alcool. . . . . , ... 5 part.

Passez à l'appareil de déplacement ou faites macérer pendant quinze jours. Employée en frictions.

3° *Infusion* ou *décoction.*

Elle se prépare avec 16 grammes de feuilles sèches dans un litre d'eau ordinaire. Employée en breuvages, lavements, injections, etc., en trois ou quatre doses.

4° *Extraits.*

On prépare aussi avec la digitale des extraits alcooliques ou aqueux, mais ils sont peu usités, même chez l'homme.

5° *Associations.*

On associe la digitale aux opiacés, aux solanées, à la scille, au colchique, à l'aconit, au sel de nitre, etc., soit dans les formules solides, soit dans les préparations liquides.

Digitaline. — Ce principe essentiel des vertus de la digitale a été découvert par Leroyer, et obtenu à l'état de pureté, dans ces dernières années, par MM. Quevenne et Homolle ; le procédé le plus suivi et le plus employé pour l'obtenir est celui de M. Ossian Henry. Il consiste à épuiser les feuilles ou la poudre de digitale par l'alcool ordinaire, et à en obtenir un extrait ; celui-ci est repris par l'eau aiguisée d'acide acétique et filtré ; la solution qui en résulte est neutralisée par l'ammoniaque et traitée par une solution d'acide tannique ; le tannate de digitaline formé est recueilli et décomposé par la litharge ; le produit soumis à l'action de l'éther d'abord, puis de l'alcool, abandonne la digitaline qui se dépose à mesure de l'évaporation du véhicule.

Caractères. — Elle est solide, blanche, pulvérulente, inodore, très amère, très irritante, dépourvue de propriétés alcalines et ne neutralisant pas les acides. Insoluble dans l'eau, peu soluble dans l'éther, elle se dissout en toute proportion dans l'alcool ; traitée par l'acide chlorhydrique, elle prend une belle couleur verte, etc. Elle jouit d'une très grande activité.

Médicamentation. — La digitale s'administre le plus ordinairement par la bouche et très exceptionnellement par le rectum ou par d'autres voies : c'est sous forme d'électuaire ou de bol qu'on la donne habituellement ; cependant quand on l'administre à titre de diurétique, elle serait plus efficace, selon toute probabilité, en breuvage et même en lavement. Enfin, la teinture s'emploie surtout à l'extérieur, en frictions sur les parties œdématiées.

Sous quelque forme qu'on emploie la digitale, il est essentiel de ne pas la donner d'une manière continue, pour éviter des effets exagérés et même l'empoisonnement : MM. H. Bouley et Raynal ont constaté, en effet, qu'à la dose de 6 grammes employée sans interruption pendant huit jours, la digitale empoisonnait le cheval ; aussi conseillent-ils sagement, ainsi que M. Hertwig, d'interrompre l'administration tous les deux ou trois jours, et ce dernier prescrit, de plus, de cesser momentanément l'usage du remède quand l'appétit disparaît.

Posologie. —Il régnait jusqu'à présent en médecine vétérinaire une grande incertitude sur la quantité de digitale qu'il convient de donner aux animaux. La plupart des auteurs, à l'exception de Moiroud, prescrivent en général des doses trop élevées, d'après MM. H. Bouley et Raynal, qui ont démontré le danger des doses exagérées de ce médicament; en cela ils sont d'accord avec M. Hertwig et quelques bons praticiens. En prenant pour type des préparations de digitale la *poudre*, qui est la meilleure et la plus usitée pour l'usage interne, les doses devront être les suivantes :

1° Grands ruminants. . .	4	à	8	grammes.
2° Solipèdes.	2	à	6	—
3° Petits ruminants. . . .	0,50	à	1	—
4° Porcs.	0,25	à 0,50		—
5° Chiens.	0,10	à 0,25		—
6° Chats.	0,05	à 0,10		—

La dose de la teinture et celle des feuilles fraîches pourront être sans inconvénient quatre à cinq fois plus fortes que celles de la poudre.

Ces doses, qui paraîtront sans doute bien minimes à la plupart des praticiens habitués depuis longtemps à donner la digitale à grandes doses, sont cependant plus élevées que celles prescrites par M. Hertwig, qui ne dépasse pas 4 grammes pour les grands herbivores ; elles sont deux ou trois fois plus fortes que celles données par M. Schaack (1), qui n'emploie jamais que 2 ou 3 grammes de poudre de digitale par jour chez le cheval, et encore en deux fois. Cet habile praticien nous a assuré que sur les chevaux malades, cette faible dose suffit pour amener, dès le lendemain de l'usage de ce remède, un ralentissement et surtout une intermittence marqués du pouls, mais il ignore si l'effet se produirait chez un cheval sain. M. Lafosse (2) ne dépasse jamais la dose de 4 grammes chez les solipèdes, et assure même qu'elle est souvent trop forte pour certains chevaux nerveux et de petite taille qu'on trouve dans le midi de la France. Enfin, M. Morton (3) ne prescrit jamais que 1,50 grammes de digitale à la fois; il préfère répéter les doses que de trop les élever.

Pharmacodynamie. — Nous distinguerons les effets de la digitale en *locaux* et en *généraux*, et nous les étudierons dans cet ordre.

a. **Effets locaux.** — Les effets locaux de la digitale et de ses préparations sont évidemment irritants ; il en est de même de la digitaline, et cela à tel point, que les médecins ont dû renoncer à son emploi par la méthode endermique. Sur la peau, la poudre de digitale est peu active, mais sur les muqueuses un peu fines et sur les tissus dénudés, elle développe des effets irritants non équivoques.

Si les qualités irritantes de la digitale sont évidentes à l'extérieur du corps, elles le sont encore plus dans le tube digestif; à cet égard tous les auteurs sont unanimes. Ainsi tous ont reconnu que ce médicament employé pendant un certain temps fatigue l'estomac, diminue l'appétit d'abord, puis le supprime entièrement; si la dose employée est un peu forte, on ne tarde pas à reconnaître tous les signes d'une irritation gastro-intestinale : les carnivores vomissent, les herbivores salivent; des borborygmes se font entendre, des coliques se montrent; les défécations sont d'abord fréquentes,

(1) *Journ. de méd. vétér. de Lyon,* 1850, p. 172.
(2) *Journ. des vétér. du Midi,* 1850, p. 83.
(3) *Loc. cit.,* p. 204.

puis molles, puis liquides, et enfin une diarrhée épuisante ne tarde pas à s'établir et à entraîner la mort des animaux, si l'on n'y porte remède. Enfin, sur les cadavres des animaux morts empoisonnés par la digitale, on découvre dans l'abdomen tous les signes d'une violente inflammation de l'estomac et surtout du gros intestin. Ce médicament est donc bien un narcotico-âcre.

b. **Effets généraux.** — Il a régné jusque dans ces derniers temps une grande obscurité sur les effets dynamiques de la digitale ; on savait bien qu'elle jouissait de la propriété de ralentir les mouvements du cœur et de déterminer une diurèse abondante, mais on ignorait entièrement les conditions les plus favorables au développement complet et régulier de ces deux effets essentiels du médicament. Ce sont MM. H. Bouley et Raynal qui nous ont éclairés sur ce point important de matière médicale et de thérapeutique, dans un travail qui porte le cachet de l'exactitude et de la clarté (1). Il paraît que les vétérinaires allemands étaient un peu plus avancés que nous sur ce sujet, car nous trouvons dans l'excellent ouvrage de M. Hertwig (2) des données qui ont beaucoup d'analogie avec celles fournies par nos collègues d'Alfort. Enfin, les recherches de Dupuy (3) et de Bracy Clarck (4) sur les effets toxiques de la digitale ne sont pas inutiles dans l'étude de ce médicament.

Quoi qu'il en soit, nous allons extraire de ces diverses sources les documents les plus essentiels de notre travail sur la digitale, nous réservant seulement le soin de les disposer de telle sorte que les effets de ce médicament soient plus faciles à saisir.

Pour bien comprendre les effets généraux de ce médicament, il est essentiel de se rappeler son action *irritante* sur les tissus et son action *sédative* sur le cœur ; en ne perdant jamais de vue ces points culminants de l'histoire de la digitale, il est assez facile d'interpréter les divers effets qu'elle suscite dans l'économie animale, ainsi que nous allons le démontrer.

Quand on administre la poudre de digitale à petite dose, à dose sédative, de manière à éviter autant que possible son action irritante sur le tube digestif, on observe au bout de quelques heures deux phénomènes essentiels et concomitants, à savoir : une expulsion copieuse d'urine claire et aqueuse, et un ralentissement marqué de la circulation et de la respiration, avec mollesse et intermittence des battements du cœur ; enfin, très souvent aussi, les muqueuses apparentes pâlissent et la température du corps baisse de quelques degrés. Ces effets passent généralement du jour au lendemain.

Mais lorsque les doses sont plus élevées ou qu'elles sont trop rapprochées les unes des autres, l'action *sédative* de la digitale et son effet diurétique, qui paraît n'en être qu'une conséquence, apparaissent moins nettement, moins immédiatement et au milieu de phénomènes accessoires qui peuvent parfois masquer entièrement leurs véritables caractères. Ces phénomènes accessoires, insolites, sont évidemment la conséquence des propriétés irritantes de la digitale, qui se font sentir dans divers points de l'économie animale, et notamment dans l'appareil digestif. Alors il se passe pour la digitale ce qui a lieu pour l'émétique non toléré, c'est-à-dire que les accidents survenus dans le tube digestif ou dans d'autres points suscitent de l'excitation, de la fièvre de réaction, qui se mélangent et retardent le développement des effets essentiels du médicament.

(1) *Recueil*, 1849, p. 297, 377 et 461.   (3) *Journ. prat.*, 1830, p. 449.
(2) *Loc. cit.*, p. 480 et suiv.   (4) *Pharmacopée vétérinaire*, p. 24 et 25.

Ainsi, après l'administration d'une dose exagérée de digitale, on remarque d'abord quelques phénomènes *généraux*, tels que tristesse, perte d'appétit, diminution de la vigueur et de l'excitabilité, injection des muqueuses, coliques légères, etc.; puis apparaissent les signes *spéciaux* de l'action essentielle du médicament avec les caractères suivants : il y a d'abord *ralentissement* de la circulation, mais cet effet est éphémère; puis survient une *accélération* du pouls, proportionnelle à la diminution première, c'est-à-dire augmentation d'un *tiers* environ du nombre normal des pulsations artérielles; enfin, il survient une deuxième dépression du mouvement circulatoire, accompagnée le plus souvent d'une intermittence des battements cordiaux et artériels. Pendant la période d'augmentation de la vitesse du cours du sang, on remarque toujours que les battements du cœur sont plus nets et plus intenses qu'à l'ordinaire, et qu'ils s'accompagnent de bruits spéciaux, tels que le *tintement métallique*, le *frémissement vibratoire* et le *bruit de souffle*. Durant la troisième période, caractérisée par le ralentissement secondaire de la circulation, on observe le changement de rhythme des pulsations du cœur qui sont devenues *intermittentes* : ainsi le cœur se repose parfois pendant un temps égal à celui d'un battement, et ces temps d'arrêt se remarquent souvent entre la cinquième et la sixième pulsation, quelquefois entre la quinzième et la seizième, et parfois à des intervalles irréguliers. Enfin, si l'effet de la digitale est très intense, on observe une discordance complète entre les battements du cœur et ceux des artères, comme dans les maladies putrides, c'est-à-dire que pendant que le cœur bat avec force, le pouls reste petit, filant, misérable; mais cet effet est surtout remarquable pendant les effets toxiques de la digitale, que nous allons maintenant étudier.

Effets toxiques. — Dans les effets de la digitale que nous venons d'examiner, nous avons bien remarqué le développement de ses qualités à la fois *irritantes*, *sédatives* et *diurétiques*, mais nous n'avons pas vu apparaître encore ses vertus *narcotiques*. Celles-ci ne se manifestent que quand on administre le médicament à haute dose, quand il devient un véritable poison; alors il agit sur les centres nerveux, diminue la sensibilité générale et locale, agite les muscles, puis les paralyse, etc.; en un mot, il est alors véritablement narcotico-âcre. Néanmoins, à travers les désordres nerveux qu'elle détermine, la digitale ne perd pas ses caractères particuliers et ne cesse pas pour cela de modifier la circulation et la respiration, la sécrétion urinaire, etc. Aussi, dans l'empoisonnement par la digitale, distingue-t-on des symptômes *généraux* indiquant le narcotisme, et des signes *spéciaux* servant à caractériser l'action propre de la digitale.

1° Six à huit heures après l'administration d'une dose toxique de digitale, on observe les phénomènes suivants : tristesse, abattement, perte d'appétit, poils ternes et hérissés, muqueuses colorées, yeux brillants, narines dilatées, respiration et circulation accélérées, etc. Au bout de douze heures apparaissent les signes d'irritation gastro-intestinale : agitation, coliques, salivation, spasmes des lèvres, borborygmes, défécations, etc. Enfin, après vingt-quatre heures, le système nerveux est subjugué à son tour, et l'on remarque les signes suivants : abattement nerveux, sens obtus, coma, tête penchée vers la terre, yeux éteints, à demi fermés ou hagards, pupilles dilatées, marche difficile et chancelante, oscillation de la croupe, faiblesse du train postérieur, peau et extrémités très froides, station de plus en plus laborieuse, chute sur le sol et mort sans convulsions.

2° Comme signes propres de l'action toxique de la digitale, on peut noter les suivants : Mouvements précipités du cœur, accompagnés de bruits anormaux ; pouls faible et inexplorable ; muqueuses apparentes violettes ; respiration accélérée d'abord, puis ralentie, irrégulière, entrecoupée ; amaigrissement rapide du corps ; sécrétion urinaire suspendue d'abord, efforts infructueux, spasme vésical, puis enfin émission urinaire très abondante.

Lésions. — Les principales sont les suivantes : Sang noir dissous, d'aspect poisseux, muscles mous et décolorés ; tissus blancs de teinte jaunâtre ; péricarde infiltré en dehors et rempli de sérosité en dedans ; cœur pâle, flasque, couvert d'ecchymoses en dehors et en dedans ; dans les cavités, caillots diffluents, concrétions et végétations fibrineuses, plus marquées à gauche qu'à droite ; tube digestif vivement enflammé ; système veineux abdominal gorgé de sang ; reins volumineux, vessie injectée, etc.

Antidotes. — Il n'y a aucun contre-poison connu de la digitale ; cependant le tannin, comme formant avec la digitaline un composé peu soluble, pourrait peut-être rendre quelques services quand le poison est encore dans le tube digestif ; mais lorsque la digitaline est absorbée et a stupéfié les centres nerveux, les excitants conviennent mieux que toute autre chose ; la saignée légère peut être utile aussi pour dégager le cœur ; enfin, les accidents généraux une fois calmés, il faut songer à faire disparaître l'irritation des intestins par un traitement antiphlogistique rigoureux.

Particularités relatives aux espèces.

1° Solipèdes. — C'est chez les solipèdes que la digitale développe le mieux ses effets, et ce que nous venons de dire de l'action générale de ce médicament s'applique en grande partie à ces animaux. On n'est pas encore bien fixé sur la dose toxique de cette substance à l'égard des solipèdes : M. Delafond [1] l'évalue de 45 à 60 grammes ; MM. Bouley et Raynal, à 16 grammes ; Hertwig, à 24 grammes, etc. Il n'est pas bien démontré qu'au-dessous d'une demi-once la poudre de digitale puisse toujours produire la mort, mais il est certain qu'elle est nuisible en enflammant les intestins ; au-dessus de 16 grammes, elle peut devenir mortelle si elle est pure, bien préparée et continuée pendant quelques jours. A la vérité, beaucoup de praticiens ont employé sans accident des doses beaucoup plus fortes que 20 grammes, par exemple, mais il peut se faire que cela tienne à la mauvaise qualité du médicament, à l'état maladif des sujets, et à ce qu'il s'établit dans l'économie une *tolérance* semblable à celle qu'on admet pour l'émétique, etc.

D'après M. Hertwig, la digitale traitée par infusion à la dose de 8 grammes pour 125 grammes d'eau bouillante, n'est pas aussi active proportionnellement quand on l'injecte dans les veines que lorsqu'on l'administre à l'intérieur : par exemple, cette infusion de 16 à 64 grammes, injectée dans la veine jugulaire du cheval, ne détermine pas de désordres notables, et cependant elle modifie sensiblement la circulation.

2° Ruminants. — L'action de la digitale est peu connue sur les ruminants ; cependant, d'après M. Hertwig, elle serait semblable à celle qu'on obtient chez le cheval, mais moins énergique : ainsi ce professeur, ayant donné en infusion, à des vaches, depuis 1 ; 20 grammes jusqu'à 8 grammes de digitale deux fois par jour, pendant une journée seulement, observa deux ou trois heures après l'administration du breuvage, un peu de diminution dans la force et la fréquence du pouls et des battements du cœur, un peu de sécheresse au mufle, mais nul autre désordre ; il ne fait pas mention de l'effet diurétique, c'est sans doute par oubli.

3° **Omnivores**. — Les effets de la digitale sur le porc sont inconnus et présentent du reste un médiocre intérêt.

4° **Carnivores**. — Le chien supporte proportionnellement la digitale à dose plus élevée que le cheval, ce qui tient sans doute à la facilité qu'il a de rejeter par le vomissement la plus grande partie du médicament. Dans les expériences d'Orfila, un chien a pu supporter 6 grammes de poudre sans mourir, mais il est probable qu'il aurait péri si l'on eût lié l'œsophage. A cette dose, dit M. Hertwig, il y a vomissements violents, cris plaintifs, rétrécissement de la pupille, agitation, convulsions, engourdissement général, ralentissement de la respiration et de la circulation, etc. De 8 à 12 grammes, la mort survient quand on lie l'œsophage. En injection dans les veines, l'infusion indiquée précédemment pour le cheval détermine la mort des chiens à la dose de 4 grammes.

Pharmacothérapie. — A l'égard de la thérapeutique, la digitale se présente sous plusieurs aspects : c'est d'abord un agent *irritant* du tube digestif qu'on pourrait utiliser comme drastique si ses propriétés narcotiques n'étaient pas si dangereuses ; c'est ensuite un agent *sédatif* et *diurétique* qu'on met souvent à profit en médecine ; enfin, c'est un *narcotique* qui est susceptible aussi d'applications utiles. Nous allons examiner la digitale sous ces points de vue principaux.

1° **Sédatif du cœur**. — Comme sédatif de la circulation et de la respiration, la digitale reçoit des applications nombreuses et variées. En France, on l'emploie principalement comme un *narcotique spécial* agissant par affinité élective sur les nerfs du cœur ; on la met en usage surtout contre une espèce de *névrose* du cœur qui est caractérisée par des *palpitations* plus ou moins violentes qui retentissent parfois dans la cavité abdominale et amènent la syncope chez certains sujets, où elles apparaissent par accès. Essayée par M. Rainard (1) contre cette singulière affection, elle a réussi quelquefois ; MM. Bouley et Raynal la croient très efficace pour diminuer l'intensité de cette maladie et même pour la faire disparaître entièrement ; M. Chambert l'a employée souvent avec avantage, m'a-t-il assuré ; M. Buer (2) pense qu'elle peut faire disparaître momentanément les accidents de la circulation, mais qu'elle ne guérit jamais la névrose qui les occasionne. Enfin M. Schaack (3) l'a employée sans profit contre une affection analogue qu'il appelle *palpitations du diaphragme*.

Quelques praticiens ont employé la digitale dans certaines maladies étrangères au cœur, mais dans lesquelles les battements de ce viscère étaient exagérés ou irréguliers. Tel est M. Charlier (4), qui l'a mise en usage contre les mouvements tumultueux du cœur dans l'anémie et l'hydroémie du cheval : la dose était de 64 grammes par jour et plus, ce qui évidemment était trop fort, malgré l'assurance que ce praticien donne que cette dose est sans danger pour les malades ; tel est aussi M. Viguey (5), qui l'a administrée à la dose de 20 grammes, avec autant de valériane, pour calmer les mouvements exagérés du centre de la circulation, dans le cas d'hématurie chez les grands ruminants : on la donnait en infusion avec quelques gouttes d'eau de Rabel.

(1) *Compte rendu de Lyon, Recueil,* 1831, p. 580.
(2) Communication orale.
(3) *Journ. vétér. de Lyon,* 1850, p. 172.
(4) *Recueil,* 1843, p. 168.
(5) *Recueil,* 1846, p. 183.

26

Il n'est pas indifférent d'employer la digitale dans tous les désordres du centre circulatoire ; il est au contraire très important de déterminer les cas où elle paraît indiquée plus spécialement. Ainsi, quand les mouvements du cœur sont énergiques et précipités, la digitale est utile ; mais quand ils sont rapides et faibles, la chaleur animale peu développée, les muqueuses pâles, ce médicament ne convient pas, parce qu'en enrayant l'action du cœur il aggraverait plutôt l'état du malade qu'il ne l'améliorerait ; enfin, si les palpitations sont purement nerveuses, il faut ajouter à la digitale un antispasmodique, tel que la valériane, le camphre, l'éther, etc.

Une application fréquente de la digitale est son emploi dans l'inflammation du cœur et de son enveloppe fibreuse, pour amener un peu de calme dans la circulation et mettre cet organe dans un repos relatif. M. Portal fils (1) a publié un cas de cardite sur le cheval traité avec succès par la digitale.

Enfin, dans les affections organiques du cœur, telles que dilatations anormales, anévrismes, amincissement des parois, épaississement de l'organe, rétrécissement de ses orifices, etc., la digitale peut encore rendre quelques services à titre de remède palliatif.

Indépendamment de son usage contre les affections du cœur, la digitale est encore employée en France contre certaines maladies des organes respiratoires. C'est ainsi que MM. H. Bouley et Raynal l'emploient dans les cas suivants : 1° dans les inflammations aiguës du poumon qui s'accompagnent d'une circulation très précipitée ; ils l'associent souvent alors à l'émétique ; elle paraît agir, en pareille circonstance, comme sédatif du cœur et comme agent antiplastique en dissolvant le sang (M. Schaack nous a dit qu'il en faisait usage aussi dans des cas semblables, mais en l'associant au laudanum de Rousseau et à l'aconit) ; 2° dans l'emphysème pulmonaire très étendu, comme palliatif ; 3° dans les fièvres de réaction très intenses avec pouls fort et précipité, respiration nerveuse et tremblotante, etc. ; 4° dans les dyspnées ou affections asthmatiques purement nerveuses. Enfin, la digitale serait sans doute utile aussi dans les affections rhumatismales qui ont retenti sur le péricarde, dans les hémorrhagies rebelles, etc.

En Italie, les applications de la digitale sont beaucoup plus étendues que dans notre pays, car elle est considérée comme un des meilleurs *contro-stimulants*, et comme telle on l'emploie contre la plupart des phlegmasies, à peu près dans les mêmes circonstances que l'émétique, dont elle est un des principaux succédanés.

2° Diurétique. — A titre de diurétique, la digitale n'est pas moins précieuse que comme sédatif du cœur ; aussi en fait-on souvent usage contre les hydropisies et les épanchements séreux, et cela avec d'autant plus d'avantage que bon nombre de ces accidents sont liés à une lésion organique ou vitale du cœur. C'est principalement contre l'hydrothorax, l'hydropéricardite, l'ascite, l'anasarque, l'épanchement séreux du cerveau, qu'on emploie la digitale ; mais, pour en obtenir quelque succès, il importe d'en faire usage de bonne heure, et d'y persévérer pendant longtemps. Lorsque la pleurite, la péricardite, la péripneumonie, même contagieuse, sont sur le point de passer à l'état chronique et de se compliquer d'épanchements séreux, l'usage de la digitale donne parfois des résultats merveilleux, dit M. Hertwig. Il faut supposer, pour admettre cette conclusion, que l'opportunité a exercé ici une bien grande influence, car on échoue très souvent dans l'emploi de la digitale contre les hydro-

(1) *Journ. de médec. vétér. de Lyon*, 1849, p. 423.

pisies de la poitrine. M. Chambert nous a assuré l'avoir employée toujours en vain contre l'hydrothorax, par exemple, chez les solipèdes.

Ce médicament serait utile sans doute aussi comme diurétique dépuratif dans la plupart des affections virulentes; on en fait usage également comme modificateur local des voies urinaires dans le cas d'albuminurie, de diabète, etc.

3° **Narcotique**. — C'est comme narcotique général que la digitale est le plus rarement employée en médecine vétérinaire; les médecins en font quelquefois usage avec profit contre l'épilepsie. Un médecin anglais, M. Patrice Sharkey (1), qui s'est beaucoup occupé de ce sujet important, a publié un nombre considérable de faits de guérison d'épilepsie chez l'homme par ce remède, dont un, entre autres, où la maladie datait de vingt ans et avait résisté à tous les moyens de traitement. Il y aurait donc avantage pour nous à en faire l'essai sur les animaux en l'associant, par exemple, à la valériane.

Usage externe. — Il est à peu près nul en chirurgie vétérinaire; on ne se sert guère que de la teinture pour faire des frictions sur les points du corps qui sont œdématiés, autour des cavités qui sont le siège d'épanchements séreux. Il paraît qu'en cataplasmes la digitale jouit de propriétés résolutives dont on peut faire une application utile contre les engorgements des mamelles, des testicules, des glandes, etc.; la décoction jouit de vertus détersives qui peuvent, dans certains cas, avoir leur utilité; enfin, M. Morton prescrit l'infusion comme collyre sédatif contre les ophthalmies aiguës.

Contre-indications. — Les inflammations gastro-intestinales contre-indiquent formellement l'usage interne de la digitale.

Succédanés de la Digitale pourprée.

Dans le genre *Digitalis*, on trouve plusieurs autres espèces, mais elles sont à peu près inusitées; nous nous bornerons à les indiquer. Ce sont les suivantes :

1° **Digitale jaune** (*Digitalis lutea*, L.).

2° **Digitale à grandes fleurs** (*Digitalis grandiflora*, Lamk.).

3° **Digitale tomenteuse** (*Digitalis tomentosa*, Link).

DES RENONCULACÉES.

De l'Aconit napel (2) (*Aconitum Napellus*, L.).

Pharmacographie. — Cette belle plante renonculacée croît spontanément dans la plupart des contrées montueuses de l'Europe, et spécialement en Suisse, en Allemagne, etc.; en outre, on la cultive dans les jardins pour la beauté de sa fleur. Elle présente les caractères suivants : Racine charnue et renflée comme celle d'un navet, noire en dehors, blanche en dedans, garnie de radicelles à la surface. Tige simple, droite, ferme et lisse. Feuilles d'un vert luisant, presque entièrement divisées en lobes palmés, dont les divisions sont élargies vers l'extrémité. Fleurs d'un violet foncé, disposées en épis à l'extrémité de la tige, et dont le caractère le plus remarquable est la disposition de la corolle en forme de casque, etc.

(1) *The Lancet*, 1831.
(2) De ἄκρη, rocher (à cause de la station), et *napus*, navet (en raison de la forme de la racine).

Parties employées. — Feuilles et racines principalement.

Composition chimique. — L'aconit renferme les principes suivants : *albumine, cire verte, extrait brun amer, acides acétique* et *malique, essence, aconitine,* etc. C'est cette dernière substance qui est le principe actif.

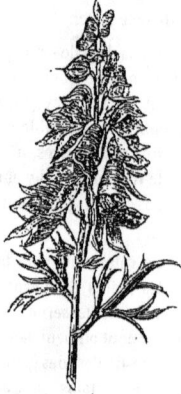

Aconitine. — Indiquée d'abord par Brandes et obtenue ensuite à l'état de pureté par Hesse, l'aconitine présente les caractères suivants : elle est solide, grenue, blanche, d'aspect vitreux, inodore, d'une saveur amère, puis âcre, inaltérable à l'air, peu soluble dans l'eau et l'éther, très soluble dans l'alcool, neutralisant les acides, etc. Elle est très vénéneuse et représente évidemment les propriétés de l'aconit.

Pharmacotechnie. — On fait avec l'aconit une foule de préparations, telles que *poudre, extrait* aqueux ou alcoolique, *teinture, liniment* ou *huile, décoction,* etc. ; mais de toutes ces préparations, il en est deux seulement qui méritent d'être conservées : c'est l'*extrait alcoolique* préparé avec le suc de la plante fraîche, celle qui est sèche ayant perdu la plus grande partie de son activité ; et la *teinture alcoolique* qui se fait avec les feuilles ou la racine, autant que possible avant la dessiccation.

Médicamentation. — On administre l'extrait en bol, et la teinture en breuvage ou en lavement ; on pourrait s'en servir très utilement dans les veines ou le tissu cellulaire, si ces deux modes d'administration étaient mieux connus. Quant aux doses, elles restent à déterminer, mais elles doivent se rapprocher de celles de la belladone.

Pharmacodynamie. — Écrasées fraîches et appliquées sur le tégument, les diverses parties de l'aconit sont irritantes et peuvent, dit-on, rubéfier la peau. Introduites dans le tube digestif, les préparations de cette plante irritent la bouche, provoquent le ptyalisme, engourdissent la langue, entravent la déglutition, etc. Parvenues dans l'estomac, elles déterminent le vomissement chez les animaux qui peuvent vomir, des nausées et des efforts de vomissement dans les herbivores. Dans les intestins, l'aconit se comporte comme la plupart des narcotico-âcres.

Les effets dynamiques de cette plante sont encore peu connus, parce qu'on a eu rarement l'occasion de les observer ; beaucoup d'anciens auteurs croyaient même que l'aconit n'exerçait aucune action vénéneuse sur le porc et les animaux herbivores ; mais c'est une erreur évidente et démentie par la plupart des auteurs modernes. D'abord, on sait parfaitement que cette renonculacée est un poison narcotico-âcre très redoutable pour les carnivores ; de plus, Viborg (1) affirme qu'elle est vénéneuse pour le porc ainsi que pour les autres animaux domestiques ; M. Hugues (2) a publié des exemples remarquables d'empoisonnement de chevaux par cette plante ; à la vérité, on n'a pas observé ses effets funestes sur les ruminants, mais tout porte à croire qu'elle agirait également sur les animaux de cette classe.

(1) *Traité du porc,* p. 65.
(2) *Journ. pratiq.,* 1827, p. 378.

Employé à petites doses, l'aconit présente avec la digitale une grande analogie; il ralentit comme elle la circulation et la respiration, et fait couler les urines; donné à doses plus fortes ou plus rapprochées, il accélère ces deux fonctions, et, de plus, il paraît déterminer une diaphorèse prononcée; enfin, administré à doses toxiques, il agit avec force sur le système nerveux; les principaux phénomènes observés chez le cheval sont les suivants: immobilité, coma, insensibilité, sueurs froides, pupilles dilatées, muqueuses décolorées, pouls petit et embarrassé, respiration gênée, marche lourde et vacillante, membres postérieurs faibles et traînants, efforts de vomissements, etc. Les breuvages stimulants, et surtout ceux faits avec la thériaque, ont paru plus avantageux que les boissons émollientes pour remédier à l'empoisonnement.

Pharmacothérapie. — Comme agent antiphlogistique et diurétique, l'aconit a surtout été préconisé chez l'homme contre les diverses sortes de rhumatismes aigus ou chroniques; il donne des résultats avantageux dans la plupart des cas. M. Schaack nous a assuré qu'il employait l'aconit dans les maladies indiquées pour la digitale pourprée avec un succès au moins égal; de plus, il s'en sert avec avantage pour diminuer la fièvre qui accompagne les phlegmasies des organes parenchymateux: la dose ordinaire de cet habile praticien est de 20 gouttes de teinture dans un breuvage approprié à l'affection, et qu'on répète plusieurs fois dans la journée, selon l'exigence des cas.

A titre de sudorifique, l'aconit a été principalement conseillé contre la courbature par refroidissement, contre les maladies cutanées, les affections glandulaires et lymphatiques, le farcin, par exemple, etc. Le docteur Hechenberger (1) a préconisé la teinture d'aconit comme moyen préservatif et curatif de la fièvre aphtheuse des grands ruminants; la dose est d'une cuillerée à bouche dans un demi-litre d'eau pour les adultes, et de la moitié pour les veaux. On a cru remarquer que sous l'influence de cette médication, la maladie était abrégée et que les suites en étaient moins graves.

Enfin, comme narcotique, l'aconit napel n'a encore reçu aucune application spéciale importante en médecine vétérinaire; cependant il convient parfaitement dans le traitement des névroses accompagnées de fièvre vive, telles que le vertige, le tétanos, les paralysies aiguës, etc. Il paraît montrer surtout de l'efficacité contre les maladies des conducteurs nerveux, les irrégularités de la contraction musculaire, etc. C'est sans doute la connaissance de cette vertu spéciale qui a conduit M. Schaack (2) à employer la teinture d'aconit contre les contractions cloniques du diaphragme observées chez plusieurs chevaux: la dose était de 20 gouttes sur un morceau de sucre, répétée trois fois par jour; il y a eu apparence de succès.

DES OMBELLIFÈRES.

Grande Ciguë (*Conium maculatum*, L.).

Pharmacographie. — Cette plante ombellifère, très vulgaire et très connue, croit spontanément dans nos climats et se montre près des habitations, dans les endroits ombragés, incultes, dans les masures, etc. Sa tige, qui est fistuleuse, haute de 1 mètre à 1 mètre 50 centimètres, est lisse, rameuse et couverte, vers les parties inférieures, de taches rougeâtres très nombreuses. Ses feuilles, très composées, sont larges, vertes et luisantes supérieurement et un peu blanchâtres en dessous. Les fleurs

(1) *Journ. vétér. et agric. de Belgique*, 1842, p. 584 et suiv.
(2) *Journ. de méd. vétér. de Lyon*, 1850, p. 17.

sont blanches et disposées en ombelles au sommet des rameaux. Le fruit est un akène et la racine est un peu charnue, etc. Toutes ces parties exhalent une odeur spéciale, très désagréable, fétide, comparable à celle de l'urine des chats, et présentent une saveur âcre et nauséeuse. Les diverses parties de la ciguë pourraient être employées en médecine ; cependant on ne fait guère usage que des *feuilles* et des *graines.*

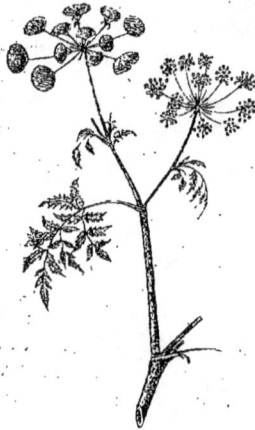

Composition chimique. — La nature chimique de la ciguë est très complexe, mais elle est encore mal déterminée ; les principes qui y ont été signalés par divers chimistes sont les suivants : de la *conicine* ou *cicutine,* principe alcalin dans lequel paraissent résider les vertus de la ciguë ; une *résine* qui semble avoir aussi sa part d'action ; puis de la *fécule,* de la *chlorophylle,* de l'*albumine végétale,* de la *cellulose,* des *sels alcalins,* etc., tous principes à peu près inertes et ne paraissant avoir aucune participation dans les effets produits par la ciguë.

Pharmacotechnie. — La ciguë sera récoltée dans les terrains les plus secs et les plus exposés au midi ; l'époque la plus propice à cette récolte paraît être le moment de la floraison de la plante, s'il s'agit des feuilles, et après la maturité complète, s'il est question des graines. Les préparations de ciguë se divisent en *pharmaceutiques* et en *chimiques.*

Préparations pharmaceutiques.

1° *Feuilles et poudre sèches.*

Les feuilles de ciguë doivent être séchées rapidement et à la plus basse température possible, à cause de la volatilité très grande de leur principe actif. La poudre se prépare par contusion dans un mortier comme à l'ordinaire et se passe au tamis ; elle doit être renfermée soigneusement dans un vase sec ; elle représente les trois quarts environ du poids des feuilles sèches.

2° *Suc brut.*

On écrase dans un mortier les feuilles et même les tiges de ciguë et l'on passe à la presse ou dans un linge. On laisse déposer la fécule et l'on passe au molleton ; en y ajoutant 1/6 en poids d'alcool rectifié, on en assure la conservation et l'on obtient une espèce de teinture très active. La ciguë fournit près des 4/5 de son poids de suc.

3° *Extrait.*

Il se prépare de diverses manières : avec le décoctum, avec le suc brut ou dépuré, avec l'infusion de feuilles sèches, etc., qu'on fait évaporer lentement au bain-marie, à l'étuve et au soleil sur des assiettes. En général, cette préparation, telle qu'elle se trouve dans le commerce, ne doit pas inspirer beaucoup de confiance au praticien, parce qu'elle est souvent falsifiée et presque toujours mal préparée. Quelques personnes, pour éviter une évaporation trop longue qui dissipe le principe actif, incorporent la poudre au suc épuré légèrement concentré.

4° *Teinture de ciguë.*

♃ Feuilles sèches de ciguë. . . . . . . 1 part. | Alcool ordinaire . . . . 5 part.
Épuisez.

5° *Huile de ciguë.*

♃ Feuilles sèches ou poudre de ciguë. 1 part. | Huile grasse . . . . 2 part.
Faites macérer.

6° *Pommade de ciguë.*

♃ Extrait de ciguë . . . . 1 part. | Axonge. . . . . 4 part.
Incorporez à froid.

7° *Cérat de ciguë.*

♃ Extrait de ciguë . . . . 4 part. | Cérat simple . . . . 4 part.
Incorporez à froid.

Indépendamment de ces préparations officinales, la ciguë sert à former des préparations magistrales, telles que des *bains*, des *lotions*, des *injections*, des *cataplasmes*, etc. Ces derniers se font de plusieurs manières : en mêlant de la poudre de ciguë à de la graine de lin et en délayant le tout dans l'eau bouillante ; en traitant la ciguë par décoction et en se servant du produit pour délayer la farine de lin ; en faisant bouillir ensemble des feuilles de mauve et de ciguë, etc. Enfin, on peut associer les préparations de ciguë à d'autres médicaments narcotiques, à des agents fondants, etc.

Préparations chimiques.

1° **Conicine ou cicutine.** — Ce principe essentiel de la ciguë, entrevu d'abord par Brandes qui le nomma *conin*, a été plus tard mis à nu et étudié avec soin par MM. Grisecke, Geirger, Henry, Boutron, Christison, etc. Il existe dans toutes les parties de la ciguë, mais en beaucoup plus grande quantité dans les graines que partout ailleurs ; elles en renferment la 100° partie de leur poids. Plusieurs procédés ont été proposés pour l'isoler ; celui de M. Ville est à la fois le plus simple et le meilleur. On écrase de la ciguë fraîche ; le suc est traité par l'acide sulfurique, bouilli et filtré ; on l'évapore à moitié, on y mêle de la potasse caustique, on le met dans un flacon et on l'y agite avec de l'éther ; en évaporant celui-ci, on obtient de la *conicine. Caractères :* Liquide huileux, jaunâtre, d'une odeur très fétide de ciguë, de tabac et de souris, d'une saveur très âcre, plus léger que l'eau, se dissolvant peu dans ce liquide, mais bien dans l'alcool et l'éther. La conicine bout à 170 degrés, s'altère rapidement à l'air, se change en ammoniaque ; elle neutralise les acides avec lesquels elle forme des sels cristallisables, etc.

La conicine pure est un poison aussi redoutable que l'acide cyanhydrique. M. Christison a constaté que deux gouttes déposées sur un œil ou sur une plaie tuent rapidement les chiens, les chats et les lapins ; la même quantité, combinée à l'acide chlorhydrique et injectée dans la veine fémorale d'un chien, l'a tué en trois secondes au plus (1).

2° **Sels de conicine.** — Peu connus encore et inusités.

Médicamentation. — A l'intérieur, on donne les diverses préparations de ciguë sous forme d'électuaire ou de bol, de breuvage, de lavement, d'injection sur les diverses muqueuses ; on peut aussi les introduire dans le tissu cellulaire sous-cutané et même dans les veines. A l'extérieur, où leur usage est le plus fréquent, on s'en sert en bains, en lotions, en applications diverses, en cataplasmes, etc. ; on pourrait aussi en faire des fumigations dans les voies respiratoires. Enfin, très fréquemment, et cela est de la plus grande utilité, on met en usage les préparations de ciguë en même temps à l'intérieur et à l'extérieur.

Posologie. — Les quantités de ciguë qu'on peut administrer aux animaux varient selon la provenance et l'énergie de la plante, la nature de la préparation employée,

(1) Orfila, *Toxicologie*, t. II, p. 421, 4° édit.

l'espèce animale chez laquelle on la met en usage, etc. Ces diverses circonstances étant encore très imparfaitement appréciées en médecine vétérinaire, nous ne pourrons donner que des doses approximatives; nous prendrons pour type la poudre de ciguë ou les feuilles sèches, qui sont le plus à la portée des praticiens.

1° Grands ruminants. . . .	32 à 128 gram.	4° Porcs	4 à 8 gram.
2° Solipèdes.	32 à 96 —	5° Chiens	2 à 4 —
3° Petits ruminants.	16 à 48 —	6° Chats.	0,25 à 1 —

Ciguë fraîche. — Doses quatre fois plus fortes que la poudre.

Suc brut. — Doses trois fois plus élevées que la poudre.

Extrait aqueux. — Doses égales ou même supérieures à la poudre.

Graines de ciguë. — Doses moitié moindres que celles de la poudre.

Pharmacodynamie. — Les effets de la ciguë seront distingués en *locaux* et en *généraux*, et seront étudiés séparément.

1° Effets locaux. — Les préparations de ciguë ont passé longtemps pour irritantes; elles le sont fort peu. On peut les appliquer sur les tissus dénudés et sur les muqueuses les plus sensibles, sans qu'il en résulte d'irritation notable; on remarque même que sur les parties très douloureuses les vertus narcotiques de la ciguë apparaissent nettement en calmant la douleur. Dans le tube digestif, elles semblent un peu plus actives; elles provoquent le vomissement chez les carnivores et les omnivores, le météorisme chez les herbivores; et dans tous les animaux un ptyalisme très abondant.

2° Effets généraux. — Les effets généraux de la ciguë sont de deux ordres : des effets *narcotiques* et des effets *fondants*.

a. **Effets narcotiques.** — Ces effets, qui sont prompts et énergiques chez les hommes et les animaux carnivores, se développent lentement et restent très incomplets chez les herbivores; ce n'est que quand la quantité ingérée est très considérable et que la ciguë a été récoltée dans les circonstances les plus favorables pour assurer son activité, que les effets narcotiques se développent complètement dans ces animaux. On remarque, relativement au narcotisme de la ciguë, que les effets qui portent sur la *motilité* précèdent toujours ceux qui attaquent la *sensibilité*, et que ces derniers même ne sont bien marqués que quand l'action narcotique est portée jusqu'à l'intoxication. Quoi qu'il en soit, nous allons résumer dans le paragraphe suivant les principaux effets généraux produits par la ciguë chez les divers animaux domestiques.

Indépendamment des signes fournis par le tube digestif, tels que salivation, nausées, vomissements, ballonnement du ventre, etc., qui précèdent toujours les autres effets, on remarque chez tous les animaux un peu d'agitation : le pouls bat plus vite, la respiration est un peu accélérée et semble laborieuse; les yeux deviennent saillants et rougissent, la pupille se dilate; des bâillements se montrent, puis des grincements de dents, des mouvements spasmodiques des mâchoires. Bientôt tout le système musculaire est envahi : des tremblements, des frémissements, des secousses musculaires comme électriques, se manifestent; puis des convulsions, des roideurs tétaniques apparaissent, d'abord dans les membres postérieurs, puis dans les antérieurs, le cou, la colonne vertébrale, la queue, etc., tout le corps est dans l'agitation; la station est difficile, vertigineuse; la marche est chancelante et souvent la chute sur le sol a lieu rapidement. Dès lors la roideur musculaire est remplacée par un grand relâchement, une impuissance complète de mouvements, surtout dans les membres postérieurs, qui sont toujours frappés de paralysie ; la sensibilité générale s'émousse d'abord, puis disparaît ; les sens sont complétement abolis, etc. Si la mort doit être la conséquence de l'ingestion du poison, on remarque beaucoup d'embarras dans la respiration, qui devient labiale chez le chien ; elle reste très vite, ainsi que le pouls, qui est devenu de plus en plus imperceptible ; la pupille est largement dilatée, les yeux pirouettent dans leur orbite ; la bouche est ouverte et écumeuse, la langue pendante ; la peau est couverte de sueurs froides, les extrémités perdent leur chaleur ; les sphincters se relâchent, les excréments et les urines sortent spontanément chez le chien ; la respiration s'embarrasse, le pouls s'efface, et les animaux meurent sans convulsions.

Lésions. — Le tube digestif est souvent irrité, le foie et le système veineux abdominal sont gorgés de sang, les poumons sont sains ou présentent quelques ecchymoses sous la plèvre, les cavités du cœur sont remplies de caillots de sang d'une teinte noire ; les centres nerveux ont leurs vaisseaux engorgés.

Antidotes. — MM. Devay et Guillermond (1) ont fait quelques expériences qui démontrent que les décoctions astringentes d'écorces tannantes jouissent de quelque efficacité comme contre-poison de la ciguë. Quant aux antidotes dynamiques, ils ne sont pas encore bien connus ; ceux préconisés contre l'empoisonnement par les opiacés conviendraient sans doute.

b. **Effets fondants.** — Lorsque la ciguë est employée pendant longtemps, à dose moyenne, elle porte une atteinte grave aux fonctions nutritives, dissout le sang, s'oppose à l'assimilation, accélère le mouvement de résorption ; en un mot, elle agit à la manière des *altérants* les plus énergiques. Si l'on insistait trop longtemps sur son usage à l'intérieur, on jetterait l'économie animale dans l'anémie, la cachexie, et jusqu'à un certain point aussi, dans la typhoémie, car les préparations de ciguë ont sous ce rapport une analogie marquée avec celles de l'arsenic.

Particularités relatives aux espèces.

1° **Solipèdes.** — La ciguë ne paraît pas agir avec beaucoup d'énergie sur les solipèdes. Moiroud (2) en a fait manger impunément 1750 grammes à l'état frais, à un jeune cheval ; Viborg (3) a pu donner 500 grammes de suc et autant de feuilles fraîches et de semences, en bols, à un cheval, sans obtenir d'effets sensibles. D'un autre côté, M. Hertwig (4) affirme que la ciguë fraîche à la dose de 750 grammes, et celle qui est desséchée à celle de 64 à 200 grammes environ, ne produisent rien chez les chevaux. Mais cette dernière assertion, en ce qui concerne la ciguë sèche, est contredite par Moiroud (p. 360), qui rapporte qu'un cheval est mort pour avoir avalé une décoction de quatre onces de feuilles sèches de ciguë qui lui fut administrée par erreur.

La ciguë sèche à la dose de 2 grammes, infusée dans 16 grammes d'eau et injectée dans les veines du cheval, produit des effets très prononcés ; une dose double amène la mort rapidement. L'extrait aqueux à la dose de 4 grammes, dissous dans l'eau, produisit des symptômes graves d'empoisonnement qui durèrent douze heures (Hertwig).

(1) *Nouvelles recherches sur le principe actif de la ciguë*, etc., p. 32. Lyon, 1852.
(2) *Loc. cit.*, p. 359.
(3) Hertwig, *loc. cit.*, p. 494.
(4) *Idem.*

2° Ruminants. — Lucretius et Linné avaient avancé sans preuves que les ruminants peuvent manger impunément la ciguë. Les observations de Lecoq, de Bayeux (1), et de Holford (2), sur l'empoisonnement des vaches dans les pâturages par cette plante, ne permettent pas de mettre en doute ses qualités vénéneuses à l'égard des grands ruminants. D'après les essais de M. Hertwig (3), la ciguë fraîche à la dose de 1500 grammes ne détermine aucun phénomène sensible dans les grands ruminants, à l'exception d'un peu de météorisation. Sèche, elle est également innocente jusqu'à la dose de 125 grammes; mais au-dessus, et notamment à celle de 250 grammes, elle produit le ballonnement du ventre et de la gêne dans la respiration.

Les moutons paraissent être peu sensibles à l'action de la ciguë, et la chèvre encore moins. Un bélier de quatre ans a vécu pendant cinq jours en faisant de la ciguë sa nourriture exclusive, sans être incommodé; il ne la mangeait que quand il était pressé par la faim et prenait plus volontiers les tiges que les feuilles (4). Il ne faudrait pas conclure de ce fait que la ciguë est complètement inoffensive pour les moutons, car l'observation publiée par M. Leblanc (5), sur un empoisonnement de ces animaux dans les champs, viendrait bientôt détruire cette illusion, ainsi qu'un fait du même genre publié par M. Read (6), vétérinaire anglais.

3° Carnivores. — Toutes choses égales d'ailleurs, les animaux carnivores sont beaucoup plus sensibles que les herbivores aux effets de la ciguë. On a pu donner cependant à un chien environ 400 grammes de suc frais de ciguë sans qu'il en mourût, mais les effets qui en résultèrent furent très graves et durèrent quatre à cinq heures. Il résulte d'une expérience faite à l'école de Lyon, sur un chien, et dirigée par M. Roissard, que la poudre de ciguë, bien préparée, est toxique pour le chien à la dose de 10 grammes (7); l'extrait de bonne qualité serait vénéneux sans doute de 10 à 15 grammes; injecté dans les veines, il le devient à celle de 50 à 60 centigrammes.

Oiseaux. — Des canards domestiques ayant mangé des grains de ciguë furent pris de gonflement du jabot, d'étourdissement, de paralysie des pattes, etc. Un mélange de lait et d'huile d'olive en sauva sept sur neuf (8).

Pharmacothérapie. — Sous le rapport thérapeutique, la ciguë se présente nettement avec son double caractère d'agent *narcotique* et de remède *fondant*. Son action, sous ce dernier point de vue, est beaucoup plus évidente dans l'état pathologique qu'à l'état normal; aussi la met-on plus souvent à profit sous ce rapport que sous le point de vue de l'action narcotique, où elle peut être facilement remplacée par des agents plus actifs et plus certains. Cependant la ciguë conserve encore, à cet égard, un caractère spécial qui peut devenir précieux dans quelques circonstances : c'est d'agir spécialement sur les fonctions motrices de la moelle, et d'en modérer l'action lorsqu'elle est irrégulière ou exagérée, comme on le remarque dans les convulsions, la chorée, l'épilepsie, etc. La ciguë, d'après la connaissance exacte de ses effets, peut s'appliquer au traitement de trois groupes de maladies, telles que

(1) *Recueil*, 1841, p. 358.
(2) Hertwig, *loc. cit.*, p. 495.
(3) *Ibidem*.
(4) *Compte rendu de l'école de Lyon*, 1816.
(5) *Mém. de la Soc. d'agr. de Paris*, 1824, p. 92.

(6) *Recueil*, 1847, p. 351.
(7) Devay et Guillermond, *loc. cit.*, p. 38.
(8) Jouannud, *Journ. des vétér. du Midi*, 1840, p. 148.

certaines affections nerveuses, les altérations organiques de tissu, et quelques maladies anciennes de la peau.

1° **Maladies nerveuses.** — Nous trouvons dans cette catégorie, les convulsions et les spasmes musculaires, les constrictions spasmodiques des sphincters, la chorée, l'épilepsie, la nymphomanie, le priapisme chez les mâles étalons, les toux nerveuses opiniâtres, etc. Les vétérinaires, jusqu'à présent, ont peu utilisé la ciguë sous ce rapport.

2° **Altérations matérielles des tissus.** — Dans ce groupe, le plus nombreux et le plus varié, se trouvent certaines affections spécifiques compliquées de lésions organiques, telles que la morve, le farcin, la phthisie, le squirrhe, le cancer, les scrofules, etc.; puis d'autres maladies purement locales, et caractérisées par des productions plastiques plus ou moins rebelles, comme les tumeurs indolentes des mamelles, des testicules, des glandes salivaires, des ganglions lymphatiques, etc., les engorgements tendineux, articulaires, etc.

Le farcin a été souvent attaqué par la ciguë. Gohier (1) ne la considérait pas comme un spécifique infaillible contre cette affection, mais il la croyait capable de la guérir souvent, notamment quand cette plante était aidée par des moyens généraux indiqués par l'état constitutionnel des malades : « Je regarde, dit-il, la grande ciguë comme un des remèdes les plus efficaces contre le farcin, et je suis surpris qu'on ne l'emploie pas plus souvent, d'autant plus que ce traitement n'est pas très dispendieux. » Tous les vétérinaires connaissent cet exemple curieux rapporté par le docteur Nerthwood (2), d'un cheval qui a été guéri d'un farcin regardé comme incurable, après qu'il eut mangé de la ciguë pendant quinze jours dans un lieu où il avait été abandonné et où cette plante croissait en abondance.

Vantée outre mesure par un médecin autrichien, Storck, contre les tumeurs squirrheuses et cancéreuses, la ciguë n'a pas toujours guéri, mais elle s'est montrée souvent utile; on peut dire qu'aujourd'hui encore, c'est un des remèdes les plus sûrs à opposer à cette affection rebelle à la plupart des agents thérapeutiques. Conseillée dans des maladies de cette nature, chez les animaux, par Huzard père (3), elle a été employée plus tard par plusieurs vétérinaires. C'est d'abord Barrat (4) qui a guéri un vaste ulcère carcinomateux siégeant à la mâchoire inférieure d'une vache, en faisant usage, tant à l'extérieur qu'à l'intérieur, du suc de ciguë; c'est ensuite Gohier (5) qui en fit usage avec succès et de la même manière, sur un bœuf, après l'extirpation d'un ostéosarcome de la mâchoire inférieure; sur une vache, à la suite de l'ablation d'une tumeur cancéreuse de la mamelle, et sur un chien qui était atteint d'une dartre ulcérée au scrotum. Essayée par le même, sur un cheval atteint d'un sarcocèle et d'un catarrhe nasal, la ciguë amenda la tumeur, mais elle aggrava l'affection catarrhale à tel point qu'on fut obligé d'en cesser l'usage pour pouvoir guérir la maladie du nez. D'après Lafore (6), la poudre de ciguë incorporée dans la térébenthine constitue un bon topique contre l'engorgement squirrheux du testicule.

(1) *Mém. sur la médec. et la chir. vétér.*, t. II, p. 61.
(2) *Revue médicale*, septembre 1829.
(3) *Encyclop. méthod.*, t. IV, p. 346.
(4) *Compte rendu de l'école de Lyon*, 1812, p. 14.
(5) *Compte rendu de l'école de Lyon*, 1817, p. 18.
(6) *Maladies particulières aux grands ruminants*, p. 590.

M. Saunier (1) nous a assuré avoir employé avec succès le cérat de ciguë sur deux engorgements tendineux du cheval. Le premier, qui siégeait à un membre postérieur, présentait beaucoup de volume et s'étendait depuis le jarret jusqu'au boulet; il avait résisté à l'application réitérée du feu : le cérat de ciguë, employé pendant deux mois, fit diminuer considérablement l'engorgement, et mit le sujet en état de travailler, ce qu'il ne pouvait faire auparavant. Le second cas, beaucoup moins grave, consistait en un engorgement du tendon d'un membre antérieur; le succès fut plus rapide et plus complet que dans l'autre cas.

3° Maladies cutanées. — Dans cette catégorie peu nombreuse, et dans laquelle peu de tentatives ont été faites, nous trouvons les dartres rongeantes, les eaux aux jambes, les crevasses ulcérées, les tumeurs produites par les œstres, les gales rebelles, etc.

Succédanés de la grande Ciguë.

1° Petite ciguë (*Æthusa Cynapium*, L.). — On la dit *trois* fois plus active que la grande ciguë.

2° Ciguë vireuse (*Cicuta virosa*, L.). — Elle est réputée plus active aussi que la grande ciguë.

3° Ciguë aquatique (*Phellandrium aquaticum*, L.). — Elle est, dit-on, moins active que la grande ciguë; cependant elle peut empoisonner les bestiaux qui en mangent dans les prairies; elle cause, dit-on, la paralysie chez les chevaux.

Autres médicaments narcotico-âcres.

L'*Hellébore noir* et le *Vératre*, la *Scille maritime* et le *Colchique d'automne*, etc., pourraient être placés aussi parmi les narcotico-âcres, dont ils présentent plusieurs caractères; cependant, en raison de leurs usages les plus habituels, nous avons placé les deux premiers parmi les *épispastiques*, et nous classerons les deux derniers dans les *diurétiques*.

§ III. — Des Anesthésiques (2).

On appelle ainsi une classe de médicaments narcotiques d'une nature spéciale, qui, introduits dans l'économie par une voie quelconque, et notamment par les voies respiratoires, ont la propriété de suspendre momentanément les fonctions de relation sans déranger d'une manière notable celles qui président à la nutrition.

Ces agents narcotiques, nouvellement introduits dans la thérapeutique, tiennent une place distincte parmi les médicaments stupéfiants à cause de leur principal mode d'administration, de la fugacité et de l'innocuité de leurs effets. Ils suspendent très rapidement et très nettement les divers modes de manifestation du système nerveux cérébro-spinal et les fonctions de relation, et laissent subsister, sans modifications graves, les fonctions végétatives; ce n'est que quand leur administration a été mal dirigée ou trop prolongée, qu'ils portent atteinte aux actes végétatifs de l'économie et peuvent déterminer la mort.

Historique. — On a fait de tout temps des essais pour suspendre momentanément l'action du système nerveux, et donner ainsi la facilité de pratiquer des opérations plus

(1) Communication orale.
(2) Ἀναισθησία, *anæsthesia, sensus privatio*, privation des sens.

ou moins graves sans produire de douleur ; mais toutes les tentatives faites jusqu'à ces derniers temps étaient restées vaines et sans résultats pratiques. En 1846, deux Américains, MM. Jackson, chirurgien, et Morton, dentiste, découvrirent les propriétés anesthésiques de l'éther sulfurique, et les appliquèrent immédiatement aux diverses opérations de leur art ; cette heureuse découverte se répandit bientôt en Amérique, en Angleterre, en France, et un grand nombre d'expérimentateurs rivalisèrent de zèle pour la soumettre à l'expérimentation et fixer sa véritable valeur pratique. Enfin, M. le professeur Simpson ayant découvert à son tour, en 1847, les propriétés analogues, mais plus puissantes, du chloroforme, les recherches de ce genre se multiplièrent avec une telle rapidité, que bientôt la science des agents anesthésiques se trouva établie sur ses véritables bases.

De la médecine humaine, ces médicaments passèrent dans celle des animaux, et quoiqu'ils n'aient été employés encore que rarement, et qu'ils n'aient fourni jusqu'à présent que des résultats assez minces comparativement à ceux qu'ils ont donnés chez l'homme, nous croyons devoir résumer brièvement leur histoire générale.

Origine. — Les anesthésiques sont d'une nature chimique spéciale ; ce sont des corps mixtes renfermant comme base un carbure d'hydrogène auquel se trouvent unis de l'oxygène, du chlore, etc. Les principaux sont l'éther sulfurique, l'éther chlorhydrique chloré, l'aldéhyde, le chloroforme, le sulfure de carbone, etc. Cependant, parmi ces divers agents, il n'en est que trois qui soient employés : ce sont l'éther et le chloroforme comme anesthésiques généraux, et l'éther chlorhydrique chloré comme anesthésique local.

Pharmacotechnie. — Les anesthésiques généraux ne s'emploient jamais qu'à l'état de pureté, et plus ils sont rectifiés et purs, plus certaine et plus prompte est leur action ; les anesthésiques locaux sont souvent mélangés à des corps gras pour faciliter leur application et entraver leur volatilité.

Médicamentation. — L'emploi des anesthésiques locaux, très rare du reste chez les animaux, n'offre rien de particulier ; celui des anesthésiques généraux se fait par plusieurs procédés : on peut les administrer en breuvages, en lavements, en injections dans les veines ou dans le tissu cellulaire, etc.; cependant ces modes sont peu usités, et on leur préfère généralement l'*inhalation*. Nous dirons néanmoins quelques mots de l'injection rectale.

L'administration par le rectum se fait de deux manières : en *lavements* et en *vapeur*. Dans le premier cas, l'éther ou le chloroforme sont injectés dans le rectum à l'état liquide comme un lavement médicamenteux ; dans le second cas, ils sont introduits dans le rectum à l'état de vapeur. Pour cela, on se sert d'un ballon muni d'un tube qu'on introduit dans l'anus, et l'on chauffe légèrement le vase dans l'eau bouillante pour réduire en vapeur l'agent anesthésique; ou bien encore, on prend une seringue bien ajustée et on la chauffe avec des linges chauds secs ou humides, une fois qu'elle contient le médicament et que la canule est introduite dans le rectum. Ces deux procédés sont très imparfaits.

Inhalation. — Ce procédé principal d'administration de ces médicaments, qu'on appelle encore *éthérisation*, consiste à les volatiliser à la température ordinaire et à diriger méthodiquement leurs vapeurs dans les voies respiratoires, de manière à les faire entraîner dans les bronches par la colonne d'air inspiré. Une fois parvenues dans les divisions bronchiques, ces vapeurs sont rapidement absorbées, passent dans le sang, et vont agir ensuite sur les centres nerveux dont elles suspendent momentanément les fonctions.

On a proposé plusieurs ustensiles plus ou moins ingénieux pour faire parvenir plus sûrement les vapeurs anesthésiques dans les voies respiratoires, mais aucun n'est resté dans la pratique ; les médecins eux-mêmes y ont renoncé et donnent maintenant la préférence aux moyens les plus simples, tels qu'une éponge, une pièce de linge pliée en plusieurs doubles, etc. Pour les animaux, ce qui convient le mieux, c'est une éponge qu'on place au fond d'un vase assez grand pour qu'on puisse y introduire le bout de la tête des sujets, comme un seau pour les grands herbivores, et un grand verre à boire pour les animaux de petite taille. On recouvre ensuite l'appareil et la tête des animaux pour que leurs narines soient constamment plongées dans un mélange d'air et de vapeurs anesthésiques.

Si rien ne s'y oppose, il faut autant que possible coucher les animaux pour les éthériser ; dans cette position, ils se défendent moins, s'endorment plus promptement, et l'opérateur est plus commodément placé pour diriger l'administration du remède.

En général, il faut combiner les moyens de telle sorte, qu'une certaine quantité d'air pénètre toujours en même temps que l'agent anesthésique dans les poumons ; sans cette précaution essentielle, on pourrait déterminer l'asphyxie, surtout à la fin de l'opération, parce qu'alors la vie est à demi éteinte par l'anesthésie, et qu'elle offre peu de résistance aux causes destructives.

Pharmacodynamie. — Nous distinguerons les effets des anesthésiques en *locaux* et en *généraux*.

1° Anesthésie locale. — Les anesthésiques, appliqués localement, agissent d'abord comme de légers irritants ; puis, sous l'influence de leur volatilisation et de leur action stupéfiante, la cuisson qu'ils avaient d'abord déterminée disparaît bientôt, et la sensibilité normale ou physiologique diminue d'abord, puis s'éteint. En général, ce sont les médicaments les moins volatils qui ont l'action locale la plus énergique, comme on le voit pour le chloroforme et l'éther chlorhydrique chloré, comparativement à l'éther sulfurique ; les premiers agissent fortement et le second fort peu.

2° Anesthésie générale. — Afin d'établir aussi clairement que possible les caractères de ce narcotisme spécial, nous diviserons les phénomènes qu'on observe en trois catégories : ceux qui le *précèdent*, ceux qui l'*accompagnent* et ceux qui le *suivent*.

a. **Avant.** — Les vapeurs anesthésiques, en pénétrant dans les bronches avec l'air inspiré, y déterminent toujours une légère irritation qui occasionne de la toux, de l'agitation, des mouvements désordonnés ; cependant ces phénomènes sont généralement passagers ; bientôt les animaux deviennent plus calmes, les yeux sont fixes, le regard hébété, la respiration et la circulation sont accélérées, la chaleur plus élevée, etc. Cette période, qu'on appelle d'*excitation*, a une durée qui varie beaucoup selon les animaux, la pureté ou la nature de l'agent anesthésique, la manière dont l'opération a été conduite, etc. Toutes choses égales d'ailleurs, elle est toujours beaucoup plus courte avec le chloroforme qu'avec l'éther sulfurique le mieux rectifié.

Enfin, on rencontre parmi les animaux, comme dans l'espèce humaine, des individus complètement *réfractaires* à l'action des anesthésiques : M. Lavocat (1) a constaté ce fait, et nous avons eu occasion de rencontrer dans nos expériences un cheval

(1) *Journ. des vétér. du Midi*, 1847, p. 112 et 154.

qui a présenté ce caractère à un degré très marqué. Nous avons remarqué aussi que les animaux qui avaient déjà été endormis cédaient beaucoup plus promptement ensuite à l'action des anesthésiques.

b. **Pendant.** — Durant cette période, que l'on appelle période de *coma*, de *sommeil*, d'*anesthésie*, les divers modes de manifestation du système nerveux, cérébrospinal, tels que l'intelligence, les instincts, la sensibilité et la motricité, ainsi que les fonctions de relation placées également sous sa dépendance, diminuent d'abord d'activité et finissent peu à peu par s'éteindre entièrement. L'expérience démontre que constamment la sensibilité disparaît avant la motilité, car les animaux s'agitent encore que déjà la faculté de sentir a notablement baissé.

Quoi qu'il en soit, la sensibilité paraît diminuer de la circonférence au centre et persister plus longtemps dans les organes des sens que partout ailleurs; on peut piquer la peau, les membres, sans que les animaux en aient conscience, et cependant l'œil conserve encore une partie de son exquise sensibilité; peu à peu, pourtant, elle s'éteint dans cet organe comme dans les autres, et alors l'anesthésie est complète : aussi les muscles de la vie animale tombent-ils dans l'immobilité et l'impuissance, et peut-on placer les membres dans toutes les positions possibles sans que le sujet y mette obstacle.

Si l'opération a été bien conduite, les fonctions végétatives n'ont subi aucune atteinte de l'extinction momentanée de celles de relation, elles se continuent avec leur rhythme ordinaire, seulement avec un peu plus de lenteur. Mais si, arrivé à ce premier degré d'anesthésie, qu'on appelle avec raison *anesthésie animale*, l'opérateur n'a pas le soin de s'arrêter, l'action stupéfiante s'étend peu à peu aux organes chargés des fonctions végétatives, et alors la vie ne tarde pas à s'éteindre complétement par l'arrêt de la respiration et de la circulation; il y a eu *anesthésie organique*, et production simultanée de l'asphyxie et de la syncope.

Il est donc extrêmement important de s'arrêter à l'anesthésie animale, qui seule est physiologique et compatible avec la vie; quand on outre-passe le but, l'anesthésie devient toxique et peut entraîner une mort prompte. Malheureusement, le moment le plus opportun pour arrêter l'inhalation est très fugitif et n'est indiqué par aucun signe caractéristique; il vaut donc bien mieux rester en deçà du but que d'aller au delà. Du reste, en suivant très attentivement la décroissance graduelle des fonctions nerveuses, en explorant le pouls, en examinant l'état de la respiration, le degré de chaleur du corps, la couleur des muqueuses, etc., il est possible de se préserver de toute catastrophe, à moins d'une grande susceptibilité individuelle qu'on ne pouvait pas prévoir.

Si, malgré les précautions les plus minutieuses, le sujet soumis à l'expérience présente des signes alarmants, il faut se hâter de suspendre l'opération, de changer l'air, de faire des aspersions d'eau froide sur la tête et le long de la colonne vertébrale, etc. Dans le cas où ces simples moyens sont insuffisants, il faut stimuler la pituitaire avec de l'ammoniaque ou de l'acide acétique, pratiquer des frictions irritantes sur les membres, donner des lavements très excitants, insuffler des poudres sternutatoires dans le nez, diriger un fort courant d'air dans les bronches avec un soufflet à main, d'abord par les voies naturelles, et en cas d'insuffisance, par une incision pratiquée à la trachée; enfin, comme dernière ressource, on doit injecter dans les veines une solution très stimulante, pratiquer une légère saignée, etc.

La durée de la période d'anesthésie est très variable, mais elle est rarement longue;

sa durée moyenne est de cinq à dix minutes environ. Il est facile de comprendre que l'espèce du sujet, son âge, sa force, la nature de l'agent anesthésique, la durée de l'inhalation, etc., doivent à cet égard introduire de grandes variations. Du reste, rien n'est plus facile que de prolonger, selon le besoin, la durée du sommeil anesthésique en renouvelant à de courts intervalles l'administration de l'agent stupéfiant.

c. **Après.** — Lorsque le sommeil anesthésique est épuisé, les animaux se réveillent et reprennent graduellement l'usage de leurs facultés. La motilité, qui s'est éteinte la dernière, est cependant la première à reparaître : on voit d'abord les yeux tourner dans leurs orbites, les paupières se mouvoir, les membres antérieurs et la tête s'agiter, les animaux faire de vains efforts pour se relever. Ils n'y réussissent pas d'abord à cause de la faiblesse des membres postérieurs et de la région lombaire; mais au bout de quelques minutes, ils finissent avec beaucoup de peine par se mettre sur leurs pieds. Alors ils sont étourdis, tremblent sur leurs membres, ont la vue trouble, la pupille dilatée; ils marchent péniblement, vacillent et se heurtent aux corps environnants comme s'ils étaient ivres; ils présentent, en effet, tous les caractères de l'ivresse. Mais, au bout d'un temps variable selon une foule de circonstances, les animaux reviennent complétement à leur état normal sans conserver la moindre trace de l'état par où ils ont passé.

Théories de l'anesthésie. — On a proposé diverses théories pour expliquer le sommeil anesthésique. C'est d'abord M. Amussat qui a prétendu que l'anesthésie n'était qu'une sorte d'asphyxie incomplète, et que, pendant le sommeil qu'elle produit, le sang des artères présenterait la teinte foncée de celui des veines; mais un grand nombre d'expériences ont démontré la fausseté de cette théorie et le peu de fondement du fait principal sur lequel elle repose : en effet, le sang artériel ne perd ses propriétés spéciales que quand l'inhalation est mal conduite, ou qu'on l'a prolongée au delà du besoin. La plupart des auteurs admettent aujourd'hui que les médicaments anesthésiques agissent sur la matière nerveuse d'une manière *spécifique*, comme tous les autres narcotiques, et sans qu'il soit possible, du reste, de donner la raison de cette manière d'agir. Enfin, d'après MM. Longet et Flourens, les anesthésiques agiraient d'abord sur les lobes du cerveau (*excitation*), puis sur la protubérance annulaire du mésocéphale (*insensibilité*), sur la moelle épinière (*immobilité*), et enfin sur la moelle allongée (*asphyxie, syncope* et *mort*).

Parallèle entre l'éther et le chloroforme. — Sous le rapport économique, ces deux agents sont à peu près sur la même ligne; car si le chloroforme est plus cher, il en faut beaucoup moins que d'éther pour produire l'anesthésie, ce qui fait compensation. Le chloroforme est plus difficile à purifier que l'éther, mais il n'est pas aussi inflammable que ce dernier, ce qui constitue un avantage en sa faveur; il agit aussi beaucoup plus rapidement, produit moins d'excitation, et éteint plus rapidement la sensibilité et la motilité que l'éther; mais aussi il expose par cela même à plus d'accidents que ce dernier, en sorte que l'avantage reste en définitive à l'éther sulfurique. Aussi, pour réunir les avantages des deux médicaments, avait-on proposé de les mélanger, mais ce moyen terme n'a pas été adopté.

Pharmacothérapie. — Les indications des anesthésiques doivent être distinguées en *locales* et en *générales*.

1° **Indications locales.** — Les anesthésiques s'emploient localement en frictions ou en applications, seuls ou mélangés aux corps gras. Ils sont indiqués contre les contusions et les plaies des nerfs ; contre ces mêmes solutions de continuité quand elles sont très douloureuses ; sur les plaies et les opérations qui ont été le point de départ du tétanos traumatique ; sur les régions atteintes de rhumatisme ; sur les articulations très douloureuses à la suite d'arthrite aiguë, des injections iodées, etc. ; sur les muscles atteints de crampes, de tétanos, etc.

2° **Indications générales**. — Ces indications se divisent naturellement en deux catégories distinctes : les indications *chirurgicales* et les indications *médicinales*.

a. **Indications chirurgicales**. — Rationnellement, les anesthésiques seraient indiqués dans toutes les opérations sanglantes un peu graves, et devant occasionner des douleurs plus ou moins vives : c'est, en effet, ce qui a généralement lieu dans la chirurgie de l'homme ; mais, dans celle des animaux, on les emploie rarement pour préserver les patients de la douleur seulement, le plus souvent c'est dans le but d'annuler momentanément la force musculaire des animaux qui met souvent obstacle aux manœuvres du chirurgien. Les opérations dans lesquelles on pourrait faire le plus utilement usage du sommeil anesthésique chez les grands animaux sont les suivantes : fractures des membres, luxations des grandes articulations, hernies simples et étranglées, réduction de la matrice, du vagin, du rectum, accouchement tumultueux, etc. M. Popic (1) s'est servi avec avantage de l'éthérisation pour pratiquer l'ablation d'un polype vaginal chez une chienne. M. Buer (2) a employé le chloroforme dans le même cas avec succès.

b. **Indications médicinales**. — On a constaté chez l'homme que les anesthésiques avaient plus de succès contre les lésions de la sensibilité que contre les dérangements de la motricité ; or, comme chez les animaux, ce sont principalement ces derniers qu'on observe, ceci explique le petit nombre de succès que ces médicaments ont fournis entre les mains des vétérinaires. Quoi qu'il en soit, les maladies contre lesquelles les anesthésiques peuvent présenter quelques chances de réussite sont les suivantes : encéphalite, myélite, méningite, tétanos, chorée, immobilité, épilepsie, pousse nerveuse, crampes, convulsions, hoquet nerveux, laryngite striduleuse, etc. Les vétérinaires ont obtenu des succès assez nombreux chez le cheval contre le vertige essentiel et le tétanos idiopathique, et chez le chien contre la chorée, ainsi qu'on peut le voir en consultant les recueils périodiques publiés depuis 1847 jusqu'à ce jour.

I. — DE L'ÉTHER SULFURIQUE.

SYNONYMIE : Éther hydrique, Oxyde d'éthyle, etc.

Pharmacographie. — C'est un liquide limpide, très ténu et très mobile, incolore, transparent ; d'une odeur très suave ; d'une saveur d'abord fraîche, puis brûlante, et d'une densité de 0,71. Très volatil et bouillant à 36 degrés centigrades environ, l'éther se réduit facilement à la température ordinaire en vapeur très inflammable et pesant deux fois et demie autant que l'air. L'éther est peu soluble dans l'eau, qui n'en retient que le *dixième* de son poids environ ; l'alcool, au contraire, le dissout en toute proportion. L'éther sulfurique dissout à son tour le brome, l'iode, le soufre, le phosphore, le bichlorure de mercure, etc., parmi les minéraux ; et les corps gras, les essences, les résines, le camphre, plusieurs alcaloïdes, etc., parmi les principes végétaux, etc.

(1) *Mém. de la Société vétér. de Lot-et-Garonne*, 1851, p. 54.
(2) Communication orale.

Impureté et altérations. — L'éther peut contenir de l'*alcool*, de l'acide *sulfureux*, de l'*huile douce de vin*, etc., lorsqu'il n'a pas été convenablement rectifié. Celui qui est pur doit marquer 60 degrés au pèse-liqueur de Baumé. Lorsqu'il a été exposé à l'air, il s'est affaibli, s'est acidifié par suite de son oxygénation et de sa transformation partielle en *eau* et *acide acétique*. Pour éviter cette altération, on doit le conserver dans des vases toujours pleins, bien bouchés et placés dans un lieu frais.

Pharmacotechnie. — Les préparations pharmaceutiques qu'on fait subir à l'éther sulfurique en médecine vétérinaire sont peu nombreuses: l'*eau éthérée*, le *sirop d'éther*, sont inusités; quant à la *liqueur anodine d'Hoffmann*, formée de parties égales d'éther et d'alcool, elle est également peu employée chez les animaux.

Médicamentation. — L'éther sulfurique s'administre à l'intérieur le plus souvent sous forme de breuvage, seul, mélangé à l'eau, ou dissous dans une infusion aromatique quelconque; on peut aussi le donner en lavement, l'injecter dans les veines et le tissu cellulaire, mais ces modes de médicamentation sont peu usités; quant au procédé spécial d'inhalation, il n'est employé que quand on se sert de l'éther à titre d'agent anesthésique; enfin, à l'extérieur du corps, on le met en usage sous forme de lotions réfrigérantes.

Les doses d'éther qu'on administre aux divers animaux sont très variables selon le but qu'on se propose; celles qui sont indiquées par le tableau suivant ne sont donc qu'approximatives :

1° Grands herbivores. .	16 à 125 grammes.	
2° Petits ruminants . .	4 à 16	—
3° Porcs.	4 à 8	—
4° Chiens	0,50 à 4	—

Pharmacodynamie. — Les effets de l'éther seront distingués en *locaux externes*, *locaux internes* et en *généraux* ou *dynamiques*.

1° Effets locaux externes. — L'éther ayant un point d'ébullition inférieur à la température du corps, il est évident que quand on en verse une certaine quantité sur une surface quelconque, il doit se volatiliser rapidement, produire un abaissement notable de température, et conséquemment déterminer un effet *réfrigérant* très marqué; c'est en effet ce que l'expérience démontre. De sorte que si l'on répète plusieurs fois sur le même point des ablutions d'éther, la surface devient d'abord froide, sèche, crispée, puis une réaction vitale, toujours faible et passagère, ne tarde pas à survenir. Enfin, sur les membranes muqueuses très sensibles et sur les solutions de continuité, l'éther produit de la douleur, de la cuisson et une rougeur vive, mais toutefois éphémère.

2° Effets locaux internes. — Administré seul ou mélangé à un véhicule aqueux, l'éther est toujours d'une déglutition difficile, à cause de sa ténuité et de sa volatilité; il excite vivement la buccale et provoque une légère salivation. Parvenu dans l'estomac, l'éther doit se réduire immédiatement en vapeur et parcourir rapidement le reste du tube digestif; c'est ce que démontrent en effet des borborygmes bruyants, des vents rejetés peu de temps après son administration, et même parfois le ballonnement du ventre quand la dose a été un peu élevée ou qu'un obstacle quelconque entrave son expulsion par le rectum. On remarque également qu'à haute dose il provoque le vomissement chez le chien et des nausées chez les autres animaux, ainsi que nous l'avons remarqué sur un cheval auquel nous avions administré 500 grammes d'éther à la fois. Enfin, le tube digestif peut s'enflammer sous l'influence de doses élevées ou trop répétées d'éther, surtout quand il est déjà un peu irrité; mais il est évident que l'on s'est exagéré les vertus irritantes de ce médicament pour les voies digestives.

3° **Effets généraux ou dynamiques**. — Pour bien comprendre l'action générale de l'éther, il est essentiel de distinguer les effets *primitifs*, qui sont essentiellement stimulants et diffusibles, et les effets *consécutifs*, qui sont stupéfiants ou anesthésiques. En effet, quand on administre à un cheval, ainsi que nous l'avons pratiqué plusieurs fois, une forte dose d'éther sulfurique, 150 ou 250 grammes par exemple, on remarque immédiatement les signes d'une vive excitation, tels que coloration des muqueuses apparentes, accélération de la circulation et de la respiration, chaleur de la peau, exaltation de la sensibilité et de la motilité, légers mouvements convulsifs, animation du regard, etc. Tous ces phénomènes immédiats diminuent bientôt, et au bout d'une demi-heure, en moyenne, l'excitation disparaît pour faire place à la somnolence. Dès lors les animaux paraissent tristes, bâillent à plusieurs reprises, les yeux se ferment à demi, la pupille se dilate; la station est peu ferme, les membres postérieurs surtout sont faibles; la sensibilité générale est moindre, les sens sont obtus; les animaux ne semblent plus avoir conscience de ce qui se passe autour d'eux; les fonctions exagérées tout à l'heure reviennent à leur rhythme normal et même tombent au-dessous; la peau se refroidit, les urines coulent, etc. Ce léger état narcotique est toujours de courte durée et n'excède pas en moyenne un quart d'heure environ.

L'éther sulfurique présente donc bien nettement et successivement les effets d'un excitant diffusible et d'un narcotique faible, et si par la méthode anesthésique les effets stupéfiants sont toujours plus marqués que les effets stimulants, cela paraît tenir à la rapidité avec laquelle les molécules de l'éther pénètrent dans le sang quand on les introduit dans les bronches. Du reste, le peu de durée de l'anesthésie elle-même est dû à la grande volatilité de l'éther qui s'échappe par toutes les sécrétions, et notamment par la transpiration cutanée et pulmonaire, auxquelles il communique son odeur caractéristique.

Pharmacothérapie. — Le médicament qui nous occupe se présente au praticien sous quatre aspects principaux : comme moyen *réfrigérant*, comme *excitant*, comme *antispasmodique* et comme *anesthésique*. Examinons ses médications sous ces différents points de vue.

1° **Réfrigérant.** — A l'extérieur du corps et à titre de réfrigérant, l'éther sulfurique convient surtout pour combattre les phénomènes primitifs des brûlures; M. Buer (1) l'emploie avec avantage sur les parties contuses et endolories, en lotions réitérées, pour diminuer la douleur et modérer l'inflammation locale consécutive. On a conseillé les affusions d'éther aqueux sur les hernies étranglées avant de tenter l'opération; ce moyen simple, employé souvent chez l'homme, a réussi sur le cheval entre les mains de M. Delafond (2). Enfin, les ablutions d'éther seraient sans doute très utiles dans les affections cérébrales, mais c'est un réfrigérant trop dispendieux pour la médecine des animaux.

(1) Communication orale.
(2) *Loc. cit.*, t. I, p. 372.

2° **Excitant**. — A titre de stimulant diffusible, l'éther reçoit quelques applications utiles en médecine vétérinaire, surtout dans le traitement des indigestions. Ce moyen, si souvent héroïque, surtout chez le cheval, n'était pas employé par les hippiatres, ni même du temps de Bourgelat, qui ne le mentionne pas dans sa *Matière médicale*. Il paraît que c'est à Huzard père que la pratique est redevable de l'emploi de ce puissant stimulant de l'estomac. Aujourd'hui son usage est vulgaire contre l'indigestion simple du cheval et contre la tympanite des ruminants : contre la première, il réussit le plus souvent quand l'estomac est sain et qu'il n'est pas surchargé outre mesure d'aliments secs et mal mâchés ; contre la seconde affection, il réussit également dans la majorié des cas, lorsqu'elle n'est pas trop ancienne ou trop prononcée. Les uns attribuent la diminution du gonflement de la panse à l'abaissement de température que l'éther y détermine (Lafore) (1) ; les autres, comme MM. Prévost et Royer-Tingry (2), de Genève, rapportent son action à la faculté qu'il aurait de crever les nombreuses bulles gazeuses qui existent dans le rumen, et de dégager ainsi le gaz emprisonné dans les matières spumeuses et gluantes de la panse, etc. ; la plupart imputent son action à ses vertus stimulantes, etc. Quoi qu'il en soit, l'efficacité de l'éther contre la tympanite des ruminants ne saurait être douteuse, et nous connaissons des praticiens qui lui donnent la préférence sur l'ammoniaque ; mais à côté de ses avantages, il présente un inconvénient grave : c'est d'imprégner les solides et les liquides du corps de son odeur tenace, et de rendre les débris des animaux ruminants impropres à la consommation si on les sacrifie avant la fin du traitement. C'est une particularité que les praticiens ne doivent pas ignorer.

Indépendamment des indigestions, l'éther sulfurique peut recevoir quelques autres applications utiles comme stimulant. Favre (3), de Genève, l'a trouvé très utile contre l'adynamie ; Despallens (4) l'a employé avec avantage en fumigations contre une affection vermineuse épizootique des voies aériennes chez des veaux ; M. Chambert (5) s'en est utilement servi contre un empoisonnement occasionné chez un cheval par du pain moisi ; il l'a donné en breuvage et en lavement dans de l'eau sucrée ; il a ramené la chaleur presque éteinte et a relevé le pouls. Tout récemment M. Salle (6) l'a employé avec un plein succès, en breuvages réitérés, contre un vomissement intermittent du cheval.

3° **Antispasmodique**. — Sous ce rapport, l'éther est un médicament très précieux dans le traitement de la plupart des névroses, des irrégularités du système musculaire externe ou interne, etc. Rigot (7) s'en est servi avec succès pour calmer les contractions expulsives chez une jument qui venait d'avorter et d'avoir la matrice renversée ; la dose fut de 8 grammes dans une infusion de coquelicot : les désordres cessèrent comme par enchantement au bout d'un quart d'heure. Un point bien établi dans l'histoire thérapeutique de l'éther, c'est son efficacité remarquable contre les *coliques nerveuses* du cheval ; malheureusement leur diagnostic n'est pas toujours facile, et comme dans les affections intestinales inflammatoires ce médicament peut être très nuisible, il faut être extrêmement circonspect dans son emploi : en cas d'incertitude, Favre (8), de Genève, conseille de l'administrer dans une émulsion huileuse ou dans une décoction mucilagineuse. M. Lesaint (9) l'a donné en breuvage avec

(1) *Malad. part. aux grands ruminants*, p. 463.
(2) *Journal pratique*, 1827, p. 266.
(3) *Hématurie des feuilles*, p. 49.
(4) *Compte rendu de Lyon*, 1842, p. 46.
(5) Communication orale.
(6) *Recueil*, 1853, p. 40.
(7) *Corresp. de Fromage de Feugré*, t. I, p. 63.
(8) *Vétérinaire campagnard*, p. 79.
(9) *Journ. théoriq. et prat.*, 1835, p. 69.

succès contre le vertige ; il est vrai qu'il employait concurremment les injections d'eau ammoniacale dans le nez et le rectum, et même les révulsifs cutanés. M. Schaack (1) le mélange à une huile grasse et l'emploie avec avantage sur les muscles tendus par le tétanos. Enfin, comme antispasmodique, l'éther est encore indiqué dans les affections putrides accompagnées de phénomènes nerveux, tels que des tremblements musculaires, des convulsions, etc.

4° **Anesthésique.** — Comme agent anesthésique, l'éther sulfurique a procuré depuis 1846 un grand nombre de guérisons de vertige et de tétanos essentiel. Il serait trop long de faire connaître les noms des vétérinaires qui ont obtenu des succès de ce genre.

Succédanés de l'Éther sulfurique.

Les différents éthers, tels que l'*éther nitrique*, l'*éther chlorhydrique*, l'*éther acétique*, etc., jouissent à peu près des mêmes propriétés que le précédent ; mais comme on ne les emploie jamais en médecine vétérinaire, nous nous bornerons simplement à les mentionner.

II. — DU CHLOROFORME.

SYNONYMIE : Chloroformyle, Perchlorure de formyle.

Pharmacographie. — C'est un liquide très limpide, un peu oléagineux, incolore ; d'une odeur éthérée agréable ; d'une saveur fraîche, sucrée, rappelant celle des pommes reinettes ; d'une densité de 1,48 ; bouillant à 61 degrés centigrades, et donnant alors une vapeur très dense et peu combustible. Peu soluble dans l'eau, le chloroforme se dissout facilement dans l'alcool et l'éther.

Pureté. — Le chloroforme qui n'a pas été convenablement rectifié peut renfermer un grand nombre de principes étrangers à sa nature, et qui non seulement modifient ses propriétés, mais encore peuvent le rendre dangereux comme agent anesthésique. On reconnaît la pureté du chloroforme aux caractères suivants : Projeté dans l'eau distillée, il doit former des gouttelettes d'une transparence parfaite ; il ne doit pas coaguler le blanc d'œuf ; évaporé sur une plaque métallique ou un morceau de porcelaine, il ne doit laisser aucun résidu ; enfin, versé sur un mélange d'eau et d'acide sulfurique marquant 40 degrés à l'aréomètre de Baumé, il doit gagner le fond du vase.

Pharmacotechnie. — On emploie souvent le chloroforme à l'état de pureté ; à l'intérieur, il est employé en dissolution dans une eau sirupeuse ou gommée ; on peut aussi l'incorporer dans des poudres végétales et du miel pour en faire des bols ; à l'extérieur, quand on ne l'emploie pas pur, on le dissout dans l'alcool ou l'éther, ou on l'incorpore dans une huile grasse, dans l'axonge, etc.

Médicamentation. — A titre d'agent anesthésique, le chloroforme, comme l'éther, s'emploie en inhalations ; cependant on peut aussi l'administrer en lavements, en injections dans les veines, etc. Comme médicament excitant et antispasmodique, on le donne en breuvage ou en bols. Les doses n'en ont pas été fixées encore d'une manière rigoureuse pour les animaux ; nous les évaluons, d'après le degré d'activité du chloroforme, à peu près au *quart* de celles de l'éther sulfurique.

(1) Communication orale.

Pharmacodynamie. — Appliqué pur sur la peau de l'homme, le chloroforme détermine une prompte vésication; sur celle du cheval, ainsi que nous nous en sommes assuré, il produit une mortification prompte du tégument plutôt qu'une vésication, sans doute parce qu'il agit trop rapidement; son action locale présente une certaine analogie avec celle du tartre stibié. Donné à l'intérieur, le chloroforme paraît agir à la manière de l'éther, mais avec plus d'activité, quoiqu'il soit infiniment moins actif que par la méthode anesthésique. En effet, nous l'avons administré d'abord à la dose de 16 grammes, puis à celle de 32 grammes, sans observer le moindre changement fonctionnel; ce n'est que quand nous en avons élevé la dose à 50 grammes, que nous avons observé des contractions musculaires convulsives, d'abord dans le train antérieur, puis dans tout le reste du corps; cette agitation musculaire a été de courte durée et n'était accompagnée d'aucune modification fonctionnelle un peu notable.

Pharmacothérapie. — Les indications du chloroforme comme agent anesthésique sont les mêmes que celles de l'éther; plusieurs vétérinaires l'ont employé avec profit contre le vertige et le tétanos par l'inhalation pulmonaire. A l'intérieur, il a été encore peu employé; cependant M. Saunier (1) l'a administré avec succès contre le vertige aigu d'un mulet qui avait résisté à d'autres moyens de traitement : la dose a varié de 10 à 15 grammes par jour en électuaire; M. Garrard (2), vétérinaire anglais, s'en est servi avec avantage contre les coliques spasmodiques du cheval; enfin, on en a conseillé l'usage comme antidote de la strychnine.

§ IV. — Des Antispasmodiques.

Les antispasmodiques sont des médicaments narcotiques qui agissent plus particulièrement sur le système nerveux ganglionnaire et sur la faculté motrice du système cérébro-spinal, et qui ont la propriété de faire cesser les désordres musculaires qu'on appelle *spasmes, convulsions,* etc.

Ils constituent une catégorie bien distincte parmi les médicaments narcotiques, puisqu'ils agissent spécialement sur le système nerveux de la vie organique et sur la motricité du système de la vie animale, et fort peu sur la sensibilité et l'intelligence; tandis que les autres narcotiques ont une action à peu près inverse, c'est-à-dire qu'ils agissent beaucoup sur l'intelligence et la sensibilité et peu sur la motricité.

Ces médicaments présentent souvent une grande analogie avec les *stimulants généraux,* parmi lesquels beaucoup d'auteurs les ont classés; cependant ils s'en distinguent en ce que leur action stimulante n'est jamais bien nette et ne se montre d'une manière notable que quand on les administre à doses élevées. Enfin, si nous les avons placés parmi les narcotiques, c'est parce qu'ils constituent les *calmants* d'un système nerveux spécial, et que leur influence régulatrice s'étend souvent au système cérébrospinal, dont ils corrigent les écarts relativement à la contractilité de l'appareil musculaire.

Origine. — Les antispasmodiques sont tirés des trois règnes de la nature; le règne minéral, le plus pauvre des trois, fournit les composés de zinc et de bismuth, à peu près inusités en médecine vétérinaire; le règne végétal, le plus riche en médicaments de cette espèce, donne l'assa fœtida et toutes les gommes résines fétides, la valériane,

(1) *Journ. de médec. vétér. de Lyon,* 1850, p. 209.
(2) *Recueil,* 1852, p. 64.

le camphre, etc.; enfin, du règne animal on retire le musc, le castoréum, l'ambre gris, etc., que leur prix élevé fait rejeter de la médecine des animaux.

Pharmacotechnie. — Les préparations pharmaceutiques auxquelles sont soumis les médicaments qui nous occupent sont fort nombreuses; ces agents s'emploient rarement isolés; le plus souvent on les associe entre eux ou avec d'autres médicaments indiqués par les états morbides complexes contre lesquels on administre le plus habituellement les antispasmodiques.

Médicamentation. — On administre ces médicaments à l'intérieur sous des formes très variées: dans le tube digestif on les donne en breuvages, en bols, en électuaires, en lavements, etc.; on les introduit aussi en fumigations dans les voies respiratoires; à l'extérieur du corps on les met également en usage par des méthodes très diverses qui seront indiquées à l'histoire particulière de chacun de ces agents.

Pharmacodynamie. — Nous ne dirons rien des effets locaux de ces médicaments, parce qu'ils ne présentent aucune particularité intéressante, soit à l'extérieur, soit à l'intérieur du corps; quant aux effets généraux, ils sont extrêmement remarquables en ce sens qu'ils sont à peu près nuls sur les animaux sains, et ne se manifestent que sur les sujets atteints des maladies qui réclament l'emploi de ces remèdes. Nous allons essayer d'expliquer cette particularité remarquable.

Le système nerveux ganglionnaire, ainsi que nous l'établirons en parlant des toniques *névrosthéniques*, est un agent intermédiaire entre les organes chargés des fonctions végétatives (viscères, vaisseaux, etc.) et ceux qui doivent exécuter les actes de la vie de relation (système nerveux cérébro-spinal, système musculaire). Dans les circonstances ordinaires, normales, il est chargé de maintenir la solidarité entre ces divers appareils en leur servant en quelque sorte de trait d'union; aussi accomplit-il ses fonctions d'une manière continue, mais sourde, profonde, silencieuse, et ne manifeste-t-il jamais au dehors son activité, à moins de perturbations, de dérangements graves dans l'ensemble de l'organisme. On comprend d'après cela que les médicaments antispasmodiques ne doivent jamais produire d'effets bien marqués sur des sujets sains, puisqu'ils portent principalement leur action sur un appareil dont le rhythme fonctionnel est inconnu, et dont les actes s'accomplissent silencieusement dans les parties les plus profondes de l'économie animale.

Mais quand les fonctions de ce système nerveux s'exagèrent ou se pervertissent, il survient divers désordres dans les fonctions végétatives, et notamment des contractions insolites dans les plans charnus qui entrent dans la composition des appareils nutritifs, et auxquelles on a donné plus particulièrement le nom de *spasmes*; dès lors l'action des médicaments antispasmodiques devient évidente, puisqu'ils font disparaître un état pathologique que l'on peut aisément observer. Enfin, les désordres contractiles que l'on remarque souvent aussi, et par diverses causes, dans le système musculaire extérieur, cédant fréquemment à l'influence de ces médicaments, servent également à constater leurs effets *spécifiques d'organes* et *d'action*.

Pharmacothérapie. — D'après les considérations dans lesquelles nous venons d'entrer, il est facile de comprendre les indications qui réclament l'usage de ces médicaments; néanmoins, comme les affections nerveuses sont encore peu connues en médecine vétérinaire, nous allons essayer de donner un tableau sommaire des plus importantes, afin de faire ressortir nettement le degré d'utilité des médicaments qui nous occupent.

On désigne en général sous le nom de *névroses*, des maladies apyrétiques, continues ou intermittentes, sans altérations matérielles appréciables, et caractérisées par des désordres divers du système nerveux cérébro-spinal ou ganglionnaire, et du système musculaire externe ou interne.

Elles se divisent naturellement en névroses du système nerveux cérébro-spinal et névroses du système nerveux ganglionnaire ; en outre, elles peuvent être distinguées en *idiopathiques, symptomatiques* et *sympathiques,* selon les causes qui leur ont donné naissance. Nous allons indiquer les principales.

Les névroses du système cérébro-spinal, névroses de la vie animale, se subdivisent en trois catégories : 1° celles des centres nerveux, telles que l'*épilepsie,* l'*immobilité,* la *chorée* et le *tétanos ;* 2° celles des nerfs de la sensibilité, qui peuvent consister dans un excès, comme les *névralgies,* ou dans un défaut de sensibilité, comme les *anesthésies locales* ou *paralysies* du sentiment ; 3° et celles des cordons nerveux de la mobilité, qui consistent aussi dans un excès de contractilité, comme on le remarque dans les diverses espèces de *convulsions,* de *crampes,* ou dans un défaut de cette faculté, comme cela a lieu dans les *paralysies* du mouvement.

Les névroses du système ganglionnaire, ou névroses *viscérales,* très nombreuses et très variées chez l'homme, où elles sont engendrées par les passions et les influences morales, sont au contraire rares chez les animaux chez lesquels ces causes diverses manquent à peu près complétement. On les a distinguées assez rationnellement en névroses de la *nutrition* et névroses de la *génération ;* les unes et les autres se montrant parfois chez les animaux, nous allons les indiquer brièvement.

Parmi les névroses de la nutrition, nous en trouvons qui appartiennent à l'appareil digestif, comme la *dysphagie,* les *appétits dépravés,* la *boulimie,* la *fringale,* les *tics,* les *coliques nerveuses,* etc. ; aux voies respiratoires, telles que la *pousse nerveuse,* quelques variétés de *cornage,* les *spasmes diaphragmatiques,* etc. ; au système circulatoire, comme les *palpitations* de cœur, la *syncope nerveuse,* etc.

Enfin, au nombre des névroses de la génération, on compte principalement le *priapisme* chez les mâles, la *nymphomanie* chez les femelles, et l'état opposé qui prend dans les deux sexes le nom d'*anaphrodisie.*

Quoique les diverses névroses aient leur siége essentiel dans le système nerveux lui-même, leur existence se révèle principalement, surtout chez les animaux, par les désordres qu'elles suscitent dans le système musculaire, soit externe, soit interne. Ceux qu'on remarque dans le premier reçoivent plus particulièrement le nom collectif de *convulsions,* distinguées en *permanentes* ou *toniques,* comme dans le tétanos et les crampes, et en *intermittentes* ou *cloniques,* comme dans la chorée, l'épilepsie, les états ataxiques, etc. Les désordres qui se produisent dans le système musculaire de la vie organique portent le nom spécial de *spasmes,* d'où la qualification de maladies *spasmodiques* qu'on donne aux névroses viscérales.

Le tableau des principales névroses étant dressé, il est facile maintenant de juger de l'importance de la médication antispasmodique et de spécifier jusqu'à un certain point les cas où elle a plus de chances de réussir.

D'abord nous devons éliminer de cette médication les névroses de la sensibilité qui, d'après la connaissance du mode d'action des antispasmodiques, ne peuvent pas être modifiées notablement par ces médicaments. Restent donc les autres genres de névroses : or, l'expérience paraît démontrer que les médicaments qui nous occupent agissent à peu près sur toutes, mais toujours lentement et incomplétement ; aussi est-on forcé d'y ajouter les autres narcotiques et une foule d'autres médicaments destinés à leur servir d'auxiliaires, d'après l'état général des sujets.

1° Antispasmodiques minéraux.

Composés de Zinc et de Bismuth ; inusités.

2° Antispasmodiques animaux.

Musc, Ambre gris, Castoréum, etc. ; inusités.

5° Antispasmodiques végétaux.

Les principaux sont le *camphre*, la *valériane* et l'*assa fœtida*. Quant à l'*éther sulfurique* et au *chloroforme*, ils ont été examinés dans la classe des anesthésiques ; les *produits pyrogénés* ont été étudiés avec les astringents ; enfin, l'*huile empyreumatique* sera décrite parmi les vermifuges.

a. Du Camphre (*Camphora*).

Partie pharmacostatique.

Définition, état naturel. — Le camphre peut être considéré comme une sorte d'essence concrète, ou comme le principe solide des huiles essentielles qu'on appelle *stéaroptène*. Il présente en effet avec cette classe de corps une grande analogie d'origine, de composition chimique, de propriétés, et jusqu'à un certain point, de vertus médicinales ; certaines essences, notamment celles des labiées, renferment toujours une proportion notable de camphre. Les végétaux qui contiennent naturellement une quantité un peu considérable de ce principe n'appartiennent pas à nos climats ; ils habitent pour la plupart la Chine, le Japon et plusieurs îles très chaudes et voisines de la mer des Indes. Les principaux sont le *Laurus camphora*, le *Laurus sumatrensis*, le *Dryobalanops aromatica*, etc. ; on en rencontre aussi en quantité notable dans la racine du *Laurus cassia*, du *Laurus cinnamomum*, du *Zinziber aromatica*, etc. ; mais les premiers seuls en contiennent assez pour être exploités avec profit.

Extraction. — Le camphre paraît exister dans les parties ligneuses de ces arbres et être renfermé dans des réservoirs spéciaux. On peut, dit-on, en extraire une certaine quantité en pratiquant de profondes incisions au tronc des *Laurus* ; il se concrète à l'air et forme de petites masses transparentes. On en trouve aussi, assure-t-on, de semblables entre les fibres ligneuses du tronc et des branches qu'on débite pour les livrer à la distillation ; sous cet état, le camphre est dit en *larmes*, et paraît être infiniment supérieur à celui qu'on trouve dans le commerce, mais il est consommé dans le pays même, et il ne parvient jamais jusque dans nos contrées. Celui qu'on trouve en Europe nous vient de la Chine, du Japon et de l'Inde ; il se prépare par un procédé spécial que nous allons faire connaître brièvement. On réduit en petites brindilles et en copeaux, les racines, le tronc et les grosses branches des arbres qui contiennent du camphre ; on met ces fragments dans un filet à larges mailles qu'on suspend dans une chaudière de fer remplie d'eau et recouverte d'un chapiteau de terre cuite, dont la concavité est garnie de nattes de paille de riz ou de roseaux. A mesure qu'on chauffe la chaudière, l'eau qu'elle renferme pénètre peu à peu les fragments ligneux, et quand elle se réduit en vapeur, elle entraîne le camphre, qui vient se déposer sur les nattes garnissant la face interne du chapiteau de terre qui recouvre l'appareil. Il forme de petites masses grisâtres, huileuses, ayant quelque ressemblance avec les cristaux du sel marin impur : c'est le camphre *brut* qu'on expédie en Europe dans des tonneaux.

Raffinage. — Pendant longtemps, les Vénitiens et les Hollandais eurent le monopole du raffinage du camphre; aujourd'hui on pratique partout cette opération, mais les raffineries de Paris sont celles qui jouissent de la meilleure renommée. On y raffine le camphre par le procédé suivant : Après avoir réduit la matière brute en poudre fine, on y mélange 2 centièmes en poids de chaux vive et autant de noir animal; la première substance a pour objet de détruire un principe huileux qui imprègne le camphre brut, et la seconde de le décolorer entièrement. La matière ainsi préparée est mise dans de grands matras de verre placés dans un bain de sable et soumis à une température assez élevée pour fondre et volatiliser le camphre; à mesure que la distillation marche, on découvre le haut des ballons, afin qu'il se refroidisse et que le camphre vienne s'y déposer; l'opération terminée, on brise les vases et l'on y trouve la matière moulée en pains hémisphériques. Pour éviter la perte des ballons, Gay-Lussac avait proposé de distiller le camphre dans un alambic métallique et de recevoir ses vapeurs dans un vase sphérique formé de deux calottes s'emboîtant exactement, et qu'on séparerait ensuite lorsque l'appareil serait refroidi pour en extraire le camphre. Le premier procédé paraît être encore le plus suivi.

Pharmacographie. — Tel qu'on le trouve dans le commerce, le camphre est en pains hémisphériques, concaves d'un côté, convexes de l'autre, et percés d'un trou à leur centre. Il peut cristalliser en pyramides ou en tablettes à six pans, mais il est habituellement amorphe, blanc, d'un grain brillant, transparent comme de la glace; il est mou au toucher, un peu onctueux, flexible, très difficile à réduire en poudre si on ne l'arrose pas de quelques gouttes d'alcool; son odeur toute spéciale, est vive, pénétrante, tenace, et rappelle un peu celle du romarin; sa saveur, d'abord fraîche, à cause de sa volatilité, devient ensuite chaude, âcre et un peu amère; enfin, sa densité est d'environ 0,99. Le camphre est très volatil, même à la température ordinaire, ce qui oblige à le conserver dans des vases bien clos et placés dans un lieu frais; soumis à l'action de la chaleur, il fond à 175 degrés, et forme une huile limpide et incolore qui entre en ébullition à 204 degrés. À cette température, il se réduit en vapeur et distille sans altération, propriété qu'on met à profit pour sa purification. À l'air, le camphre prend aisément feu, brûle avec une flamme très chargée de suie, et se consume entièrement sans laisser de résidu.

Le camphre est à peu près insoluble dans l'eau, qui n'en dissout guère qu'un millième de son poids environ; déposé en petits fragments sur ce liquide, le camphre y produit des mouvements giratoires très marqués et dus à une évaporation inégale dans les diverses parties de ses parcelles; un peu d'huile à la surface de l'eau empêche ou arrête entièrement ce phénomène. L'alcool et l'éther dissolvent très bien le camphre : le premier en dissout un peu plus de son poids à la température ordinaire; les huiles grasses, les essences et le lait le dissolvent également bien; il en est de même de l'acide acétique et de la plupart des acides minéraux ou organiques lorsqu'ils sont étendus d'eau; concentrés, plusieurs d'entre eux altéreraient le camphre; les solutions alcalines ne le dissolvent ni ne l'altèrent pas sensiblement.

Falsifications. — L'adultération la plus commune du camphre consiste à y mélanger un produit qu'on obtient en faisant passer un courant de gaz acide chlorhydrique dans de l'essence de térébenthine tenue froide, et qui, à cause de son apparence, a reçu le nom de *camphre artificiel*. On ajoute, dit-on, aussi du *sel ammoniac* parfaitement blanc. Les deux fraudes se reconnaissent en ce qu'en traitant le camphre suspect par l'eau ou l'alcool, on obtient une solution qui précipite abondamment en blanc caillebotté par l'azotate d'argent; le sel ammoniac se décèle en outre par l'odeur ammoniacale que donne le camphre trituré avec de la chaux vive.

Pharmacotechnie. — Il n'y a pas, en matière médicale, de médicament qui donne des préparations, soit simples, soit composées, plus nombreuses et plus variées que le camphre; en laissant de côté les formules composées qu'on trouvera dans le *formulaire*, il nous reste encore les nombreuses formules simples qui suivent :

1° *Poudre de camphre.*

Le camphre seul est difficile à réduire en poudre, parce qu'il cède et se tasse sous le pilon; mais en y mélangeant une poudre sèche, ou mieux, en l'arrosant de quelques gouttes d'alcool, il se pulvérise aisément. On pourrait encore l'obtenir en poudre impalpable en précipitant l'alcool camphré par l'eau distillée, lavant le dépôt sur un filtre et faisant sécher ensuite rapidement.

2° *Dissolution aqueuse.*

L'eau pure ne dissolvant pas le camphre, on est forcé pour le maintenir en suspension dans ce liquide, de l'incorporer d'abord à un jaune d'œuf, à de la gomme, à du mucilage, etc., et de l'étendre ensuite dans le véhicule aqueux. C'est ainsi qu'on prépare les breuvages et les lavements camphrés.

3° *Eau éthérée camphrée.*

℞ Camphre. . . . . 16 gram. | Eau . . . . 500 gram.
Éther . . . . 32 —

Faites dissoudre le camphre dans l'éther, ajoutez l'eau et filtrez.

4° *Eau-de-vie camphrée.*

℞ Camphre. . . . . 32 gram. | Alcool à 22 degrés B. . . . . 1 litr.
Dissolvez.

5° *Alcool camphré.*

℞ Camphre. . . . . 32 gram. | Alcool à 36 degrés B. . . . . 250 gram.
Dissolvez.

6° *Vinaigre camphré.*

℞ Camphre. . . . . 32 gram. | Vinaigre blanc. . . . . 500 gram.
Dissolvez.

7° *Huile camphrée.*

℞ Camphre. . . . . 32 gram.) Huile grasse. . . . . 250 gram.
Dissolvez.

8° *Pommade camphrée.*

℞ Camphre pulvérisé. . . . . . . 32 gram. | Axonge. . . . . 125 gram.
Incorporez.

Les médicaments qu'on associe le plus ordinairement au camphre sont les diverses espèces de narcotiques ou d'antispasmodiques, les toniques, les excitants, les fondants, etc.

Partie pharmacodynamique.

1° Médicamentation. — Le camphre et les diverses préparations simples ou composées dont il forme la base s'emploient tant à l'intérieur qu'à l'extérieur, et souvent par les deux surfaces en même temps. Par la première voie, on administre le camphre en bols, en électuaires, en breuvages et en lavements; on le fait pénétrer en vapeur dans les voies respiratoires en le projetant sur un réchaud placé sous le nez des malades; enfin, on injecte quelquefois aussi le camphre en solution aqueuse ou alcoolique, sur les muqueuses apparentes au dehors du corps, etc. A l'extérieur, le camphre s'emploie en frictions, en onctions sur les parties non dénudées, et en applications diverses sur les solutions de continuité. En général, quand on fait usage des préparations liquides de camphre sur une étendue notable de la peau, il faut avoir le soin de nettoyer de temps en temps la surface médicamentée avec de l'eau chaude et du savon, ou mieux avec de l'eau-de-vie ou du vinaigre, si rien ne s'y oppose toutefois, afin de prévenir un engorgement considérable, qui n'a rien de dangereux, mais qui peut être désagréable et laisser une tare passagère après lui. Cet effet résulte, soit des qualités irritantes du camphre, soit de ce qu'il forme un vernis sur la surface où on le dépose et qu'il arrête ainsi complétement la transpiration cutanée. L'huile camphrée présente surtout ce désagrément, ainsi que M. Prangé (1) l'a fait dernièrement connaître avec soin.

2° **Posologie.** — La quantité de camphre qu'on doit administrer aux divers animaux en une seule fois varie selon l'objet qu'on se propose et l'effet qu'on veut en obtenir ; en général, on prendra les plus petites doses quand on voudra obtenir un effet sédatif, les doses moyennes lorsqu'on désirera produire un effet excitant, et enfin les doses les plus élevées quand on se proposera d'agir sur le système nerveux, sur le sang en état de décomposition dans les affections putrides, etc. Le tableau suivant indique les doses destinées aux diverses espèces :

1° Solipèdes.	8, 16, 24, 32 gram.	4° Porcs.	2 à 4 gram.
2° Grands ruminants .	8, 12, 16, 24 —	5° Chiens	0,50 à 2 —
3° Petits ruminants. .	4 à 8 —	6° Chats	0,10 à 0,50 —

En général, quand on veut déterminer un effet sédatif, il faut donner de petites doses et les répéter souvent ; il en est de même quand on veut modifier peu à peu certains états spasmodiques du système musculaire ; mais quand on désire exciter vivement le système nerveux, la circulation et la respiration, arrêter brusquement l'état typhoémique du sang, il faut, de toute nécessité, administrer d'emblée une forte proportion de camphre. Chez les ruminants, où ce médicament paraît exercer une fâcheuse influence sur la nutrition, il est essentiel de ne pas trop insister sur son usage, dans la crainte de prolonger la convalescence des malades.

3° **Pharmacodynamie.** — Nous distinguerons les effets physiologiques du camphre en *locaux* et en *généraux*, et nous établirons, en outre, diverses subdivisions parmi les derniers.

a. **Effets locaux.** — Appliqué sur la peau intacte, le camphre solide ou en dissolution, détermine d'abord une action réfrigérante de courte durée, et ensuite une irritation légère des papilles nerveuses et du réseau vasculaire du derme. Sur les solutions de continuité, telles que les plaies, les ulcères, les vésicatoires, etc., le camphre est plus franchement irritant ; il cause de la cuisson, de l'âcreté, de la rougeur, etc., sur les parties où il a été déposé, et il peut même les entamer si le contact a été un peu prolongé. Il n'en faut donc pas abuser sur les surfaces dénudées.

Dans le tube digestif, les effets du camphre varient selon la quantité qui a été ingérée. A petite dose, il produit dans l'estomac comme sur la peau, d'abord une action rafraîchissante, à cause de sa volatilité, puis bientôt un effet excitant dû à sa nature d'huile essentielle : de là résulte, en définitive, une action stimulante sur le

(1) *Recueil*, 1850, p. 656.

DES ANTISPASMODIQUES. 429

tube alimentaire, et une précipitation des actes de cet appareil important. Mais si le camphre est administré en quantité un peu forte, ses qualités manifestement indigestes l'emportent sur ses vertus stimulantes, et alors, au lieu d'activer la digestion, il l'embarrasse et la retarde. On remarque de plus qu'il détermine le vomissement chez les carnivores, la salivation chez la plupart des animaux, surtout quand il a été mâché longtemps, des éructations ou des vents; et, chez les herbivores, de la météorisation, ou tout au moins de la tension du ventre, par suite de sa réduction en vapeur dans les intestins, et de la distension de leurs parois qui doit en résulter nécessairement. Enfin, si l'administration de ce médicament est continuée pendant quelque temps à dose un peu élevée, et surtout sous forme solide, il peut en résulter une inflammation plus ou moins grave du tube digestif, ainsi que M. Orfila (1) a pu le constater sur les chiens, chez lesquels il a remarqué que ce médicament donné solide déterminait souvent l'ulcération de la muqueuse stomacale.

b. **Effets généraux.** — Ces effets, très complexes de leur nature, se développent lorsque le camphre est absorbé et que ses molécules sont parvenues dans le sang. Le système nerveux peut bien aussi concourir, jusqu'à un certain point, au développement de ces effets; mais son action est, en général, très accessoire, et doit manquer quelquefois, notamment quand on injecte le médicament dans les veines: du reste, l'odeur du camphre se retrouvant dans presque tous les liquides excrétés, il a bien dû passer nécessairement par le torrent circulatoire pour arriver aux organes qui sécrètent ces divers liquides.

Il n'est rien de plus obscur encore que l'action générale du camphre sur les animaux domestiques; chez l'homme même, où l'étude en est plus facile, il reste encore beaucoup d'obscurité et d'incertitude. Un point important reste cependant acquis à la science, c'est que l'action du camphre est complexe et varie selon plusieurs circonstances, non seulement en intensité, mais encore en nature. Il paraît à peu près démontré qu'à petites doses, donné pur ou dans un véhicule aqueux ou huileux, le camphre détermine sur la circulation et la respiration une action *sédative* immédiate, et qu'il présente, à cet égard, quelque analogie avec les médicaments contro-stimulants, tels que l'émétique, le nitre, la digitale, etc. Il est encore plus certain qu'à doses moyennes il agit sur la plupart des fonctions comme un excitant diffusible, qu'il produit un effet *stimulant* à la manière des essences, des alcooliques, de l'ammoniaque, etc. A fortes doses, le camphre provoque dans l'économie, non seulement les effets des stimulants, mais encore ceux des narcotico-âcres, c'est-à-dire un grand ébranlement nerveux, suivi de l'affaiblissement de la force musculaire, de la diminution de la sensibilité, etc.: ces effets trop élevés deviennent quelquefois toxiques, et entraînent la mort des animaux chez lesquels ils se produisent. Enfin, indépendamment de ces divers effets, le camphre exerce une action marquée sur le sang; il le rend plus rouge, plus coagulable, et corrige rapidement ses tendances à la putréfaction: ce dernier effet est surtout digne d'être étudié en thérapeutique. Il importe, pour jeter un peu de jour dans l'étude si difficile du camphre, de l'envisager sous ces divers points de vue.

1° Action sédative. — Cette action, qui consiste surtout dans la diminution d'activité des principales fonctions de l'organisme, est loin d'être bien démontrée dans les animaux domestiques; on l'admet plutôt par analogie de ce qui a lieu chez

(1) *Toxicologie*, t. II, p. 494.

l'homme que par suite d'une expérimentation bien rigoureuse; du reste, il y a dissidence sur ce point entre plusieurs autorités également respectables. Moiroud (1), avec sa réserve ordinaire, convient que cette action est rarement bien marquée dans les animaux; cependant, dit-il, lorsque le camphre est administré à dose convenable et dans des conditions qui en réclament réellement l'emploi, il amène quelquefois une diminution dans la force et la fréquence du pouls, et semble calmer la douleur, etc. M. Delafond (2) est beaucoup plus affirmatif, et ne semble pas douter de l'effet sédatif du camphre, même lorsque les animaux sont à l'état de santé; par contre, M. Hertwig (3) nie complétement cet effet, et ne pense pas qu'au-dessous de la dose de camphre qui détermine un effet stimulant, on puisse observer une action quelconque sur les divers animaux. Nous avons fait, dans le but d'éclaircir cette question, d'assez nombreux essais sur les solipèdes; mais jusqu'à présent, la sédation que nous avons obtenue a été si faible ou si fugitive, qu'il nous est impossible d'émettre une opinion positive à cet égard.

Quoi qu'il en soit de ces divergences d'opinion, il paraît démontré à M. Delafond qu'à la dose de 2 à 4 grammes pour les grands animaux, et à celle de 1 à 2 grammes pour les petits, le camphre donné à l'intérieur en breuvage produit une réfrigération, un abaissement remarquable de température dans la bouche des animaux; peu de temps après, le pouls devient faible, mais fréquent; les animaux tiennent la tête basse, les yeux à demi fermés; ils tirent sur leur longe, bâillent fréquemment, et ne tardent pas à se coucher. Bientôt l'air expiré sent le camphre, et à mesure que cet agent est expulsé du corps, les effets qu'il avait déterminés perdent de leur intensité et disparaissent.

2° **Action stimulante.** — Quand on administre le camphre à la dose de 8, 16 et 32 grammes dans les grands herbivores, à celle de 4, 8 et 12 grammes pour ceux de moyenne taille, et enfin à celle de 1 à 2 grammes chez les carnivores, on observe une action stimulante à peu près semblable à celle que déterminent les excitants diffusibles; la bouche des animaux est chaude, quelquefois sèche, le plus souvent humectée d'une bave écumeuse; le pouls est plus plein, plus accéléré; la peau est chaude, les muqueuses apparentes sont rouges, le regard est animé, l'air expiré est chaud et exhale l'odeur du camphre; le sang retiré des veines est rouge, très plastique, et se prend en une seule masse par la coagulation. Tels sont les effets d'excitation du camphre qu'on observe le plus ordinairement; mais, dans les animaux très sensibles, on remarque de plus des phénomènes nerveux plus ou moins marqués, tels que de l'agitation, une sensibilité exagérée, des tremblements musculaires d'abord, puis des convulsions, des secousses qui se montrent plus particulièrement dans les muscles des mâchoires, du cou, des fesses, etc., et qui durent de deux à trois heures; par contre, chez les animaux peu irritables, non seulement les doses indiquées précédemment ne causent pas de troubles nerveux, mais encore elles sont parfois insuffisantes pour déterminer une excitation un peu notable. En général, l'effet stimulant du camphre disparaît dans l'espace de trois à cinq heures.

3° **Action narcotique.** — Lorsque le camphre est donné aux grands animaux à la dose de 32 à 48 grammes et au-dessus; aux petits ruminants et au porc, à celle de 16 grammes et plus; aux chiens, à celle de 8 à 10 grammes, il cesse d'agir à la ma-

(1) Loc. cit., p. 176.
(2) Loc. cit., t. I, p. 373.
(3) Loc. cit., p. 293.

nière des excitants diffusibles, il change entièrement de caractères, et développe des effets semblables à ceux des narcotico-âcres, ainsi que nous allons le démontrer.

Presque immédiatement après l'administration des grandes doses de camphre, tous les phénomènes qui caractérisent une vive excitation apparaissent successivement; puis des désordres graves du système nerveux se manifestent dans les muscles de la vie animale. Ce sont d'abord des tremblements, puis des secousses musculaires: d'abord partielles, ces secousses deviennent bientôt générales; elles partent de la tête, des mâchoires, et se répandent peu à peu dans tous les muscles du squelette; courtes et brusques dans le principe comme des commotions électriques, elles deviennent bientôt permanentes, et tendent les muscles comme le tétanos et l'empoisonnement par la noix vomique. Ce qui contribue encore à rapprocher l'action exagérée du camphre de celle de cette dernière substance, c'est qu'en général la sensibilité est exaltée, et qu'il suffit du moindre attouchement, du plus faible bruit, pour augmenter la gravité des désordres nerveux et musculaires. Enfin, les muscles du cou et des mâchoires étant les plus fortement atteints, ils donnent à ces parties du tronc une attitude particulière, caractéristique: l'encolure est tendue ou rouée selon que les extenseurs ou les fléchisseurs sont plus ou moins roidis; les mâchoires sont agitées sans cesse de mouvements spasmodiques, et comme la salive coule abondamment dans la bouche, elle devient écumeuse, de telle sorte que les animaux semblent atteints de rage ou d'épilepsie.

Pendant la durée de ces accès, les animaux conservent toute leur intelligence, mais leur volonté est parfois impuissante à guider leurs mouvements, en sorte que leur équilibre est souvent instable et leurs mouvements saccadés, irréguliers; ils marchent parfois de côté, et quelques chiens même exécutent pendant de courts instants une progression entièrement rétrograde. En outre, certains animaux témoignent des douleurs d'entrailles, expulsent fréquemment des matières fécales, s'agitent, frappent du pied, se campent pour expulser les urines, qui ne sortent que difficilement et goutte à goutte; la peau est chaude et couverte d'une sueur qui exhale une forte odeur de camphre, etc. Après un laps de temps qui varie de huit à douze heures, si la dose n'est pas trop élevée pour la force de résistance des sujets, les désordres nerveux ont disparu ou se sont considérablement affaiblis, mais les animaux sont faibles, abattus, sans appétit; le pouls est petit, mou et très accéléré, les muqueuses sont pâles, la température du corps peu élevée, les organes génitaux frappés d'une impuissance momentanée, etc. Enfin, si la dose est trop élevée pour être supportée par l'organisme, les accidents changent de caractère et amènent bientôt la mort.

4° Action toxique. — Si le camphre a été donné à dose toxique, il détermine des symptômes d'empoisonnement extrêmement graves. La circulation et la respiration sont vivement accélérées, les muqueuses prennent une teinte violette, les secousses musculaires se succèdent rapidement; la respiration devient laborieuse, les naseaux sont largement ouverts, les yeux sont saillants et hagards; les animaux paraissent ivres, ils chancellent sur leurs membres, marchent de travers ou en tournant, poussent au mur ou tirent sur leur longe; les vaisseaux sont gonflés et la peau couverte de sueur; tout le corps exhale l'odeur du camphre; l'équilibre et la marche devenant de plus en plus difficiles, les animaux tombent sur le sol, ouvrent la bouche, écument fortement; la pupille et les narines sont fortement dilatées. Les petits quadrupèdes deviennent faibles du train postérieur, puis sont frappés de paraplégie. Souvent les animaux perdent l'intelligence et la sensibilité; quelquefois cependant les chevaux hennissent et les chiens font entendre des cris plaintifs; mais il arrive fréquemment aussi que les divers animaux semblent atteints d'apoplexie: ils sont étendus à terre, immobiles, insensibles, la bouche béante, le pénis pendant, couverts de sueur froide, enfin ils expirent sans convulsions (1).

Lésions. — A l'autopsie des animaux morts par suite de l'action toxique du camphre, on trouve le tube digestif plus ou moins irrité, mais très rarement ulcéré; les reins sont intacts, la muqueuse de la vessie est colorée en rouge et ses vaisseaux injectés; le sang est noir et coagulé dans les gros vaisseaux et le cœur; celui-ci est ecchymosé en dedans; les vaisseaux et les sinus veineux des centres nerveux sont gorgés de sang, et notamment ceux du cervelet, du mésocéphale et de la moelle allongée, selon M. Hertwig. Enfin, toutes les parties solides ou liquides des cadavres exhalent une odeur de camphre si tenace, que, d'après l'observation de Dupuy (2), elle subsiste encore dans le foie et la chair après la cuisson de ces parties, observation importante, qui doit porter le praticien à user sobrement des préparations de camphre sur les animaux de boucherie, afin de ne pas déprécier la valeur de leur dépouille dans le cas où la gravité de l'affection obligerait à les sacrifier avant la fin du traitement.

Antidotes. — L'empoisonnement par le camphre est rare en médecine vétérinaire; cependant, si par suite de circonstances particulières, une dose un peu forte amenait des désordres inquiétants, il faudrait se hâter de provoquer le vomissement chez les carnivores et les omnivores, et donner des boissons acidulées et purgatives aux herbivores. Après la disparition des désordres nerveux et musculaires, on relèvera l'économie par des excitants et l'on accélérera l'expulsion du camphre par le moyen des diurétiques.

Théorie des effets du camphre. — On a cherché à expliquer les effets complexes du camphre par diverses théories; on a supposé que les effets sédatifs résultaient surtout de l'action réfrigérante que ce médicament déterminait dans le tube digestif, et qui se propageait ensuite dans toute l'économie par l'intermédiaire du système nerveux, d'où dépendraient l'abaissement de la température du corps, le ralentissement de la circulation, la mollesse du pouls, etc. Il est possible que cette explication soit vraie dans les circonstances ordinaires, mais elle est évidemment insuffisante pour rendre compte de ces effets lorsqu'ils résultent de l'injection du camphre dans les veines. Il faut donc admettre, comme opinion complémentaire, que ce médicament est sédatif aussi, en vertu de ses propriétés *antivitales* si énergiques sur tous les êtres vivants, et surtout sur ceux des derniers rangs de l'échelle zoologique. Quant aux effets *excitants* du camphre, ils sont de même nature que ceux des huiles essentielles, dont nous avons déjà parlé; il est donc inutile d'y revenir. Restent maintenant à expliquer ses effets *narcotiques* et *perturbateurs* sur le système nerveux; ici les difficultés augmentent, car les données physiologiques ou chimiques sur lesquelles on devrait s'appuyer manquent entièrement. Le camphre agit-il en vertu de qualités *spécifiques* sur la pulpe nerveuse dans laquelle il est distribué par le sang auquel il est mélangé? Ou bien détermine-t-il d'abord une congestion vers les centres ner-

(1) Voy. Gohier, *Mém. sur la chirurg. et la médec. vétér.*, t. II, p. 82 et 83; Dupuy, *Journ. pratiq.*, 1831, p. 26 et suiv., et Tabourin. *Journ. de méd. vétér. de Lyon*, 1853, p. 11.
(2) *Journal pratique*, 1831, p. 34.

veux, et notamment sur le cervelet, le mésocéphale et la moelle allongée, comme l'admet M. Hertwig? Les désordres qu'on observe dans l'innervation et la locomotion sont-ils la conséquence de cette espèce d'afflux apoplectique qu'on remarque dans l'action exagérée du camphre et qu'aggrave encore la grande difficulté de la respiration qui l'accompagne? Il serait impossible de répondre catégoriquement à cet égard. La seconde théorie nous paraît reposer sur des faits positifs, et sous ce rapport elle ne peut être entièrement niée; mais la première nous plairait davantage, en ce qu'elle permet non seulement d'expliquer les effets perturbateurs du camphre sur les fonctions de relation, mais encore de rendre compte de ses vertus antispasmodiques sur les nerfs ganglionnaires.

Particularités relatives aux espèces.

1° Solipèdes. — C'est principalement sur les animaux de cette catégorie que les effets du camphre ont été étudiés et qu'ils se développent avec le plus de régularité; leur économie les supporte facilement et s'y habitue promptement; de là l'indication d'augmenter progressivement la quantité qu'on administre. La dose toxique n'a pas encore été déterminée bien rigoureusement; cependant, comme 64 grammes de camphre administrés d'emblée au cheval déterminent des effets très énergiques, il est prudent de ne jamais dépasser cette limite dans l'emploi thérapeutique de ce médicament. M. Delafond (1), il est vrai, a pu porter progressivement la dose de camphre chez le cheval jusqu'à 90 grammes sans accident; et de plus M. Hertwig semble croire qu'il faut des quantités beaucoup plus fortes encore (200 grammes environ), pour empoisonner le cheval. Malgré ces autorités, nous engageons les praticiens à ne pas s'écarter des limites que nous venons de poser, d'autant plus que Vitet (2) affirme que le camphre est toxique à 32 grammes, et que quatre chevaux sont morts pour avoir pris cette quantité en une seule fois; nos expériences (3) démontrent positivement que le camphre, à la dose de 60 grammes, tue les chevaux. En injection dans les veines, 4 grammes suffisent souvent, d'après M. Hertwig, pour leur donner la mort.

2° Ruminants. — La dose toxique de camphre est de 48 grammes environ pour les grandes espèces, d'après Dupuy (4), qui a vu succomber deux vaches par l'ingestion de cette quantité de médicament donnée en breuvage; pour les petites espèces, la dose toxique serait de 12 à 16 grammes environ. Indépendamment des effets immédiats du camphre sur les ruminants, et qui ont beaucoup d'analogie avec ceux qu'on observe chez les solipèdes, il paraît que ce médicament produit des effets consécutifs très graves, exerçant une fâcheuse influence sur la nutrition et présentant avec ceux des mercuriaux une analogie éloignée. « Le camphre jouit d'une action très prononcée sur les animaux ruminants, dit Lafore (5); il en est de ce médicament comme du mercure, quant à la puissance d'action, avec cette différence que les effets consécutifs de ce dernier sont souvent fâcheux, tandis que ceux du camphre ne doivent inspirer aucune crainte. » Cette dernière assertion ne paraît pas bien rigou-

(1) *Thérap. génér.,* t. II, p. 64 et 65.
(2) *Loc. cit.,* p. 284.
(3) *Journ. de médec. vétér. de Lyon,* 1833, p. 11.
(4) *Journal pratique* et *loc. cit.*
(5) *Malad. partic. aux grands ruminants,* p. 409, note.

28

reuse et se trouve démentie par le fait suivant, observé par le vétérinaire allemand Ritzel (2). Une vache nymphomane reçoit en cinq jours 45 grammes de camphre dans du mucilage de guimauve; on observe seulement quelques dérangements légers dans le tube digestif qui ne tardent pas à disparaître; mais la bête reste faible, abattue, épuisée, et ne tarde pas à maigrir beaucoup du train postérieur. La maladie était guérie, mais la malade se trouvait considérablement dépréciée.

3° Omnivores. — La dose médicinale du porc est de 4 à 8 grammes; une quantité double de cette dernière dose de camphre, quoique l'expérience manque complétement, deviendrait sans doute nuisible à ce pachyderme.

4° Carnivores. — On a souvent essayé le camphre sur les chiens, mais la dose toxique n'a pas pu en être rigoureusement déterminée, à cause de la facilité qu'ont ces animaux de rejeter par le vomissement la plus grande partie du médicament ingéré. D'après Gohier (1), il est des chiens qui peuvent être empoisonnés avec 6 grammes de camphre, tandis que d'autres en peuvent prendre 8 et même 12 grammes sans périr; cependant, d'après les expériences de M. Orfila, ces dernières doses font mourir les chiens au bout de quelques jours quand on pratique la ligature de l'œsophage. Enfin, M. Hertwig évalue la dose toxique par le tube digestif, de 8 à 15 grammes; à 30 centigrammes, lorsqu'on injecte le camphre dans les veines du chien.

Pharmacothérapie. — Les effets thérapeutiques du camphre paraissent être encore plus complexes que les effets physiologiques; ils forment deux catégories distinctes. Les uns dérivent directement des effets primitifs et se développent même avec plus de netteté sur les animaux malades que sur ceux qui sont sains: tels sont les effets *sédatif*, *stimulant* et *narcotique*. Les autres n'ont avec les effets immédiats aucune liaison évidente, et ne peuvent se montrer que sur les animaux qui sont atteints de maladies spéciales: tels sont les effets *antispasmodique*, *antiputride* et *anthelmintique*. Nous allons en dire quelques mots.

Les effets purement thérapeutiques du camphre paraissent dépendre en grande partie de la vertu *antivitale* dont il est doué, et qui exerce une influence d'autant plus énergique sur les êtres organisés, qu'ils sont placés plus bas dans l'échelle zoologique. L'effet *vermicide* si remarquable de ce médicament en est une conséquence nécessaire, et son action *antiputride* si marquée paraît en dépendre aussi, car l'expérience démontre que toutes les substances qui détruisent facilement les animalcules, les insectes et tous les parasites végétaux et animaux, jouissent aussi de la faculté d'arrêter les fermentations. Quant à l'effet *antispasmodique*, il ne paraît pas dériver aussi évidemment de la propriété antivitale du camphre; néanmoins, comme son action semble alors porter principalement sur le système ganglionnaire moins élevé dans l'échelle organique que l'appareil nerveux cérébro-spinal, on ne peut s'empêcher de reconnaître ici une certaine analogie avec les phénomènes précédents, et en quelque sorte comme la continuation du même effet.

Indications. — Les indications thérapeutiques du camphre sont nombreuses et complexes, mais elles ne sont pas encore nettement déterminées: les unes se rapportent aux effets immédiats, tels que l'effet *sédatif* et l'effet *stimulant*; d'autres aux effets thérapeutiques, comme l'effet *antispasmodique*, l'effet *antiputride* et l'action *vermicide*. Il convient de les examiner successivement et dans cet ordre.

(1) Hertwig, *loc. cit.*, p. 296.

1° **Sédatif.** — Le camphre, considéré comme sédatif, s'emploie à titre de contro-stimulant à la manière de l'émétique, de la digitale, etc.; les médecins italiens l'ont préconisé en conséquence contre la plupart des phlegmasies internes, et notamment contre celles de la poitrine; en médecine vétérinaire, le camphre a été rarement employé à ce point de vue. On n'en fait guère usage que contre les phlegmasies des centres nerveux, telles que l'encéphalite, la myélite, etc., et quelques affections inflammatoires très douloureuses, comme le rhumatisme, l'arthrite suraiguë, la péritonite puerpérale, etc.; on en fait également usage contre les affections catarrhales des voies respiratoires avec quelque succès, en le réduisant en vapeur sur un corps chaud, et en le faisant respirer aux animaux malades.

Il est une catégorie de phlegmasies internes contre lesquelles on emploie le camphre fréquemment et avec succès : ce sont celles des voies génito-urinaires, qu'elles soient spontanées ou qu'elles résultent de l'absorption de substances âcres, et notamment de la cantharide, des bourgeons des arbres résineux, etc. C'est surtout contre la néphrite, la cystite, l'urétrite ou la vaginite, qu'on en fait usage en l'associant au mucilage, à l'albumine, au sel de nitre, etc.; on l'a employé également avec avantage dans le cas d'hématurie des grands ruminants, de dysurie par spasme du col de la vessie, dans le diabète, et même aussi contre l'albuminurie du cheval, seul ou uni aux astringents minéraux (1).

Une affection sur la nature de laquelle on n'est pas bien fixé, mais qu'on rapporte aux phlegmasies, et qui porte le nom de *fièvre vitulaire*, est traitée avec succès par le camphre; il a été préconisé contre cette maladie par deux vétérinaires belges, MM. Fischer et Dunenbourg (2), et considéré par eux comme une sorte de spécifique de cet accident du vêlage des vaches. Ces deux praticiens le donnent dans un breuvage mucilagineux, à la dose de 8 grammes, répétée deux fois par jour; le dernier y ajoute de l'assa fœtida pour augmenter son action antispasmodique, et souvent aussi du sulfate de soude pour tenir le ventre libre, et du sel de nitre pour faire couler les urines.

2° **Excitant.** — Comme excitant diffusible, le camphre s'emploie fréquemment dans la plupart des phlegmasies passées à l'état chronique; dans les éruptions cutanées lentes à se développer ou rentrées; dans les affections anémiques, hydroémiques, avec tendance du sang à la décomposition; dans la gastro-entérite épizootique, l'anasarque asthénique, les hydropisies passives, etc. M. Festal Philippe (3) a employé avec avantage le camphre dans la période chronique de la gastro-entérite du bœuf. Il stimule les muqueuses, excite l'appétit, rafraîchit la bouche, provoque la salivation, rétablit la rumination et abrége la convalescence, dit cet habile praticien. A la clinique de l'école d'Alfort (4), on se sert avec avantage du camphre à la dose de 15 grammes avec autant d'assa fœtida, dissous dans 500 grammes d'eau, contre les diverses espèces de coliques, dans le but d'exciter vivement les contractions du plan charnu des intestins.

3° **Narcotique et antispasmodique.** — C'est incontestablement à titre de modificateur du système nerveux, soit de la vie animale, soit de la vie végétative, que le camphre reçoit les applications les plus fréquentes en médecine vétérinaire; on l'ad-

(1) Vérheyen, *Journ. vétér. et agric. de Belgique*, 1843, p. 273.
(2) *Répert. vétér. belge*, 1851, p. 196 et 316.
(3) *Journ. des vétér. du Midi*, 1841, p. 79.
(4) *Recueil*, 1851, p. 189.

ministre assez rarement seul ; le plus souvent on l'associe à la valériane, à l'assa fœtida, à l'opium, aux solanées, etc. Les affections nerveuses contre lesquelles on emploie le camphre le plus fréquemment, sont le tétanos, les crampes, les convulsions et les spasmes musculaires, le vertige, l'épilepsie, la danse de Saint-Guy, les diverses espèces de paralysies, la nymphomanie, etc.

Bourgelat (1) avait déjà indiqué le camphre dans le traitement du tétanos, à titre d'antispasmodique, dissous dans la liqueur anodine d'Hoffmann ; Gohier (2) en a fait usage avec succès en l'associant à la valériane, à la jusquiame ; Goirand (3), en l'unissant à la valériane et en aidant le traitement par la saignée et par des frictions de lie de vin chaude le long de la colonne vertébrale, a pu triompher du tétanos du cheval. M. Rey en fait usage très fréquemment à la clinique de l'école avec assez de succès. Enfin, M. Janssens (4), vétérinaire belge, a dernièrement préconisé les frictions de pommade camphrée le long de la colonne vertébrale, dans cette redoutable affection ; ces frictions sont renouvelées trois fois par jour et rendues plus pénétrantes par la cautérisation objective.

Après le tétanos, c'est le vertige essentiel qu'on traite le plus souvent par le camphre ; M. Rey (5) l'applique avec persévérance contre cette maladie grave, depuis longtemps, et avec des avantages marqués. Il le donne en électuaire, à la dose de 16 à 32 grammes par jour, associé à pareille quantité de poudre de valériane.

Le camphre a été employé avec succès par Gohier et M. Rainard (6), contre la *dysphagie* spasmodique chez le cheval, et par le vétérinaire suisse Morier, contre la nymphomanie des vaches.

4° **Antiputride.** — De toutes les applications thérapeutiques du camphre à la médecine des animaux, celles qui dépendent de sa vertu antiputride sont assurément les plus importantes. Il existe, dans les animaux domestiques, une classe d'affections extrêmement graves, très diversifiées dans leur manifestation symptomatique, mais dépendant toutes du même vice morbide, d'une altération *septique* du sang. Ces maladies, qu'on appelle, en raison de leur nature, *putrides, typhoïdes, adynamiques, gangreneuses*, sont assez nombreuses et comprennent : le typhus contagieux des grands ruminants, les diverses variétés de charbon et de gangrène, la variole et la clavelée confluentes, la morve aiguë, les affections du sang dites typhoïdes, l'infection purulente, l'empoisonnement par des matières septiques végétales ou animales, la soie du porc, etc. L'usage du camphre contre ces affections est ancien en médecine vétérinaire ; les maréchaux et les hippiatres l'employaient déjà avant la fondation des écoles vétérinaires (7). Depuis cette époque Bourgelat (8), Chabert (9), Flandrin (10), Gilbert (11), etc., et généralement tous les praticiens qui ne se sont pas laissé aveugler par la doctrine de l'irritation, ont toujours mis en usage ce moyen héroïque dans les affections dont il s'agit. On l'emploie associé aux alcooliques, à l'éther, à l'ammoniaque, à l'assa fœtida, aux labiées, au quinquina, etc., et on l'administre à la fois en breuvages et en lavements.

(1) *Matière médicale*, t. II, p. 94.
(2) *Mém. sur la médec. et la chirurg. vétér.*, t. II, p. 89 et 245.
(3) *Compte rendu de l'école de Lyon*, 1826, p. 39.
(4) *Annal. vétér. belges*, 1852, p. 169.
(5) *Journ. vétér. de Lyon*, 1850, p. 297.

(6) *Pathol. et thérapent. générales*, t. II, p. 228.
(7) Lafosse, *Dict. d'hipp.*, art. GANGRÈNE.
(8) *Mat. médic.*, t. II, p. 95.
(9) *Trait. du charbon et Instr. vétér.*
(10) *Inst. vétér.*, t. IV, p. 465.
(11) *Trait. des maladies charbonneuses*, p. 66.

Dans les maladies de cette nature, le camphre n'agit pas seulement comme antiputride, mais encore comme stimulant et antispasmodique ; il excite le tube digestif, pousse à la peau, corrige et arrête l'altération du sang, provoque la formation de tumeurs critiques, entraîne avec lui par les diverses voies d'excrétion la matière morbifique, et enfin, par son action spéciale sur le système nerveux, il prévient les désordres ataxiques qui ont de la tendance à se manifester dans les affections putrides.

5° **Anthelminthique.** — L'expérience ayant démontré que le camphre détruit rapidement les animaux inférieurs et même les plantes, on a été forcé de lui reconnaître une vertu insecticide ; cependant on en fait rarement usage en médecine vétérinaire, au moins à l'intérieur, à titre de vermifuge, mais on l'utilise quelquefois à l'extérieur contre les ectozoaires. Combiné aux autres agents anthelminthiques, il peut avoir pourtant son utilité, et les praticiens auraient tort de le rejeter entièrement.

Un chimiste habile, qui a cherché, comme on l'a dit avec beaucoup de justesse, la célébrité par tous les moyens, ayant passé une grande partie de son existence à étudier des infiniment petits de la création à travers les lentilles du microscope, s'est imaginé que les maladies de l'homme et des animaux provenaient toutes de la présence dans l'économie animale de parasites vivants, d'insectes, d'animalcules, engendrés par les diverses causes d'insalubrité ; or, le camphre étant un insecticide puissant, M. Raspail en a conclu que ce médicament pouvait remplacer tous les agents de la matière médicale et jusqu'à un certain point tous ceux de la thérapeutique. Cet étrange novateur ne s'est pas contenté de prescrire le camphre comme la panacée de tous les maux qui affligent l'espèce humaine, il a voulu en étendre les bienfaits aux animaux domestiques ; avec ce remède, aucune maladie ne résiste, et la preuve, c'est que pour prévenir ou guérir la morve des chevaux, il suffit d'attacher des sachets remplis de camphre au mors de la bride de ces animaux..... Quand on avance de sang-froid de pareilles inepties, on est bien exposé à ne pas être pris au sérieux.

6° **Emploi extérieur du camphre.** — L'usage du camphre à l'extérieur du corps est beaucoup plus fréquent que son emploi à l'intérieur ; car, non seulement on l'utilise dans le pansement de beaucoup d'accidents chirurgicaux, mais encore on l'applique localement dans quelques maladies internes pour aider à l'action de celui qu'on administre à l'intérieur. Quoi qu'il en soit, l'usage extérieur du camphre peut se rapporter à trois chefs principaux : il est *résolutif, calmant* et *cicatrisant.*

a. **Résolutif.** — A titre de résolutif, le camphre s'emploie principalement contre les contusions et les plaies contuses, les ecchymoses étendues et les tumeurs sanguines, le thrombus récent, les efforts articulaires, les boursouflements des capsules synoviales ou articulaires, les engorgements tendineux, les œdèmes et infiltrations séreuses sous-cutanées, les tumeurs inflammatoires, les engorgements des mamelles, quelle qu'en soit la nature, etc. Dans ces divers cas, les applications doivent être persévérantes et avoir lieu au moyen de l'eau-de-vie ou de l'alcool camphré, de l'huile, de la pommade, etc.

M. Jacob (1), qui a publié d'excellentes remarques sur l'emploi du camphre contre les accidents chirurgicaux, recommande d'employer les diverses préparations du camphre que nous venons d'indiquer, et de plus, d'en saupoudrer la partie, d'en recouvrir des cataplasmes, etc. M. Schaack (2), qui en fait usage avec profit contre

(1) *Journ. vétér. de Lyon,* 1850, p. 397.
(2) Communication orale.

le thrombus récent, sature l'alcool de camphre et l'applique avec des compresses sur la tumeur; si l'accident date de quelques jours, on fait précéder l'application camphrée de lotions résolutives d'infusion de fleur de sureau. Dans les engorgements des mamelles, le camphre jouit d'une grande efficacité ; il paraît utile aussi pour faire passer le lait des femelles qui ont perdu leurs petits, comme la jument, la chienne, la chatte, la truie, etc., dont on n'utilise pas le produit.

b. **Calmant**. — C'est surtout comme calmant que le camphre est employé en même temps à l'extérieur et à l'intérieur : ainsi, dans les diverses espèces de névroses, telles que le tétanos, les crampes, la chorée, la paralysie, etc., on doit faire des onctions d'huile ou de pommade camphrée sur les muscles qui sont le siége des désordres, pendant qu'on essaie de modifier le système nerveux par le traitement général. On fait également usage du camphre comme calmant dans le rhumatisme, la péritonite puerpérale, les contusions très douloureuses, les entorses, les maladies des yeux, l'érysipèle, les brûlures, quelques affections cutanées très prurigineuses, etc.

c. **Cicatrisant**. — Dans le cas de plaies contuses, de plaies par arrachement, dans celles qui résultent d'extirpation de tumeurs de mauvaise nature, gangréneuses, cancéreuses, par exemple; lors de l'existence d'ulcères atoniques, comme on en remarque dans les eaux aux jambes, les crevasses, les dartres ulcérées; quand il existe des plaies articulaires pénétrantes, etc., l'application du camphre en nature ou incorporé dans l'onguent digestif, en dissolution dans l'alcool, l'acide acétique, etc., peut être d'une grande utilité pour prévenir de plus grands désordres et hâter la cicatrisation. Dans le cas de gangrène, on associe assez souvent au camphre de l'ammoniaque, du quinquina, de la poudre de charbon de bois, du chlorure de chaux, etc. Enfin, dans le cas de plaie synoviale, on ramollit le camphre dans l'alcool, de façon à en former une pâte ductile, et on l'applique sur l'ouverture par où s'échappe la synovie. Ce moyen, conseillé par Bourgelat (1), est aujourd'hui à peu près entièrement abandonné.

b. De la Valériane (*Valeriana officinalis*, L.).

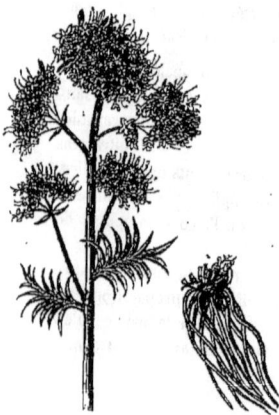

Pharmacographie. — Cette belle plante vivace, qui croit principalement dans les lieux un peu ombragés et humides, forme le type du genre *Valeriana*, devenu depuis quelques années une nouvelle famille végétale, celle des *Valérianées*. Elle présente les caractères suivants : Tige simple, cylindrique, fistuleuse, haute d'un mètre environ. Feuilles opposées, pétiolées, ailées, composées de folioles lancéolées. Fleurs petites, blanches ou rouges, disposées en bouquets au sommet de la tige, etc.

Partie employée. — La racine.

Caractères. — Elle est composée d'une souche et de fibrilles ligneuses brunâtres en dehors, blanches en dedans, d'une odeur faible quand la plante est fraîche, mais devenant très prononcée.

(1) *Loc. cit.*, t. II, p. 95.

aromatique, fétide, un peu camphrée, quand elle est sèche; la saveur est amère et âcre. L'odeur de cette racine est très recherchée par les chats.

Récolte. — La racine de valériane doit être récoltée au printemps, sur des pieds âgés de deux ou trois ans, et croissant dans des lieux élevés et peu humides. Elle doit être desséchée avec soin, le plus rapidement possible, et renfermée dans des vases bien clos; on ne doit pas la conserver plus d'un an, car elle perd promptement ses propriétés.

Composition chimique. — La racine dont il s'agit renferme les principes suivants : *essence, acide valérianique, résine molle et brune, gomme, fécule, ligneux,* etc. Les trois premiers corps, et surtout l'acide valérianique, sont les principes actifs de cette racine.

Acide valérianique. — Cet acide, découvert par Grote, est liquide, incolore ou jaunâtre, d'une odeur insupportable de valériane, d'une saveur acide et caustique. Il est soluble à la fois dans l'eau, l'alcool, l'éther et les essences. Il neutralise parfaitement les bases, et forme avec elles des sels qui sont usités en médecine : on emploie chez l'homme le valérianate de zinc et celui de quinine.

Pharmacotechnie. — La préparation de valériane la plus employée est la *poudre*; elle sert à préparer toutes les autres; on traite également la racine entière par infusion : mais c'est une préparation infidèle, parce qu'on perd la plus grande partie du principe actif, qui est très volatil; on fait aussi une teinture et une huile de valériane qui sont inusitées chez les animaux.

Médicamentation. — On administre principalement la valériane par la bouche, en électuaire ou en bols, plus rarement en breuvage, à cause de son odeur et de sa saveur détestables; on la donne quelquefois en lavement. Elle est inusitée à l'extérieur. On l'administre rarement seule; les médicaments auxquels on l'associe le plus souvent sont le camphre, l'assa fœtida, l'opium, la belladone, la digitale pourprée, etc.

Les doses qu'on peut en administrer aux divers animaux sont considérables; voici celles qui conviennent aux diverses espèces :

1° Grands herbivores. . . . . 64 à 125 grammes.
2° Petits herbivores. . . . . 16 à 32   —
3° Chiens. . . . .   4 à   8   —

Ces doses peuvent être répétées plusieurs fois par jour.

Pharmacodynamie. — Localement, la valériane paraît agir à la manière des toniques amers et produire une légère astringence; dans le tube digestif, elle agit comme un léger stimulant et un vermifuge non équivoque. A l'égard de ses effets généraux, il existe entre les auteurs quelques dissidences : les uns lui accordent des propriétés stimulantes marquées et la faculté de pousser à la peau, aux urines, etc.; les autres la croient complétement dépourvue de propriétés excitantes. Nous avons fait quelques expériences qui nous semblent favorables à cette dernière opinion : 250 grammes, puis 500 grammes de poudre de valériane donnée à un cheval, en suspension dans l'eau, n'ont pas modifié d'une manière appréciable le rhythme de ses fonctions.

Mais un point sur lequel tous les auteurs sont d'accord, c'est l'action fortifiante et régulatrice que la valériane exerce sur le système nerveux, action qui est peu marquée sur les sujets sains, comme il est facile de le comprendre, mais qui devient très évidente sur les animaux atteints de désordres nerveux et musculaires ; alors ses vertus antispasmodiques apparaissent dans tout leur jour.

Pharmacothérapie. — La plupart des praticiens s'accordent à regarder la valériane comme un des meilleurs remèdes qu'on puisse employer contre l'épilepsie et les convulsions épileptiformes. C'est d'abord Gohier (1), puis M. Delafond (2), qui ont guéri des chiens épileptiques avec la valériane, et, sans doute avec eux, beaucoup d'autres praticiens. M. G. Tisserant (3), vétérinaire à Charmes-sur-Moselle, a traité avec succès un poulain de trois ans atteint d'épilepsie : la dose fut de 250 grammes dans 8 litres d'eau en trois jours ; on y ajouta aussi des feuilles d'oranger. MM. Ringoot et Delwart (4), vétérinaires belges, ont employé aussi avec succès la valériane contre une névrose de la poitrine, chez le cheval, qui était caractérisée par des syncopes brusques au moindre exercice un peu véhément. Unie à l'assa fœtida, cette racine a paru utile dans la chorée et les convulsions des jeunes chiens ; combinée au camphre et à l'opium, elle a réussi contre le tétanos : M. Rey en fait souvent usage, unie au camphre, pour combattre cette dernière affection, ainsi que le vertige, etc. ; elle donne quelques bons résultats. Enfin, on a conseillé la valériane contre les paralysies du mouvement, l'état ataxique qui accompagne parfois les affections putrides, les maladies vermineuses, les palpitations, etc.

Plantes indigènes plus ou moins antispasmodiques.

Dans cette catégorie nous plaçons, outre les autres espèces du genre *Valeriana*, les plantes suivantes : Armoise (*Arthemisia vulgaris*, L.), Caille-lait jaune (*Gallium verum*, L.), Matricaire (*Matricaria chamomilla*, L.), Mélisse (*Melissa officinalis*, L.), Oranger, feuilles (*Citrus aurantium*, L.), Saule, fleurs (*Salix alba*, L.), Tilleul, fleurs (*Tilia europœa*, L.).

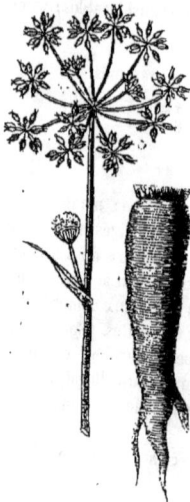

c. De l'Assa fœtida.

Pharmacographie. — On donne ce nom à une gomme-résine fétide venant de l'Orient, et fournie par une belle plante ombellifère, le *Ferula assa fœtida* de Linné, qui croît dans les provinces montagneuses de la Perse, et dont la racine pivotante et charnue, comme celle de la bryone, recèle le suc propre qui, en se concrétant, devient l'*assa fœtida*.

Récolte. — Lorsque la plante est parvenue à son entier développement, les habitants des montagnes où elle croît la dépouillent de sa tige et de ses feuilles, la déchaussent à une certaine profondeur, et la laissent ensuite exposée à l'air pour que le suc

(1) *Compte rendu de Lyon*, 1841.
(2) *Loc. cit.*, t. I, p. 375.
(3) *Recueil*, 1840, p. 83.
(4) *Journ. vétér. et agric. de Belgique*, 1846, p. 149.

qu'elle contient se concentre par évaporation spontanée. Au bout d'un mois environ, ils enlèvent le collet de cette racine, creusent la plaie en godet, afin que le suc puisse s'y rassembler; il sort épais, crémeux, jaunâtre, se concrète et se colore à l'air: c'est alors qu'on le récolte; puis on rafraîchit la plaie ou l'on en pratique de nouvelles jusqu'à ce que la racine soit entièrement épuisée.

Caractères. — L'assa fœtida, tel qu'on le trouve dans le commerce, est en masses amorphes plus ou moins brunâtres, assez consistantes, formées d'une matière gommeuse et de larmes, d'abord blanchâtres, puis rougeâtres quand elles ont subi le contact de l'air; l'odeur en est vive, fétide, alliacée; la saveur est amère, âcre et repoussante, et la densité égale 1,50. Fusible et combustible, cette gomme résine se dissout incomplétement dans l'eau, l'alcool et l'éther, et beaucoup mieux dans l'acide acétique et le lait.

Composition chimique. — D'après l'analyse de Pelletier, l'assa fœtida renferme les principes suivants, et dans les proportions relatives indiquées par le tableau ci-dessous :

Résine, rougissant à l'air.............	65,00
Gomme soluble et insoluble............	31,10
Essence soufrée et phosphorée..........	3,60
Malate de chaux, etc...............	0,30
	100,00

Pharmacotechnie. — L'assa fœtida s'emploie quelquefois en nature, mais il arrive le plus souvent qu'on le dissout dans l'eau simple, gommeuse ou albumineuse, dans le vinaigre, le lait et le petit-lait, et surtout dans l'alcool, qui s'empare principalement de la résine et de l'essence, principes actifs du médicament; la teinture alcoolique est donc la meilleure préparation d'assa fœtida.

Médicamentation. — Ce médicament antispasmodique s'administre à l'intérieur, dans le tube digestif, par la bouche, en électuaires, en bols ou en breuvages, et, par l'anus, en lavements; à l'extérieur du corps, il est à peu près inusité.

Les doses d'assa fœtida qu'on peut administrer d'emblée aux divers animaux sont assez considérables; cependant il vaut mieux les fractionner que de les donner trop fortes à la fois; celles qui suivent, et qu'on peut répéter plusieurs fois par jour, nous paraissent convenables pour les diverses espèces :

1° Grands herbivores .... 32 à 64 grammes;
2° Petits ruminants et porcs ...... 8 à 16 —
3° Carnivores.............. 1 à 4 —

Pharmacodynamie. — Le suc frais fourni par la plante est, dit-on, très irritant, et peut rubéfier la peau comme l'essence de moutarde; l'assa fœtida du commerce est loin de posséder autant d'activité; cependant, appliqué sur les solutions de continuité et sur les muqueuses, il est sensiblement excitant, et sur les tumeurs indolentes il exerce une action résolutive non équivoque. Introduit dans le tube digestif, ses effets sont plus marqués; dans la bouche, il provoque toujours une forte salivation; et, dans le reste des voies digestives, il développe des effets stimulants prononcés, accélère la digestion, relève l'appétit, dissipe les flatuosités intestinales, etc.; enfin, quand on le donne à forte dose, 250 grammes et plus, par exemple, il détermine des effets évacuants et purgatifs chez les solipèdes, comme nous l'avons remarqué dans nos expériences. Quant aux effets généraux ou dynamiques, ils sont peu connus à l'état physiologique ; il existe même, à cet égard, des dissidences singulières : ainsi, en France, on le considère comme un stimulant non équivoque, tandis qu'en Italie il passe pour hyposthénisant de la moelle épinière et du cœur.

Quoi qu'il en soit, quand on administre l'assa fœtida à doses un peu élevées, il paraît facilement absorbé, se répand rapidement dans toute l'économie, et se fait jour par la plupart des sécrétions, dans lesquelles son odeur caractéristique le décèle promptement. La respiration et la circulation, sous l'influence de son huile volatile, sont d'abord légèrement accélérées, ainsi que la plupart des sécrétions, notamment celles de l'urine ; mais cette légère stimulation est bientôt dissipée, et se trouve remplacée par un état apathique accompagné de somnolence et d'une obtusion des sens à peine appréciable ; enfin, au bout de deux heures, en moyenne, l'état physiologique est rétabli. Tels sont les phénomènes que nous avons observés sur un cheval auquel nous avions administré d'emblée 250 grammes d'assa fœtida de bonne qualité dissous dans le vinaigre.

Pharmacothérapie. — S'il existe beaucoup d'incertitude sur les effets physiologiques de ce médicament, il n'en est pas de même pour ses principales vertus thérapeutiques ; à cet égard, tous les auteurs sont unanimes pour le considérer comme un des meilleurs antispasmodiques de la matière médicale.

Très employé autrefois dans la vieille hippiatrie contre l'inappétence et les perversions du goût, chez le cheval, sous forme de nouet ou de mastigadour, l'assa fœtida était resté investi de la confiance des vétérinaires du siècle passé et du commencement de celui-ci, qui en faisaient usage non seulement contre les paresses de l'estomac, les maladies vermineuses, mais encore contre les affections putrides, adynamiques, nerveuses, etc., lorsqu'il fut détrôné, comme tant d'autres, par la doctrine de l'irritation, et relégué parmi les agents incendiaires. De nos jours, il est rarement employé ; voici les cas principaux dans lesquels il peut être utile.

Parmi les maladies du tube digestif, nous trouvons, indépendamment de l'inappétence et des appétits dépravés, les vers intestinaux et la tympanite chronique, les coliques nerveuses, la jaunisse apyrétique, les vers intestinaux avec phénomènes nerveux épileptiformes, etc. Les ruminants paraissent se trouver très bien de cette espèce de condiment, qui augmente considérablement leur appétit.

La plupart des névroses peuvent être guéries ou amendées par ce médicament employé seul ou combiné à la valériane, au camphre, à l'éther, à l'opium, etc. ; celles où il paraît le mieux convenir sont d'abord la chorée, le tétanos, la paralysie, l'épilepsie, les désordres nerveux de la respiration, etc. Gohier (1) et M. Rainard (2) en ont retiré des avantages évidents contre la chorée du chien et la plupart des phénomènes nerveux qui accompagnent ou suivent la maladie spéciale du jeune âge de ces carnivores. Morier (3), vétérinaire suisse, l'a employé avec succès contre la nymphomanie des juments et des vaches ; il y associait parfois l'opium et pratiquait de légères saignées.

L'assa fœtida a été recommandé aussi contre les affections catarrhales des bronches à titre d'expectorant ; il a donné des résultats remarquables sur des moutons mérinos menacés de pourriture (4) ; contre le farcin, il paraît être également utile dans quel-

(1) *Compte rendu de Lyon*, 1811, 1820, 1821, 1822 et 1824.
(2) *Idem.*
(3) Gohier, *Mémoires*, t. II, p. 225.
(4) *Compte rendu de Lyon*, 1812, p. 11.

ques circonstances. D'après ce que nous a appris M. Chambert, les maréchaux du Midi emploient l'assa fœtida à la dose de 32 à 64 grammes, associé à pareille quantité d'aloès et de sulfure de mercure, le tout mis en suspension dans un litre de vin blanc et administré en une seule fois, contre le farcin des chevaux, et souvent avec succès. Ce praticien assure s'être servi souvent de ce breuvage avec des avantages très évidents.

À l'extérieur, l'assa fœtida a été préconisé contre les caries osseuses, les engorgements indolents, etc., mais il est inusité maintenant.

Succédanés de l'Assa fœtida.

Il existe dans le commerce plusieurs autres gommes-résines fétides, qui pourraient remplacer l'assa fœtida ou être employées concurremment avec lui ; mais comme elles sont encore plus rarement usitées, nous nous bornerons à une simple énumération.

1° *Gomme ammoniaque ;* 2° *Sagopenum* ou *gomme séraphique ;* 3° *Galbanum ;* 4° *Opoponax,* etc.

CHAPITRE II.

DES EXCITATEURS.

Synonymie : Tétaniques, excitants musculaires, etc.

On désigne sous ces diverses dénominations des médicaments qui agissent spécialement sur le système nerveux, dont ils exaltent les fonctions sensitives et motrices.

Les excitateurs sont les antagonistes des narcotiques ; ce que ces derniers affaiblissent, les premiers le fortifient. Les narcotiques ralentissent d'abord, puis abolissent tout à fait l'activité nerveuse, tandis que les excitateurs donnent à cette faculté précieuse une énergie extraordinaire dans l'état physiologique, ou la rétablissent lorsqu'elle a été diminuée ou abolie par l'état maladif. Cependant il est indispensable de faire observer, pour l'étude comparative de ces deux ordres d'agents, que les narcotiques n'agissent pas seulement sur la *sensibilité* et la *motricité*, mais encore sur les *instincts* et l'*intelligence*, tandis que les excitateurs exaltent les deux premières facultés du système nerveux, mais n'exercent qu'une influence fort minime sur les deux autres.

Parmi les agents physiques susceptibles d'agir sur l'économie animale, il en est un qui représente très exactement par son action les effets des médicaments excitateurs : c'est le fluide *électrique ;* qu'il agisse sur les animaux sous forme d'étincelles ou sous forme de courant galvanique, il a toujours pour résultat, comme les médicaments qui nous occupent, d'exalter la sensibilité et la motricité, de provoquer des secousses musculaires brusques, des contractions momentanées ou prolongées, des convulsions, des attaques tétaniques, etc.

Les médicaments excitateurs les plus employés en médecine vétérinaire sont d'abord la *Noix vomique,* qui sert de type, puis, accessoirement, la *Fève de Saint-Ignace,* l'*Écorce de fausse angusture,* le *Bois de couleuvre,* l'*Upas tieuté,* les *Sumacs,* le *Redoul,* etc.

L'histoire de la noix vomique représente si exactement les effets de cet ordre de médicaments, que ce serait nous exposer à des redites, si nous insistions davantage sur leur étude générale; il est donc plus profitable d'aborder immédiatement celle du fruit du Vomiquier.

NOIX VOMIQUE (Nux vomica).

Partie pharmacostatique.

Pharmacographie. — On désigne sous le nom de noix vomique, dans les officines, la graine du fruit d'un arbre exotique, appelé *Vomiquier* (*Strychnos nux vomica*, L.), qui appartenait autrefois à l'ancienne famille des *Apocinées*, puis à celle des *Strychnées*, établie par de Candolle, et qui se trouve définitivement rangé dans celle des *Loganiacées* formée par Robert Brown aux dépens des Apocinées, des Rubiacées et des Gentianées.

Le vomiquier, appelé *Coniram* dans l'Inde, où il croît spontanément, est un arbre d'une élévation et d'une grosseur médiocres, et qui porte un fruit du volume d'une orange; ce fruit, rempli d'une pulpe acide et non vénéneuse, contient en outre de 14 à 15 graines aplaties, qu'on nomme improprement *Noix vomiques:* c'est la partie employée en médecine.

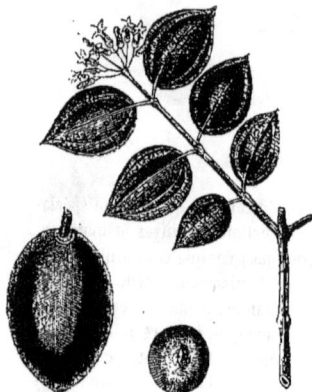

Caractères. — Les noix vomiques sont aplaties et orbiculaires comme le moule d'un bouton d'habit, dont elles ont exactement la forme. L'une de leurs faces est convexe, l'autre est concave et porte au milieu une espèce d'ombilic; leur surface est grisâtre, douce au toucher et recouverte d'une espèce de duvet ayant l'aspect de celui du velours. Leur substance est dure, coriace, comme cornée, et légèrement translucide; elle ne présente pas d'odeur sensible, mais quand on la goûte, elle développe une saveur un peu âcre et une amertume très intense. Le poids moyen de chaque graine est d'environ 1,50 grammes.

Composition chimique. — D'après les analyses de MM. Braconnot, Pelletier et Caventou, Desnoix, etc., la noix vomique présente la composition indiquée par le tableau suivant :

1° *Principes* alcalins	{ Strychnine. Brucine. Igasurine.		3° *Principes* hydro-carbonés	{ Huile concrète. Cire.	
2° — acide	{ A. igasurique ou strychni- que.		4° — colorants	{ Matière colo- rante jaune.	
			5° — neutres	{ Amidon. Bassorine. Ligneux.	

Pharmacotechnie. — Les préparations de noix vomique employées en médecine se divisent en deux catégories : les préparations *pharmaceutiques* et les préparations *chimiques*.

a. Préparations pharmaceutiques officinales.

1° *Poudre.*

Elle est difficile à préparer à cause de la consistance des noix vomiques; on y parvient par deux procédés : en râpant les graines avec une râpe à sucre ou une lime à bois ; ou mieux, en les faisant ramollir à la vapeur d'eau, les écrasant dans un mortier et les desséchant ensuite dans une étuve ou au soleil.

2° *Extrait alcoolique.*

℞ Noix vomique râpée . . . . 1 part. | Alcool à 85 degrés C. . . . . 32 part.

Traitez la poudre de noix vomique par deux macérations de chacune huit jours, en divisant le dissolvant en deux parties égales ; passez chaque fois avec expression, distillez pour retirer une partie, du véhicule et évaporez rapidement au bain-marie. On obtient le dixième du poids de la noix vomique employée.

3° *Teinture de noix vomique.*

℞ Noix vomique pulvérisée. . . . . . 1 part. | Alcool à 85 degrés C. . . . . 5 part.

Laissez macérer pendant quinze jours et filtrez.

Indépendamment de ces trois préparations officinales, on fait aussi avec la noix vomique quelques préparations magistrales ou extemporanées, telles que la *décoction*, des *électuaires*, des *bols* ou des *pilules*, etc. : c'est la poudre qui sert de base à ces préparations; on emploie plus rarement l'extrait alcoolique.

b. Préparations chimiques.

1° **Strychnine.** — Cette base végétale, qui est constamment accompagnée par la brucine, existe non seulement dans la noix vomique, mais encore dans la fève de Saint-Ignace, le bois de couleuvre, l'upas tieuté, etc.

On prépare la strychnine en faisant bouillir de la noix vomique avec de l'eau acidulée; on filtre, et l'on précipite la liqueur par de la chaux : le précipité est un mélange de strychnine et de brucine; on le reprend par l'alcool, qui, par une évaporation convenable, laisse cristalliser la strychnine et retient la brucine en dissolution. (Pelouze et Frémy.)

2° **Brucine.** — On évapore l'alcool qui a retenu la brucine, on y ajoute de l'acide sulfurique dilué qui se combine à cette base; le sulfate de brucine se précipite et cristallise; on le recueille, on le dissout, on le décolore et on le fait cristalliser de nouveau; dissous dans l'eau et traité par l'ammoniaque, il laisse précipiter la brucine qu'on fait ensuite cristalliser dans l'alcool. On peut aussi préparer la brucine directement, en traitant l'écorce de fausse angusture, qui en contient beaucoup, par le procédé indiqué pour la strychnine.

3° **Igasurine.** — Ce nouvel alcaloïde de la noix vomique vient d'être découvert par M. Desnoix, interne de la pharmacie centrale des hôpitaux de Paris. On le retire des eaux mères qui servent à préparer les alcaloïdes précédents, après qu'on les a précipités par la chaux. Il suffit de les évaporer pour obtenir l'igasurine, qui paraît jouir des mêmes propriétés toxiques que ses congénères, puisque 5 centigrammes suffisent pour tuer un chat, d'après les essais de MM. Desnoix et L. Soubeiran.

4° **Sels de strychnine, de brucine et d'igasurine.** — Leur préparation est fort simple, puisqu'elle se fait par l'union directe des acides avec ces bases organiques.

Partie pharmacodynamique.

Médicamentation. — Les préparations de noix vomique s'administrent le plus souvent par le tube digestif; la poudre et l'extrait servent à faire des breuvages et des lavements lorsqu'ils ont été dissous, mais le plus ordinairement c'est en bols, en pilules ou en électuaires qu'on les administre. La teinture s'emploie à peu près exclusivement en frictions sur diverses parties du corps. Enfin les alcaloïdes et leurs sels peuvent être déposés dans le tissu cellulaire ou injectés dans les veines, et, dans l'un et l'autre cas, ils agissent avec rapidité et avec une énergie de dix à vingt fois plus grande que par la voie gastro-intestinale, ainsi que nos propres expériences nous l'ont démontré.

Posologie. — Les doses varient selon la préparation dont on fait usage; la poudre, qui est le plus fréquemment employée, sera prise pour type; le tableau suivant indique les doses auxquelles il convient de l'administrer.

2' Grands ruminants	5 à 25 gram.	Porcs	0,50 à 2 gram.
Solipèdes	4 à 16 —	Chiens	0,05 à 0,25 —
Petits ruminants	1 à 5 —	Chats	0,01 à 0,05 —

Ces doses sont indiquées pour les formules solides, telles que les électuaires, les bols et les pilules; mais si l'on doit donner la noix vomique en décoction, les doses seront réduites d'un tiers et même de la moitié.

L'extrait alcoolique, d'après les auteurs, même ceux de la médecine humaine, doit être donné à dose *moitié moindre* que celles indiquées pour la poudre; cependant, comme une partie d'extrait représente quantitativement dix parties de noix vomique en poudre, il nous semble que cette dose est exagérée. Les praticiens feront donc bien de se tenir en garde contre les effets de cette préparation, jusqu'à ce que l'expérience ait prononcé à cet égard.

La teinture de noix vomique ne s'emploie que très rarement à l'intérieur; dans le cas où l'on voudrait en faire usage, on pourrait la donner à la même dose que la poudre, et même en quantité supérieure.

Quant aux alcaloïdes de la noix vomique et à leurs composés salins, leur activité est très grande et leurs doses, que nous indiquerons à la fin de cet article, doivent être au moins de cinquante à cent fois moins élevées que celles de la poudre.

Pharmacodynamie. — Les effets physiologiques de la noix vomique se distinguent en *locaux* et en *généraux*.

a. **Effets locaux.** — Ces effets sont peu prononcés; les préparations pharmaceutiques de noix vomique déposées sur la peau, les muqueuses et les tissus dénudés, ne déterminent qu'une légère astriction; les préparations chimiques ne sont pas sensiblement plus irritantes que les précédentes à l'égard des membranes tégumentaires et des tissus divisés, sains ou malades.

L'action locale des préparations de noix vomique sur l'appareil digestif est peu notable aussi. Cependant on a reconnu qu'elles excitaient l'appétit, rendaient la digestion plus prompte, accéléraient le cours des matières fécales en donnant de la force au plan charnu de l'intestin, etc.; en un mot, que ces préparations agissaient en vertu de leur grande amertume et à la manière des toniques.

b. **Effets généraux.** — L'action générale de la noix vomique se développe seulement quand ses principes actifs ont été absorbés et qu'ils se sont mélangés au sang;

on ne croit plus généralement que les effets de cette substance, malgré la rapidité de leur développement, puissent se transmettre et s'étendre dans l'économie animale par le seul intermédiaire du système nerveux, et l'on peut dire, sans injustice, que les expériences que Dupuy (1) a entreprises dans le but de soutenir cette dernière thèse, n'ont plus aujourd'hui la moindre valeur.

Nous négligerons pour le moment les effets de la noix vomique sur les diverses fonctions organiques, pour concentrer notre attention sur ceux qu'elle développe dans le système nerveux, et d'où dépendent plus ou moins immédiatement tous les autres. Ces effets se divisent en deux catégories bien distinctes : ceux qui sont relatifs à la *sensibilité* et ceux qui se rapportent à la *motilité* ; les premiers sont continus, tandis que les seconds sont intermittents. Les uns et les autres sont précédés de certains signes prodromiques qu'il importe de faire connaître primitivement.

Peu de temps après l'administration d'une préparation de noix vomique, ce qui varie, du reste, selon sa nature, sa dose et la surface absorbante où elle a été déposée, les animaux donnent des signes non équivoques d'excitation sans que la respiration et la circulation s'en émeuvent, ce qui indique la nature toute nerveuse de cette stimulation ; les sujets s'agitent, s'inquiètent, changent souvent de place, grattent le sol, regardent autour d'eux d'un air étonné, paraissent attentifs à ce qui se passe d'insolite dans l'organisme ; puis le regard devient fixe, les yeux brillent, les oreilles se dressent, quelques tremblotements se montrent dans les muscles des membres, etc. Dès lors la scène change de caractère, et bientôt se manifestent les effets essentiels de la noix vomique que nous allons maintenant étudier.

Sensibilité. — L'exaltation de la sensibilité précède sans doute celle de la motilité ; néanmoins, dans les animaux qui ne peuvent pas rendre compte des sensations qu'ils éprouvent, l'excès de contractilité des muscles est le premier signe de l'action de la noix vomique qui soit bien apparent ; aussi aurions-nous commencé par l'étude de l'excitation de la motricité si celle de la sensibilité n'était pas permanente, et si elle ne formait pas en quelque sorte le fond du tableau.

Les premiers signes de l'augmentation de la *sensibilité générale* se remarquent d'abord le long de la colonne vertébrale, où il suffit souvent de frapper légèrement, notamment vers la région des lombes, pour déterminer une douleur vive et des mouvements désordonnés ; puis vient ensuite la *sensibilité spéciale* des organes des sens, qui arrive parfois à un degré d'exaltation extraordinaire. L'ouïe est si perçante, que le moindre bruit paraît importuner le malade : un coup de pied sur le sol, le claquement des deux mains, le bruit que l'animal fait lui-même avec ses pieds, etc., tout l'effraie et provoque des mouvements violents. La *vue* n'est pas moins sensible, puisqu'un rayon du soleil, un corps brillant, suffisent pour tourmenter le sujet. La *tactilité* de la peau est si exquise, que le contact des mouches, celui des crins de la queue, un courant d'air lancé par un soufflet ou par la bouche, etc., peuvent exaspérer le malade. Le *goût* et l'*odorat*, comme on le remarque chez l'homme, ont aussi sans doute augmenté d'énergie et de finesse, ainsi que la sensibilité de toutes les parties du corps externes ou internes ; mais il n'est pas possible d'en juger chez les animaux.

Motilité. — L'action motrice que les centres nerveux exercent sur le système musculaire de la vie animale est considérablement augmentée par la noix vomique ;

(1) Dupuy et Leuret, *Journ. prat.*, t. I, p. 145 et 323.

cette augmentation débute par de légers tremblements de la fibre des muscles, puis par des accès de crampe, et se termine souvent par une contraction permanente analogue à celle qu'on remarque dans le *tétanos*. Les effets des strychnés commencent généralement par les muscles des membres, et plus particulièrement par ceux des membres postérieurs dans tous les animaux ; de là les désordres de la contractilité se montrent successivement dans les muscles du tronc, à l'encolure et à la queue notamment ; puis ils passent à ceux des mâchoires, des oreilles, des yeux, des lèvres, etc. L'état de la pupille et celui des sphincters ne présente rien de fixe ; le plus souvent ils sont contractés, mais ils peuvent rester dans leur état normal, et l'on remarque parfois qu'ils se relâchent au moment de la mort des sujets empoisonnés par la noix vomique.

La contraction des muscles ne devient permanente que dans le cas d'empoisonnement mortel ; dans les autres circonstances, elle est intermittente et se montre par accès plus ou moins rapprochés, selon les cas. En général, les attaques sont d'abord rares et de courte durée, puis plus longues et plus rapprochées, et ensuite, si la dose n'est pas toxique, elles deviennent de nouveau moins fréquentes et moins graves, et finissent par s'éteindre peu à peu sans laisser de traces dans la santé du sujet.

Lorsque les animaux restent debout, ils ont en général la tête et l'encolure tendues horizontalement, l'épine dorsale voûtée en contre-haut, les quatre membres engagés sous le tronc et rassemblés, etc. Si on les oblige à marcher, les convulsions tétaniques deviennent plus rapprochées et plus graves, les membres roidis forment quatre colonnes en quelque sorte soudées au tronc et dont les mouvements difficiles et saccadés donnent à l'animal, dont la tête est portée au vent, l'encolure tendue comme une barre, la queue horizontale, etc., la physionomie caractéristique du tétanos.

Les attaques de crampe peuvent être provoquées à volonté chez tous les animaux qui sont sous l'influence de la noix vomique ; la sensibilité locale et générale est dans un tel degré d'exaltation, qu'il suffit d'un bruit faible, d'un coup léger frappé brusquement sur l'épine dorsale, etc., pour déterminer soudain, ainsi que nous l'avons déjà dit, des contractions involontaires dans tous les muscles du squelette, et pour faire sauter l'animal en avant à la manière d'un ressort qui se débande.

L'action de la noix vomique ne se fait pas sentir seulement dans le système nerveux de la vie animale, elle s'étend aussi au grand sympathique, ainsi que le démontrent les contractions plus rapides et plus énergiques du cœur et du diaphragme, l'émission fréquente et involontaire des urines, et l'expulsion répétée des matières fécales, etc. Ce dernier effet, que les auteurs ne mentionnent pas ou qu'ils contestent, nous l'avons parfaitement remarqué chez deux vaches que nous avions soumises à l'influence des sels de strychnine ; mais il n'est probablement que momentané, car la noix vomique, comme tous les amers, doit constiper à la longue.

Tels sont les effets les plus ordinaires de la noix vomique sur le système nerveux, quand elle a été administrée à dose modérée ; mais lorsque la quantité ingérée a été trop considérable, on observe, indépendamment des effets que nous venons d'examiner et qui s'aggravent encore, des troubles extrêmement graves de la plupart des fonctions, et particulièrement de la respiration et de la circulation ; alors les effets cessent d'être médicinaux, ils deviennent toxiques, menacent la vie des sujets et doivent être combattus promptement et avec énergie pour prévenir des suites fâcheuses.

Effets toxiques. — L'action de la noix vomique peut devenir exagérée et compromettre la vie des animaux dans deux circonstances différentes : lorsque la dose ingérée d'emblée est trop considérable, ou lorsque les doses fractionnées sont trop rapprochées les unes des autres ou continuées pendant trop longtemps. Le premier cas est simple et se comprend de lui-même ; mais le second mérite quelques explications.

Il existe un grand nombre de médicaments auxquels l'économie animale s'habitue facilement et dont l'action va en diminuant à mesure qu'on en continue l'usage, ce qui met le praticien dans l'obligation d'en augmenter progressivement la dose ; la noix vomique, bien loin d'appartenir à cette catégorie d'agents pharmaceutiques, présente des caractères entièrement opposés, en ce sens que la susceptibilité de l'organisme pour ce médicament va en augmentant à mesure qu'on en prolonge l'emploi. Cette particularité remarquable, trop peu connue des vétérinaires, paraît tenir à plusieurs causes que nous allons exposer.

D'abord l'action de la noix vomique est loin d'être fugitive ; lorsque la dose est un peu notable, les effets peuvent se prolonger pendant vingt-quatre heures et même au delà ; il en résulte que si l'on répète les administrations à de courts intervalles, il pourra y avoir accumulation d'effets, et par conséquent action toxique. D'un autre côté, les principes actifs de la noix vomique ne paraissent être expulsés du corps et cesser leurs effets que quand ils ont changé de nature, et qu'ils ont été transformés en d'autres produits par la respiration, la nutrition, etc. ; d'où résultent comme conséquences inévitables l'accumulation matérielle des principes actifs des strychnés dans l'intimité de l'organisme et le développement d'effets incompatibles avec l'existence.

Quoi qu'il en soit de ces explications, il en ressort comme déduction pratique : qu'on ne doit pas trop rapprocher les doses de noix vomique ; que quand on est parvenu à obtenir les effets exigés par l'indication thérapeutique, au lieu de maintenir les doses au même point ou de les augmenter pour soutenir l'action obtenue, il faut les diminuer graduellement, et même il est prudent d'interrompre leur usage pendant quelques jours, si les effets ont été un peu forts, avant de reprendre la série décroissante des doses du médicament.

Ces principes essentiels étant posés, examinons maintenant les signes de l'intoxication strychnée.

La sensibilité et la contractilité sont dans une exaltation extrême ; les attaques de crampes sont de plus en plus rapprochées et prolongées ; la colonne vertébrale et ses deux extrémités, la tête et la queue, sont sur la même ligne horizontale et forment une sorte de barre inflexible ; les membres sont dans une rigidité et une tension telles que les articulations craquent, que les muscles menacent de se rompre, et qu'on briserait plutôt les rayons osseux que de faire fléchir une jointure, tant la contraction des muscles extenseurs est violente. Aussi tout mouvement devient-il désormais impossible ; les animaux maintiennent difficilement l'équilibre lorsqu'ils sont debout, et très souvent il suffit de la moindre tentative de déplacement pour déterminer une chute brusque. Arrivées à ce degré, les convulsions musculaires deviennent permanentes, et un tétanos général se déclare dans tout le système musculaire ; dès lors de nouveaux troubles apparaissent par suite de la difficulté de la respiration. En effet, les muscles abdominaux, tendus comme des cordes, fixent et rendent immobiles les cercles cartilagineux des côtes ; celles-ci, maintenues aussi par leurs muscles propres, ne peuvent plus exécuter le moindre mouvement, et les parois de la poitrine ne peuvent s'écarter pour favoriser l'entrée de l'air dans les poumons ; la respiration ne s'exécute plus désormais que par les mouvements de plus en plus bornés du diaphragme ; aussi devient-elle courte, pressée et anxieuse ; les naseaux sont largement

ouverts, la pituitaire est rouge, l'air expiré chaud, le pouls vite et dur, les mouvements du cœur embarrassés et confus, etc. C'est alors que commencent à se montrer
les symptômes de l'asphyxie qui doit terminer cette scène terrible : les yeux sont
rouges et saillants, ils pirouettent dans leur orbite et sont souvent recouverts par le
corps clignotant; les muqueuses apparentes s'injectent vivement et prennent une
teinte rouge de plus en plus foncée ; les vaisseaux sous-cutanés se remplissent de sang
et font saillie sous la peau; cette membrane s'échauffe, rougit et se couvre de
sueur, etc. Enfin, l'entrée de l'air devenant de plus en plus difficile dans les poumons,
et le sang ne s'hématosant plus, ce liquide porte le poison dans tous les organes, les
animaux tombent violemment par terre, se débattent vivement, et ne tardent pas à
expirer dans un état de rigidité extrême qui se maintient même après la décapita-
tion, mais qui se dissipe peu à peu avec la chaleur du corps.

Lésions. — Les lésions que l'on trouve en ouvrant les cadavres, se réduisent à peu
de chose ; les plus remarquables sont dues à l'asphyxie : elles consistent en un sang
noir et fluide qui s'est fixé dans les gros vaisseaux, et surtout dans les sinus veineux
des enveloppes des centres nerveux. Souvent aussi la peau et les muqueuses présentent une teinte violette et même noire, ainsi que nous avons pu l'observer parfaitement sur une vache empoisonnée par le chlorhydrate de strychnine.

Quelle est la manière d'agir des préparations de noix vomique sur les centres nerveux ? Pour les Italiens cette action serait hyposthénisante, mais pour la plupart des
hommes livrés à l'art médical, et l'on pourrait dire aussi pour le simple bon sens,
cette action est essentiellement *excitante*, inconnue dans son mécanisme, spécifique
si l'on veut, mais tout à fait comparable à celle de l'électricité. En tous cas, quelle qu'en
soit la nature, cette action paraît agir particulièrement sur la moelle épinière et ses
divers prolongements centraux ou périphériques, mais très peu sur les lobes antérieurs du cerveau, car les animaux, aussi bien que l'homme, paraissent conserver
toute leur intelligence, même au milieu des désordres les plus graves de l'empoisonnement.

Antidotes. — Si la préparation a été ingérée dans le tube digestif, il faut essayer
de faire rejeter une partie du poison par le vomissement si les animaux sont susceptibles de pouvoir vomir; en général cela est très difficile, même sur les carnivores, à
cause de l'état de roideur de tous les muscles et peut-être aussi de l'état de contraction des orifices de l'estomac, de l'œsophage et du pharynx. Chez tous les animaux,
on essaiera de neutraliser une partie du poison par des boissons astringentes, d'entraver son absorption par des breuvages huileux, et de hâter son expulsion par l'anus
à l'aide des purgatifs. Mais quand les principes actifs sont parvenus dans le sang, il
faut avoir recours à des antidotes dynamiques; on en a proposé de plusieurs espèces.
Les Italiens, partant de cette idée que l'action de la noix vomique est hyposthénisante, prescrivent divers agents qu'ils considèrent comme jouissant de vertus opposées,
les excitants diffusibles, par exemple, tels que l'alcool, l'éther, l'ammoniaque, etc.,
et la plupart des préparations d'opium, qu'ils rangent aussi parmi les agents hypersthénisants.

Le médecin anglais Bardsley (1) paraît être le premier qui ait fait usage de l'alcool
et de l'éther pour calmer les accidents causés par la noix vomique. Un vétérinaire
instruit de Lyon, M. Raphaël Bredin (2), emploie fréquemment l'éther sulfurique

(1) *London medic. and physic. journal*, t. VII, p. 52.
(2) *Journ. vétér. de Lyon*, 1851, p. 493.

chez les chiens empoisonnés par les préparations strychnées, et presque toujours avec succès lorsque l'accident est récent ; on l'administre en lavement à cause de la difficulté de le faire avaler. Essayé à la clinique de l'École, ce moyen a donné de bons résultats. Les préparations opiacées ont été préconisées, surtout d'après les expériences de MM. Pelletier et Caventou (1), qui ont vu 30 centigrammes de morphine neutraliser 1 centigramme de strychnine sur des lapins, bien que les quantités de ces deux alcaloïdes, prises isolément, fussent capables d'empoisonner ces rongeurs. M. Vallon (2), vétérinaire militaire, agissant d'après ces principes, a rétabli un cheval empoisonné par la noix vomique en lui administrant un breuvage ammoniacal, des boissons laudanisées et des lavements opiacés. M. Günther (3), professeur à l'école vétérinaire de Hanovre, a préconisé contre l'empoisonnement par la noix vomique les évacuations sanguines d'abord, puis une potion composée de 10 centigrammes d'opium, 8 à 16 grammes de sulfate de soude et 125 grammes d'eau distillée. Cette préparation, qu'on répète selon le besoin, s'administre en deux, trois ou quatre fois : elle est formulée pour le chien, sur lequel elle est employée avec succès d'après l'auteur ; mais rien n'est plus facile que de l'approprier à l'usage des grands animaux, chez lesquels elle présenterait sans doute les mêmes avantages. Enfin, tout récemment, un chimiste, M. Bardet, a proposé l'emploi de l'*eau chlorée* comme un contre-poison infaillible de la strychnine.

Particularités relatives aux espèces.

1° **Solipèdes**. — Les préparations de noix vomique agissent très bien sur les solipèdes, quelle que soit la voie par laquelle on les administre. La dose de poudre qu'on peut administrer impunément par les voies digestives n'avait pas été encore nettement déterminée, et la plupart des auteurs consacrent à cet égard les erreurs les plus graves. Ainsi, d'après Lebas (4), Moiroud (5) et Delafond (6), on pourrait faire prendre impunément au cheval 30, 60 et 90 grammes de noix vomique râpée ; tandis que d'après les expériences si précises de M. Vallon (7), cette matière, à la dose de 24 à 30 grammes, tue constamment les chevaux. Il est vrai que M. Vallon a fait ses expériences en Afrique et sur des chevaux barbes, qui sont plus petits et plus nerveux que les nôtres ; mais en tenant compte de ces différences, on peut dire, d'une manière générale, qu'il est très imprudent d'administrer d'emblée, même dans nos climats, plus de 30 grammes de poudre de noix vomique aux chevaux.

On a peu expérimenté les préparations chimiques de la noix vomique sur les solipèdes. D'après Morton, 75 centigrammes de strychnine donnés à l'intérieur suffisent pour faire périr le cheval. Nous avons beaucoup expérimenté le chlorhydrate de strychnine sur les chevaux, et voici les résultats que nous avons obtenus : Dans le tube digestif et en solution, il peut être supporté jusqu'à la dose de 50 centigrammes ; au delà de 60 centigrammes, il devient trop actif, et amène infailliblement la mort de 75 centigrammes à 1 gramme. Dans le tissu cellulaire sous-cutané, il est promptement absorbé et peut être supporté jusqu'à la dose de 15 centigrammes ; au-dessus de 20 centigrammes, il devient toxique. Enfin, injecté dans les veines, il produit des effets très marqués à 2 ou 3 centigrammes ; au-dessus de cette faible quantité, il est dangereux.

(1) *Journ. univ. des scienc. médic.*, 1819, p. 258.

(2) *Journ. des vétér. du Midi*, 1849, p. 249.

(3) *Journ. des vétér. du Midi*, 1851, p. 241.

(4) *Pharmac. vétér.*, p. 345, 6ᵉ édit.

(5) *Pharmacologie*, p. 366, 1ʳᵉ édit.

(6) *Thérapeut. génér.*, t. I, p. 437.

(7) *Journ. des vétér. du Midi*, 1849, p. 250.

2° Ruminants. — L'action de la noix vomique sur les ruminants est peu connue ; on admet généralement que ces animaux sont peu sensibles à l'action de ce médicament ; mais il existe à cet égard une confusion qu'il importe de faire cesser.

Sans aucun doute on peut faire prendre impunément de très grandes quantités de noix vomique en poudre aux ruminants, parce que sous forme solide ce médicament tombe dans le rumen, s'y mélange avec les aliments, s'y dénature et reste nécessairement sans effet ; mais si l'on donnait la noix vomique en breuvage ou en lavement, elle serait sans doute plus active ; et enfin, si on la faisait absorber par le tissu cellulaire sous-cutané ou si on l'injectait dans les veines, on obtiendrait des effets aussi violents que dans les solipèdes.

Nous avons injecté le chlorhydrate de strychnine dans le tissu cellulaire sous-cutané de deux vaches dans un but expérimental : à la dose de 5 centigrammes, il ne détermine aucun effet appréciable ; à 10 centigrammes, il agit très violemment ; enfin, à 20 centigrammes, il a déterminé la mort d'une vache au bout de vingt minutes au milieu des convulsions les plus violentes. Le même sel donné à l'intérieur en solution, et administré avec les précautions les plus minutieuses pour le faire parvenir dans la caillette, n'a déterminé aucun effet sur le système nerveux à la dose de 1,50 gramme.

La science ne possède rien de précis à l'égard des petits ruminants ; d'après Hertwig (1), une chèvre de deux ans a pu ingérer environ 100 grammes de noix vomique râpée dans l'espace de onze jours sans qu'il en résultât d'effet sensible. Nous trouvons aussi dans le compte rendu de l'école vétérinaire de Lyon (1842, pages 12 et 13) que 30 grammes de noix vomique suffisent pour faire périr un mouton au bout d'une demi-heure, tandis qu'il en faudrait 250 grammes pour déterminer des symptômes marqués d'empoisonnement chez la chèvre. Ces expériences ont besoin d'être répétées.

3° Omnivores. — Tous les auteurs de matière médicale vétérinaire étant absolument muets sur les effets de la noix vomique chez le porc, nous avons dû faire quelques expériences pour nous éclairer à cet égard. Il résulte des essais que nous avons tentés sur un jeune porc de cinq mois, que la noix vomique en poudre mêlée à ses aliments n'a pas produit d'effets sensibles jusqu'à la dose de 3 grammes ; mais qu'à celle de 3,50 grammes, l'animal étant à peu près à jeun, il se manifesta des symptômes d'empoisonnement si graves, qu'on dut recourir à la teinture éthérée d'opium pour prévenir la mort du sujet ; ces signes furent les mêmes que chez les autres animaux et avaient entièrement disparu le lendemain.

4° Carnivores. — On peut dire d'une manière générale, et toute proportion gardée, que les animaux carnivores sont infiniment plus sensibles à l'action de la noix vomique et de ses diverses préparations, que les autres animaux quadrupèdes. Pour le chien, sur lequel on a si souvent expérimenté ce médicament, la noix vomique commence à devenir toxique sur les sujets de petite taille, à l'état physiologique, à la dose de 60 centigrammes d'après M. Orfila (2). Cependant, selon Barthélemy aîné (3), les chiens de moyenne et de forte taille exigeraient 2 grammes de poudre de noix vomique pour être empoisonnés ; mais cette dose nous paraît trop forte. Pour les chats et les lapins, la dose ne doit être que le quart ou le tiers de celle du chien. Les autres préparations de noix vomique sont beaucoup plus actives : ainsi l'extrait

(1) Hertwig, *loc. cit.*, p. 476 et 477.
(2) *Toxicologie*, t. II, p. 462, 4ᵉ édit.
(3) *Compte rendu d'Alfort*, 1818, p. 46.

alcoolique est toxique depuis 5 à 10 centigrammes dans le tube digestif; la strychnine tue rapidement les chiens de forte taille à la dose de 2 à 3 centigrammes. Dans le tissu cellulaire sous-cutané et dans les veines, l'action est infiniment plus énergique.

Pharmacothérapie. — Il n'est pas de médicament dont les effets thérapeutiques se déduisent aussi simplement et aussi nettement des effets physiologiques que ceux de la noix vomique. Comme matière très amère, elle se montre tonique et fortifiante du tube digestif; son action si franche et si remarquable sur les centres nerveux et sur le système musculaire se maintient sans altération dans les sujets malades, et l'on peut même dire que cette action se *spécialise* encore plus, s'il est possible, quand elle est réclamée par l'état morbide auquel on l'oppose. En effet, tous les médecins ont observé que, dans le cas de paralysie, par exemple, les effets de la noix vomique se manifestent d'abord, et avec plus d'énergie, dans les régions malades que partout ailleurs; et que, dans le cas d'hémiplégie, notamment, il y a un contraste frappant entre le côté paralysé qui est agité par les effets de la noix vomique, et le côté sain qui reste souvent parfaitement calme. Il est vrai aussi que, dans les divers cas précédemment indiqués, il faut employer la noix vomique à doses plus élevées que dans l'état normal pour obtenir quelque résultat.

La noix vomique est employée en médecine vétérinaire sous trois rapports différents: comme *tonique*, comme agent *excitateur* et à titre de moyen *perturbateur*.

1° Tonique. — C'est particulièrement contre quelques affections atoniques du tube digestif qu'on emploie sous ce rapport la noix vomique: telles sont l'inappétence, les digestions difficiles ou vicieuses, la diarrhée chronique, la dyssenterie, les affections vermineuses, etc.

Depuis fort longtemps les maréchaux et les hippiatres emploient la noix vomique contre le farcin du cheval, et ce moyen, qui est indiqué surtout quand la maladie est ancienne et les malades très lymphatiques, compte encore quelques partisans, même parmi les vétérinaires; cependant M. Hertwig (1) assure qu'il l'a employée pendant longtemps contre le farcin et la morve, et toujours sans succès.

2° Excitateur. — Comme agent excitateur des systèmes nerveux et musculaire, la noix vomique est un médicament très important et qui peut être considéré comme le véritable *spécifique* de ces maladies rebelles qu'on nomme *paralysies*, qu'elles se rapportent à la sensibilité ou à la motricité. Toutefois ce moyen pharmaceutique, quoique puissant, n'est pas infaillible et ne réussit que dans certains cas qu'il importe de spécifier.

En général, les paralysies qui tiennent à une altération des centres nerveux, telles que le ramollissement, la compression par une exostose, un kyste, la rupture d'un certain nombre de fibres, etc., sont incurables. Celles qui surviennent à la suite d'une congestion, d'une inflammation, d'une hémorrhagie, etc., de la moelle épinière, ne peuvent être amendées ou guéries par la noix vomique que quand tous les accidents congestionnels ont entièrement disparu et que la maladie est ancienne, chronique. Enfin, les cas où ce médicament héroïque réussit le mieux sont les commotions imprimées aux centres nerveux par une chute sur le dos, par la foudre; l'épuisement de l'influx nerveux par des maladies longues, des pertes humorales excessives, des travaux outrés, des excès fonctionnels, etc. On peut dire d'une manière générale que, même dans les cas les plus favorables, on ne réussit pas si l'on est trop timide dans

(1) Hertwig, *loc. cit.*, p. 478.

l'emploi du remède, et si l'on ne va pas jusqu'aux attaques convulsives des parties paralysées.

Les paralysies peuvent être distinguées en *centrales* et *périphériques* : les premières, telles que l'hémiplégie et la paraplégie, tiennent à une lésion physique ou vitale des parties centrales du système nerveux; tandis que les secondes, qu'on appelle encore paralysies *locales*, proviennent souvent de l'altération des cordons nerveux eux-mêmes. Enfin, il existe aussi des paralysies internes, appelées *atonies*, qui appartiennent au système nerveux ganglionnaire. Nous allons examiner ces différents cas.

L'*hémiplégie* est la plus grave de toutes les paralysies étendues, et celle qui cède le plus rarement à l'action de la noix vomique, parce qu'elle a, dans la majorité des cas, une origine phlegmasique (myélite). Cependant la science possède plusieurs cas où ce moyen a été employé avec succès. C'est d'abord M. Vigney (1), qui en a fait usage contre une hémiplégie dont une jument de deux ans était atteinte : la dose était de 8 grammes, unie à 24 grammes de camphre dans un électuaire; puis M. Revel (2), qui a employé avec succès de l'extrait alcoolique de noix vomique contre la paralysie du bipède latéral gauche d'un cheval : la dose minimum a été de 10 centigrammes, et la dose maximum, à laquelle on est arrivé graduellement, a été de 2,50 grammes, etc.

La *paraplégie* est la paralysie la plus fréquente chez tous les quadrupèdes, parce que les membres postérieurs de ces animaux jouant le principal rôle dans la locomotion, la partie de la moelle qui fournit les nerfs qui s'y distribuent est très développée. Aussi la science vétérinaire possède-t-elle de nombreuses observations de guérison de cette espèce de paralysie par la noix vomique, chez les principaux animaux domestiques; nous allons indiquer quelques unes des plus importantes.

M. Charlot (3) a traité la paraplégie chez un cheval par la noix vomique, avec un demi-succès; mais la dose qu'il a employée était évidemment insuffisante, puisqu'il n'a pas dépassé 2,25 grammes. Clichy (4), à l'aide de frictions irritantes, de l'acupuncture et de l'usage interne de la noix vomique, a guéri trois chevaux atteints de paraplégie : la dose du médicament a été d'abord de 8 grammes en râpures et a été élevée progressivement jusqu'à 32 grammes, pour être ramenée peu à peu à son taux primitif. M. Delwart (5) en a fait également usage dans le même cas sur le cheval, à la dose de 0,50 grammes à 10 grammes en bol; et ce qu'il y a de surprenant, c'est qu'à cette dernière dose, cependant minime, l'exaltation de la sensibilité et de la contractilité fut portée à un très haut degré, etc.

Dans les grands ruminants, qu'on sacrifie souvent quand ils sont atteints de maladies graves avant d'employer un traitement quelconque, on a peu fait usage de la noix vomique contre la paraplégie; cependant Taiche (6) l'a employée sur un bœuf paralysé du train postérieur, à la dose de 28 à 36 grammes en décoction dans un litre d'eau, tous les deux jours, et avec succès. Nous voyons aussi que M. Rynders (7), vétérinaire allemand, a mis en usage la noix vomique dans la paralysie des vaches fraîches vêlées, après avoir combattu convenablement les accidents inflammatoires:

(1) *Mém. de la Soc. vétér. du Calvados et de la Manche*, 1830, p. 159.

(2) *Recueil*, 1832, p. 441.

(3) *Recueil*, 1826, p. 159.

(4) *Recueil*, 1827, p. 404 et suiv.

(5) *Journ. vétér. et agric. de Belgique*, 1844, p. 95.

(6) *Journ. théor. et pratiq.*, 1832, p. 502 et 503.

(7) *Recueil*, 1847, p. 350.

la dose était de 4 grammes toutes les quatre heures, et pour prévenir la constipation qui aurait pu en résulter, il y associait du sulfate de soude.

C'est chez le chien qu'on observe le plus souvent la paralysie du train postérieur, parce qu'elle suit très fréquemment la maladie spéciale de ces petits quadrupèdes. Aussi a-t-on souvent employé la noix vomique avec succès contre cette affection rebelle. Barthélemy aîné (1), Rigot (2), M. Rainard (3), ont publié les résultats de leur pratique à cet égard.

Indépendamment de ces paralysies étendues, on observe parfois des espèces de paralysies générales qui intéressent particulièrement la sensibilité, mais elles sont peu communes chez les animaux, et nous ignorons si l'on a essayé de les combattre par la noix vomique.

Les paralysies *locales* ne sont pas rares sur les animaux et on les observe sur tous les points du système musculaire; elles peuvent intéresser les organes des sens, soit dans leur sensibilité générale ou spéciale, soit dans leur mobilité, ainsi qu'on l'observe à l'égard des yeux, des oreilles, de la langue, etc. Ces affections se remarquent aussi dans des parties très sensibles et très contractiles, telles que la face, les lèvres, le pharynx, la queue, les pieds, le pénis, les mamelons, etc. La science possède, à l'égard de quelques unes de ces paralysies, des documents utiles relativement à l'emploi de la noix vomique, qu'il importe de faire connaître.

A l'école de Toulouse, M. Lafosse (4) a guéri par l'emploi de la noix vomique, en 1848 et 1849, une hémiplégie faciale, une paralysie de la langue et du pharynx, une amaurose double, trois paraplégies à leur début ou déjà avancées. M. Huet (5) avait employé la teinture de noix vomique en frictions sur la langue paralysée d'un cheval, et comme ce sujet était menacé en outre de paraplégie, il lui administra la poudre à l'intérieur à la dose de 4 à 12 grammes par jour, etc.

En général, dans les paralysies locales, il est utile d'aider l'action interne de la noix vomique par des applications topiques, telles que des frictions avec sa teinture, l'application de la strychnine et de ses composés salins par la méthode endermique, sous-cutanée, etc. C'est surtout dans les atrophies musculaires locales qu'on peut, jusqu'à un certain point, assimiler à des paralysies, que ces applications topiques sont de la plus grande importance.

Les paralysies internes ou *atonies* sont rares chez les animaux; on ne remarque guère que celles du plan charnu de l'intestin, du rectum, de la vessie, de la matrice, etc. Les vétérinaires ont eu jusqu'à présent peu d'occasions d'observer ces maladies obscures et de les traiter rationnellement. M. Delwart (6), cependant, a traité avec succès une incontinence d'urine accompagnée d'une paralysie du rectum chez une jument. La noix vomique fut donnée en lavements à la dose de 8 grammes en décoction, et à celle de 4 grammes à l'intérieur, pendant dix jours.

3° **Perturbateur.** — Comme moyen perturbateur et homœopathique, la noix vomique est employée dans quelques affections nerveuses qui, par leurs symptômes, sembleraient en contre-indiquer l'usage : tels sont le tétanos et les crampes, la chorée, l'immobilité, l'épilepsie, etc. Il est vrai que la médecine vétérinaire est en-

(1) *Compte rendu d'Alfort*, 1822, p. 54 et suiv.
(2) *Recueil*, 1830, p. 172.
(3) *Pathol. et thérap. génér.*, t. II, p. 210.
(4) *Journ. des vétér. du Midi*, 1849, p. 429.

(5) *Journ. vétér. et agric. de Belgique*, 1845, p. 403.
(6) *Journ. vétér. et agric. de Belgique*, 1846, p. 109.

core peu riche de faits de ce genre, mais ceux qu'elle possède méritent d'être connus. .

C'est d'abord M. Hertwig (1) qui a fait souvent usage de la noix vomique contre le tétanos, et qui dit avoir réussi dans la moitié des cas; le vétérinaire anglais Tombs (2) a employé aussi ce moyen avec succès. Préconisé contre l'immobilité du cheval, par M. Lafosse (3), à la dose de 40 à 80 centigrammes, ce médicament a été employé contre un cas de ce genre par M. Coculet (4), avec un succès encourageant: la dose fut successivement de 12, 14, 16, 18 et 20 grammes par jour, et continuée pendant une semaine seulement. La chorée est souvent traitée, en médecine humaine, par la noix vomique; ce moyen est encore peu répandu en France parmi les vétérinaires, mais il paraît en être autrement en Angleterre, car, d'après M. Morton (5), M. Youatt recommande la strychnine contre la chorée du chien, et il ajoute qu'il l'a vue réussir lorsque d'autres moyens avaient échoué, etc.

Préparations chimiques de la noix vomique.

a. **Strychnine.** — Poudre blanche, formée de petits cristaux prismatiques anhydres et inaltérables à l'air; inodore, incolore, d'une saveur extrêmement amère; chauffée, cette poudre se décompose, mais ne se fond ni ne se volatilise. Très peu soluble dans l'eau, dans l'alcool absolu ou très étendu, dans l'éther et dans les huiles grasses, elle se dissout bien dans les essences et dans l'alcool ordinaire. Elle neutralise les acides et forme des sels définis, cristallisables, excessivement amers et très vénéneux à cause de leur grande solubilité.

Réactifs. — Triturée avec de l'oxyde pur de plomb dans quelques gouttes d'acide sulfurique additionné d'un centième d'acide nitrique, la strychnine donne une belle couleur bleue, qui passe rapidement au violet, puis au rouge et en dernier lieu au jaune-serin (Marchand). Si l'on remplace l'oxyde de plomb par le bichromate de potasse, on obtient une belle coloration violette (Otto).

Falsifications. — Si elle renferme de la *brucine*, comme cela est assez ordinaire, elle se colore en rouge par l'acide azotique. Si l'on y a mélangé des sels, comme le *phosphate calcaire*, les *sulfates de chaux* et de *magnésie*, de l'*amidon*, etc.; on le découvre en traitant le mélange par l'alcool, qui ne dissoudra que la strychnine. La calcination donnerait le même résultat.

Préparations pharmaceutiques. — On peut la dissoudre dans l'alcool et dans de l'eau acidulée; on peut aussi la réduire en poudre, la répandre sur une plaie ou un vésicatoire, en faire une pommade avec de l'axonge ou du cérat, des bols, etc. En médecine vétérinaire, on ne fait guère usage que de la teinture, dont voici la formule:

Teinture de strychnine.

℞ Strychnine pulvérisée . . . . . 15 centigr. | Alcool ordinaire . . . . 32 gram.
Dissolvez.

Propriétés médicinales et usages. — La strychnine et ses sels présentent les mêmes propriétés que la noix vomique, mais à un beaucoup plus haut degré. Aussi,

(1) *Loc. cit.*, p. 478.
(2) *Recueil*, 1851, p. 409.
(3) *Journ. des vétér. du Midi*, 1845, p. 446.
(4) *Idem*, 1851, p. 241.
(5) *Loc. cit.*, p. 343.

comme le médicament naturel est lui-même fort actif, on emploie peu les préparations chimiques en médecine vétérinaire, soit à cause de leur extrême activité, soit en raison de leur prix très élevé.

Cependant il paraît qu'en Angleterre, ainsi que nous l'avons déjà dit, on fait usage de la strychnine contre la chorée du chien, et qu'on emploie cet alcaloïde de préférence à la noix vomique. De plus, nous voyons que M. Pastey (1) a employé avec succès la teinture de strychnine (5 centigrammes sur 30 grammes d'alcool) à la dose de 2 gouttes tous les deux jours dans une demi-verrée d'hydrogale, contre la myélite chronique d'un chien, accompagnée d'une paraplégie incomplète. Cette médication interne a été aidée, du reste, par des frictions de liniment ammoniacal et d'alcool camphré sur les membres postérieurs.

b. **Brucine.** — Solide, en prismes ou en lamelles, d'aspect nacré ; inodore, incolore, d'une saveur âcre et très amère. Peu soluble dans l'eau, elle se dissout en toute proportion dans l'alcool ; chauffée, elle fond d'abord dans son eau de cristallisation et se décompose ensuite. Elle neutralise les acides et forme des sels.

Réactifs. — L'acide nitrique la colore en rouge de sang, et le protochlorure d'étain en beau violet.

Propriétés médicinales et usages. — La brucine agit sur le système nerveux à la manière de la strychnine, mais avec moins d'activité. Son énergie serait, d'après divers auteurs, six fois, dix fois, et même vingt-quatre fois moindre que celle de la strychnine. Aussi, en raison de l'incertitude qui règne à cet égard, elle est rarement employée chez l'homme et tout à fait inusitée en médecine vétérinaire.

Succédanés de la Noix vomique.

FAMILLE DES LOGANIACÉES. Genre *Strychnos*.
1° *Fève de Saint-Ignace.* Fruit de l'*Igasur (Strychnos Ignatii).* Il renferme trois fois plus de strychnine que la noix vomique ; il sert à préparer cet alcaloïde.
2° *Écorce de fausse Angusture.* Écorce du *Vomiquier (Strychnos nux vomica).*
3° *Bois de couleuvre.* Bois ou racine du *Strychnos colubrina.*
4° *Upas tieuté* ou *Tjetteck.* Extrait de l'écorce et de la racine du *Strychnos tieuté.*

FAMILLE DES ANACARDIACÉES. Genre *Rhus*.
1° *Sumac des corroyeurs (Rhus coriaria).*
2° *Sumac radicant (Rhus radicans).*
3° *Sumac vénéneux (Rhus toxicodendron).*
Extrait de l'écorce.

(1) *Mém. de la Soc. vétér. du Calvados et de la Manche,* 1841-42.

SECTION QUATRIÈME.

DES MÉDICAMENTS TONIQUES.

SYNONYMIE : Fortifiants, reconstituants, corroborants, etc.

Définition. — On désigne sous le nom de *toniques* des médicaments qui ont la propriété de restaurer la nutrition lorsque cette fonction générale a été affaiblie ou arrêtée par un état maladif quelconque de l'économie animale.

Ils produisent cet heureux résultat en réparant les qualités plastiques du sang, en relevant l'énergie contractile des tissus, en rétablissant la force et l'harmonie du système nerveux.

Ces agents thérapeutiques précieux, dont l'action est essentiellement générale, présentent une certaine analogie avec les *astringents* relativement à leurs effets locaux; mais ils en diffèrent beaucoup dans leurs effets généraux, ainsi que nous l'avons déjà établi.

Ils semblent présenter une analogie plus grande avec les *excitants*, au moins quant au résultat définitif de leur action, le rétablissement de l'énergie de l'organisme altérée par la maladie; mais cette analogie est plus apparente que réelle, car ces deux groupes de médicaments présentent des différences nombreuses et importantes. D'abord ils n'ont pas la même composition chimique. Les excitants agissent rapidement et d'une manière passagère; les toniques développent leurs effets lentement et d'une façon prolongée. Les premiers agissent sur les animaux sains comme sur les animaux malades, tandis que les seconds ne font bien sentir leur action que sur les sujets à l'état maladif. Les excitants exaltent les forces de l'organisme, mais ils ne les augmentent pas réellement, ils les dépensent plutôt en réalité; les toniques, au contraire, non seulement rétablissent les forces qui ont été usées par l'état morbide, mais encore ils en augmentent la somme d'une manière durable.

Origine. — Les toniques sont tirés principalement du règne minéral et du règne végétal; le règne animal ne fournit que des *toniques analeptiques*, qui sont plutôt des aliments très alibiles que de véritables médicaments.

Caractères physiques. — Les toniques sont généralement solides, inodores ou d'une odeur faible; leur couleur est presque toujours tranchée, rouge, jaune ou noirâtre; leur saveur est nulle ou très amère, et souvent un peu styptique; ils sont plutôt fixes que volatils, et se dissolvent généralement mieux dans les liqueurs alcooliques, dans les acides étendus, que dans l'eau, etc.

Composition chimique. — Elle est très variable. Les minéraux sont formés par les divers composés de fer ou de manganèse, qu'on trouve en petite quantité dans l'économie animale. Les végétaux présentent la nature la plus variée : le principe tonique peut être formé par de l'acide tannique, des alcalis spéciaux, des principes particuliers, pseudo-alcaloïdes (*salicine*, *gentianine*, etc.), un extractif amer, une sous-résine, etc. Enfin ce principe essentiel peut être accompagné par les matières les plus variées, comme de la gomme, de l'amidon, du mucilage, des corps gras,

des essences, des résines, etc. On comprend, d'après cela, combien il serait difficile d'établir quelques principes généraux sur la nature chimique de ces médicaments.

Pharmacotechnie. — Les préparations des médicaments toniques sont, en
général, très simples; elles sont pharmaceutiques pour le plus grand nombre, et
chimiques pour quelques uns seulement. Les formes qu'on leur donne le plus ordinairement sont celles de *poudre*, de *décoction* ou d'*infusion*, d'*extrait*, de *teinture*
et de *vin*. Les quinquinas, l'écorce de saule et quelques autres moins importants,
sont soumis, en outre, à des manipulations spéciales pour en extraire leurs principes
actifs.

Associations. — Les médicaments qu'on associe le plus souvent aux toniques
sont d'abord les *émollients*, quand on désire affaiblir leur action locale et générale;
les *astringents*, lorsqu'on veut augmenter leurs effets sur la contractilité des tissus et
la plasticité du sang; et les *stimulants*, quand il y a indication d'exciter les forces
générales du corps, etc.

Médicamentation. — Les toniques sont comme les aliments, ils ne développent
bien leurs effets que quand ils sont administrés directement dans l'estomac; leur
introduction dans le rectum ou dans toute autre voie est loin de donner des résultats
aussi bons et aussi certains. Lorsque les toniques ne jouissent pas d'une amertume
trop intense, on les mélange aux aliments des malades, qui les ingèrent ainsi d'eux-
mêmes; le plus souvent, pourtant, on les fait prendre sous forme d'*électuaires* et de
bols aux grands animaux, et sous celle de *pilules* aux petits; d'autres fois on les
donne en *boissons* ou en *breuvages*, plus rarement en *lavements*. En général, dans
l'emploi de ces médicaments, il vaut mieux prolonger l'administration que de forcer
les doses.

Pharmacodynamie. — Les effets physiologiques des toniques seront distingués
en *locaux* ou en *généraux*.

a. **Locaux.** — Déposés sur la peau intacte, la plupart des toniques restent sans
action évidente; mais sur la peau dénudée, sur les muqueuses et les solutions de
continuité, ils déterminent généralement un effet astringent plus ou moins prononcé.

Introduits dans le tube digestif, ces médicaments produisent des effets qui sont
presque toujours favorables aux fonctions de cet appareil. Ils excitent l'estomac,
réveillent l'appétit, accélèrent la digestion, la rendent plus parfaite, etc.: aussi mé-
ritent-ils souvent la qualification de *stomachiques* qu'on leur donne parfois. En passant dans l'intestin, ils accélèrent les mouvements péristaltiques de ce canal, rendent
l'absorption plus rapide et plus complète, diminuent et régularisent les sécrétions et
les exhalations du tube digestif, retardent les défécations, et leur donnent de la consistance, détruisent les parasites qui occupent ce conduit, etc. Ces bons effets des
toniques sur la digestion sont d'autant plus prompts et plus marqués que cette fonction était plus débilitée; à l'état de santé, ils se font également remarquer, mais seulement pendant les premiers jours; car si l'on en continue imprudemment l'usage, il
peut en résulter d'abord une constipation opiniâtre, et plus tard une irritation plus
ou moins grave du tube digestif.

b. **Généraux.** — Les effets généraux des toniques se développent lentement, et
à mesure que leurs molécules sont absorbées et mélangées au sang. Alors ils agissent
non seulement sur ce fluide nutritif, mais encore sur la texture des tissus et sur
l'activité du système nerveux. Pour bien faire comprendre cette triple action des

toniques sur les parties du corps qui concourent à la nutrition, il importe de bien fixer les conditions normales de l'exercice régulier de cette grande fonction.

La nutrition dans l'état de santé exige le concours solidaire et réciproque de trois agents principaux : 1° du *sang*, matière fluide et nutritive qui est chargée de fournir les molécules nouvelles destinées à être ajoutées au corps ; 2° des *organes*, parties solides et fixes dans lesquelles doivent se fixer des matériaux nouveaux fournis par le sang, et desquelles se séparent les molécules usées et transformées par le jeu de la vie, et qui sont entraînées par les diverses sécrétions ; 3° et d'un agent excitateur et régulateur des acquisitions et des pertes des organes, c'est le *système nerveux* en général, et notamment celui de la vie organique. Ces trois agents doivent concourir à l'exercice régulier de la fonction nutritive, chacun en ce qui le concerne ; ils sont également indispensables, et quand l'un d'entre eux a été modifié plus ou moins profondément, la fonction à laquelle ils participent se trouve lésée ou suspendue plus ou moins complétement. Pour que la nutrition soit bonne et régulière, il faut donc que les agents chargés de l'exécuter présentent certaines qualités intrinsèques qu'il importe d'examiner.

1° **Sang.** — Le sang, pour concourir convenablement à la nutrition, doit d'abord être parfaitement hématosé ; il doit recevoir par les absorptions une quantité de matériaux assimilables au moins égale à celle qui lui est enlevée par les sécrétions et les divers organes ; il doit, en outre, posséder des qualités *plastiques* propres à assurer son isolement dans le système circulatoire, et, en outre, à rendre régulier son rôle dans la nutrition. Ces qualités plastiques sont d'abord la *viscosité* de ce liquide, due à la présence des globules et de l'albumine, et ensuite la *coagulabilité* de ce fluide nutritif à sa sortie des vaisseaux, propriété attribuée avec raison à la fibrine.

2° **Organes.** — Les tissus qui constituent les organes, les parenchymes, doivent présenter une certaine fermeté, une tension, une densité propres à assurer leurs fonctions intimes. Ces caractères des tissus à l'état physiologique sont rapportés à une propriété intrinsèque de la fibre vivante, qu'on appelle *tonicité* (Stahl), *contractilité organique insensible* (Bichat). C'est parce que les tissus sains présentent cette qualité intime qu'ils se tendent, se roidissent, se redressent et se contractent sous l'influence du sang, et qu'ils communiquent à ce fluide nutritif des oscillations particulières qui favorisent l'assimilation de certains matériaux et l'élimination de quelques autres.

3° **Système nerveux.** — Le système nerveux, en général, et particulièrement le système ganglionnaire chargé spécialement de la nutrition, doit posséder une certaine force, une activité suffisante pour entretenir les mouvements des organes et la circulation du sang ; il doit, en outre, régulariser dans l'intimité de l'organisme les acquisitions et les pertes matérielles qui caractérisent la nutrition et entretiennent la calorification. Il doit enfin établir entre les diverses parties du corps une harmonie parfaite, d'où peuvent résulter la simultanéité et l'égalité proportionnelle d'action entre les divers appareils fonctionnels : c'est ce qu'on appelle *synergie*.

Lorsque l'état physiologique est parfait, que la santé ne laisse rien à désirer, et que les trois agents de la fonction nutritive présentent les qualités requises pour son exercice régulier, les médicaments toniques sont plus nuisibles qu'utiles. Ils surchargent inutilement le sang de matériaux nutritifs ; ils tendent sans nécessité la fibre des organes, et excitent en pure perte le système nerveux. Leur emploi intempestif peut déterminer des accidents morbides, en amenant des effets pléthoriques, des congestions, des inflammations, des hémorrhagies actives, des phénomènes nerveux insolites, etc. Les toniques ne produisent donc pas, en réalité, d'effets physiologiques, puisque leur usage sur des sujets sains ne peut être longtemps supporté sans déranger le rhythme naturel des fonctions. En revanche, sur des sujets malades, et lorsque l'indication de leur emploi est bien évidente, leur action ne tarde pas à se montrer avec une grande netteté : c'est donc sous ce point de vue principalement qu'ils méritent d'être étudiés.

Pharmacothérapie. — Ce paragraphe comprend l'étude des effets et des indications thérapeutiques des toniques.

1° Effets thérapeutiques. — Il arrive souvent que, sous l'influence de causes hygiéniques ou pathologiques, telles que des habitations insalubres, un travail forcé, une nourriture insuffisante ou de mauvaise qualité, des pertes excessives par les saignées, la copulation ou la sécrétion lactée, un accouchement laborieux, des maladies graves, prolongées, des affections chroniques, organiques ou dynamiques, une convalescence difficile, etc., les trois agents de la nutrition se trouvent plus ou moins gravement atteints, soit dans leur constitution physique, soit dans leurs qualités vitales, organogéniques. Le sang est devenu peu abondant, peu coloré, pauvre en globules et en albumine, d'une coagulation lente et incomplète, d'une chaleur et d'une vitalité peu développées, etc. Les tissus sont mous, flasques, décolorés; leur sensibilité, leur contractilité ont diminué, et souvent ils laissent passer à travers leurs mailles les liquides circulatoires, qui s'épanchent et sortent de leurs couloirs. Enfin le système nerveux tout entier a perdu de sa force et de son activité ; la sensibilité s'est émoussée ; la motricité est lente à se développer ; le trisplanchnique n'offre plus cette résistance aux influences extérieures qu'on a appelée avec tant de raison *résistance* vitale.

Ces désordres survenus dans les rouages essentiels de la vie nutritive sont annoncés au dehors par des caractères très saillants : le corps est maigre ; la peau, adhérente aux parties sous-jacentes, est sèche et rude au toucher ; les poils sont ternes et hérissés ; les crins de la crinière et de la queue s'arrachent avec facilité ; les muqueuses apparentes sont pâles, infiltrées, et souvent couvertes d'ecchymoses et de pétéchies ; le pouls est lent et misérable ; la respiration est lente et faible ; la chaleur du corps peu développée ; l'appétit paresseux ; les digestions lentes, imparfaites ; les sécrétions abondantes et mal élaborées ; les absorptions interstitielles peu actives ; des infiltrations sous-cutanées, des engorgements atoniques des membres, indiquent le défaut d'activité et d'énergie des absorbants, etc. Enfin la vie de relation est presque éteinte : les animaux ont la tête basse, l'œil terne et sans animation ; ils restent indifférents au monde extérieur ; leurs mouvements sont lents et entraînent bien vite la lassitude, la sueur, etc.

Employés avec persévérance, dans de telles conditions, les toniques produisent bientôt des effets tellement avantageux, qu'ils semblent refaire l'organisme à nouveau, et que la qualification de *reconstituants* qu'on leur donne quelquefois n'est que l'expression pure et simple de la vérité. Au bout d'un temps plus ou moins long, ce qui varie selon les circonstances, ces effets se font sentir sur les agents de la nutrition ; bientôt le sang devient de nouveau rouge, épais, coagulable ; les tissus fermes et colorés, le système nerveux fort, énergique et régulier dans ses fonctions comme à l'état de santé. Ces changements matériels, organiques, survenus dans l'intimité de l'organisme, se traduisent bientôt en dehors par des modifications fonctionnelles correspondante : la maigreur tend à disparaître, la peau est plus souple et plus moite, les poils plus lisses et plus brillants, les crins plus solides, les muqueuses reprennent leur teinte rosée naturelle ; le pouls est plus plein et plus fréquent, la respiration plus forte et plus profonde, la chaleur du corps plus développée ; l'appétit reprend de son énergie ; les digestions sont plus rapides et plus complètes, les sécrétions plus rares et mieux élaborées ; les absorptions sont plus actives ; le mouvement d'assimilation l'emporte désormais sur le mouvement de décomposition, les produits épanchés sont à peu près résorbés, etc. Enfin, la vie de relation a repris son cours ; les sens sont plus actifs, le regard est animé, le malade s'occupe de ce qui se passe autour de lui ; ses mouvements sont plus faciles et plus prompts, la fatigue arrive plus lentement, etc.

Dans les grandes débilités de l'organisme, les liquides, les solides et les nerfs sont presque toujours également atteints ; mais dans beaucoup de maladies il n'en est pas ainsi, au moins dès le commencement, et tantôt c'est le sang, tantôt ce sont les organes, et tantôt enfin ce sont les appareils nerveux, qui sont les plus malades. Or, par une coïncidence des plus heureuses, il se trouve aussi que tous les toniques, quoique agissant sur les trois rouages principaux de l'organisme, ne développent pas la même énergie sur chacun d'entre eux. Ainsi, par exemple, il en est qui portent leur action plus particulièrement sur le sang, auquel ils rendent ses qualités plastiques et vitales : tels sont les aliments très alibiles, les composés de fer et de manganèse ; on les appelle *toniques analeptiques*. D'autres, tout en agissant sur les fluides nutritifs et les nerfs, semblent restaurer la fibre des tissus, lui restituer sa contractilité intime, et stimuler surtout l'appareil digestif : tels sont les *toniques amers*, comprenant la gentiane, l'écorce de saule, le houblon, la petite centaurée, etc., etc. Enfin, quelques toniques portent évidemment leur action sur le système nerveux et tendent à lui redonner son énergie première ; ces toniques précieux, qui agissent également sur le sang et les tissus, sont appelés *névrosthéniques*, *toniques spécifiques*, etc. : telles sont les diverses espèces de quinquinas. Chacune de ces catégories de toniques mérite un examen spécial et détaillé ; nous nous en occuperons quand nous aurons fait connaître les indications générales de ce groupe nombreux de médicaments.

2° Indications thérapeutiques. — Les indications thérapeutiques des médicaments toniques sont fort nombreuses ; nous les rangerons en groupes systématiques, afin de rendre leur étude plus facile ; du reste, nous les indiquerons simplement sans les discuter.

1° Maladies du sang. — Ces maladies forment trois catégories distinctes : les affections *anémiques* proprement dites, auxquelles se rattachent les hémorrhagies passives, l'hématurie atonique, par exemple ; les affections *hydroémiques*, telles que la cachexie aqueuse des ruminants, les diverses hydropisies, etc. ; enfin, les affections *typhoémiques*, telles que les maladies putrides, gangréneuses, typhoïdes, etc.

2° Maladies organiques. — Elles comprennent des maladies dans lesquelles le sang peut être pauvre, mais dont l'altération des solides paraît former le caractère principal : tels sont le farcin, la morve, les scrofules, la ladrerie du porc, les affections squirrheuses et cancéreuses, le crapaud, les maladies cutanées invétérées, etc.

3° Maladies nerveuses. — Dans cette catégorie, qui est la moins nombreuse, nous trouvons la chorée, l'épilepsie, l'immobilité, les paralysies, les accidents de l'ataxie, les débilités et l'atrophie musculaires, etc.

4° **Maladies du tube digestif.** — Ces affections nombreuses, que nous avons groupées ensemble à cause de leur siége, sont d'une nature très variée ; elles comprennent : l'inappétence sans fièvre, les digestions lentes et imparfaites, les vents et borborygmes trop fréquents, la diarrhée et la dyssenterie chroniques, les vers intestinaux, la fièvre muqueuse avec teinte ictérique et débilité générale, etc.

5° **Vices de sécrétion.** — Nous signalerons comme tels, le lait séreux et caillebotté, le diabète et l'albuminurie, les flux des diverses muqueuses et surtout de celles des voies respiratoires, la transpiration cutanée trop facile et trop abondante, etc.

6° **Solutions de continuité.** — Les plaies anciennes à bourgeons exubérants et mollasses, à sécrétion abondante et séreuse, les ulcères, les plaies gangréneuses, etc., peuvent être amendés par l'application rationnelle des toniques. Il en est de même des organes internes sortis de leurs cavités naturelles et flétris par l'air, comme on le remarque à l'égard du rectum, du vagin et de l'utérus renversés ; les décoctions chaudes des médicaments toniques peuvent les modifier avantageusement.

7° **Débilités générales.** — Les toniques rendent de bien grands services dans les débilités générales du corps sans maladies bien marquées, comme on le remarque pendant la convalescence de tous les animaux ; sur ceux qui ont souffert par la privation de nourriture, par l'excès de travail ; sur ceux qui ont été épuisés par la copulation, par une parturition laborieuse ; enfin, chez ceux dont l'âge avancé amène la débilité sénile. Dans ces divers cas, les toniques ne sont que des palliatifs tant qu'on ne fait pas cesser la cause première de la débilité.

Contre-indications. — Les toniques, à quelque catégorie qu'ils appartiennent, ne conviennent pas dans la pléthore, dans les congestions et les hémorrhagies actives, dans les inflammations franches, et généralement dans toutes les affections à type aigu.

CHAPITRE PREMIER.

TONIQUES ANALEPTIQUES.

SYNONYMIE : Reconstituants, radicaux, etc.

Les toniques analeptiques sont des agents thérapeutiques dont le mode d'action caractéristique consiste à rendre immédiatement au sang les principes organisables et réparateurs qui lui manquent (Trousseau et Pidoux).

Ils comprennent des aliments très alibiles et des médicaments toniques un peu astringents ; mais les uns et les autres présentent pour caractère essentiel d'avoir une composition chimique qui les rapproche un peu des principes essentiels du sang : c'est ainsi que les aliments très alibiles renferment toujours de la fibrine, de l'albumine et de la caséine, comme ce fluide nutritif ; que le fer et le manganèse qu'on emploie comme toniques, se retrouvent dans la matière colorante renfermée dans les globules sanguins. Ces agents précieux, qu'ils appartiennent à l'hygiène ou à la pharmacie, parviennent donc à restituer rapidement les principes plastiques du sang sans subir des modifications bien profondes.

Un autre caractère très important des analeptiques, c'est qu'ils agissent d'abord et primitivement sur les fluides nutritifs, pour leur rendre leurs qualités intrinsèques ; et ce n'est que consécutivement qu'ils portent leur action sur les solides et les nerfs, dont ils augmentent peu à peu la force de résistance, en leur fournissant des matériaux neufs et réparateurs.

Ces agents thérapeutiques conviennent principalement quand le sang est pauvre et que l'économie est affaiblie par une cause quelconque.

Ils se divisent naturellement en *alimentaires* et en *médicamenteux*.

A. ANALEPTIQUES ALIMENTAIRES.

Nous comprenons dans cette catégorie tous les aliments très azotés, fortement nutritifs et dont on ne fait usage que dans des circonstances tout exceptionnelles : tels sont, par exemple, les farines des graminées et des légumineuses, le pain, le lait et les diverses matières animales convenablement préparées.

Les analeptiques alimentaires doivent présenter les caractères suivants : ils doivent être très azotés, d'une digestion facile pour ne pas exiger une trop grande dépense de force de la part du tube digestif, et fournir à l'absorption d'abord, et plus tard à la nutrition, des matières alibiles plus abondantes que les aliments ordinaires, puisqu'ils ont pour mission, non pas seulement d'entretenir les forces habituelles, mais surtout de restaurer celles qui ont été dépensées par une cause quelconque.

Nous laisserons de côté les aliments végétaux, dont l'emploi raisonné sur les animaux est bien connu et ressort du domaine de l'*hygiène* proprement dite, pour nous occuper ici exclusivement des aliments animaux, dont l'usage chez les espèces herbivores est tout à fait exceptionnel. Les matières animales, dans cette circonstance, ne sont plus des aliments à proprement parler, puisqu'elles sortent entièrement du régime naturel ; ce sont bien plutôt des médicaments qui remédient souvent avec une grande rapidité à l'état morbide auquel on les oppose.

Les matières animales qu'on peut employer comme aliments analeptiques chez les herbivores domestiques sont le lait, la chair, le sang cuit et les diverses issues tirées des cavités splanchniques. Toutes ces substances, à l'exception du lait, doivent être soumises à la cuisson, et le bouillon comme la partie cuite, mélangés à des farineux, à du son, peuvent être administrés aux animaux qui ne tardent pas à s'y habituer, malgré une répugnance assez marquée dès le principe pour ces aliments extraordinaires.

Cette nourriture, tout insolite qu'elle est pour les animaux herbivores, restaure leurs fluides nutritifs avec une grande rapidité. Nous avons dans le temps administré à un cheval morveux, à titre d'expérience, de la viande cuite hachée et mêlée à du son : les premiers jours, il la prit avec difficulté, mais bientôt il s'y habitua et la prenait ensuite de lui-même sans répugnance marquée. Il y eut d'abord un peu de diarrhée, qui disparut au bout de quelques jours ; seulement les excréments restèrent un peu mous et prirent une odeur repoussante comme chez les carnivores. Au bout de trois semaines de ce régime, le sujet de l'expérience se trouva dans un état de pléthore tellement marqué, que des hémorrhagies abondantes eurent lieu par le nez à plusieurs reprises. Il fut sacrifié comme incurable.

La nourriture animale convient aux herbivores dans les débilités radicales et générales de l'économie, que la cause soit *physiologique* (copulation trop répétée chez les mâles de toute espèce, part laborieux et non-délivrance chez les femelles), *hygiénique* (nourriture mauvaise ou insuffisante, travail excessif), *pathologique* (maladies prolongées, pertes par les saignées, la suppuration, les jetages, etc.). Cette pratique, très avantageuse, sans être plus dispendieuse que toute autre, n'est pas nouvelle en médecine vétérinaire. Ainsi, Vicq d'Azyr (1) rapporte que pendant l'épizootie typhoïde de 1775, qui sévissait sur l'espèce bovine dans les provinces méridionales de la France, on fit prendre de grandes quantités de bouillon gras aux malades et aux convalescents, et cela avec avantage ; à tel point, qu'aux environs de Toulouse et de Bordeaux, les paysans sacrifiaient leurs volailles pour rendre le bouillon meilleur dans l'espérance de sauver plus sûrement leurs bestiaux. Collaine (2) a conseillé aussi ce moyen dans le marasme épizootique, suite du typhus contagieux des bêtes à cornes. Dupuy (3) a prescrit également les bouillons de viande contre la pourriture du mouton. Dans le cas d'hématurie asthénique des grands ruminants, maladie qui les affaiblit si fortement, le meilleur moyen à mettre en usage pour restituer au sang ses qualités plastiques, c'est d'employer les bouillons gras, additionnés de décoctions amères ou astringentes, de farines très nutritives, d'après MM. Drouard (4) et Vigney (5). M. Roche-Lubin (6) conseille d'avoir recours à ce moyen dans le cas de fièvre charbonneuse chez le mouton. Il serait sans doute très utile aussi après la période de desquamation de la clavelée.

Il paraît que dans les Indes orientales, au dire de Bracy-Clarck (7), et en Égypte, d'après ce que rapporte Hamont (8), on fait des espèces d'échaudés avec de la viande cuite et hachée et de la farine, dans le but de développer la taille des chevaux, de les rendre plus vigoureux et surtout de leur fournir un aliment très nourrissant sous un petit volume dans les cas urgents. M. Prélot (9), se fondant sur ces faits, conseille d'une manière générale l'emploi du régime animal chez les herbivores toutes les fois que l'économie est épuisée, que le sang est appauvri et que les toniques analeptiques sont indiqués. M. Segretain (10), à l'occasion de cette communication, qui fut faite à la Société vétérinaire et comparée du département de la Seine, cita le fait d'un cheval atteint de la gourme, présentant sous la ganache un abcès si volumineux et si étendu que la déglutition était impossible, et qui fut alimenté pendant douze jours à l'aide de lavements formés par du bouillon de viande, et fréquemment renouvelés. De son côté, M. Lecornué (11) rapporte l'exemple d'un jeune cheval épuisé par le travail et une affection de poitrine, qui fut promptement rétabli par l'usage du bouillon et de la viande hachée, mêlés à du seigle cuit, ce que n'avaient pu faire les aliments végétaux les plus alibiles employés seuls. Enfin, M. Schaack (12) nous a dit avoir sustenté pendant quelques jours, avec du bouillon gras et de la farine, un cheval atteint d'une angine laryngée intense qui mettait obstacle à la déglutition. Ces exemples nous paraissent suffisants pour engager les praticiens à faire usage de ce moyen simple lorsque l'occasion s'en présentera.

B. ANALEPTIQUES MÉDICAMENTEUX.

Les moyens analeptiques fournis par la pharmacie sont assez nombreux, quoique peu variés dans leur nature. Ils sont tous fournis par le règne minéral, et comprennent le fer et ses nombreux composés, ainsi que le manganèse ou au moins quelques unes de ses combinaisons chimiques. Nous allons les étudier successivement.

(1) Exposé des moyens curatifs et prophyl., etc., p. 415 et 419.
(2) Du marasme épizootique, p. 14.
(3) Journ. théor. et prat., 1834, p. 237.
(4) Recueil, 1837, p. 532.
(5) Recueil, 1846, p. 183.
(6) Man. de l'éleveur de bêtes à laine, p. 221.
(7) Pharmacopée vétér., p. 22.
(8) Égypte moderne.
(9) Cliniq. vétér., 1844, p. 573.
(10) Idem, 1844, p. 579.
(11) Idem, 1845, p. 52.
(12) Communication orale.

Des ferrugineux.

Synonymie : Martiaux, Chalybés, etc.

On appelle *ferrugineux*, tous les composés chimiques du fer dans lesquels ce métal joue le rôle d'élément électro-positif.

Ces médicaments, si précieux par leur prix peu élevé, par leurs effets si certains et par l'efficacité si constante de leur emploi, sont très nombreux et forment des groupes chimiques très distincts que nous allons faire connaître.

Énumération. — Les médicaments ferrugineux comprennent :

1° Le *fer métallique* réduit en limaille ;

2° Les *oxydes* : le noir et le rouge, plus l'eau ferrée et l'eau rouillée ;

3° Les sels *haloïdes* : chlorures, iodures, bromures, cyanures et sulfures ;

4° Les *oxysels* : carbonates, sulfates, nitrates, phosphates, borates, etc. ;

5° Les sels à *acides organiques* : acétates, tartrates, lactates, citrates, etc.

Division. — Les ferrugineux, sous le rapport pharmacologique, se divisent très utilement en *insolubles* et en *solubles*. Les premiers comprennent la limaille de fer, les oxydes, les carbonates, phosphates et borates ; les seconds renferment tous les sels haloïdes, moins le bleu de Prusse, les sulfates et nitrates, et tous les sels à acides organiques. On a proposé aussi de distinguer les ferrugineux en composés à base de *protoxyde* et composés à base de *sesquioxyde;* mais cette division, outre qu'elle ne peut s'appliquer nettement à tous ces médicaments, n'a pas l'importance qu'on a voulu y attacher.

Pharmacotechnie. — Les composés ferrugineux se trouvant tous préparés dans le commerce à l'état de pureté, le praticien n'a, en général, que de très minimes modifications à leur faire subir avant de les administrer aux animaux. Ceux qui sont insolubles sont réduits en poudre impalpable et administrés en bols ou en électuaires, ou simplement mélangés aux aliments des malades, parce qu'ils n'ont aucune saveur. Les ferrugineux solubles sont dissous dans l'eau et administrés en breuvages ou en lavements ; ce n'est que par exception qu'on les administre avec des liqueurs alcooliques. Les uns et les autres sont employés le plus souvent à l'état de pureté ; cependant on leur associe parfois des toniques végétaux, des excitants, des purgatifs ou autres évacuants spéciaux, selon les indications plus ou moins complexes qu'on a à remplir.

Médicamentation. — Les toniques ferrugineux se donnent toujours dans le tube digestif, solides ou liquides : la première forme est obligatoire quand on fait usage des composés insolubles ; elle est facultative pour ceux qui sont solubles. Les premiers se donnent toujours à dose élevée, tandis que les seconds doivent être administrés à faible dose à cause de leurs qualités astringentes et de leur grande activité. Les doses élevées, pour les ferrugineux insolubles, ne sont pas toujours nécessaires et présentent parfois de graves inconvénients ; ces médicaments ne deviennent utiles au corps, en effet, que par l'action dissolvante qu'exercent sur eux les principes acides du suc gastrique ; par conséquent il n'y a de véritablement utile que la partie dissoute et absorbée ; or, comme les acides gastriques n'existent jamais qu'en quantité très minime dans l'estomac, il s'ensuit qu'il ne se dissout qu'une faible dose de composé de fer, et que le reste est rejeté en pure perte au dehors, et, ce qui est plus grave, forme souvent des amas qui obstruent les intestins. Un précepte fort sage ressort de la connaissance de ces faits : c'est qu'il ne faut jamais forcer les doses des ferrugineux insolubles, et que c'est pendant le repas ou durant les instants qui le suivent qu'il convient de faire ingérer ces médicaments, puisque c'est alors que le suc gastrique présente son maximum d'acidité. Il y a, par la même raison, avantage évident à faire suivre l'administration de ces médicaments de boissons légèrement acidulées, ou d'ajouter à la préparation une matière acide capable de faciliter la dissolution du composé ferrique, et, sous ce rapport, le bitartrate de potasse remplit parfaitement le but.

Que l'on fasse usage des ferrugineux solubles ou insolubles, on doit se rappeler que ces médicaments fatiguent à la longue le tube digestif, à cause de leurs qualités astringentes, et qu'ils finissent bientôt par déterminer une constipation fatigante pour les animaux en traitement. Il est donc indispensable de suspendre leur emploi de temps en temps ; de leur substituer de légers laxatifs pour préparer les voies à une nouvelle administration, de les alterner avec des toniques végétaux et de s'arrêter aussitôt que le sang paraîtra avoir acquis les qualités plastiques nécessaires à ses usages.

Pharmacodynamie. — Les effets physiologiques des ferrugineux sont *locaux* et *généraux*.

a. **Effets locaux.** — Ces effets varient selon que les ferrugineux sont solubles ou insolubles : les premiers exercent sur tous les tissus une action astringente d'autant plus énergique qu'ils sont employés en solution plus concentrée ; les seconds, au contraire, se comportent sur les diverses surfaces, même accidentelles, comme une poudre inerte.

Introduits dans le tube digestif à dose convenable, les ferrugineux excitent d'abord l'estomac, réveillent l'appétit, accélèrent la digestion, etc. ; mais si l'on insiste trop longtemps sur leur emploi, et surtout si l'on fait usage des ferrugineux solubles, l'estomac s'irrite, la soif se déclare, l'appétit diminue, la digestion languit, etc. Dans les intestins, des phénomènes à peu près analogues se manifestent : d'abord la digestion et l'absorption y sont plus actives, plus complètes, mais bientôt le cours des matières se ralentit, la constipation, puis l'irritation intestinale se déclarent, etc. C'est alors qu'il convient de suspendre momentanément l'usage des martiaux et de ne les reprendre que quand on aura rendu la liberté au ventre. On observe constamment, après quelques jours de l'emploi des ferrugineux, que les excréments ont pris une teinte noire plus ou moins foncée, ce qui est attribué par les uns à l'action de l'acide tannique des aliments, et par les autres à la présence du gaz acide sulfhydrique dans les intestins ; ces deux suppositions sont également admissibles. Enfin, quand on administre l'oxyde rouge de fer, les excréments prennent une teinte de brique d'autant plus marquée qu'on y a ajouté de la crème de tartre en plus grande quantité.

b. **Effets généraux.** — Les diverses préparations de fer, malgré leurs propriétés astringentes, sont peu à peu absorbées et passent dans le sang, puisqu'on les retrouve au bout d'un certain temps dans divers liquides sécrétés et notamment dans l'urine, dans le lait, etc. C'est à dater du moment où cette absorption s'effectue avec facilité, et où une espèce de courant de molécules ferrugineuses s'est établi dans les fluides du corps, que les effets généraux et essentiels des martiaux apparaissent avec netteté.

Les ferrugineux, comme tous les médicaments toniques, jouissent de la faculté de stimuler le tube digestif, de donner du ton aux organes et de la force au système nerveux ; mais ils ont de plus la vertu précieuse de restituer au sang ses qualités plastiques s'il les a perdues, et de les augmenter, de les exagérer même s'il est à l'état normal. Ils ont pour ce liquide nutritif, comme l'observe judicieusement Moiroud, une sorte d'affinité particulière, et, à mesure que leurs molécules arrivent dans le torrent circulatoire, ils augmentent rapidement la quantité de l'hématosine, et par suite le nombre et la proportion des globules sanguins. Augmentation des globules du sang à l'état physiologique, et régénération de ces corpuscules lorsqu'ils ont été détruits par la maladie, tel est donc le caractère essentiel, univoque, des ferrugineux. Ce caractère est assez important pour mériter une étude spéciale.

Et d'abord, en acceptant le fait comme parfaitement démontré, nous devons commencer par nous demander à quoi le fer doit cette vertu précieuse de régénérer les globules sanguins? Évidemment, à sa présence normale et constante dans la matière colorante qui est renfermée dans ces petits corps microscopiques; car, fait observer M. Liebig (1), les globules du sang renferment une combinaison de fer qui ne se rencontre dans aucune autre partie du corps. Cette combinaison se comporte, vis-à-vis des réactifs, comme un composé oxygéné de fer, puisque l'hydrogène sulfuré agit sur elle d'une manière décomposante comme sur les oxydes de fer et sur d'autres combinaisons ferrugineuses analogues. A la température ordinaire, les acides minéraux extraient l'oxyde de fer du sang récent ou desséché. D'un autre côté, les recherches de M. Lecanu ont démontré que les cendres de l'hématosine, ou matière colorante du sang emprisonnée dans les globules, donnaient environ le *dixième* de leur poids de peroxyde de fer. C'est, du reste, un fait admis généralement sans contestation.

Les préparations martiales n'agissent donc pas seulement comme des médicaments toniques énergiques, mais encore comme de véritables aliments analeptiques, puisqu'ils fournissent directement au sang un principe naturel assimilable et dont le rôle paraît être des plus importants dans la vie nutritive des animaux. Ceci est incontestable; reste à savoir maintenant par quel mécanisme ils procréent de la matière colorante et par conséquent des globules sanguins. Sur une question de cette nature, la réponse ne saurait être catégorique; aussi nous bornons-nous à quelques hypothèses plus ou moins probables admises dans la science.

Dans l'une de ces suppositions, on admet que les ferrugineux agissent comme les autres toniques sur le tube digestif; qu'ils donnent à cet appareil la force d'extraire des aliments les principes nécessaires à la restauration des propriétés plastiques du sang; et qu'en outre, à mesure qu'ils pénètrent dans le torrent circulatoire, ils communiquent au fluide nutritif des qualités vitales telles, qu'il peut désormais stimuler les organes, et par suite reprendre ou augmenter les globules qui le constituent essentiellement. Cette hypothèse physiologique, basée principalement sur la petite proportion de fer contenue dans le sang, n'explique pas bien pourquoi la proportion des globules augmente, même à l'état normal, sous l'influence de l'emploi des ferrugineux.

On a voulu se fonder aussi, pour soutenir cette opinion, sur ce résultat singulier de l'analyse de certains chimistes, qui ont trouvé une quantité constante de fer dans le sang, quelle que soit, du reste, la proportion des globules. Mais ce résultat, outre qu'il est en contradiction avec ceux obtenus par MM. Lecanu, Andral, Gavarret, etc., est en opposition formelle avec les lois ordinaires de la chimie; car l'hématosine est une matière organique parfaitement déterminée et dont la proportion des principes constituants est évidemment invariable. Elle peut varier de quantité dans le sang, et varie en effet comme les globules, augmentant quand ils augmentent, diminuant quand ils diminuent, mais elle contient toujours et nécessairement la même proportion de fer. Ce serait donc un véritable contre-sens chimique que d'admettre des variations dans un des éléments d'une matière définie, alors que les variations seraient de nature à la dénaturer entièrement et à lui communiquer d'autres caractères.

Dans une autre hypothèse, entièrement chimique, on suppose que les préparations chalybées concourent directement et chimiquement à la formation des globules. Voici comment M. Mialhe (1) explique ce fait remarquable : « Le sel ferrique absorbé et l'albuminate de soude contenu dans le sang se décomposent mutuellement ; il se produit un nouveau sel de soude et de l'albuminate de fer, véritable base du cruor : c'est donc par l'accomplissement d'un fait chimique des plus simples, par une double décomposition que le globule sanguin, ou pour mieux dire la trame du globule, prend naissance. »

Mais laissons de côté toutes ces explications théoriques, qui, au fond, n'ont pas une grande importance, et examinons le fait principal, la formation des globules à l'état physiologique, sous l'influence des ferrugineux.

L'expérience démontre que, quand on administre des préparations martiales à un sujet bien portant, les effets généraux ne se développent que lentement, et restent incomplets ; cependant, au bout de quelques semaines de cette médication, si l'on pratique une saignée, on remarque que le sang est d'un rouge vif en sortant des veines, qu'il se coagule rapidement, que le caillot est ferme, et que la partie rouge l'emporte de beaucoup sur la portion blanche, etc. De plus, si l'on insiste sur l'usage de ces remèdes, les muqueuses apparentes deviennent rouges et injectées, les vaisseaux sous-cutanés très apparents, des signes de pléthore et de congestion se déclarent, des hémorrhagies apparaissent, le vertige se déclare sur les chevaux, etc., etc.

Pharmacothérapie. — Ce paragraphe comprend l'examen des effets et des indications thérapeutiques des ferrugineux.

A. **Effets thérapeutiques.** — Le fait qui domine l'action thérapeutique des ferrugineux, comme leurs effets physiologiques, c'est encore la régénération des globules sanguins, car tous les autres phénomènes ne sont qu'une suite nécessaire et en quelque sorte forcée de ce premier effet. Il importe donc de l'établir sur des bases certaines.

Il existe, dans l'espèce humaine, une affection anémique appelée *chlorose*, qui attaque principalement les femmes à l'âge de la puberté, et dans laquelle les globules du sang éprouvent une diminution considérable dans leur chiffre normal. La proportion physiologique de ces corpuscules est, dans l'homme, de 127 millièmes environ. Eh bien ! on l'a vue tomber, dans la chlorose confirmée, jusqu'à 38 millièmes seulement. Or, MM. Andral et Gavarret (2), à qui sont dues ces observations importantes, ont vu ces globules remonter peu à peu à leur quantité physiologique sous l'influence prolongée des médicaments martiaux. Enfin M. Delafond (3) assure qu'il a fait la même remarque, avec ces expérimentateurs, dans le cas de cachexie aqueuse du mouton, affection hydroémique qui a une certaine analogie de nature avec la chlorose. Tels sont les faits principaux qui démontrent de la manière la plus évidente que les ferrugineux sont capables de régénérer les globules sanguins détruits par une affection anémique ou hydroémique.

Choix du médicament. — Bien que tous les ferrugineux soient analogues par leur principe électro-positif, on s'est demandé s'il n'y avait pas un choix à établir

(1) *Loc. cit.*, p. 170 ; *Mém. sur les ferrugineux.*
(2) *Hématologie pathologique.*
(3) *Loc. cit.*, t. II, p. 116.

entre eux pour arriver le plus promptement possible au but, c'est-à-dire à la restauration des globules sanguins ; si le degré d'oxydation, la nature du principe électro-négatif n'avaient pas quelque influence marquée à cet égard. Il y a encore grande dissidence sur ce sujet important.

MM. Bouchardat et Soubeiran admettent que les composés de protoxyde de fer sont plus analeptiques que les combinaisons du sesquioxyde, qui ont plutôt des vertus astringentes. M. Mialhe, sans être aussi exclusif, croit à la supériorité des composés ferriques sur les composés ferreux, se fondant sur ce que le fer contenu dans l'hématosine est manifestement à l'état de peroxyde. Du reste, il fait observer avec beaucoup de raison, que les composés ferreux sont souvent unis aux combinaisons ferriques, et qu'en admettant même qu'ils soient parfaitement purs au moment de l'administration, ils ne tarderaient pas à se peroxyder au contact de l'air et des humeurs du corps.

On s'est demandé également si la nature inorganique ou organique des acides combinés aux oxydes de fer n'exerçait pas aussi quelque influence sur le résultat de la médication. Les uns admettent, avec M. Bouchardat, que les sels à acides organiques sont plus franchement analeptiques que les autres, parce que ces acides sont brûlés par la respiration, et que les oxydes de fer, devenus ainsi libres dans le sang, sont dans les conditions les plus favorables pour exercer leur influence régénératrice sur les globules sanguins. D'autres, d'accord en cela avec l'expérience, sans repousser entièrement l'opinion précédente, admettent que tous les sels à acides minéraux sont également propres à restaurer les qualités plastiques du sang, ainsi qu'on le remarque pour le sulfate de fer, le plus actif d'entre eux.

B. **Indications thérapeutiques.** — Elles sont à peu près celles des toniques en général ; elles se rapportent aux chefs suivants :

1° **Affections du tube digestif.** — Inappétence apyrétique ; diarrhée et dyssenterie ; affections vermineuses ; empoisonnement par l'acide arsénieux ; affections inflammatoires passées à l'état chronique, surtout chez les ruminants (Festal Philippe).

2° **Maladies du sang.** — *Anémies* diverses ; *hydroémie :* pourriture, hydropisies ; *typhoémie :* fièvre typhoïde.

3° **Maladies organiques.** — Maladies cutanées anciennes ; affections catarrhales des muqueuses ; maladies lymphatiques : morve, farcin, scrofules, ladrerie, gourme chronique, crapaud, etc.

4° **Affections nerveuses.** — Paralysies, chorée, épilepsie, etc., accompagnées d'anémie ou d'hydroémie.

5° **Maladies externes.** — Employés comme *astringents*.

6° **Contre-indications**. — Celles des toniques.

a. Du Fer (Mars).

Limaille de fer. — **Caractères.** — Elle est sous forme d'une poudre pesante, grisâtre, d'autant plus brillante qu'elle est plus grossière, inodore, insipide, s'oxydant rapidement à l'air et se dissolvant avec facilité dans la plupart des acides. Lorsqu'elle est réduite en poudre impalpable, on dit qu'elle est *porphyrisée* ; elle est alors d'un noir mat, et tache les doigts comme la plombagine.

Falsifications. — La limaille qu'on achète dans le commerce est rarement pure ; souvent elle est rouillée, ce qui est un petit inconvénient ; elle est parfois mélangée de *battitures*, ce qui est plus grave, parce que ces petites paillettes d'oxyde noir de fer sont à peu près inertes ; enfin elle peut renfermer du cuivre, du zinc, etc., ce qui ne présente de la gravité que quand ces métaux y sont en quantité notable.

Administration. — La limaille de fer s'administre en électuaire ou en bol ; on peut aussi la mélanger au son, à l'avoine, etc. Elle doit être donnée pendant le repas ou peu de temps après, parce qu'elle ne devient active que par sa dissolution par le suc gastrique, et c'est alors qu'elle le rencontre en plus grande quantité ; on peut aussi assurer sa dissolution en y ajoutant du bitartrate de potasse. Les doses varient selon les animaux et les indications. Chez les grands herbivores, la quantité varie de 16, 32 à 64 grammes ; pour les petits ruminants et le porc, de 8 à 16 grammes ; et, pour le chien et le chat, de 1 à 4 grammes et plus.

Usages. — La limaille de fer est comptée parmi les meilleures préparations insolubles de fer. Elle peut remplir la plupart des indications des martiaux. M. Philippe Festal (1) en a fait usage avec profit dans les affections gastro-intestinales passées à l'état chronique chez les ruminants, et compliquées de débilité générale ou d'anémie. La dose a varié de 32 à 64 grammes ; on y ajoutait parfois l'usage du protosulfate de fer en breuvage.

b. Oxydes de fer.

Ces oxydes sont au nombre de trois : le *protoxyde*, le *sesquioxyde* et l'*oxyde intermédiaire* produit par la combinaison des deux autres. Le protoxyde, qui ne peut exister sans s'altérer que combiné aux acides, n'est pas employé en médecine à l'état d'isolement ; on ne fait usage que de l'oxyde noir et du peroxyde de fer.

c. Oxyde noir ou Oxyde intermédiaire de fer.

SYNONYMIE : Oxyde ferroso-ferrique, Oxyde des battitures, Éthiops martial, etc.

Caractères. — Réduit en poudre fine, cet oxyde, qu'on prépare de plusieurs manières, est noirâtre, très pesant, inodore, insipide, attirable à l'aimant, insoluble dans l'eau, soluble dans les acides, indécomposable au feu, etc.

Usages. — L'oxyde noir de fer s'administre de la même manière, aux mêmes doses et dans les mêmes circonstances que la limaille de fer. Il est assez rarement employé.

Particularités. — A cet oxyde de fer se rattachent deux préparations qu'on emploie assez souvent en médecine vétérinaire : l'*eau ferrée* et les *battitures* de fer ; elles méritent une mention spéciale.

Eau ferrée. — Elle se prépare très simplement en plongeant à plusieurs reprises un gros morceau de fer rougi au feu dans un seau d'eau ; celle qui existe dans la boutique du maréchal, et dans laquelle il a plongé pendant longtemps ses outils, mérite la préférence, parce qu'elle est plus chargée d'oxyde de fer. L'eau ferrée est noirâtre ou jaunâtre, et présente une saveur astringente marquée ; elle tient en suspension de l'oxyde noir de fer et du carbonate de la même base. Elle se donne à l'intérieur comme boisson tonique, et s'emploie à l'extérieur comme léger astringent.

(1) *Journ. des vétér. du Midi*, 1842, p. 361.

Battitures de fer. — On désigne sous ce nom de petites écailles noirâtres et brillantes qui se forment pendant qu'on bat le fer chauffé au rouge, et qui s'accumulent au pied de l'enclume du maréchal. Elles paraissent formées d'un mélange de fer et d'oxyde noir fondus ensemble par la haute température du métal qu'on forge. Réduites en poudre fine, passées au tamis fin, elles donnent une poudre noire semblable à celle de l'éthiops martial, et qui peut en tenir lieu avec avantage au point de vue de l'économie. Toutefois nous devons faire remarquer que cette préparation a pris naissance à une haute température, et qu'elle doit être, par conséquent, très difficilement attaquée par les acides de l'estomac ; la plus grande partie doit donc rester inerte dans le tube digestif.

d. Sesquioxyde ou Peroxyde de fer.

SYNONYMIE : Colcothar, Rouge d'Angleterre, Safran de mars astringent.

Cet oxyde de fer, très répandu dans la nature, se présente sous deux états : *anhydre* ou *hydraté.*

1° Oxyde anhydre. — Il est en poudre d'un rouge violacé, inodore, insipide, non altérable à l'aimant, très pesant, insoluble dans l'eau et à peu près inattaquable par les acides, surtout s'il a été fortement calciné.

2° Oxyde hydraté. — Cet hydrate de sesquioxyde de fer, appelé autrefois *safran de mars apéritif,* s'obtient le plus souvent en précipitant le persulfate de fer par un alcali, lavant et séchant ensuite le précipité. Il est en poudre, d'un jaune d'ocre, inodore, d'une saveur astringente, insoluble dans l'eau, mais facilement attaquable par les acides.

Falsifications. — Le peroxyde de fer anhydre est souvent falsifié avec de la brique rouge réduite en poudre. On reconnaît cette fraude en traitant l'oxyde de fer par l'eau régale à chaud ; s'il est pur, il se dissoudra entièrement, à la longue, mais s'il renferme de la brique pilée, elle restera comme résidu.

Administration. — Il s'administre presque toujours en électuaire ; la dose peut être double de celle de la limaille de fer. L'addition de la crème de tartre est indispensable pour assurer son action, attendu qu'il est très peu attaquable par les acides, surtout quand il est anhydre, ainsi que nous l'avons déjà indiqué.

Usages. — C'est, de tous les composés de fer, celui qui est le plus employé comme tonique reconstituant ; ce n'est peut-être pas le meilleur, mais c'est un des plus économiques. Il peut remplir la plupart des indications des toniques et des ferrugineux. L'hydrate de sesquioxyde de fer peut être mis en usage avec succès dans l'empoisonnement par l'acide arsénieux. Toutefois il ne réussit bien que quand il a été préparé récemment, quand il a été administré peu de temps après l'ingestion du poison et donné à fortes doses. (Voy. *Altérants arsenicaux.*)

Particularités. — A l'histoire de l'oxyde rouge de fer se rattache naturellement celle de l'*eau rouillée ;* nous allons en dire quelques mots.

Eau rouillée. — Elle se prépare en déposant dans un seau d'eau des fragments de fer couverts de rouille ; elle peut aussi se produire en exposant à l'air, pendant quelque temps, l'eau ferrée. Elle est jaunâtre, inodore, d'une saveur astringente, et contient en suspension de l'hydrate de peroxyde de fer et quelquefois aussi un peu de sesquicarbonate ferrique.

Usages. — Elle se donne aux animaux comme boisson tonique; on l'emploie comme moyen prophylactique et à titre de remède curatif; son prix presque nul en fait un médicament précieux pour les troupeaux d'animaux dont la valeur est peu élevée. D'après M. Charles Faber (1), l'eau rouillée, donnée comme boisson habituelle aux grands ruminants, est un des meilleurs préservatifs de la péripneumonie contagieuse. Elle serait sans doute utile aussi pour prévenir la pourriture des moutons.

e. Sels haloïdes de fer.

Ces composés binaires de fer, tels que *chlorures, iodures, bromures, cyanures* et *sulfures*, ne sont que très rarement employés en médecine vétérinaire à titre de ferrugineux; quand on en fait usage, c'est presque toujours en raison de la présence de leur principe électro-négatif. Il nous paraît donc plus convenable de renvoyer leur étude spéciale aux articles du *chlore*, de l'*iode*, du *brome*, du *cyanogène* et du *soufre*.

f. Oxysels de fer.

Dans cette catégorie sont compris tous les sels ternaires de fer, c'est-à-dire ceux qui résultent de l'union des acides minéraux avec le protoxyde et le sesquioxyde de fer. Tous ne sont pas également utiles; le carbonate et le protosulfate sont à peu près seuls employés en médecine vétérinaire; quant au nitrate, au phosphate, au borate, etc., ils sont mis en usage comme astringents ou sont inusités.

g. Carbonate de fer.

Synonymie : Carbonate ferreux, Fer spathique, Rouille, Safran de mars apéritif, Astringent, etc.

Préparation et caractères. — Le procédé le plus simple et le plus économique qu'on puisse employer pour obtenir ce sel, consiste à précipiter une solution de protosulfate de fer par une solution de carbonate de soude; le dépôt qui s'est formé est lavé à l'eau froide, bouilli et desséché ensuite à l'étuve ou au soleil. Ce dépôt, d'aspect gélatineux, est d'abord blanchâtre, puis verdâtre, et enfin couleur de rouille. Cette dernière teinte, qui est celle qui persiste lorsque le produit est sec, provient de l'oxydation progressive du protoxyde de fer et de l'expulsion graduelle de l'acide carbonique; en sorte que le produit qu'on vend dans le commerce sous le nom de carbonate de fer est le plus souvent un simple hydrate de peroxyde de fer. Aussi le meilleur procédé de préparation et d'administration de ce sel est-il celui que nous indiquerons en parlant du protosulfate de fer, et qui est une imitation de ce qu'on appelle pilules de Blaud et de Valette.

Administration. — Le carbonate de fer s'administre le plus souvent en bols ou en électuaires; les doses doivent être moitié moindres que celles de la limaille de fer, parce que, étant plus facilement attaquable par les acides du suc gastrique, il est infiniment plus actif que cette préparation.

Usages. — C'est un des composés de fer les plus employés à l'intérieur et des plus dignes de l'être; il peut les remplacer pour la plupart avec avantage à cause de sa facilité de dissolution et d'absorption. M. Levrat (2) en a fait usage avec profit contre

(1) *Répert. vétér. belge*, 1851, p. 248.
(2) *Recueil*, 1835, p. 337.

un pissement de sang chez un cheval à la dose de 16 à 90 grammes. Il a reconnu qu'à la longue il produit la diarrhée et que le meilleur moyen d'empêcher cet effet fâcheux, c'est de lui associer de la poudre de gentiane. M. Delwart (1) le préconise à l'intérieur à titre de traitement général contre la diathèse du crapaud, qu'on remarque surtout chez les chevaux lymphatiques; il le prescrit à la dose de 100 à 150 grammes par jour avec autant de gentiane en poudre sous forme d'électuaire. Il emploie aussi de temps en temps les purgatifs, et cautérise le mal local avec l'onguent égyptiac de Solleysel. Le vétérinaire belge Guilmot (2) en a fait usage avec succès, combiné au camphre, contre une pneumonie épizootique avec état typhoïde du sang qui régnait sur les chevaux de Namur. Enfin, s'il faut en croire M. Storck (3), vétérinaire hessois, l'eau chargée de carbonate de fer, ou si cela est possible, une eau ferrugineuse naturelle donnée comme boisson ordinaire aux grands ruminants, préserve ces animaux des affections charbonneuses.

h. Protosulfate de fer.

SYNONYMIE : Couperose verte, Vitriol vert, Sulfate ferreux, etc.

Le protosulfate de fer s'offre au thérapeutiste avec un double caractère : comme *astringent* énergique et comme *tonique* puissant. Nous l'avons déjà examiné sous le premier rapport (voy. p. 173). Il ne nous reste plus qu'à l'étudier comme tonique analeptique.

Médicamentation. — On peut le donner en breuvage ou en électuaire : l'une et l'autre forme sont adoptées dans la pratique; cependant, quand on emploie le protosulfate de fer comme tonique, la forme solide est préférable. La formule suivante, qui est une imitation des pilules de Blaud et de Valette, si employées chez l'homme, nous paraît convenir parfaitement à l'usage interne de ce sel.

> ℞ Protosulfate de fer pulvérisé. . . . . 15 gram.
> Carbonate de soude cristallisé réduit en poudre. . . . . 15 —
> Miel ou mélasse . . . . q. s.

Faites un électuaire qu'on administrera en une ou deux fois, selon les indications, et qu'on répétera au besoin dans la même journée.

Les doses de ce sel, comme tonique, doivent être faibles, parce qu'il est très actif, et qu'il jouit de propriétés astringentes si marquées, qu'elles mettraient obstacle à son absorption s'il était administré en trop grande quantité. Pour les grands herbivores, elles seront de 8 à 16 grammes; pour les petits ruminants et le porc de 2 à 6 grammes, pour les carnivores de 0,25 à 2 grammes. Ces doses peuvent être répétées deux fois dans la journée quand il y a urgence.

Usages. — C'est un des ferrugineux les plus employés aujourd'hui; ses doubles qualités astringentes et toniques le rendent précieux dans les débilités du tube digestif, dans la diarrhée atonique, pendant la période chronique des affections gastro-intestinales chez les grands ruminants, dans le diabète, les flux muqueux, les maladies lymphatiques, etc. Les affections du sang qui en réclament l'usage sont d'abord la cachexie aqueuse des ruminants, l'anémie du cheval, l'hématurie des divers ani-

---

(1) *Du carcinome du pied du cheval* (crapaud) *et de ses moyens curatifs*. Bruxelles, 1846, br. in-8.

(2) *Journ. vétér. et agric. de Belgique*, 1847, p. 61.

(3) *Répert. vétér. de Belgique*, 1851, p. 335.

maux, etc. Dans ces derniers temps, il a été préconisé en Allemagne, en Belgique, en France, comme un des meilleurs moyens qu'on puisse opposer à la péripneumonie du gros bétail. (Voy. p. 175.)

Quant au *persulfate* de fer, voyez *Astringents*.

i. Sels de fer à acides organiques.

Ces composés, fort nombreux, sont peu employés en médecine vétérinaire, quoique plusieurs d'entre eux soient dignes de l'être. Dans cette catégorie de ferrugineux, nous trouvons l'*acétate*, le *lactate*, le *citrate*, le *tannate* et les *tartrates* simples ou doubles de fer. Nous dirons quelques mots seulement de ces derniers, parce que seuls, par leur prix peu élevé, ils sont susceptibles d'être employés dans la médecine des animaux.

Tartrates de fer. — Il existe deux tartrates simples de fer : le tartre de protoxyde et le tartrate de peroxyde, qui sont l'un et l'autre inusités. Il existe également deux tartrates doubles de fer et de potassium : le tartrate de protoxyde de fer et de potasse, et le tartrate de potasse et de peroxyde de fer. Ce dernier, étant seul employé comme tonique, nous nous en occuperons exclusivement ici, renvoyant pour l'autre tartrate double, à l'article *Boules de mars* ou de *Nancy* (p. 176).

TARTRATE DE POTASSE ET DE SESQUIOXYDE DE FER.

SYNONYMIE : Tartrate ferrico-potassique.

Préparation. — Il se prépare facilement au moyen du procédé suivant, préconisé par M. Soubeiran :

$2\!\!\!\!/$ Bitartrate de potasse pulvérisé . . . . 4 part.
Hydrate de peroxyde de fer, récent . . . . 2 — environ.
Eau pure . . . . 6 —

Faites dissoudre la crème de tartre dans l'eau et maintenez la solution sur des cendres chaudes entre 50 et 60 degrés cent. ; ajoutez l'hydrate de sesquioxyde de fer récemment précipité jusqu'à ce qu'il y en ait un léger excès. La dissolution étant complète, évaporez toujours à la même température, puis étendez la préparation sur des assiettes, dans un lieu chaud ou au soleil, pour que l'évaporation s'achève d'elle-même.

On pourrait préparer extemporanément cette combinaison saline en mélangeant une solution tiède de bitartrate de potasse avec de l'eau tenant en suspension de l'hydrate de peroxyde de fer, et en l'administrant ensuite en breuvage. Cependant le premier procédé, qui n'offre aucune difficulté, est bien préférable.

Caractères. — Le tartrate de potasse et de fer est solide, incristallisable, se présentant sous forme de petites écailles rougeâtres et luisantes, inodore et d'une saveur faiblement astringente. Exposé à l'action de la chaleur, ce sel se décompose à 120 degrés ; bouilli avec un excès de crème de tartre, il se décompose également ; double raison qui oblige à le préparer à une basse température. Très soluble dans l'eau, il se dissout également dans l'alcool, le vin, la bière, etc.

Administration. — Ce médicament doit être donné de préférence dissous et en breuvage ; on pourrait même l'ajouter aux boissons ordinaires des malades, car sa saveur ferrugineuse est presque nulle ; on pourrait également l'administrer dans les liqueurs alcooliques si l'indication s'en présentait. La dose doit être double de celle du protosulfate de fer, chez tous les animaux.

Usages. — On fait aujourd'hui le plus grand cas de cette préparation en médecine humaine ; c'est ce qui nous a engagé à en parler si longuement. On lui trouve les avantages suivants : 1° il est très soluble dans la plupart des véhicules ; 2° il ne présente que des propriétés astringentes très légères ; 3° il n'est pas décomposé par les sels alcalins qu'il peut rencontrer dans le tube digestif ; 4° son acide est brûlé dans l'organisme, et le principe ferrugineux est mis à nu directement dans le sang, etc. Le procédé de fabrication étant simple, le prix de revient peu élevé, par ces raisons les praticiens feront bien de l'essayer contre les affections anémiques et hydroémiques, comparativement avec les autres préparations martiales.

EAUX MINÉRALES FERRUGINEUSES.

Ces eaux sont très communes en France, et il existe peu de départements qui n'en possèdent pas une ou plusieurs sources. Les vétérinaires doivent mettre à profit cette ressource précieuse lorsqu'elle existe dans la localité qu'ils habitent.

Caractères. — Elles sont froides, le plus souvent non gazeuses ; leur saveur est astringente. Exposées à l'air, elles se recouvrent de petites pellicules irisées, jaunâtres, et laissent déposer par le repos ou l'ébullition un dépôt ocreux. Elles noircissent par la noix de galle et bleuissent par le cyanoferrure de potassium. Le fer qu'elles renferment est à l'état de bicarbonate et de sulfate de protoxyde, s'oxydant à l'air ; on y trouve aussi divers sels alcalins ou terreux, des sels manganésiens, etc.

DES COMPOSÉS DE MANGANÈSE CONSIDÉRÉS COMME ADJUVANTS DES FERRUGINEUX.

Depuis la découverte du manganèse et de ses composés, vers la fin du siècle dernier, par Schéele et Gahn, ce métal n'a fait que de rares apparitions en thérapeutique. Essayé à plusieurs reprises par les médecins, tant à l'intérieur qu'à l'extérieur, puis tombé dans un oubli complet, le manganèse semblait pour toujours relégué parmi les agents désormais jugés inutiles à l'art de guérir, lorsque dans ces dernières années quelques médecins français et belges sont parvenus à le réhabiliter dans l'opinion du monde médical, et à le mettre de nouveau au rang des remèdes utiles. Cette tentative aura-t-elle plus de succès que celles qui l'ont précédée ? Il est difficile de le dire ; cependant cela paraît probable. Les considérations qui vont suivre permettent au moins de le supposer.

Il y a bien longtemps que les chimistes ont démontré la présence du manganèse dans plusieurs aliments et dans diverses parties solides du corps, où il accompagne constamment le fer comme une sorte de satellite ; mais on n'avait jamais bien réfléchi sur son rôle véritable, et surtout on était loin de penser qu'il fût indispensable à l'organisme des animaux. Cependant des recherches plus modernes ayant démontré qu'il faisait partie constituante de l'hématosine et des globules sanguins avec le fer ; qu'il augmentait comme ce dernier dans la pléthore, et qu'il diminuait proportionnellement dans la chlorose, on a fini par le prendre en considération au même titre que le fer, et par admettre son importance dans la constitution sanguine.

D'un autre côté, quelques médecins s'étant aperçus dans ces dernières années, que les ferrugineux échouaient parfois dans le traitement de la chlorose, et que quand ils parvenaient à l'améliorer, ils ne la guérissaient pas complétement, ils se sont naturellement demandé si l'addition d'une certaine quantité de manganèse, qui existe aussi dans les globules sanguins, ne devenait pas indispensable dans le traitement pour arriver à une cure radicale. Or, l'expérience ayant donné raison aux prévisions de la théorie, l'emploi des préparations de manganèse dans la thérapeutique des maladies du fluide sanguin est devenu en quelque sorte obligatoire pour tous les praticiens éclairés. Aussi leur usage tend-il de plus en plus à se généraliser parmi les médecins.

Les préparations manganésiques ne paraissent pas avoir reçu d'applications bien sérieuses en médecine vétérinaire, au moins en France; cependant nous trouvons, dans la *Pharmacologie pratique* de M. Hertwig, quelques données qui nous portent à croire qu'on a fait quelques tentatives suivies en Allemagne pour l'introduire dans la médecine des animaux. C'est cette dernière considération qui nous engage à en dire ici quelques mots; ces médicaments ne sont ni chers ni difficiles à préparer, en sorte que s'ils peuvent être de quelque utilité dans la pratique, ce sera une conquête de plus pour notre thérapeutique encore si pauvre.

Composés de manganèse. — Ces composés sont fort nombreux et correspondent souvent à ceux de fer; cependant ils sont moins bien connus. On n'emploie guère en médecine que le *peroxyde*, le *carbonate*, qui sont insolubles, le *sulfate* et le *chlorure*, qui sont solubles. Ce seront donc les seuls dont nous dirons quelques mots.

Effets locaux et généraux. — Les préparations de manganèse agissent sur les animaux sains ou malades à peu près de la même manière que les ferrugineux. Celles qui sont solubles sont astringentes et irritent le tube digestif quand elles sont données à fortes doses comme celles de fer. Cependant il paraît qu'elles purgent plus facilement que les préparations martiales, et que surtout elles ont sur la bile un effet évacuant très marqué qu'on ne remarque pas chez ces dernières. Les effets généraux des composés de manganèse sur le sang, les organes et les nerfs, paraissent être en tous sens comparables à ceux des composés de fer, soit sur les animaux à l'état physiologique, soit sur ceux qui sont atteints de maladies. Ce sont, dit M. Hertwig (1), des excitants toniques qui exercent une action particulière sur les organes de la digestion et de l'assimilation, sur les lymphatiques, la peau, etc. Employés à l'intérieur, chez les animaux qui souffrent d'une inertie des fonctions végétatives, ajoute cet habile praticien, ces médicaments augmentent l'appétit, améliorent la digestion, rendent les excréments plus durs et plus foncés en couleur, régularisent les sécrétions, donnent du ton et de la couleur aux muqueuses, modèrent la sécrétion et le bourgeonnement des plaies, hâtent leur cicatrisation, etc.

Usages. — Les composés de manganèse ne doivent pas être employés seuls; on les mélange aux ferrugineux dans la proportion d'un *tiers* ou d'un *quart* au plus, en ayant soin d'associer ceux qui sont insolubles entre eux, et ceux qui se dissolvent dans le même véhicule. Ils conviennent, par conséquent, dans les mêmes circonstances que les martiaux, c'est-à-dire dans les affections anémiques et hydroémiques du sang, dans quelques maladies atoniques du tube digestif, de la peau, des muqueuses, du système lymphatique, des nerfs, etc.

4° Peroxyde de manganèse. — Il s'emploie à l'intérieur et à l'extérieur : dans le premier cas, on l'administre en électuaire aux mêmes doses que l'oxyde noir de fer, si on l'emploie seul; si on l'unit à ce dernier, on réduira la quantité des trois

(1) *Loc. cit.*, p. 680.

quarts. D'après ce que rapporte M. Hertwig, ce composé aurait été employé avec avantage par Pessina et Rytz contre la gourme chronique, la morve et le farcin; il affirme en avoir obtenu des succès marqués contre la première et la dernière de ces maladies. A l'extérieur, Grille, Morelot et Rytz en ont fait usage avec succès contre la gale des divers animaux, en l'incorporant avec le double de son poids d'axonge.

2° **Carbonate manganeux.** — Il s'obtient en traitant une solution de sulfate ou de chlorure de manganèse par une dissolution concentrée de carbonate de soude. Le précipité blanchâtre qui s'est formé est recueilli, lavé à l'eau bouillie et séché avec soin. Il s'emploie avec le carbonate de fer et à des doses proportionnelles.

3° **Sulfate de manganèse.** — Pour le préparer, on fait une bouillie épaisse avec du peroxyde de manganèse et de l'acide sulfurique, et on laisse digérer pendant vingt-quatre heures; au bout de ce temps, on calcine la masse dans un creuset jusqu'au rouge blanc; on retire alors du feu, on laisse refroidir, on pulvérise la masse calcinée, et on la traite par l'eau. La dissolution passée au filtre et évaporée, donne des cristaux de sulfate de manganèse. Il s'emploie avec le sulfate de fer.

4° **Chlorure de manganèse.** — Il s'obtient en lessivant le résidu de la préparation du chlore par l'acide chlorhydrique et le peroxyde de manganèse. Il est à peu près inusité.

CHAPITRE II.

TONIQUES AMERS.

SYNONYMIE : Corroborants, Stomachiques.

Les toniques amers, qui sont entièrement fournis par les plantes, sont caractérisés par une *amertume* plus ou moins prononcée, ainsi que l'indique leur nom. Ils agissent, comme les autres toniques, sur les trois parties constituantes de l'organisme, mais leur action primitive se porte principalement sur les parties solides, sur les tissus qui constituent les organes.

Leur composition chimique est très variable. Les uns renferment un principe cristallisable, défini : tels sont la gentiane, le saule, le houblon, le houx, etc. (*amers purs*); les autres, comme l'absinthe, l'armoise, la camomille, les labiées amères, etc., contiennent un extractif résineux et une essence (*amers excitants*); enfin, quelques uns renferment une quantité notable de tannin, comme les feuilles de noyer, les racines de benoite, de bistorte, de tormentille, les fleurs de grenadier, toutes les écorces indigènes, etc. (*amers astringents*).

Médicamentation. — Les toniques amers se donnent à peu près exclusivement par les voies digestives directes : tantôt c'est sous forme d'électuaire ou de bol, après qu'ils ont été réduits en poudre; d'autres fois c'est sous celle de breuvage, quand on a traité ces médicaments par infusion ou décoction, selon leur nature. On les emploie rarement à l'extérieur.

Pharmacodynamie. — Les effets soit locaux, soit généraux des amers, ne se développent bien, comme ceux des autres toniques, que sur des animaux malades dont l'état local ou général réclame l'emploi de ces médicaments. Nous considérerons donc principalement ici leurs effets thérapeutiques.

Si les toniques analeptiques agissent principalement sur le sang et les névrosthéniques sur le système nerveux, les amers portent plus particulièrement leur action sur les tissus, sur les organes parenchymateux, sur ceux notamment qui sont chargés de l'assimilation et des sécrétions. Leur action sur le tube digestif est surtout des plus remarquables et leur vaut à juste titre le nom de *stomachiques*. Employés pendant quelque temps, ils stimulent l'estomac, réveillent l'appétit, accélèrent la digestion et l'absorption, modèrent et régularisent les sécrétions intestinales, biliaire et pancréatique. Si l'intestin est frappé d'atonie par suite de maladies, d'indigestions, d'empoisonnement; s'il est le siége de supersécrétion muqueuse ou séreuse, de diarrhée asthénique; s'il est envahi par les vers, les œstres, etc.; les toniques amers relèveront ses forces, donneront du ton à ses membranes, modéreront et changeront les sécrétions de la muqueuse, détruiront les helminthes, etc.

A mesure qu'ils passent dans le sang, les amers donnent plus de plasticité à ce liquide, empêchent l'altération et la dissociation de ses éléments organisables, améliorent l'hématose, etc. Après un séjour plus ou moins long dans le torrent circulatoire, les molécules des amers sont rejetées au dehors par les divers organes sécréteurs dans la trame desquels le sang les avait conduites. Les unes sortent par le foie, d'autres par la muqueuse intestinale, le plus grand nombre par les voies urinaires, et beaucoup aussi par le lait, chez les femelles. Toute l'économie est à peu près imprégnée des principes de ces toniques, et pendant longtemps les solides et les liquides accusent leur présence par une amertume très prononcée.

Les toniques amers ne précipitent jamais la circulation ni la respiration, cependant ils augmentent la chaleur animale, donnent du ton aux organes parenchymateux, resserrent et condensent leurs fibres, font disparaître les engorgements et les infiltrations dont ils peuvent être le siége, etc. Ces derniers effets, toutefois, n'apparaissent qu'à la longue et lorsque l'économie est en quelque sorte saturée des principes actifs des amers. Aussi, quand on a obtenu ces effets reconstituants de la fibre vivante, convient-il de s'arrêter et de laisser désormais à l'économie le soin de continuer l'œuvre régénératrice commencée par ces médicaments; en insistant trop, non seulement on courrait risque d'entraver l'action produite, mais encore de la rendre nuisible au corps en l'exagérant.

Pharmacothérapie. — Les amers s'emploient contre un grand nombre d'affections gastro-intestinales, telles que l'inappétence, la diarrhée, les vers, la jaunisse, la fièvre muqueuse ou typhoïde, l'hépatite chronique, etc. On en fait usage aussi contre les affections cutanées, les maladies catarrhales des muqueuses, certaines affections lymphatiques, comme la morve, le farcin, la gourme, les scrofules, la ladrerie, etc. Ils sont également indiqués dans les maladies anémiques, hydroémiques, cachectiques et typhoémiques du sang, ainsi que dans quelques accidents du système nerveux.

TONIQUES AMERS PURS.

a. Gentiane jaune ou grande Gentiane (*Gentiana Lutea*, L.).

Famille. — Gentianées; genre, *Gentiana*; espèce, *Gentiana lutea*, etc.

Station. — Cette belle plante indigène, vivace, croît spontanément dans la plupart des contrées élevées de la France, telles que les Cévennes, l'Auvergne, la Bourgogne, les Vosges, le Dauphiné, etc. C'est dans ces localités qu'on récolte et qu'on livre au commerce la partie utile.

Partie employée. — La racine ou tige souterraine.

. **Caractères.** — Lorsqu'elle est *fraîche*, la racine de gentiane est cylindrique, rameuse, longue, charnue, spongieuse et jaunâtre intérieurement; *desséchée*, et telle qu'on la trouve dans le commerce, cette racine est en fragments de la grosseur et de la longueur du pouce, dure, coriace, très rugueuse, de couleur brune à la surface, et d'une teinte jaune foncée à l'intérieur; son odeur est faible, un peu vireuse, et sa saveur, d'une amertume franche, est persistante et dégagée de toute astringence.

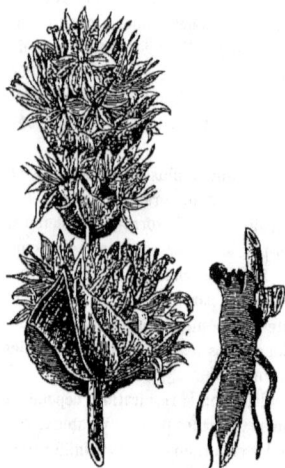

Choix. — Il faut choisir de préférence les fragments de moyenne grosseur, compactes, odorants, dépourvus de moisissures et de piqûres d'insectes, accidents qui sont fréquents lorsque cette racine a été mal desséchée ou qu'elle a séjourné longtemps dans les magasins.

Falsifications. — La racine entière est rarement falsifiée; cependant on y mélange parfois la racine de *patience*, dont la couleur jaune est très pâle et l'amertume presque nulle. En revanche, on falsifie fréquemment la *poudre* qu'on trouve toute préparée dans le commerce. M. Davallon (1), pharmacien à Lyon, a signalé cette raude, qui consiste à y ajouter de l'ocre jaune réduite en poudre; la falsification peut aller jusqu'à 50 pour 100 du poids de la poudre.

Composition chimique. — D'après les recherches de MM. Henri, Caventou et Leconte, la racine de gentiane contient les principes suivants : principe amer (*gentianin*), matière colorante (*gentisin*), huile *essentielle* et principe *odorant* fugace, matière *glutineuse*, huile *grasse* verdâtre, sucre *incristallisable*, *acide pectique*, *ligneux*.

Gentianin. — Il est sous forme d'extrait mou, jaunâtre, d'une grande amertume, et soluble à la fois dans l'eau, l'alcool et l'éther; traité par la chaleur, il se volatilise en partie en vapeurs jaunâtres qui, en se déposant, cristallisent en aiguilles jaunes et déliées. D'après M. Leconte, le gentianin serait formé d'une matière grasse particulière et d'un principe volatil et cristallisable appelé *gentisin*, et qui paraît être une matière colorante jaune toute spéciale.

Pharmacotechnie. — Les préparations pharmaceutiques de gentiane sont peu nombreuses et très simples; elles comprennent :

1° La *poudre*, qu'on trouve toute préparée dans le commerce.

2° L'*extrait*, qu'on prépare en épuisant par l'eau froide, dans un appareil à déplacement, la poudre de gentiane, évaporant ensuite la solution qui en résulte en consistance convenable. Il est formé de gentianin, de gentisin et de sucre. Il ne s'emploie guère que chez les petits animaux ou sur ceux des grandes espèces qui sont très jeunes.

_____

(1) *Journ. de médec. vétér. de Lyon*, 1845, p. 232.

3° La *teinture*. Elle s'obtient en épuisant 1 partie de poudre de gentiane par 5 parties d'alcool ordinaire, au moyen de la lixiviation ou de la macération. Elle est peu usitée.

4° Le *vin*. Il se prépare en épuisant 32 grammes de poudre de gentiane par 64 grammes d'alcool étendu et en mélangeant ensuite la teinture qui en résulte à 1 litre de vin ordinaire.

5° Le *quinquina français*, qui est un mélange à parties égales de poudre de gentiane, de poudre d'écorce de chêne et de fleurs de camomille sèches et pulvérisées.

Médicamentation. — La poudre se donne en électuaire pour les solipèdes, en pilules pour le chien et le porc, et la racine en décoction et en breuvage aux ruminants. La dose est de 32 à 150 grammes pour les grands animaux ; de 8, 16 et 32 grammes pour le porc et les petits ruminants ; et de 4 à 8 grammes pour les carnivores. L'extrait se donne à doses moitié moindres, et le vin à doses doubles, triples et même quadruples.

Pharmacodynamie. — L'étude générale que nous avons faite de l'action des toniques amers réduit à peu de chose ce que nous avons à dire de celle de la gentiane, qui peut être considérée comme le type de cette catégorie de médicaments toniques. Nous devons faire observer, cependant, que nul médicament amer ne lui est comparable relativement à ses effets toniques sur le tube digestif ; et pour nous en convaincre, écoutons les paroles suivantes d'un praticien habile : « Ce médicament, dit Favre (1), de Genève, est d'une efficacité admirable pour aider à la digestion, pour rétablir les forces de l'estomac et rendre l'énergie aux individus affaiblis. Il augmente la totalité des forces plutôt qu'il ne les excite ; c'est un *tonique* non *diffusible*. » On peut ajouter qu'il existe peu de médicaments qui s'accommodent aussi bien à la constitution molle et lymphatique des ruminants, à l'énorme développement de leur appareil digestif ; aussi peut-on assurer qu'il n'est pas de meilleur condiment pour ces animaux, et que c'est toujours pour eux un remède curatif ou prophylactique d'une grande importance. Mélangée au sel, aux farineux, à l'avoine, la poudre de gentiane entretient l'appétit, fortifie la digestion, rend les chairs fermes, le poil brillant, le sang chaud et riche, etc. Comme *tonique*, elle le cède peu au quinquina ; seulement, son action est plus lente à se développer, mais plus persistante ; comme *antiputride*, elle est encore d'une grande utilité, mais le quinquina jaune ou rouge lui est bien supérieur. On peut cependant augmenter ses vertus sous ce rapport en l'unissant aux excitants diffusibles, aux épices, au camphre, etc.

Pharmacothérapie. — Il est peu de médicaments qui soient d'un emploi plus fréquent que la gentiane, surtout à la fin des maladies aiguës et dans le cours des affections chroniques, pendant la convalescence, etc. Un animal est-il atteint d'inappétence, de paresse de l'estomac ; est-il sujet aux indigestions, à la diarrhée, aux vers intestinaux, à la jaunisse, etc., c'est toujours à la gentiane qu'on a recours, et presque toujours avec avantage, d'autant plus que son bas prix permet d'en continuer l'usage aussi longtemps que l'état des sujets l'exige. Chez les ruminants, après les indigestions, les inflammations gastro-intestinales, la gentiane est d'un grand secours pour relever les forces de l'appareil digestif, si important dans ces animaux. Après les affections des voies digestives, viennent celles qui sont propres au fluide sanguin, comme l'anémie, l'hydroémie, la cachexie, et même les maladies putrides. Gohier (2) dit avoir employé la poudre de gentiane unie à l'écorce de saule, avec profit, contre ces dernières maladies ; nous avons pu nous-même rétablir promptement un cheval atteint de mal de tête de contagion en lui administrant pendant huit jours environ un litre

(1) *Le vétérinaire campagnard*, p. 207.
(2) *Compte rendu de l'école de Lyon*, 1816.

31

de vin de gentiane chaque matin. Dans les affections du système lymphatique, telles que le farcin, la gourme, la ladrerie, les scrofules, etc., la gentiane peut être considérée comme un remède auxiliaire d'une grande utilité. Elle peut, du reste, remplir la plupart des indications des toniques amers.

A l'extérieur, elle est rarement employée ; cependant la poudre sert à animer les plaies blafardes ; sur celles qui ont une mauvaise odeur, on la mélange au charbon de bois pilé, au camphre, à l'écorce de chêne, etc. La teinture serait très utile dans le pansement des solutions de continuité anciennes, et surtout de celles qui sont envahies par la vermine ; elle pourrait remplacer parfois celle d'aloès.

Succédanés de la Gentiane.

On peut considérer comme succédanés de la grande gentiane :

1° Toutes les autres espèces du même genre : *G. acaulis*, *G. amarella*, *G. campestris*, *G. cruciata*, etc., qui ont des propriétés analogues, mais plus faibles.

2° **La petite Centaurée** (*Gentiana centaurium*, L. ; *Erythræa centaurium*, Pers. ; *Chironia centaurium*, Smith.) — Famille des Gentianées. Partie employée : sommités fleuries. Elles ont une action tonique légèrement excitante et se donnent en infusion. Elles ont la réputation d'être plus antifébriles que la gentiane.

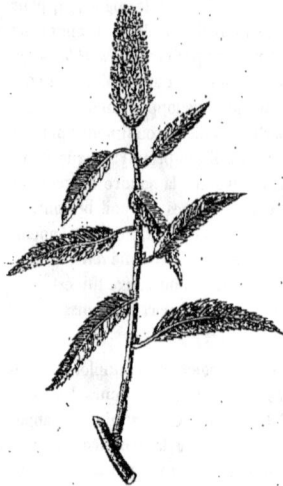

3° **Le Ményanthe ou Trèfle d'eau.** (*Menyanthes trifoliata*, L.). — Gentianées. Toutes les parties de cette plante sont douées d'une amertume intense et peuvent remplacer la gentiane.

b. Écorce de Saule blanc (*Salix alba*, L.).

Famille, Salicinées ; genre, *Salix* ; espèce, *Salix alba*.

Station. — Le saule croît facilement en Europe dans les terrains humides. On le trouve surtout autour des villages, le long des routes, sur le bord des ruisseaux, des rivières, auprès des étangs, etc.

Partie employée. — L'écorce, et au besoin les feuilles et les fleurs, ou chatons.

Récolte. — On doit récolter l'écorce de saule avant la floraison de l'arbre ; on la prendra sur des branches saines âgées de trois ou quatre ans au plus. Une fois enlevées, elles doivent être séchées au soleil ou à l'étuve, et conservées dans des vases bien clos, à l'abri de l'humidité et de la poussière.

Caractères. — Cette écorce est mince, roulée ; sa surface extérieure est blanchâtre ou grisâtre ; l'intérieur présente une teinte rougeâtre de cannelle ; son odeur est aromatique et sa saveur très amère.

Composition chimique. — Il résulte des recherches de MM. Pelletier, Caventou, Braconnot, Leroux, etc., que l'écorce de saule contient les principes suivants : de la *salicine*, de la *corticine*, du *tannin*, un *extractif résineux*, une *matière colorante jaune*, une *matière grasse verte*, de la *gomme*, du *ligneux* et des *sels*.

Salicine. — Ce principe neutre, cristallisable, qu'on considère encore comme le principe actif de l'écorce de saule, a été entrevu par Fontana en 1825 et étudié surtout par M. Leroux, pharmacien à Vitry-le-Français. C'est un corps solide, cristallisé en aiguilles blanches prismatiques ou en écailles d'aspect satiné, inodore, et d'une saveur très amère. Chauffée, la salicine fond sans se décomposer à 132 degrés et cristallise par le refroidissement. Soluble dans l'eau et l'alcool, elle ne se dissout pas dans l'éther ni dans les essences. Elle ne neutralise pas les acides et prend une belle couleur rouge quand on la met en contact avec l'acide sulfurique concentré.

Préparation et administration. — L'écorce de saule réduite en poudre se donne en électuaire ; traitée par décoction, elle forme des breuvages, des lavements et des bains ; on peut aussi l'administrer avec des liqueurs alcooliques, ce qui convient même dans beaucoup de circonstances. On pourrait en faire aussi un extrait, une teinture, un vin, etc. ; mais ces préparations sont peu usitées. On l'associe souvent à la gentiane, au quinquina, à l'extrait de genièvre, aux épices, etc. Les doses auxquelles il convient de l'administrer sont à peu près celles de la gentiane.

Action et usages. — L'écorce de saule compte avec raison parmi les meilleurs *toniques* indigènes ; on la considère aussi comme le seul véritable succédané du quinquina pour la médecine vétérinaire : ses propriétés *antiputrides* et *antipériodiques*, quoique moins énergiques que celles de l'écorce du Pérou, ne sauraient être niées ; elles sont admises, du reste, sans contestation par tous les praticiens qui en ont fait usage ; enfin, on lui accorde aussi généralement des vertus anthelminthiques assez prononcées. Ce médicament agit donc comme le quinquina sur le tube digestif, sur le sang et sur le système nerveux ganglionnaire. C'est en raison de ces vertus précieuses qu'on l'emploie contre les débilités du tube digestif, la diarrhée, les affections vermineuses, les flux muqueux, etc. Dans les affections putrides du sang, c'est un excellent auxiliaire du quinquina, et au besoin il peut être employé à la place de ce médicament précieux, mais d'un prix trop élevé pour notre médecine. C'est ainsi qu'en 1771 il fut employé dans le Laonnais par le docteur Dufos (1), contre le typhus du gros bétail ; plus tard Gohier (2), en l'associant à la gentiane, put remplacer le quinquina dans le traitement des fièvres putrides et adynamiques. Toutefois, lorsque les animaux ont une certaine valeur et que l'état putride du sang est bien marqué, il est toujours préférable d'avoir recours au quinquina ; mais quand l'état n'est pas très grave, et surtout quand la maladie menace seulement de se développer, l'écorce de saule peut généralement suffire : c'est un excellent remède prophylactique des maladies charbonneuses et de la cachexie des ruminants. Il peut rendre quelques services aussi dans les hémorrhagies passives, c'est-à-dire lorsque le sang est trop fluide ou les organes trop flasques ; c'est pourquoi M. Didry (3) a fait usage avec succès de la décoction concentrée d'écorce de saule, à laquelle il avait ajouté de 12 à 16 grammes d'essence de térébenthine par breuvage, contre l'hématurie et la cachexie des grands ruminants.

La poudre reçoit à l'extérieur les mêmes applications que celle du quinquina ; la décoction peut servir à faire des lotions et des bains résolutifs et antiputrides.

(1) *Mém. sur la maladie épizootique dans le pays laonnais*, 1774.
(2) *Compte rendu de l'école de Lyon*, 1810.
(3) *Recueil*, 1832, p. 144.

Succédanés du Saule.

Houx (*Ilex aquifolium*, L.); Frêne (*Fraxinus excelsior*, L.); Orme (*Ulmus campestris*, L.); Peuplier (*Populus alba*, L.); Marronnier (*Æsculus hippocastanum*, L.); Olivier (*Olea europæa*, L.); Fumeterre (*Fumaria officinalis*, L.), etc.

c. Du Houblon (*Humulus lupulus*, L.).

Pharmacographie. — Cette plante volubile, de la famille des Urticées, est principalement cultivée dans le nord et l'est de la France pour la fabrication de la bière. Ce sont les fleurs femelles, chatons ou cônes, qu'on emploie pour aromatiser cette liqueur fermentée. C'est également cette partie de la plante qui est usitée en médecine à titre de tonique légèrement stimulant. Les fleurs de houblon sont disposées en cônes verdâtres, formés de folioles membraneuses, imbriquées, exhalant une odeur aromatique et présentant une saveur amère très prononcée. A la base de ces folioles, il existe une poussière jaunâtre appelée *lupulin*, et dont la composition est très complexe. On y trouve de la *lupuline*, de la résine, de l'essence, des corps gras, de la gomme, etc. C'est la partie la plus active de la plante.

Les fleurs de houblon s'administrent en infusion aqueuse ou vineuse, à la dose de 32 à 64 grammes aux grands animaux, à celle de 8 à 16 grammes à ceux de moyenne taille, et à celle de 2 à 6 grammes pour les petits. Elles paraissent convenir surtout dans les maladies atoniques du tube digestif, dans les maladies hydroémiques du sang, dans les altérations du système lymphatique, des viscères, de la peau et des muqueuses. Les vétérinaires qui habitent les contrées où l'on cultive cette plante peuvent trouver en elle, parfois, une ressource précieuse.

La racine de houblon peut, dit-on, remplacer parfaitement la salsepareille. Nous aurons occasion de revenir sur ce sujet.

Succédanés du Houblon.

1° **Eupatoire** (*Eupatorium cannabinum*, L.). — Synanthérées. Partie employée : feuilles. Elles constituent un tonique amer un peu excitant et conviennent dans les mêmes cas que le houblon. La racine est réputée purgative, et peut, dit-on, remplacer la rhubarbe.

2° **Chicorée sauvage** (*Cichorium intybus*). — Chicoracées. Parties employées : racine et feuilles. Tonique et dépurative.

3° **Chardon étoilé ou Chausse-trape** (*Centaurea calcitrapa*). — Synanthérées. Partie employée : feuilles. Tonique amer.

4° **Marrube blanc** (*Marrubium vulgare*). — Labiées. Partie employée : l'herbe entière. C'est un tonique excitant des plus utiles. Un de nos confrères, M. Buer (1), nous a assuré qu'il ne connaissait pas de meilleur succédané du quinquina dans les fièvres ataxiques et adynamiques. C'est un moyen à essayer.

5° Le *Thé* de Chine et le *Café*. Ces deux substances exotiques, dont les usages sont si connus, sont rarement employées à cause de leur prix trop élevé.

(1) Communication orale.

CHAPITRE III.

TONIQUES NÉVROSTHÉNIQUES.

Synonymie : Toniques spécifiques, Toniques antipériodiques.

On désigne sous le nom de *toniques névrosthéniques* des médicaments qui exercent sur le système nerveux une action fortifiante et excitante toute spéciale, comme par exemple les divers quinquinas et quelques uns de leurs succédanés.

Cette action fortifiante, peu marquée à l'état de santé, mais très évidente durant les maladies graves, consiste non seulement dans l'augmentation réelle de l'énergie du système nerveux, mais encore dans le rétablissement de la régularité et de l'harmonie de ses différents actes. Il est important, pour rendre la question plus claire, de la poser sur ses véritables principes physiologiques.

Dans les êtres supérieurs de l'échelle zoologique, il existe une série d'organes destinés à régler les rapports de ces êtres avec le monde extérieur : c'est ce qu'on appelle les organes de *relation ;* ils comprennent le cerveau et ses dépendances, la moelle et les nerfs d'une part, et de l'autre le système musculaire extérieur chargé des mouvements.

On trouve aussi dans ces animaux, de même que dans ceux qui sont moins parfaits d'organisation, une autre série d'organes qui sont chargés d'entretenir dans toute l'économie le mouvement moléculaire nécessaire à son existence : ce sont les organes dits d'*assimilation* ou de *nutrition ;* ils sont renfermés pour la plupart dans les cavités splanchniques et portent le nom de *viscères.*

Les premiers sont chargés de l'intelligence, des facultés instinctives, de la sensibilité générale et spéciale, et des mouvements nécessaires à l'exercice des fonctions ou excités par l'influence du monde extérieur. Le système nerveux qui préside à ces différents actes porte le nom de *cérébro-spinal.*

Les viscères obéissent à l'action d'un système nerveux spécial appelé *ganglionnaire* ou *trisplanchnique.* Il préside aux fonctions les plus intimes de l'organisme, telles que l'assimilation, la désassimilation, les sécrétions, la calorification, etc., et pour cette fin, il est doué de facultés sensitives et motrices toutes particulières, mais encore inconnues, qu'il tire probablement du système cérébro-spinal.

Indépendamment de ces fonctions multiples, le système nerveux de la vie végétative remplit un rôle bien essentiel dans l'harmonie de la machine animale : c'est de maintenir entre les organes de la vie de relation et ceux de la vie de nutrition une sorte de solidarité mutuelle que l'on appelle *synergie.* Ce système, en vertu de la sensibilité spéciale dont il est doué, et qui forme le point de départ de ce qu'on appelle les *instincts* ou *besoins intérieurs,* avertit les organes de relation de fournir aux organes assimilateurs les matières qui leur sont nécessaires pour entretenir la vie, et de plus, il excite les organes éliminateurs à débarrasser l'économie des matériaux usés ou impropres à servir aux besoins du corps.

Dans l'état de santé, la succession des actes de ces deux systèmes nerveux et des organes placés sous leur dépendance se fait régulièrement, et l'harmonie qui les lie entre eux ne souffre aucune atteinte grave. Mais pendant les maladies longues, durant le cours des affections putrides, malignes du sang, ces deux appareils nerveux sont gravement atteints ; ils perdent une grande partie de leur énergie, le lien qui les unit se relâche, et des désordres nombreux se font remarquer dans leurs actes (*adynamie, ataxie, convulsions, spasmes,* etc.).

C'est dans des circonstances de cette nature que les névrosthéniques produisent des effets vraiment merveilleux, comme nous le verrons dans l'histoire des quinquinas, que nous allons maintenant étudier.

DU QUINQUINA (1), ÉCORCE DU PÉROU (*Cortex peruvianus*).

Partie pharmacostatique.

Définition. — On désigne sous le nom de *quinquina* une écorce exotique fournie par des arbres appartenant au genre *Cinchona*, de la famille des Rubiacées, tribu des Cinchonacées, et qui croissent spontanément dans les montagnes de l'Amérique méridionale, notamment au Pérou, en Bolivie, dans les grandes Cordillières, etc.

Historique. — On ignore entièrement si les propriétés médicinales du quinquina étaient connues des peuples primitifs de l'Amérique. On a débité à cet égard un grand nombre d'histoires vraies ou fausses ; mais comme ces propriétés si précieuses n'ont été révélées aux Européens que cent cinquante ans après la découverte et la conquête du nouveau monde, tout porte à croire qu'elles étaient également inconnues de la plupart des indigènes. On n'est pas bien fixé sur le point de départ de cette importante découverte ; il y a sur ce sujet plusieurs versions, mais la plus accréditée est la suivante : « Les vertus médicinales du quinquina furent divulguées aux Européens en 1638, à l'occasion d'une fièvre opiniâtre dont souffrait, à Lima, la comtesse del Cinchon, vice-reine du Pérou. Un corrégidor de Loxa, qui, dans une semblable circonstance, avait été guéri par les Indiens, conseilla le quinquina. Le remède eut un plein succès, et, par reconnaissance, la vice-reine fit apporter des montagnes une grande quantité d'écorce pour être donnée aux fiévreux, Ce fut ainsi que le quinquina prit d'abord le nom de *poudre de la comtesse*. Plus tard les membres de la compagnie de Jésus furent chargés de le distribuer, et il devint nécessairement la *poudre des jésuites*. Enfin, le cardinal de Lugo en ayant introduit l'usage à Rome, le nouveau médicament y fut connu sous le nom de *poudre du cardinal*. » (Boussingault, *Économie rurale*, etc., t. Ier, p. 385 et suiv., 2e édit.)

Quoi qu'il en soit, le nouveau médicament fut assez mal accueilli en Europe ; les facultés le proscrivirent, et les médecins qui osèrent passer outre et en ordonnèrent l'emploi furent persécutés. Mais vers 1680, un empirique anglais, nommé Talbot, ayant guéri le roi Louis XIV d'une fièvre grave à l'aide d'un remède secret, qui n'était autre chose qu'une solution vineuse et concentrée de quinquina, le gouvernement acheta ce moyen curatif et le rendit public. Depuis cette époque, l'écorce du Pérou n'a fait qu'augmenter en importance en médecine, malgré les abus qu'on en a faits à diverses reprises.

Pendant longtemps on fit usage du quinquina sans en connaître l'origine botanique ; mais en 1740 environ, deux savants français, de la Condamine et Joseph de Jussieu, firent connaître les arbres qui fournissent la précieuse écorce, et leur donnèrent le nom générique de *Cinchona*, pour rappeler le nom de la personne qui avait le plus contribué à propager la connaissance des vertus curatives de ce médicament. Plus tard Mutis, Ruiz et Pavon, au commencement de ce siècle de Humboldt et Bonpland, et de nos jours M. le docteur Weddell, en se rendant sur les lieux mêmes

---

(1) Le mot *quina*, dans la langue des Incas, signifie *écorce* ; répété deux fois, il indique une écorce par excellence, une écorce des écorces. (De la Condamine.)

où croissent les arbres du genre *Cinchona*, ont grandement éclairé l'histoire si difficile du quinquina.

Récolte. — Les cinchonas se rencontrent principalement dans des forêts élevées, sous un climat tempéré et dans un sol pierreux. On reconnaît si le moment de la récolte est arrivé à ce caractère, que la face interne de l'écorce, détachée d'une branche, prend en quelques minutes une teinte rouge, jaune ou orangée, suivant l'espèce d'arbre; si cette prompte coloration ne se manifeste pas, c'est une preuve que l'écorce n'a pas atteint toutes les qualités désirables. (Boussingault.)

Voici, d'après M. le docteur Weddell, qui a assisté dans les forêts de la Bolivie à la récolte du quinquina, comment se pratique cette opération importante : On abat les Cinchonas quelques jours avant la décortication, afin de la rendre plus facile, en les coupant par le pied et le plus près possible du sol; l'écorce des branches est enlevée munie de son *épiderme*, tandis que celle du tronc et des grosses branches en est dépouillée en raclant ou frappant sa surface jusqu'à ce qu'il ne reste plus que les couches corticales; on les enlève, les unes et les autres, en lanières longitudinales en général de peu de largeur. Les écorces entières sont simplement exposées au soleil pour qu'elles se dessèchent et qu'elles prennent la forme d'un cylindre creux : c'est ce qu'on nomme le quinquina *roulé;* celles qui ont été nettoyées à la surface et qui doivent constituer le quinquina *plat* ou en *planchettes*, doivent être aussi exposées au soleil pour qu'elles se dessèchent; mais de plus, on les empile les unes sur les autres en carrés croisés, comme sont disposées les planches dans les chantiers, afin qu'elles se conservent planes, et sur la pile quadrangulaire qui en résulte on place quelque corps pesant. Le lendemain, les écorces sont remises pendant quelque temps au soleil, puis de nouveau rétablies en presse, et ainsi de suite : on laisse enfin se terminer le dessèchement dans ce dernier état.

Une fois desséché, le quinquina est apporté du fond des forêts par les ouvriers qui l'ont récolté, et qu'on appelle *cascarilleros*, au camp général où est établi le chef qui les dirige, et qui porte le nom de *majordome;* celui-ci fait un triage des écorces, en forme des bottes qui sont cousues dans de gros canevas de laine. Conditionnés ainsi, les ballots sont transportés à dos d'homme, d'âne ou de mulet, jusqu'aux dépôts dans les villes, où on les enveloppe de cuirs de bœuf frais, qui prennent en se desséchant une grande solidité. Sous cette forme, ils sont nommés *surons*, et c'est ainsi qu'ils arrivent en Europe.

Espèces commerciales du quinquina. — Le nombre des espèces d'écorces fournies par les Cinchonas paraît considérable, si l'on en juge par celles que l'on trouve dans les collections publiques ou privées, ou par les descriptions des auteurs; il règne même à cet égard une grande confusion, car on n'est d'accord ni sur la provenance des quinquinas, ni sur l'arbre qui les fournit, ni sur les noms des espèces commerciales, etc.; mais cette confusion, comme l'observent judicieusement Mérat et Delens (1), est plutôt dans les livres que dans la droguerie, où l'on ne trouve qu'un petit nombre de variétés. Quoi qu'il en soit, ces diverses espèces se divisent assez naturellement en trois groupes distincts, d'après la couleur de la poudre qu'elles fournissent quand elles sont pulvérisées : quinquinas *gris*, quinquinas *jaunes* et quinquinas *rouges*.

1° **Quinquinas gris.** — Les quinquinas de ce groupe, autrefois les plus estimés

(1) *Dict. universel de mat. médic. et de thérap.*, t. V, p. 618, art. QUINQUINA.

et seuls admis comme officinaux, sont formés en général par des écorces roulées, médiocrement fibreuses, plus astringentes qu'amères, d'une odeur de bois chanci, donnant une poudre d'un fauve grisâtre plus ou moins pâle, et contenant surtout de la *cinchonine* et peu ou point de *quinine*. Les principales variétés de cette espèce sont le quinquina gris de *Loxa*, ceux de *Lima* (*huanuco*) et de la *Havane* (*huamalies*) ; le quinquina *Jean* ou d'*Arica*, qui renferme de l'*aricine* à la place de la quinine et de la cinchonine. Nous ne décrirons que la première variété, parce qu'elle est la plus commune et la plus importante.

Quinquina gris de Loxa, Quinquina officinal (*Cascarilla fina* des Espagnols). —Cette variété de quinquina, fournie par le *Cinchona condaminea*, est formée par des écorces minces, roulées comme de la cannelle et disposées en longs tuyaux droits, dont la grosseur varie depuis celle d'une plume à écrire (fin Loxa) jusqu'à celle du doigt (gros Loxa). Son épiderme grisâtre, un peu raboteux et souvent recouvert de lichens blancs, est sillonné par des fissures transversales parallèles, d'autant plus marquées et plus espacées que les écorces ont un plus fort diamètre. Sa couleur, qui est d'un gris obscur à l'extérieur, est jaune rougeâtre à l'intérieur ; sa cassure, nette et résineuse dans les fines écorces, est plus fibreuse dans celles qui sont épaisses. Sa saveur, d'abord faible, devient peu à peu amère et très styptique. Enfin son odeur, très marquée, est aromatique et rappelle un peu celle du bois échauffé.

2° **Quinquinas jaunes.** — Ils sont formés par des écorces roulées ou plates, mais toujours plus épaisses que celles qui constituent les quinquinas gris. La poudre que ces écorces fournissent, ainsi que la décoction, présente une couleur jaune d'ocre plus ou moins foncée ; leur texture est fibreuse et compacte ; leur saveur est amère sans être astringente ; leur odeur est faible, mais aromatique. Les quinquinas jaunes renferment de la *quinine* en forte proportion, et peu ou point de *cinchonine* ; aussi servent-ils à peu près exclusivement à la fabrication des sels de quinine. Un excellent caractère chimique de cette espèce de quinquinas, c'est la propriété que possède leur décoction de précipiter par le sulfate de soude, ce qui est dû à la forte proportion de quinate de chaux et de quinine que renferment ces écorces. Les variétés commerciales de quinquinas jaunes sont fort nombreuses ; les principales sont : le *Calisaya*, le *Quinquina du roi d'Espagne*, le *jaune orangé*, le *Pitaya* et les *Carthagènes*. Nous nous bornerons à faire connaître la première variété, qui est la plus importante et la plus répandue dans le commerce.

Quinquina calisaya ou jaune royal. — Cette variété de quinquina jaune, qu'on rapportait au *Cinchona cordifolia* de Mutis, est attribuée aujourd'hui au *Cinchona calisaya* du docteur Weddell. Elle se présente sous deux formes distinctes : *roulée* et en écorces entières, munies de leur épiderme ; *plate ou demi-roulée*, et en écorces mondées de leur épiderme. Sous la première forme (*Calisaya en écorces*), qui est la plus estimée, le calisaya est en petits cylindres creux, de la grosseur du doigt en moyenne ; sa surface extérieure est d'un brun fauve uniforme, séparée de distance en distance par des sillons transversaux courts et profonds, entre lesquels on trouve des crêtes saillantes ; la face interne est d'un jaune clair. Sous la deuxième forme, qui porte le nom de *Calisaya mondé*, le quinquina jaune royal est tantôt roulé et ressemble alors à de la grosse cannelle, tantôt plat et muni parfois d'une couche d'aubier à sa face interne ; on appelle souvent alors ce quinquina, qui a moins de valeur que les précédents, *Calisaya en planchettes, Quinquina du Pérou.*

3° **Quinquinas rouges.** — Les quinquinas rouges tiennent le milieu par leur épaisseur entre les gris et les jaunes; ils ont, comme ces derniers, une texture fibreuse et compacte; leur poudre et leur décoction sont d'une couleur rouge plus ou moins foncée; leur saveur est à la fois très amère et très astringente; ils contiennent à peu près à égales proportions, de la quinine et de la cinchonine. Ils sont très actifs, mais ils deviennent rares dans la droguerie et d'un prix très élevé.

On distingue dans le commerce deux variétés principales de quinquina rouge : le *Quinquina rouge verruqueux* et le *Quinquina rouge non verruqueux*. Ces deux variétés diffèrent l'une de l'autre seulement en ce que la première présente sur l'épiderme de l'écorce des points proéminents et arrondis, espèces de verrues qui manquent dans la seconde variété. Elles offrent, pour caractères communs, les particularités suivantes : les écorces qui les constituent sont en général épaisses, compactes, plates, demi-roulées ou complétement roulées; leur périderme, qui manque rarement, est épais, raboteux, fendillé; le derme est fibreux et d'une teinte rouge très marquée. Ces écorces ont été attribuées longtemps au *Cinchona oblongifolia* de Mutis, et au *Cinchona magnifolia* de Ruiz et Pavon; on croit actuellement qu'elles sont fournies par le *Cinchona nitida* de ces deux derniers botanistes.

Falsifications. — Les adultérations qu'on fait éprouver au quinquina ont lieu dans deux circonstances différentes : quand il est *entier*, et quand il est *pulvérisé*.

1° Quinquina entier. — Le quinquina en écorces est falsifié *physiquement* ou *chimiquement;* il importe d'examiner les deux cas.

Lorsque le quinquina est entier, on le falsifie physiquement en y mélangeant d'autres écorces qui offrent à peu près les mêmes caractères extérieurs, mais qui en diffèrent par l'absence à peu près complète de la *quinine* et de la *cinchonine* : c'est ce qu'on appelle des *faux quinquinas*. Ils sont assez nombreux, et appartiennent à des arbres de deux genres distincts : le genre *Cinchona* fournit le *Quinquina blanc*, le *Quinquina Jean*, le *Quinquina nova*, le *Quinquina faux Loxa*, etc.; et le genre *Exostema* donne le *Quinquina Piton* ou de *Sainte-Lucie*, le *Quinquina caraïbe*, le *Quinquina bicolore*, etc. (1). Il faut une grande habitude pour reconnaître cette espèce de fraude; aussi nous abstiendrons-nous de faire connaître les caractères différentiels des faux quinquinas, parce que cette description ne serait d'aucune utilité pour les vétérinaires.

La fraude chimique à laquelle on soumet les quinquinas entiers consiste à les épuiser de leurs alcaloïdes, qui en sont les principes les plus précieux, en les faisant macérer dans de l'eau acidulée par l'acide sulfurique ou l'acide chlorhydrique, en les lavant ensuite avec de l'eau alcaline, et enfin, en les faisant sécher à l'étuve. Cette adultération grave, qui dépouille ces écorces à peu près entièrement de leurs vertus antipériodiques, se reconnaît à certains changements extérieurs de l'écorce et à l'aide des réactifs chimiques. D'abord la couleur est la même sur les deux surfaces, et prend dans toutes les espèces une teinte brune; la saveur est à la fois amère et salée; des efflorescences salines ont souvent lieu sur les deux surfaces, et en s'aidant de la loupe, on peut facilement reconnaître des cristaux de sulfate ou de chlorhydrate d'ammoniaque, etc. L'intérieur de l'écorce retenant avec force les acides employés à l'épuisement, on peut les reconnaître aisément dans la décoction ou la macération du quinquina, l'acide sulfurique par le nitrate de baryte, et l'acide chlorhydrique avec le nitrate d'argent; enfin, si l'on a fait usage de l'ammoniaque pour neutraliser

(1) Le Mahout, *Hist. natur. des familles végétales*, etc., p. 120 et suiv. (D' Weddell.)

---

les acides, on reconnaîtra facilement la présence de cette base en triturant du quinquina suspect réduit en poudre avec de la chaux vive ou de la potasse caustique.

Une autre falsification très commune des quinquinas entiers, et surtout des jaunes, consiste à les transformer en quinquinas rouges, dont le prix est presque double, en les exposant aux vapeurs ammoniacales. Cette fraude est très facile à reconnaître, puisqu'en traitant la poudre de ce quinquina rouge par la potasse caustique, à chaud ou à froid, on en dégage de l'ammoniaque.

2° Quinquina pulvérisé. — Le quinquina en poudre est souvent mélangé à d'autres poudres végétales amères, dont la valeur vénale est infiniment moindre; ces adultérations sont toujours très difficiles à reconnaître. On mélange fréquemment à la poudre de quinquina rouge du *Santal* pulvérisé : on reconnaît cette fraude à l'aide de l'éther ou de l'essence de térébenthine, qui prennent une teinte rouge en dissolvant le santal, ce qui n'a pas lieu quand le quinquina est pur.

Composition chimique des quinquinas. — Tous les vrais quinquinas contiennent sensiblement les mêmes principes, seulement dans des proportions différentes; les alcaloïdes surtout sont très inégalement distribués dans les diverses espèces: la *cinchonine* se trouve presque seule dans le quinquina gris, et la *quinine* dans le quinquina jaune, tandis que le quinquina rouge renferme ces deux principes à peu près dans une égale proportion. Les principes alcalins des quinquinas existent dans ces écorces à l'état de sels, et notamment à l'état de *quinate* et de *tannate* de quinine et de cinchonine. Le tableau suivant indique brièvement les principes constituants du quinquina :

1° *Principes alcalins.*	Quinine. Cinchonine. Chaux.	3° *Principes colorants.*	Matière color. jaune. Matière grasse verte.
2° *Principes acides.*	A. quinique. Rouge cinchon. soluble. R. cinchon. insoluble.	4° *Principes neutres.*	Amidon. Gomme. Ligneux. Sels.

Ce qu'on appelle *rouge cinchonique* dans le quinquina ne paraît être autre chose qu'une variété de tannin : le rouge cinchonique *soluble* est de l'acide tannique non altéré, tandis que le rouge cinchonique *insoluble* est du tannin qui a subi une altération particulière par suite de l'action de l'air.

Pharmacotechnie. — Les préparations officinales des quinquinas sont assez nombreuses; nous les distinguerons en pharmaceutiques et chimiques.

A. *Préparations pharmaceutiques.*

1° *Poudre.*

On enlève par raclement les lichens et l'épiderme de l'écorce et on la soumet ensuite à l'action du pilon; on passe au tamis et l'on conserve dans des vases secs et clos. On prépare cette poudre très en grand dans le commerce, mais le praticien devra préférer celle qu'il prépare lui-même, parce que celle de l'industrie est souvent falsifiée. C'est plus particulièrement le quinquina jaune qui est employé pour la fabrication de cette poudre.

2° *Extrait aqueux.*

On traite par décoction le quinquina grossièrement concassé, et l'on évapore en consistance d'extrait le liquide trouble qui en résulte; l'infusion, la macération et la lixiviation n'épuisent cette écorce que très incomplétement. Cette préparation est peu usitée en médecine vétérinaire.

3° *Sirop de kina.*

♃ Sirop simple. . . . . 5 part. | Extrait aqueux . . . . 1 part.

Dissolvez l'extrait dans un peu d'eau, ajoutez au sirop, et évaporez en consistance convenable. Employé chez les petits animaux.

4° *Teinture de quinquina.*

♃ Poudre de quinquina jaune . . . . 1 part. | Alcool ordinaire. . . . . 5 part.

Délayez la poudre dans l'alcool, laissez macérer de huit à quinze jours à la température ambiante ; passez avec expression et filtrez ; ou encore, et mieux, faites passer à l'appareil de déplacement. En évaporant cette teinture, on obtient un *extrait alcoolique* rarement employé chez l'homme et tout à fait inusité en médecine vétérinaire.

5° *Vin de quinquina.*

♃ Teinture de quinquina. . . . . . . 1 décil. | Vin rouge ou blanc. . . . . 1 litr.

Mélangez.

On prépare aussi parfois le vin de quinquina en faisant macérer 64 grammes de cette écorce concassée dans un litre de vin auquel on a ajouté 125 grammes d'alcool ; mais le procédé précédent est plus simple, plus expéditif et plus parfait : nous le conseillons donc de préférence aux vétérinaires.

B. *Préparations chimiques.*

1° *Quinine pure.*

On obtient la quinine pure et cristallisée en dissolvant le sulfate de quinine dans l'eau, précipitant la dissolution par l'ammoniaque, reprenant le précipité par l'alcool, ajoutant de l'eau et laissant cristalliser.

2° *Quinine brute et impure.*

On épuise le quinquina jaune par l'eau acidulée et l'on neutralise cette solution par la magnésie ; à mesure que l'acide se combine avec l'oxyde qu'on ajoute, la quinine se précipite ; le précipité, recueilli et desséché, est dissous par l'alcool ; enfin, en évaporant la dissolution alcoolique, il reste de la quinine impure ou brute.

3° *Cinchonine.*

Pure, elle s'obtient en décomposant le sulfate de cinchonine comme pour obtenir la quinine ; brute, elle se prépare comme nous venons de le dire pour cette dernière base, en ayant soin de remplacer le quinquina jaune par le quinquina gris.

4° *Sulfate de quinine.*

On le prépare par le procédé suivant indiqué par le *Codex* : Du quinquina jaune concassé est épuisé par de l'eau contenant 12 pour 100 de son poids d'acide sulfurique ou le double d'acide chlorhydrique ; les solutions rassemblées sont neutralisées par la chaux éteinte ; la quinine et la cinchonine qui se sont déposées sont recueillies, soumises à l'action de la presse, desséchées et reprises ensuite par l'alcool bouillant. La solution, soumise à la distillation pour retirer une partie du véhicule, laisse un résidu qui, traité par l'acide sulfurique étendu, bouilli avec du charbon animal et filtré, donne des cristaux de sulfate acide de quinine si la liqueur est neutre et concentrée ; et du sulfate neutre si la liqueur est acide. Le sulfate de cinchonine reste dans les eaux mères.

5° *Sulfate de cinchonine.*

Ce sel se prépare, soit en évaporant les eaux mères du sulfate de quinine, précipitant la cinchonine par un oxyde soluble et reprenant ensuite par l'alcool et l'acide sulfurique ; soit en traitant le quinquina gris comme nous venons de le dire pour le sulfate de quinine.

Partie pharmacodynamique.

1° Médicamentation. — Comme tous les médicaments toniques, le quinquina s'administre à peu près exclusivement par l'estomac, quand on l'emploie à l'intérieur ; ce n'est que très rarement qu'on le donne en lavements ou en injections à titre de léger astringent ; à l'extérieur, on l'emploie assez fréquemment sur les solutions de continuité avec altération septique des tissus.

Les formes les plus employées sont celles d'électuaire et de breuvage. Celui-ci se fait en traitant le quinquina concassé et non la poudre, au moyen de l'eau acidulée, afin qu'elle dissolve plus facilement les principes alcaloïdes de cette écorce; cette décoction se donne chaude et trouble. L'eau peut être remplacée avec avantage par les liqueurs alcooliques. On associe au quinquina des toniques, des excitants, des antispasmodiques, etc., selon les indications qu'on doit remplir.

2° **Posologie.** — Les doses du quinquina n'ont rien de rigoureusement déterminé, comme cela se remarque pour tous les médicaments toniques, qu'on peut, en général, administrer en grande quantité sans nuire à l'économie animale, parce qu'ils ne possèdent aucune propriété malfaisante; ils ne deviennent nuisibles que par suite d'un usage trop prolongé. Le tableau suivant indique les doses de quinquina brut, solide ou en décoction, qu'on peut administrer aux divers animaux.

1° Grands ruminants.	32 à 150 grammes.
2° Solipèdes.	32 à 125 —
3° Moutons et porcs.	4 à 16 —
4° Chien et chat.	2 à 8 —

Les alcaloïdes du quinquina s'administrent à des doses quinze à vingt fois moindres, ainsi que nous le dirons à la fin de cet article.

Pharmacodynamie. — Les effets physiologiques du quinquina sont *locaux* ou *généraux*.

a. **Effets locaux.** — Appliqués sur la peau ou sur une muqueuse peu sensible, en poudre ou en décoction, les quinquinas n'exercent aucune action bien appréciable; mais sur des muqueuses délicates ou sur des solutions de continuité récentes, ils déterminent une astriction très marquée; elle est assez énergique avec le quinquina rouge, moindre avec le gris, et presque nulle avec le quinquina jaune. Par contre, le sulfate de quinine est très irritant pour les surfaces dénudées où on l'applique.

Introduites dans l'estomac, les diverses préparations de quinquina agissent d'abord comme des stomachiques très actifs, relèvent l'appétit, accélèrent la digestion, retardent et rendent plus rares les défécations, etc.; mais si l'on insiste trop longtemps sur leur usage, elles fatiguent bientôt l'estomac, rendent la digestion laborieuse, excitent la sécheresse de la bouche et la soif, provoquent une constipation opiniâtre, et comme les astringents et les toniques, dont ils partagent en partie les doubles propriétés, les quinquinas amènent à la suite de leur emploi trop prolongé une irritation gastro-intestinale plus ou moins grave. Enfin, chez le chien, et peut-être aussi chez le porc, le quinquina en poudre ou en décoction est parfois rejeté par le vomissement, comme on l'observe si souvent chez l'homme.

b. **Effets généraux.** — Le quinquina, en raison de ses qualités styptiques légères, est lentement absorbé; mais à mesure qu'il se mélange au sang, il exerce sur ce liquide une action complexe qui ressemble à la fois à celle des astringents légers et à celle des toniques : cette action, prompte et énergique, s'étend bientôt aux divers liquides sécrétés, et surtout aux solides organiques que le sang modifié traverse sans cesse. Enfin, le système nerveux reçoit des quinquinas une action spéciale intime, inexplicable, mais qui se traduit toujours par l'augmentation de l'énergie de ce système, et par la régularisation de ses fonctions lorsqu'elles ont éprouvé un dérangement quelconque. Ces divers effets, toujours plus marqués dans l'état maladif qu'en santé, appartiennent, en général, à tous les toniques, mais ils présentent dans le quinquina des caractères spéciaux qu'il importe de noter.

Les préparations pharmaceutiques de cette écorce exercent sur le sang une action particulière qu'il est difficile de définir, mais que l'observation clinique permet facilement de saisir. Le quinquina ne fournit pas de nouveaux matériaux à ce fluide comme les aliments analeptiques ou les ferrugineux, il n'en précipite pas non plus le cours à la manière des excitants; mais il en rapproche, en condense en quelque sorte les matériaux organiques, lui donne des qualités plastiques, étouffe, détruit les principes hétérogènes qui tendent à séparer ses éléments en y suscitant une fermentation putride; il maintient et fortifie cette harmonie remarquable des parties de ce tout si complexe, et il en augmente aussi la *vitalité*, si l'on peut ainsi dire. Les effets de ce médicament sur les solides ne sont pas moins remarquables : il accroît la tonicité des fibres vivantes, les rapproche les unes des autres, augmente la consistance et la cohésion des tissus, et notamment des vaisseaux capillaires et du système musculaire; il tend aussi à régulariser les actions moléculaires des tissus, modère les sécrétions et les exhalations, favorise le mouvement d'assimilation, augmente la chaleur animale, etc. Enfin, les principes actifs du quinquina exercent sur la matière nerveuse, partout où elle se trouve et de quelque nature qu'elle soit, une influence des plus heureuses qui a valu à cet agent pharmaceutique le nom de tonique nerveux, de tonique *nervosthénique*. Cette influence ne se fait pas seulement sentir dans les centres nerveux, dans le système de la vie animale, on l'observe encore, et d'une manière évidente, sur le système ganglionnaire. Aussi les diverses préparations de cette écorce précieuse sont-elles d'un emploi très avantageux dans toutes les affections où l'appareil de l'innervation est affaibli en totalité ou en partie, lorsqu'il présente des irrégularités, des intermittences d'action, etc.

L'action spéciale du quinquina sur le système nerveux paraît due en grande partie à ses alcaloïdes, car l'expérience démontre que le sulfate de quinine, par exemple, lorsqu'on l'emploie à dose élevée, agit avec une grande énergie sur les parties centrales de ce système, ainsi qu'on l'observe parfois chez l'homme; il cause le plus souvent des éblouissements, des tintements d'oreille, l'obscurcissement de la vue et de l'ouïe, des vertiges, une station chancelante, des tremblements musculaires, etc., comme s'il avait amené une congestion sanguine au cerveau. Ces effets n'ont pas encore été observés chez les animaux.

Pharmacothérapie. — Nous avons à considérer les effets et les indications thérapeutiques des quinquinas.

A. **Effets thérapeutiques.** — Les effets thérapeutiques du quinquina sont beaucoup plus complexes que ses effets physiologiques. Il en est qui dépendent directement de ces derniers : tel est, par exemple, l'effet *tonique* et légèrement *astringent* de cette écorce; d'autres, au contraire, et ce sont les plus importants, ne paraissent avoir avec ceux qu'on observe à l'état physiologique aucune liaison bien évidente : tels sont les effets *antiputride* et *antipériodique* qu'on ne remarque pas dans les circonstances ordinaires, mais qui deviennent des plus évidents dès que l'état de l'économie animale exige l'usage du quinquina. Ces effets, essentiellement thérapeutiques, n'ont pas encore été expliqués; seulement, l'effet antiseptique est généralement attribué au tannin spécial que renferme l'écorce du Pérou, et l'effet antipériodique aux alcaloïdes, c'est-à-dire à la quinine et à la cinchonine.

B. **Indications thérapeutiques**. — Les indications de l'usage interne du quinquina peuvent se rapporter à trois chefs principaux : il est *tonique-astringent*,
antiputride et *antipériodique*. A l'extérieur, on en fait usage à titre d'antiseptique
seulement.

1° **Tonique-astringent**. — Comme tonique légèrement styptique, le quinquina
peut remplir la plupart des indications des toniques et des amers ; il est même bien
supérieur à la plupart d'entre eux, et si ce n'était son prix généralement très élevé,
il pourrait les remplacer tous avec avantage. Les cas qui en réclament l'usage sous ce
rapport sont surtout les diverses affections atoniques du tube digestif, telles que
l'inappétence, la diarrhée, la dyssenterie, les maladies vermineuses, etc. Il est également indiqué dans toutes les maladies où le sang est pauvre en éléments organiques,
comme on le remarque dans l'anémie, l'hydroémie, la cachexie, les œdèmes, l'anasarque, le mal de tête de contagion, les hydropisies diverses, l'hématurie atonique,
les flux des muqueuses, etc. Après les maladies longues et épuisantes, telles que les
affections de poitrine, le farcin, la maladie des chiens, les éruptions pustuleuses de la
peau, etc., le quinquina est d'une grande efficacité pour rétablir les forces, donner du
ton aux tissus mous et flasques, communiquer des qualités plastiques au sang, stimuler le système nerveux, etc.

2° **Antiputride**. — Considéré comme agent antiseptique, le quinquina est incontestablement le médicament le plus précieux de la pharmacologie vétérinaire ; il présente pour la médecine des animaux une importance beaucoup plus grande, sous ce
rapport, que dans celle de l'homme, car les affections putrides, gangréneuses, paraissent être plus fréquentes dans les espèces herbivores que dans l'espèce humaine.
Aussi a-t-on souvent recours à l'emploi de ce remède héroïque dans les affections de
cette nature, malgré son prix très élevé.

Dans les maladies putrides, qu'on appelle encore gangréneuses, typhoïdes, carbonculaires, etc., telles que les diverses variétés de charbon et de gangrène, le
typhus, la morve aiguë, l'angine et la péripneumonie gangréneuses, le mal de tête de
contagion, l'infection purulente, l'érysipèle gangréneux, la clavelée confluente, etc.,
le sang et l'économie animale tout entière sont infectés d'un principe septique, espèce
de ferment putride qui s'est introduit dans l'intimité de l'organisme par les aliments,
l'air inspiré ou l'absorption cutanée, et qui y détermine les désordres les plus graves
et les plus variés, qui frappe d'impuissance et de stérilité toutes les forces du corps,
qui vicie et dénature tous les actes de la vie, etc. Dans un ordre d'affections si redoutables, les médicaments les plus énergiques peuvent seuls présenter quelques
chances de réussite ; aussi le quinquina uni aux ammoniacaux, aux alcooliques, aux
épicés, au camphre, aux labiées, à l'eau de Rabel, etc., peut-il offrir quelque chance
de succès au praticien, lorsqu'il est employé à temps et manié avec intelligence.

3° **Antipériodique**. — Sous ce rapport, le quinquina constitue un spécifique
extrêmement précieux et qu'on a essayé en vain de remplacer par d'autres agents
pharmaceutiques : pour la médecine humaine, c'est un remède dont on ne saurait se
passer ; pour celle des animaux, quoique moins indispensable, il n'en compte pas
moins parmi les médicaments les plus utiles. Il attaque le principe de la périodicité dans les maladies, disent Mérat et Delens (1), quelle que soit la forme sous

(1) *Dict. univ. de mat. médic. et de thérap.*, t. V, p. 628.

laquelle il se présente : fièvre intermittente et rémittente, douleurs, névroses, hémorrhagies, flux divers, etc.

Sans examiner ici a question de savoir si les fièvres intermittentes essentielles existent dans les animaux, question qui paraît, du reste, résolue aujourd'hui par l'affirmative, nous devons poser les règles relatives à l'emploi de ce médicament précieux dans les cas de cette nature. À défaut de l'expérience des vétérinaires, nous profiterons de celle des médecins ; or, voici les préceptes qu'ils ont posés à cet égard :

1° *Le quinquina sera administré le plus loin possible de l'accès à venir, par conséquent aussitôt que l'accès actuel sera passé.*

Cette règle est basée principalement sur la lenteur de l'absorption du quinquina, ce qui empêche ce médicament d'agir immédiatement après son administration.

2° *La préparation employée sera administrée en une seule dose ou en doses fractionnées très rapprochées les unes des autres.*

Ce précepte paraît reposer sur cette considération, que pour que le quinquina diminue l'accès prochain ou le fasse disparaître entièrement, il est nécessaire qu'il ait été introduit en quantité notable dans l'intimité de l'organisme.

3° *L'usage du quinquina sera continué pendant un certain temps, variable selon la gravité des cas, interrompu et repris de temps en temps, afin de ne pas fatiguer les organes et de ne pas habituer l'économie à son action continue.*

Cette loi importante de l'usage du quinquina paraît reposer sur cette considération essentielle, que le germe de la périodicité a pénétré dans l'intimité de l'organisme, et que, pour le détruire entièrement, il est nécessaire de saturer les solides et les liquides du corps des principes actifs de l'écorce du Pérou. Quant à l'interruption de l'emploi du remède, elle se justifie d'elle-même, puisqu'elle repose sur les effets bien connus de l'habitude relativement à l'action des médicaments.

4° *Doit-on employer les préparations pharmaceutiques ou les préparations chimiques du quinquina dans le traitement des affections périodiques ou intermittentes ?*

Cette question importante peut être envisagée sous deux points de vue, relativement à l'efficacité du traitement et sous le rapport de l'économie. Le premier point n'est pas encore bien nettement résolu, car il est des médecins qui emploient de préférence le quinquina en nature parce qu'ils le croient plus efficace ; d'autres, au contraire, et ce sont les plus nombreux, préfèrent le sulfate de quinine, parce qu'il est, disent-ils, plus énergique et surtout plus facile à administrer. Cette dernière considération n'est d'aucune importance en médecine vétérinaire. Quant au second point, celui de l'économie, il paraît résolu en faveur du quinquina en nature. Il résulte, en effet, des essais et des calculs de MM. Trousseau et Pidoux (1), que la quantité de sulfate de quinine nécessaire pour guérir une fièvre intermittente coûte environ *quatre fois* autant que le quinquina en poudre exigé pour produire le même résultat. Pour la médecine des animaux, où la considération de la facilité d'administrer le remède est de nulle importance, la question se trouve résolue nettement en faveur du quinquina brut.

Les vétérinaires qui ont employé le quinquina contre les fièvres intermittentes des animaux domestiques, sont d'abord Clichy père (2), qui a fait usage du vin de quinquina d'abord, à la dose de 32 à 64 grammes d'écorce par demi-litre de véhicule, et

(1) *Trait. de mat. médic. et de thérap.*, t. II, p. 387, 4° édit.

(2) *Recueil*, 1830, p. 405, et 1831, p. 372.

ensuite du sulfate de quinine à celle de 40 à 60 centigrammes répétée plusieurs fois par jour chez des chevaux. M. Bertrand (1) a donné le quinquina avec un plein succès à deux mules atteintes de fièvre intermittente : la dose était de 24 grammes par jour dans une infusion aromatique. Les accès diminuèrent d'abord, puis cessèrent au bout de quelques jours. M. Laux (2) l'a administré avec avantage dans un cas de fièvre muqueuse rémittente sur le cheval : la dose était de 15 à 20 grammes en opiat dans l'intervalle des accès. Enfin, M. Baritaud père (3) a mis en usage avec profit le quinquina brut contre une fièvre intermittente chez un bœuf : il l'administrait en dé-coction à la dose de 64 grammes avec 96 grammes de gentiane. La fièvre céda le quatrième jour ; mais pour prévenir son retour, on administra encore pendant les huit jours suivants un breuvage composé de 1 litre de vin et de 16 grammes de quin-quina, et autant de gentiane et de racine d'aunée.

Il ne nous appartient pas non plus d'examiner s'il existe dans les animaux une affec-tion semblable à celle qui porte chez l'homme le nom de fièvre pernicieuse, et contre laquelle le quinquina se montre toujours un médicament si héroïque ; nous nous bor-nerons à dire que nous trouvons entre cette maladie redoutable et la fièvre charbon-neuse des divers animaux une analogie assez grande pour ne pas craindre de conseiller ce médicament toutes les fois que cette affection se montrera et que le prix du remède ne sera pas trop élevé relativement à la valeur des animaux malades.

Il est une maladie à marche intermittente ou périodique qui apparaît souvent chez les solipèdes, et pour laquelle le quinquina se montre presque toujours impuissant ; nous voulons parler de la fluxion ou ophthalmie périodique des yeux. Le docteur Mayenec (4) avait annoncé dans le temps avoir guéri une affection de cette nature par l'administration intérieure du quinquina dans l'intervalle des accès ; mais ce moyen, essayé depuis par les vétérinaires, n'a jamais donné de bons résultats, tant en France qu'à l'étranger. Cependant deux praticiens instruits, MM. Chambert et Buer (5), nous ont assuré avoir réussi, chacun dans un seul cas, il est vrai, par la seule application du remède sur l'œil. Le premier a fait usage de la teinture de quinquina qu'il faisait pénétrer entre les paupières et qu'il appliquait en outre sur l'œil avec un bandage matelassé ; il rendit la vue au cheval, sujet de l'expérience, malgré la gra-vité extrême du cas. M. Buer insuffle le sulfate de quinine sur l'œil ; il diminue, dit-il, la durée des accès et en éloigne le retour. M. Rey l'a essayé en vain.

4° **Usage externe.** — Le vin de quinquina, la teinture, la poudre seule ou mé-langée au charbon de bois pulvérisé, constituent des topiques excellents pour les plaies et les tumeurs gangréneuses ; ils diminuent les sécrétions de mauvaise nature, en changent l'aspect, en font disparaître leur mauvaise odeur, etc. Sur les tumeurs ou les éruptions gangréneuses, ces topiques modèrent l'intumescence, condensent les tissus, les raffermissent s'ils sont encore vivants, et les momifient en quelque sorte en s'y combinant chimiquement par le tannin qu'ils renferment, de telle manière que le mort et le vif ne tardent pas à devenir distincts et à se séparer.

(1) *Journ. des vétér. du Midi*, 1839, p. 38.
(2) *Journ. des vétér. du Midi*, 1844, p. 50.
(3) *Mém. de la Soc. vétér. de Lot-et-Garonne*, 1847, p. 72.
(4) *Mém. de la Soc. centr. d'agric.*, 1822, p. 486.
(5) **Communication orale.**

Préparations chimiques du Quinquina.

a. Quinine.

a. **Quinine pure.** — Elle peut être *anhydre* ou *hydratée* : dans le premier cas, elle est amorphe, poreuse, résinoïde, jaunâtre ; dans le second, elle est cristallisée en petites aiguilles blanches, prismatiques, réunies en petites houppes soyeuses ; dépourvue d'odeur, la quinine présente dans les deux cas une amertume intense et persistante. Chauffée à 120 degrés, cette base perd son eau de cristallisation et fond à 150 degrés en un liquide transparent qui se prend, par le refroidissement, en une masse résinoïde qui est de la quinine anhydre. Peu soluble dans l'eau froide, qui n'en prend que la 400° partie de son poids, et dans l'eau chaude, qui en dissout la 250° partie de sa masse, la quinine se dissout facilement dans l'alcool, l'éther, les liqueurs alcalines, ainsi que dans les acides dilués ; avec les acides minéraux et végétaux, elle forme des sels parfaitement définis, cristallisés, très solubles pour la plupart, très amers et d'une grande activité.

Usages. — La quinine pure étant d'un prix plus élevé que son sulfate et ne présentant pas les avantages de ce dernier, elle est complétement inusitée comme médicament.

b. **Quinine brute.** — Obtenue par le procédé que nous avons indiqué précédemment, la quinine brute est un mélange de quinine, de cinchonine, de principes colorants et de matière grasse ; elle est amorphe, d'aspect résineux, d'un brun fauve plus ou moins foncé, inodore et d'une saveur amère très faible, se ramollissant sous les doigts comme une résine très fusible et se comportant avec les dissolvants à la manière de la quinine pure.

Usages. — La quinine brute, dissoute dans un peu d'eau acidulée ou administrée en électuaire ou en bol, est presque aussi active que le sulfate pur, et comme elle coûte deux ou trois fois moins cher, il en résulte qu'elle mérite la préférence sur ce sel pour le traitement des fièvres intermittentes et de quelques affections nerveuses. Sa préparation n'offrant aucune difficulté, les vétérinaires feront bien de la préparer eux-mêmes et de l'adopter préférablement au sulfate de quinine. L'extrait alcoolique de quinquina peut aussi remplacer ce sel et la quinine brute elle-même.

b. Sulfate de quinine.

Il existe deux sulfates de quinine : l'un, qu'on appelle *sous-sulfate, sulfate neutre,* est bibasique, c'est-à-dire qu'il renferme deux proportions de base pour une d'acide, et de plus huit équivalents d'eau de cristallisation ; l'autre, appelé *sulfate acide, sursulfate,* est neutre par sa composition proportionnelle, c'est-à-dire qu'il contient une proportion de base et une d'acide, et également huit équivalents d'eau. Ces deux sels sont souvent mélangés parce qu'ils présentent le même aspect extérieur, mais le premier est le plus répandu dans le commerce ; il nous occupera donc plus particulièrement.

Caractères du sulfate bibasique de quinine. — Il est solide, blanc, cristallisé en aiguilles soyeuses, flexibles, nacrées, ayant l'apparence de l'amiante ; inodore, ce sel présente une saveur amère et styptique des plus prononcées. Chauffé à 100 degrés, il perd son eau de cristallisation ; à une température plus élevée il fond, devient rouge

32

de sang, exhale une odeur d'aubépine et se décompose bientôt entièrement en laissant un résidu charbonneux. Exposé à l'air il s'effleurit; l'eau froide en dissout 1/700e, et l'eau chaude 1/30e; le sel neutre, beaucoup plus soluble, se dissout dans 11 parties d'eau froide et 8 parties d'eau chaude; aussi a-t-on l'habitude de dissoudre le sulfate bibasique dans l'eau un peu acidulée. Peu soluble dans l'éther et l'alcool froid, le sulfate de quinine se dissout très bien dans l'esprit-de-vin bouillant.

Réactifs. — Chauffé dans une capsule, il fond et devient rouge; la solution, additionnée d'eau chlorée, prend une couleur vert d'émeraude si l'on y ajoute de l'ammoniaque, une couleur jaune de soufre si c'est de la potasse, et une couleur rouge passant au vert à la lumière, si l'on y mélange du cyanure jaune de potassium et de fer. Enfin le chlorure de chaux, additionné d'acide chlorhydrique et d'ammoniaque, précipite la solution de sulfate de quinine en vert (1).

Falsifications. — Le prix élevé de ce médicament et la consommation considérable qu'en font les médecins pour le traitement des fièvres intermittentes font qu'il est rarement pur, et que le génie malfaisant des fraudeurs s'est exercé de tout temps sur l'adultération de ce précieux remède. Les corps qu'on y mélange sont fort nombreux et de nature très diverse; les procédés employés pour les découvrir sont très variés et plus ou moins compliqués. Nous allons les rapporter en substance dans les propositions suivantes:

1° Le sulfate de quinine desséché à 100 degrés, dans une étuve, ne doit pas perdre plus de 10 à 12 pour 100 de son poids.

2° Calciné dans un creuset ou sur une lame de platine, il ne doit laisser aucun résidu une fois le charbon entièrement brûlé; s'il reste un dépôt de cendres ou de poudre blanche, c'est qu'on y avait mélangé des sels minéraux.

3° Traité par l'acide sulfurique pur et concentré, il ne doit pas changer de couleur; s'il rougit, c'est qu'on y a mélangé de la *salicine* ou de la *phloridzine*.

4° L'eau acidulée par l'acide sulfurique le dissout entièrement à froid; s'il reste un résidu, il peut être formé par les acides gras, *stéarique* et *margarique*, ou par une *matière résineuse*.

5° Mis dans un vase contenant de l'alcool à 20 degrés, il se dissout au bout d'une heure si l'on a le soin de remuer le flacon de temps en temps; les corps qu'on peut y avoir mélangés et qui ne se dissolvent pas dans ce véhicule sont fort nombreux: ils peuvent être *organiques*, comme la cinchonine, l'amidon, la fécule, la gomme, la mannite, etc.; ou *minéraux*, tels que le sulfate de chaux cristallisé, les sulfates de soude, de magnésie et de zinc, qui cristallisent en aiguilles, l'oxalate d'ammoniaque, le phosphate de soude, les carbonates de chaux et de magnésie, etc.

6° Soumis à l'action de l'alcool absolu et bouillant, le sulfate de quinine se dissout entièrement; s'il contient du sucre, du glucose ou du sucre de lait, ils restent sur le filtre.

7° En décomposant le sulfate de quinine par l'ammoniaque, chassant cette base par la chaleur, et ajoutant ensuite de l'éther, ce véhicule enlèvera la quinine et laissera intacte la cinchonine si l'on avait ajouté le sulfate de cette base au sel quinique.

Administration. — Le sulfate de quinine s'administre aux animaux sous forme *liquide*, en breuvage ou en layement, ou sous forme *solide*, en électuaire, en bols et en pilules pour les petits animaux; on y ajoute souvent de l'extrait aqueux d'opium.

_____

(1) *Journ. de chim. et de pharm.*, 1851, t. XIX, p. 190 (Vogel).

On peut aussi le faire pénétrer par la méthode endermique, par injection dans les veines, dans le tissu cellulaire sous-cutané, etc. Les doses de ce sel, par la bouche ou le rectum, sont approximativement les suivantes :

1° Grands ruminants.	5 à 10	grammes.
2° Solipèdes	4 à 8	—
3° Moutons et porcs.	1 à 2	—
4° Chien et chat.	0,25 à 1	—

Ces doses seront données d'emblée dans les affections intermittentes, et par fractions rapprochées dans les névroses.

Pharmacodynamie. — Les effets du sulfate de quinine, tant sur les sujets sains que sur ceux qui sont atteints de maladie, présentent une grande analogie avec ceux du quinquina ; cependant ce sel est plus irritant pour les surfaces vivantes où on le dépose : ainsi on a reconnu, chez l'homme, qu'il irrite les vésicatoires sur lesquels on l'applique et qu'il détermine bientôt la purgation en irritant le tube digestif, lorsqu'on l'administre par la bouche. Quand ses molécules ont pénétré dans le sang, il paraît agir particulièrement sur le cerveau, surtout à dose élevée ; car on remarque sur les lapins et les chiens, comme chez l'homme, des vertiges, une sorte d'ivresse avec obscurcissement de la vue, l'obtusion de l'ouïe, une station chancelante, etc. On remarque aussi qu'il détermine, au bout de quelques jours, une diurèse abondante, parce qu'il s'échappe de l'économie par les voies urinaires. Enfin ses effets thérapeutiques sont beaucoup plus simples que ceux du quinquina ; il jouit, comme ce dernier médicament, de la vertu *antipériodique* au plus haut degré, mais il n'en possède pas, à beaucoup près, les qualités *tonique* et *antiputride ;* par contre, il paraît posséder une action *antispasmodique* et même *contre-stimulante* qui manque, en grande partie, au quinquina en nature.

Pharmacothérapie. — Le sulfate de quinine, comme antipériodique, a été employé d'abord par Clichy père contre une fièvre intermittente du cheval, ainsi que nous l'avons déjà dit. M. Legrain en a fait usage dans le même cas, à la dose de 2 à 4 grammes, avec un plein succès, chez un cheval. M. Thiernesse (1) paraît avoir été aussi heureux dans un cas analogue. Un praticien instruit de l'Auvergne, M. Raconnat (2), se fondant sur l'intermittence marquée des phénomènes fébriles et nerveux qui accompagnent le tétanos, a prescrit et employé avec avantage le sulfate de quinine dans le traitement de cette redoutable névrose. Il l'administrait en lavement à la dose moyenne de 4 grammes, avec le quart environ de cette quantité d'extrait gommeux d'opium ; il a réussi à guérir, par ce moyen, un assez grand nombre de chevaux tétaniques. Essayé à la clinique de l'école de Lyon, ce remède a guéri également un cheval atteint de tétanos ; mais la quantité considérable nécessaire à la cure, et le haut prix du médicament, rendent ce traitement trop dispendieux, et par conséquent d'un faible avantage. M. Feuvrier (3), vétérinaire militaire, s'est servi avec avantage de ce moyen dans le traitement d'une hémiplégie chez le cheval.

Ce médicament, malgré son prix élevé, pourrait aussi être employé avec avantage

(1) *Journ. vétér. et agric. de Belgique,* 1844, p. 20.
(2) *Journ. de méd. vétér. de Lyon,* 1845, p. 214, 321 et 364.
(3) *Idem,* 1847, p. 497.

dans le traitement de la fluxion périodique , sur les chevaux de race distinguée , puisque M. Raconnat a toujours vu ce remède faire disparaître cette maladie chez les chevaux tétaniques sur lesquels il en faisait usage ; d'un autre côté , ainsi que nous l'avons rapporté, M. Buer a reconnu que ce sel réduit en poudre impalpable et insufflé dans les yeux abrégeait les accès de fluxion et en éloignait le retour. Chez l'homme , on l'emploie avec beaucoup d'avantages dans le traitement du rhumatisme articulaire aigu ; enfin, tout porte à croire qu'il rendrait quelques services dans le traitement de l'amaurose, de la chorée, de l'épilepsie, de l'immobilité et de la plupart des autres névroses, chez les animaux.

Quant à l'inconvénient de son prix très élevé , on pourrait l'atténuer beaucoup en injectant ce médicament dans les veines, en l'administrant par la méthode sous-cutanée , etc.

c. Autres sels de quinine.

On a proposé souvent de remplacer le sulfate de quinine par des sels de la même base et d'un autre genre ; mais jusqu'à présent l'expérience s'est toujours prononcée en faveur du sulfate. Cependant l'*acétate*, le *valérianate*, l'*arséniate* et le *tannate* de quinine comptent quelques partisans, et sont employés quelquefois chez l'homme ; en médecine vétérinaire leur usage est encore nul.

d. Cinchonine.

La cinchonine pure est cristallisée en prismes quadrilatères ou en lames blanches et translucides, inodore et d'une saveur amère, lente à se développer. Chauffée, cette base fond d'abord, puis se sublime en aiguilles blanches, sans se décomposer. Insoluble dans l'eau froide et l'éther, elle se dissout aisément dans l'alcool, surtout à chaud. Jouissant de propriétés alcalines très prononcées, la cinchonine neutralise les acides et forme avec eux des sels définis et cristallisés, qui ont sous tous les rapports la plus grande analogie avec ceux de quinine, qu'ils servent à falsifier. La cinchonine brute se prépare comme la quinine et en présente tous les caractères. Elle est peu usitée en médecine.

e. Sels de cinchonine.

Ils correspondent exactement à ceux de quinine, qu'ils peuvent parfaitement remplacer en les employant à dose double.

Succédanés du Quinquina.

S'il est déjà très difficile de remplacer le quinquina comme *tonique*, il l'est encore plus de le remplacer à titre d'*antiputride* et surtout d'*antipériodique*. Les tentatives qui ont été faites jusqu'à présent n'ont pu aboutir à lui substituer un médicament vraiment *équivalent*. Les matières qui ont été les plus vantées à cet égard sont l'*acide arsénieux*, la *salicine*, la *phloridzine*, le *cnisin*, les *feuilles de houx*, le *tannin*, les *graines de persil* et le *principe huileux* qu'on en retire, les *glands torréfiés*, les *résines modifiées*, etc., etc.; mais aucune d'elles n'est encore substituée dans la pratique, soit au quinquina, soit au sulfate de quinine.

SECTION CINQUIÈME.

DES ALTÉRANTS (1).

SYNONYMIE : Fondants, désobstruants, atténuants, délayants, apéritifs, atrophiques.

On appelle médicaments *altérants* ou *fondants* ceux qui ont la propriété de diminuer l'activité de la nutrition dans l'état de santé, et de favoriser la résolution de certains engorgements chroniques dans l'état morbide de l'organisme.

Ils paraissent déterminer ces différents effets en diminuant la plasticité des liquides organiques, la tonicité des tissus, et, jusqu'à un certain point aussi, l'activité du système nerveux.

Considérés relativement à la nature de leurs effets, les médicaments altérants sont tout à fait opposés aux toniques dont il vient d'être question : ce que ces derniers fortifient, les fondants l'affaiblissent ; les toniques augmentent la plasticité du sang, tandis que les altérants l'atténuent ; ceux-là donnent de la tension et de la contractilité aux tissus du corps, ceux-ci au contraire diminuent ces propriétés essentielles de la fibre vivante ; enfin, les premiers fortifient l'activité nerveuse, tandis que les derniers la débilitent, etc.; en un mot, ces deux ordres de médicaments sont aussi opposés entre eux que possible.

Cependant, au milieu de leurs dissemblances si radicales, les toniques et les altérants présentent une analogie très marquée sur un point : c'est que les uns et les autres produisent des effets très obscurs sur les animaux sains, tandis que sur ceux qui sont malades, leur action devient généralement très nette lorsqu'ils sont bien indiqués et convenablement administrés.

Origine et caractères. — Tous les médicaments altérants employés en médecine vétérinaire sont tirés du règne minéral. Ce sont en général des produits chimiques dont la nature est parfaitement déterminée et dont les caractères sont assez disparates. Les plus importants de ces médicaments sont les *Alcalis* et quelques uns de leurs composés, les *Mercuriaux*, les *Arsenicaux*, les composés d'*Iode*, de *Brome* et de *Chlore*.

Pharmacotechnie. — Les préparations que l'on fait subir aux altérants sont assez nombreuses, mais généralement très simples ; les unes sont destinées à l'usage interne, les autres à l'emploi extérieur. Ces médicaments s'emploient souvent seuls, et fréquemment aussi associés entre eux ou à d'autres remèdes appartenant à différentes catégories.

Médicamentation. — Les altérants sont mis en usage à l'intérieur et à l'extérieur, soit isolément par une seule voie, soit simultanément par les deux modes d'administration à la fois. A l'intérieur, on les administre toujours par la bouche, tantôt solides, tantôt liquides ; à l'extérieur, on en fait usage en frictions, en injections, en applications diverses, et parfois aussi en fumigations dans les voies respiratoires ou sur la peau.

L'administration intérieure de ces médicaments est soumise à certaines règles générales que nous allons indiquer brièvement. D'abord les doses doivent toujours être

(1) De *alterare*, changer, modifier.

assez modérées pour qu'elles ne suscitent pas de désordres fonctionnels et qu'elles n'attaquent pas d'une manière trop grave la constitution matérielle du corps; en outre, l'ingestion ayant toujours lieu dans l'estomac, il est utile de varier les prescriptions, d'interrompre de temps en temps leur administration, afin de ne pas fatiguer les organes; leur action étant très lente, et les modifications qu'ils produisent devant s'étendre aux parties les plus intimes de l'organisme, il est indispensable d'en continuer l'usage pendant longtemps; enfin, s'il existe des désordres locaux à combattre, il est toujours utile de soutenir le traitement interne par des applications topiques.

Pharmacodynamie. — Les effets des altérants doivent être distingués en *locaux* et en *généraux*.

1° **Effets locaux.** — Les effets que ces médicaments déterminent sur les tissus avec lesquels on les met en contact sont très variables et dépendent beaucoup de la solubilité de ces agents. Ceux qui sont solubles sont en général irritants et même caustiques; ceux qui sont dépourvus de solubilité ont beaucoup moins d'activité, et souvent même ils sont complètement inertes pour les surfaces qu'ils touchent.

2° **Effets généraux.** — Quand les altérants ont été absorbés et qu'ils se sont mélangés au sang, ils agissent silencieusement dans l'organisme sans que leur action soit accusée au dehors par des changements fonctionnels un peu notables, à moins que les doses ingérées n'aient été trop fortes. Les médicaments fondants ont cela de particulier, qu'ils produisent des modifications matérielles très étendues et très profondes sans altérer sensiblement le rhythme des fonctions du corps animal; ce n'est que quand ils ont été administrés à doses trop élevées ou trop prolongées, et qu'ils ont altéré d'une manière grave la matière organique, que leur action se traduit au dehors par des changements dynamiques appréciables.

D'après ces considérations, on peut dire que les effets physiologiques des altérants n'existent pas à proprement parler, et que quand on observe des effets bien évidents sur des sujets sains sous l'influence de ces médicaments, c'est qu'ils ont cessé d'être physiologiques et qu'ils sont devenus *toxiques*. Ce sont donc ces derniers effets que nous devons chercher à faire connaître.

Les médicaments fondants agissent comme les toniques, mais en sens inverse, sur les trois parties essentielles de l'organisme : le sang, les tissus et le système nerveux. Sous l'influence de leur emploi abusif, le sang perd sa couleur vermeille et devient brun; sa viscosité, si nécessaire à son isolement dans les vaisseaux, diminue graduellement; la proportion des globules baisse aussi rapidement, la fibrine perd de sa contractilité et ne donne bientôt plus qu'un caillot mollasse et peu abondant; le sérum devient de plus en plus prédominant, etc. Les tissus mous, surtout les glandes, les parenchymes, les muscles, perdent peu à peu de leur tonicité, de leur contractilité, et deviennent flasques; les vaisseaux et les conduits perdent aussi de leur ressort et ne chassent plus que mollement les fluides qu'ils contiennent, etc. Enfin, le système nerveux, tant de la vie animale que de la vie organique, perd aussi une notable partie de son activité, et souvent même il est vivement atteint dans ses fonctions, comme l'indiquent parfois des tremblements musculaires, des paralysies, etc.

Il est facile de comprendre que sous l'influence de désordres aussi graves et aussi nombreux, les opérations de la chimie vivante sont suspendues, et que la nutrition doit être réduite au mouvement de décomposition. Il est également aisé de se figurer les conséquences définitives que les atteintes multipliées que subit la matière organisée doivent entraîner après elles ; l'expérience a appris, en effet, que quand les liquides ont été fluidifiés outre mesure, que les solides ont perdu tout ressort, que les forces intimes de l'organisme sont près de s'éteindre, etc., il se déclare un état morbide général qu'on appelle *cachexie*. Alors les liquides nutritifs trop ténus passent à travers les parois flasques des vaisseaux qui les renferment, filtrent et transsudent entre les fibres relâchées des tissus ; le sérum surabondant s'accumule dans le tissu cellulaire et les grandes séreuses, des pétéchies se montrent sur les muqueuses pâles et infiltrées ; tout se mêle dans l'organisme, contenant et contenu, et bientôt la mort vient mettre fin à cette désorganisation anticipée.

Pharmacothérapie. — Sous ce titre, nous avons à examiner les effets thérapeutiques et les indications des médicaments altérants.

1° Effets thérapeutiques. — Les anciens médecins ayant remarqué la propriété dont jouissent ces médicaments de dissiper plus ou moins rapidement certains engorgements indolents externes ou internes, au moyen de leur application locale ou de leur administration intérieure, leur avaient donné la dénomination de *fondants*, parce qu'ils supposaient qu'ils produisaient leurs effets curatifs en fondant ou en dissolvant la matière organique altérée qui constitue la base de l'engorgement. Ils les avaient aussi appelés *désobstruants* pour indiquer l'idée qu'ils se faisaient de leur action, en admettant qu'ils ouvraient de nouveau les vaisseaux et les conduits en fluidifiant les matières morbides qui les obstruaient. Enfin quelques médecins, voulant spécifier plus exactement leur action sur les engorgements, les appelaient *atténuants*, *délayants*, etc., s'ils se figuraient que ces médicaments divisaient, délayaient les matières contenues dans les vaisseaux ; ou les qualifiaient d'*apéritifs* s'ils croyaient que les parois épaissies des canaux, leur calibre rétréci, etc., étaient modifiés avantageusement par ces médicaments.

Ces vieilles idées, qui rappellent à la fois la chimiatrie et l'iatro-mécanique, n'ont pas encore été remplacées par une théorie raisonnable. A la vérité, depuis les travaux de Bichat sur les absorbants, on a admis assez généralement que ces médicaments activent l'énergie de cet ordre de vaisseaux et leur donnent la faculté de résorber peu à peu les produits épanchés qui forment les engorgements ; mais cette explication n'est pas plus satisfaisante que celles des anciens, et les objections se présentent en foule pour la combattre.

On a proposé dans ces derniers temps deux théories pour rendre compte des effets des altérants, qui méritent un peu plus de créance à notre avis : l'une est *rationnelle*, l'autre est *empirique*.

D'après la première, les fondants agiraient sur les engorgements à la manière de la saignée et des dérivatifs ; c'est-à-dire qu'en appauvrissant peu à peu le fluide sanguin, en attaquant ses éléments organisables, ils mettraient l'économie dans la nécessité d'entretenir la viscosité du sang en puisant dans sa propre substance ; alors les absorptions interstitielles, en redoublant d'activité, amèneraient parfois la disparition des tumeurs existant dans l'organisme.

Dans la théorie empirique, on suppose que les altérants agissent spécifiquement sur le principe morbide qui a donné lieu aux altérations de tissus, et qu'une fois ce germe détruit, l'équilibre ne tarde pas à se rétablir dans la machine organisée, par la résorption des produits épanchés et accumulés dans certains organes. Ce qui donne une certaine valeur à cette supposition, c'est que tous les altérants, malgré l'unité apparente de leurs effets, n'agissent pas avec la même efficacité sur tous les engorgements, et qu'un choix bien entendu de ces agents abrége parfois singulièrement le traitement de certaines affections.

Quoi qu'il en soit de ces explications théoriques, l'expérience démontre que les alté-rants, convenablement choisis et appliqués, déterminent des effets thérapeutiques beaucoup plus nets que leurs effets physiologiques, même poussés à l'excès. Elle nous apprend aussi qu'employés trop longtemps, ils ne font pas seulement disparaître les engorgements de certains organes, mais encore diminuent le volume normal de ces parties, les émacient, d'où la dénomination très juste de remèdes *atrophiques* qu'on leur donne aussi quelquefois. Enfin, cet effet fondant exagéré, qu'on doit éviter autant que possible, indique la nécessité de s'arrêter à temps dans l'usage local ou général de ces médicaments, c'est-à-dire que, dès que le mouvement de résorption est bien décidé, il faut le laisser continuer paisiblement par les seuls soins de la nature, etc.

2° **Indications thérapeutiques.** — Elles se divisent naturellement en deux catégories : celles des maladies aiguës et celles des maladies chroniques.

a. **Maladies aiguës.** — Certaines maladies aiguës, telles que la péritonite, l'ar-thrite et le rhumatisme aigus, certaines variétés de pneumonie, les affections couen-neuses, etc., sont caractérisées non seulement par une marche très rapide, mais encore par une grande coagulabilité du sang et une singulière tendance de l'orga-nisme à produire à la surface ou dans l'intimité des organes des produits organisés, ce qui augmente beaucoup la gravité de ces maladies. Or, on a reconnu que les alté-rants, employés seuls ou concurremment avec la saignée, avaient la propriété, plus que tout autre moyen, de corriger promptement cette fâcheuse tendance de l'organi-sation. Ceux qu'on emploie le plus fréquemment pour remplir ce genre d'indications sont les *alcalins* et les *mercuriaux*, parce qu'ils sont moins excitants que les autres fondants.

b. **Maladies chroniques.** — Toutes les maladies qui s'accompagnent d'altéra-tions ou d'engorgements de tissus, telles que la morve, le farcin, les scrofules, les maladies cutanées et lymphatiques, les inflammations des glandes et des organes pa-renchymateux, les altérations des articulations, des tendons, des os, etc., exigent presque toujours, principalement dans la période de chronicité, l'usage local ou gé-néral, momentané ou prolongé, des médicaments altérants. L'expérience démontre qu'alors et convenablement maniés, ils donnent des résultats quelquefois inespérés, et qu'on n'attendrait pas bien souvent d'agents en apparence plus énergiques, comme les caustiques, le feu, etc. Cette vérité ressortira nettement, nous l'espérons, de l'histoire particulière de chaque catégorie d'altérants.

CHAPITRE PREMIER.

DES ALTÉRANTS ALCALINS.

Nous comprenons sous cette dénomination, la potasse et la soude, leurs carbonates et bicarbonates, les savons et la plupart des sels alcalins à acides organiques qui se transforment en carbonates dans l'économie animale. On pourrait y comprendre au besoin l'ammoniaque et ses composés salins, la baryte, la strontiane, la chaux et la magnésie ; mais ces divers composés sont, ou inusités, ou employés à d'autres titres qu'à celui d'alcalins.

Les deux alcalis inorganiques et leurs composés salins sont eux-mêmes rarement employés en médecine vétérinaire comme altérants; on en fait surtout usage comme *diurétiques;* aussi, pour ne pas trop nous écarter des usages admis en médecine vétérinaire, nous examinerons ici les alcalins d'une manière générale, et nous renverrons pour les détails à la classe des diurétiques.

Médicamentation. — Les médicaments alcalins s'administrent habituellement à l'état de pureté et presque toujours isolément. A l'intérieur, on les donne exclusivement à l'état liquide; leurs qualités irritantes permettent peu de les faire ingérer en électuaires ou en bols; à l'extérieur, on les emploie sous des formes plus variées : en dissolution aqueuse, en teinture, en pommade, etc.

Pharmacodynamie. — Leurs effets sont *locaux* et *généraux.*

1° **Effets locaux.** — Employés en lotions peu concentrées, les médicaments alcalins exercent sur la peau une action détersive prononcée ; si l'application est répétée sur le même point, elle devient irritante, et à la longue elle détermine une action résolutive manifeste.

Ingérés dans l'estomac en solutions légères, les alcalins sont d'abord favorables aux fonctions digestives; ils corrigent l'excès d'acidité du suc gastrique, font cesser même certaines diarrhées qui paraissent en provenir, comme on le remarque chez les jeunes animaux à la mamelle, absorbent une partie des gaz intestinaux, amendent et font même disparaître certains appétits dépravés, la tendance à manger les matières terreuses, etc. Cependant il faut avouer que ces effets salutaires ne sont que momentanés, et que si l'on continue trop longtemps l'usage de ces remèdes, ou si on les administre à trop fortes doses, ils dérangent bientôt les fonctions digestives, causent du dégoût, produisent de la purgation, soit en irritant la muqueuse du tube digestif, soit en changeant la nature des opérations chimiques qui se passent dans ce conduit.

2° **Effets généraux.** — Le premier effet qui accuse le passage des alcalins dans le sang, c'est assurément la diurèse, qui se montre constamment et peu de temps après l'ingestion de ces médicaments ; le pouls change peu généralement de rhythme, mais il devient plus souple et plus mou ; les autres fonctions sont peu influencées.

Un autre effet constant, et en quelque sorte nécessaire des alcalins, mais qui survient moins rapidement que le précédent, c'est la modification qu'ils apportent peu à peu dans la constitution chimique des liquides du corps : les uns, comme le sang, la salive, la bile, le suc pancréatique, le lait, et l'urine chez les herbivores, sont doués de propriétés plus ou moins alcalines; les autres, tels que le suc gastrique, la sueur, et l'urine des carnivores, présentent des qualités acides prononcées. Les médicaments alcalins, en se mêlant aux fluides nutritifs d'abord, puis aux liquides sécrétés, doivent forcément augmenter la réaction alcaline des premiers, et, au contraire, diminuer, faire disparaître, et même changer entièrement les qualités acides des seconds. On comprend, d'après cela, de quel secours ces modifications chimiques peuvent être dans le traitement de certaines maladies, comme aussi il est évident qu'on ne doit pas les pousser trop loin, dans la crainte de jeter une perturbation générale dans les fonctions nutritives.

Enfin un autre effet, à la vérité plus complexe que ceux que nous venons d'étudier, survient toujours sous l'influence prolongée des alcalins : c'est la fluidité du sang, qui peut être poussée jusqu'à la cachexie. Les uns attribuent cet effet à l'action dissolvante que les alcalins exercent sur les éléments fibrineux et albumineux du sang ; les autres, à la faculté comburante exagérée qu'acquiert ce fluide sous l'influence d'un excès d'alcali. Quoi qu'il en soit, si l'usage de ces médicaments est trop prolongé, le sang devient très fluide, décoloré, les tissus mous et flasques; des infiltrations séreuses, des hémorrhagies passives et un amaigrissement rapide se montrent avant que la mort survienne.

Pharmacothérapie. — Les alcalins ont encore été peu employés chez les animaux; cependant ils peuvent être utiles dans un assez grand nombre de circonstances que nous allons rapidement indiquer.

En première ligne se présentent certaines affections de l'appareil digestif, telles que l'ingestion accidentelle de matières acides, la diarrhée des animaux qui tettent encore, et qui paraît être due souvent à un excès d'acidité des sucs gastrique et intestinaux, la tympanite des ruminants et des gros intestins des solipèdes, surtout quand elle est chronique, etc. Nous avons indiqué depuis longtemps, dans nos cours, ces médicaments comme devant être utiles chez les animaux qui ont l'appétit dépravé, qui lèchent les murs et recherchent les substances terreuses; cette simple induction théorique se trouve appuyée par l'autorité pratique de Flandrin (1), qui, comme nos recherches nous l'ont appris depuis, conseillait l'emploi du carbonate de potasse à la dose de 30 grammes dans un litre d'eau, chez les vaches *rongeantes*, en qualité d'antiacide. Enfin ces médicaments paraissent indiqués également dans les engorgements chroniques du foie accompagnés ou non de calculs dans les voies biliaires.

Les alcalins, en qualité de diurétiques, sont indiqués dans quelques affections chroniques des voies génito-urinaires, et notamment dans les supersécrétions de la muqueuse qui les tapisse; on les emploie aussi chez l'homme, avec assez de succès, contre le diabète et l'albuminurie. Quant à leur emploi comme agents *lithontriptiques*, ils sont loin d'avoir, chez les animaux, l'importance qu'ils présentent chez l'homme dans le traitement des affections calculeuses; car ils paraissent se montrer efficaces surtout contre les calculs à base d'acide urique : or, ces calculs sont extrêmement rares dans les herbivores, chez lesquels on n'observe le plus souvent que des calculs formés de carbonate calcaire ou de phosphate ammoniaco-magnésien; d'après cela, il est facile de comprendre que l'action des boissons alcalines sur ces concrétions doit être peu énergique et très lente.

On n'a pas tiré grand parti encore des changements chimiques que les alcalins introduisent dans les fluides nutritifs et les liquides sécrétés; cependant, chez l'homme, on les emploie contre le diabète; dans le but surtout de corriger l'excès d'acidité des fluides organiques, qui transforment l'amidon en glucose, qui est excrété ensuite par les reins; on a proposé aussi ces médicaments pour corriger la propension à l'obésité, en communiquant au sang des vertus comburantes plus actives; enfin nous avions supposé théoriquement que ces médicaments devaient corriger la tendance du lait de certaines vaches à se coaguler sans cause connue, ou bien à la suite de la mammite. M. Buer, à qui nous avions communiqué cette idée, l'a vérifiée en pratique; elle lui a donné déjà quelques succès.

Leur action liquéfiante sur le sang a été mise à profit par beaucoup de praticiens contre certaines phlegmasies aiguës, telles que la fourbure, le rhumatisme aigu, les affections de poitrine, etc. M. Delafond (2) les recommande beaucoup contre ce qu'il

(1) *Instr. vétér.*, t, III, p. 252.
(2) *Thérap. génér.*, t, II, p. 449.

appelle la *polyémie* des moutons, dont le sang est trop riche en éléments organisables, ainsi que contre l'hématurie pléthorique des grands ruminants, etc. M. Lafosse (1) a employé la potasse caustique en dissolution pendant la période d'invasion de la péripneumonie contagieuse du gros bétail, surtout quand le sang était trop riche et donnait un caillot trop consistant : la dose était de 2 à 3 grammes dans 4 à 6 litres d'eau, donnée en trois fois dans la journée; on suspendait l'emploi du remède aussitôt que l'appétit diminuait et que la diarrhée se montrait, ce qui avait généralement lieu du troisième au cinquième jour. Enfin les alcalins, comme les autres fondants, sont indiqués dans les maladies de la peau, les affections lymphatiques, les engorgements des organes glanduleux ou parenchymateux, etc.

A l'extérieur du corps, ils sont employés comme détersifs contre les crevasses indurées, les ulcères sanieux, les plaies de mauvaise nature, les maladies de la peau rebelles, etc.; et à titres de fondants ou résolutifs, sur les engorgements indolents, les indurations de la peau, les cors, etc.

CHAPITRE II.

DES ALTÉRANTS MERCURIAUX.

Les médicaments de cette catégorie comprennent le mercure et la plupart des composés binaires ou ternaires qu'il forme avec les corps simples non métalliques. Sous le rapport chimique, les composés mercuriels se divisent naturellement en *protoxydés* et *bioxydés;* et sous celui de la pharmacologie, qui doit seul nous occuper ici, ces composés forment deux catégories distinctes : les corps *insolubles;* comme le mercure métallique, le protoxyde, le protochlorure, les sulfures, les iodures, etc.; les composés *solubles,* tels que le bioxyde, le bichlorure, le cyanure, les nitrates, les sulfates, etc.

Pharmacotechnie. — Les mercuriaux forment la base d'un grand nombre de préparations officinales ou magistrales, destinées soit à l'usage interne, soit à l'emploi chirurgical ou externe. Il en sera question avec détail dans l'histoire spéciale de chaque composé mercuriel.

Médicamentation. — L'administration des mercuriaux s'effectue par trois méthodes principales : par ingestion gastrique, par frictions cutanées et par fumigations; nous allons dire un mot de chacune d'elles.

1° Ingestion gastrique. — C'est la méthode la plus usuelle et la plus sûre; elle se fait sous la forme solide ou liquide. On donne à l'état solide, c'est-à-dire en électuaire, en bols ou en pilules, les mercuriaux insolubles, parce qu'ils sont peu irritants et se prêtent moins à une autre forme d'administration. Par contre, les mercuriaux solubles se donnent à peu près exclusivement en breuvage, parce qu'en raison de leurs qualités irritantes, ils sont difficilement supportés sous une autre forme. Les uns et les autres sont administrés à l'état de pureté ou bien mélangés à des matières organiques ou inorganiques, selon les indications.

2° Frictions cutanées. — Les frictions cutanées conviennent surtout et sont principalement employées pour les affections purement locales; cependant, lorsqu'elles

(1) *Journ. des vétér. du Midi*, 1854, p. 7.

sont pratiquées sur une large surface et répétées plusieurs fois, elles peuvent faire parvenir dans le sang une quantité suffisante de molécules mercurielles pour modifier profondément l'économie animale. Chez les animaux ruminants, surtout, les frictions cutanées donnent des résultats prompts et énergiques, et conviennent mieux pour l'administration de ces médicaments que les voies digestives. C'est principalement la pommade mercurielle qui est employée par cette méthode.

3° **Fumigations.** — Les composés de mercure, et ce métal lui-même, étant très volatils sous l'influence d'une température peu élevée, on comprend la possibilité de les administrer en vapeurs, soit dans les voies respiratoires, soit sur la peau. Néanmoins, comme ce procédé offre quelques dangers pour les personnes chargées de l'administration, qu'il peut plus facilement que tout autre nuire aux animaux qui y sont soumis, et qu'en outre, il n'offre aucun avantage bien évident, il est peu digne d'être employé. Aussi est-il à peu près inusité en médecine vétérinaire, et n'a-t-il été mis en usage que pour un seul composé mercuriel, le sulfure rouge.

Posologie. — Les doses des altérants mercuriaux sont très variables pour chacun d'eux; ceux qui sont insolubles peuvent toujours être administrés à doses beaucoup plus élevées que les composés solubles. Pour les uns et les autres, on peut poser comme règle générale, que les quantités administrées à la fois doivent être peu considérables, et qu'il est infiniment plus profitable aux malades et au résultat du traitement, de répéter les doses que de les donner trop fortes d'emblée. En procédant par doses altérantes, on évite la saturation mercurielle, et l'on assure beaucoup mieux l'absorption de ces médicaments et le mélange de leurs molécules avec le sang.

Pharmacodynamie. — Les effets des mercuriaux seront distingués en *locaux externes*, *locaux internes* et *dynamiques*.

1° **Effets locaux externes.** — Ces effets varient beaucoup selon que ces médicaments sont insolubles ou solubles : dans le premier cas, ils n'ont qu'une action fort légère sur les muqueuses ou les tissus dénudés, et à peu près nulle sur la peau intacte, à l'exception des iodures qui sont irritants; dans le second cas, au contraire, ces médicaments agissent sur tous les tissus qu'ils touchent comme des caustiques très énergiques, ainsi que le démontre l'action du sublimé corrosif, des nitrates de mercure, etc.

2° **Effets locaux internes.** — Les effets que les mercuriaux développent dans le tube digestif dépendent beaucoup aussi, sinon par leur nature, au moins par leur intensité, du degré de solubilité de ces médicaments; ceux qui sont insolubles irritent moins le tube digestif, mais ils sont plus susceptibles de déranger les fonctions intestinales, de causer de la diarrhée, que ceux qui sont solubles, sans doute parce qu'on les administre à doses beaucoup plus élevées. Du reste, les uns comme les autres sont peu favorables à la digestion et ne tardent pas à en déranger les actes dès que les doses s'élèvent un peu ou qu'on en prolonge sensiblement l'usage.

3° **Effets dynamiques ou généraux.** — Les effets qui se développent dans l'économie animale lorsque les molécules mercurielles ont été absorbées et mélangées au sang sont en général peu marqués sur les animaux sains tant que les doses sont maintenues dans une juste mesure et que l'usage n'en a pas été trop prolongé; mais quand l'économie commence à être *saturée* de ces médicaments, les effets deviennent très manifestes, et se présentent avec des caractères tout à fait spéciaux; et enfin, quand l'organisme a été profondément modifié par ces agents puissants, on observe de nouveaux phénomènes qui caractérisent ce qu'on appelle la *cachexie mercurielle*.

Avant d'aborder les signes caractéristiques des deux états spéciaux du corps qu'on appelle *saturation* et *cachexie* mercurielles, il importe d'examiner une question préliminaire importante, l'*absorption* des mercuriaux sur les diverses surfaces où on les dépose et notamment dans le tube digestif.

Absorption mercurielle. — De tout temps on s'est beaucoup occupé de l'absorption de ces médicaments importants, et dans ces derniers temps, grâce aux recherches des chimistes, plusieurs points de cette question intéressante, qui étaient restés obscurs, ont pu être éclaircis. Autrefois on croyait, et même encore de nos jours, bon nombre de personnes admettent que le mercure métallique et la plupart des mercuriaux insolubles peuvent être absorbés en nature lorsqu'ils sont convenablement divisés, et que chacun des composés mercuriels solubles est absorbé sans modification dans sa nature chimique. M. Mialhe, qui s'est occupé de ce sujet avec une grande ardeur, n'accepte aucune de ces opinions : d'abord il repousse avec raison, comme contraire aux lois physiologiques, l'absorption des mercuriaux insolubles à l'état solide ; ensuite il rejette comme opposée aux principes de la chimie l'opinion qui admet l'absorption des mercuriaux solubles sans modification de leur nature. Selon ce chimiste, à l'exception du bichlorure de mercure qui est absorbé en nature, tous les autres composés mercuriels ne le sont qu'après avoir subi un plus ou moins grand nombre de modifications chimiques, qui ont pour résultat définitif de les transformer tous en sublimé corrosif, qui est le composé type et final. Voici comment il raisonne : « Toutes les préparations mercurielles usitées en médecine,
» en réagissant avec les chlorures alcalins contenus dans l'économie animale, seules
» ou avec le concours de l'air, produisent une certaine quantité de sublimé corrosif.
» La quantité de ce composé qui prend naissance avec les différents composés fournis
» par le mercure est loin d'être la même avec chacun d'eux. Le bioxyde de mercure,
» la plupart des composés binaires qui lui correspondent par leur composition et tous
» les deutosels de mercure en général, en présence des chlorures alcalins, donnent
» lieu, par une simple double décomposition, à du deutochlorure de mercure et à un
» nouveau composé alcalin, tandis que le protoxyde de mercure, la plupart des composés binaires qui lui correspondent par leur composition, commencent par produire du protochlorure de mercure, et ce n'est que par une réaction subséquente
» qu'une très faible proportion de sublimé corrosif est produite. » (*Mémoire sur les mercuriaux* et *Traité de l'art de formuler.*)

A. **Saturation mercurielle.** — Quel que soit l'état chimique sous lequel les molécules mercurielles pénètrent dans le sang, il est démontré qu'elles attaquent d'une manière spéciale les liquides et les solides organiques au bout d'un certain temps, et qu'elles entraînent comme conséquences des changements remarquables dans le rhythme des fonctions. Cette double action, matérielle et dynamique, passe d'abord inaperçue, tant qu'elle est légère ; mais à mesure que les molécules mercurielles s'accumulent dans l'économie, elles paraissent y contracter des alliances chimiques qui sont la cause première des effets qu'on observe. On dit alors qu'il y a *saturation mercurielle*; cet état est caractérisé par des modifications matérielles et dynamiques qu'il est très important d'examiner.

1° **Modifications matérielles.** — Lorsque les mercuriaux ont été administrés pendant un certain temps et d'une manière soutenue, les liquides et les solides du corps sont profondément modifiés. Le sang retiré des vaisseaux est très fluide, peu coloré, pauvre en globules, et ne fournit en se coagulant qu'un caillot peu abondant, mollasse et diffluent. La plupart des solides, et notamment les muscles, les glandes, les ganglions, les parenchymes, ont perdu de leur couleur, de leur ténacité, sont devenus mous, friables, etc., ainsi que nous l'établirons en parlant des lésions que laisse après elle la cachexie mercurielle.

2° **Modifications dynamiques.** — Les changements fonctionnels qui se produisent pendant la saturation mercurielle se font remarquer non seulement sur les fonctions de nutrition, mais encore sur celles de relation, ainsi que nous allons le voir en les passant successivement en revue.

Circulation et respiration. — Les mercuriaux accélèrent la circulation dans le principe, parce qu'en raison des nombreuses modifications matérielles qu'ils produisent dans l'organisme, ils développent toujours un léger mouvement fébrile ; mais ils ont aussi pour effet constant d'affaiblir l'énergie des battements du cœur, de rendre le pouls plus petit et plus mou, etc. La respiration est rarement modifiée d'une manière notable ; cependant, quand la saturation mercurielle est complète et que les médicaments ont déterminé des désordres dans les poumons, les plèvres, etc., on observe souvent, particulièrement sur les ruminants et le chien, une toux quinteuse, fréquente, avortée ; en outre, de la douleur dans le larynx et la trachée, qui sont très sensibles à la pression.

Sécrétions. — Les composés de mercure exercent sur les diverses sécrétions une influence très marquée et très variable selon leur nature : on peut dire que dès le principe ils les augmentent toutes en se faisant jour par les diverses voies d'excrétion, telles que les reins, la peau, les bronches, etc. Cependant, au bout d'un certain temps, ces médicaments augmentent constamment certaines sécrétions, tandis qu'ils en arrêtent plus ou moins complétement quelques autres.

Les sécrétions augmentées sous l'influence des mercuriaux sont celles du *mucus*, des *urines* et de la *salive*. Les deux premières ne sont pas modifiées très notablement, mais la dernière subit des changements si prononcés et si constants, qu'ils sont caractéristiques de la médication mercurielle et méritent une étude spéciale.

Ptyalisme mercuriel. — Que l'on administre les mercuriaux par la bouche, ou qu'on les fasse absorber par une voie quelconque, presque toujours ils agissent d'une manière spéciale sur l'appareil de la mastication. Les premiers phénomènes que l'on remarque sont d'abord la rougeur et l'injection de la muqueuse buccale, la tuméfaction des gencives ; puis les cryptes muqueux et les glandes molaires se gonflent, et un mucus épais et glaireux se montre dans la bouche ; enfin une salive claire et filante afflue dans la cavité buccale et s'échappe par les commissures des lèvres. Si alors on supprime les mercuriaux, et qu'on fasse quelques injections dans la bouche, la salivation ne tarde pas à disparaître dans la plupart des cas ; mais si, au contraire, on insiste sur leur usage, les désordres de l'appareil masticateur peuvent devenir très graves : la buccale s'épaissit et s'ulcère, les gencives se ramollissent ; les amygdales, les ganglions de l'auge, les parotides, deviennent douloureux et gonflés ; la respiration est gênée, et la déglutition est impossible ; enfin la langue, surtout chez les ruminants, est grosse et sort de la bouche ; les os se carient, et les dents tombent, ainsi que M. Dubourdieu (1) l'a constaté chez un chien traité d'une péritonite

(1) *Journ. des vétér. du Midi*, 1846, p. 540 et suiv.

traumatique à l'aide de frictions mercurielles sous l'abdomen. Quand la salivation est arrivée à ce degré d'intensité, l'intérieur de la bouche exhale une odeur très fétide, et il est sage d'employer quelques moyens locaux pour modérer les désordres ; ceux qu'on préconise chez l'homme sont la cautérisation des gencives avec l'acide chlorhydrique, des collutoires avec de l'alun, du borax, etc.; ces moyens peuvent être essayés sur les animaux.

Le ptyalisme mercuriel doit-il être attribué à l'action spécifique du mercure sur les glandes salivaires, ou à l'action irritante qu'il paraît exercer sur la muqueuse de la bouche? Quelques auteurs admettent cette dernière opinion, et pensent que l'irritation se propage ensuite de proche en proche, par l'intermédiaire des canaux excréteurs, jusqu'aux glandes salivaires. Il est possible que les choses se passent ainsi quand le mercure a été administré par la bouche, et qu'il a agi directement sur la buccale ; mais quand il a été absorbé par une autre voie, la peau, par exemple, il nous paraît difficile de ne pas admettre son action directe et primitive sur les glandes salivaires.

Les sécrétions que les mercuriaux diminuent d'abord et suppriment ensuite, sont la sécrétion de la synovie, celle du lait, et généralement toutes celles qui sont morbides, comme celle du pus, des muqueuses altérées, etc. La diminution de la sécrétion synoviale est une conséquence assez fréquente de la saturation mercurielle, surtout chez les ruminants ; elle est indiquée par la roideur des grandes articulations, la difficulté des mouvements, la mastication laborieuse et pénible, etc. : ces effets ont été observés et décrits par M. Carrère (1). Les effets de ces médicaments sur la lactation ont été remarqués depuis longtemps, soit chez l'homme, soit chez les animaux ; ils paraissent dus à ce qu'une partie des molécules mercurielles sortent de l'économie par le produit des mamelles, ce qui permet de médicamenter les jeunes animaux avec le lait ainsi chargé de mercure. M. Delafond (2) a vu des frictions mercurielles pratiquées sur deux chèvres atteintes de dartres à la face supprimer complétement la sécrétion lactée sur ces deux femelles. Kraner (3), et sans doute beaucoup d'autres praticiens, ont fait la même observation sur la vache. Enfin les sécrétions morbides, comme celles des muqueuses frappées d'inflammation chronique, celle du pus sur les diverses solutions de continuité, etc., sont facilement taries par les frictions mercurielles, lorsqu'elles ne sont pas entretenues par un vice local ou général, ainsi que cela résulte des recherches de M. H. Bouley (4).

Nutrition. — L'action des mercuriaux sur la nutrition est semblable à celle de tous les altérants ; elle consiste dans l'arrêt complet du mouvement d'assimilation, et dans une sorte d'annulation de ce que certains physiologistes appellent la force de formation, la force plastique. Par contre, le mouvement de décomposition ou de résorption acquiert, sous l'influence de ces médicaments, une activité insolite ; d'où résultent d'abord l'amaigrissement du corps et ensuite le marasme et la mort, si l'emploi des mercuriaux est continué d'une manière abusive. Les effets de ces médicaments sur le sang et les solides expliquent facilement ce résultat.

Innervation. — Les animaux qui sont exposés aux vapeurs mercurielles, comme cela a lieu dans les mines où l'on extrait ce métal, chez les doreurs, les miroitiers, etc.,

(1) *Journ. des vétér. du Midi*, 1839, p. 199.
(2) *Thérap. génér.*, t. II, p. 395.
(3) *Journ. vétér. et agric. de Belgique*, 1843, p. 354.
(4) *Recueil*, 1840, p. 542 et suiv.

sont sujets, comme les hommes soumis à la même influence, à divers désordres nerveux, et surtout à un tremblement musculaire grave, que l'on a qualifié avec raison de *tremblement mercuriel.* Cet accident nerveux s'observe rarement dans le traitement hydrargyrique; cependant divers auteurs l'ont signalé. Godine jeune (1) dit avoir observé des phénomènes de catalepsie sur quatre chevaux qui avaient été soumis à des frictions étendues de pommade mercurielle pour guérir la gale; M. Lafosse (2) a remarqué des tremblements chez des vaches sur lesquelles on pratiquait ces frictions à titre d'expérience; M. de Gasparin (3) signale également cet accident chez le mouton; enfin la plupart des médecins qui ont expérimenté sur les chiens, les chats et les lapins, ont mentionné le tremblement mercuriel. Cette influence pernicieuse des mercuriaux sur le système nerveux s'explique à la fois par leur action dissolvante sur le sang, et par leur effet antivital sur tout ce qui est doué de la vie.

Éruption mercurielle ou hydrargyrie. — Depuis longtemps les médecins avaient observé que, sous l'influence du traitement mercuriel, il se produit souvent sur la peau de l'homme une éruption particulière formée de vésicules transparentes, et qu'on a appelée *eczéma mercuriel.* Pendant longtemps cette lésion spéciale de la peau avait échappé à l'attention des vétérinaires; mais depuis quelques années elle a été signalée et décrite par plusieurs praticiens. Les premières observations ont été recueillies sur les animaux ruminants, qui paraissent être très sujets à cette éruption. Ce sont tantôt des pustules grosses comme un pois, qui s'abcèdent et suppurent (Kraner); tantôt des boutons gros comme des noisettes ou des noix, se montrant sur le trajet des vaisseaux, et présentant une grande analogie avec le farcin du bœuf (Barraud); enfin ce sont parfois des gerçures, des chutes de plaques épidermiques avec les poils, suivies d'ulcérations saignantes, et se cicatrisant lentement et sans phénomènes inflammatoires (Débals, Festal, Ph. Hertwig, Robellet, etc.).

L'hydrargyrie n'a pas encore été observée sur les solipèdes, du moins en France; M. Percivall (4) décrit cependant une éruption pustuleuse survenue chez un cheval sur une région galeuse traitée par les frictions mercurielles plusieurs mois après la guérison de la maladie; enfin M. Vallada (5) a fait connaître avec détail une éruption de ce genre survenue chez un chien traité par les frictions mercurielles.

Tels sont les phénomènes les plus caractéristiques de la saturation mercurielle. Étudions maintenant les suites de cet état de l'économie, ou ce qu'on appelle *infection* ou *cachexie hydrargyrique.*

B. **Cachexie mercurielle.** — Lorsque l'on continue l'usage des mercuriaux nonobstant les signes qui indiquent la saturation, ou quand on ne porte pas remède à cet état alors même qu'il est très prononcé, ou enfin quand par suite de doses exagérées ou de susceptibilités individuelles, les effets de ces médicaments sont très prononcés, l'organisme se trouve bientôt sous le coup d'une intoxication véritable, d'une infection mercurielle entraînant après elle un état cachectique très grave, et le plus souvent irrémédiable. Cet état, qu'on a eu souvent occasion d'observer sur les ruminants, qui sont extrêmement sensibles à l'action des mercuriaux, et sur des solipèdes et des chiens soumis à l'expérimentation avec ces médicaments, est caractérisé par un groupe de symptômes d'une physionomie spéciale. Nous allons indiquer les principaux.

(1) *Journ. théoriq. et pratiq.*, t. III, p. 77.   (4) *Loc. cit.*
(2) *Journ. des vétér. du Midi*, 1849, p. 433.   (5) *Giornale di veterinaria di Torino*, 1852,
(3) *Malad. contag. des bêtes à laine*, p. 183.   p. 149.

Les animaux qui sont sous l'influence de l'infection mercurielle ont perdu l'appétit et souvent la possibilité d'avaler, à cause du gonflement de la langue et des autres parties renfermées dans la bouche et le pharynx; une salivation et une diarrhée épuisantes, et d'odeur très désagréable, tourmentent sans cesse les sujets infectés; la station est chancelante, les mouvements difficiles, à cause de la roideur des articulations; les membres sont parfois agités de tremblements musculaires ou de convulsions; des œdèmes et des infiltrations se montrent bientôt à la tête, aux membres, au fanon, sous le ventre, etc., et dissimulent très imparfaitement la maigreur des animaux, qui devient rapidement du marasme; la circulation est vite et faible; le cœur bat tumultueusement pendant que le pouls reste petit, mou, misérable; la respiration est accélérée, difficile, accompagnée d'une toux quinteuse, faible et avortée; un écoulement mucoso-purulent s'établit souvent par les narines; les yeux sont caves et larmoyants; les urines sont fétides et jaunâtres; les femelles pleines avortent souvent; les plaies prennent une teinte plombée, puis noire, et se dessèchent bientôt (H. Bouley); toutes les solutions de continuité saignent au moindre contact, et ont beaucoup de tendance à se gangrener (Bretonneau); des éruptions graves se montrent souvent sur la peau; le sang, devenu fluide et disposé à la putridité, passe souvent en totalité ou en partie à travers les parois des vaisseaux, et forme des épanchements, des hémorrhagies passives, etc. Enfin, les animaux perdent graduellement leurs forces, la station devient impossible, ils se laissent tomber sur le sol; leur respiration s'embarrasse, la chaleur de la surface du corps baisse, le pouls devient inexplorable, et bientôt la mort vient clore cette destruction anticipée.

Tels sont les phénomènes qui accompagnent la cachexie mercurielle chez les animaux, d'après la plupart des auteurs vétérinaires; sans doute, on ne les observe pas tous sur un même sujet, mais nous avons cru devoir les réunir en un seul tableau, afin de ne rien omettre d'important relativement à ce sujet intéressant.

Lésions. — Quand les mercuriaux ont été administrés par le tube digestif, on peut trouver une inflammation plus ou moins violente de la muqueuse gastro-intestinale; dans le cœur, on trouve le sang fluide et décoloré; les plèvres et le péricarde sont parfois le siége d'épanchements séreux abondants; les poumons sont enflammés, et présentent souvent des abcès multiples qui rappellent les lésions de la phthisie; les chairs sont décolorées et friables, les organes glanduleux et parenchymateux ramollis, les os faciles à briser, etc.

Antidotes. — La portion contenue dans le tube digestif doit être neutralisée d'abord avec du lait, du blanc d'œuf, du sulfure de fer hydraté; puis expulsée par les vomitifs et les purgatifs. Quant aux moyens généraux propres à remédier à la cachexie, on recommande le soufre, le quinquina, les astringents minéraux et végétaux, les excitants aromatiques, les analeptiques, etc.

Pharmacothérapie. — Ce paragraphe comprend l'étude des effets et des indications thérapeutiques de ces médicaments.

1° Effets thérapeutiques. — Les effets thérapeutiques des mercuriaux, tant locaux que généraux, deviennent très manifestes lorsque des affections plus ou moins graves, caractérisées par des altérations organiques, des engorgements, des indurations, etc., externes ou internes, existent dans l'économie. Localement, ces médicaments agissent toujours avec une grande puissance fondante et résolutive; ils diminuent la consistance des tissus indurés, fluidifient les parties épanchées, atténuent

33

la plasticité des produits inflammatoires, ralentissent la circulation capillaire, accélèrent, par contre, la résorption interstitielle, etc. Tous ces effets locaux se produisent plus ou moins rapidement, selon l'ancienneté, la nature et la gravité des altérations.

L'action générale et thérapeutique des mercuriaux est toujours moins certaine et
moins nette que l'action locale; néanmoins, quand l'usage de ces médicaments est
bien indiqué, leurs effets altérants généraux deviennent aussi très évidents; seulement ils se présentent avec des caractères différents, selon la nature de la maladie à
laquelle ils doivent remédier. Quand elle est aiguë et plus ou moins violente, les
mercuriaux ont pour effet constant d'abattre rapidement les phénomènes inflammatoires en liquéfiant le sang, arrêtant le travail plastique de la fièvre, modérant l'hématose, diminuant la rapidité du cours des fluides nutritifs, etc. Lorsqu'au contraire
l'affection sur laquelle ces médicaments doivent agir est chronique et s'accompagne
d'induration et d'engorgement des glandes, des ganglions, des parenchymes, etc.,
leur action est plus lente à se manifester; mais elle se produit toujours lorsque
l'indication est précise, et que leur administration est bien conduite.

Est-il possible, dans l'état actuel de la science, d'expliquer l'action thérapeutique,
locale ou générale, des mercuriaux? On peut répondre sans crainte par la négative;
car, dire que cette action est *spécifique*, qu'elle est *antiplastique* pour les liquides
et les solides, qu'elle consiste en des combinaisons chimiques temporaires contractées
par les molécules de ces médicaments avec celles des produits inflammatoires ou virulents épanchés, comme l'admettent quelques chimistes, etc., c'est se payer d'un mot
ou accepter des théories qui ne rendent pas plus clair le phénomène observé. Il faut
donc s'en tenir au fait brut et ne pas faire de vains efforts pour fournir une explication impossible dans l'état de nos connaissances.

2° **Indications thérapeutiques.** — Elles doivent être distinguées en internes et
externes, et méritent une étude spéciale.

a. **Indications externes.** — Elles sont fort nombreuses et plus importantes que
les indications internes, en médecine vétérinaire. Parmi les maladies qui réclament
les applications mercurielles, nous devons placer en première ligne, les diverses
espèces de tumeurs indolentes, qu'elles siégent sur des glandes, telles que les mamelles, les testicules, les parotides, etc., ou sur des ganglions lymphatiques, comme
ceux de l'auge, de l'ars, de l'aine, etc., ou enfin, dans le tissu cellulaire, les articulations, les tendons, les os, etc. Viennent ensuite des tumeurs très aiguës et très douloureuses, comme l'érysipèle phlegmoneux, le panaris ou javart tendineux, le phlegmon sous-aponévrotique, les éruptions charbonneuses, claveleuses, etc. Une autre
catégorie de maladies qui réclament souvent l'usage des mercuriaux, sont les diverses
affections cutanées, telles que la gale, les dartres, le farcin superficiel, l'éléphantiasis,
les crevasses indurées, les eaux aux jambes, les démangeaisons de la queue et de la
crinière, les différentes espèces de parasites, etc. Enfin, on emploie quelquefois ces
médicaments contre les ophthalmies internes, les jetages chroniques, l'ozène, etc.

b. **Indications internes.** — Quoique moins importantes que chez l'homme, il
est plusieurs de ces indications qui méritent l'attention du vétérinaire. Les maladies
contre lesquelles on emploie les mercuriaux à l'intérieur sont de deux ordres, *aiguës*
ou *chroniques*. Dans la première catégorie sont comprises certaines phlegmasies
séreuses ou muqueuses très graves et qui s'accompagnent d'un travail plastique
qui les complique considérablement : telles sont la métro-péritonite, la péritonite

traumatique, l'arthrite suraiguë, le rhumatisme articulaire aigu ou chronique, la phébite, le croup, la fièvre typhoïde, l'entérite couenneuse, etc.; on y trouve aussi quelques névroses, comme le tétanos, la paralysie apoplectique, la rage, etc. Dans la seconde série, moins nombreuse, on compte principalement la morve et le farcin, la ladrerie du porc, les jetages chroniques, les engorgements viscéraux, et notamment ceux du foie, de la matrice, des cordons testiculaires, des ganglions lymphatiques, etc., les vers intestinaux et les autres affections vermineuses, etc.

Dans l'étude spéciale de chacun des médicaments mercuriaux, nous spécifierons ceux qui conviennent le mieux pour remplir les diverses indications que nous venons d'énumérer.

§ I. — Mercuriaux insolubles.

a. Du Mercure métallique.

SYNONYMIE : Mercure coulant, Vif-argent, etc.

Caractères. — Métal liquide, blanc d'argent et très brillant, dépourvu d'odeur et de saveur, pesant 13,60, très volatil, entrant en ébullition à 350 degrés et se réduisant en vapeurs très pesantes. Exposé à l'air, il s'oxyde à la surface, mais légèrement; mis en contact avec les acides, il est facilement attaqué, surtout à l'aide de la chaleur; il attaque à son tour la plupart des métaux, même à la température ordinaire.

État d'impureté. — Le mercure qui a été soumis à la distillation et qui est bien pur, est très brillant, ne tache pas les doigts quand on le touche, n'adhère pas au verre, et forme, en se divisant, des globules parfaitement sphériques. Quand il contient des métaux étrangers, tels que le *plomb*, l'*étain*, le *bismuth*, le *zinc*, etc., il est plus terne, crasse les doigts, adhère au verre, et donne des globules en forme de virgule; on dit alors qu'il fait *la queue;* il doit être rejeté comme trop impur.

Pharmacotechnie. — Le mercure métallique forme la base d'un grand nombre de préparations pharmaceutiques presque toutes destinées à l'usage externe, en médecine vétérinaire; cependant les vétérinaires anglais administrent ce métal intérieurement; ils se servent principalement de la pommade mercurielle qu'ils donnent à l'intérieur sous forme de bols : c'est ce qu'ils appellent *pilules bleues.* En France, les préparations les plus usitées, à l'extérieur, sont les suivantes :

1° *Pommade mercurielle simple* (Onguent gris).

℞ Mercure coulant. . . . . 1 part. | Axonge. . . . . 2 part.

Incorporez le mercure dans une petite quantité de l'excipient jusqu'à ce qu'il soit entièrement éteint, et ajoutez ensuite le reste de la graisse. On peut encore la préparer en incorporant la pommade double avec quatre fois son poids d'axonge.

2° *Pommade mercurielle double* (Onguent mercuriel, onguent napolitain).

℞ Mercure coulant et axonge. . . . . parties égales.

Incorporez comme précédemment.

3° *Pommade mercurielle prussienne.*

℞ Mercure. . . . . 12 part. | Axonge. . . . . 16 part.
Suif. . . . . 8 —

Éteignez le mercure dans le suif fondu et ajoutez ensuite la graisse. Elle est plus consistante que les précédentes et convient mieux pour les temps chauds.

Falsifications. — Les pommades mercurielles étant très pénibles à préparer, à cause de la difficulté d'étendre complétement le mercure dans les corps gras, malgré les nombreux artifices qui ont été imaginés pour simplifier l'opération, on les prépare aujourd'hui en grand dans le commerce au moyen d'appareils mécaniques, ce qui en rend le prix moins élevé. Néanmoins les praticiens devront se tenir en garde contre ces préparations qui sont souvent mal confectionnées, et plus fréquemment encore très falsifiées. Ces pommades bien préparées doivent être d'un gris foncé très uniforme, et ne présenter aucun globule de mercure visible à la loupe lorsqu'on les étend sur un morceau de papier. Les corps qu'on y introduit par fraude, pour épargner le mercure, sont la *plombagine*, l'*ardoise* pulvérisée, le *charbon* de bois pilé, le *noir de fumée*, le *peroxyde de manganèse*, etc. ; des droguistes poussent l'indélicatesse jusqu'à supprimer entièrement le mercure de ces préparations. Plusieurs procédés se présentent pour faire reconnaître ces adultérations coupables. Le plus simple consiste à brûler une petite quantité de ces pommades suspectes dans une cuiller de fer chauffée au rouge : le corps gras se détruit, le mercure se volatilise, et le corps étranger reste comme résidu. On peut arriver au même résultat en traitant les pommades mercurielles par l'éther bouillant dans un petit ballon : le corps gras se dissout et le mercure reste comme résidu avec les matières étrangères frauduleusement ajoutées. Enfin, avec une solution concentrée et bouillante de potasse on arriverait au même résultat, en saponifiant la graisse.

Médicamentation. — Ainsi que nous l'avons dit, les préparations de mercure s'emploient à peu près exclusivement à l'extérieur, en France. Les pommades que nous venons de faire connaître doivent être étendues en frictions cutanées sur une région du corps où l'absorption puisse s'en faire aisément lorsqu'on désire que les effets se généralisent ; la face interne des membres, et notamment le plat des cuisses, sont les lieux les plus convenables sous tous les rapports. Lorsque l'action des pommades mercurielles doit rester locale, c'est le siége du mal qui décide nécessairement du lieu d'application du remède. En général, il est difficile de déterminer la dose de ces préparations qu'on peut appliquer sur les divers animaux ; cependant nous pouvons poser comme principes généraux, que la dose devra être d'autant plus petite que la préparation est plus ancienne ; que la surface où on l'applique est plus dénudée ; que le système vasculaire est plus vide ; que la température extérieure est plus froide, etc. Enfin, quelle que soit la dose employée, on doit toujours fixer les animaux de telle sorte qu'ils soient dans l'impossibilité de se lécher, et d'ingérer ainsi une partie de la préparation mercurielle employée.

Pharmacodynamie. — L'action fondante et résolutive des pommades mercurielles est toujours très marquée localement lorsqu'on les emploie avec persévérance ; on augmente encore leurs effets sous ce rapport en les combinant avec les préparations vésicantes, et notamment avec l'onguent vésicatoire, comme on le voit dans l'onguent fondant de Lebas, qui est une excellente association médicinale. Quant à l'action générale, elle se développe lentement, mais elle acquiert souvent, particulièrement chez les ruminants, une intensité redoutable ; les exemples d'infection mercurielle qui ont été observés chez les animaux ont été à peu près tous occasionnés par ces préparations. Plusieurs circonstances peuvent influer, du reste, considérablement sur les effets produits par leur application extérieure ; les unes tiennent au médicament lui-même, les autres aux sujets médicamentés, et enfin quelques unes au monde environnant. Pour le médicament, et abstraction faite de la dose employée, l'expérience démontre qu'il est d'autant plus actif qu'il a été plus anciennement préparé ; et cette circonstance, restée sans explication jusqu'à ce jour, paraît tenir à l'état d'oxydation plus ou moins avancé du mercure dans la préparation. Il résulte, en effet, des expériences très précises faites tant sur les animaux carnivores que sur l'homme, par M. Bérensprung (1), que la pommade mercurielle récemment préparée est infiniment moins active que celle qui a vieilli, et qu'une pommade, même légère, faite avec l'oxyde noir de mercure et l'axonge, présente encore plus d'activité ; il y aurait avantage évident sous tous les rapports à adopter cette dernière préparation. Les circonstances relatives aux sujets sont d'abord l'espèce, l'expérience démontrant chaque jour que les ruminants sont incomparablement plus sensibles à l'action de l'onguent mercuriel que les autres animaux domestiques, toutes choses d'ailleurs égales ; il faut ensuite tenir compte de l'état de réplétion plus ou moins prononcé du système sanguin, de l'intégrité de la surface sur laquelle on a déposé le médicament, etc. Enfin, parmi les circonstances extérieures, nous devons surtout noter la température, qui exerce la plus grande influence sur les effets des mercuriaux, ainsi qu'on l'a remarqué depuis longtemps chez l'homme, et que M. Carrère (2) l'a observé aussi chez les animaux ruminants.

Particularités relatives aux espèces.

1° Solipèdes. — Les solipèdes sont de tous les animaux domestiques ceux qui supportent le mieux l'action des mercuriaux. Cependant Lafosse (3) et Chabert (4) avaient remarqué déjà que ces médicaments employés à l'extérieur déterminaient divers accidents chez les chevaux ; mais les expériences de M. H. Bouley (5) ont fait voir qu'un cheval ne meurt qu'au bout du trentième jour de frictions cutanées faites avec 120 grammes de pommade mercurielle double dans les vingt-quatre heures : ce qui fait 3600 grammes de médicament employés pendant le mois. M. Hertwig (6) rapporte une expérience de Schubart, qui a conduit à peu près au même résultat : un cheval frictionné chaque jour avec la pommade mercurielle commença à saliver le seizième jour et mourut le vingt-neuvième ; on avait employé environ 3250 grammes de préparation hydrargyrique.

2° Grands ruminants. — Il y a longtemps que les praticiens avaient remarqué la susceptibilité très grande des ruminants à l'égard des mercuriaux ; cependant ce fait important n'a été bien établi par des observations rigoureuses que dans ces dernières années. Dès 1818, Débals (7) avait déjà signalé les désordres que ces médicaments peuvent occasionner chez les grands ruminants ; M. Barraud (8) les a décrits avec beaucoup de soin en 1831 ; puis successivement MM. Carrère (9) et Festal (10), en 1839 ; Brilhouet (11), en 1842 ; Tixier père et fils (12), et Kraner (13), en 1843 ; et Robellet (14), en 1853, etc. La plupart des accidents qui ont été observés étaient dus à des frictions cutanées de pommade mercurielle.

---

(1) *Journ. de pharm et de chim.*, 1851, t. XX, p. 124.

(2) *Journ. des vétér. du Midi*, 1839, p. 199.

(3) *Dictionn. d'hipp.*, t. II, p. 254, art. Poix.

(4) *Traité de la gale et des dartres*, p. 38.

(5) *Recueil*, 1840. p. 542. et *Compte rendu d'Alfort*.

(6) *Loc. cit.*, p. 705.

(7) *Compte rendu de Lyon*, 1818.

(8) *Journ. théor. et prat.*, 1831, p. 253 et suiv.

(9) *Journ. des vétér. du Midi*, 1839, p. 199 et 289.

(10) *Idem.*

(11) *Annal. de la soc. vét. de Libourne*, 1842.

(12) *Clinique vétér.*, 1843, p. 464.

(13) *Journ. vétér. et agric. de Belgique*, 1843, p. 354.

(14) Communication orale.

Bien que tous les praticiens soient unanimes pour reconnaître les funestes effets des mercuriaux sur les ruminants, ils sont loin d'être d'accord sur la dose nécessaire pour amener l'infection mercurielle. D'après les vétérinaires belges, on pourrait impunément, en quelque sorte, pratiquer des frictions de pommade mercurielle sous l'abdomen des vaches atteintes de métro-péritonite; tandis que d'après les vétérinaires du Midi, une petite quantité de cette préparation, 15 grammes par exemple, selon M. Brillouet, suffirait pour déterminer des accidents graves. M. Lafosse (1), dans le but de fixer quelques règles à cet égard, a tenté plusieurs expériences sur les grands ruminants. De la pommade mercurielle double a été appliquée en frictions vigoureuses sur le garrot, et les animaux ont été fixés de manière à ne pouvoir pas se lécher: à la dose de 32 à 64 grammes, la pommade n'a produit d'autre effet qu'une inflammation locale assez intense ; à celle de 100 grammes, il est survenu des tremblements généraux qui ont duré huit jours et qui indiquaient un commencement d'infection. Malgré ces essais, la question reste indécise, et elle ne sera jamais résolue d'une manière positive tant qu'on ne tiendra pas compte des diverses circonstances qui peuvent influer sur les résultats, telles que l'ancienneté de la préparation, sa dose, l'état général du sujet, celui de la peau où l'on a pratiqué les frictions, la manière dont les animaux ont été fixés, l'état de la température ambiante, etc.

3° **Petits ruminants.** — Les moutons sont encore plus sensibles que les autres ruminants à l'action de la pommade mercurielle; quand on l'emploie en frictions contre la gale, non seulement elle altère la laine, mais elle produit des accidents graves: M. de Gasparin (2) a vu mourir des agneaux par infection mercurielle parce qu'on frottait les brebis qui les allaitaient avec de l'onguent gris. Les chèvres, d'après l'observation de M. Delafond, que nous avons déjà rapportée, ne seraient guère moins sensibles que les moutons à l'action de la pommade mercurielle.

Ces divers points pratiques bien établis, il nous reste à examiner une question théorique d'un certain intérêt: c'est celle de savoir à quelles causes on peut rapporter cette susceptibilité particulière des animaux ruminants à l'égard des mercuriaux ? Il est certain que la peau souple, spongieuse, molle, à mailles peu serrées, de ces animaux, doit permettre une absorption plus rapide et plus considérable des molécules mercurielles, que celle des solipèdes, dont le tissu est plus sec et plus dense ; il peut se faire aussi, qu'une fois l'absorption opérée, ces animaux aient une force de résistance peu considérable à opposer à ces médicaments, à cause de leur constitution molle et généralement très lymphatique ; enfin, il est possible aussi que la nature chimique des liquides et des solides des ruminants facilite la solubilité du mercure, et rende ainsi plus facile l'absorption de ce médicament et le développement de ses effets. Il résulte, en effet, des recherches des chimistes et des agronomes, que la quantité de chlorure de sodium qui existe dans la ration ordinaire d'un bœuf est environ *double* de celle qu'on trouve dans la ration du cheval (3) ; en outre, les ruminants reçoivent souvent un supplément de sel dans leurs aliments. D'après ces données positives, il est donc très probable que les liquides nutritifs et excrétés des ruminants doivent être plus *chlorurés* que ceux des autres animaux ; or, si la théorie de M. Mialhe sur l'absorption des mercuriaux est fondée, on s'explique dès lors parfaitement les effets exagérés de ces médicaments chez les ruminants.

(1) *Journ. des vétérin. du Midi*, 1849, p. 433.
(2) *Traité des maladies des bêtes à laine*, p. 183 et suiv.
(3) Barral, *Statiq. chimiq. des animaux*, p. 839.

4° Omnivores. — L'action du mercure sur le porc est à peu près inconnue.

5° Carnivores. — Les expériences nombreuses des médecins sur les chiens et sur les chats, pour étudier l'action des mercuriaux, démontrent évidemment que ces animaux sont très sensibles à leurs effets, et qu'il suffit de quelques frictions de pommade mercurielle pour déterminer de graves accidents.

Pharmacothérapie. — La pommade mercurielle double, à peu près exclusivement employée en médecine vétérinaire, produit des effets thérapeutiques analogues à ceux des autres mercuriaux; cependant son action fondante locale est des plus énergiques, et comme elle ne s'accompagne que d'une irritation très légère des surfaces sur lesquelles on l'applique, cette préparation obtient généralement la préférence sur les autres composés mercuriels pour les indications locales externes. Quant à ses effets généraux, ils n'offrent rien de spécial; néanmoins on a reconnu que l'onguent gris occasionne plus facilement que tout autre composé hydrargyrique la salivation et les désordres de l'appareil de la mastication; l'expérience paraît démontrer, en outre, que son action antiplastique sur le sang est aussi des plus marquées. Les indications de ce médicament sont fort nombreuses, et se divisent naturellement en *internes* et en *externes*.

1° Indications internes. — Ces indications sont fort peu nombreuses, en France du moins, où l'on fait rarement ingérer de la pommade mercurielle; en Angleterre il en est autrement, et les fameuses *pilules bleues* paraissent être employées dans la plupart des cas où les mercuriaux sont indiqués. Il est à peine utile aussi de mentionner ce moyen suranné et tombé justement en oubli, qui consistait à employer, chez l'homme, le mercure coulant comme désobstruant mécanique de l'intestin dans le cas de constipation opiniâtre et de volvulus; en supposant qu'il obtienne quelques succès chez l'homme, il échouerait certainement chez les animaux en raison de la position horizontale du corps. Enfin, une application singulière de ce médicament est celle qui est signalée par M. Charlot [1], vétérinaire et pharmacien : elle consiste à donner la pommade mercurielle à l'intérieur, à la dose de 16 grammes par jour, pour faciliter l'engraissement des chevaux; les effets ne s'en feraient sentir qu'à la longue.

2° Indications externes. — Les indications locales externes de la pommade mercurielle sont très nombreuses et de plusieurs sortes. Cette préparation est employée à divers titres : c'est tantôt comme *fondant*, tantôt comme agent *antipsorique*, d'autres fois comme moyen *antipédiculaire*, et souvent aussi comme remède *abortif* d'une inflammation locale ou générale; nous allons l'examiner sous ces divers rapports.

a. Fondant. — A titre de fondant, la pommade mercurielle est d'un usage en quelque sorte vulgaire contre les diverses tumeurs indolentes, et notamment de celles qui intéressent la peau, le tissu cellulaire sous-cutané, les articulations, les ganglions lymphatiques, les glandes externes, telles que les mamelles, les testicules et leurs dépendances, les parotides, etc. On l'emploie aussi sur quelques tumeurs spéciales, comme le cancer, le farcin, les exostoses, etc.

b. Antipsorique. — Les vertus antipsoriques du mercure sont connues depuis longtemps, et mises à profit sur les divers animaux dans le cas de gale, de dartres, de crevasses, de démangeaisons, d'éruptions diverses, etc. Chabert [2] a beaucoup

---

(1) *Mém. de la Soc. vétér. du Calvados et de la Manche*, 1831-32, p. 325.
(2) *Traité de la gale et des dartres*, p. 33 et suiv.

préconisé ce moyen sur le cheval et les autres animaux ; M. Hertwig (1) prétend même que la gale rebelle du chien, quand elle s'accompagne de l'épaississement de la peau, ne peut être guérie sans l'usage de la pommade mercurielle ; M. Dayot (2) l'a appliquée dernièrement avec beaucoup de succès sur une éruption eczémateuse et contagieuse des solipèdes ; et M. Schaack nous a assuré qu'il ne connaissait pas de meilleur moyen de faire disparaître les démangeaisons si opiniâtres de la crinière et de la queue, chez les chevaux, que les frictions mercurielles.

c. **Antipédiculaire.** — C'est un moyen consacré depuis longtemps par l'expérience que d'employer les onctions de pommade mercurielle simple sur la peau, pour détruire la vermine qui peut pulluler sur le corps des divers animaux. Ce moyen réussit constamment, seulement il faut l'employer avec ménagement ; car, dans les affections de ce genre, l'épiderme étant en partie détruit, le mercure est absorbé facilement, et des empoisonnements mortels peuvent en être la conséquence, comme on l'a observé souvent chez les ruminants.

d. **Abortif de l'inflammation.** — La pommade mercurielle jouit de propriétés antiphlogistiques des plus énergiques : appliquée sur des tumeurs douloureuses, elle abat rapidement l'inflammation, et procure une prompte résolution ; la connaissance de cet effet intéressant a porté divers praticiens à le mettre à profit dans quelques affections locales externes et internes. On a surtout préconisé la pommade mercurielle contre les irritations de la peau, l'érysipèle, les phlegmons profonds, le panaris et le javart tendineux, les contusions graves, l'engorgement du cordon testiculaire et des glandes, etc. Parmi les inflammations internes qu'on essaie de faire avorter au moyen des frictions mercurielles, se trouvent l'ophthalmie périodique (Cros (3), de Milan), la laryngite suraiguë, la phlébite commençante, la métro-péritonite de la vache, etc. Cette dernière affection a été attaquée à la fois par les frictions mercurielles et par l'usage interne du calomel uni aux narcotiques ; le vétérinaire belge Van den Eide (4) a publié quelques exemples de succès obtenus par ce traitement. M. Dubourdieu (5) a fait connaître également une guérison de péritonite traumatique chez un chien, obtenue à l'aide des frictions mercurielles. Ces frictions ont été employées avec succès par M. H. Bouley (6), sur le chanfrein des chevaux, pour faire cesser les écoulements chroniques de la pituitaire ; ceux qui sont dus à la morve résistent presque toujours, et souvent même ils s'aggravent sous l'influence de ce moyen. Enfin, on a préconisé aussi l'onguent mercuriel en frictions comme agent prophylactique et même curatif de la rage communiquée : ce moyen, vanté surtout par Desault, a joui jusqu'à la fin du siècle dernier d'une grande renommée, et dernièrement un médecin, M. Denizeau, a essayé de le réhabiliter ; mais M. Renault (7) a réduit à néant, devant l'Académie de médecine, la plupart des faits sur lesquels ce médecin s'était appuyé pour soutenir son opinion.

b. Des Sulfures de mercure.

Ils sont au nombre de deux, distingués par la couleur en *noir* et en *rouge.*

1° **Sulfure noir** **ou protosulfure de mercure** (*Ethiops minéral*). — Il est en

(1) *Loc. cit.*, p. 707.

(2) *Recueil*, 1850, p. 209.

(3) *Compte rendu de Lyon*, 1849, p. 33.

(4) *Journ. vétér. et agric. de Belg.*, 1843, p. 444.

(5) *Journ. des vétér. du Midi*, 1846, p. 540.

(6) *Recueil*, 1840, p. 542.

(7) *Recueil*, 1852, p. 1 et suiv.

poudre noire-grisâtre, inodore, insipide, insoluble dans l'eau, volatil et décomposable par la chaleur qui le change en mercure et sulfure rouge. Il est peu attaquable par les agents chimiques à la température ordinaire.

2° **Sulfure rouge ou bisulfure de mercure** (*Cinabre, vermillon*). — Son aspect varie selon son état d'agrégation ; en *masse*, il est d'un rouge violacé, fibreux et cristallin, c'est le *cinabre ;* réduit en *poudre*, il est d'un beau rouge vermeil et prend le nom de *vermillon*. Sous l'un et l'autre état il est inodore, insipide, insoluble, volatil, très pesant, et décomposable par la chaleur en présence de l'air. Il est peu altérable également par les agents chimiques à la température ordinaire.

Falsifications. — Les sulfures de mercure, étant d'un prix assez élevé, sont souvent falsifiés : on mélange au sulfure noir de la *plombagine*, du *charbon pilé*, de l'*oxyde noir de fer*, du *peroxyde de manganèse*. etc. ; au sulfure rouge du *minium*, du *peroxyde de fer*, de la *brique pilée*, etc. Tous ces mélanges peuvent se reconnaître par un procédé unique, qui consiste à mettre un peu de la matière suspecte dans une cuiller de fer et de chauffer vivement ; le sulfure mercuriel se volatilise, et les substances étrangères, qui sont fixes, restent comme résidu.

Médicamentation. — Les sulfures de mercure s'emploient peu à l'extérieur ; cependant, incorporés à de l'axonge, ils constitueraient des pommades moins actives que celles de mercure, mais jouissant à peu près des mêmes propriétés. A l'intérieur, on les administre le plus souvent en bols ou en électuaires ; néanmoins on les réduit parfois en vapeur que l'on dirige dans les voies respiratoires : ce procédé d'administration est rarement employé. Les doses de ces deux sulfures sont les mêmes, ainsi que leurs vertus médicinales ; on en donne 16 à 32 grammes et plus aux grands herbivores, 4 à 8 grammes aux petits ruminants et aux porcs, et 1 à 2 grammes aux carnivores.

Effets et usages. — L'effet local de ces deux médicaments est nul. Dans le tube digestif, ils déterminent souvent la diarrhée quand on en exagère la dose ; mais ils occasionnent rarement la salivation, ainsi que nous nous en sommes assuré par l'expérience. Leurs effets généraux sont les mêmes que ceux des autres mercuriaux, mais ils sont très lents à se développer : ces deux sulfures sont en effet très peu actifs et conviendraient parfaitement pour les animaux ruminants. Quant à leurs vertus thérapeutiques, elles sont peu connues ; cependant on s'accorde généralement à leur reconnaître des propriétés *vermifuges* assez énergiques. M. Faure (1) assure que le sulfure rouge, à la dose de 4 à 5 grammes, avec le double de son poids de soufre, et donné dans un peu de son aux animaux, qui le prennent facilement, fait rapidement périr les crinons qu'on observe parfois dans les yeux du bœuf. Il réussirait de même chez les autres animaux, et nul doute que, réduit en vapeur, il ne triomphât également de l'affection vermineuse des voies respiratoires qu'on observe aussi chez les ruminants. Viborg (2) recommande le sulfure noir à la dose de 8 grammes uni à 32 grammes de sel marin mêlé aux aliments, pour faire disparaître l'affection pédiculaire du porc, qui est toujours si opiniâtre. Les vertus *antifarcineuses* de ces médicaments, célébrées par Bourgelat (3) et reconnues ensuite par plusieurs anciens vétérinaires, sont niées ou méconnues par les vétérinaires modernes, mais à tort, car souvent les empiriques

(1) *Journ. des vétér. du Midi*, 1844, p. 297.
(2) *Traité du porc*, p. 101.
(3) *Encyclop. méthodiq.*, art. FARCIN.

en tirent un excellent parti au détriment des incrédules. Quant aux propriétés *anti-psoriques*, *fondantes*, etc., qui leur sont communes avec les autres mercuriaux, nous n'en dirons rien, bien qu'elles soient très réelles, parce qu'elles ne présentent rien de spécial, excepté leur faible énergie.

c. Du Protochlorure de mercure.

SYNONYMIE : Mercure doux, Calomel, Calomélas, etc.

Pharmacographie. — Il est solide, cristallisé en prismes allongés un peu jaunâtres, ou en poudre et très blanc, surtout s'il est humide, inodore, insipide, très lourd et insoluble à la fois dans l'eau, l'alcool et l'éther. Exposé à l'air et à la lumière, il noircit et paraît se transformer partiellement en mercure et en sublimé corrosif. Chauffé vivement, il se volatilise sans fondre et éprouve une légère décomposition. Le chlore, l'acide chlorhydrique et les chlorures alcalins, le transforment en partie en bichlorure de mercure, surtout à l'aide de la chaleur ; ce changement s'opère également à froid en présence des matières organiques ; les bases alcalines, les sulfures, les iodures et les bromures alcalins lui font aussi éprouver diverses décompositions, principalement par la voie humide. Il faut tenir compte de ces réactions dans les associations pharmaceutiques auxquelles on soumet le protochlorure de mercure.

Impureté et falsifications. — Le calomel, particulièrement celui qui a été préparé par précipitation, contient souvent du *bichlorure de mercure ;* pour reconnaître la présence de ce poison dangereux, il faut triturer une certaine quantité de calomélas avec l'eau, l'alcool ou l'éther, et traiter ces liquides filtrés par les réactifs des bisels de mercure. Le protochlorure de mercure, surtout quand il est en poudre, est souvent falsifié ; on y mélange des sels de *baryte*, de *chaux* et de *plomb*, à cause de leur blancheur et de leur poids ; on y ajoute aussi parfois de la *gomme* et de l'*amidon*. Les matières minérales sont dévoilées au moyen de la calcination qui volatilise le sel de mercure et les laisse comme résidu ; les substances organiques sont aussi accusées par le feu qui les noircit et par l'eau bouillante qui les sépare du calomel.

Pharmacotechnie. — En raison de son insolubilité complète dans la plupart des véhicules, le calomel fait rarement partie de préparations liquides ; quand on désire augmenter son activité, on y associe des chlorures alcalins, et surtout le sel ammoniac ; les Anglais y ajoutent souvent de l'aloès et les Allemands du nitrate de potasse. Les deux préparations suivantes sont principalement employées à l'extérieur.

1° *Pommade de précipité blanc.*

℞ Calomel en poudre. . . . . 32 gram. | Axonge . . . . 250 gram.
Incorporez à froid. Contre les engorgements indolents, les maladies cutanées, etc.

.2° *Eau phagédénique noire.*

℞ Calomélas. . . . . 4 part. | Eau de chaux. . . . . 5 part.
Versez l'eau de chaux sur le sel et agitez vivement. Ce mélange est formé d'oxyde noir de mercure et de chlorure de chaux. En injections détersives.

Médicamentation. — Le calomel s'administre principalement en bols ou en pilules, plus rarement en électuaire ; les excipients les plus ordinaires sont les poudres végétales amères avec le miel, le savon mou ou dur, etc. Les doses varient selon qu'on administre ce composé mercuriel à titre de *purgatif* ou d'*altérant ;* c'est sous ce dernier rapport seulement que nous l'envisageons ici ; or, M. Hertwig (1) prescrit ce sel aux doses suivantes pour les divers animaux domestiques, deux fois par jour :

1° Solipèdes	4, 6 à 8 grammes.
2° Grands ruminants. . . .	2, 4, 6 —
3° Porcs.	1 à 2 —
4° Petits ruminants.	20, 40 à 60 centigr.
5° Carnivores	25,50 centigr. à 1,20 gramme.

Pharmacodynamie. — Appliqué en poudre sur les tissus sains ou dénudés, le calomel ne produit aucun effet sensible s'il est bien pur ; incorporé à l'axonge, il agit à peu près comme la pommade mercurielle, mais plus lentement et avec moins d'énergie. Dans le tube digestif, ses effets varient selon la dose ingérée, les intervalles de temps qui séparent chaque administration, etc. ; généralement ce sel mercuriel agit chez tous les animaux comme un purgatif très énergique , aussi devons nous y revenir à propos des évacuants du tube digestif. Pour le moment nous constaterons simplement cette propriété, et nous ferons remarquer de plus qu'elle nuit souvent à l'action altérante du calomel ; aussi est-on forcé très souvent d'y associer de l'opium pour empêcher cet effet évacuant intempestif.

Sous quelle forme le calomel pénètre-t-il dans le torrent circulatoire ? Les uns admettent qu'il est absorbé sans transformation ; les autres, en considérant son insolubilité absolue, sont portés à croire qu'il éprouve d'abord une modification dans sa nature, et que ce n'est qu'ensuite qu'il est absorbé. M. Mialhe a précisé cette transformation en disant que, sous l'influence des matières organiques et des chlorures alcalins contenus dans le tube digestif, il se changeait en petite proportion en bichlorure de mercure ; aussi ce pharmacologiste propose-t-il, pour rendre cette réaction moins éventuelle, d'ajouter des chlorures alcalins en petite quantité au calomel que l'on administre.

Quoi qu'il en soit, l'expérience démontre que le mercure doux donné à petites doses et fréquemment amène rapidement la saturation mercurielle et la salivation ; ce fait important, que quelques médecins ont donné comme nouveau dans ces dernières années, a été observé depuis longtemps sur les animaux , ainsi que l'atteste le passage suivant de l'ouvrage de Vitet (2) : « Il excite promptement la salivation (le calomel) lorsqu'il est administré à petite dose et souvent. » M. William Percivall (3) affirme également cet effet ; seulement il a observé qu'il n'est pas constant, et que certains chevaux sont très sensibles à l'action du calomel, tandis que d'autres semblent en ressentir à peine les effets.

Le calomel est reconnu également comme un des agents antiphlogistiques et antiplastiques des plus énergiques ; aussi, quand l'usage en est un peu prolongé, il débilite profondément l'économie, arrête la nutrition, produit un amaigrissement rapide, beaucoup de faiblesse, rend le pouls lent et mou, etc.

Pharmacothérapie. — Le calomélas n'est guère employé en France qu'à titre de purgatif et de vermifuge ; mais il n'en est pas de même en Allemagne et surtout en

---

(1) *Loc. cit.*, p. 546.
(2) *Médec. vétér.*, t. III, p. 302.
(3) *Effets des médic. sur les chevaux*, en anglais.

Angleterre, où les vétérinaires comme les médecins en font un fréquent usage, soit comme fondant, soit comme agent antiplastique. C'est ce qui a fait dire à un médecin anglais, le docteur Spillan, qu'il n'est rien en matière médicale dont on use et dont on abuse plus que du calomel.

Le mercure doux est assez rarement employé à l'extérieur ; cependant il entre dans la composition de certains collyres secs, de quelques topiques résolutifs ou antipsoriques, et s'applique en nature sur les ulcérations dartreuses, galeuses, eczémateuses, sur les ulcères à bords indurés, etc. Dans le tube digestif, il reçoit quelques applications utiles. D'abord il constitue un bon vermifuge, surtout chez les carnivores : Lafosse père (1) le recommandait contre les coliques hépatiques dues à la présence de vers et de calculs dans les voies biliaires ; il le donnait à la dose de 4 grammes, uni à autant d'aloès, et en continuait l'usage pendant quinze jours. Le vétérinaire badois Eckert (2) prétend que quand les coliques inflammatoires du cheval ont résisté à l'emploi des saignées et des breuvages mucilagineux, et que la gangrène est à craindre, il ne reste qu'un seul moyen de sauver les malades, c'est d'administrer le calomel à hautes doses et à intervalles très rapprochés : il donne ce sel en breuvage à la dose de 4 grammes dans un jaune d'œuf, de demi-heure en demi-heure, pendant deux heures consécutives, et jusqu'à ce que le calme soit rétabli ; dès lors on le remplace par des boissons mucilagineuses. Après l'usage du calomélas, on observe un pouls plus uniforme et plus lent, une respiration plus libre, des sueurs moins fortes, une émission urinaire copieuse, un calme général. Ce praticien a employé parfois jusqu'à 40 grammes de mercure doux en dix ou douze heures avec succès. Ce composé mercuriel, mélangé à la poudre de quinquina, a été préconisé par M. Alibran (3) contre le croup du cheval, en insufflations dans l'arrière-bouche ; on est parfois forcé de pratiquer la trachéotomie pour faire parvenir le remède sur le point malade. Il conviendrait sans doute aussi pour la même maladie des autres animaux et contre des affections analogues. M. Chambert nous a dit en avoir fait usage, d'après le conseil d'un médecin, contre les verrues parfois si opiniâtres de la gueule des chiens, et toujours avec un plein succès ; il le considère comme un véritable spécifique de cette affection, et l'administre en pilules à la dose de 15 à 50 centigrammes, selon les cas. Enfin, M. Percivall dit s'être bien trouvé de ce médicament contre la gastro-conjonctivite épizootique des chevaux.

Une affection contre laquelle on a déjà employé avec succès le calomel, à plusieurs reprises, c'est la métro-péritonite des vaches fraîches vêlées ; on le donne à la dose de 2 à 8 grammes, associé à l'extrait d'opium ou de belladone, et l'on en soutient parfois l'action antiplastique au moyen de frictions mercurielles sur les parois abdominales. MM. Van den Eide (4) et Clément (5), vétérinaires belges, ont publié des succès obtenus par ce genre de traitement ; M. Vigney (6) s'est également bien trouvé de l'emploi du calomel dans cette grave affection, mais il paraît en avoir usé plutôt à titre de purgatif que comme moyen antiphlogistique, puisqu'il l'a administré à la dose de 16 à 64 grammes dans un breuvage émollient.

Comme altérant, le calomel était déjà employé autrefois par les maréchaux et les

(1) Diction. d'hipp., t. II, p. 370.
(2) Journ. vétér. et agric. de Belgique, 1843, note des pages 83 et 84.
(3) Recueil, 1829, p. 436.
(4) Journ. vétér. et agric. de Belgique, 1843, p. 114 et suiv.
(5) Idem, 1844, p. 5.
(6) Mém. de la Soc. vétér. du Calvados et de la Manche, 1837. p. 217.

hippiatres contre le farcin du cheval. Lafosse père (1) recommande de l'administrer tous les deux jours à la dose de 2 grammes et durant la moitié d'un mois; il veut, en outre, qu'on donne aux chevaux comme boisson ordinaire, de l'eau ferrugineuse naturelle ou artificielle. De la Bère Blaine (2) est plus hardi que Lafosse, et prescrit le calomel contre le farcin à la dose de 4 grammes matin et soir, ou à son défaut, 16 grammes de pilules bleues ou pilules de pommade mercurielle.

Pour les autres indications du mercure doux, nous céderons en quelque sorte la parole à M. Hertwig (3) qui est grand partisan de ce médicament et qui paraît en avoir fait souvent usage. Il convient, dit-il, toutes les fois que l'inflammation est très violente et offre une exubérance remarquable dans les phénomènes végétatifs, dans la formation des produits morbides; lorsque les phlegmasies, avec une intensité moyenne, ont de la tendance à engendrer des matières plastiques, à donner naissance à des indurations, etc. Ce médicament se montre très efficace, d'après cet habile praticien, contre les inflammations des organes parenchymateux, glanduleux, séreux, fibreux, etc., quand on a déjà employé les évacuations sanguines, les diurétiques salins, etc. Son efficacité a été constatée, dit-il, dans de nombreux cas de vertige, d'ophthalmie, d'angine, de pleurite et de pneumonie, d'hépatite et de péritonite, de péricardite et de phlébite, de mammite et d'orchite, etc.; il a toujours échoué contre la péripneumonie du gros bétail. Il se montre efficace également contre les engorgements chroniques du foie avec teinte ictérique des muqueuses; contre les hydropisies avec fausses membranes; les affections rhumatismales et catarrhales; les maladies du système lymphatique et de la peau; certaines névroses, telles que le tétanos et la paralysie, etc.

d. Autres composés mercuriels insolubles.

1° **Protoxyde ou oxyde noir de mercure.** — A peu près inusité, quoique doué d'une grande activité. Il forme la partie active des pommades mercurielles.

2° **Proto-iodure et bi-iodure de mercure.** — Voyez Altérants iodurés.

3° **Protobromure de mercure.** — Analogue au calomel, mais peu employé.

4° **Sous-protonitrate insoluble** (Turbith nitreux). — Inusité.

5° **Sous-deutosulfate insoluble** (Turbith minéral). — Inusité; etc.

§ II. — **Mercuriaux solubles.**

a. Du Deutochlorure de mercure.

Pharmacographie. — Voyez p. 261, Caustiques coagulants.
Substances incompatibles. — Le sublimé corrosif, surtout à l'état de solution, est susceptible d'être décomposé par une foule de substances minérales ou organiques, simples ou composées. Parmi les matières minérales susceptibles de modifier le bichlorure de mercure, on doit noter surtout les alcalis et leurs carbonates, les sulfures, les iodures, les bromures, etc.; presque tous les métaux, y compris le mercure, lui enlèvent une partie du chlore qu'il contient et le ramènent à l'état de protochlorure mercuriel. La plupart des matières organiques, par affinité soit pour le chlore, soit

(1) Dictionn. d'hipp., art. FARCIN.
(2) Notions fondament. de l'art vétér., t. III, p. 471 et 472.
(3) Loc. cit., p. 713, 714, 715 et 716, § 627.

pour le composé de mercure lui-même, altèrent plus ou moins complétement le sublimé corrosif; de ce nombre sont les matières neutres non azotées ou azotées, les matières tannantes, extractives, etc. Jusque dans ces dernières années, on avait exagéré l'importance de ces décompositions, et on les considérait généralement comme annulant plus ou moins complétement les propriétés du sublimé corrosif; mais des recherches récentes démontrent, d'une part, que ces décompositions ne sont jamais complètes, du moins avec les matières organiques, et que, d'autre part, le nouveau composé formé, dans lequel entre constamment du mercure, conserve toujours une certaine activité, grâce à la faculté dissolvante des humeurs animales; enfin, quelques médecins considèrent même ces décompositions partielles du bichlorure comme une condition nécessaire pour sa tolérance dans l'appareil digestif.

Pharmacotechnie. — Les préparations pharmaceutiques du sublimé, destinées à l'usage interne, sont peu nombreuses en médecine vétérinaire, où l'on administre presque toujours ce sel en solution aqueuse ou en bols. Les deux suivantes méritent cependant d'être connues.

1° *Liqueur de Van Swieten.*

℞ Sublimé corrosif. . . . . 1 gram. | Eau distillée. . . . . 900 gram.
Alcool. . . . . 100 gram. |

Dissolvez le sel dans l'esprit-de-vin, mélangez ensuite la solution alcoolique à l'eau pure et agitez.

2° *Liqueur de Mialhe.*

℞ Sublimé corrosif. . . . . 1 gram. | Sel ammoniac . . . . 2 gram.
Sel marin. . . . . 2 — | Eau distillée. . . . . 1 litr.
Dissolvez.

Médicamentation. — Le deutochlorure de mercure s'administre aux animaux en bols ou en breuvages; la forme d'électuaire doit être proscrite à cause de l'irritation de la bouche et de la salivation abondante qui en seraient la conséquence. Il faut toujours, autant que cela est possible, donner la préférence à la forme liquide, et tâcher de faire prendre la solution mercurielle dans les boissons ordinaires des malades. Les doses les plus convenables pour les divers animaux, d'après M. Hertwig (1), sont les suivantes:

1° Grands herbivores. . . 0,30 à 1 gramme.
2° Porcs. . . . . 5 à 15 centigrammes.
3° Moutons. . . . . 2 à 5   —
4° Chiens . . . . 1 à 5   —

Ces doses doivent être répétées deux fois par jour, et constamment quelques heures avant les repas; elles seront continuées selon le besoin, mais leur usage devra être suspendu aussitôt que l'appétit diminuera et que la diarrhée et des coliques apparaîtront; on pourra le reprendre après quelques jours de repos, et ainsi de suite

Pharmacodynamie. — Nous ne reviendrons pas sur l'histoire des effets locaux externes du sublimé corrosif, parce qu'ils ont été suffisamment exposés en parlant de ce composé mercuriel à titre de caustique (voy. p. 262). Nous devons examiner avec soin les effets locaux internes et les effets dynamiques de ce sel mercuriel important.

(1) *Loc. cit.*, p. 722.

Introduit en petite quantité dans le tube digestif, le sublimé corrosif est facilement supporté par la plupart des animaux, il ne dérange pas la digestion et paraît même, dans le commencement de la médication, augmenter l'appétit. Il est rare qu'il détermine le ptyalisme chez les solipèdes, comme l'observent MM. Delafond et Hertwig, à moins qu'il n'ait irrité directement la muqueuse de la bouche; chez les ruminants et chez les carnivores, la salivation survient, au contraire, très facilement sous l'influence du bichlorure de mercure; de plus, il provoque souvent, chez les carnivores et les omnivores, des vomissements réitérés. Quoi qu'il en soit, quand on continue l'usage de ce médicament pendant quelque temps, ou lorsqu'on en élève la dose, il ne tarde pas à irriter le tube digestif, ainsi que l'indiquent bientôt la perte de l'appétit, des coliques plus ou moins vives, une diarrhée infecte, etc.

Sous quelle forme le sublimé corrosif est-il absorbé et passe-t-il dans le sang? D'après M. Mialhe, ce composé mercuriel se combinerait avec l'albumine qu'il rencontre dans le tube digestif, et ce composé albumino-mercuriel se dissoudrait dans les chlorures alcalins, et arriverait sous cet état dans le sang, où il ne ferait, en quelque sorte, que s'étendre pour parcourir tout le système circulatoire. Il serait difficile de se prononcer sur la valeur de cette théorie, qui compte cependant en sa faveur une assez grande probabilité.

Quelle que soit la forme sous laquelle les molécules du bichlorure de mercure arrivent dans le sang, toujours est-il qu'elles passent à travers l'organisme, dans les premiers jours, sans susciter la moindre modification fonctionnelle, et que ce n'est qu'à la longue qu'on aperçoit leur influence sur les organes et les fonctions dont ils sont chargés. On remarque d'abord l'injection des muqueuses apparentes, la diminution de l'appétit, la gêne et l'accélération légère de la respiration, parfois de la toux chez les ruminants, un pouls vif et concentré, un état général de faiblesse, une maigreur rapide, et surtout une diurèse très copieuse, etc. Enfin si, malgré la manifestation de cette fièvre spéciale, on persiste dans l'emploi du sublimé corrosif, il survient une saturation mercurielle qui peut entraîner de graves conséquences. (Voyez *Mercuriaux* en général.)

Effets toxiques du sublimé corrosif. — Lorsqu'on a administré des doses trop élevées de sublimé corrosif, ou quand des applications extérieures ont donné lieu à une absorption imprévue, il survient un véritable empoisonnement, dont il importe de faire connaître les principaux caractères. Du côté du tube digestif, on observe toujours la perte de l'appétit, une soif ardente, une salivation plus ou moins abondante, des coliques vives, une diarrhée infecte, puis sanguinolente, etc. Les organes chargés de la circulation et de la respiration présentent des caractères remarquables : les mouvements du cœur sont tumultueux, et cependant le pouls est vif, concentré, nerveux; la respiration est laborieuse, et souvent accompagnée de toux chez les ruminants. Ces caractères rappellent un peu ceux d'une fièvre putride, comme l'observe judicieusement M. Hertwig; et cela d'autant plus exactement que les animaux sont faibles, abattus, insensibles, tremblotants sur leurs membres, et meurent dans un grand état d'affaissement, et toujours sans convulsions. Les autres signes se rapportent à l'infection mercurielle.

Lésions. — Quand on ouvre le tube digestif, on découvre diverses altérations : ce sont des ulcérations, des exsudations sanguines, une inflammation plus ou moins vive dans divers points du canal intestinal, etc. Les voies urinaires, par lesquelles s'échappent les molécules du sublimé corrosif, sont toujours plus ou moins fortement irritées. Le sang est noir et fluide, le cœur ecchymosé à l'intérieur, les poumons plus ou moins engoués de sang, etc. Enfin, comme l'a observé Dupuy (1), les organes ont considérablement diminué de volume et de tonicité; ils sont devenus flasques et très fragiles.

Antidotes. — Aussitôt qu'on s'aperçoit des effets exagérés du sublimé corrosif, il faut en cesser immédiatement l'usage, et si le point de départ de l'empoisonnement réside dans une absorption superficielle, il faut se hâter d'enlever non seulement le sel restant, mais encore les eschares qu'il a formées avec les tissus, et qui deviendraient des foyers permanents de molécules toxiques. Si l'on a affaire à des animaux qui peuvent vomir, on administrera un vomitif; chez tous on donnera des boissons albumineuses, farineuses, laiteuses, et surtout sulfureuses si cela est possible. Il convient aussi de soutenir l'énergie du corps au moyen de breuvages amers, aromatiques, etc.

Particularités relatives aux espèces.

1° Solipèdes. — La dose toxique du bichlorure de mercure pour les solipèdes varie suivant plusieurs circonstances. Toutes choses égales d'ailleurs, ce sel est beaucoup plus actif en dissolution qu'à l'état solide, avant que les animaux aient mangé qu'après le repas, etc. D'après Rytz, cité par M. Hertwig, 8 grammes de sublimé corrosif dissous dans un litre et demi d'eau pure suffisent pour tuer le cheval; par contre, M. Delafond (2) a pu donner impunément à des chevaux qui venaient de manger du foin, 15 grammes de bichlorure de mercure en bols préparés avec de la poudre de guimauve: il est probable qu'à jeun cette dose eût déterminé un empoisonnement mortel. Enfin, selon Viborg, au dire de M. Hertwig, on pourrait injecter le sublimé corrosif dans la jugulaire des chevaux sans causer la mort, depuis 25 centigrammes jusqu'à 4 grammes, en procédant graduellement, seulement l'ouverture reste fistuleuse; ce résultat mérite d'être vérifié de nouveau, parce qu'il est peu admissible.

2° Grands ruminants. — D'après M. Hertwig, 4 grammes de ce sel mercuriel en dissolution dans l'eau produisent quelques désordres momentanés dans le tube digestif des bêtes bovines, mais ne compromettent pas l'existence; 8 grammes donnés sous la même forme ont déterminé la mort chez une vache le quatorzième jour. Sous forme solide, il a pu être administré impunément à cette dernière dose à une vache; mais 12 grammes donnés en électuaire le lendemain mirent le même sujet dans un tel état de faiblesse, qu'on fut obligé de le sacrifier au bout de huit jours (Gohier) (3).

3° Petits ruminants. — A la dose de 4 grammes, sous quelle forme que ce soit, le sublimé corrosif empoisonne mortellement les moutons, d'après M. Hertwig.

4° Omnivores. — La dose toxique est inconnue pour le porc.

5° Carnivores. — Les chiens sont empoisonnés par l'ingestion de 20 à 30 centigrammes et même moins de sublimé corrosif. Dans le tissu cellulaire sous-cutané, 15 centigrammes sont suffisants pour déterminer la mort de ces petits quadrupèdes.

(1) *Compte rendu d'Alfort*, 1819, p. 29.
(2) *Loc. cit.*, t. II, p. 447.
(3) *Registre de l'école de Lyon*, 1808.

Enfin, en injection dans la veine jugulaire, 4 centigrammes sont susceptibles de déterminer un empoisonnement mortel.

Pharmacothérapie. — Le sublimé corrosif est loin de présenter pour l'usage interne l'importance que nous lui avons reconnue pour les applications extérieures ; cela ne tient pas évidemment à son manque de vertus curatives, mais bien à ce qu'on ne les a pas étudiées avec assez de soin encore en médecine vétérinaire ; ses propriétés fondantes sont très énergiques, et surpassent celles des autres mercuriaux. En revanche les composés mercuriels insolubles, et notamment le calomel, lui sont bien supérieurs comme agents antiphlogistiques et antiplastiques. Voilà à peu près tout ce que l'on sait d'un peu positif sur ses propriétés thérapeutiques.

Une des maladies contre lesquelles le bichlorure de mercure a été le plus anciennement employé et le plus fortement préconisé, c'est le *farcin*. Les hippiatres s'en servaient déjà, et vers la fin du siècle dernier, un maréchal de Paris, Hurel, employait avec succès, ainsi que le constate Huzard père (1), un breuvage antifarcineux qui avait pour base le sublimé corrosif. D'un autre côté, d'après le même auteur, Clater, Jalouset et lui-même, auraient fait usage avec succès du deutochlorure de mercure contre les affections farcineuses. De la Bère Blaine (2) vante beaucoup aussi ce médicament dans la même maladie ; il le prescrit à la dose de 1 gramme matin et soir, dans un breuvage gras ou une décoction de gruau, et pousse au besoin la dose jusqu'à 2 grammes répétée deux fois par jour. Enfin, un vétérinaire suisse, Jolivet, écrivit dans le temps à Gohier (3) pour lui faire part de la guérison inattendue d'une jeune jument farcineuse à laquelle on avait administré, en deux doses, trois onces de sublimé corrosif dans le but de la faire périr. Le sel fut donné mélangé à de la farine d'orge ; la première dose fut d'une once et la seconde du double. Malgré ces autorités et ces exemples, le bichlorure de mercure est rarement employé aujourd'hui contre le farcin.

Le sublimé corrosif ayant montré quelque efficacité contre cette maladie, on devait naturellement l'essayer aussi contre la morve, à cause des grandes analogies qu'on a cru trouver, à tort ou à raison, entre ces deux affections. Cependant les tentatives paraissent avoir été peu nombreuses, car nous ne trouvons guère dans les annales de la science que MM. Ligneau (4) et Rainard (5), qui aient employé ce composé mercuriel contre la morve chronique. Le premier le donnait uni au soufre, ce qui était susceptible d'en diminuer de beaucoup l'activité, et y ajoutait aussi des fumigations de camphre. Le second en faisait usage à l'état de liqueur de Van-Swieten. Il y a eu de part et d'autre des succès et des insuccès. Aujourd'hui, ce moyen est abandonné parce que l'expérience a démontré que tous les mercuriaux sont plus nuisibles qu'utiles dans le traitement de la morve.

Le sublimé corrosif paraît être plus favorable à la curation des maladies cutanées anciennes, accompagnées d'altération du tissu de la peau. D'après Reuss (6), ce composé mercuriel donné au mouton, en dissolution dans l'eau un peu salée, à la dose de 3 à 4 centigrammes par jour, pendant un mois, suffit pour le guérir de la gale sans applications extérieures.

Enfin, une application du sublimé corrosif qui paraîtra sans doute singulière aux vétérinaires français, c'est son emploi interne pour guérir le vertige du cheval, en

(1) *Instr. vétér.*, t. I, p. 435 et 436.   (4) *Compte rendu de la Soc. d'agr.*, 1812, p. 47.
(2) *Not. fondam. de l'art vétér.*, t. III, p. 225.   (5) *Comptes rendus de Lyon*, 1820, 1821 et 1822.
(3) *Registre de l'école de Lyon*, 1808.   (6) *Instr. vétér.*, t. V, p. 117 et 118.

Allemagne. Les observations de Kersting, et les miennes propres, dit M. Hertwig (1), démontrent que ce médicament a rendu souvent de bons services dans le traitement de cette maladie, surtout quand elle a perdu de son acuité et qu'elle dépend d'une affection du foie.

b. Du Deutoxyde de mercure.

SYNONYMIE : Oxyde rouge, Précipité rouge, Précipité *per se*.

Pharmacographie. — Cet oxyde est solide, en paillettes micacées, de teinte rouge quand elles sont entières, et d'une couleur jaune lorsqu'elles sont réduites en poudre, d'une odeur nulle, d'une saveur âcre et métallique, d'une densité de 11 environ, se décomposant à 400 degrés centigrés en oxygène et mercure, et se dissolvant légèrement dans l'eau.

Pharmacotechnie. — L'oxyde rouge de mercure entre dans la composition d'un assez grand nombre de préparations destinées à l'usage externe ; il forme la base de l'eau phagédénique et de la pommade citrine, dont il a été question ; il sert souvent à faire des collyres irritants ; enfin, il entre dans les préparations antiophthalmiques ou antipsoriques qui suivent :

1° *Pommade de Lyon.*

℞ Oxyde rouge de mercure. . . .   2 gram. | Onguent rosat . . . .   32 gram.
Incorporez.

2° *Pommade du Régent.*

℞ Précipité rouge et acétate neutre | Camphre. . . . .   80 centigr.
   de plomb, de chaque. . . . .   4 gram. | Beurre frais ou axonge. . . . .   72 gram.
Pulvérisez les matières et incorporez au corps gras.

3° *Pommade de Desault.*

℞ Oxyde de mercure, oxyde de zinc, | Bichlorure de mercure . . . . . .   60 centigr.
   sucre de Saturne, alun calciné, | Axonge. . . . .   32 gram.
   de chaque . . . .   4 gram. |
Pulvérisez les sels et incorporez à froid à la graisse.

4° *Onguent brun.*

℞ Précipité rouge . . . .   4 gram. | Onguent basilicum. . . . .   64 gram.
Incorporez.

Pharmacodynamie. — Appliqué sur la peau, l'oxyde rouge de mercure l'irrite légèrement ; sur les tissus dénudés et sur les muqueuses, il est plus actif et devient irritant en même temps que fondant. Dans le tube digestif, il ne peut être supporté qu'à très faible dose. M. Percivall ayant administré à des chevaux le bioxyde de mercure depuis 1 gramme jusqu'à 4 grammes, observa les phénomènes suivants : Un des chevaux perdit l'appétit le troisième jour, eut une violente diarrhée et mourut le huitième jour du traitement ; un autre donna des signes de malaise du côté de l'intestin le quatrième jour, et présenta, en outre, des ulcères dans la bouche et une salivation abondante ; enfin, le troisième sujet, moins susceptible que les deux autres, ne devint malade qu'au bout de quinze jours ; les deux derniers chevaux furent abattus comme morveux. Les effets généraux de l'oxyde rouge de mercure sont sans doute les mêmes que ceux des autres composés mercuriels, mais ils sont peu connus.

(1) *Loc. cit.*, p. 722.

Pharmacothérapie. — Le précipité rouge est inusité à l'intérieur à cause de sa grande activité ; à l'extérieur, il est employé principalement comme cathérétique et fondant, sur les ulcérations, les crevasses, les plaies qui manquent de ton ou qui sont indurées ; à titre d'agent antipsorique, on l'applique sur les dartres ulcérées, les eaux aux jambes, etc. ; enfin, comme moyen antiophthalmique, on fait usage des préparations précédentes dans les maladies des paupières, de la conjonctive, des voies lacrymales, etc.

c. Autres composés mercuriels solubles.

1° **Cyanure de mercure.** — Très actif, mais inusité.

2° **Bibromure de mercure.** — Inusité en médecine vétérinaire.

3° **Proto et deutonitrates de mercure.** — Employés comme *caustiques*.

4° **Proto et deutosulfates de mercure.** — Inusités pour les animaux.

CHAPITRE III.

DES ALTÉRANTS ARSENICAUX.

On comprend sous cette dénomination générale, non seulement l'arsenic à l'état de pureté, mais encore les acides arsénieux et arsénique, les sulfures, les iodures, les chlorures d'arsenic, etc.; et enfin quelques sels arsenicaux, tels que les arsénites et arséniates alcalins, les arsénites de fer et de cuivre, etc. Tous ces composés sont ou peuvent être employés en médecine, et présentent sensiblement les mêmes propriétés physiologiques et thérapeutiques quand leurs molécules sont absorbées et mélangées au sang ; il serait donc possible de les embrasser d'un seul coup d'œil et de faire leur histoire générale ; cependant, comme on n'emploie guère, en médecine vétérinaire, que l'acide arsénieux, il nous paraît plus convenable d'étudier ce médicament avec soin, et de résumer ensuite très brièvement ce qui est relatif aux autres composés arsenicaux, qui sont d'une importance très secondaire.

a. De l'Acide arsénieux.

SYNONYMIE : Arsenic blanc, Oxyde blanc d'arsenic, etc.

Pharmacographie. — Voyez l'article *Caustiques fluidifiants*, page 268.

Pharmacotechnie. — Les préparations d'acide arsénieux destinées à l'usage interne sont très simples et peu nombreuses ; le plus souvent on emploie cet acide en simple dissolution aqueuse ou sous forme pilulaire. Cependant il est une préparation arsenicale dont on fait souvent usage à l'intérieur, et qui est, en quelque sorte, consacrée par l'usage. C'est la suivante :

Liqueur de Fowler.

℞ Acide arsénieux. . . . . 5 gram. | Eau pure. . . . . 500 gram.
Carbonate de potasse . . . . 5 —
Faites bouillir jusqu'à dissolution complète.

Médicamentation. — Quand l'acide arsénieux est destiné à produire des effets généraux, on l'administre à l'intérieur le plus souvent, soit sous forme de breuvage, soit sous celle de bols, plus rarement en lavements. On peut aussi faire absorber cet acide par les voies respiratoires en le réduisant en vapeurs ; mais ce procédé est dangereux pour les personnes chargées de l'administration du remède, et pour les malades eux-mêmes ; enfin si les propriétés irritantes de l'acide arsénieux n'étaient pas si énergiques, il y aurait avantage à le faire absorber par le tissu cellulaire sous-cutané.

Posologie. — La question de *quantité* est pour l'histoire de l'arsenic blanc d'une si grande importance qu'elle ne saurait être examinée avec trop de soin. C'est de la solution parfaite de cette question que dépend, en effet, la sécurité du vétérinaire qui fait usage de ce médicament si difficile à manier. Donné en quantité convenable, c'est un médicament héroïque ; administré à doses trop élevées, c'est un poison redoutable. Voyons donc les diverses circonstances que le praticien doit prendre en considération dans l'administration de l'acide arsénieux.

D'abord on doit placer en première ligne la *forme* du médicament ; tout le monde s'accorde à admettre, à cet égard, que l'acide arsénieux est incomparablement plus actif en dissolution qu'en poudre : on ne connaissait pas jusqu'à présent le rapport d'activité de ce médicament sous ces deux états ; mais, dans ces derniers temps, M. Rognetta (1), en expérimentant sur des chevaux, est parvenu à fixer ce rapport d'une manière assez exacte. Si, dit-il, l'activité de l'acide arsénieux dissous est représenté par 20, celle du même acide en poudre doit l'être seulement par 1 ; car, observe-t-il, s'il faut environ 45 grammes de poudre d'acide arsénieux donnée en bol pour faire périr les chevaux, 2 grammes en dissolution sont le plus souvent suffisants pour produire le même résultat. Des expériences précises manquent pour les autres animaux, mais il est probable que le rapport reste à peu près le même chez tous.

Une autre circonstance importante à prendre en considération, c'est l'état de vacuité ou de plénitude du tube digestif : l'expérience a démontré que, quand les animaux ont mangé, ils peuvent supporter l'acide arsénieux à beaucoup plus haute dose qu'avant les repas ; le degré relatif d'activité du médicament, dans les deux cas, n'a pas été bien établi, parce qu'il existe plusieurs circonstances qui peuvent le faire varier.

Enfin le praticien ne doit jamais débuter, dans l'emploi de l'arsenic, que par des doses d'essai, et ne doit arriver aux doses normales que quand il connaît le degré de susceptibilité de ses malades.

La dose d'acide arsénieux, chez les divers animaux, doit donc être très différente, selon l'état du médicament.

1° *Solide.*

1° Grands herbivores	4, 8 à 16 gram.	3° Porcs	25, 50 centigr. à 1 gram.
2° Petits ruminants	1 à 2 —	4° Carnivores	1 à 5 centigr.

2° *Liquide.*

1° Grands herbivores.	50 centigr. à 1 gram.	3° Porcs	5 à 10 centigr.
2° Petits ruminants	10 à 20 centigr.	4° Chiens	1/2 à 1 —

3° *Liqueur de Fowler.*

1° Grands herbivores	50 à 100 gram.	3° Porcs	5 à 10 gram.
2° Petits ruminants	10 à 20 —	4° Chiens	1/2 à 1 —

(1) *Biblioth. du médec. pratic.*, t. XIV, *Matière médic. et thérap.*, p. 613.

Quelles que soient la forme et la dose de l'acide arsénieux, il n'est pas prudent d'en continuer l'usage d'une manière suivie et sans aucune interruption ; il faut, au contraire, en suspendre l'usage de temps en temps, soit pour ménager le tube digestif, soit pour prévenir l'accumulation des molécules arsenicales dans l'économie, d'où elles ne sortent que très lentement.

Pharmacodynamie. — Les effets locaux externes de l'acide arsénieux étant connus, il ne nous reste à faire connaître que son action sur le tube digestif, et ses effets généraux ou dynamiques.

1° **Action sur le tube digestif.** — Employé à doses convenables, l'acide arsénieux agit favorablement sur les fonctions gastro-intestinales au début de la médication ; il accroît notablement l'appétit, accélère la digestion, augmente les sécrétions intestinales, hâte les défécations en exaltant l'irritabilité des intestins, en précipitant les contractions péristaltiques, etc. Mais au bout d'un temps variable, selon les doses ingérées, la susceptibilité individuelle, etc., le tube digestif manifeste de la fatigue et de l'irritation ; la bouche est sèche et chaude, plus rarement écumeuse ; l'appétit a diminué, tandis que la soif a augmenté ; les animaux sont tristes, regardent leurs flancs, puis des coliques se déclarent, mais on observe rarement de la diarrhée, à cause de l'action coagulante que l'acide arsénieux paraît exercer sur le mucus intestinal, et des exsudations membraniformes, dont il provoque parfois la formation, etc.

2° **Effets généraux ou dynamiques.** — Ces effets, pour être convenablement interprétés, doivent être distingués en *primitifs* et *consécutifs*, parce qu'ils sont essentiellement différents d'aspect et de nature.

a. **Effets primitifs.** — Quand on administre l'acide arsénieux sous forme solide et à doses graduellement croissantes sur des chevaux chétifs, atteints de morve, par exemple, il agit pendant les premières semaines, et même plus longtemps si le tube digestif ne s'altère pas, à la manière des toniques les plus énergiques. Non seulement la digestion paraît mieux s'opérer, mais encore les produits qu'elle fournit semblent recevoir un emploi plus favorable à la nutrition : les animaux deviennent plus vigoureux, ont le pouls plus fort, les muqueuses plus colorées, ils acquièrent de l'embonpoint, prennent un poil luisant et uni, et chez les chevaux morveux, les glandes et le jetage diminuent ou disparaissent au moins momentanément, etc. ; en un mot, on observe tous les effets les plus caractéristiques de la médication tonique. Il est probable que, chez les autres animaux, les mêmes effets que chez les solipèdes apparaîtraient sous l'influence de ce médicament.

Ces effets remarquables, qui contrastent si singulièrement avec les vertus délétères qu'on attribue généralement, et avec raison, à l'acide arsénieux, ont été anciennement observés par Jæger et Vogt ; Gohier (1) les a également notés, ainsi que Viborg, au dire de M. Hertwig (2) ; enfin M. Chambert (3) les a observés également sur plusieurs chevaux morveux qu'il traitait avec des doses élevées et croissantes de ce médicament, donné sous forme solide. Mais un effet curieux, qu'on a remarqué chez l'homme, au dire de MM. Trousseau et Pidoux (4), Masselot, etc., c'est que ce médicament

(1) *Expér. sur le pain moisi et quelques poisons*, etc., 1807.
(2) *Loc. cit.*, p. 656.
(3) Communication orale.
(4) *Loc. cit.*, t. I, p. 258, 4e édit.

communiquerait une vigueur insolite aux membres abdominaux, et une grande apti-
tude à la marche, sans fatigue. Un effet analogue paraît avoir été observé sur les
animaux, puisque M. Boudin (1) prétend que les vétérinaires allemands administrent
l'arsenic aux vieux chevaux pour leur donner du jarret. Si cette action de l'acide
arsénieux sur la partie postérieure de la moelle épinière est réelle, il est aisé de comprendre le parti avantageux qu'on en retirerait dans le traitement de la paraplégie
des chevaux, des vaches fraîches vêlées, etc.; seulement, dans ces dernières, il faudrait se tenir en garde contre les propriétés délétères que leur lait pourrait acquérir
sous l'influence de ce médicament.

b. **Effets consécutifs.** — Lorsque l'arsenic blanc a été donné à doses trop fortes,
pendant trop longtemps, ou quand on n'a pas eu le soin d'en interrompre l'usage au
moment convenable, etc., il détermine dans tout l'organisme, indépendamment de
l'irritation gastro-intestinale, un trouble général, qui consiste le plus souvent en un
mouvement fébrile présentant quelque analogie avec celui de la fièvre typhoïde, de la
gastro-conjonctivite, etc. Cette fièvre, qu'on pourrait appeler *arsenicale*, a-t-elle son
point de départ dans les altérations du tube digestif causées par l'acide arsénieux, ou
bien tient-elle aux qualités spécifiques de ce médicament? Il serait difficile de le dire;
il est probable que ces deux causes y contribuent; la première nous paraît indubitable; quant à la seconde, quoique moins certaine, elle peut être admise également,
puisque tous les auteurs français sont unanimes pour reconnaître les qualités irritantes de l'arsenic sur le centre circulatoire.

Quoi qu'il en soit, le mouvement fébrile déterminé par l'acide arsénieux est caractérisé par les phénomènes suivants : La circulation s'accélère, ainsi que la respiration, mais le pouls reste petit, concentré, nerveux; les muqueuses apparentes rougissent, la peau s'échauffe, le sang est porté irrégulièrement à la circonférence du corps;
on observe rarement des sueurs copieuses, à moins de suspension de la sécrétion
urinaire, ce qui est peu fréquent; on n'a pas eu encore l'occasion d'observer sur les
animaux les éruptions cutanées qui se montrent parfois chez l'homme; la salive est
quelquefois augmentée, mais le plus souvent elle est rare, et une soif ardente tourmente alors les animaux, etc. Enfin, des signes plus ou moins graves de l'altération
du tube digestif se montrent en même temps que ceux qui caractérisent la fièvre.

En général, après l'apparition de la fièvre de réaction, l'action tonique de l'acide
arsénieux disparaît pour faire place à une action altérante très énergique, si l'on continue l'usage de ce médicament. Dès lors les animaux deviennent tristes, perdent de leur
appétit et de leurs forces; le pouls se ralentit et prend de la mollesse; la nutrition
s'arrête, la maigreur arrive peu à peu, le sang s'appauvrit et devient moins coagulable; les urines coulent plus abondamment et deviennent arsenicales; les engorgements morbides diminuent d'abord, puis disparaissent parfois; les chairs sont molles
et flasques, les animaux sont disposés aux affections putrides, etc. Enfin, quand
ces symptômes sont plus graves encore, l'économie est sous l'influence de l'infection
arsenicale, qui mérite une étude à part.

Effets toxiques. — Quand, par suite d'une dose exagérée d'arsenic, d'une susceptibilité individuelle, d'une absorption extérieure inattendue, etc., l'économie se trouve
tout à coup et de toute part imprégnée en quelque sorte de molécules arsenicales,
il survient une multitude de phénomènes qui indiquent ce genre d'empoisonnement.

(1) Trousseau et Pidoux, *loc. cit.*, t. I, p. 257, 4ᵉ édit.

Les animaux deviennent tristes, regardent leurs flancs ; les carnivores et les omnivores sont pris de vomissements ; l'appétit est anéanti, tandis que la soif est des plus vives ; des coliques violentes se déclarent chez tous les animaux, et, pendant les moments de calme, on observe un accablement profond ; il y a rarement diarrhée et salivation. Du côté de l'appareil de l'hématose, on trouve aussi des signes assez caractéristiques : le pouls est vite, concentré, faible ; les mouvements du cœur se perçoivent à peine ; la respiration est accélérée et difficile ; les muqueuses sont violacées ; le sang tiré des vaisseaux paraît noir et diffluent ; les urines coulent lentement et sont roussâtres et mousseuses, etc. A mesure que la scène se prolonge, de nouveaux désordres apparaissent : le système nerveux n'étant plus stimulé par un sang pur, mais, au contraire, stupéfié par les molécules délétères de l'acide arsénieux, n'envoie plus aux organes cet influx nerveux indispensable à l'exercice de leurs fonctions ; un abattement général s'empare des animaux, qui ne peuvent plus rester debout ; la chaleur des parties placées en appendice baisse progressivement, surtout à la peau, aux muqueuses, etc. ; la sensibilité diminue d'abord, puis s'éteint ; la pupille se dilate ; les membres se paralysent et la mort survient sans la moindre agitation. Lorsque l'empoisonnement suit une marche plus lente, on assiste en quelque sorte à la décomposition graduelle du sang ; des épanchements séreux se montrent dans divers points du corps, des œdèmes apparaissent sous le ventre, des pétéchies se forment sur les muqueuses apparentes ; le sang transsude à travers les parois des vaisseaux, une fièvre putride se déclare, et les animaux meurent bientôt. L'empoisonnement arsenical entraîne rarement la mort avant douze, vingt-quatre et trente-six heures, et souvent elle survient beaucoup plus tardivement.

Lésions. — Les principales se rencontrent dans le tube digestif et dans les organes chargés de la sanguification. Les lésions de l'estomac et des intestins consistent toujours dans une inflammation plus ou moins vive de la muqueuse des voies digestives, et de plus, assez fréquemment, dans des érosions, des ecchymoses, des exsudations plastiques ou sanguines, des plaques gangréneuses, etc. ; souvent on trouve une couche de mucus coagulé, représentant une espèce de fausse membrane, qui adhère fortement à la muqueuse. Dans les organes urinaires, on rencontre aussi des traces de l'action irritante de l'acide arsénieux qui s'échappe principalement par cette voie d'excrétion. Enfin, dans les organes pectoraux, on rencontre les lésions ordinaires des maladies putrides du sang, savoir : le cœur est décoloré, friable, ecchymosé en dehors et en dedans ; la membrane interne des vaisseaux est d'un rouge livide ; le sang est noir, fluide ou coagulé en caillots bruns et mollasses ; les poumons sont gorgés de sang, leur surface est tachée d'ecchymoses ; les séreuses sont remplies de sérosité, les centres nerveux sont injectés, etc.

Antidotes. — On comprend que pour remédier aux désordres d'un poison aussi redoutable que l'acide arsénieux, on ait conseillé un grand nombre de moyens ; c'est aussi ce qui a eu lieu. Parmi les nombreux antidotes de l'acide arsénieux, nous trouvons d'abord plusieurs substances très communes, qui n'ont pas une grande efficacité, mais qui méritent une mention, parce qu'on les rencontre partout et qu'elles peuvent rendre momentanément service : tels sont le lait, le blanc d'œuf, le charbon, l'eau de chaux, etc. Si l'on a affaire à des animaux qui peuvent vomir, on essaie naturellement de faire évacuer une partie du poison ingéré au moyen des vomitifs ; chez les herbivores, les purgatifs doivent remplacer les émétiques. On a proposé divers moyens pour neutraliser le poison dans le tube digestif même ; les plus efficaces paraissent être la magnésie calcinée proposée par M. Bussy ; le protosulfure de fer hydraté préconisé par M. Mialhe ; et l'hydrate de sesquioxyde de fer, conseillé depuis longtemps par M. Bunsen. Ce dernier corps a été soumis à un assez grand nombre d'expériences, et son efficacité est assez généralement admise.

Il résulte, en effet, des nombreux essais de M. Orfila (1) sur les chiens empoisonnés par l'acide arsénieux, que l'hydrate de protoxyde de fer pur, récemment précipité, administré peu de temps après l'ingestion du poison et en quantité suffisamment grande, triomphe presque toujours de l'empoisonnement. Les recherches de MM. Bouley jeune (2) et Renault (3) sur les chevaux les ont conduits aux mêmes résultats ; le premier de ces expérimentateurs a même vu l'antidote réussir quatre heures après l'ingestion du poison ; cependant il pose en principe que, quel que soit le moment de l'emploi de l'antidote, il échoue toujours dès que les premiers effets généraux de l'empoisonnement arsenical se sont manifestés.

La partie absorbée du poison est plus difficile à neutraliser que celle qui se trouve encore dans le tube digestif ; jusqu'à présent on n'a pas encore découvert d'antidote dynamique de l'acide arsénieux. M. Orfila a conseillé d'employer la saignée et les diurétiques dans la période aiguë de cet empoisonnement ; le premier moyen est destiné à modérer le mouvement fébrile, et le second à hâter l'évacuation des molécules arsenicales par les voies urinaires. Les Italiens, qui admettent sans restriction, l'action hyposthénisante des arsenicaux, blâment vivement les prescriptions de M. Orfila et en conseillent de tout opposées, c'est-à-dire l'usage des excitants, et notamment des alcooliques. Le traitement excitant serait évidemment plus nuisible qu'utile pendant la période aiguë de l'intoxication ; mais durant la période asthénique il peut avoir son utilité.

Particularités relatives aux espèces.

1° Solipèdes. — Ainsi que nous l'avons déjà établi, la différence d'activité de l'acide arsénieux est énorme, selon qu'il est en dissolution ou à l'état solide : dans le premier cas, 2 grammes paraissent généralement suffisants pour empoisonner mortellement le cheval, tandis que dans le second il en faut une quantité au moins vingt fois plus forte. On s'accorde généralement à évaluer la dose toxique d'acide arsénieux solide de 45 à 64 grammes environ.

2° Ruminants. — On ne possède aucune donnée positive sur la quantité d'acide arsénieux, dissous ou solide, nécessaire pour empoisonner mortellement les grands ruminants ; ce sont des recherches qui restent à faire. Pour les moutons, on est plus avancé. Un agriculteur méridional, M. Cambassido, avait affirmé, contre toute espèce de vraisemblance, que l'arsenic blanc n'était pas en quelque sorte un poison pour ces animaux et qu'ils en prenaient 30 grammes à la fois impunément. Divers savants s'empressèrent de faire des expériences pour juger de la valeur d'une pareille assertion faite à l'Institut par M. de Gasparin, et arrivèrent à cette conclusion, que l'acide arsénieux, donné solide, empoisonne les moutons à la dose de 5 à 10 grammes. Mais si ces honorables expérimentateurs avaient eu un peu plus d'érudition, ils auraient pu s'épargner de pénibles recherches, attendu que Chabert (4) avait établi depuis

(1) *Toxicologie*, t. I, p. 451.
(2) *Recueil*, 1835, p. 457 et 462.
(3) *Idem*.
(4) *Instr. vétér.*, t. IV, p. 84, et *Mém. de Gohier*, t. II, p. 88.

longtemps, et Jæger après lui, qu'à la dose de 6 grammes, donné solide, l'acide arsénieux fait périr les moutons.

3° **Omnivores**. — La dose toxique pour le porc est inconnue.

4° **Carnivores**. — Il résulte des innombrables expériences de M. Orfila (1) sur les chiens, qu'à la dose de 10 centigrammes, l'acide arsénieux empoisonne mortellement ces petits quadrupèdes, lorsqu'on l'introduit dans l'estomac et qu'on lie l'œsophage ; introduite dans le tissu cellulaire, cette dose est également suffisante pour amener la mort. Quand l'œsophage reste libre, les chiens peuvent supporter des doses énormes d'acide arsénieux, parce qu'ils en rejettent la plus grande partie par le vomissement : c'est ainsi que Gohier (2) a vu un chien supporter jusqu'à l'énorme dose de 32 grammes d'acide arsénieux sans en être sérieusement incommodé. Cet acide fut administré à doses croissantes, depuis 4 jusqu'à 32 grammes, et donné sous forme de pilules avec de la viande cuite et hachée.

Pharmacothérapie. — Les indications externes de l'acide arsénieux ayant été examinées à propos des caustiques, il ne nous reste plus qu'à étudier ses indications internes, qui sont moins nombreuses et moins importantes. Comme remède interne, l'acide arsénieux se présente sous un aspect assez varié ; il peut agir, en effet, comme *fondant*, *antipériodique*, *antipsorique*, *antiphlogistique*, *antinévralgique* et *antivermineux*. Nous allons l'examiner rapidement sous ces divers rapports.

1° **Fondant**. — A titre de fondant, l'acide arsénieux, ainsi qu'un grand nombre d'autres médicaments, a surtout été préconisé contre la morve et le farcin. Il ne paraît pas avoir procuré de guérisons bien avérées de ces deux affections rebelles, et surtout de la première ; cependant la plupart des praticiens qui en ont fait l'essai s'accordent à dire qu'il existe peu de moyens qui l'amendent plus favorablement que l'acide arsénieux : or, si l'on réfléchit que ce médicament est considéré aujourd'hui par beaucoup de médecins comme un des meilleurs modificateurs de la phthisie pulmonaire de l'homme, cela fait supposer que si ce remède était manié avec intelligence, il serait susceptible, mieux que tout autre, de guérir la morve. On a préconisé aussi l'acide arsénieux à l'intérieur dans le traitement du cancer, du crapaud, des engorgements lymphatiques rebelles, etc. ; enfin, Gohier a obtenu accidentellement la guérison d'un polype nasal chez un chien, dont nous avons fait connaître l'histoire précédemment, et auquel il avait donné l'arsenic à haute dose.

2° **Antipériodique**. — L'acide arsénieux est considéré maintenant comme un des moyens les plus sûrs de faire disparaître les fièvres intermittentes ; il se montre même supérieur au quinquina comme agent prophylactique ou curatif, contre les fièvres des pays marécageux. Les vétérinaires ont rarement observé des affections de ce genre sur les animaux ; mais en pareille occurrence, ils pourraient compter sur l'efficacité de l'arsenic blanc. M. Percivall dit l'avoir employé sans succès contre l'ophthalmie périodique du cheval. C'est un moyen à essayer de nouveau.

3° **Antipsorique**. — Il n'existe pas de remède d'une efficacité plus certaine et plus rapide que l'arsenic contre les affections cutanées, même les plus rebelles. On en fait usage surtout contre les gales et les dartres invétérées ; il se montre également efficace contre les crevasses, les eaux aux jambes, l'éléphantiasis, etc. ; mais c'est à

(1) *Toxicologie*, t. I, p. 424.
(2) *Mém. sur la chirurg. et la médec. vétér.*, t. II, p. 83 et suiv.

la condition qu'on soutiendra son action générale par un traitement local approprié à l'aspect des surfaces. M. Berthe (1) a rapporté dans le temps l'histoire curieuse d'une vieille jument vicieuse atteinte d'une gale invétérée des plus tenaces, qui fut guérie radicalement par l'emploi de 20 grammes d'acide arsénieux, donné en deux doses, à trois jours d'intervalle, dans l'intention bien arrêtée de la faire périr.

4° Antiphlogistique. — Les Italiens, considérant les arsenicaux comme des agents essentiellement hyposthénisants, n'hésitent pas à les préconiser contre la plupart des phlegmasies internes, à la manière des autres contro-stimulants. En France, ce moyen n'est admis que dans le traitement du rhumatisme, et encore son usage est-il peu fréquent sous ce rapport. Un agriculteur de Provence, M. Cambassido (2), prétend avoir guéri, au moyen de l'acide arsénieux uni au sel marin, un grand nombre de moutons atteints de pleurésie chronique. Enfin, dans ces dernières années, plusieurs vétérinaires anglais et allemands ont préconisé l'arsenic blanc dans le traitement de la péripneumonie contagieuse du gros bétail; et Steiger, cité par M. Hertwig (3), prétend avoir guéri, au moyen de ce remède, quatre sujets sur dix malades traités.

5° Antinévralgique. — L'acide arsénieux est préconisé par beaucoup de médecins, en fumigations, contre les diverses affections nerveuses de la poitrine, et notamment les différentes variétés d'asthme ; c'est, dit-on, un moyen héroïque. On l'a vanté aussi, à l'intérieur, contre diverses espèces de névroses, telles que l'épilepsie, la chorée, les paralysies, etc. M. Rayer préconise beaucoup l'arsenic blanc contre la danse de Saint-Guy, et M. Pareira prétend qu'il ne connaît pas de meilleur moyen de guérir cette affection rebelle ; enfin, M. Hertwig affirme qu'il a employé ce remède avec avantage contre plusieurs cas de paralysie des lombes chez le chien.

6° Antivermineux. — Donné en breuvage ou en lavement, à dose légère, si les parasites habitent le tube digestif, l'acide arsénieux est un vermifuge très puissant; son activité seule ferait hésiter à le mettre en usage. Dans le cas où les vers existeraient dans les voies respiratoires, quelques légères fumigations arsenicales suffiraient pour les faire rapidement disparaître. C'est un moyen dont on doit user avec une grande circonspection.

b. Autres composés arsenicaux.

1° Arsénite de potasse. — Ce sel est blanc, d'aspect gommeux, incristallisable, déliquescent, très soluble dans l'eau et l'alcool, très âcre et très vénéneux. Il forme la base de la liqueur de Fowler, dont nous avons donné précédemment la formule.

2° Arséniates de soude. — Ils sont au nombre de deux : un arséniate *neutre* et un *biarséniate ;* le premier seul est cristallisable et employé en médecine. Il constitue la base de la liqueur arsenicale de Pearson, dont voici la formule :

℞ Arséniate de soude neutre et cristallisé. 5 centigr. | Eau distillée. . . . . 32 gram.
　 Dissolvez à froid.

Cette dissolution s'emploie à l'intérieur contre les maladies cutanées rebelles.

3° Arséniates de potasse. — Il en existe deux : un arséniate *neutre* et un *biarséniate*. Contrairement à ceux de soude, c'est ce dernier qui est cristallisable et em-

(1) *Recueil*, 1825, p. 415.
(2) *Compte rendu de l'Acad. des sc.*, janvier 1843.
(3) *Loc. cit.*, p. 662.

ployé en médecine. On connaît l'exemple de sept chevaux empoisonnés par ce sel mélangé accidentellement à de l'avoine. Il est plus vénéneux que l'acide arsénieux. Le protosulfate de fer et l'hydrate de sesquioxyde de ce métal se sont montrés impuissants pour arrêter les effets funestes de ce composé arsenical (Bouley jeune) (1). On a proposé dernièrement l'acétate de fer comme antidote du biarséniate de potasse.

4° **Arsénite de fer.** — Il s'obtient par la double décomposition d'un arsénite alcalin et du protosulfate de fer. Il est insoluble, peu vénéneux et conviendrait parfaitement pour l'usage interne. Il entre dans la composition du bain Tessier contre la gale du mouton; cette préparation pourrait être donnée en breuvage à l'intérieur à petites doses.

5° **Arsénite de cuivre.** — Il se prépare aussi par la double décomposition d'un arsénite alcalin et d'un sel de cuivre. Il est insoluble et d'une activité modérée. Il est inusité en France, mais il paraît être employé en Angleterre et en Allemagne tant à l'intérieur qu'à l'extérieur, plus fréquemment sur cette dernière surface.

6° **Sulfures d'arsenic.** — Ils sont au nombre de deux principaux, ainsi que nous l'avons dit en parlant des caustiques arsenicaux, et se distinguent par leur couleur en *rouge* et en *jaune*. Ils peuvent être *naturels* ou *artificiels :* dans le premier cas, ils sont purs et jouissent de peu d'activité, même quand on les administre à l'intérieur; dans le second cas, au contraire, ils renferment presque toujours une forte proportion d'acide arsénieux et jouissent de propriétés vénéneuses très énergiques. Ces deux sulfures s'emploient du reste exclusivement à l'extérieur du corps; à l'intérieur, leur usage est peu à recommander; cependant on les administre quelquefois en fumigations dans les voies respiratoires pour développer les effets généraux des composés d'arsenic : c'est un moyen dont on doit être très sobre.

CHAPITRE IV.

DES ALTÉRANTS IODURÉS.

Dans cette catégorie sont compris l'iode pur et les divers composés que ce chloroïde forme, soit avec quelques métalloïdes, comme le soufre et l'arsenic, par exemple, soit avec certains métaux, tels que le potassium, le fer, le cuivre, le mercure, etc. Ces médicaments, qui ont tous pour base le même principe électro-négatif, l'iode, déterminent dans l'économie animale des effets généraux qui sont sensiblement les mêmes; aussi croyons-nous devoir les examiner d'abord d'une manière générale avant de procéder à l'histoire particulière de chacun d'eux.

Des iodurés en général.

L'iode et ses divers composés se rencontrent tout préparés dans le commerce; ils sont souvent à l'état de pureté; néanmoins, comme leur valeur vénale est considérable et va en augmentant chaque jour, la cupidité des commerçants s'est déjà exercée à trouver les moyens d'augmenter leur masse par des additions de matières

(1) *Recueil*, 1834, p. 449, et 1835, p. 150 à 157.

inertes qui n'en n'altèrent pas l'aspect. Nous ferons connaître plus tard les falsifications dont chaque composé iodique est l'objet dans le commerce.

Pharmacotechnie. — L'iode et ses composés sont soumis à un assez grand nombre de manipulations, généralement assez simples; ils entrent dans une foule de préparations destinées, soit à l'usage interne, soit pour l'usage externe. Nous les ferons connaître plus tard.

Médicamentation. — Les iodiques s'administrent, soit à l'intérieur, soit à l'extérieur, isolément, soit par les deux voies à la fois et simultanément. Le plus souvent, pour l'usage interne, on les introduit dans le tube digestif sous forme de breuvage ou de bol, et très rarement sous forme de lavement; de plus, comme ces composés sont très volatils, on comprend la possibilité de les administrer en fumigations dans les voies respiratoires; ce procédé, néanmoins, est assez rarement employé. A l'extérieur, on n'applique guère les préparations d'iode que dans un but de médication purement locale; cependant on les a employées dans quelques circonstances en frictions pénétrantes.

Pharmacodynamie. — Les effets des altérants iodurés doivent être distingués en *locaux externes*, *locaux internes* et *généraux*; ces derniers seront subdivisés en effets *primitifs*, effets *consécutifs* et effets *toxiques*.

1° Effets locaux externes. — Appliquées sur la peau, les préparations d'iode agissent comme de légers irritants; elles produisent de la chaleur, de la rougeur, des picotements, des gerçures, et la chute des poils au bout d'un certain temps. Sur les muqueuses, les solutions de continuité, les tissus dénudés, ces composés ont une action beaucoup plus énergique et déterminent une véritable cautérisation. Les iodiques les plus irritants sont l'iode, l'iodure d'arsenic, ceux de mercure, etc.

2° Effets locaux internes. — Lorsque ces médicaments sont introduits dans le tube digestif, ils déterminent des effets variables selon les doses qui ont été ingérées. Donnés en petite quantité, ils agissent comme des excitants de l'estomac et des intestins; ils excitent l'appétit, accélèrent la digestion, précipitent le mouvement intestinal, hâtent les défécations, colorent les excréments en jaune, etc. A doses plus élevées ou plus rapprochées, les iodiques irritent notablement les voies digestives; ils diminuent l'appétit, augmentent la soif, déterminent de la salivation, des mouvements continuels de déglutition chez le chien, des vomissements réitérés chez les carnivores et les omnivores, des coliques plus ou moins vives chez tous les animaux, souvent de la diarrhée, de l'abattement, un amaigrissement rapide, etc.

3° Effets généraux. — Il existe peu de médicaments qui possèdent autant de force de *pénétrabilité* que les composés d'iode, et dont l'absorption soit aussi rapide. Leur séjour dans l'économie paraît être très court, car les diverses sécrétions et excrétions naturelles ou morbides ne tardent pas à accuser la présence des iodiques par leur couleur, leur odeur ou les réactions spéciales qu'elles donnent au contact des réactifs caractéristiques de l'iode. Il résulte de cette particularité que les altérants iodurés se séparent du sang presque aussi rapidement qu'ils s'y mélangent, et que leur accumulation dans l'organisme est bien rarement à craindre. Les effets dynamiques de ces médicaments doivent être distingués en effets primitifs, effets consécutifs et effets toxiques.

a. **Effets primitifs.** — Lorsque l'iode et ses composés sont administrés à l'intérieur à petites doses suffisamment espacées les unes des autres, il n'en résulte le plus souvent aucune modification fonctionnelle appréciable ; l'urine, le lait, l'air expiré, la sueur, etc., expulsent au dehors les molécules de ces médicaments dans les intervalles des doses, de sorte que l'économie ne semble avoir éprouvé aucune modification de leur court passage à travers ses rouages. Mais si les doses administrées sont un peu fortes ou trop rapprochées, il peut en résulter, chez la plupart des animaux, un léger mouvement fébrile qui accuse les propriétés excitantes des composés iodiques. Il est rare que la respiration s'accélère et que le pouls devienne très vite ; le plus souvent ces deux fonctions restent stationnaires, et il arrive même chez certains sujets que le pouls se ralentit légèrement, et que l'artère devient molle sous le doigt qui l'explore : c'est au moins ce que nous avons observé dans les hôpitaux de l'école sur plusieurs chevaux morveux auxquels on administrait l'iode en pilules, à la dose de 10 à 12 grammes à la fois. Quand l'administration des iodurés s'accompagne de l'irritation plus ou moins vive des voies digestives, le mouvement fébrile est toujours plus net et plus intense. Un des effets primitifs les plus constants de ces médicaments, c'est de déterminer la rougeur des muqueuses apparentes, et plus particulièrement de la conjonctive ; cette membrane devient souvent d'un rouge violet, et les sécrétions dont elle est le siége acquièrent une activité insolite qui se continue durant l'usage des iodiques. La peau est parfois aussi le siége d'un mouvement fluxionnaire marqué qui est indiqué par de la rougeur, de la chaleur, des sueurs partielles, et très rarement par une éruption plus ou moins grave. Ce dernier phénomène, qu'on observe quelquefois chez l'homme, paraît être très rare sur les animaux, car aucun vétérinaire ne l'a encore mentionné ; nous devons à l'obligeance de M. Buer la connaissance de ce léger accident. Ce vétérinaire l'a observé sur plusieurs vaches atteintes de mammite chronique, sur lesquelles il pratiquait des frictions fondantes avec une pommade d'iodure de potassium fortement iodurée. Au bout de quatre ou cinq jours de ces applications, on voyait survenir une éruption de pustules très douloureuses qui ne tardait pas à se terminer par résolution. Enfin, on doit compter parmi les effets immédiats des composés d'iode une augmentation notable de la plupart des sécrétions, et spécialement de celle de l'urine.

b. **Effets consécutifs.** — Dans les premiers temps de leur administration, les altérants iodurés augmentent plutôt qu'ils ne diminuent les qualités plastiques du sang : leur action primitive est effectivement essentiellement coagulante. Mais quand leur usage est continué un peu trop longtemps et que des molécules nouvelles viennent agir sans cesse sur le fluide nutritif, il en résulte des changements progressifs dans la crase sanguine, l'atténuation de plus en plus grande des propriétés plastiques et nutritives de ce fluide essentiel : aussi, quand on le place dans une éprouvette, paraît-il d'une teinte plus foncée qu'à l'état naturel ; il se coagule plus lentement, le caillot formé a moins de consistance, et la sérosité, plus abondante qu'à l'ordinaire, revêt souvent une teinte jaunâtre particulière et caractéristique. Sous l'influence de cette modification matérielle du sang, il se produit dans la fonction nutritive des changements qui indiquent nettement l'action altérante des composés iodiques. Le mouvement de composition devient entièrement nul, tandis que celui de résorption acquiert une activité considérable ; aussi remarque-t-on un amaigrissement rapide de tout le corps, la mollesse des tissus, la pâleur des muqueuses, la diminution des forces générales des sujets, etc. Un effet remarquable des iodiques, c'est de communiquer aux fonctions interstitielles des organes glanduleux et parenchymateux, et même quelquefois aux tissus blancs doués d'une faible vitalité, une activité extraordinaire; en sorte que s'ils sont le siége d'indurations, d'engorgements et de diverses altérations morbides, on peut les voir peu à peu diminuer et même disparaître entièrement sous l'influence de la médication altérante iodurée, pourvu qu'elle soit employée avec assez de persévérance et d'habileté.

c. **Effets toxiques.** — Enfin, quand on administre des doses exagérées d'iode et de ses composés, il peut en résulter un empoisonnement grave. Les premiers désordres se montrent dans le tube digestif, et consistent le plus souvent en irritation vive de la muqueuse gastro-intestinale, avec accompagnement d'ulcérations, d'éruptions pustuleuses, etc.; ces divers désordres matériels sont accusés au dehors par de la salivation, des vomissements chez les petits animaux, des coliques vives, de la diarrhée, de l'abattement, une fièvre intense, etc. Les accidents généraux de l'empoisonnement iodique varient selon qu'il est aigu ou chronique : dans le premier cas, on observe les phénomènes immédiats très exagérés; et dans le second cas, on remarque les accidents qui accompagnent habituellement un état cachectique du sang. Enfin, dans quelques cas rares, on observe l'atrophie de certaines glandes externes, telles que les thyroïdes, les mamelles, les testicules, etc.

Les accidents déterminés par les altérants iodurés sont rares chez les animaux, où leur usage interne est encore peu fréquent, sans doute, à cause du prix très élevé de ces médicaments.

Pharmacothérapie. — Quoique l'iode ait été découvert en 1813, et que son histoire chimique fût presque complète quelques années plus tard, ce n'est que vers 1820 qu'il fit son apparition pour la première fois en thérapeutique. C'est au médecin suisse, Coindet, de Genève, que la médecine est redevable de la conquête de ce précieux médicament. Depuis longtemps, il est vrai, on employait empiriquement plusieurs substances qui renfermaient de l'iode, comme la cendre des éponges neuves, de certaines plantes marines, etc.; mais on ignorait complétement la nature du principe actif de ces médicaments complexes. De la médecine de l'homme les médicaments iodiques ne tardèrent pas à passer dans celle des animaux, et comme les premiers succès des médecins eurent lieu contre le goître, c'est aussi contre cette affection que les vétérinaires employèrent ces nouveaux médicaments avec le plus d'avantages. Ceux de nos confrères qui mirent le plus d'empressement à essayer l'iode sur les animaux furent principalement MM. Rainard (1), Prévost (2), Mayor (3), Vatel (4), etc.

Les indications générales des iodés sont assez nombreuses et assez complexes, parce que ces médicaments jouissent de vertus multiples qui en rendent les applications plus variées. Nous allons grouper les diverses affections qu'on peut traiter avec plus ou moins d'avantages par les iodurés, afin d'en abréger l'histoire générale.

1° Affections du système lymphatique. — Dans cette catégorie se trouvent compris la morve, le farcin, les scrofules, l'engorgement des ganglions mésentériques du bœuf, etc.

2° Engorgements glandulaires et parenchymateux. — On peut comprendre

(1) *Comptes rendus de Lyon,* 1824.
(2) *Journ. prat,* 1827, p. 239, et *Journ. théor. et pratiq.,* 1834, p. 289.
(3) *Journ. prat. de médec. vétér.,* 1828, p. 241.
(4) *Compte rendu d'Alfort,* 1826.

dans cette série complexe, le goître, l'engorgement chronique des mamelles, des testicules, des parotides, et en général, de toutes les glandes externes. Parmi les engorgements viscéraux qu'on peut attaquer par les iodiques, nous comptons principalement ceux du foie, des poumons, des reins, des ovaires, etc., lorsque le diagnostic en est possible.

3° **Nutrition anormale.** — Elle peut être générale, comme on l'observe chez certains animaux trop bien nourris et qui sont atteints d'obésité; ou elle est simplement locale, comme on le remarque sur certaines régions du corps qui sont atteintes d'hypertrophie.

4° **Affections cutanées et muqueuses.** — Les maladies anciennes de la peau et des muqueuses qui s'accompagnent d'altérations des tissus, de sécrétions anormales, etc., sont presque toujours avantageusement modifiées par l'usage des altérants iodurés, donnés à l'intérieur ou employés topiquement.

5° **Hydropisies.** — Les composés d'iode sont employés dans le traitement des hydropisies, tantôt à titre de modificateurs généraux et de diurétiques, tantôt comme simples agents irritants appliqués localement. C'est surtout sous ce dernier point de vue qu'on en fait usage contre l'hydropisie des petites séreuses voisines de la peau, etc.

6° **Affections nerveuses.** — On a proposé l'emploi des iodés contre la chorée, l'épilepsie, certaines paralysies, etc., mais ce traitement est encore peu répandu.

Des iodurés en particulier.

DE L'IODE.

Pharmacographie. — L'iode est solide, d'un gris d'acier, cristallisé en paillettes rhomboïdales, fragiles, grasses au toucher, tachant la peau en jaune, et présentant beaucoup d'éclat métallique; son odeur est celle du chlore, mais beaucoup plus faible; sa saveur est âcre et désagréable, et sa densité égale 4,95 environ. Exposé à l'air, il se volatilise lentement, d'où la nécessité de le conserver dans des vases bien clos; soumis à l'action de la chaleur, il fond à 107 degrés, et se réduit en magnifiques vapeurs violettes, très pesantes, dès que la température est voisine de 180 degrés centigrades. L'eau ne dissout guère que 10 à 15 centigrammes d'iode par litre, ce qui suffit cependant pour lui communiquer une teinte rousse et une odeur chlorée; l'alcool dissout le *dixième* de son poids de ce métalloïde à la température ordinaire, et une plus forte proportion quand il est chaud; l'éther, une solution légère de potasse, d'iodure de potassium, de tannin, etc., dissolvent de grandes quantités d'iode; les essences et les corps gras peuvent aussi en prendre une certaine proportion.

Falsifications. — L'iode étant une matière d'un prix très élevé, on a cherché, par un très grand nombre de moyens, à en augmenter le poids frauduleusement, sans en altérer l'aspect. Les matières qu'on y mélange le plus souvent sont les suivantes : *charbon de bois en poudre, houille grasse, ardoise pulvérisée, peroxyde de manganèse, sulfure de plomb, plombagine, battitures de fer,* etc. Rien n'est plus facile que de dévoiler la présence de ces matières étrangères; il suffit de volatiliser sur une brique chaude une partie de la matière suspecte : si l'iode est pur, il ne restera aucun résidu; ou bien, on prend une petite quantité de l'iode que l'on traite par l'alcool, l'éther, ou une solution légère de potasse caustique. Ces trois véhicules dissoudront l'iode, et laisseront comme résidu au fond du vase les matières étrangères qu'on aurait pu y avoir ajoutées.

Pharmacotechnie. — L'iode entre dans un assez grand nombre de formules magistrales ou officinales dans la pharmacie de l'homme; dans celle des animaux, les deux formules suivantes seules sont utilisées :

    1° *Teinture d'iode.*

℞ Iode. . . . . 4 part. | Alcool ordinaire . . . . 12 part.
    Dissolvez à froid.

     2° *Pommade d'iode.*

℞ Iode. . . . . 2 gram. | Axonge . . . . 32 gram.
    Incorporez à froid.

Médicamentation. — L'iode s'administre à l'intérieur et s'emploie à l'extérieur sous diverses formes. A l'intérieur, on le donne en bols ou en breuvages, très rarement en fumigations dans les voies respiratoires. Les bols se confectionnent avec l'iode solide ou avec la teinture : dans le premier cas, on peut le broyer avec une poudre végétale quelconque ou mieux avec l'amidon cru ou cuit; on ajoute ensuite du miel ou de la mélasse pour donner à la préparation la consistance pâteuse; dans le second cas, on fait absorber la teinture d'iode par une poudre végétale et l'on confectionne ensuite les bols comme à l'ordinaire. Pour la préparation des breuvages iodurés, on peut partir soit de l'iode, soit de sa dissolution alcoolique : si l'on emploie l'iode, il faut se servir, comme véhicule, ou d'une solution légère d'iodure de potassium, ou de la décoction d'une plante amère, l'expérience ayant appris, dans ces derniers temps, que le tannin est un bon intermède pour faciliter la dissolution de l'iode dans l'eau; si l'on se sert de la teinture d'iode, il faut employer les menstrues que nous venons d'indiquer, afin que l'iode ne se précipite pas au fond du vase avec lequel on administre le breuvage. A l'extérieur du corps, on applique la teinture et la pommade d'iode en frictions locales, mais rarement en frictions pénétrantes; enfin, la teinture pure ou étendue d'eau est employée en injections irritantes dans les fistules, les bourses muqueuses sous-cutanées, les kystes, les séreuses des tendons, des articulations, etc.

Les doses d'iode qui conviennent aux diverses espèces domestiques sont encore mal déterminées; les suivantes nous paraissent convenir dans la majorité des cas :

       1° Grands herbivores. . . . . 4 à 8 grammes.
       2° Petits ruminants et porcs. . . . . 0,50 à 2
       3° Carnivores . . . . 10 à 35 centigrammes.

Ces doses pourront être répétées deux fois par jour dans des circonstances exceptionnelles. Si l'on fait usage de la teinture d'iode, on devra multiplier ces doses par *douze.*

Pharmacodynamie. — A l'exception des iodures mercuriels dont la base augmente encore l'énergie, l'iode est incontestablement de tous les médicaments iodiques, celui dont l'activité locale et générale est la plus grande. Appliqué sur la peau intacte, ce métalloïde produit instantanément une coloration jaune qui disparaît rapidement si l'application n'est pas réitérée; dans le cas contraire, la tache devient permanente et une véritable eschare prend naissance aux dépens de l'épaisseur du derme. Sur les tissus dénudés et sur les muqueuses apparentes, l'iode se comporte comme un caustique coagulant assez énergique. Dans le tube digestif, l'action irritante de l'iode est des plus manifestes, puisqu'il suffit, d'après M. Orfila (1), de 5 à 6 grammes d'iode donné en pilules, l'œsophage restant libre, pour empoisonner mortellement les chiens au bout de quelques jours ; lorsque les voies digestives ne restent pas à l'état naturel, il faut une quantité moindre encore d'iode pour faire périr ces petits animaux. Les grands animaux peuvent supporter des doses beaucoup plus élevées que les carnivores, mais celles qui sont nécessaires pour les empoisonner mortellement sont complétement inconnues. M. Patu (1) assure avoir administré impunément depuis 30 jusqu'à 45 grammes d'iode, en bols ; seulement notre confrère ne nous dit pas s'il a répété la dose plusieurs jours de suite sur les mêmes sujets ; cela n'est pas probable, car nous avons presque toujours observé des coliques sur les chevaux morveux auxquels on donnait ce médicament, dans les hôpitaux de l'école, lorsque la dose approchait de 15 grammes. Les praticiens prudents feront donc bien de ne pas outre-passer cette quantité et de n'y arriver même que graduellement.

Injecté dans les veines par M. Patu, en dissolution dans l'alcool et l'éther, l'iode détermine subitement des effets inquiétants qui se dissipent cependant avec assez de rapidité si la dose employée n'a pas été trop forte ; les phénomènes qu'on remarque le plus fréquemment sont une accélération considérable de la respiration et de la circulation ; une dyspnée suffocante, une toux convulsive et continue, de la chaleur et de l'injection à la peau, des sueurs partielles, la teinte violacée des conjonctives, des étourdissements, des vertiges, une station chancelante, parfois la chute sur le sol, la vue obtuse, la dilatation des pupilles, l'immobilité, la stupeur, etc. ; quelques heures après, toutes les excrétions naturelles ou morbides ont acquis l'odeur de l'iode et revêtu une teinte jaunâtre. Les chevaux qui ne reçurent que 4 grammes d'iode échappèrent pour la plupart, mais plusieurs de ceux auxquels on injecta 8 grammes succombèrent. Les phénomènes cérébraux observés avant la mort doivent être attribués en grande partie aux véhicules employés à l'administration de l'iode.

Les effets généraux de ce métalloïde sont à peu près ceux que nous avons fait connaître en parlant des iodurés en général ; cependant ils présentent certaines particularités qu'il est important d'indiquer. Ainsi, le mouvement fébrile et la coloration des muqueuses apparentes sont beaucoup plus marqués sous l'influence de l'iode que sous celle de ses composés ; le mouvement sanguin vers la peau, d'où résultent la chaleur de cette membrane, des sueurs partielles, des éruptions pustuleuses, etc., est plus prononcé que la diurèse, ce qui est le contraire pour beaucoup de composés iodiques. Enfin, l'arrêt du mouvement nutritif, d'où naissent la maigreur, l'atrophie de quelques glandes, la résorption de certains produits morbides, une toux plus ou moins grave, etc., sont des effets que l'iode produit toujours d'une manière exagérée, si son administration n'est pas conduite avec sagesse. Pour ces divers motifs et en raison de son action irritante sur le tube digestif, beaucoup de praticiens ont renoncé à l'usage interne de l'iode, et l'ont remplacé par l'iodure de potassium, qui paraît avoir tous ses avantages sans présenter ses inconvénients.

Pharmacothérapie. — Les indications de l'iode sont assez nombreuses, et se divisent naturellement en indications *médicinales* et indications *chirurgicales*. Nous allons les étudier successivement en commençant par les premières.

(1) *Toxicologie*, t. I, p. 97 et suiv., 5ᵉ édit.

1° Indications médicinales. —L'iode est employé à l'intérieur ou à l'extérieur, et souvent par les deux voies en même temps, contre les maladies du système lymphatique, des glandes, des viscères intérieurs, contre certaines anomalies générales ou locales de la nutrition, contre les hydropisies, le diabète, etc. Nous allons examiner les cas principaux fournis par la pratique vétérinaire.

Une des maladies lymphatiques qu'on a le plus souvent attaquées par l'iode, au moyen d'applications très variées, et presque toujours sans succès, c'est la *morve*. M. Leblanc (1) est un des premiers vétérinaires qui ait appliqué l'iode au traitement de cette maladie : il donnait ce métalloïde à l'intérieur à la dose de 30 centigrammes ; il appliquait une pommade iodurée sur les glandes ; en outre, il pratiquait des fumigations d'iode ou de chlore dans les narines, etc. ; au moyen de ce traitement complet, il obtenait des avantages marqués sur certains sujets, et même leur guérison radicale, d'après ce qu'il affirme. MM. Sage et Bareyre ont aussi préconisé les altérants iodiques dans le traitement de la morve, mais comme ils ont principalement fait usage de l'iodure de potassium, c'est en parlant de ce sel que nous ferons connaître leurs essais. M. Rey a essayé aussi très souvent l'iode contre la morve, mais comme les résultats ont été négatifs, il s'est abstenu de les publier.

En présence de ces résultats peu encourageants, il semblerait que la question est jugée, et que désormais l'iode doit être banni du traitement de la morve, surtout à cause du haut prix de ce remède. Malgré tout cela, nous ne pouvons résister au désir de faire connaître le fait suivant, signalé par le docteur Thompson (2).

« On administra à un cheval morveux, trois ou quatre fois par jour, dans de l'eau, 150 gouttes de forte teinture d'iode. Cette médication fut continuée régulièrement pendant six semaines, durant lesquelles on ne donna pas moins de 450 gouttes par jour, et souvent plus de 5 à 600. Les effets avantageux de cette solution devinrent évidents en peu de jours, et au bout de sept semaines, l'animal était presque complétement guéri.

» Quatre ans après cette guérison, il n'y avait pas eu de récidive.

» La morve avait-elle été bien constatée? D'après le docteur Thompson, tous les symptômes étaient évidents. » (*Gazette méd.*, 1837, n° 42.)

L'iode a été également préconisé dans le traitement du farcin ; M. Leblanc a annoncé dans le temps des guérisons obtenues par ce moyen : les applications étaient locales. M. Patu est parvenu à guérir aussi quelques chevaux farcineux par l'emploi intérieur de la teinture d'iode ou par son injection dans les veines. Enfin, à l'école de Toulouse, on a traité avec succès plusieurs chevaux farcineux par l'administration intérieure et l'application extérieure de la teinture d'iode : la dose donnée en électuaire était de 16 grammes ; l'action de ce médicament était aidée du reste par la cautérisation actuelle sur les boutons, et par l'application d'eau mercurielle sur les ulcères farcineux (3). Malgré ces résultats encourageants, l'emploi de l'iode dans le traitement du farcin est peu fréquent, sans doute à cause du prix élevé de ce médicament.

L'engorgement général des ganglions lymphatiques du bœuf, espèce d'affection scrofuleuse, a été traité avec succès, au moyen de l'iode, par Lafore (4) ; il adminis-

(1) *Journ. théor. et pratiq.*, 1831, p. 97 et suiv.
(2) Trousseau et Pidoux, *loc. cit.*, t. I, p. 233.
(3) *Journ. des vétér. du Midi*, 1844, p. 19 et 91.
(4) *Idem.*, 1839, p. 225.

trait ce médicament à l'état de teinture, depuis 60 centigrammes jusqu'à 4 grammes, sous forme de breuvage, en l'étendant dans une décoction de 64 grammes de gentiane dans deux litres d'eau ; le traitement a été continué pendant quinze ou vingt jours.

L'induration ou l'engorgement chronique de certains viscères glanduleux ou parenchymateux peut être avantageusement traitée par l'iode. Lafore (1) a publié plusieurs exemples d'hépatite chronique chez le bœuf et le cheval, qui ont cédé à l'usage de la teinture iodique étendue dans une infusion ou une décoction de plantes amères : la dose moyenne a été de 4 grammes d'iode. M. Hertwig dit aussi en avoir fait usage avec profit contre les désordres matériels déterminés dans les poumons par la péripneumonie contagieuse du gros bétail (2).

Les altérations organiques que subissent les glandes externes, telles que les corps thyroïdes, les mamelles, les testicules, les parotides, etc., cèdent presque toujours à l'emploi persévérant, soit local, soit général, de l'iode. Il serait oiseux, en quelque sorte, de faire connaître les nombreux exemples de guérison de goître, de mammite et d'orchite, etc., passés à l'état chronique : c'est un moyen devenu en quelque sorte vulgaire, et que tous les praticiens connaissent ; il suffit donc de l'indiquer simplement.

Les nutritions vicieuses ou exagérées, soit locales, soit générales, sont souvent modifiées avantageusement par l'emploi de l'iode. M. Miquel (3), de Béziers, a publié deux cas intéressants d'hypertrophie de l'encolure chez les solipèdes et un d'engorgement chronique du genou, qui ont cédé à l'emploi persévérant de la pommade d'iodure de potassium fortement iodurée. M. Hertwig dit avoir employé l'iode avec un plein succès pour arrêter l'obésité dont les chiens de salon sont souvent frappés par suite d'excès de nourriture et de manque d'exercice.

Selon M. Hertwig, le professeur allemand Dick préconiserait l'iode contre l'hydrothorax et le diabète du cheval. Enfin, s'il faut en croire un agriculteur, M. de Romanet (4), la cachexie aqueuse du mouton céderait facilement à l'influence de l'iode ; il suffirait, d'après cet agronome, de faire des frictions sur l'œdème intermaxillaire, appelé vulgairement la *bouteille*, et à donner à chaque malade 25 à 30 gouttes de teinture d'iode dans un verre d'eau. Cette observation, très incomplète, a besoin d'être appuyée par d'autres faits plus rigoureusement observés.

2° Indications chirurgicales. — Vers 1840, M. Velpeau et plusieurs chirurgiens distingués proposèrent la teinture d'iode plus ou moins étendue d'eau, employée en injections, d'abord pour guérir l'hydrocèle chez l'homme, puis pour clore des abcès, des fistules, des hygromas, etc. ; plus tard, s'enhardissant à mesure qu'ils acquéraient plus d'expérience dans le maniement du nouvel agent irritant, ils en vinrent à l'injecter dans les articulations et dans les grandes séreuses splanchniques atteintes d'hydropisie.

Peu de temps après, M. Leblanc, vétérinaire à Paris, fit de louables efforts pour introduire le nouveau moyen dans la chirurgie vétérinaire ; il en fit usage d'abord contre les kystes si communs de la gorge du chien, avec un plein succès ; puis, plus tard, de concert avec le docteur Thierry, il injecta la teinture d'iode pure ou étendue

(1) *Malad. particul. aux grands ruminants*, p. 507, et *Journ. des vétér. du Midi*, 1839, p. 229.
(2) *Loc. cit.*, p. 536.
(3) *Journ. des vétér. du Midi*, 1841, p. 259.
(4) *Comptes rendus de l'Académie des sciences*, 17 mai 1852.

d'eau dans les synoviales tendineuses ou articulaires dilatées, et proclama de nombreux succès. Le nouveau moyen, accueilli avec quelque défiance, précisément parce qu'il avait trop bien réussi entre les premières mains qui l'avaient mis en usage, fut essayé surtout dans les écoles vétérinaires ; là, les résultats furent loin d'être aussi brillants que ceux annoncés par M. Leblanc : des accidents graves, des insuccès plus nombreux que les réussites, firent rejeter à peu près complétement le nouveau liquide oblitérant. Bientôt il s'établit, entre le promoteur de la teinture d'iode et les trois professeurs de clinique des écoles, une polémique ardente qu'on ne peut pas malheureusement présenter aux vétérinaires comme un modèle de discussion scientifique ; mais afin que nos lecteurs puissent juger le procès, qui est encore pendant, nous allons indiquer les journaux où ils pourront trouver les documents qui le concernent (1).

Le manuel opératoire de l'injection de la teinture d'iode dans les synoviales articulaires ou tendineuses altérées est assez simple : il consiste à donner écoulement au liquide épanché, en perforant avec un trocart les parois de la poche ; ce premier temps accompli, on injecte par la canule de l'instrument, à l'aide d'une petite seringue, de la teinture d'iode pure ou étendue de la *moitié*, des *deux tiers*, des *trois quarts*, et parfois même, selon les sujets, de plusieurs fois son volume d'eau. Une fois le liquide irritant introduit, on le met en contact exactement avec toute l'étendue de la synoviale, et on le fait sortir ensuite le plus promptement possible. Enfin, on retire la canule du trocart et l'on place sur la poche vide un bandage matelassé modérément serré.

C'est une grande faute que d'étendre la teinture d'iode avec de l'eau pure, qui précipite ce métalloïde, et donne lieu ainsi à une cautérisation très inégale. Une légère dissolution d'iodure de potassium ou de tannin serait infiniment préférable à l'eau distillée pour cet usage.

Enfin nous devons dire, en historien fidèle et impartial, qu'un vétérinaire belge, M. Cambon (2), vient de publier tout récemment une série de faits qui sont entièrement à l'avantage des injections iodées, préconisées par M. Leblanc. Le praticien belge a employé la teinture pure ou étendue de son poids d'eau.

a. De l'Iodure de potassium.

SYNONYMIE : Hydriodate de potasse.

Pharmacographie. — Ce sel est solide, cristallisé en cubes, d'un blanc opalin et laiteux, d'une légère odeur d'iode, et d'une saveur âcre et alcaline. Exposé à l'air, il s'altère lentement, parce que l'oxygène déplace une partie de l'iode et communique au sel une teinte jaunâtre : de là la nécessité de le conserver dans des flacons secs et hermétiquement fermés. Soumis à l'action de la chaleur, il décrépite, fond, se volatilise, mais ne se décompose pas. L'eau bouillante en dissout la moitié de son poids environ, et l'alcool froid le cinquième seulement. La solution aqueuse d'iodure de potassium peut dissoudre une certaine proportion d'iode, et donner naissance à un iodure ioduré. Ce composé d'iode, solide ou en dissolution, est très facilement décomposé par l'eau de chlore, les hypochlorites alcalins, les acides minéraux, etc.

(1) Voy. U. Leblanc, *Cliniq. vétér.*, 1844, p. 293; 1845, p. 282; 1847, p. 34 et suiv.—H. Bouley, *Recueil*, 1847, p. 5, 26, 409, 667 ; 1849, p. 471 ; 1850, p. 70. — A. Rey, *Journ. de médec. vétér. de Lyon*, 1847, p. 122. —L. Lafosse, *Journ. des vétér. du Midi*, 1849, p. 193 et 402 ; 1850, p. 206.

(2) *Annal. vétér. belges*, 1852, p. 18 et suiv., et 1853, p. 57.

Altérations et falsifications. — L'iodure de potassium peut contenir une certaine quantité de carbonate de potasse, par suite d'une mauvaise fabrication, ou par suite d'une addition frauduleuse; lorsque la proportion de ce sel est un peu forte, l'iodure de potassium devient très déliquescent à l'air, et fait effervescence avec les acides, qu'il soit solide ou en dissolution. Les sels qu'on mélange le plus souvent à l'iodure de potassium sont les suivants : *chlorures de potassium* et *de sodium*, *bromure de potassium*, *sulfate de potasse*, *nitrate de soude*, etc.

La présence des chlorures dans l'iodure de potassium est facile à dévoiler au moyen du nitrate d'argent et de l'ammoniaque; dans ce but, on dissout dans l'eau une petite quantité du sel suspect, et on le précipite au moyen de la solution d'azotate d'argent. Si l'iodure de potassium est pur, le précipité est jaunâtre, peu altérable à la lumière, et résiste complétement à l'action dissolvante de l'ammoniaque liquide; dans le cas, au contraire, où il existait une certaine proportion de chlorures mélangés, le précipité est plus blanc, devient violet à l'air, et se dissout en partie dans l'alcali volatil; la partie dissoute est mise à nu au moyen de l'acide azotique, qui neutralise l'ammoniaque ayant servi de dissolvant.

On a proposé divers moyens pour reconnaître la présence du bromure mélangé à l'iodure de potassium, mais ils sont trop compliqués pour les vétérinaires; le procédé suivant, qui est aussi simple que possible, nous paraît remplir parfaitement le but : c'est de traiter la solution du sel suspect par le bichlorure de mercure. S'il est pur, le précipité est d'un beau rouge coquelicot; mais s'il est mêlé de bromure, on n'obtient qu'un dépôt briqueté couleur de litharge, etc.

Enfin, le sulfate de potasse est accusé par le nitrate de baryte, et le nitrate de soude par sa propriété de fuser sur les charbons ardents.

Pharmacotechnie. — Les préparations officinales d'iodure de potassium sont presque toutes destinées à l'usage externe; les plus importantes sont les suivantes :

1° *Pommade d'iodure de potassium.*

℞ Iodure de potassium . . . . 8 gram. | Axonge. . . . . 32 gram.

2° *Pommade d'iodure ioduré de potassium.*

℞ Iodure potassique. . . . . 8 gram. | Axonge. . . . . 32 gram.
Iode. . . . . 4 —

3° *Ioduré de potassium ioduré caustique* (Lugol).

℞ Iodure de potassium, iode et eau distillée, de chaque. . . . . 1 part.
Dissolvez d'abord le sel dans l'eau, puis ajoutez-y l'iode.

Il arrive très souvent en pharmacie vétérinaire qu'on double la quantité d'iodure et d'iode qui entre dans les pommades.

Médicamentation. — L'iodure de potassium peut se donner solide ou dissous; cette dernière forme doit obtenir exclusivement la préférence. Quand on est forcé d'administrer ce sel en électuaire ou en bol, il y a avantage à le dissoudre dans une petite quantité d'eau avant de le mélanger aux excipients de ces préparations; mais, en général, on doit le faire prendre en boissons ou en breuvages toutes les fois que cela est possible, parce que, sous cette forme, il est beaucoup moins irritant. A l'extérieur du corps, on emploie à peu près constamment l'iodure de potassium en pommade; cependant quelques praticiens donnent la préférence aux lotions et aux applications topiques diverses de la solution aqueuse de ce sel.

Les doses de l'iodure de potassium pour les divers animaux domestiques n'ont pas encore été rigoureusement déterminées ; nous les évaluons approximativement à un *tiers* en sus de celles de l'iode, savoir :

1° Grands herbivores . . . . 6 à 12 grammes.
2° Petits ruminants et porcs. 75 centigr. à 2,50 —
3° Carnivores. . . . . 25 à 50 centigrammes.

Pharmacodynamie. — Mis en contact avec la peau revêtue de son épiderme, l'iodure de potassium se montre très peu irritant ; sur les tissus dénudés ou sur les muqueuses, il est un peu plus agressif, mais il développe rarement des phénomènes d'irritation notable, à moins qu'il ne soit employé en solution très chargée. Son action sur le tube digestif a été diversement appréciée : pour quelques auteurs, il est considéré comme à peu près aussi irritant que l'iode ; pour d'autres, au contraire, il aurait presque l'innocuité du chlorure de sodium. La vérité est sans doute placée entre ces deux extrêmes. Il résulte de quelques essais de Maillet (1) que l'iodure de potassium en dissolution, à la dose de 2 grammes pour le chien, et de 8 à 12 pour le cheval, agirait comme un poison irritant sur le tube digestif, et qu'il suffirait d'une dose de 16 grammes donnée en une seule fois pour déterminer une hémorrhagie gastro-intestinale mortelle chez les solipèdes. Certes, nous sommes loin de mettre en doute l'exactitude des résultats publiés par Maillet, qui était un observateur sagace et consciencieux ; mais ils nous paraissent exceptionnels et peu en rapport avec ce qu'on observe chaque jour, soit chez l'homme, soit chez les animaux, par l'usage de ce sel. M. Orfila (2) semble évaluer la dose toxique de l'iodure de potassium, pour le chien, à 4 grammes environ.

L'action générale de l'iodure de potassium ressemble, en grande partie, à celle de l'iode ; seulement les effets primitifs sont toujours moins prononcés, à l'exception de la diurèse, qui est toujours très copieuse, ce qui est dû évidemment à la nature de sa base, à son élimination prompte et à peu près complète par les voies urinaires. On remarque aussi que l'iodure de potassium ne produit pas l'amaigrissement du corps aussi rapidement que l'iode, et qu'il n'a pas, comme ce dernier, l'inconvénient grave d'occasionner l'atrophie de certains organes glanduleux.

Pharmacothérapie. — L'iodure de potassium est incontestablement un des agents fondants les plus énergiques et les plus sûrs que possède la matière médicale, soit dans ses effets locaux, soit par ses effets généraux. Malheureusement, ce sel augmente presque continuellement de prix, et si cette marche ascendante continue encore pendant quelques années, il sera à peu près impossible aux vétérinaires, pour les animaux de médiocre valeur, de faire usage de ce puissant modificateur de l'économie animale. Quoi qu'il en soit, nous devons faire connaître brièvement les principales applications dont ce remède a été l'objet en médecine vétérinaire.

A l'extérieur du corps, on applique très fréquemment la pommade simple ou iodurée sur la plupart des engorgements indolents, solides ou mous, et sur les glandes hypertrophiées, indurées ou altérées de diverses manières. Lorsque l'affection est un peu grave ou ancienne, il est rare qu'un simple traitement local suffise ; alors aux applications topiques il convient d'ajouter un traitement général, en administrant à l'intérieur de l'iode ou de l'iodure de potassium.

(1) *Recueil*, 1836, p. 520.
(2) *Toxicologie*, t. 1, p. 105 et suiv.

Après le goître, qu'on traite toujours avec succès dans la plupart des animaux, au moyen de l'iodure potassique appliqué localement sous diverses formes; ou administré à l'intérieur, les engorgements glanduleux contre lesquels on emploie les applications iodées avec le plus d'avantages sont surtout ceux des mamelles et des testicules. M. Jacob (1) a fait connaître l'exemple de guérison d'un engorgement tuberculeux des mamelles d'une jument par l'application de la pommade d'iodure de potassium durant deux mois. Lecoq (2), de Bayeux, a employé avec succès le même topique sur les indurations du pis des vaches à la suite de la mammite. Le même M. Jacob (3) a donné la relation d'un engorgement testiculaire, chez le cheval, guéri par l'emploi extérieur et intérieur de l'iodure de potassium et de l'iode.

M. Luneau (4), vétérinaire à Avignon, a publié l'observation intéressante d'une tumeur osseuse d'origine scrofuleuse, chez une chienne, qui a cédé à des applications locales de pommade d'iodure de potassium, et à l'administration intérieure de l'iodure potassique ioduré (iode, 20 centigrammes; iodure, 50 centigrammes; eau de rivière, 1 litre).

Plusieurs vétérinaires français et étrangers ont essayé ce composé iodique contre la morve du cheval. M. Sage (5) a surtout insisté beaucoup sur l'emploi de ce traitement aidé par les émissions sanguines et par une alimentation très alibile; les glandes étaient frictionnées avec la pommade d'iodure de potassium, et ce sel était administré à l'intérieur sous forme de bol à la dose de 8 à 12 grammes par jour; ce praticien prétend avoir guéri vingt-deux chevaux sur vingt-huit, traités par ces divers moyens. C'est un résultat merveilleux s'il est exact. M. Bareyre (6) a essayé le traitement complexe de M. Sage et en a retiré quelques bons résultats au milieu de plusieurs insuccès. M. Lord (7), vétérinaire anglais, a donné l'iodure de potassium combiné au sulfate de cuivre contre la morve et le farcin du cheval; la dose prescrite a été de 16 grammes d'iodure et de 60 grammes de sel de cuivre pour six jours de traitement. C'est un moyen qui peut avoir son utilité.

b. Des Iodures de mercure.

Pharmacographie. — Il en existe deux principaux, le *proto-iodure* et le *bi-iodure.*

1° Proto-iodure de mercure. — Il est solide, amorphe, d'un jaune verdâtre particulier, inodore et insipide, volatil, insoluble dans l'eau et l'alcool, légèrement soluble dans la solution d'iodure de potassium. L'iode le change en bi-iodure.

2° Bi-iodure de mercure. — Il est solide, le plus souvent en poudre d'une couleur rouge coquelicot magnifique, inodore, insipide, insoluble dans l'eau, soluble dans l'alcool bouillant ainsi que dans les chlorures et les iodures alcalins, volatil, devenant jaune par la chaleur et reprenant sa belle couleur rouge par le refroidissement. Le mercure le ramène facilement à l'état de proto-iodure.

Falsifications. — Le prix du bi-iodure de mercure étant très élevé, on a cherché à falsifier ce sel par divers moyens; les matières qu'on y mélange le plus souvent sont le *sulfate de baryte*, le *minium* et le *sulfure rouge de mercure.* Cette fraude

(1) *Recueil*, 1829, p. 104.
(2) *Recueil*, 1835, p. 574.
(3) *Recueil*, 1830, p. 39.
(4) *Mém. de la Soc. vétér. de Vaucluse*, 1848.

(5) *Traité de la morve chronique.*
(6) *Journ. vétér. du Midi*, 1840, p. 83.
(7) *Journ. vétér. et agric.*, 1840, p. 494.

se reconnaît facilement à l'aide de l'alcool, qui dissout le bi-iodure de mercure à la température de 79 degrés centigrades, tandis qu'il n'attaque pas les autres matières.

Pharmacotechnie. — Les préparations pharmaceutiques des deux iodures de mercure sont peu nombreuses et à peu près exclusivement employées à l'extérieur. Nous ferons connaître seulement les suivantes :

1° *Pommade de proto-iodure de mercure.*

℞ Proto-iodure de mercure . . . . . 4 gram. | Axonge . . . . 32 gram.
Incorporez.

2° *Pommade de bi-iodure de mercure.*

℞ Deuto-iodure de mercure . . . . . 4 gram. | Axonge. . . . . 32 gram.
Incorporez.

Pour cette dernière préparation, on peut faire varier, selon l'exigence des cas, la proportion du sel mercuriel ; on la diminue pour les affections de la peau et on l'augmente souvent pour les tumeurs dures, osseuses ou autres.

Pharmacodynamie. — Les iodures de mercure sont de puissants fondants, comme le fait prévoir leur nature chimique. Appliqués sur la peau, en pommade, ces deux sels, et surtout le dernier, agissent comme des irritants énergiques qui déterminent la vésication, l'engorgement de la peau et des tissus sous-jacents, la chute de l'épiderme et des poils, etc. D'après ces effets, il serait imprudent d'appliquer ces topiques fondants sur une large surface à la fois. Dans le tube digestif, ces iodures mercuriels manifestent les mêmes qualités irritantes que sur la peau ; aussi doit-on les administrer en petite quantité et toujours dans des pilules ou des bols confectionnés avec beaucoup de soin. Quant aux effets généraux de ces médicaments, ils sont formés d'un mélange de ceux du mercure et de ceux de l'iode ; du reste, ils sont fort peu connus chez les animaux, pour lesquels l'usage interne de ces médicaments est encore très rare.

Pharmacothérapie. — L'emploi intérieur de ces deux iodures a été à peu près nul jusqu'à présent en médecine vétérinaire ; cependant M. Delafond (1) dit avoir employé avec avantage le deuto-iodure contre le farcin du cheval. La dose était de 4 à 8 grammes dans 60 grammes d'alcool ; c'était choisir le plus mauvais mode d'administration et donner des doses exagérées de ce médicament.

A l'extérieur du corps, par contre, le bi-iodure de mercure a reçu quelques applications importantes pour résoudre les engorgements glandulaires et les tumeurs indolentes des divers tissus. M. Lord (2), vétérinaire anglais, a préconisé dans le temps la pommade de bi-iodure de mercure contre les diverses tumeurs qui résistent à l'application des vésicants et même du feu. Plus récemment, M. Rey (3) a fait une étude plus complète de cette pommade comme topique fondant. Elle lui a réussi souvent contre les diverses espèces de dilatations des synoviales tendineuses ; celles des articulations proprement dites ne cèdent que quand elles sont récentes et peu développées ; les engorgements des ganglions lymphatiques, des glandes, les tumeurs farcineuses, etc., résistent rarement à l'emploi persévérant de ce fondant ; les tumeurs tendineuses, cartilagineuses, osseuses, sont plus tenaces, mais peuvent céder

(1) *Thérap. génér.*, t. II, p. 434.
(2) *Journ. vétér. et agric. de Belgique*, 1842, p. 571.
(3) *Journ. de médec. vétér. de Lyon*, 1850, p. 5.

aussi à la longue; enfin, les dartres et la gale invétérées, surtout chez les carnivores, disparaissent sous l'influence de l'application de cette pommade : seulement, il faut en appliquer peu à la fois, l'affaiblir en diminuant la proportion de l'iodure, en y ajoutant du soufre, etc.

c. Autres composés d'iode.

1° **Iodure d'arsenic.** — Employé en pommade par M. Delafond contre les dartres ulcérées du pli des articulations des divers animaux.

2° **Iodure de fer.** — Essayé en injections dans les veines des chevaux morveux, par M. Rey, sans aucun succès; la dose était de 5 grammes dans 32 grammes d'eau pure.

3° **Iodure de cuivre.** — Le bi-iodure de cuivre est un fondant énergique pour l'usage interne comme pour les applications locales. Il paraît être d'un usage fréquent en Angleterre, d'après Morton (1), contre la morve, le farcin, les engorgements des membres, etc. La dose est de 4 à 8 grammes en bol pour les grands animaux. A l'extérieur, on l'emploie surtout en pommade sur les tumeurs indolentes, les ulcères, les eaux aux jambes, etc.

I. — DES ALTÉRANTS BROMURÉS.

Les altérants bromurés comprennent le brome et les divers composés qu'il forme avec les métaux des diverses sections. Cependant, comme le brome et le bromure de potassium ont seuls été employés en médecine vétérinaire, ce seront les seuls altérants bromiques que nous aurons à considérer.

Du Brome et du Bromure de potassium.

Pharmacographie. — Nous allons décrire séparément ces deux corps.

1° **Brome.** — Liquide d'un rouge foncé, d'une odeur désagréable, d'une saveur caustique, d'une densité de 2,97, très volatil, bouillant à 47 degrés, donnant des vapeurs jaunes très denses et aussi dangereuses à respirer que le chlore. Très peu soluble dans l'eau, le brome se dissout facilement dans l'alcool, et en toute proportion dans l'éther; il se dissout également dans une solution légère de tannin, ainsi que dans celle du bromure de potassium. Il est déplacé de ses combinaisons par le chlore, etc.

2° **Bromure de potassium.** — Il est solide, en cristaux cubiques, incolore, inodore, de saveur âcre et alcaline, décrépitant au feu, très soluble dans l'eau et peu soluble dans l'alcool. La solution aqueuse de ce sel peut dissoudre du brome et passer à l'état de bromure bromuré. Les acides en dégagent du brome et de l'acide bromhydrique; l'eau chlorée met le brome complétement à nu, et il se forme du chlorure de potassium.

Pharmacotechnie. — Le brome et le bromure de potassium forment la base de préparations magistrales et officinales. Les premières, qui consistent surtout en breuvages et en injections, se font en dissolvant une quantité déterminée de bromure potassique dans l'eau ordinaire; quand on veut donner plus d'activité à ces préparations,

(1) *Loc. cit.*, p. 191.

on y ajoute une certaine quantité de brome ; on peut aussi dissoudre ce liquide dans une légère dissolution de tannin (1). Les préparations officinales, encore peu nombreuses en médecine vétérinaire, comprennent principalement les suivantes :

1° *Pommade de bromure de potassium.*

℞ Bromure potassique. . . . . . . 8 gram. | Axonge. . . . . 32 gram.
Incorporez.

2° *Pommade bromurée.*

℞ Bromure potassique. . . . . . . 8 gram. | Axonge . . . . 32 gram.
Brome. . . . . 30 goutt. |

Préparez d'abord la pommade de bromure et ajoutez peu à peu le brome.

3° *Solution caustique.*

℞ Bromure potassique. . . . . . . 10 gram. | Eau pure. . . . . 64 gram.
Brome. . . . . 30 à 60 goutt. |

Dissolvez le sel dans l'eau et ajoutez ensuite le brome.

Médicamentation. — On administre le bromure de potassium pur ou légèrement bromuré à l'intérieur, sous forme de breuvage principalement ; on pourrait aussi en faire des bols, mais alors il conviendrait de dissoudre le bromure potassique dans une petite quantité d'eau et de le faire absorber ensuite par des poudres végétales et du miel. Les doses de ce sel les plus convenables pour les divers animaux sont les suivantes :

　　　　　1° Grands herbivores. . . . . 4, 8 à 16 grammes.
　　　　　2° Petits ruminants et porcs . . . . . 1 à 4 —
　　　　　3° Carnivores. . . . . 25 centigr. à 1 —

Quand on ajoute du brome on doit diminuer la dose du bromure de potassium proportionnellement.

Pharmacodynamie. — Les effets locaux externes du brome et du bromure de potassium sont essentiellement différents ; ceux du bromure sont à peu près nuls, tandis que ceux du brome sont très énergiques. Appliqué sur la peau intacte, ce chloroïde colore d'abord l'épiderme en jaune ; mais cette coloration ne persiste pas si l'on ne renouvelle point l'application du liquide, parce qu'en raison de sa grande volatilité il s'évapore promptement. Si les applications sont renouvelées, non seulement la tache jaune persiste, mais encore la peau peut être plus ou moins profondément brûlée ; enfin, sur les solutions de continuité, le brome produit une cautérisation prompte et douloureuse et blanchit leur surface à la manière du chlorure d'antimoine. Dans le tube digestif, la même différence d'activité se fait remarquer entre le brome et le bromure de potassium ; le premier agit à la manière de l'iode, et même avec plus d'énergie, sur l'estomac et les intestins qu'il tend à enflammer et même à ulcérer, tandis que le bromure se comporte à peu près comme l'iodure de potassium, c'est-à-dire qu'il est infiniment moins irritant pour le tube digestif et qu'il peut être supporté par tous les animaux à doses plus élevées que le brome.

Les effets généraux des altérants bromurés sont encore peu connus sur les animaux, mais ils paraissent semblables à ceux des altérants iodurés. Dans le commencement de la médication, ils se montrent également de légers excitants ; la circulation

(1) *Journ. de médec. vétér. de Lyon,* 1851, p. 343 et suiv.

et la respiration s'accélèrent légèrement, les muqueuses rougissent, la peau s'échauffe et devient même le siége de grosses pustules ressemblant à des boutons isolés de farcin aigu ; nous avons observé cet effet sur plusieurs chevaux morveux et farcineux toutes les fois que nous poussions la dose de bromure potassique au delà de 16 à 20 grammes. Après ces premiers effets stimulants, les altérants bromiques en produisent d'entièrement opposés et dépriment très sensiblement les fonctions dévolues à l'hématose du sang.

Injecté dans les veines convenablement étendu d'eau, le brome se comporte exactement comme l'iode ; il accélère violemment la circulation et la respiration, provoque des convulsions musculaires, la chute des animaux sur le sol, colore les excrétions naturelles et accidentelles d'abord en jaune, puis en rose, et peut déterminer la mort en coagulant le sang ; cependant nous avons pu injecter impunément 100 gouttes de brome dans autant de grammes d'eau contenant un peu de bromure de potassium dans la veine jugulaire d'un cheval morveux de forte taille. Chez le chien, 10 à 12 gouttes de brome dissoutes dans 32 grammes d'eau et injectées dans la jugulaire, suffisent pour le faire mourir rapidement. (Orfila.)

On a constaté chez l'homme que le brome, et surtout le bromure de potassium, administrés à haute dose, agissaient comme stupéfiants sur les centres nerveux et sur la sensibilité générale ; ce dernier effet peut être circonscrit à une région du corps lorsqu'on applique localement le bromure potassique en même temps qu'on le donne à l'intérieur. Il nous a semblé que nous avions obtenu un abaissement de la sensibilité générale sur plusieurs sujets auxquels nous donnions le bromure de potassium à haute dose ; mais nous ne sommes pas assez certain du fait pour le présenter comme un des phénomènes constants de ce médicament sur les animaux.

L'action du bromure de potassium sur la fonction nutritive est variable selon les cas ; lorsque les animaux sont maigres, chétifs, ruinés par la maladie, ce composé relève l'appétit, augmente les forces et ne tarde pas à améliorer la nutrition ; sur les animaux, au contraire, qui présentent toutes les apparences de la santé et de la vigueur, qui ont de l'embonpoint, ce composé bromique ne tarde pas à montrer ses propriétés altérantes en faisant promptement maigrir et dépérir les sujets soumis à son usage.

Pharmacothérapie. — Malgré l'analogie qui existe dans leurs effets physiologiques, les composés d'iode et de brome n'ont pas les mêmes propriétés ni la même valeur thérapeutique : ainsi, tandis que l'iode fait disparaître rapidement les accidents anciens de la syphilis, le brome ne jouit d'aucune vertu antisyphilitique ; par contre, comme agents fondants et antiscrofuleux, les composés de brome se montrent parfois supérieurs à ceux d'iode. Or, comme c'est principalement comme altérants que nous employons ces médicaments, nous devons nous efforcer d'accorder la préférence aux composés bromiques, parce que la valeur vénale de ceux de l'iode augmente chaque année dans une telle proportion que bientôt il ne sera plus possible d'en faire usage dans la médecine vétérinaire.

M. Leblanc (1) est le premier vétérinaire qui ait fait usage du brome dans le traitement des maladies des animaux domestiques ; il l'employa d'abord contre la morve avec peu de succès. Il l'administrait en fumigations dans les voies respiratoires, et appliquait en outre une pommade de bromure de potassium bromuré sur les glandes de l'auge.

(1) *Journ. théoriq. et prat.*, 1831, p. 120.

À dater de 1846, nous avons essayé le bromure de potassium contre la morve et le farcin, dans le but surtout de le substituer à l'iodure potassique dont le prix est beaucoup plus élevé. Les résultats que nous avons obtenus durant plusieurs années ont été publiés dans le *Journal de médecine vétérinaire de Lyon*, année 1851, page 337 et suivantes. Depuis cette époque, ce médicament a été souvent employé dans les hôpitaux de l'école de Lyon, en sorte qu'il nous est permis de porter un jugement plus certain sur sa valeur thérapeutique.

Pour la morve chronique, nous avons acquis la conviction de l'impuissance à peu près complète des composés de brome, lorsque la maladie est confirmée; pour la morve commençante et non tuberculeuse, ils peuvent en triompher momentanément comme tant d'autres moyens.

L'efficacité du bromure de potassium contre le farcin est beaucoup plus évidente; s'il n'est pas toujours un remède infaillible contre cette redoutable affection, le bromure potassique se montre constamment un auxiliaire utile. Lorsque la maladie est récente et locale, ce composé réussit presque toujours; lorsqu'elle est ancienne, générale, invétérée et accompagnée de désordres matériels, ce remède échoue quelquefois, surtout en hiver et lorsque les animaux ne sont pas convenablement nourris. La solution caustique de bromure de potassium appliquée sur les ulcérations farcineuses les pousse vigoureusement à la cicatrisation, mais il faut se garder d'en abuser; en se hâtant trop de faire clore ces ulcères, on supprime trop vite la suppuration, et l'on détermine de nouvelles éruptions farcineuses. La pommade simple ou bromurée se montre un fondant énergique sur les tumeurs farcineuses, et même sur les glandes de l'auge chez les chevaux morveux.

Cette pommade s'est montrée très efficace sur les engorgements lymphatiques aigus de la face interne de la cuisse et de l'aine chez les chevaux, qu'on appelle depuis quelques années une *lymphangite*. Nous avons vu dans les hôpitaux de l'école plusieurs chevaux guéris au bout de quelques jours par ces applications, sans présenter la moindre dépilation, ce qui constitue un grand avantage sur l'emploi de l'onguent vésicatoire qui est également préconisé en pareille circonstance.

Nous avons essayé, à titre d'expérience, le bromure de potassium, à l'intérieur et à l'extérieur, sur un porc atteint de scrofules aux membres, avec tumeurs molles, gonflement des os, ankylose fausse de plusieurs articulations, etc. La pommade était appliquée sur les gonflements, et le bromure donné à l'intérieur depuis 1 jusqu'à 4 grammes par jour. Le sujet est parfaitement guéri et a pu être livré à la consommation après s'être bien engraissé. Une gale invétérée chez un chien a cédé aux applications bromurées à l'extérieur et à l'usage interne du bromure potassique depuis 1 jusqu'à 2 grammes par jour.

Enfin, nous devons dire comme complément de l'histoire du brome, que les eaux de Bourbonne-les-Bains, très riches en bromures alcalins et terreux, ont été préconisées par M. Mariot (1) contre la morve chronique.

II. — DES ALTÉRANTS CHLORURÉS.

Les altérants chlorurés comprennent le gaz chlore et sa dissolution aqueuse, les hypochlorites alcalins, et divers chlorures de la première section. Le chlore et les chlorures d'oxydes alcalins forment un groupe distinct dans lequel le chlore est le principal agent actif; les chlorures binaires constituent aussi un groupe particulier

(1) *Recueil*, 1844, p. 492, 544, 778.

dans lequel il y a toujours deux principes actifs, le chlore et le métal avec lequel il est combiné. Quoique ces divers médicaments aient une action générale assez analogue sur l'ensemble de l'organisme, il nous paraît plus avantageux de les examiner isolément que de les envisager d'une manière générale.

DU GAZ CHLORE.

Pharmacographie. — C'est un gaz coercible, de couleur jaune verdâtre, d'une odeur vive et suffocante, d'une saveur âcre et astringente, et d'une densité de 2,44, ce qui équivaut à 3 grammes 17 centigrammes par litre de gaz. Le chlore est soluble dans l'eau ; on évalue son degré de solubilité à environ 3 volumes pour 1 volume d'eau à la température de 10 degrés centigrades, c'est-à-dire qu'un litre d'eau peut en dissoudre 3 de gaz chlore à cette température ; au-dessus et au-dessous, l'eau perd de sa faculté dissolvante pour ce gaz. Parmi les propriétés chimiques de ce métalloïde, la plus importante à mentionner ici, c'est sa puissante affinité pour l'hydrogène à la température ordinaire, ce qui lui donne la faculté de décomposer la plupart des substances organiques, de détruire les matières colorantes, etc.

Pharmacotechnie. — On emploie le chlore gazeux ou dissous dans l'eau ; nous allons indiquer les procédés les plus simples pour l'obtenir sous ces deux états :

1° *Fumigations de chlore* (encore appelées *Guytoniennes*).

Sel marin.............	4 part. 1/2	Acide sulfurique du commerce.....	2 part.
Peroxyde de manganèse	1 —	Eau ordinaire.............	2 —

Pulvérisez le sel, mélangez-le avec l'oxyde de manganèse, faites-en une pâte dans une terrine avec l'eau ; ajoutez l'acide sulfurique, agitez avec une baguette de verre, et placez le vase sur un réchaud contenant quelques charbons embrasés : le gaz ne tarde pas à se dégager en abondance et à rendre l'air de l'appartement irrespirable si la quantité du mélange n'a pas été calculée selon la capacité du local. Il faut donc prendre les précautions convenables contre l'asphyxie et l'irritation des voies respiratoires. On obtiendrait les mêmes résultats plus simplement en chauffant dans le même appareil un mélange de 4 à 5 parties d'acide chlorhydrique avec 1 partie de peroxyde de manganèse.

2° *Solution de chlore* (*hydrochlore*).

Le procédé ordinaire pour préparer la solution aqueuse de chlore consiste à faire passer jusqu'à saturation un courant de ce gaz dans les flacons d'un appareil de Wolf remplis d'eau pure. Mais ce procédé, tout parfait qu'il paraît, est d'une application impossible pour la plupart des vétérinaires, et difficile pour un assez grand nombre de pharmaciens ; c'est ce qui nous a engagé à en imaginer un qui fût assez simple pour être à la portée de tout le monde. Le voici en quelques lignes :

Préparation extemporanée de l'eau de chlore.

Prenez du chlorure de chaux, faites-en une dissolution d'une concentration moyenne avec de l'eau ordinaire, placez cette solution dans un flacon pouvant boucher à l'émeri ou autrement ; ajoutez quelques gouttes d'acide sulfurique, rebouchez votre flacon et laissez passer l'effervescence. Le dégagement gazeux ayant cessé, ajoutez une nouvelle quantité d'acide sulfurique et continuez ainsi, en ayant toujours le soin de tenir le flacon bien bouché, jusqu'à ce que l'hypochlorite calcaire ait été entièrement décomposé. Dès lors, laissez déposer le sulfate de chaux qui s'est formé ; décantez dans un flacon recouvert de papier noir l'eau surnageante qui aura acquis la couleur jaune verdâtre et l'odeur caractéristique de la solution aqueuse de chlore ; elle sera sans doute un peu moins pure que l'eau de chlore préparée par le procédé ordinaire, mais cela ne diminuera en rien ses vertus médicinales.

Médicamentation. — Le chlore s'emploie à l'état de gaz ou à l'état de solution, et, dans l'un et l'autre cas, les procédés d'administration sont tout à fait différents. Le chlore gazeux ne s'emploie guère qu'en fumigations dans les voies respiratoires, très rarement sur la peau. On a proposé divers moyens pour faire respirer ce gaz aux animaux sans nuire à leur santé : les uns ont proposé de répandre le chlore en quantité minime dans l'atmosphère des logements qu'habitent les animaux ; d'autres, de dégager le gaz par le procédé que nous venons de faire connaître, de le diriger dans un conduit fumigatoire enveloppant la tête des animaux, de fixer ceux-ci solidement, de manière qu'ils ne puissent pas se soustraire à la fumigation, d'en continuer l'usage pendant un temps plus ou moins long, selon les cas, etc. Ces deux procédés nous paraissent d'une application difficile dans la pratique, et accompagnés d'inconvénients pour le praticien et pour le malade ; c'est pourquoi nous aimerions mieux employer une dissolution concentrée de chlorure de chaux placée dans un vase à large ouverture et plongé dans un autre vase contenant de l'eau chaude ; sous l'influence de cette température, le chlorure de chaux se décompose lentement, du gaz chlore mélangé d'une grande quantité de vapeur d'eau s'en dégage sans cesse, et peut être dirigé par des moyens très simples dans les voies respiratoires des divers animaux.

Le chlore liquide s'administre à l'intérieur, étendu d'eau, à l'état de breuvage ; il faut éviter d'y ajouter des infusions ou décoctions végétales, qui ne pourraient que l'altérer ; il en serait de même des solutions alcalines, des acides étendus, de beaucoup de solutions salines, qui donneraient lieu à des réactions chimiques plus ou moins compliquées. On peut employer aussi la dissolution de chlore, plus ou moins étendue, en lavements, en injections sur les muqueuses apparentes, etc. ; mais ce mode d'emploi paraît peu fréquent.

Les doses d'eau de chlore qu'on doit administrer à l'intérieur, chez les divers animaux, sont approximativement les suivantes, d'après M. Hertwig :

1° Grands herbivores. . . . . . . 125 à 250 grammes.
2° Petits ruminants et porcs. . . 64 à 125 —
3° Carnivores. . . . . 8 à 32 —

On peut répéter ces doses deux fois par jour si le cas le requiert.

Pharmacodynamie. — Appliqué sur la peau de l'homme en fumigations, le gaz chlore produit des picotements aigus, de la rougeur, du prurit, de la sueur, et au bout d'un certain temps l'éruption de vésicules transparentes, etc. ; des effets semblables se montreraient sans doute aussi sur la peau des animaux dans les mêmes circonstances. Introduit dans les voies respiratoires, ce gaz y produit des effets variables, selon son degré de concentration ; respiré pur, il suffoque immédiatement, resserre la poitrine, provoque la toux, l'hémoptysie, et détermine une prompte asphyxie : c'est un des gaz les plus dangereux à respirer. Étendu d'air, et surtout humecté de vapeur d'eau, le chlore perd ses qualités irritantes et asphyxiantes, devient un simple stimulant pour les voies respiratoires, et peut aussi, en pénétrant dans le sang, devenir un agent modificateur général puissant.

Dans les voies digestives, on ne peut introduire que l'eau chlorée plus ou moins étendue ; donnée en petite quantité, cette solution stimule d'abord l'estomac et les intestins, accélère la digestion, précipite le cours des matières dans les intestins, détruit leur couleur, etc. ; ingérée pure, en faible quantité, elle agirait, suivant Nysten, comme un astringent puissant ; enfin, administré à trop forte dose ou pendant trop longtemps, l'hydrochlore finit par irriter le tube digestif, causer divers désordres matériels ou fonctionnels, et même par entraîner la mort.

Les effets généraux du chlore sur l'économie animale sont encore très peu connus ;

on sait seulement que quand il pénètre dans le sang par une voie quelconque, son action primitive est excitante sur la plupart des grandes fonctions ; mais au bout de peu de temps son action dissolvante et destructive sur le sang ne tarde pas à se montrer, et dès lors les animaux perdent de leurs forces, maigrissent rapidement, urinent copieusement, présentent des muqueuses apparentes décolorées, etc. (Hertwig). L'expérience paraît avoir démontré aussi que l'usage persévérant, mais graduel de l'eau chlorée, communique à tous les tissus doués de peu de vitalité une activité interstitielle toute spéciale, et en général très favorable à la résolution des engorgements morbides dont ils peuvent être le siége. Cette propriété rapproche le chlore de l'iode et du brome, avec lesquels il présente, du reste, tant d'autres analogies.

Pharmacothérapie. — Le chlore reçoit des applications différentes selon les deux états sous lesquels nous l'avons envisagé ; à l'état gazeux, il est surtout employé comme agent désinfectant, comme remède antiputride, comme stimulant des voies respiratoires dans le cas de morve, de catarrhe bronchique chronique, d'asphyxie, etc. ; à l'état de dissolution, il est employé à titre de remède antiputride du tube digestif, des organes génitaux, du sang ; comme remède altérant contre la morve et le farcin ; comme agent antivirulent, antipsorique, etc. Nous allons faire connaître rapidement les principales applications que le chlore a reçues sous ses divers rapports.

a. Du Chlore gazeux.

a. **Désinfectant.** — Lorsqu'une maladie épizootique ou enzootique de nature putride ou contagieuse a sévi dans une écurie, une étable, une bergerie, etc., il est d'usage, ainsi que le conseille la prudence et que le prescrivent les règlements de police sanitaire, de désinfecter l'air confiné dans ces logements au moyen du gaz chlore, de laver les murs, les râteliers, les crèches, les harnais, etc., avec du chlore liquide, des chlorures d'oxydes alcalins, etc. (Voy. les ouvrages de *police sanitaire*.)

b. **Antiputride.** — Toutes les affections caractérisées par la tendance plus ou moins prononcée à la décomposition du sang peuvent être plus ou moins avantageusement traitées par les fumigations de gaz chlore ; mais les cas où les inspirations de ce gaz sont avantageuses sont surtout les diverses affections putrides des voies aériennes, telles que l'angine, la pneumonie, la péripneumonie, la gourme gangréneuse. M. Hertwig vante beaucoup l'usage du chlore contre ces maladies. « L'emploi du chlore gazeux, disent MM. Renault et H. Bouley (1), dégagé en assez forte proportion dans un endroit clos où les chevaux atteints de pneumonie étaient renfermés, a produit deux fois la guérison de pneumonies gangréneuses qui se déclaraient avec des symptômes tellement positifs, que les animaux avaient été abandonnés comme incurables. » Enfin, M. Goux (2), dans une pleuro-pneumonie épizootique du cheval, a eu beaucoup à s'applaudir des fumigations libres faites dans les écuries avec le gaz chlore. Nous dirons, pour terminer ce sujet, que M. le marquis de Sainte-Fère (3) les a prescrites contre le sang de rate des moutons.

c. **Stimulant.** — Comme agent stimulant des voies respiratoires, le chlore a surtout été préconisé contre la morve, les affections chroniques des bronches, certaines asphyxies, etc.

(1) *Recueil*, 1839, p. 467.
(2) *Journ. des vétér. du Midi*, 1846, p. 97, 145, 190.
(3) *Recueil*, 1827, p. 61.

M. Watrin (1) paraît être le premier qui ait essayé les fumigations chlorées contre la morve chronique des chevaux : il les aurait employées avec succès sur plusieurs chevaux morveux ; mais c'est surtout M. Leblanc (2) qui a fait un grand nombre de recherches pour connaître la valeur de ce traitement, et qui s'en est montré le plus chaud partisan. Pour faire les fumigations de chlore, il emploie la dissolution aqueuse et la chauffe sous un appareil fumigatoire spécial de manière à dégager peu à peu le gaz ; la dose d'hydrochlore a varié de 6 à 60 grammes pour chaque fumigation ; mais cette dernière quantité a toujours été trop forte et a déterminé l'inflammation du poumon : il ne faut donc jamais l'atteindre. Aux fumigations de chlore, M. Leblanc ajoutait l'usage interne de l'iode et l'application sur les glandes de la pommade d'iodure de potassium. Ce traitement local, accompagné de boissons et d'injections chlorurées, a été mis en usage par Lecoq (3), de Bayeux, sans autre avantage qu'un amendement momentané des symptômes de la maladie, qui ne s'est pas manifesté sur tous les sujets traités. Enfin, il s'est montré complétement inefficace entre les mains de Moiroud, de M. Renault, etc. Malgré ces résultats peu encourageants, M. Leblanc paraît ne pas avoir renoncé entièrement à l'usage des fumigations de chlore et à l'administration intérieure de l'iode, non seulement contre la morve, mais encore contre le farcin ; et nous savons par ce praticien très distingué, qu'il retire encore de ce traitement, contre ces deux maladies redoutables des solipèdes, des avantages qu'il ne retrouve pas dans l'emploi des autres moyens préconisés.

Dans le cas de bronchite ancienne, d'abcès pulmonaires, de vomiques provenant de la fonte des tubercules, avec expectoration de matières purulentes, etc., M. Hertwig (4) a, dit-il, vu résulter d'excellents effets des inspirations de chlore dans les chevaux, les bêtes bovines et les chiens.

Les fumigations ménagées de chlore peuvent être utiles dans l'asphyxie par l'ammoniaque, l'acide sulfhydrique, ainsi que dans l'empoisonnement par l'acide cyanhydrique, etc.

b. Du Chlore liquide.

a. **Antipntride.** — L'eau de chlore est un antiputride très actif dont la médecine n'a peut-être pas tiré tout le parti convenable. On l'emploie comme antiputride local ou général. Dans le premier cas, on l'injecte dans les abcès, les fistules dont les produits sont très fétides ; on en fait également usage dans les voies génitales des femelles lorsque le délivre ne s'est pas détaché en temps voulu et qu'il s'est putréfié dans la matrice ; les injections d'eau chlorée vinaigrée peuvent être utiles également dans certaines variétés de métrite et de vaginite caractérisées par la fétidité des produits sécrétés par la muqueuse, etc. Dans quelques affections du tube digestif, telles que la diarrhée et la dyssenterie fétides, la fièvre typhoïde avec dothinentérie, les diverses variétés de typhus, l'entérite couenneuse, etc., l'usage d'eau chlorurée en boisson peut être d'une grande utilité. Enfin, comme antiseptique général, l'hydrochlore a surtout été préconisé contre les diverses espèces de charbons, de typhus, de gangrène, dans les éruptions graves, confluentes, etc. ; son usage dans ces dernières maladies est encore peu répandu.

(1) Lettre de M. Leuret, *Journ. pratiq.*, 1829, p. 360.
(2) *Journ. théoriq. et pratiq.*, 1831, p. 97, et 1834, p. 1.
(3) *Recueil*, 1835, p. 525.
(4) *Loc. cit.*, p. 523.

b. **Altérant.** — Contre la morve, le farcin, les tubercules abcédés du poumon, dit M. Hertwig (1), j'ai essayé fréquemment l'eau de chlore, et j'ai obtenu dans quelques cas un amendement visible. J'ai vu survenir chez un cheval morveux et deux farcineux, dit ce praticien distingué, une guérison réelle et durable ; l'amélioration ne se manifesta qu'au bout de huit jours, la guérison ne fut complète qu'après quatre semaines de traitement, et pendant et après la cure, les animaux maigrirent considérablement.

c. **Antivirulent.** — Le chlore jouissant de la propriété de décomposer immédiatement les matières organiques en s'emparant de leur hydrogène, on avait fondé sur ce corps les plus belles espérances pour la destruction des virus, et pour l'annulation immédiate de la plupart des inoculations accidentelles. C'est surtout à l'égard de la rage, la plus grave des maladies virulentes, qu'on espérait le plus du chlore. Plusieurs médecins italiens, et surtout Bruguatelli (2), vantèrent l'eau chlorée employée soit en lavages sur les morsures faites par les chiens enragés, soit à l'intérieur en boisson, tant chez l'homme que chez les animaux ; ils prétendirent avoir ainsi préservé de la rage des hommes et des animaux voués à une perte certaine. Malheureusement, l'expérience n'est pas venue appuyer une opinion si consolante ; l'eau chlorée n'est plus employée de nos jours en pareille circonstance ; on lui préfère, à tort ou à raison, la cautérisation actuelle ou potentielle sur les plaies virulentes ou envenimées.

d. **Antipsorique.** — Appliquée sur les dartres anciennes, sur la gale invétérée, sur certaines crevasses, les ulcères farcineux, les aphthes, la limace, etc., l'eau de chlore plus ou moins étendue d'eau, employée avec persévérance, peut amener la guérison par une action spécifique ou par substitution.

e. **Contre-poison.** — Enfin, on a dernièrement conseillé l'emploi de l'eau chlorée comme contre-poison de la strychnine chez le chien ; c'est un moyen qui paraît efficace et qui mérite d'être essayé (3).

c. Des Hypochlorites alcalins.

<small>SYNONYMIE : Chlorures d'oxydes alcalins, Chlorites alcalins, etc.</small>

Ces composés, sur la composition desquels les chimistes sont peu d'accord, sont au nombre de trois principaux : le *chlorure de chaux*, le *chlorure de soude* et le *chlorure de potasse*. Ils présentent sensiblement les mêmes propriétés chimiques : tous sont très solubles dans l'eau, altérables à l'air, dont l'acide carbonique déplace le chlore, décomposables par les acides, les matières organiques, etc. Nous allons dire quelques mots de chacun d'eux en particulier.

1° **Chlorure de chaux** (*Poudre de Tennant*). — Il est solide, pulvérulent, blanc, d'une faible odeur de chlore et d'une saveur âcre et alcaline ; très soluble dans l'eau, très déliquescent, le chlorure de chaux exposé à l'air en attire l'humidité, se grumelle, devient mou et se pelotonne sous les doigts. Sa solution aqueuse est rapidement décomposée par l'acide carbonique qui se combine avec la chaux ; il faut donc conserver ce sel solide ou dissous dans des vases exactement bouchés. Le chlorure de

(1) *Loc. cit.*, p. 526.
(2) *Journ. génér. de médec.*, 1816, t. LIX, p. 303.
(3) *Journ. de médec. vétér. de Lyon*, 1852.

chaux est formé d'hypochlorite de chaux, de chlorate de chaux, de chlorure de calcium et d'un excès d'hydrate de chaux.

2° **Chlorure de soude** (*Liqueur de Labarraque*). — Il est liquide, incolore, d'une légère odeur chlorée, spéciale, d'une saveur âcre et alcaline, très soluble, très déliquescent, en un mot présentant les mêmes propriétés chimiques que les autres hypochlorites.

3° **Chlorure de potasse** (*Eau de Javelle*). — Liquide limpide, d'odeur chlorée, de saveur âpre et alcaline, et habituellement coloré en violet par un peu de chlorure de manganèse. Ses propriétés chimiques sont analogues à celles des précédents.

Pharmacotechnie. — Les hypochlorites alcalins n'entrent que dans un petit nombre de formules officinales ; en revanche, ils font partie de diverses préparations magistrales, telles que breuvages, boissons, lavements , injections , etc., dans lesquelles ils entrent en proportions plus ou moins fortes. Nous nous bornerons à faire connaître ici la formule de la préparation extemporanée des chlorures de soude et de potasse, que les praticiens n'ont pas toujours à leur disposition ; nous ne dirons rien du chlorure de chaux que le commerce fournit en grande quantité et à un prix très modique.

Préparation du chlorure de soude.

℞ Chlorure de chaux . . . . 1 part. | Eau ordinaire . . . . 25 part.
　Carbonate de soude. . . . . 2 —

Dissolvez les deux sels chacun dans une quantité proportionnelle d'eau, mélangez les deux solutions et laissez déposer ; la partie claire, décantée ou filtrée, est du chlorure de soude liquide.

Préparation du chlorure de potasse.

℞ Chlorure de chaux. . . . . 1 part. | Eau commune. . . . . 25 part.
　Carbonate de potasse. . . . . . . 1 —

Préparez comme ci-dessus.

Médicamentation. — Les chlorures d'oxydes s'emploient à l'intérieur et à l'extérieur : dans le premier cas, on les donne toujours liquides, en boissons ou en breuvages, plus rarement en lavements ; à l'extérieur, on en fait des injections dans les abcès, les fistules, sur les muqueuses apparentes ; on les applique aussi sur les ulcères, les plaies gangréneuses, la peau altérée, etc. Les doses intérieures de ces trois chlorures sont à peu près les mêmes et peuvent être considérées comme égales à celles de l'eau chlorée. (Voy. page 558.)

Pharmacodynamie. — Appliqués sur la peau intacte, les chlorures d'oxydes agissent lentement, mais à la longue ils irritent le tégument et peuvent déterminer des érosions. Sur les plaies et les ulcères, leur action est beaucoup plus énergique ; ils détergent fortement leur surface, font disparaître toute odeur, diminuent la sécrétion purulente et tendent à faciliter la cicatrisation. On a constaté surtout que le chlorure de soude donnait lieu, sur toutes les solutions de continuité, à la formation d'une production blanche, fibro-plastique, qui ne tarde pas à s'organiser et à clore les surfaces divisées. Sur les muqueuses apparentes, les chlorures d'oxydes alcalins agissent avec une assez grande activité, puisqu'on a constaté que, quand on les administre à l'intérieur et qu'ils ne sont pas immédiatement déglutis, ils irritent la buccale, provoquent la salivation, font naître de petites érosions sur la muqueuse, etc. Dans le tube digestif, les chlorures alcalins, suffisamment étendus d'eau, sont facilement supportés sans dérangement de la digestion ; mais s'ils sont trop concentrés ils irritent la mu-

queuse, provoquent des vomissements chez les carnivores, des coliques, de la diarrhée chez les herbivores. Absorbés et mélangés au sang, les hypochlorites se comportent à peu près comme le chlore; c'est-à-dire qu'après avoir stimulé la plupart
des fonctions, ils entravent les opérations de la chimie vivante, causent l'amaigrissement, font disparaître les engorgements lymphatiques, glandulaires, etc., comme
l'iode. En général, ces composés, renfermant tous une proportion assez forte d'alcalis,
excitent plus que l'eau de chlore la sécrétion urinaire et dissolvent le sang beaucoup
plus rapidement, etc.

Pharmacothérapie. — Au point de vue de la thérapeutique, les hypochlorites
alcalins peuvent être envisagés sous le rapport de leurs applications communes et
sous celui de leurs applications spéciales. Nous allons examiner ces deux points.

1° Applications communes. — C'est principalement comme agents désinfec-
tants, soit des corps bruts, soit des corps organisés, que les chlorites alcalins reçoivent les mêmes applications et sont employés en quelque sorte indifféremment les uns
ou les autres. Dans le cas d'infection des logements des animaux domestiques par
une cause quelconque, les chlorures d'oxydes sont employés en solutions concentrées
pour laver le plancher, le pavé, les murs, les crèches, les râteliers, les mangeoires,
les objets de pansage, les harnais, etc.; de même lorsqu'un miasme, un virus existent
dans ces logements par suite de la nature du terrain, de la malpropreté, de l'encombrement d'animaux malades, etc., une certaine quantité de ces composés, et
surtout de chlorure de chaux, déposée dans un vase placé dans le lieu infecté, peut
remédier en partie au mauvais état de l'air. Enfin, lorsqu'une partie du corps des
animaux est frappée de gangrène, lorsque les enveloppes fœtales sont putréfiées dans
la matrice, lorsque des ulcères morveux, farcineux ou autres se montrent à la peau,
quand un écoulement purulent et fétide existe à la surface d'une muqueuse apparente, etc., l'application méthodique des hypochlorites alcalins peut rendre souvent
de grands services.

2° Applications spéciales. — Nous allons faire connaître maintenant les applications diverses que chacun de ces composés a reçues en médecine vétérinaire, et nous
commencerons par le plus important des trois, le chlorure de chaux.

α. Emploi du chlorure de chaux. — Son prix étant le moins élevé de tous,
c'est celui qu'on emploie de préférence comme désinfectant des corps bruts et même
des animaux. Comme remède interne, il est rarement employé, quoiqu'il convienne
dans les mêmes circonstances que l'eau chlorée. Les cas où l'on a conseillé d'en faire
usage sont principalement l'indigestion chronique chez les ruminants, les diarrhées
rebelles et fétides, la morve, le farcin et les autres maladies du système lymphatique;
la cachexie des ruminants avec tendance à la putridité, la gangrène de la rate et l'hématurie asthénique chez le mouton. Enfin, M. Hertwig (1) rapporte l'histoire
assez intéressante d'une vache mordue à la langue par une vipère, et qui guérit par
l'application locale et l'ingestion dans le tube digestif du chlorure de chaux, malgré
le développement d'accidents graves, locaux et généraux. A l'extérieur du corps,
l'usage du chlorure de chaux est très fréquent, et ses principales applications se trouvent résumées par Moirond (2) dans le paragraphe suivant : « Appliqué sur les ulcères sanieux, sur des plaies de mauvaise nature et sur des tumeurs gangréneuses,

(1) *Loc. cit.*, p. 530.
(2) *Loc. cit.*, p. 405.

il a eu les plus heureux résultats. Son usage a été reconnu utile aussi dans les cas d'affections psoriques et dans celui d'ophthalmie purulente. J'en ai obtenu quelques succès contre le catarrhe auriculaire sur le chien, et contre les eaux aux jambes chez le cheval. Essayé en injections dans les cavités nasales pour combattre les ulcérations de la pituitaire et l'exhalation morbide qui a lieu sur cette membrane dans le cas de morve, il n'a produit aucun résultat satisfaisant. »

Indépendamment des indications externes énumérées par Moiroud, le chlorure de chaux a reçu quelques autres applications utiles. Ainsi on a reconnu son utilité contre les brûlures, l'ozène de la pituitaire et le catarrhe nasal chronique. Un vétérinaire suisse, M. Bertholet (1), a employé avec succès la solution de chlorure de chaux en injections dans les cavités nasales des bœufs atteints de coryza chronique avec écoulement purulent. Un autre vétérinaire de la même contrée, M. Levrat (2), s'en est servi avec avantage pour panser les ulcérations interdigitées des vaches atteintes de la maladie aphtheuse. M. Ruvellier (3) a fait du chlorure de chaux plusieurs applications utiles ; il l'a employé en injections dans les fistules et les clapiers du mal d'encolure compliqué de carie du ligament cervical; il l'a appliqué en collyre contre les ophthalmies chroniques (1 partie de sel pour 6 parties d'eau). Enfin, il s'en est avantageusement servi en lotions sur un ulcère farcineux de la face, chez le cheval. Plusieurs vétérinaires allemands, tels que Eichbaum (4), Kirchner (5), Fischer (6), ont préconisé le chlorure de chaux seul ou uni à la chaux pour guérir le crapaud du cheval. On nettoie bien les surfaces avec une lessive de cendres, on les recouvre avec une pâte de chlorure calcaire, par-dessus laquelle on fixe une couche de chaux vive récemment éteinte : ce procédé paraît très bon.

b. **Emploi du chlorure de soude.** — A titre d'agent désinfectant, le chlorure de soude jouit de propriétés analogues à celles du chlorure de chaux; il est même doué d'une plus grande activité ; mais comme il est d'un prix beaucoup plus élevé, il est plus rarement employé que le premier. A l'extérieur du corps, il a été appliqué avec succès sur les plaies de mauvaise nature, sur les ulcères fétides, les tumeurs charbonneuses, etc. Un praticien très distingué de la capitale, M. Bouley jeune (7), a beaucoup préconisé l'emploi du chlorure de soude contre les tumeurs gangréneuses qui surviennent sur le trajet des sétons dans certaines maladies avec altération du sang, etc. On enlève la mèche de l'exutoire, on cautérise le trajet et l'on pratique ensuite des injections d'hypochlorite de soude jusqu'à la disparition complète de toute trace de septicité. Ce moyen, essayé par beaucoup d'autres praticiens, a toujours donné de bons résultats. On avait préconisé aussi la liqueur de Labarraque pour neutraliser les virus, mais les essais de M. Renault (8) sur le virus morveux ne permettent guère de croire à son efficacité.

A l'intérieur, le chlorite de soude a surtout été préconisé contre les affections gangréneuses et contre la morve. Dans les premières maladies, nous voyons surtout M. Goux (9) employer ce composé, tant à l'intérieur qu'à l'extérieur, contre une épizootie de pneumonie gangréneuse chez le cheval. La dose, dans les breuvages et

(1) *Recueil*, 1840, p. 666.
(2) *Idem*, 1839, p. 422.
(3) *Idem*, 1834, p. 18 et 19.
(4) *Journ. vétér. et agric. de Belgique*, 1847, p. 34.
(5) *Recueil*, 1852, p. 654.

(6) *Recueil*, 1853, p. 34.
(7) *Idem*, 1825, p. 252.
(8) *Bullet. de l'Acad. de médecine*, t. VIII, p. 1117.
(9) *Journ. des vétér. du Midi*, 1846, p. 97, 145, 193.

les lavements, a varié de 16 à 64 grammes, répétée deux ou trois fois par jour. Les essais contre la morve ont été beaucoup plus nombreux et plus variés; le sel a été donné à l'intérieur jusqu'à la dose de 500 grammes par jour, injecté dans les cavités nasales, et même administré par la voie bronchique au moyen de la trachéotomie; les résultats, malheureusement, ont été le plus souvent momentanés ou entièrement nuls. C'est d'abord M. Marc Étienne (1) qui est venu annoncer des succès par les simples injections nasales de ce liquide; puis M. Lelong (2), qui a injecté le chlorure de soude (1 partie sur 25 d'eau) à plusieurs reprises dans les bronches des chevaux morveux, et n'a obtenu que des guérisons éphémères; le même procédé, essayé à l'école d'Alfort par M. Jacob (3), a fourni des résultats peu encourageants. Enfin, donné à l'intérieur par Huguet (4), Moiroud (5), Berthier (6), etc., le chlorure de soude a souvent amélioré les symptômes de la morve, mais il ne l'a que bien rarement guérie d'une manière radicale.

c. **Emploi du chlorure de potasse.** — Le chlorure de potasse jouit des mêmes propriétés que les précédents; mais il est le plus rarement employé parce qu'il coûte plus cher que les autres hypochlorites alcalins. Cependant il a été fortement recommandé par M. Charlot (7), vétérinaire et pharmacien, pour combattre la tympanite des ruminants et des solipèdes. Si l'affection est récente, il faut l'administrer avec de la lessive de cendres de bois, parce qu'il y a beaucoup d'acide carbonique à absorber; mais si elle est ancienne, les gaz étant hydrogénés, il faut administrer l'hypochlorite simplement étendu d'eau, pour qu'il puisse les décomposer plus facilement. Il faut éviter de l'associer à l'ammoniaque, à du vin, à des infusions ou décoctions végétales, etc., qui en opèrent la décomposition; mais on peut l'unir à l'éther sulfurique qui seconde ses effets par ses qualités stimulantes, surtout chez les solipèdes. La dose doit être de 16 grammes pour les grands ruminants, et de 8 grammes pour les petits; ces doses peuvent être répétées plusieurs fois par jour s'il en est besoin. Chez les chevaux atteints de tympanite intestinale, la dose est de 16 à 32 grammes; elle peut même s'élever jusqu'à celle de 400 grammes par jour sans inconvénient.

d. Des Chlorures métalliques.

Dans cette catégorie de composés, comprenant principalement les chlorures de sodium, de potassium, de barium et de calcium, les propriétés du chlore sont très exactement neutralisées, en sorte que ces composés n'agissent pas seulement par leur principe électro-négatif, mais encore par leur élément électro-positif. Nous allons passer rapidement en revue ces divers chlorures.

e. Du Chlorure de sodium.

SYNONYMIE : Sel marin, Sel de cuisine, etc.

Pharmacographie. — Il est solide, en cristaux cubiques, blanc ou gris, d'une légère odeur saumâtre, d'une saveur salée spéciale, et d'une densité de 2,15. Exposé à l'air, il en attire la vapeur aqueuse et s'humecte; chauffé, il décrépite, fond

(1) *Recueil*, 1828, p. 203.
(2) *Idem*, 1829, p. 379, et 1830, p. 223.
(3) *Idem*, 1830, p. 789, et *Journ. théoriq. et pratiq.*, 1830, p. 669;

(4) *Recueil*, 1829, p. 385.
(5) *Idem*, p. 697.
(6) *Idem*, 1830, p. 110;
(7) *Idem*, 1831, p. 143 et suiv.

et se volatilise au rouge sans décomposition. L'eau chaude et l'eau froide en dissolvent la même quantité; sa dissolution dans l'eau à la température ordinaire refroidit le liquide de quelques degrés. Enfin, les acides minéraux décomposent le sel marin et en dégagent de l'acide chlorhydrique, etc.

Pharmacotechnie. — Les préparations dans lesquelles entre le chlorure de sodium sont toutes très simples, magistrales, et par conséquent très variables; il est donc inutile de les faire connaître. Le plus souvent on le dissout dans l'eau et l'on en fait des lotions, des bains, des injections, des lavements, des breuvages, des boissons, etc., selon les cas.

Médicamentation. — On administre le plus souvent le sel marin à l'intérieur en boissons, en breuvages ou en lavements, et plus rarement en électuaires; à l'extérieur, on l'emploie sous des formes assez variées. Les doses de sel qu'il convient d'administrer aux divers animaux sont indiquées par les chiffres suivants :

1° Grands ruminants.	64 à 125 grammes.
2° Solipèdes	32 à 95 —
3° Petits ruminants et porcs	8 à 16 —
4° Carnivores.	4 à 8 —

Ces doses peuvent être répétées deux fois par jour si cela est nécessaire.

Pharmacodynamie. — Appliqué sur la peau et les muqueuses, en solution concentrée ou en poudre, le sel marin produit une irritation assez vive, qui peut aller jusqu'à la rubéfaction et même une vésication légère; sur les solutions de continuité, l'action est beaucoup plus prononcée encore et entraîne comme conséquence une action dessiccative et résolutive assez marquée. Donné à l'intérieur, à petites doses, le sel marin agit comme un condiment très favorable à la digestion; il augmente la soif et l'appétit, accélère la digestion stomacale et intestinale, rend l'absorption du chyle plus complète, les excréments plus rares, moins abondants, etc. Mais si l'on augmente inconsidérément les doses ou si on les rapproche trop, l'appétit se perd, la soif devient ardente, la buccale s'irrite et la salive coule plus abondamment; les carnivores et les omnivores vomissent; les herbivores sont tristes, donnent des signes de coliques et ne tardent pas à être purgés : une dose de 200 à 250 grammes suffit souvent pour produire ce dernier résultat chez les grands herbivores.

Les effets généraux du sel marin varient beaucoup selon la dose employée, selon que l'usage en est plus ou moins prolongé, suivant l'état dans lequel se trouvent les animaux, etc. Dans les premiers temps de son emploi continu, le sel marin détermine chez tous les animaux, et notamment chez les ruminants, dont la constitution est molle et lymphatique, une action légèrement stimulante qui est favorable à l'exercice de toutes les fonctions. On remarque alors une légère accélération de la circulation, des muqueuses plus colorées, une peau plus souple et plus moite, des poils plus brillants, une diurèse plus copieuse, une nutrition plus favorable, des chairs plus fermes, une vigueur plus grande, un sang plus rouge et plus plastique, etc. Par contre, si l'on élève inconsidérément les doses de sel marin, ou si l'on en continue l'usage au delà des besoins de l'économie, ses effets changent entièrement de nature et deviennent évidemment *altérants* comme ceux des autres composés alcalins et chloroïdés. Dès lors le sel marin paraît tourner son action contre le fluide nutritif, qu'il rend liquide et foncé en couleur; il arrête peu à peu le mouvement de décomposition de la nutrition, car les animaux deviennent bientôt maigres, faibles, et ne tardent pas à tomber dans un véritable état scorbutique si l'on ne fait pas cesser promptement la cause du mal.

Effets toxiques. — Ingéré en trop grande quantité, le sel marin peut compromettre immédiatement l'existence des divers animaux, soit par les désordres qu'il détermine dans le tube digestif, soit par les perturbations graves qu'il occasionne dans toute l'économie animale. Les exemples d'empoisonnement des grands ruminants par le sel de cuisine sont fréquents dans le midi de la France, où l'on a la funeste habitude de faire prendre à ces animaux, avant de les exposer en vente, une grande quantité de sel marin afin de les exciter à boire et de rendre ainsi leur ventre plein et rebondi. M. Héliès (1), vétérinaire méridional, a fait connaître dans le temps plusieurs faits remarquables de ce genre d'empoisonnement; on connaît aussi des exemples de moutons et de porcs empoisonnés par l'ingestion accidentelle d'une certaine quantité de *saumure* (2).

Quoi qu'il en soit, les animaux empoisonnés avec le chlorure de sodium présentent généralement les symptômes suivants : Perte d'appétit, tristesse, soif ardente, bouche chaude et écumeuse, mufle sec, vomissements chez les carnivores et les omnivores; coliques plus ou moins vives chez les herbivores; gonflement du ventre, diarrhée fétide et souvent sanguinolente; pouls vite et concentré, respiration pressée et difficile; muqueuses rouges, yeux fixes ou animés de mouvements convulsifs; abattement général, froid de la surface du corps; station chancelante d'abord, puis impossible; chute sur le sol, mouvements convulsifs des membres, crampes, puis paralysie du train postérieur; port de la tête de côté ou en arrière, affaiblissement rapide, mort.

Les expériences de Gohier (3) ont démontré qu'il suffit de 1,000 à 1,500 grammes de sel marin pour empoisonner mortellement les solipèdes; pour les bêtes bovines, il en faudrait environ le double d'après M. Hertwig (4), et seulement de 32 à 64 grammes pour le chien; la dose toxique de sel pour les moutons et le porc est encore inconnue.

Lésions. — Les lésions qu'on rencontre le plus habituellement sur les animaux qui sont morts empoisonnés par le sel marin consistent en une inflammation du tube digestif, par où ce sel est entré, et une irritation plus ou moins vive des voies urinaires, par où il est sorti de l'économie animale. Les organes glanduleux et parenchymateux de l'abdomen présentent un état variable : parfois ils sont gorgés de sang, d'autres fois, ainsi que l'a constaté M. Héliès, ils sont au contraire décolorés; quant au sang, il est toujours fluide et plus foncé en couleur qu'à l'état normal.

Pharmacothérapie. — Le sel marin est loin d'avoir en thérapeutique une importance aussi grande qu'en hygiène et en agriculture; cependant, si à titre de remède curatif il ne reçoit que d'assez rares applications, en revanche, comme moyen prophylactique, il est considéré comme étant d'une grande utilité, principalement pour les animaux ruminants, dont la constitution lymphatique paraît s'accommoder admirablement de ce léger stimulant du tube digestif et du reste de l'économie. Le sel de cuisine, considéré comme remède, s'emploie tantôt à l'extérieur, tantôt à l'intérieur. Examinons les deux cas.

(1) *Journ. des vétér. du Midi*, 1840, p. 276.
(2) *Journ. vétér. et agric. de Belgique*, 1843, p. 241.
(3) *Compte rendu de Lyon*, 1809, p. 22.
(4) *Loc. cit.*, p. 629.

1° Indications externes. — L'eau salée est vulgairement employée comme défensive dans le cas de fourbure, d'étonnement de sabot, de sole battue, chez le cheval, d'agravée chez le bœuf et le chien; on en fait également usage sur les parties qui ont été froissées par le contact des harnais, dans le cas d'échauboulure, de piqûres d'insectes venimeux, etc. A titre de résolutif, la solution de sel marin est employée aussi très fréquemment sur les contusions, les ecchymoses, les œdèmes, les infiltrations, les engorgements indolents quelconques, etc. Enfin, comme modificateur spécial, l'eau salée peut convenir dans le traitement des maladies cutanées, comme l'eau de mer, dont elle constitue la base. M. Chambert, de Montpellier, nous a assuré qu'il ne connaissait pas de collyre plus efficace contre les affections superficielles de l'œil, qu'une dissolution d'une cuillerée à bouche de sel marin dans un verre d'eau ordinaire.

2° Indications internes. — Le sel commun a été prescrit à l'intérieur dans quelques maladies du tube digestif et dans certaines affections générales. Parmi les premières, on compte surtout l'inappétence apyrétique, l'indigestion simple du cheval, et l'indigestion chronique des ruminants; l'appétit dépravé des animaux qui lèchent les murs et recherchent les matières terreuses; les affections vermineuses de tous les animaux; enfin on emploie les lavements d'eau salée dans le cas de constipation par torpeur des gros intestins, ou lorsqu'on veut révulser une affection des centres nerveux, des yeux, de la tête, etc. Les maladies générales dans le traitement desquelles on fait entrer le sel marin comprennent surtout le charbon, la gangrène, la fièvre typhoïde, la pourriture du mouton, la gourme et le catarrhe bronchique des jeunes chevaux, etc. On a proposé aussi le sel de cuisine comme moyen curatif de la morve et du farcin; il pourrait tout au plus servir d'auxiliaire dans un traitement plus énergique de ces deux redoutables maladies. Enfin quelques hippiatres, et un petit nombre d'anciens vétérinaires à leur exemple, avaient prescrit les boissons salées comme moyen antiphlogistique interne pour combattre la fourbure aiguë du cheval; mais tout le monde est d'accord maintenant pour donner la préférence, en pareil cas, au sulfate de soude ou au nitrate de potasse, parce que ces derniers dissolvent le sang, tandis que le sel marin augmente sa plasticité.

f. Du Chlorure de potassium.

Synonymie : Hydrochlorate de potasse, Sel fébrifuge de Sylvius.

Pharmacographie. — Il est solide, en cristaux cubiques, incolore, inodore, de saveur piquante et amère, décrépitant au feu, fusible, volatil et indécomposable. Ce sel, contrairement au sel marin, est plus soluble à chaud qu'à froid, et présente; en outre, le caractère remarquable d'abaisser considérablement la température de l'eau dans laquelle il se dissout.

Emploi. — Très employé autrefois comme antifébrile et fondant à l'intérieur, il est aujourd'hui inusité, même chez l'homme. Il se recommande principalement à l'extérieur, pour faire des bains réfrigérants aux chevaux fourbus; son prix peu élevé, et le refroidissement considérable de l'eau qui lui sert de dissolvant, le rendent digne, sous ce rapport, de l'attention des praticiens.

g. Du Chlorure de barium.

Pharmacographie. — Il est solide, en tables carrées, incolore, inodore, de saveur âcre et piquante, fusible, indécomposable, assez soluble dans l'eau, et légèrement dans l'alcool.

Effets et usages. — Il résulte d'expériences faites sur les chiens et les chevaux, que ce sel barytique est un poison irritant et narcotique des plus actifs. D'après les expériences de Moiroud (1) et de Dupuy (2), le chlorure de barium, à la dose de 16 grammes, fait périr rapidement les chevaux en irritant violemment le tube digestif, en excitant le système nerveux d'abord, puis en anéantissant radicalement toutes les forces de l'organisme. De ces faits il découle le précepte de n'administrer jamais ce sel qu'à très petites doses; on devra commencer par 2 grammes, par exemple; chez les grands animaux, et élever progressivement la dose jusqu'à 8 grammes, où il conviendra de s'arrêter dans la plupart des cas. Pour les petits animaux, on doit débuter par 5 ou 10 centigrammes, et s'élever peu à peu jusqu'à 50 centigrammes en moyenne.

Des essais récents faits chez l'homme ont démontré l'efficacité évidente du chlorure de barium dans le traitement des maladies du système lymphatique, et particulièrement des scrofules. M. Percivall a essayé souvent ce sel, ainsi que la baryte caustique, contre la morve et le farcin du cheval, sans en obtenir de succès bien nets. Toutefois, comme les médecins avaient autrefois abandonné ce sel, et qu'ils y sont revenus avec avantage, nous ferions sagement de les imiter, et d'essayer de nouveau ce composé contre les scrofules, le farcin, la morve, les maladies cutanées, etc.

h. Du Chlorure de calcium.

Pharmacographie. — Il est solide, en prismes à six pans, demi-transparent, incolore, inodore, d'une saveur piquante et désagréable, fondant dans son eau de cristallisation, devenant ensuite sec et extrêmement hygroscopique; ce sel est à la fois soluble dans l'eau et l'alcool, dont il abaisse la température s'il est cristallisé, et qu'il élève, au contraire, lorsqu'il est desséché.

Effets et usages. — Le chlorure de calcium agit dans le même sens que le chlorure de barium, mais avec beaucoup moins d'énergie; cependant il paraît que, quand on force un peu la dose, il devient facilement vomitif et purgatif. Passé dans le sang, il exerce sur le système lymphatique et glandulaire une action fondante énergique; d'après Hufeland, il pousserait à la fois à la peau et aux urines. Quoi qu'il en soit, ce composé calcaire convient dans les mêmes cas que celui de barium, et peut, sans danger, s'administrer à dose double, chez tous les animaux.

(1) *Loc. cit.*, p. 412.
(2) *Journ. prat.*, 1830, p. 373.

SECTION SIXIÈME.

DES MÉDICAMENTS ÉVACUANTS.

On donne cette qualification générale à une catégorie de médicaments qui ont la propriété d'agir sur les surfaces exhalantes et sur les appareils sécréteurs, et de déterminer des sécrétions et des excrétions humorales extraordinaires.

Comparés aux diverses classes de médicaments que nous avons déjà étudiées, les évacuants offrent des caractères entièrement distincts; ils présentent même avec les *altérants* un antagonisme complet, en ce sens que ces derniers médicaments sont supposés modifier l'économie sans déterminer d'évacuations humorales sensibles. A la vérité, cela n'est pas rigoureusement exact, car les altérants, comme beaucoup d'autres médicaments, provoquent souvent des sécrétions extraordinaires, et se rapprochent ainsi des véritables évacuants. Tout ce que l'on peut dire d'un peu positif relativement aux différences qui distinguent les évacuants des altérants, c'est que, pour les premiers, l'évacuation humorale est un effet essentiel et primitif, tandis que, pour les derniers, les sécrétions extraordinaires ne constituent qu'un effet accessoire et consécutif des modifications organiques qu'ils ont produit dans l'économie animale.

Les principaux évacuants agissent sur les membranes tégumentaires et sur quelques appareils excréteurs; il en est qui portent leur action sur la muqueuse digestive, tels que les *sialagogues*, les *vomitifs* et les *purgatifs*; d'autres sur la muqueuse des voies respiratoires, comme les *sternutatoires*, les *expectorants*; quelques uns sur la peau, comme les *diaphorétiques* ou les *sudorifiques*; un certain nombre sur l'appareil urinaire, et qu'on appelle à cause de cela *diurétiques*, etc.

Considérés au point de vue thérapeutique, les évacuants peuvent concourir à la guérison des maladies de plusieurs manières: 1° par un effet *révulsif*, en provoquant sur les surfaces exhalantes et dans les appareils sécréteurs un afflux sanguin plus ou moins considérable; 2° par une action *spoliatrice*, en appauvrissant le sang par les évacuations extraordinaires que ces médicaments ont déterminées; 3° enfin par une action *dépurative*, en ce que les sécrétions insolites qu'ils provoquent peuvent entraîner au dehors les matières hétérogènes introduites accidentellement dans l'économie, telles que des virus, des venins, des miasmes, des poisons, des produits morbides résorbés, etc., et qui sont les causes directes des maladies les plus graves.

Nous étudierons principalement parmi les évacuants les *vomitifs*, les *purgatifs*, les *sudorifiques* et les *diurétiques*; les *sialagogues* et les *sternutatoires* n'ont qu'une faible importance; quant aux *expectorants*, ils seront rattachés à l'histoire des sudorifiques. Enfin, nous ajouterons à la liste des évacuants, et comme une sorte de complément de l'histoire de ces médicaments, les *utérins* et les *vermifuges*, qui ne rentrent dans cette catégorie de remèdes que par le résultat définitif de leur action, c'est-à-dire par l'évacuation de certains produits naturels ou morbides de l'économie animale.

CHAPITRE PREMIER.

DES VOMITIFS.

Les *vomitifs*, que l'on appelle encore *émétiques*, sont des médicaments évacuants qui, introduits par une voie quelconque dans l'économie animale, ont la propriété d'agir sur l'estomac par une sorte d'affinité élective, et de déterminer le phénomène complexe qu'on appelle *vomissement*.

Un grand nombre d'agents ou de causes peuvent déterminer le même effet sur le système gastrique, en agissant directement sur l'estomac ; mais les véritables vomitifs ont seuls le privilége de provoquer le vomissement, quelle qu'ait été la voie par laquelle ils ont été introduits dans l'organisme. C'est là évidemment un caractère distinctif et véritablement spécifique de cet ordre de médicaments.

La médication vomitive ne présente pas le même degré d'intérêt et d'importance dans la médecine vétérinaire que dans celle de l'homme, parce que la plupart des animaux domestiques sont dépourvus de la faculté de rejeter par l'œsophage les matières contenues dans l'estomac. En effet, à part le chien et le chat, qui vomissent avec une extrême facilité, et le porc, qui peut aussi vider son estomac par voie rétrograde, tous les autres animaux, solipèdes et ruminants, ne peuvent rejeter par la bouche ou les narines le contenu de leur estomac simple ou multiple. Il ne faudrait pas en conclure, néanmoins, que les médicaments vomitifs sont dénués de toute espèce d'action sur les animaux herbivores parce que ces derniers sont dépourvus de la faculté de vomir ; le plus souvent, au contraire, les remèdes émétiques provoquent chez ces animaux, comme chez les carnivores et les omnivores, des nausées, des efforts de vomissement, des supersécrétions dans l'estomac et le duodénum, une perturbation générale, etc. ; mais presque toujours l'évacuation stomacale, qui donne à la médication vomitive son véritable caractère et sa principale valeur thérapeutique, fait entièrement défaut.

Origine. — Les vomitifs sont tirés du règne minéral ou du règne végétal. Les vomitifs minéraux les plus importants sont le tartre stibié et divers composés antimoniaux, les sulfates de zinc, de fer et de cuivre, etc. Les émétiques végétaux les plus remarquables sont l'ipécacuanha, la staphisaigre, le tabac, les hellébores noir et blanc, le colchique et la scille, etc.

Pharmacotechnie. — Les préparations qu'on fait subir aux médicaments émétiques sont toujours très simples et ne présentent rien de spécial ; on emploie le plus souvent ces agents en poudre ou en dissolution, seuls et très rarement associés entre eux ou unis à d'autres médicaments.

Médicamentation. — Ainsi qu'il est facile de le comprendre, c'est le plus souvent par la bouche qu'on administre les vomitifs, parce qu'alors leur action est plus directe et plus sûre ; la forme liquide est toujours préférable à la forme solide pour assurer les effets de ces médicaments. Lorsque les voies directes ne sont pas libres, on peut administrer les émétiques par le rectum, mais leur action est très incertaine par cette voie. L'application sur la peau, surtout des vomitifs végétaux, réussit assez bien, en général, sur les carnivores et les omnivores. Enfin il reste comme dernière ressource, lorsque les autres modes de médicamentation n'ont pas donné de bons résultats, d'injecter les émétiques dans les veines : ce procédé, très simple et très sûr, donne généralement d'assez bons résultats chez les grands herbivores ; c'est même souvent le seul moyen de développer chez ces animaux les effets des médicaments vomitifs.

Lorsqu'il n'y a pas urgence, et que le praticien peut choisir le moment le plus favorable pour l'emploi des vomitifs, il peut être utile d'y préparer les animaux par une diète incomplète, par l'usage de boissons abondantes, etc. ; comme aussi, lorsque le vomissement a été opéré, on doit s'abstenir, pendant une demi-journée ou une journée entière, de donner des aliments solides ou des boissons trop nourrissantes.

Pharmacodynamie. — Les effets des vomitifs doivent être divisés en *primitifs* et *consécutifs.*

1° Effets primitifs. — Les effets primitifs des émétiques sont ceux qui sont relatifs à l'acte du vomissement lui-même, et qui se développent peu de temps après l'administration de ces médicaments. Nous les distinguerons en effets *essentiels* et effets *accessoires.*

a. Effets essentiels. — Ils sont tous relatifs à l'accomplissement du phénomène du vomissement lui-même ; ils sont, par conséquent, tous extérieurs, visibles et observables pour le praticien. Les uns précèdent l'évacuation stomacale, les autres l'accompagnent, et enfin quelques uns la suivent. Nous allons les examiner successivement.

Avant. — Les phénomènes précurseurs du vomissement consistent principalement dans un état général de tristesse et d'abattement, un pouls petit, concentré, mou, parfois intermittent, une chaleur irrégulière à la peau, une inappétence complète, une soif vive, des muqueuses injectées, une bave écumeuse et abondante, des borborygmes, des défécations hâtives, etc.

Pendant. — Les signes qui accompagnent la période moyenne de la médication vomitive varient selon que les animaux qui y sont soumis peuvent ou non effectuer le vomissement. Chez tous on remarque de l'inquiétude, de l'agitation, des bâillements, des signes de coliques, une respiration un peu pressée, des nausées, des vomituritions de matières muqueuses, etc. Dans ceux qui peuvent vomir, on observe, en outre, l'accomplissement de cet acte d'évacuation lui-même. Pour l'effectuer, les animaux allongent la tête, suspendent la respiration ; puis, sous l'influence des puissances expiratrices combinées, l'estomac, soumis à une pression violente, rejette par l'œsophage et la bouche, et souvent à une certaine distance, les matières qu'il renfermait, ainsi que le contenu du commencement de l'intestin grêle. Il est rare qu'il y ait une seule évacuation stomacale ; le plus souvent, au contraire, le vomissement se répète plusieurs fois à des intervalles de temps plus ou moins rapprochés : ce sont d'abord des matières alimentaires qui sont rejetées, puis de la bile, et successivement du suc gastrique, du mucus, des vers, etc. Enfin, lorsque l'effet vomitif a été un peu violent, il s'accompagne souvent, chez les carnivores et les omnivores, d'une purgation plus ou moins prononcée ; chez les herbivores, où le vomissement manque presque toujours, les émétiques deviennent facilement purgatifs.

Après. — Immédiatement après l'évacuation stomacale, la plupart des petits animaux manifestent de l'abattement, la perte des forces musculaires ; de l'accélération dans la circulation et la respiration, etc. ; ils se couchent le plus souvent, et se relèvent au bout de quelques heures, encore faibles, mais revenus à peu près à l'état normal. Dans les animaux herbivores, chez lesquels le vomissement manque ou reste très incomplet, le calme ne se rétablit pas aussi rapidement; ils restent souvent, pendant douze heures, inquiets, agités, tourmentés de borborygmes, de coliques, d'évacuations intestinales, d'efforts infructueux de vomissement, etc.

b. **Effets accessoires.** — Nous plaçons dans cette catégorie tous les phénomènes qui n'appartiennent pas essentiellement au vomissement, mais qui en résultent plus ou moins directement. La plupart se passent profondément dans l'économie et ne sont admis que sur les inductions de la théorie. Ils ont leur siége principal dans le système gastrique, qui devient, ainsi que ses annexes, le centre d'un mouvement fluxionnaire sanguin, en vertu duquel les sécrétions diverses de l'estomac, du duodénum, du foie, du pancréas, etc., prennent tout à coup une activité extraordinaire et versent en peu de temps dans le tube digestif une quantité considérable de produits sécrétés qui s'évacuent par la bouche ou par l'anus. Indépendamment de ces sécrétions insolites de l'appareil gastrique, on remarque souvent, sous l'influence des vomitifs, qui sont parfois absorbés, des évacuations humorales plus ou moins copieuses par les bronches, la peau, les voies urinaires, etc. Enfin, la secousse imprimée à toute la machine par les efforts réunis des puissances expiratrices détermine un effet perturbateur, excitant, qui se montre souvent favorable aux fonctions des intestins, du cœur, du poumon, des centres nerveux, etc.

2° **Effets consécutifs.** — Lorsque les animaux se sont remis de l'ébranlement causé par les vomitifs, on remarque, surtout chez ceux qui ont vomi, des changements avantageux dans la plupart des fonctions : l'appétit est revenu, le ventre est moins volumineux et plus libre, les digestions sont plus faciles et plus rapides; les muqueuses ont pris une teinte plus claire et plus rosée, la circulation et la respiration sont plus calmes et plus régulières, l'hématose s'effectue bien; la chaleur se régularise; les absorptions interstitielles, sous l'influence de cette grande évacuation humorale, acquièrent une grande activité d'où peuvent résulter la résorption de produits épanchés, des infiltrations, la résolution de tumeurs inflammatoires, etc.

Théorie des effets primitifs des émétiques. — Sous ce titre, nous avons à examiner la manière dont les vomitifs déterminent leurs effets et le mécanisme d'après lequel s'effectue le vomissement lui-même; mais comme ces deux points sont également obscurs et d'une importance médiocre pour la pratique, nous ne ferons que les effleurer.

Un grand nombre d'auteurs, et surtout ceux de l'école de Broussais, admettent que les vomitifs agissent principalement en irritant l'estomac; ils se fondent surtout, pour soutenir cette opinion, sur les qualités irritantes de la plupart des émétiques, sur la rougeur de la muqueuse gastrique quand on ouvre des animaux peu de temps après l'ingestion d'un vomitif, etc. Ces arguments ont une certaine valeur, mais ils ne sont pas sans réplique. D'abord l'eau tiède qui fait vomir n'est pas un corps irritant; le vomissement sympathique déterminé par l'attouchement du voile du palais ne saurait être rapporté à une cause de ce genre; les vomitifs qu'on emploie sur la peau ou qu'on injecte dans les veines n'arrivent pas à l'estomac en assez grande quantité pour irriter notablement sa muqueuse, etc. Aussi admet-on généralement aujourd'hui, que le vomissement déterminé par l'irritation gastrique est tout à fait exceptionnel, et que le plus ordinairement ce phénomène est produit par une modification spéciale, mais inconnue dans sa nature, du système nerveux de l'estomac et de l'appareil respiratoire. Ce système se compose de filets nombreux du trisplan-chnique, des pneumo-gastriques et des nerfs respiratoires.

L'une ou l'autre partie de ce système peut recevoir l'influence des vomitifs et en transmettre les effets à l'autre par voie sympathique; mais il paraît que l'action de ces médicaments est essentiellement différente sur la partie gastrique et sur la portion respiratoire de ces nerfs : sur la première, elle détermine un effet sé-datif et produit la paralysie de l'estomac, tandis que sur la seconde cette action est au contraire stimulante, puisque sous son influence les muscles expirateurs entrent en jeu pour débarrasser l'estomac de son contenu. D'après cette théorie, l'estomac serait entièrement passif dans le vomissement, tandis que le rôle actif ap-partiendrait exclusivement aux puissances expiratrices. C'est aussi l'opinion la plus généralement admise aujourd'hui.

Pharmacothérapie. — Sous le rapport thérapeutique, la médication vomitive s'offre sous un aspect très complexe; elle peut concourir à la guérison des maladies par des influences très diverses qu'il importe de spécifier avec soin. Les vomitifs dé-terminent, en effet, chez la plupart des animaux les phénomènes suivants : 1° l'*éva-cuation* des matières contenues dans l'estomac et le duodénum (chez les carnivores et les omnivores seulement); 2° l'*excrétion* des divers liquides qui peuvent être exhalés ou sécrétés par l'estomac, le duodénum, le foie, le pancréas, etc.; 3° une *fluxion* sanguine dans tout le système vasculaire de l'estomac et de ses annexes, d'où résultent une révulsion et une dérivation puissante vers ce point; 4° une *perturba-tion* générale de toute l'économie par suite des secousses produites dans l'organisme par le vomissement, et de la dépense d'influx nerveux qui en a été la conséquence. Il est facile de comprendre de quel degré d'utilité peut être la médication vomitive d'après les phénomènes que nous venons de faire connaître.

Indications des vomitifs. — Les maladies des animaux pour lesquelles l'usage des vomitifs est indiqué sont très peu nombreuses; la plupart se rapportent à l'appa-reil digestif, d'autres à celui de la respiration, et quelques unes aux centres nerveux, aux organes des sens, etc.

Les maladies du tube digestif qui réclament l'emploi des vomitifs, surtout chez les petits animaux, sont principalement les empoisonnements, les corps étrangers arrêtés dans l'œsophage, l'embarras gastrique, la fièvre bilieuse et la jaunisse, la diarrhée et la dyssenterie opiniâtres, les coliques stercorales des chevaux, etc.

Les affections des voies respiratoires qu'on peut traiter avec avantage par les émé-tiques sont peu nombreuses; elles ne comprennent guère que la maladie catarrhale des jeunes chiens à son début, la bronchite compliquée de catarrhe pulmonaire, le croup, l'asphyxie et la syncope, etc.

Dans les grands herbivores, on s'est servi parfois avec succès des injections des vomitifs dans les veines pour remédier au vertige essentiel ou abdominal, à l'ara-chnoïdite, à la congestion de la moelle épinière, etc.; chez les petits animaux, ils pour-raient se montrer utiles parfois contre la chorée, l'épilepsie, quelques paralysies, etc. Enfin, certains organes des sens, tels que les yeux atteints d'ophthalmies intenses, et la peau frappée d'éruptions graves dont la sortie est trop violente, etc., peuvent être soulagés et même guéris par l'usage opportun des vomitifs.

§ I. — Vomitifs minéraux.

Du Tartrate de potasse et d'antimoine.

SYNONYMIE : Émétique, Tartre stibié, etc.

Partie pharmacostatique.

Pharmacographie. — L'émétique est solide, en cristaux tétraédriques ou octaédriques, demi-transparents d'abord, puis devenant opaques en s'effleurissant à l'air, incolore, inodore, et d'une saveur faible et nauséabonde. Exposé à l'action du feu, ce sel décrépite, noircit et se décompose ; l'eau en dissout le *quinzième* de son poids à froid et le *tiers* à chaud ; l'alcool, l'éther et tous les liquides non aqueux ne dissolvent pas l'émétique. Les acides, les bases alcalines et leurs carbonates, les sulfures solubles, la plupart des sels métalliques, les savons, les matières tannantes, etc., décomposent plus ou moins complétement l'émétique et ne doivent y être associés qu'avec beaucoup de réserve.

Falsifications. — Le tartre stibié peut contenir, par suite d'une préparation défectueuse, un excès de *bitartrate de potasse*, du *tartrate de fer* et de la *silice ;* mais en outre, on y mélange souvent du *sulfate de potasse*. Il paraît même qu'on vend parfois ce dernier sel arrosé d'une solution d'émétique pour du tartre stibié lui-même. Le nitrate de baryte, qui ne précipite pas le sel antimonial pur, sert à déceler cette fraude.

Pharmacotechnie. — Les préparations qu'on fait subir à l'émétique sont en général très simples ; le plus souvent on le dissout dans l'eau pure ou on le réduit en poudre, pour le faire entrer dans diverses préparations magistrales ou officinales, solides ou liquides. Parmi les préparations officinales, nous ferons connaître seulement les suivantes comme les plus utiles et les plus employées.

Vin émétisé.

℣ Émétique en poudre . . . . 2 gram. | Vin blanc. . . . . 1/2 litr.
Dissolvez.

Vinaigre stibié.

℣ Émétique pulvérisé . . . . 4 gram. | Vinaigre . . . . 1/2 litr.
Dissolvez.

Pommade stibiée (émétisée, d'Autenrieth).

℣ Émétique. . . . . 4 gram. | Axonge. . . . . 12 gram.
Incorporez.

Partie pharmacodynamique.

Médicamentation. — L'émétique s'administre par la bouche, par le rectum, par la peau et par les veines. Le premier mode est le plus usité.

Dans l'estomac, le tartre stibié est introduit sous forme solide, en *bol* ou en *électuaire*, ou sous forme liquide, en *boissons* ou en *breuvages*.

La forme solide a été recommandée par Gohier (1) et Viborg (2), qui ont vu

(1) *Compte rendu de Lyon*, 1811.
(2) *Annal. de l'agric. française*, 1re série, t. XLIV, p. 185.

l'émétique plus facilement supporté en bol ou en électuaire qu'en dissolution, même à dose double. Par contre, M. H. Bouley (1) proscrit la forme solide d'une manière absolue, à cause des désordres matériels qu'elle peut entraîner dans le tube digestif, et donne la préférence exclusive à la forme liquide, et surtout aux boissons émétisées. Cependant chez les petits animaux, tels que le chien et le porc, la forme pilulaire peut avoir parfois ses avantages.

On recommandait autrefois d'administrer exclusivement l'émétique en dissolution dans l'eau pure, ou tout au moins dans l'eau de rivière ; mais les recherches de M. Clément (2) ont démontré qu'on pouvait se servir sans inconvénient grave, parce que la décomposition du tartre stibié est lente et incomplète, soit de l'eau ordinaire, soit des diverses infusions ou décoctions végétales, soit enfin du vin et des autres liqueurs alcooliques ; cependant il est convenable, pour plus de sûreté, de ne dissoudre l'émétique dans ces divers liquides qu'au moment même de l'administration.

Chez les animaux qui n'ont qu'un seul estomac, la forme de boisson est celle qui mérite la préférence pour l'administration de l'émétique ; mais pour les ruminants, il vaut mieux adopter les breuvages, parce qu'alors le remède arrive plus facilement dans la caillette ; pris naturellement en boisson, il est avalé à grandes gorgées et tombe en grande partie dans le rumen, où il se dénature. Pour le porc et le chien, quand on fait usage du tartre stibié à titre de vomitif, il faut l'administrer dans une petite quantité d'eau, afin que son action soit plus prompte et plus certaine.

On administre parfois l'émétique en lavements, pour produire une irritation du rectum et amener un effet révulsif sur cet intestin ; mais pour faire absorber l'émétique, le gros intestin est une mauvaise voie. Il en est de même de la peau dont il irrite violemment le tissu, ce qui met nécessairement obstacle à son absorption. Enfin, quand les autres voies ne sont pas libres, on peut injecter l'émétique dans les veines ; chez les grands herbivores, lorsqu'on en use à titre de vomitif, c'est à peu près le seul moyen d'assurer le développement de ses effets.

Posologie. — Il existe peu de médicaments dont les doses soient plus susceptibles de varier selon les espèces, les individus, les maladies, etc., que celles de l'émétique. Celles que nous allons indiquer doivent être considérées simplement comme de simples *moyennes*.

1° Grands ruminants	8 à 12 gram.	4° Porcs	30 centigr. à 1 gram.
2° Solipèdes	4 à 8 —	5° Chiens	10 à 20 centigr.
3° Petits ruminants	1 à 2 —	6° Chats	5 à 10 —

Les doses qui sont indiquées par le tableau précédent conviennent dans tous les cas où l'on fait usage de l'émétique à titre d'*évacuant* stomacal ou intestinal ; mais quand on l'emploie à titre de *contre-stimulant*, ces doses doivent être répétées, selon le besoin, à des intervalles de temps plus ou moins rapprochés, et jusqu'à ce qu'on ait obtenu la dépression de la fièvre, la diminution de la respiration et de la circulation, la mollesse du pouls, etc. ; quand, au contraire, il y a intolérance du côté du tube digestif, il est prudent de diminuer les doses et de les espacer de plus en plus. Dans ces différents cas, il y a toujours avantage à donner l'émétique en dissolution dans une grande quantité d'eau, ou ce qu'on appelle en *lavage*.

Comme on injecte assez souvent l'émétique dans les veines des différents animaux

(1) *Recueil*, 1846, p. 379.
(2) *Idem*, 1846, p. 796 et suiv.

domestiques, il est utile aussi de faire connaître les quantités de ce sel qu'il convient d'administrer par cette voie.

1° Grands ruminants.	1 à 4 gram.	3° Petits ruminants et porcs .	10 à 20 centigr.
2° Solipèdes	50 centigr. à 3 —	4° Carnivores	1 à 5 —

La quantité d'eau servant de dissolvant variera de 16 à 64 grammes et plus, selon la dose d'émétique.

Pharmacodynamie. — Les effets de l'émétique doivent être distingués en *physiologiques* et en *thérapeutiques*, et chacune de ces deux classes d'effets doit être subdivisée en plusieurs séries, ainsi qu'il sera dit dans les paragraphes suivants.

Effets physiologiques. — De tous les composés antimoniaux, l'émétique est incontestablement celui qui produit les effets les plus énergiques sur l'économie animale ; son action générale est bien supérieure à celle de la plupart des préparations antimoniales, et son action locale, également très intense, n'est surpassée que par celle du protochlorure d'antimoine.

Les effets primitifs du tartre stibié doivent être distingués en *locaux* et en *généraux*.

1° Effets locaux. — Ces effets se divisent naturellement en *externes* et en *internes ;* ils sont essentiellement *irritants.*

a. **Effets locaux externes.** — L'émétique en poudre, en solution ou en pommade, détermine toujours sur les tissus où il est appliqué une irritation plus ou moins intense qui peut varier depuis l'inflammation légère jusqu'à la mortification des parties touchées. Son action sur la peau et sur les muqueuses externes étant un peu différente, il convient de l'examiner sur ces deux genres de membranes.

Peau. — Appliqué sur la peau de l'homme, l'émétique détermine au bout de deux ou trois jours une éruption pustuleuse très grave, qui a la plus grande analogie avec la variole un peu confluente. Dans les petits animaux, tels que le chien et le chat, on obtient une éruption tout à fait semblable à celle de l'homme. Chez le porc, il détermine d'abord, ainsi que nous nous en sommes assuré par l'expérimentation, une intumescence du tissu cellulaire sous-cutané, et au bout de deux jours, une éruption de grosses pustules comme sur le chien. Enfin, sur les grands quadrupèdes, les résultats sont un peu différents, ainsi que nous avons eu le soin de nous en assurer expérimentalement (1).

Une solution concentrée de tartre stibié, appliquée sur la peau du cheval, fait naître, dit M. H. Bouley, « une éruption confluente de petites pustules rougeâtres, acuminées, très denses, qui donnent sous les doigts la sensation de granulations tuberculeuses et se couvrent à leur sommet d'une croûte très adhérente, à la dernière période de leur développement (2). » Nous avons obtenu un résultat analogue sur la croupe d'une vieille vache, après avoir rasé les poils et réitéré trois ou quatre fois l'application d'une solution très concentrée d'émétique.

Mais si, au lieu d'une solution aqueuse, on emploie la pommade stibiée, un emplâtre couvert de poudre d'émétique, les résultats sont bien différents : ce n'est plus alors une éruption qui se montre, mais bien une vésication et même une escharification. Deux ou trois frictions de pommade d'Autenrieth suffisent pour produire chez le cheval des vésicules purulentes très larges et une vésication profonde du derme ;

(1) *Journ. de médec. vétér. de Lyon*, 1853, p. 17.
(2) *Recueil*, 1846, p. 383 et 384.

chez la vache, quatre frictions consécutives sur le même point déterminent, au bout de deux jours, la mortification complète de la peau dans une grande partie de son épaisseur. L'emplâtre saupoudré d'émétique amène ce résultat chez le cheval et chez le bœuf au bout de peu de jours. Cette inflammation violente ne se borne pas à la surface de la peau, elle se propage aux parties sous-jacentes, les désorganise profondément et amène toujours une ulcération des tissus. Ces effets énergiques que nous avons observés expérimentalement sur le cheval et le bœuf sont indiqués d'une manière explicite par MM. Hertwig (1) et Morton (2), dans leurs ouvrages de matière médicale et de pharmacie vétérinaires.

Muqueuses. — Voici comment deux auteurs célèbres de matière médicale, MM. Trousseau et Pidoux, s'expriment à l'égard des effets de l'émétique sur les muqueuses et les tissus dénudés des animaux : « Lorsqu'on met en contact avec la membrane muqueuse de l'œil 5 centigrammes (1 grain) de tartre stibié, on détermine immédiatement de la rougeur et bientôt une inflammation tellement vive, que nous avons vu souvent des chiens perdre la vue à la suite d'une application de tartre stibié. Des accidents tout aussi violents sont produits lorsque le tartre stibié est mis en contact avec la membrane muqueuse des organes de la génération, de l'oreille, du nez, de la bouche, ou lorsqu'il est déposé sur une plaie. Nous avons injecté dans les poumons de plusieurs chevaux une solution de tartre stibié, et toujours nous avons déterminé une violente phlegmasie de la membrane muqueuse et du parenchyme pulmonaire. La même expérience, faite par Schoepfer, a donné lieu aux mêmes accidents (3). »

b. **Effets locaux internes.** — L'action irritante de l'émétique sur la muqueuse gastro-intestinale, quoique incontestable, est cependant infiniment moins énergique que sur la peau, les muqueuses externes ou les tissus dénudés. Cette particularité, importante à noter pour la pratique, paraît tenir à plusieurs causes : 1° l'émétique, au lieu d'agir sur un seul point, étend peu à peu son action irritante sur la large surface du tube digestif ; 2° à mesure qu'il chemine dans le tube intestinal, il est peu à peu absorbé et passe dans le sang ; 3° une grande partie est décomposée soit par les liquides des voies gastro-intestinales, soit par les principes astringents des aliments et les sels des boissons ; 4° enfin, il est toujours administré dans les circonstances ordinaires, en trop faible quantité pour irriter les surfaces qu'il touche. Ce n'est donc que quand le tube digestif est déjà irrité, qu'on l'administre à dose exagérée, qu'on le donne sous forme solide, qu'on en prolonge trop longtemps l'usage, etc., que l'émétique peut devenir nuisible en déterminant des lésions graves du tube digestif.

Du reste, indépendamment de l'état des sujets, de leur espèce, de leur âge, etc., qui peuvent avoir beaucoup d'influence sur les résultats produits, il est plusieurs autres circonstances qui peuvent également les faire varier. Ainsi, l'émétique à petites doses souvent répétées irrite moins que quand on le donne d'emblée à grandes doses ; ingéré en dissolution étendue (*lavage*) ou donné avec les boissons ordinaires, il offense rarement le tube intestinal ; mais sous forme solide ou en solution concentrée, il peut déterminer depuis une simple arborisation sanguine de la muqueuse jusqu'à l'escharification complète de son tissu, comme nous le démontrerons en parlant

---

(1) *Pharmacologie pratique*, § 636, p. 743.
(2) *Pharmac. vétér.*, p. 128.
(3) *Traité de mat. médic. et de thérap.*, t. I, p. 616 et 617.

de ses effets toxiques. D'après M. H. Bouley (1), il provoque même parfois, quoique assez rarement, une éruption pustuleuse sur la surface de l'intestin comme sur la peau des petits animaux. Enfin, le régime auquel sont soumis les animaux peut faire varier beaucoup les effets de l'émétique sur l'appareil digestif : les aliments féculents n'ont aucune action à cet égard ; mais l'avoine et les fourrages que consomment les herbivores, et qui sont riches en tannin, préviennent en grande partie l'effet irritant de l'émétique sur la muqueuse des voies digestives, en en décomposant la plus grande partie.

2° Effets généraux. — Il existe peu de médicaments dont l'action soit plus variable que celle de l'émétique, même dans les conditions en apparence les plus identiques. Ainsi, comme l'a remarqué M. Reboul (2), une dose de 6 à 10 grammes sera trop forte pour certains sujets, tandis que d'autres en supporteront facilement 25, 30 et même 45 grammes à la fois. Ce praticien a remarqué, en outre, que le tartre stibié est mieux supporté par les sujets vigoureux que par ceux qui sont débiles, par les animaux adultes que par ceux qui sont jeunes ou vieux, par les mâles que par les femelles, par le mulet mieux que par le cheval, par les chevaux communs que par ceux de race distinguée, par ceux qui ont un tempérament lymphatique que par ceux qui sont sanguins ou nerveux, etc.

Indépendamment des variations qu'on observe dans l'énergie d'action de ce médicament, on remarque aussi un affaiblissement rapide de ses effets apparents à mesure qu'on en prolonge l'usage, ce qui paraît tenir incontestablement à la tolérance particulière que présente pour ce médicament l'économie de tous les animaux comme celle de l'homme. Cette tolérance ne s'observe pas seulement dans l'état de maladie, comme le croient les rasoriens, mais aussi dans l'état de santé le plus parfait, quelle que soit, du reste, la voie par laquelle il ait été introduit dans l'organisme. Il arrive constamment, soit chez le cheval, soit chez le bœuf, que les premières doses produisent des effets évacuants ou contre-stimulants très marqués; tandis que les doses suivantes, même beaucoup plus élevées, donnent des résultats moins évidents, ou restent même parfois complètement sans effet.

Quoi qu'il en soit de ces particularités, les effets primitifs du tartre stibié se distinguent très nettement en effets *évacuants* et en effets *contro-stimulants*. Nous allons d'abord les étudier d'une manière générale, puis nous ferons connaître les particularités d'action de ce médicament sur les divers animaux domestiques.

A. Effets évacuants. — Les effets évacuants de l'émétique se font remarquer principalement sur le tube digestif; néanmoins on en observe aussi de très importants sur les muqueuses, la peau et l'appareil urinaire. Il importe d'examiner ces divers effets d'après l'ordre de leur énumération.

1° Tube digestif. — Quelle que soit la voie d'administration, l'émétique porte toujours et principalement son action sur l'appareil de la digestion, et y détermine, indépendamment de certains phénomènes accessoires, soit le *vomissement*, soit la *purgation*, et souvent aussi ces deux effets à la fois. Il est utile de les étudier séparément.

a; **Vomissement.** — Chez l'homme, ainsi que chez les animaux carnivores et omnivores, le vomissement est un des effets les plus constants et les plus rapides de

---

(1) *Recueil*, 1848, p. 379.
(2) *Journ. des vétér. du Midi*, 1845, p. 420 et 421.

l'émétique ; mais dans les herbivores, solipèdes et ruminants, c'est au contraire un phénomène exceptionnel. Viborg (1) assure qu'il n'a jamais pu obtenir les efforts de vomissement chez ces animaux, quelles qu'aient été, du reste, la dose d'émétique et la voie d'administration. Il a remarqué, en outre, que son action, sous ce rapport, était encore plus nulle chez les ruminants que dans les solipèdes, et moins énergique pour le porc qu'à l'égard du chien et du chat.

Bien que nos propres essais nous conduisent à une conclusion analogue à celle de Viborg, ils n'ont été ni assez nombreux ni assez variés, pour nous permettre de formuler une opinion catégorique sur cette question. Nous préférons admettre, pour le moment, avec la plupart des auteurs de matière médicale, que l'émétique ne fait pas vomir les herbivores, mais qu'il provoque des envies de vomir et des efforts expulsifs pour accomplir l'acte du vomissement.

On a reconnu chez l'homme, notamment depuis les travaux importants des Italiens sur ce médicament, que l'émétique provoque le vomissement avec d'autant plus de certitude et de facilité qu'il est administré à plus faible dose. Ce principe a été admis généralement en médecine vétérinaire comme également vrai pour les animaux ; mais malgré les affirmations de Giacomini (2) à l'égard des chiens et des lapins, cette règle nous paraît très contestable, au moins relativement aux animaux carnivores, qui vomissent si facilement que cette action paraît en quelque sorte leur être naturelle. Il résulte, en effet, des expériences d'Orfila (3), que l'émétique provoque toujours le vomissement chez les chiens, quelle que soit la dose qui ait été introduite dans l'estomac. Nous avons fait quelques expériences sur le chien et le porc, qui tendent à confirmer ces résultats ; nous avons même remarqué que le vomissement est d'autant plus prompt que la dose ingérée a été plus forte.

Il est une remarque générale à faire relativement à l'action vomitive de l'émétique sur tous les animaux, c'est qu'elle se développe facilement par l'effet des premières doses, quel qu'en soit le chiffre, mais qu'elle va en s'affaiblissant à mesure qu'on répète les administrations et que l'économie s'habitue graduellement à l'influence de ce remède. Il existe cependant une exception à cette règle générale, c'est quand les doses réitérées de tartre stibié ont irrité l'estomac ; alors il suffit de la plus petite quantité de ce médicament pour provoquer des vomissements réitérés.

On n'est pas bien fixé encore sur le mécanisme d'après lequel l'émétique provoque le vomissement ; on ignore si c'est en irritant la surface de l'estomac ou en agissant d'une manière spéciale sur l'appareil nerveux de ce viscère. Il est possible que ces deux actions y concourent ; néanmoins la dernière nous paraît la plus probable, d'après le mécanisme aujourd'hui bien connu du vomissement, et que nous avons exposé dans les généralités sur la médication *vomitive*. La première opinion est cependant celle qui compte le plus grand nombre de partisans, surtout à l'École de médecine de Paris. D'après M. Mialhe (4), l'émétique faisant vomir par l'action irritante de l'oxychlorure d'antimoine qui se forme dans l'estomac sous l'influence de l'acide chlorhydrique du suc gastrique sur ce sel, il est facile de comprendre pourquoi il fait plus facilement vomir à faible qu'à grande dose. Dans le premier cas, l'acide tartrique serait facilement déplacé par l'acide chlorhydrique de l'estomac, tandis que dans le second cas, ce dernier acide serait en trop faible quantité pour décomposer,

(1) *Annal. de l'agric. franç.*, 1re série, t. XLIV, p. 186.
(2) Giacomini, *loc. cit.*, p. 258, 259 et 260.
(3) *Traité de toxicologie*, t. I, p. 474, 3e édit.
(4) *Traité de l'art de formuler*, p. ccvii et suiv.

même partiellement, le tartre stibié. Pour que cette explication fût bonne, il faudrait démontrer que l'acide chlorhydrique existe toujours dans l'estomac, et qu'il ne décompose l'émétique que quand ce dernier est en petite quantité.

b. **Purgation.** — Il est rare que le tartre stibié, même chez les animaux qui vomissent facilement, détermine seulement un effet émétique; le plus souvent il provoque en même temps la purgation, ou tout au moins une ou plusieurs évacuations alvines, abondantes et ramollies. Ce dernier effet a d'autant plus de chances de se produire que l'action vomitive a été plus énergique ou qu'elle a été plus lente à se développer, parce qu'alors le médicament a eu le temps de pénétrer en plus grande quantité dans l'intestin.

Dans les animaux herbivores, qui ne peuvent vomir, l'émétique, n'agissant pas sur l'estomac, tourne son action sur le tube intestinal, comme l'avait remarqué Vicq d'Azyr (1); il provoque d'abord des défécations répétées, puis enfin la purgation si la dose a été assez forte. Il paraît agir alors en stimulant la muqueuse gastro-intestinale, dont il augmente la sécrétion et l'exhalation en même temps qu'il excite la membrane musculeuse des parois intestinales. Du petit intestin la stimulation s'étend au foie, au pancréas, dont les sécrétions deviennent plus actives et les produits plus abondants. L'action purgative se montre encore lorsqu'on injecte l'émétique dans les veines, ce qui paraît indiquer que ce médicament, après son mélange avec le sang, est en partie excrété sur la surface intestinale par les diverses sécrétions qui y ont leur siége.

c. Indépendamment du vomissement et de la purgation, l'émétique provoque encore dans le tube digestif une salivation plus ou moins abondante, une excrétion biliaire et pancréatique, une supersécrétion muqueuse, etc. Mais de ces divers effets évacuants, le premier et le dernier seuls sont visibles; les deux autres ne peuvent être admis que par comparaison.

2° **Muqueuses.** — Les effets évacuants de l'émétique ne se bornent pas à la muqueuse des voies digestives; ils s'étendent à tout le tégument interne, dont il augmente toutes les sécrétions, et principalement la sécrétion du mucus. C'est surtout sur la muqueuse de l'appareil respiratoire que cet effet se remarque, notamment quand les bronches sont le siége d'une inflammation catarrhale; alors l'émétique rend la toux grasse, facilite l'expectoration et change peu à peu la nature de la matière muqueuse sécrétée, en la ramenant à son état normal. Cette action expectorante et modificatrice des voies respiratoires par l'émétique se fait observer chez tous les animaux, et d'une manière plus prompte et plus énergique chez ceux qui peuvent vomir.

3° **Peau.** — Le tartre stibié provoque souvent chez l'homme une transpiration abondante, surtout quand le vomissement survient. Chez les animaux, l'action sudorifique de l'émétique est beaucoup plus obscure; on ne l'observe que très rarement sur les carnivores et les omnivores; quant aux herbivores, ils ne transpirent que lorsqu'on les tient renfermés dans un local très chaud et enveloppés dans des couvertures de laine, ou bien encore quand le médicament a été donné à très forte dose, quand il a entraîné beaucoup d'agitation et de grandes perturbations dans les principales fonctions du corps. Cependant M. Delafond (2) assure avoir observé sur des

(1) Vicq d'Azyr, *Des moyens curatifs*, etc., p. 467.
(2) Delafond, *loc. cit.*, t. II, p. 335.

bêtes bovines qu'on tenait couvertes pendant l'action de l'émétique : « une forte chaleur, une douce moiteur s'établir à la peau, et celle-ci être humectée bientôt d'une sueur abondante. » MM. Miquel, Festal et Reboul auraient, suivant cet auteur, fait la même observation que lui. Enfin, d'après MM. J. Turner et H. Ferguson, si l'émétique ne détermine pas la sueur chez le cheval, il tend à accroître la diaphorèse en augmentant l'action des capillaires et des exhalants de la peau (1).

4° **Appareil urinaire.** — Solleysel (2) et Bourgelat (3) avaient déjà remarqué l'action diurétique du tartre stibié ; il est certain que c'est un des effets les plus constants de ce médicament, mais il ne se développe que lentement et seulement quand on persévère dans son emploi ou qu'on l'administre à larges doses. Suivant M. H. Bouley (4), la diurèse devient surtout abondante et presque indiscontinue lorsque l'émétique est introduit directement dans les veines. Cet effet de l'émétique paraît être à la fois le résultat de son action contre-stimulante et de son expulsion par les reins. Il résulte, en effet, des recherches d'Orfila (5) et de M. Ausset (6), que l'on retrouve une grande partie de ce sel dans les urines expulsées durant le développement de ses effets. Le dernier de ces expérimentateurs a même démontré que la quantité d'émétique trouvée dans les urines est proportionnelle à celle qu'on administre, tandis que celle qu'on découvre dans le sang reste constante, quelle que soit la dose administrée.

B. **Effets contre-stimulants**. — Les effets contre-stimulants de l'émétique consistent essentiellement en une dépression, un affaiblissement graduel de la force et de l'énergie vitales, qui se traduit en dehors par un abattement général, le brisement des forces musculaires, l'abaissement de la chaleur animale, le ralentissement de la circulation et de la respiration, la dissolution du sang, etc. Nous allons examiner successivement les principaux de ces phénomènes, en commençant par les plus essentiels et les plus constants.

1° **Respiration.** — On admettait généralement, par analogie de ce qui a lieu chez l'homme, que l'émétique jouit de la faculté de ralentir la respiration ; mais cette action importante restait à démontrer d'une manière irrécusable ; c'est M. H. Bouley (7) qui s'est chargé de ce soin. Voici comment il s'exprime à cet égard : « Nous avons vu des animaux chez lesquels la respiration était tellement ralentie après l'administration de l'émétique que, dans certains moments, les flancs semblaient comme immobiles, et qu'il fallait, au commencement de l'inspiration et de l'expiration, autant d'attention pour voir se produire le mouvement d'élévation ou d'abaissement du flanc, qu'il en est nécessaire pour saisir la marche de la grande aiguille d'une horloge dans son parcours d'une minute. » Parfois on ne compte que deux et demie à trois respirations par minute ; mais ces cas sont rares, d'après le même auteur, et dans les circonstances ordinaires, les mouvements de la respiration ne sont diminués que d'*un tiers* ou de la *moitié* de leur nombre normal. Enfin, toujours d'après M. Bouley, le ralentissement de la respiration, quoique assez constant, manque complètement chez certains sujets, et peut même dans quelques autres être remplacé

(1) Morton, *loc. cit.*, p. 126.
(2) *Parfait maréchal*, édition de 1693.
(3) *Traité de mat. médic.*, 1re édit., article ÉMÉTIQUE.
(4) *Recueil*, 1846, p. 693.

(5) *Bullet. de l'Académ. de médec.*, 1840-41, p. 140.
(6) *Recueil*, 1840, p. 562.
(7) *Idem*, 1846, p. 885 et 886.

par un phénomène inverse, sans qu'il soit possible le plus souvent d'en dire la cause.

2° **Circulation.** — L'effet sédatif du tartre stibié sur la circulation paraît moins constant que celui qu'il exerce sur la respiration; en outre, on a remarqué qu'il agit moins sur la fréquence du pouls que sur sa force; que le ralentissement peut manquer et cependant le pouls devenir petit, mou, irrégulier, intermittent, etc. Néanmoins ces effets peuvent être remplacés dans quelques circonstances par des phénomènes opposés, et cela se remarquerait, d'après M. H. Bouley (1), lorsque l'émétique n'est pas bien toléré et que des désordres se montrent du côté du tube digestif. Un auteur anglais, M. B. Brodie, est beaucoup plus affirmatif puisqu'il prétend que l'émétique donné aux animaux à forte dose déprime la force de la circulation à tel point que dans quelques cas, dit-il, le cœur cesse presque de battre et le sang de couler (2); mais il est évident que cette opinion est exagérée ou qu'elle repose sur des faits tout à fait exceptionnels.

3° **Calorification.** — Lorsque le ralentissement de la respiration et de la circulation est très prononcé, il en résulte comme une conséquence naturelle, un abaissement marqué de la température du corps; la peau, les oreilles, les cornes, les extrémités, sont plus froides qu'à l'état normal; la bouche est fraîche si des dérangements notables ne sont pas survenus dans le reste de l'appareil. Toutefois il est bon de reconnaître que l'abaissement de la température du corps ne devient très marqué que lorsque les doses ont été très élevées et qu'un commencement d'empoisonnement s'est montré.

4° **Innervation et locomotion.** — Donné trop longtemps ou à doses trop considérables, l'émétique attaque non seulement les forces radicales qui président aux fonctions végétatives, mais encore les forces agissantes du système nerveux qui est chargé des fonctions de relation avec le monde extérieur. Les animaux sont abattus, inattentifs à ce qui se passe autour d'eux, plongés dans une espèce d'inertie, de coma. On peut remarquer surtout un brisement, une lassitude musculaire sur laquelle insiste avec raison M. Delafond (3) : « Nous avons toujours vu, dit-il, les animaux sains ou malades accuser une grande faiblesse musculaire, rester longtemps couchés, par exemple, se relever et ne se tenir debout qu'à l'aide de châtiments, et trébucher en marchant à la manière des hommes ivres. » Ces effets, nous les avons observés, surtout chez les grands ruminants, quand nous administrions l'émétique à petite dose, dans un but expérimental.

5° **Sang.** — Sous l'influence de l'emploi prolongé du tartre stibié, ou de l'usage de doses exagérées de ce médicament, le sang subit une modification profonde dans sa constitution, dans les qualités et les proportions respectives de ses éléments : la sérosité devient plus abondante et le caillot diffluent, ainsi que le fait observer avec raison M. Delafond. Mais ce n'est pas tout : il semble être atteint aussi dans ses qualités plastiques et vitales; il se développe un véritable état typhoïde, comme l'a reconnu M. Hertwig (4), et qui est indiqué par l'arrachement facile des crins, d'après la remarque de M. C. Spooner (5). Enfin, quand il y a eu empoisonnement pro-

(1) *Recueil*, 1846, p. 389 et 390.
(2) Morton, *loc. cit.*, p. 126.
(3) Delafond, *loc. cit.*, t. II, p. 335.

(4) Hertwig, *loc. cit.*, § 636, p. 739.
(5) Morton, *loc. cit.*, p. 126.

584.					DES ÉVACUANTS.

gressif par l'émétique, le fluide sanguin se présente avec tous les signes de la putridité, comme nous allons l'indiquer en parlant des effets toxiques de ce sel.

Effets toxiques. — Ces effets, qui se développent à des doses variables selon les
espèces, les sujets, la préparation employée, le mode d'administration, etc., sont caractérisés par les phénomènes suivants : Vomissements abondants et répétés chez
les petits animaux, évacuations anales fréquentes et de plus en plus fluides ; salivation ; tristesse profonde, abattement complet ; station peu prolongée, marche incertaine et chancelante ; mouvements automatiques, tremblements musculaires, soubresauts et spasmes tétaniques ; branlement continuel de la tête, appui contre la mangeoire ;
coliques violentes ; refroidissement de la surface du corps et des parties placées en
appendice ; prostration des forces, adynamie profonde, parfois paralysie du train
postérieur ; chute sur le sol, et mort rapide, le plus souvent sans convulsions.

Lésions. — Ces lésions portent à la fois sur les solides et sur les liquides, sur le
sang notamment. Les altérations les plus importantes des solides se remarquent dans
les appareils digestif et respiratoire. Dans le premier, on trouve la muqueuse gastro-
intestinale plus ou moins vivement offensée : c'est parfois une simple arborisation
vasculaire, d'autres fois une congestion assez forte pour communiquer une teinte
violette à toute la surface muqueuse. Si l'émétique a été ingéré solide, on remarque
de petites ulcérations ou même des eschares embrassant toute l'épaisseur des parois
intestinales ; enfin, par exception, on observe, d'après M. H. Bouley, une éruption
pustuleuse semblable à la clavelée. Les points les plus fortement atteints dans le tube
digestif sont le sac droit de l'estomac, le cul-de-sac du cœcum, les courbures du
côlon, etc. Dans l'appareil respiratoire, on remarque comme lésions constantes, des
ecchymoses plus ou moins développées à la surface des poumons, et le parenchyme
de ces viscères engoué d'un sang noir et diffluent, comme dans une congestion violente. Enfin, le sang présente une teinte noire foncée ; il est épais comme de la poix
fondue, et en état de dissolution dans tout le système circulatoire. L'intérieur du
cœur est maculé d'ecchymoses, et la membrane interne des vaisseaux présente une
teinte rouge uniforme, comme dans les affections septiques du sang (1).

Antidotes. — Le chimiste Berthollet avait conseillé l'emploi du quinquina et des
matières riches en tannin, telles que la noix de galle, le cachou, les écorces de chêne,
de saule, etc., pour neutraliser les mauvais effets de l'émétique, et ce sage précepte,
adopté dans la pratique, a été pleinement confirmé par l'expérience et le temps.
Cependant, comme le tannate de potasse et d'antimoine n'est pas entièrement insoluble, on pourrait remplacer, à l'occasion, les matières tannantes par le sulfure de
fer hydraté, qui décomposerait entièrement l'émétique. De plus, si les vomissements
ou la purgation étaient inquiétants, on pourrait administrer des breuvages et des
lavements opiacés ; de même, si les intestins étaient fortement irrités, il faudrait
mettre en usage un traitement antiphlogistique complet, tel que saignées, breuvages
et lavements mucilagineux, diète sévère, etc. Enfin, si l'usage trop prolongé de
l'émétique a développé un état typhoïde du sang, il faudra insister sur l'usage du
quinquina, combiner les aromatiques et les amers, donner quelque préparation diurétique pour expulser peu à peu de l'intimité de l'organisme le reste du tartre
stibié, etc.

(1) H. Bouley, *Recueil*, 1846, p. 383 et 390.

Particularités relatives aux diverses espèces.

Après avoir tracé le tableau général des effets de l'émétique sur la plupart des animaux domestiques, il nous reste à faire connaître les particularités que peut présenter son action dans les diverses espèces animales.

1° **Solipèdes.** — Administré à la dose de 4 à 8 grammes dans les boissons ordinaires des malades, l'émétique reste le plus souvent sans effets apparents, sauf une légère diurèse et des défécations plus nombreuses; mais si l'on répète cette dose plusieurs fois par jour, de manière à faire ingérer 16 à 32 grammes dans les vingt-quatre heures, la tolérance s'établit le plus souvent, et les effets contre-stimulants de l'émétique se montrent nettement sur le plus grand nombre des sujets. Enfin, si au lieu de fractionner les doses de 16 à 32 grammes, on les administre d'emblée, la tolérance se produit plus difficilement, et le plus souvent des désordres plus ou moins graves se montrent du côté du tube digestif. Il faut donc donner préférablement les doses fractionnées quand on emploie l'émétique comme hyposthénisant.

La dose toxique d'émétique, pour le cheval, est encore inconnue, parce que plusieurs circonstances peuvent la faire varier. D'abord on a reconnu que cette dose toxique, toutes choses égales d'ailleurs, devait être *double* quand les animaux avaient mangé, relativement à celle qui était exigée lorsqu'ils étaient à jeun; que, sous forme liquide, le tartre stibié était *deux* fois plus actif qu'à l'état solide; enfin, qu'administré à doses progressivement croissantes, il peut être supporté à doses incomparablement plus fortes que quand il est donné d'emblée en quantité notable. D'après Dupuy (1), Viborg et Hertwig (2), il suffirait de 64 grammes d'émétique donnés en une seule fois en breuvage, pour empoisonner les chevaux dans la majorité des cas; cependant, à l'école d'Alfort (3), ce sel dissous n'a produit qu'une diarrhée passagère quand on l'a administré à la dose de 45 à 60 grammes; à celle de 120 grammes en dissolution, il n'a tué les chevaux que le troisième jour; enfin, donné à doses progressivement croissantes pendant huit jours, il n'a déterminé la mort qu'à la quantité énorme de 1500 grammes (4).

En injection dans les veines, dissous dans l'eau distillée, l'émétique est facilement toléré par la plupart des sujets, depuis 1 jusqu'à 3 grammes, en déterminant de la diurèse, des défécations répétées, et, par exception, des nausées et des efforts de vomissement. A la dose de 4 grammes, il devient toxique en congestionnant le poumon (H. Bouley).

2° **Ruminants.** — En général, abstraction faite du volume du corps, l'action de l'émétique est toujours plus faible dans les ruminants que chez les solipèdes. Nous allons l'examiner successivement dans l'espèce bovine et dans l'espèce ovine.

a. **Espèce bovine.** — D'après quelques auteurs, Gilbert (5) et Hertwig (6), par exemple, l'émétique donné en breuvage à la dose de 32 à 64 grammes ne produirait aucun effet sensible. Cela tenait, sans doute, à ce que le liquide n'arrivait pas exactement dans la caillette; car nous voyons, par une expérience de Grognier (7), que 50 grammes d'émétique dissous dans un litre d'eau ont déterminé des effets très

(1) *Compte rendu d'Alfort,* 1827, p. 27.
(2) *Loc. cit.,* p. 740.
(3) *Recueil,* 1838, p. 161.
(4) *Idem,* 1840, p. 544.

(5) *Annal. de l'agric. franç.,* 4re série, t. III, p. 340.
(6) *Loc. cit.,* p. 740.
(7) *Registre de l'école de Lyon,* 1808.

énergiques, tels que salivation, borborygmes, nausées, efforts de vomissement, respiration anxieuse, yeux hagards, etc. Nous avons pu nous-même obtenir des effets marqués avec une dose de 16 grammes; mais quand on la répète, ou qu'on la double même, elle reste souvent sans effet, parce que la tolérance s'est établie. Nous estimons que la quantité nécessaire pour déterminer une action contre-stimulante, chez les grands ruminants, doit être au moins *double* de celle qu'on emploie pour les solipèdes.

La dose toxique est inconnue; M. Buer nous a assuré qu'il avait administré souvent jusqu'à 200 grammes d'émétique à ces animaux, en prenant toutes les précautions convenables pour que le breuvage arrive dans la caillette, non seulement sans observer d'accidents, mais encore sans remarquer d'effets notables.

En injection dans les veines, le tartre stibié est facilement supporté jusqu'à la dose de 6 grammes, comme il résulte des expériences de Dupuy (1); nous l'avons injecté plusieurs fois à la dose de 4 grammes, sur des vaches, sans observer d'accidents.

b. **Espèce ovine.** — On n'a fait jusqu'à présent qu'un petit nombre d'expériences pour connaître les effets de l'émétique sur l'espèce ovine; la science ne possède à cet égard que quelques essais incomplets de Daubenton et de Gilbert qui auraient besoin d'être vérifiés pour avoir force de loi. D'après Daubenton (2), 1^{gr},80 d'émétique donnés à l'état solide à un mouton ne produisirent aucun effet apparent, tandis que 1^{gr},60 en solution causèrent du ballonnement, des grincements de dents et une diarrhée qui dura deux jours. Suivant Gilbert (3), 24 grammes de tartre stibié, administrés à l'état solide, restèrent sans effet, tandis que la même quantité donnée en solution détermina la mort; cependant, un autre sujet put supporter cette dose administrée sous la même forme.

Injecté dans les veines du mouton, il détermine des effets très marqués d'après MM. Viborg et Hertwig (4). En effet, 20 centigrammes d'émétique dissous dans 20 grammes d'eau distillée, et injectés dans la jugulaire d'un bélier, ont amené les phénomènes suivants : Abattement, pouls petit et accéléré, respiration pressée et laborieuse, ventre tendu, cinq déjections alvines dans l'espace d'une heure, les dernières étant devenues molles; au bout de quatre heures tout était rentré dans l'ordre. A la dose de 30 à 40 centigrammes, il détermina des effets plus intenses qui durèrent jusqu'au lendemain.

3° **Omnivores.** — Chez le porc l'émétique n'agit pas aussi fortement qu'on le croit généralement, dit M. Hertwig (5); il faut de 10 à 20 centigrammes pour déterminer le vomissement, et encore cette dernière dose est-elle souvent insuffisante. Viborg a fait la même remarque. Donné par ce dernier à la dose de 4 grammes, il détermina de l'abattement, de la salivation, des battements de flancs, mais sans suites fâcheuses; à la dose de 2 grammes en solution, il ne causa aucun trouble chez un goret de neuf mois; mais 4 grammes en solution dans 750 grammes d'eau, sur un autre sujet du même âge, déterminèrent des vomissements, de l'abattement et une respiration plaintive, etc.; le troisième jour, l'animal était complétement rétabli. Enfin, 8 grammes dans 500 grammes d'eau, donnés à un vieux verrat, provoquèrent les désordres suivants au bout d'une heure et demie : cinq vomissements, inappé-

(1) *Compte rendu d'Alfort*, 1818, p. 25.   (3) Gilbert, *loc. cit.*
(2) *Instr. pour les bergers*, 3e édit.. an X,   (4) Hertwig, *loc. cit.*, p. 740 et 744.
p. 456.   (5) Hertwig, *loc. cit.*, p. 740 et 741.

'tence, vertiges, soif vive, vomissements se reproduisant sous l'influence des boissons ; le lendemain , mieux apparent, puis convulsions et mort.

Nous avons essayé aussi le tartre stibié sur deux porcs de quatre à cinq mois ; voici brièvement ce qui en est résulté : A la dose de 50 centigrammes à 2 grammes, donné solide dans un peu de pain humide, il n'a déterminé qu'une inappétence momentanée et beaucoup d'abattement chez l'un d'eux ; ce dernier a eu des vomissements après l'administration de la dose de 2 grammes. Enfin, après avoir pris 4 grammes de tartre stibié dans un peu de bouillon gras, le même sujet est mort le lendemain ; les symptômes observés ont été un abattement très prononcé, une salivation abondante, des vomissements réitérés, etc. A l'autopsie, on a trouvé une irritation de l'estomac et des intestins insuffisante pour expliquer une mort aussi rapide ; les autres viscères n'ont pu être examinés, le cadavre étant employé aux études anatomiques.

4° Carnivores. — Les chiens ressentent vivement l'action émétique du tartre stibié ; à quelque dose qu'on l'administre, sous toutes les formes et par toutes les voies d'absorption, il détermine sûrement le vomissement, et souvent aussi la purgation. Nous nous sommes assuré qu'à la dose de 1 centigramme il détermine déjà le vomissement, quoique, à la vérité, avec lenteur ; mais à celle de 5 centigrammes et au-dessus, il fait vomir promptement, à plusieurs reprises, et purge aussi avec force. En laissant l'œsophage libre, on peut en donner 2, 4, 8 grammes et plus, aux chiens adultes de force moyenne, sans qu'il en résulte autre chose que des évacuations réitérées par la bouche et par l'anus ; mais si l'on met obstacle au vomissement, en pratiquant la ligature de l'œsophage, il suffit souvent de 20 à 30 centigrammes pour occasionner la mort au bout de deux à trois heures (Orfila).

Injecté dans les veines à la dose de 20 centigrammes, il détermine la mort au bout de vingt-quatre heures ; après une heure, si la dose est de 30 à 40 centigrammes, et enfin, au bout d'une demi-heure, si elle est de 60 à 90 centigrammes (Magendie). Déposé dans le tissu cellulaire sous-cutané ou sur une plaie, il est presque aussi actif que dans les veines. Dans l'un et l'autre cas, les symptômes qu'on observe sont les suivants : Vomissements et défécations réitérées, respiration difficile, pouls fréquent et intermittent, inquiétude, abattement, tremblements musculaires, mort [1].

Pharmacothérapie. — Dans ce paragraphe seront compris les *effets* et les *indications* thérapeutiques de l'émétique.

Effets thérapeutiques. — Les effets thérapeutiques de l'émétique sont distingués aussi en *évacuants* et en *contre-stimulants*, comme les effets physiologiques, dont ils sont une suite nécessaire.

Sur les animaux malades, les effets évacuants du tartre stibié sont plus faciles à saisir que sur les animaux sains ; ils paraissent plus étendus, plus énergiques et plus nets, dit M. Hertwig [2]. Le vomissement et la purgation sont plus faciles à produire ; l'effet expectorant, assez obscur à l'état normal, devient très évident lorsque le remède est indiqué ; l'action diaphorétique du tartre stibié, qui s'observe si rarement à l'état de santé, se fait remarquer souvent dans les animaux malades ; enfin, l'action diurétique, assez constante, entraîne après elle comme conséquence naturelle, une grande activité dans la résorption des fluides épanchés.

(1) Voy. Orfila, *Toxicologie*, t. I, p. 473 et suiv.
(2) Hertwig, *loc. cit.*, p. 743.

Indépendamment des perturbations fonctionnelles que détermine le tartre stibié, il possède une vertu toxique, *antivitale*, sur laquelle paraît reposer surtout son action contro-stimulante, et partant thérapeutique : « Mis en rapport avec la force de plasticité inhérente à chaque tissu vivant, dit M. H. Bouley (1), il l'atténue par sa vertu contraire, ou même la surmonte et l'éteint complétement, suivant l'intensité et la durée de son action... L'émétique, qui tue comme un poison en anéantissant les forces vitales, peut, à dose amoindrie et proportionnée à la tolérance de l'organisme, atténuer ces mêmes forces exagérées par l'état morbide, comme cela a lieu dans l'inflammation où l'action plastique des tissus est élevée à un aussi haut degré. » Et cette faculté particulière de l'émétique s'exerce et devient beaucoup plus apparente dans l'état morbide que dans les circonstances ordinaires.

Indications thérapeutiques. — Les indications thérapeutiques du tartre stibié sont fort nombreuses; les unes reposent sur ses effets *évacuants*, les autres sur son action *contro-stimulante*, et enfin quelques unes sur sa vertu irritante si énergique.

a. Indications fondées sur les effets évacuants de l'émétique.

Ces effets ayant lieu sur le tube digestif, sur les voies respiratoires, sur la peau et sur les reins, il importe d'examiner les indications qui ressortent de chacun d'eux.

a. **Tube digestif.** — Dans cet appareil, l'émétique est *vomitif* ou *purgatif*, et de chacune de ces propriétés découlent des indications spéciales.

Comme VOMITIF, le tartre stibié est indiqué dans tous les *empoisonnements* auxquels sont exposés les animaux domestiques; mais il ne produit évidemment des effets prompts et salutaires que dans les animaux qui peuvent vomir, c'est-à-dire les omnivores et les carnivores; quant aux herbivores, ils n'en éprouvent aucun effet notable, car il ne peut agir chez eux que comme purgatif.

Une maladie contre laquelle il est indiqué, tant chez l'homme que chez les animaux, est celle qui est désignée par les médecins sous le nom d'*embarras gastrique*, affection apyrétique qui est indiquée par les symptômes suivants : Inappétence, coloration jaune des muqueuses, bouche fétide, langue couverte d'un enduit muqueux et gluant, vomissements chez les carnivores, envies de vomir chez les omnivores, excréments rares, secs, mal digérés, etc. Cette maladie, encore peu étudiée sur les animaux, ne doit pas être rare chez le porc, animal glouton s'il en fut, et peu difficile sur le choix de ses aliments. Les maladies qui l'affectent sont généralement très obscures et difficiles à diagnostiquer; un bon moyen de savoir si elles appartiennent au tube digestif et de découvrir leur nature, consiste à administrer aux sujets malades l'émétique à dose vomitive; souvent ce simple moyen suffit pour ramener la santé. On peut assimiler à cette affection, jusqu'à un certain point, chez les herbivores, l'indigestion chronique, les appétits dépravés, l'engouement du feuillet, etc.

C'est encore à titre de vomitif qu'on emploie quelquefois l'émétique contre l'*angine tonsillaire*, couenneuse du porc, ou *diphthérite*, ou contre le *croup* des petits animaux. M. Jacob (2) l'a mis en usage contre l'*angine croupale* du cheval, à la dose de 12 grammes dans les vingt-quatre heures, sans doute comme antiplastique.

Enfin, M. Carrère (3) en a fait une heureuse application sur une truie atteinte

(1) *Recueil*, 1846, p. 694.
(2) *Journal pratique*, 1826, p. 105.
(3) *Journ. des vétér. du Midi*, 1838, p. 92.

d'une apoplexie cérébrale sur laquelle les tentatives d'émissions sanguines restèrent sans résultat. L'émétique, administré à la dose de 25 centigrammes dans un verre d'eau, produisit des vomissements abondants et un soulagement immédiat.

On peut dire que c'est à la fois comme *vomitif* et *purgatif* que le tartre stibié a été employé contre le *vertige abdominal* des solipèdes. Solleysel (1) avait bien conseillé l'emploi du vin émétisé contre cette redoutable maladie ; mais c'est au professeur Gilbert (2) que revient le mérite d'avoir préconisé l'émétique et d'en avoir fait consacrer l'usage dans la pratique de beaucoup de vétérinaires instruits, comme Huzard père, Verrier, etc. Ce sel était administré en solution dans une infusion de plantes aromatiques, à la dose de 32 à 64 grammes, donnée en plusieurs fractions dans le courant de la journée. Ce moyen compte beaucoup de succès au début de la maladie. MM. Philippe et Crépin (3) considèrent l'émétique comme une sorte de spécifique dans l'indigestion vertigineuse des solipèdes ; ils le prescrivent à la dose de 30 grammes et plus, et proscrivent la saignée. Quand on a de la peine à faire parvenir les breuvages dans l'estomac, on peut injecter l'émétique dans les veines. Dans tous les cas où l'estomac est trop distendu par les aliments, le tartre stibié reste sans effet comme les autres moyens.

Fromage de Feugré (4) est le premier vétérinaire qui ait conseillé l'usage de l'émétique uni à l'aloès, contre les *coliques stercorales* des solipèdes, à titre de *purgatif*. Il le donnait en breuvage à la dose de 1^{gr},50. Ce médicament a été beaucoup vanté dans cet embarras intestinal par Clichy (5), qui le prescrivait à la dose de 1^{gr},50 à 4^{gr},50 dans une décoction mucilagineuse ; ce breuvage était répété selon le besoin. « De tous les moyens employés à combattre cette espèce de colique, dit cet habile praticien, l'émétique est, sans contredit, le plus constamment et le plus rapidement efficace que l'on puisse mettre en usage. »

D'après Lafore (6), le tartre stibié, à la dose de 8 à 16 grammes en dissolution dans 7 à 8 litres de tisane de carotte, produit des effets avantageux dans l'hépatite du bœuf avec constipation. Il en est de même dans le cas de *rétention* de la bile dans la vésicule biliaire ; ce médicament augmente les contractions de l'intestin, provoque des secousses de la caillette, ce qui facilite l'écoulement de la bile.

En Angleterre, l'émétique paraît jouir de la réputation d'un excellent *vermifuge*, d'après Morton (7). On le donne le matin et le soir pendant six ou sept jours, et l'on termine le traitement par un breuvage purgatif ; peu de vers, dit-on, résistent à ces moyens. En France, il est rarement usité sous ce rapport ; cependant M. Dubuisson (8) en a fait usage avec succès dans un cas de vertige épileptiforme chez le cheval, dû à la présence de vers dans le tube digestif : la dose était de 24 grammes dans la journée, donnée en douze fois, et dissoute dans l'eau sucrée.

b. **Voies respiratoires.** — Considéré comme expectorant ou modificateur puissant des sécrétions de l'appareil respiratoire, l'émétique reçoit des applications sinon nombreuses, au moins importantes dans la médecine des animaux. Ce sel a été employé avec avantage par le vétérinaire Mayeur (9), contre l'angine gangréneuse des

(1) *Parfait maréchal*, art. VERTIGE.
(2) *Instr. sur le vertige abdom. des chevaux*, 1796, p. 27.
(3) *Journ. théor. et pratiq.*, 1835, p. 37 et 43.
(4) *Correspondance*, t. III, p. 244.
(5) Clichy, *Recueil*, 1833, p. 351.
(6) *Malad. partic. aux grands ruminants*, p. 506 et 514.
(7) Morton, *loc. cit.*, p. 127.
(8) *Recueil*, 1835, p. 245.
(9) *Corresp. de Fromage de Feugré*, t. II, p. 133.

grands ruminants. Donné à la fin de cette maladie, fait observer ce praticien, l'émétique a procuré des éruptions salutaires, rétabli la rumination et fait revenir le lait. La dose était de 4 à 8 grammes dans 10 litres d'une infusion amère, donnée en trois fois. M. Bertholet (1) l'a employé associé au sel ammoniac et dissous dans une tisane mucilagineuse, contre le catarrhe ou coryza chronique des grands ruminants. La dose a varié de 1 à 30 grammes par jour. M. H. Bouley (2), regarde le tartre stibié comme un moyen héroïque de tarir rapidement les affections catarrhales, non *spécifiques*, des voies respiratoires, telles que la bronchite chronique, les vieux jetages, suites du coryza ou de la gourme, etc. C'est un moyen consacré par la pratique d'un grand nombre de praticiens. Enfin, c'est à la fois comme vomitif et expectorant qu'on emploie l'émétique contre la maladie des chiens, le croup, l'angine couenneuse du porc, etc.

c. **Peau.** — Les propriétés diaphorétiques du tartre stibié sont si obscures, qu'il existe peu d'indications bien évidentes de son usage sous ce rapport ; cependant il peut rendre service dans les maladies invétérées de la peau, comme modificateur de cette membrane, à titre de composé antimonial. Il en est de même des phlegmasies intérieures qui ont leur origine dans la suppression brusque de la transpiration ou d'une autre sécrétion dépurative ; alors l'émétique, en activant les diverses sécrétions, peut concourir au rétablissement de l'harmonie fonctionnelle.

d. **Voies urinaires.** — Le tartre stibié est souvent mis à profit à titre de *diurétique*. C'est principalement dans les hydropisies, les infiltrations, les épanchements séreux, etc., qu'il peut être efficace ; il agit parfois avec une promptitude et une énergie surprenantes, dit M. Hertwig (3), mais l'effet n'est que momentané si l'on ne persévère pas dans son emploi ou si l'on ne soutient pas son action par d'autres diurétiques. M. Vairon (4) dit avoir fait usage de ce sel avec beaucoup de succès, sur plusieurs chevaux atteints d'*hydrothorax* à la suite de pleuro-pneumonies très aiguës. La dose a varié de 16 à 24 grammes par jour, en électuaire.

b. Indications basées sur les effets contro-stimulants du tartre stibié.

L'émétique ayant la faculté de diminuer l'énergie vitale, de ralentir le rhythme des grandes fonctions organiques, et de plus, de déterminer des excrétions extraordinaires, il semblerait destiné à jouer un grand rôle dans le traitement des inflammations viscérales et à remplacer la plupart des moyens antiphlogistiques sans en excepter la saignée. C'est aussi de ce point de vue que Rasori a envisagé le rôle thérapeutique de ce médicament. Mais l'expérience, juge souverain en toute chose, et surtout en médecine, a ramené le tartre stibié au degré d'importance qu'il peut avoir comme contre-stimulant.

Un auteur allemand, auquel nous avons beaucoup emprunté pour cet article, M. Hertwig (5), qui paraît avoir fait une étude approfondie de ce médicament, pose quelques principes généraux relativement au traitement général des phlegmasies internes, qui méritent d'être connus.

Dans les phlegmasies avec prédominance du sang et de l'élément congestionnel, rien ne peut remplacer la saignée ; dans celles qui sont franches et accompagnées

(1) *Recueil*, 1840, p. 666.
(2) *Idem*, 1839, p. 53 et 54 ; et 1842, p. 633.

(3) Hertwig, *loc. cit.*, p. 745.
(4) *Recueil*, 1832, p. 445.
(5) Hertwig, *loc. cit.*, p. 744.

de beaucoup de fièvre, le nitrate de potasse est préférable à l'émétique ; on lui préférera le calomel dans toutes les inflammations internes caractérisées par un développement exagéré des produits plastiques qui tendent à se déposer à la surface ou dans l'intimité des organes ; enfin, l'émétique sera préféré à tous les autres médicaments lorsque les phlegmasies seront entachées du vice catarrhal ou rhumatismal.

Quoi qu'il en soit de ces principes qui peuvent avoir leur utilité, l'émétique est particulièrement employé comme contre-stimulant dans le traitement des organes contenus dans la poitrine, et notamment contre la *pneumonie*. C'est surtout depuis les travaux des Italiens sur ce médicament qu'on en fait un usage fréquent dans le traitement de cette grave phlegmasie. Cependant il règne encore une grande dissidence parmi les vétérinaires, comme parmi les médecins, sur cette question importante de thérapeutique. Les uns considèrent le tartre stibié comme une sorte de *spécifique* de cette maladie ; d'autres, au contraire, le rejettent comme inutile ou nuisible ; enfin, le plus grand nombre des praticiens le considèrent comme un utile auxiliaire de la saignée et des dérivatifs. Il est des formes de la pneumonie où son concours paraît indispensable.

Du reste, il est arrivé dans la médecine des animaux ce qui est arrivé dans celle de l'homme : c'est qu'un petit nombre d'habiles praticiens avaient conservé dans leur pratique l'usage de l'émétique, bien avant les travaux de Rasori, et en quelque sorte en dépit des nombreux détracteurs de ce remède. C'est ainsi que le docteur de la Bère Blaine (1), qui a cultivé la médecine des animaux en Angleterre avec beaucoup de succès, et a écrit sur la science vétérinaire un livre utile à consulter aujourd'hui encore, faisait usage de l'émétique uni au nitre contre les maladies de poitrine des divers animaux. Il a donc, sous ce rapport, devancé Rasori et ses disciples. Cependant il est juste de reconnaître que ce n'est qu'après la publication des recherches des Italiens à cet égard, que les vétérinaires se sont livrés à des essais sérieux et ont publié quelques travaux utiles sur l'emploi thérapeutique de l'émétique.

En considérant l'état actuel de la science, on peut diviser les vétérinaires en deux catégories, relativement à l'usage qu'ils font du tartre stibié dans le traitement de la pneumonie : les uns l'emploient *seul* et en quelque sorte à l'exclusion de tout autre moyen ; les autres, et ce sont incomparablement les plus nombreux, ne le mettent en usage qu'en concurrence, et en quelque sorte à raison de l'insuffisance des moyens ordinaires.

1° **Émétique seul.** — M. Séron (2) se loue beaucoup de l'emploi de l'émétique dans la deuxième période de la pneumonie du mouton, dans laquelle, dit-il, il lui a toujours donné de bons résultats ; mais il recommande expressément de ne jamais saigner les malades, soit avant, soit après l'administration de ce remède, si l'on ne veut pas s'exposer à voir périr les sujets, ainsi qu'il en rapporte des exemples. Sans être aussi explicite, M. Gauvet (3) admet que l'émétique seul peut triompher des pneumonies non pléthoriques et des maladies des séreuses, où les émissions sanguines conviennent peu ; il maintient, dit-il, l'économie dans un état constant d'affaissement, modifie l'inflammation et n'épuise pas la constitution comme les saignées, qui ont le grave inconvénient d'entraîner après elles des convalescences très longues. Il convient surtout dans les sujets jeunes ou vieux et faibles, par quelle cause que ce soit. Enfin, M. Delafond (4) pense que, dans les pneumonies accompagnées d'une teinte

(1) *Not. fondament. de l'art vétér.*, t. III.   (3) *Journ. des vétér. du Midi*, 1843, p. 281.
(2) Séron, *Recueil*, 1837, p. 69.   (4) Delafond, *loc. cit.*, t. II, p. 842.

jaunâtre des muqueuses, avec embarras gastrique et intestinal, comme on le remarque si souvent chez le chien (et peut-être aussi chez le porc), l'émétique peut faire seul, dans l'immense majorité des cas, tous les frais du traitement. Ce professeur prétend même avoir remarqué dans quelques cas des accidents chez les bêtes bovines, quand on l'employait concurremment avec les saignées.

Par contre, M. H. Bouley (1), après avoir examiné les travaux de quelques uns de ses confrères, et avoir contesté la valeur des succès qu'ils ont publiés, s'est livré à de sérieuses recherches sur ce grave sujet et est arrivé à peu près aux conclusions suivantes : l'émétique employé *seul* échoue toujours dans le traitement de la pneumonie du cheval; quelle que soit la dose employée, il a vu *constamment*, dit-il, succomber les animaux traités exclusivement par le tartre stibié.

2° **Émétique et moyens ordinaires.** — D'après M. H. Bouley (2), l'émétique, employé en même temps que la saignée et les révulsifs, produit un amendement notable dans la marche de la pneumonie; le ralentissement de la respiration et de la circulation, la décoloration des muqueuses, etc., annoncent un amortissement prompt de l'inflammation. M. Miquel (3), qui paraît avoir fait un usage fréquent de ce médicament, prétend qu'il est aux maladies de poitrine ce qu'est le quinquina aux fièvres intermittentes, ce qui nous paraît contestable. Quoi qu'il en soit, cet habile praticien observe dans l'administration du tartre stibié les règles posées par Rasori : la dose sera, dit-il, *faible* au début de la maladie, *forte* pendant l'état et *décroissante* au déclin. Le véhicule le plus convenable, d'après lui, serait l'eau ordinaire, à raison d'un litre pour 4 grammes de sel. Parmi les vétérinaires qui ont publié quelques remarques sur l'emploi de l'émétique contre les affections de poitrine, nous citerons M. Rousseau, qui en a fait usage avec succès contre la pneumonie du cheval; M. Philip. Festal, qui l'a employé contre la péripneumonie chronique du cheval et du bœuf(4). D'après M. Reboul (5), l'émétique triomphe rarement seul des phlegmasies de la poitrine; mais avec les moyens ordinaires, il est d'un utile secours dans les animaux épuisés; toutefois, dit-il, il faut s'abstenir rigoureusement d'en faire usage lorsque le tube digestif présente des signes, même légers, d'irritation. Cette remarque est plus importante peut-être dans la médecine des ruminants que dans celle des autres animaux, car leur système gastro-intestinal joue un rôle si important dans leur vie nutritive, que quand il est lésé, toute la machine se détraque rapidement.

Il est une forme de pneumonie où l'usage de l'émétique paraît être d'une grande utilité, lorsque toutefois le tube digestif est resté sain : c'est la *pneumonie épizootique* ou *typhoïde*, contre laquelle le traitement antiphlogistique ordinaire échoue presque constamment. M. Leblanc (6) a fait très heureusement usage de ce médicament dans une pleuro-pneumonie de cette nature qui s'était déclarée dans une écurie de deux cents chevaux. La dose était de 10 grammes par jour, donnée en deux fois matin et soir, en dissolution dans 8 litres d'eau ordinaire. Les signes de l'action favorable de l'émétique étaient surtout la diminution de la vitesse du pouls, un flux urinaire abondant et la moiteur de la peau; l'amélioration n'était sensible que le septième ou le huitième jour; elle était plus tardive chez les sujets qui avaient la diar-

(1) *Recueil*, 1839, p. 53 et 54.
(2) *Idem*, 1846, p. 93 et suiv.
(3) *Journ. des vétér. du Midi*, 1838, p. 17, 18 et 19.
(4) *Idem*, 1838, p. 341 ; et 1839, p. 37, etc.
(5) *Idem*, 1842, p. 161.
(6) *Journal des haras*, 1842, t. XXX, p. 305 et suiv.

rhée et qui recherchaient les boissons fraîches : ces derniers urinaient peu et perdaient bientôt l'appétit. Parfois on en saupoudrait les sétons pour les animer et les faire suppurer plus vite ; mais, en général, il faut employer ce moyen avec parcimonie, à cause des mortifications locales qui pourraient en résulter. Un vétérinaire belge, M. Dohet (1), l'a également employé avec succès contre une pleuro-pneumonie des chevaux qui a régné enzootiquement dans le canton de Namur, et qui s'accompagnait souvent d'hépatisation des poumons ou de catarrhe bronchique. La dose a été élevée parfois jusqu'à 80 grammes dans les vingt-quatre heures.

On a conseillé l'usage de l'émétique dans la première période de la *péripneumonie contagieuse* du gros bétail ; mais on n'en obtient, en général, que peu de résultats. M. Delafond (2) l'a conseillé, dans ce cas, à la dose de 4 grammes dans un demi-litre d'eau toutes les deux heures, après la saignée. M. le professeur Lafosse (3) l'a également employé, dans les mêmes circonstances, à la dose de 12, 24 et 36 grammes par jour pendant une semaine environ ; à la fin on ramenait la dose à ce qu'elle était au commencement.

En général, l'emploi de l'émétique paraît peu avantageux dans le traitement de la *pleurésie* ; la science ne possède encore que peu de faits à cet égard, et ceux qui existent auraient besoin d'être confirmés par de nouvelles observations pour acquérir la valeur nécessaire pour forcer la conviction des praticiens.

De la Bère Blaine (4) et Volpy (5) préconisent le tartre stibié uni à la crème de tartre et au nitre pour faciliter la résolution de la *fourbure* ; M. Delafond (6) approuve cette pratique, et s'est, dit-il, assuré de son efficacité.

M. Reboul (7) se loue beaucoup de l'emploi de l'émétique pour abattre l'inflammation souvent trop violente qui accompagne les *plaies pénétrantes* des articulations.

Enfin on peut citer, parmi les autres phlegmasies qui peuvent être avantageusement traitées par l'émétique, les ophthalmies rebelles, le rhumatisme articulaire et musculaire, l'arthrite et les hydarthroses, l'hépatite chronique, la mammite, la phlébite, l'orchite, etc., etc.

L'émétique est rarement employé contre les *affections nerveuses*, excepté cependant contre le *vertige* simple ou abdominal, le *tétanos*, la *paralysie rhumatismale* (Hertwig), l'*épilepsie vermineuse*, certains cas d'*amaurose* et de *chorée*, etc. L'émétique combiné à l'opium paraît à M. Reboul (8) un puissant moyen de combattre le tétanos ; les deux médicaments donnés isolément sont loin, dit-il, de produire d'aussi bons résultats.

Comme moyen évacuant très puissant, l'émétique semblerait indiqué dans les affections putrides, carbonculaires ; cependant, comme il déprime les forces de l'organisme, qui ont déjà tant de tendance à s'éteindre dans les maladies de ce genre, il est plus prudent de s'en abstenir, d'autant plus qu'il dissout et altère le sang.

c. Indications fondées sur les vertus irritantes de l'émétique.

Le tartre stibié est rarement employé, à l'extérieur, dans la médecine des animaux ; cependant il peut être utile comme collyre irritant, mais à la condition d'être employé avec infiniment de réserve ; comme substitutif, dans le cas d'engorgements

(1) *Journ. vétér. et agric. de Belgique*, 1847, p. 56.
(2) *Recueil*, 1840, p. 674.
(3) *Journ. des vétér. du Midi*, 1854, p. 4 et 5.
(4) De la Bère Blaine, *loc. cit.*, t. III, p. 408.
(5) *Abrégé de l'art vétér.*, p. 48.

(6) Delafond, *loc. cit.*, t. II, p. 348.
(7) *Journ. des vétér. du Midi*, 1845, p. 345 et 413 ; et 1843, p. 361.
(8) *Idem*, 1845, p. 345 et 413 ; et 1843, p. 361.

profonds, de dartres rongeantes, de fistules, de caries. « Essayé par nous, dit Moiroud (1), à la dose de 2 grammes dans un litre d'eau, pour faire des injections dans
les ulcères fistuleux du garrot, nous nous sommes aperçu qu'il irritait vivement les
surfaces, et qu'il tendait à en hâter la suppuration; nous ignorons s'il est capable
d'en hâter la cicatrisation. »

C'est particulièrement comme puissant révulsif et dérivatif qu'on fait usage de
l'émétique à l'extérieur. Souvent on l'incorpore aux préparations vésicantes ordinaires, pour leur donner plus d'activité; c'est surtout dans les maladies de poitrine
du bœuf qu'on fait usage de ces mélanges très actifs, pour déterminer une dérivation
vive et profonde. On emploie aussi, dans ce but, la pommade stibiée, à laquelle on
pourrait ajouter, au besoin, de l'huile de croton-tiglium, et même du sublimé corrosif, si besoin était. M. Chambert (2) nous a assuré qu'il retirait les plus grands
avantages de l'application de la pommade émétisée sur les deux faces de l'encolure
dans le cas de maladies graves des yeux; elle remplace, dit-il, très avantageusement
les sétons, qui ont l'inconvénient de laisser souvent des tares indélébiles.

d. Contre-indications de l'émétique.

Gastrite et gastro-entérite, maladies putrides, à l'*intérieur;* surfaces très sensibles
et très enflammées, à l'*extérieur.*

Succédanés de l'émétique comme vomitifs.

1° *Sulfate de zinc.* — 2° *Sulfate de cuivre.* — 3° *Sulfate de fer.*

§ II. — Vomitifs végétaux.

a. De l'Ipécacuanha.

SYNONYMIE : Ipéca, Racine du Brésil, etc.

Pharmacographie. — On désigne sous ce nom plusieurs racines vomitives exotiques provenant de divers points de l'Amérique méridionale, et fournies par plusieurs plantes de la famille des Rubia-
cées. Le commerce distingue trois
variétés d'ipécacuanha, d'après l'aspect extérieur de la racine; savoir :
l'ipécacuanha *annelé,* l'ipéca *strié* et
l'ipéca *ondulé.* La première variété
est la plus commune dans la droguerie, et à peu près la seule employée
en Europe; elle fixera donc plus particulièrement notre attention; quant
aux deux autres variétés, très employées, dit-on, au Brésil et au Pérou, nous n'en dirons que quelques
mots.

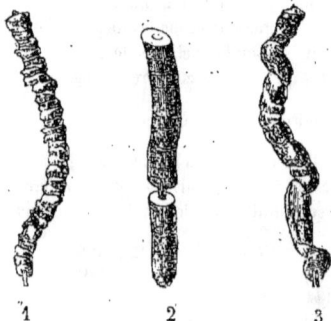

1   2   3

(1) *Matière médicale,* p. 889.
(2) Communication orale.

1° **Ipécacuanha annelé** (*Ipéca gris, officinal*, etc.). — Cette variété d'ipéca-cuanha, la seule véritablement commerciale, est fournie par un petit arbrisseau sar-menteux qui croît spontanément au Brésil, et qu'on a appelé *Cephœlis ipecacuanha* (Tussac). Cette racine présente les caractères suivants : Elle est grosse comme une plume à écrire, simple ou rameuse, irrégulièrement flexueuse et coudée, d'un brun grisâtre, d'une odeur faible et nauséeuse, d'une saveur âcre et amère, et présentant à sa surface une série d'anneaux rugueux, articulés et séparés les uns des autres par des étranglements profonds et irréguliers (voyez la figure). Quand on brise cette racine, on la trouve composée de deux parties : une *corticale*, épaisse, dure, gri-sâtre, fragile et d'aspect résineux : c'est la portion la plus active; et une *centrale*, ligneuse, jaunâtre, formant l'axe de la racine et présentant peu d'activité.

On avait subdivisé cette variété d'ipécacuanha en trois sous-variétés fondées sur leur couleur, telles que le *gris brun*, le *gris rouge* et le *gris blanc;* mais ces dis-tinctions sont maintenant peu usitées, parce qu'elles sont difficiles à vérifier dans la pratique.

2° **Ipécacuanha strié** (*Ipéca noir, du Pérou*). — Cette variété, rare dans le commerce, est fournie par le *Psychotria emetica* (Mutis), qui croît au Pérou. La racine qui la forme est plus grosse que la précédente, rameuse, peu contournée, d'une couleur plus foncée, inodore et presque insipide, ne présentant que des étran-glements peu marqués et très espacés, et offrant à sa surface des stries longitudinales qui lui ont valu le nom qu'elle porte. Contrairement à l'ipéca annelé, celui-ci pré-sente la partie ligneuse plus épaisse que la partie corticale : aussi jouit-il d'une activité plus faible.

3° **Ipécacuanha ondulé** (*Ipéca blanc, amylacé*). — L'ipécacuanha ondulé, peu répandu dans le commerce et peu actif, est fourni par le *Richardsonia brasiliensis* (Gomès), qui croît au Brésil comme le *Cephœlis*. Cette racine, très chargée de fécule, est d'un blanc grisâtre en dehors et d'un blanc farineux en dedans; sa surface est marquée d'anneaux incomplets, disposés alternativement les uns dans un sens et les autres dans le sens opposé, ce qui lui donne l'aspect ondulé qui lui a valu son nom. Elle est peu usitée.

Composition chimique. — D'après les recherches de plusieurs chimistes, et notamment celles de Pelletier, l'ipécacuanha renfermerait les principes suivants : *émétine, matière extractive, substance grasse huileuse, cire végétale, gomme, amidon, ligneux.* On avait cru, jusque dans ces derniers temps, que l'émétine, prin-cipe actif de l'ipécacuanha, était combinée avec de l'acide gallique ; mais les recher-ches récentes d'un chimiste allemand, M. Willigk (1), ont démontré que cette base est unie à un acide spécial, l'acide *ipécacuanhique*, qui présente, par sa composition, la plus grande analogie avec les acides cafféotannique et quinique.

Émétine. — Cet alcaloïde est solide, en poudre blanche, inodore, d'une saveur amère, fusible à 50 degrés, soluble dans l'eau et l'alcool, peu soluble dans l'éther et les essences, neutralisant imparfaitement les acides, avec lesquels il forme des sels incristallisables. Donnée aux chiens à la dose de 30 à 50 centigrammes, l'émétine a causé des vomissements violents, le coma et la mort (Magendie).

Pharmacotechnie. — L'ipécacuanha est soumis, en pharmacie, à un assez grand

(1) *Journ. de pharmac. et de chimie*, 1851, t. XX, p. 276.

nombre de préparations ; on le réduit en poudre, on l'épuise au moyen de l'eau, de l'alcool, du vin, etc. Toutefois, comme en médecine vétérinaire on ne fait usage que de la *poudre* et du *sirop*, ce sont les deux seules préparations qui nous occuperont.

1° *Poudre d'ipécacuanha.*

Divisez la racine, contusionnez-la de manière à désunir la partie corticale de la partie ligneuse ; séparez et rejetez cette dernière, et continuez à pulvériser finement en ayant la précaution de couvrir le mortier ; passez au tamis et conservez pour l'usage. Cette poudre, qui est d'une couleur fauve, se trouve toute préparée dans le commerce, mais comme les nombreuses falsifications dont elle est l'objet ne sont pas faciles à reconnaître, nous engageons les vétérinaires à la préparer eux-mêmes.

2° *Sirop d'ipécacuanha.*

2⟨ Extrait alcoolique d'ipécacuanha. 32 gram.	Sirop simple.	4,500 gram.
Eau distillée. . . . . 150 —		

Faites dissoudre l'extrait dans l'eau, filtrez, ajoutez au sirop bouillant, et concentrez jusqu'à 30 degrés Baumé. Une once de ce sirop contient 20 centigrammes d'extrait d'ipécacuanha.

Médicamentation. — Chez les petits animaux, où son usage est assez fréquent, l'ipécacuanha se donne le plus souvent pulvérisé en suspension dans une petite quantité d'eau ou sous forme de pilule ; on peut également le donner sous forme de liquide, après l'avoir fait infuser dans une petite quantité d'eau chaude ; cependant ce procédé est le moins usité. Chez les grands herbivores, l'emploi de l'ipéca est peu fréquent ; quand on en fait usage, on le donne ordinairement en électuaire ou en bol, mais très rarement en breuvage ou en lavement.

Les doses n'ont pas été fixées d'une manière rigoureuse ; celles du tableau suivant ne sont qu'approximatives.

1° Grands herbivores. . . . . 8 à 16 gram.	3° Porcs.	50 centigr. à 2 gram.
2° Petits ruminants. . . . . . 2 à 4 —	4° Carnivores. . . . . 10 — à 1 —

Ces doses peuvent être répétées, au besoin, dans la même journée.

Pharmacodynamie. — L'ipécacuanha paraît doué de vertus irritantes qui ne le cèdent guère à celles de l'émétique ; il résulte en effet des expériences de M. Bretonneau, de Tours, que la poudre de cette racine, mise en rapport avec la peau dépouillée de son épiderme, suscite une inflammation locale des plus énergiques ; en outre, qu'une petite pincée de cette poudre insufflée dans l'œil d'un chien donne lieu à une phlegmasie oculaire tellement intense, que la cornée est quelquefois perforée. Enfin, le médecin anglais Hannay a vu qu'un liniment composé de 8 grammes de poudre d'ipéca, de 8 grammes d'huile d'olive et de 15 grammes d'axonge, agissait sur la peau de l'homme aussi fortement que la pommade d'huile de croton-tiglium (1).

Introduit dans le tube digestif, l'ipécacuanha conserve une grande partie de ses vertus irritantes, mais cependant à un degré moindre qu'à l'extérieur du corps. Chez les carnivores et les omnivores, il détermine le vomissement avec presque autant de certitude que le tartre stibié ; il agit à la vérité plus lentement, mais en revanche son action dure plus longtemps. Assez souvent il purge en même temps qu'il fait vomir ; cependant cela n'arrive que quand la dose a été donnée un peu forte. Enfin, à très petites doses, l'ipéca agit sur le tube digestif de tous les animaux comme un tonique astringent. Chez les grands animaux, l'action de ce médicament a été peu étudiée encore. D'après Vitet (2), l'ipécacuanha donné en bol au cheval et au bœuf,

---

(1) Trousseau et Pidoux, *loc. cit.*, t. I, p. 602, 4e édit.

(2) *Médec. vétér.*, t. III, p. 238.

à la dose de 32 à 45 grammes, déterminerait une légère tension des muscles abdominaux, quelques efforts de vomissement, et comme effet consécutif, de la constipation plutôt que de la purgation. S'il faut en croire Bracy Clarck (1), il suffirait de 90 grammes de poudre d'ipéca pour empoisonner mortellement le cheval : les sujets manifestent beaucoup de malaise, s'agitent vivement comme dans les coliques d'indigestion, les flancs battent avec force, et la mort survient au milieu de convulsions ; à l'autopsie, on ne trouve qu'une inflammation médiocre de l'estomac et des intestins. Les résultats obtenus par l'auteur anglais sont sans doute exceptionnels, car nous trouvons dans le registre des délibérations de l'école de Lyon, pour l'année 1808, quelques expériences de Grognier qui tendent à conduire à d'autres conclusions. En effet, ce professeur, ayant donné à un cheval de petite taille 100 grammes de poudre d'ipécacuanha, observa les phénomènes suivants : absence de nausées et d'efforts de vomissement, grande dépression du pouls, froid à la peau et aux parties placées en appendice, etc. ; au bout de quelques heures il y eut une forte réaction physiologique et tout rentra bientôt dans l'ordre. Administré en électuaire, à la même dose, à une vache, l'épicacuanha suscita des effets plus caractéristiques : il y eut des nausées, des vomiturations de matières glaireuses mêlées d'aliments et paraissant provenir du rumen ; l'œsophage était le siége de mouvements antipéristaltiques continuels et bruyants, le pouls était plus élevé qu'à l'état naturel, etc. La même dose renouvelée trois heures plus tard a déterminé les mêmes phénomènes, et de plus, des efforts de vomissement, une grande agitation des flancs, etc. ; au bout d'une demi-heure, retour à l'état normal. Enfin, d'après le professeur Lafosse (2) l'ipécacuanha donné à doses graduelles, depuis 1 jusqu'à 48 grammes, au bœuf, ne déterminerait aucun changement dans l'acte de la rumination.

Pharmacothérapie. — L'ipécacuanha s'offre sous le rapport thérapeutique avec un aspect plus complexe que sous le rapport pharmacologique, car il manifeste dans certains états morbides des vertus curatives que ses effets physiologiques auraient difficilement fait prévoir. Ce médicament est à la fois *vomitif, tonique-astringent* et *contre-stimulant.* Nous allons l'examiner sous ces trois rapports.

a. **Vomitif.** — Pour provoquer le vomissement, l'ipécacuanha peut remplir la plupart des indications générales des vomitifs, et surtout celles qui sont relatives au tube digestif, telles que les empoisonnements, les corps étrangers, l'embarras gastrique, la jaunisse, la fièvre bilieuse, etc. ; il a même l'avantage de mieux convenir que l'émétique dans le cas où les voies gastriques sont irritées, etc. Ce vomitif a été fortement vanté autrefois par Barrier (3) contre la maladie des chiens, surtout après la saignée ; la dose était de 5 à 10 centigrammes, sans doute à cause de l'extrême jeunesse des sujets à traiter.

b. **Tonique-astringent.** — A ce titre, l'ipécacuanha est employé depuis longtemps contre certaines maladies du tube digestif, des voies respiratoires, contre quelques hémorrhagies atoniques, etc. De toutes les affections du tube digestif, celle qui cède le plus facilement à l'action en quelque sorte spécifique de l'ipécacuanha, c'est la *dyssenterie.* Préconisé, à l'imitation de ce qui a lieu chez l'homme, par Bourgelat (4), de la Bère Blaine (5), contre le flux de ventre chez le cheval et les autres

(1) *Pharmacopée vétérinaire,* p. 33.
(2) *Journ. des vétér. du Midi,* 1849, p. 439.
(3) *Instruct. vétér.,* t. V, p. 143.

(4) *Matière médicale,* t. II, p. 194.
(5) *Not. fondament.,* t. III, p. 238.

animaux, il paraît généralement jouir d'une assez grande efficacité. L'hippiatre Lafosse (1) l'a conseillé aussi contre l'entérite couenneuse du cheval. Il faut ajouter, dit-il, trente grains d'ipécacuanha dans les lavements des chevaux atteints de gras-fondure, afin de fondre les glaires qui engorgent les glandes, etc. La diarrhée du chien, des jeunes herbivores, cède facilement à l'usage de l'ipécacuanha. M. Delafond (2) a employé avec succès le sirop à la dose d'une cuillerée à café dans un breuvage approprié, contre la diarrhée des veaux à la mamelle. Il serait sans doute utile aussi contre la gastro-conjonctivite, la fièvre typhoïde au début. Enfin, les vété-rinaires du Midi ont fait une heureuse application de l'ipécacuanha à la médecine bovine : administré au bœuf à la dose de 4 à 8 grammes avec le double ou le triple de son poids d'aloès, il rétablit la rumination assez rapidement lorsque sa suspension n'est pas liée à une affection grave des estomacs, et tient surtout à la paresse du rumen. Donné seul, l'ipécacuanha ne réussit pas aussi bien, ce qui indique que l'aloès a aussi sa part d'action (3).

L'action de l'ipécacuanha sur l'appareil respiratoire est des plus remarquables ; c'est un béchique et un tonique puissant des bronches ; il convient surtout contre l'affection catarrhale et muqueuse des jeunes chiens, contre la bronchite chronique, la gourme, l'angine tonsillaire, le croup, etc. Bourgelat dit l'avoir essayé contre la pousse sans succès, ce qui est peu étonnant. Enfin, on a employé l'ipécacuanha contre certaines hémorrhagies, comme l'hématurie, l'entérorrhagie, et surtout l'hé-moptysie.

c. **Contre-stimulant.** — La racine d'ipéca administrée à petites doses souvent répétées, ayant la propriété d'affaiblir le système nerveux, de déprimer le pouls, etc., elle a été préconisée comme agent contre-stimulant à la manière de l'émétique, prin-cipalement contre les affections aiguës et chroniques de la poitrine. Enfin, la poudre d'ipécacuanha administrée à forte dose paraît jouir d'une efficacité remarquable contre la métro-péritonite de la femme, suite de l'accouchement : ce remède mériterait d'être essayé dans la même maladie chez les femelles domestiques, etc.

b. De la Staphisaigre.

SYNONYMIE : Herbe aux poux, à la pituite.

Pharmacographie. — La staphisaigre (*Delphinium staphisagria*, L.) est une plante indigène, de la famille des Renonculacées, qui croît spontanément dans le midi de la France ; on la trouve communément dans les terrains sablonneux des bords de la mer ; elle n'est pas rare aux environs de Montpellier. Elle fournit à la médecine ses graines qui sont vomitives, antipédiculaires, etc.

Graines de staphisaigre. — Elles sont de la grosseur d'un pois, de forme trian-gulaire, ridées et rudes à la surface, noirâtres en dehors, grisâtres en dedans, d'une odeur légèrement vireuse et d'une saveur amère, âcre et brûlante. Elles renferment, d'après MM. Feneulle et Lassaigne, les principes suivants : *delphine, acide volatil, stéarine, huile grasse, gomme, amidon, albumine, sels.* Le principe actif est la *delphine.*

(1) *Dict. d'hipp.,* art. GRAS-FONDURE.
(2) *Recueil,* 1844, p. 250.
(3) Festal, *Mém. de la Soc. vétér. du Calvados et de la Manche,* 1843-44, p. 165.

Pharmacotechnie. — Les graines de staphisaigre se réduisent en poudre ou se traitent par décoction dans la proportion de 32 grammes par litre d'eau ; on fait aussi avec la poudre et l'axonge une pommade dont voici la formule :

Pommade de staphisaigre.

♃ Poudre de staphisaigre. . . . . . 8 gram. | Axonge . . . . 32 gram.
Incorporez.

Effets et usages. — La staphisaigre agit sur les chiens, chez lesquels elle a été plus particulièrement essayée, à la manière des vomitifs et des purgatifs drastiques les plus énergiques ; il paraît même que son principe actif une fois absorbé porte son action sur le système nerveux, dont il tend à affaiblir l'activité, ce qu'il est très facile d'admettre en raison de la famille à laquelle cette plante appartient. Les effets de la staphisaigre sur les animaux herbivores sont entièrement inconnus. Les usages thérapeutiques de cette graine sont assez restreints ; comme vomitif, elle a été fort vantée autrefois contre la maladie des jeunes chiens, mais elle ne paraît pas présenter à cet égard des vertus supérieures à celles des autres émétiques ; la dose serait de 1 à 3 grammes selon la force des sujets ; on l'a proposée aussi comme sternutatoire et sialagogue, mais elle est à peu près inusitée sous ce rapport. Elle est plus souvent appliquée à la surface de la peau contre la vermine, et notamment contre les poux ; on l'emploie en poudre, en décoction, ou mieux en pommade. La décoction de staphisaigre a été employée aussi avec succès sur les régions atteintes de gale ; il faut en user sobrement et sur une petite surface à la fois, dans la crainte des accidents causés par l'absorption. Enfin, on a dit aussi que cette graine, donnée à l'intérieur à doses ménagées et rapprochées, pouvait remédier à certaines névroses, comme l'aconit, duquel elle se rapproche beaucoup. C'est à l'expérience à confirmer ou à infirmer cette croyance.

Plantes indigènes vomitives.

1° **Tabac** (*Nicotiana tabacum*, L., Solanées). — Toute la plante.

2° **Hellébore noir** (*Helleborus niger*, L., Renonculacées). — La racine.

3° **Hellébore blanc** (*Veratrum album*, L., Colchicacées). — La racine.

4° **Cabaret** (*Asarum europæum*, L., Aristolochiées). — La racine.

5° **Violette odorante** (*Viola odorata*, L., Violacées). — La racine.

6° **Colchique d'automne** (*Colchicum autumnale*, L.). — Le bulbe.

7° **Scille maritime** (*Scilla maritima*, L., Liliacées). — Le bulbe.

8° **Genêt à balais** (*Genista scoparia*, L., Légumineuses).—Branches tendres; etc.

CHAPITRE II.

DES PURGATIFS (1).

SYNONYMIE : Évacuants intestinaux, Cathartiques, Drastiques, Laxatifs, etc.

Définition et considérations générales. — On donne le nom de *purgatifs* à une série de médicaments évacuants qui ont pour effets essentiels d'agir spécialement

(1) De *purgare*, purifier, nettoyer.

sur le canal intestinal, et de déterminer des évacuations extraordinaires par leur fréquence, leur quantité, leur aspect, leur nature, etc.

Quelques auteurs ont proposé de définir tout simplement les purgatifs : des médicaments qui déterminent une *diarrhée* passagère quand on les introduit dans le tube digestif. Mais, d'une part, la diarrhée est un phénomène qui n'a rien en soi de bien caractéristique, et qui peut naître sous l'influence de causes très diverses : hygiéniques, physiologiques ou pathologiques. D'une autre part, les véritables purgatifs n'ont pas besoin d'être mis en contact direct avec la muqueuse digestive pour produire leurs effets, ces médicaments déterminant toujours la *purgation*, quelle qu'ait été la surface absorbante où on les a déposés. Ce dernier caractère est surtout essentiel.

Les purgatifs, considérés relativement à leurs effets les plus évidents, et notamment à l'évacuation intestinale, forment un groupe bien distinct et en apparence très homogène dans la grande classe des évacuants. Cependant, si de leurs effets on passe au mode d'action de ces médicaments, les analogies s'affaiblissent d'abord, puis disparaissent, et l'on reconnaît avec étonnement qu'il n'existe pas de médicaments plus disparates que les purgatifs, et qu'en réalité chacun d'eux agit par un mécanisme spécial et qui lui appartient en propre.

Quoi qu'il en soit, la médication purgative apparaît avec ses caractères distincts au thérapeutiste qui sait en tirer parti sous ses faces les plus variées. De plus, en médecine vétérinaire, elle présente un caractère de généralité que n'offrent pas toutes les médications évacuantes. En effet, si tous les animaux ne peuvent pas vomir ou transpirer, tous peuvent être purgés. A la vérité, ils ne se prêtent pas tous avec une égale facilité à subir l'évacuation intestinale ; mais avec les précautions nécessaires, on peut arriver à purger plus ou moins complétement les diverses espèces d'animaux domestiques. Les carnivores et les omnivores, en raison de leur petite taille, du peu de développement et de complication de leur tube digestif, sont ceux qui sont le plus facilement et le plus promptement purgés. Viennent ensuite les solipèdes, placés dans cet ordre : cheval, mulet, âne, lesquels cèdent en général assez bien à l'action des purgatifs donnés à forte dose, mais n'évacuent jamais que le lendemain ou le surlendemain de l'administration du remède ; enfin, en troisième ligne se rangent les grands et les petits ruminants, qui se montrent souvent réfractaires à l'action des évacuants intestinaux à cause des difficultés extrêmes qu'on éprouve à faire parvenir les purgatifs dans le canal intestinal directement et sans perte ; quand les effets des purgatifs doivent se montrer chez ces animaux, ils sont plus hâtifs en général que chez les solipèdes.

Origine. — Les purgatifs sont tirés des trois règnes de la nature.

Le règne *minéral* fournit des corps simples : soufre, antimoine, mercure ; des oxydes : magnésie ; des sels haloïdes : protochlorure de mercure, sel marin ; des oxysels : sulfate de soude, de potasse, sulfate et carbonate de magnésie, etc.

C'est du règne *végétal* qu'on retire les purgatifs les plus nombreux, les plus variés et les plus énergiques ; les plantes qui les fournissent sont réparties dans un assez grand nombre de familles végétales, et toutes les parties des végétaux : racines, tiges, feuilles, fleurs, fruits, etc., peuvent recéler des principes purgatifs plus ou moins énergiques.

Enfin, on ne compte qu'un très petit nombre de purgatifs animaux rarement employés ; les principaux sont les graisses, le beurre, le lait, le miel, etc.

Caractères généraux. — Considérés en bloc, les purgatifs sont des médicaments très disparates sous le rapport de leurs propriétés physiques et chimiques ; mais quand on les examine individuellement, on finit par apercevoir certaines analogies entre quelques uns d'entre eux, et par reconnaître la possibilité d'en former des groupes assez naturels sous le rapport chimique. En général, l'odeur et la saveur de ces médicaments sont désagréables aux sens, et les animaux les prennent rarement d'eux-mêmes. Parvenus dans le tube digestif, ils sont réfractaires pour la plupart aux forces digestives, et dérangent plus ou moins complétement la fonction complexe de la digestion ; les uns sont purgatifs par toute leur substance (*salins*), d'autres par réaction chimique (*corps simples*), et enfin ceux qui sont tirés des plantes, en vertu d'un principe spécial qui peut être acide, alcalin, résineux ou gommo-résineux, essentiel, extractif, etc.

Division. — On distingue depuis longtemps les purgatifs en deux catégories : les *purgatifs* proprement dits et les *laxatifs* ; les purgatifs sont subdivisés en *minoratifs*, *cathartiques* et *drastiques*. Cette division n'est sans doute pas très rigoureuse, mais elle est généralement admise parce qu'elle est commode pour la pratique.

Pharmacotechnie. — Il est peu de médicaments dont les préparations pharmaceutiques aient plus besoin d'être confectionnées avec soin que celles des médicaments purgatifs, surtout pour les animaux dont la purgation est si difficile à obtenir. Les opérations à l'aide desquelles on prépare ces médicaments sont plus ou moins compliquées. Quelques uns sont donnés en nature ; ex. : huiles grasses ; d'autres après une simple dissolution dans l'eau, comme les sels alcalins, la manne, etc.; un certain nombre sont traités par infusion, tels que l'aloès, le séné, etc. ; enfin, d'autres sont administrés sous forme de sirop, de bols, etc.

Dans la majorité des cas, les purgatifs sont administrés individuellement et sans subir aucune espèce de mélange. Cependant il existe beaucoup de circonstances où il peut y avoir avantage à mélanger certains purgatifs entre eux ou à les associer à des médicaments appartenant à d'autres classes.

Les anciens médecins, attribuant des vertus particulières à chaque purgatif, et surtout la faculté d'évacuer chacun une humeur distincte du corps, administraient rarement ces médicaments à l'état d'isolement ; le plus souvent, au contraire, ils les combinaient entre eux, et parfois en si grand nombre, qu'il en résultait des préparations véritablement monstrueuses. Les maréchaux, les hippiatres et les vétérinaires du siècle dernier, imbus à peu près des mêmes idées, suivirent naturellement les mêmes errements. Le système de Broussais ramena à peu près tout le monde à l'unité ; mais, comme toujours, il outrepassa le but et ne fit disparaître un abus que pour en créer un autre. En effet, s'il y a inconvénient à associer entre eux un grand nombre de purgatifs, il peut y avoir souvent grand avantage à en combiner rationnellement quelques uns, comme par exemple l'aloès avec le séné, les sels alcalins avec les purgatifs végétaux, surtout ceux de nature résineuse, etc.

L'association des purgatifs avec d'autres médicaments est peu fréquente en médecine vétérinaire ; cependant les émollients, les acidules, sont parfois unis aux drastiques pour modérer leur action trop énergique. Les Anglais, par contre, n'administrent jamais les purgatifs aux chevaux sans y mélanger divers ingrédients et surtout des *carminatifs*, comme les graines chaudes majeures des ombellifères, dans le but, disent-ils, de soutenir le tube digestif et de prévenir son atonie. Il peut se faire que le climat froid et humide de l'Angleterre justifie cette pratique, mais en France elle serait peu rationnelle, et, du reste, elle y est généralement négligée.

Médicamentation. — Les purgatifs s'administrent le plus ordinairement par la bouche, sous forme solide ou liquide, et tout à fait exceptionnellement par le rectum, les frictions cutanées et l'injection dans les veines. L'ingestion directe doit seule nous occuper ici ; quant aux autres procédés de médicamentation, il en sera question seulement à propos des médicaments pour lesquels ils peuvent être utilement mis en usage.

L'administration des purgatifs par les voies digestives directes se fait sous forme *solide* ou sous forme *liquide*, et comme chacune de ces deux formes a ses avantages et ses inconvénients dans les divers animaux, il est nécessaire de les examiner séparément.

a. **Solide.** — Quand on administre les purgatifs sous forme solide, on les dispose en *électuaires*, en *bols* ou en *pilules*. La forme pâteuse de l'électuaire peut convenir pour les solipèdes ; mais comme la plupart des purgatifs ont une saveur désagréable, les animaux les prendraient difficilement ainsi préparés : il faut donc peu compter sur ce mode d'administration. Les bols ont leurs avantages et leurs inconvénients : comme avantages, on peut compter la facilité de médicamentation, l'absence de tout danger d'altérer la bouche, les voies respiratoires, etc. ; parmi les inconvénients se trouvent l'impossibilité de les faire parvenir dans la caillette des ruminants, la lenteur de leurs effets, les altérations matérielles qu'ils peuvent produire dans les points du tube digestif où ils se sont accidentellement arrêtés, l'incertitude de leur action, etc. Il résulte de ces considérations, que les bols purgatifs doivent être entièrement rejetés de la médecine des ruminants, et qu'ils ne doivent être adoptés pour les solipèdes que dans des cas exceptionnels, malgré l'exemple des vétérinaires anglais qui paraissent avoir adopté de préférence cette forme des médicaments purgatifs (*purging balls*). Ceux de ces remèdes qui se prêtent le mieux à ce mode d'administration sont principalement le calomélas, la magnésie, l'aloès, la rhubarbe, la bryone, l'huile de croton-tiglium, etc. Enfin, la forme de pilule, qui ne diffère de la précédente que par le moindre volume de la préparation, est adoptée assez volontiers dans la médecine des carnivores et des omnivores, où elle donne en général de bons résultats.

b. **Liquide.** — On peut dire que la forme liquide est celle qui est la plus généralement adoptée pour l'administration des purgatifs et qu'elle assure mieux que toute autre le développement des effets de ces médicaments. Lorsque les purgatifs sont insipides ou peu sapides, il y a grand avantage à les présenter aux animaux avec leurs boissons ordinaires ; alors ils sont avalés sans perte, sans accident, et avec les plus grandes chances de produire une action prompte et énergique. Malheureusement on se trouve rarement dans des conditions aussi favorables, et au lieu de donner les purgatifs en boissons, on est le plus souvent forcé de les administrer en breuvages. Alors il importe de redoubler de précautions pour ne pas perdre une partie du liquide, pour éviter son introduction dans les voies respiratoires, pour le faire arriver dans la caillette si l'on agit sur un ruminant, etc. Une fois parvenu dans le tube digestif, le purgatif liquide passe rapidement de l'estomac dans le petit intestin, et de celui-ci dans les gros intestins, où il doit principalement agir, s'y répand uniformément et produit une purgation étendue et régulière, etc.

Posologie. — Rien n'est plus variable que la dose de purgatifs qu'il convient d'administrer aux divers animaux, parce qu'une foule de circonstances peuvent la faire varier ; cependant rien ne serait plus désirable que la possibilité de déterminer rigoureusement la quantité de médicament nécessaire pour produire une purgation régulière chez un animal quelconque et dans telles circonstances déterminées ; mais cette exactitude dans la posologie des purgatifs n'étant que très rarement possible, il en résulte que la médication purgative restera longtemps encore environnée d'une grande incertitude.

Les circonstances qui peuvent faire varier les doses des purgatifs sont de trois espèces : les unes sont relatives aux médicaments, les autres aux sujets, et les dernières au monde extérieur. Il importe de jeter un coup d'œil rapide sur chacune d'elles.

Les médicaments minéraux étant à peu près purs et identiques avec eux-mêmes, la dose à administrer est toujours la même dans des circonstances analogues ; il n'en n'est pas de même pour quelques purgatifs végétaux, dont l'intensité d'action peut varier du simple au double selon leur degré de pureté : tels sont, par exemple, l'aloès, la rhubarbe, le séné, etc. Il faudra donc proportionner la dose de ces médicaments à la qualité des variétés commerciales qu'on aura à sa disposition.

Les circonstances relatives aux sujets sont les plus nombreuses et les plus importantes ; on doit placer en première ligne l'*espèce* des sujets, car elle exerce une influence considérable à l'égard de la dose de purgatif à administrer. Toutes choses égales d'ailleurs, la quantité de médicament doit être à son maximum chez les animaux ruminants et à son minimum chez les carnivores et les omnivores ; les solipèdes occupent sous ce rapport un rang intermédiaire. Après l'influence de l'espèce vient celle de l'*âge* des animaux, qui n'est pas moins grande : on peut dire d'une manière générale que les doses des médicaments purgatifs doivent s'élever progressivement comme l'âge des animaux. Le *sexe* doit être pris aussi en considération ; la dose doit être généralement moindre pour les femelles que pour les mâles, surtout lorsqu'elles sont pleines ou qu'elles allaitent ; il est vrai que le plus souvent ces deux états contre-indiquent l'emploi des purgatifs. Enfin, le *tempérament* influe non seulement sur la dose, mais encore sur la nature des remèdes purgatifs à employer ; les doses élevées et les drastiques conviennent souvent aux sujets lymphatiques, tandis que ceux qui sont nerveux, sanguins, irritables, réclament des doses peu élevées, et l'usage des cathartiques, notamment des purgatifs salins, huileux, sucrés et acidules, etc.

Plusieurs circonstances extérieures exercent une grande influence sur la posologie des purgatifs ; de ce nombre sont le *climat*, la *saison*, la *température*, le *régime*, etc. L'expérience a depuis longtemps démontré que dans les climats froids et surtout humides. la dose des purgatifs devait être beaucoup plus élevée que dans les climats secs et chauds ; aussi les vétérinaires anglais et allemands prescrivent-ils en général des quantités de remèdes purgatifs bien supérieures à celles qui sont en usage en France. Pendant l'hiver, il faut aussi donner des doses plus considérables qu'en été ou dans les saisons intermédiaires ; et en toute saison, on doit augmenter la quantité du remède lorsque l'atmosphère devient froide et humide. Enfin, le régime des animaux herbivores exerce naturellement une certaine influence sur la dose et les effets des purgatifs ; ceux qui sont au régime d'aliments secs sont plus difficiles à purger et exigent des doses plus élevées que ceux qui mangent de l'herbe fraîche, des racines, fourrages, etc. ; seulement il est bon de faire observer, pour donner à ces remarques leur véritable valeur pratique, que le plus souvent les animaux qui sont soumis au régime du *vert* n'ont pas besoin de purgatifs.

Lorsque la dose d'un purgatif est déterminée, il reste encore un point important à décider : c'est de savoir si cette dose sera donnée *entière*, d'*emblée*, ou si elle sera *fractionnée*, *brisée*, et administrée à des intervalles de temps rapprochés. Le premier mode est à peu près le seul employé chez les animaux, parce qu'il est le plus commode dans la pratique ; le second, assez souvent employé chez l'homme, mériterait d'être essayé dans la médecine vétérinaire, où il pourrait rendre quelques services quand on emploie les purgatifs drastiques.

Précautions hygiéniques relatives à la purgation. — Lorsque l'indication qui réclame l'emploi des purgatifs n'est pas trop impérieuse, il est convenable de prendre certaines précautions hygiéniques propres à assurer plus complétement le développement régulier de la purgation. Ces précautions se distinguent en trois catégories : celles qu'on prend avant l'administration des purgatifs, celles qui doivent accompagner le développement de leurs effets, et enfin celles qui doivent suivre la purgation.

Avant. — Avant de purger les animaux, surtout les solipèdes, il convient de les soumettre à une diète graduée pendant deux jours. Pendant le premier jour, on ne donne aux animaux qu'une demi-ration d'aliments de facile digestion et des boissons farineuses ; le deuxième jour, on supprime tout aliment solide et l'on soumet les sujets à l'usage du barbotage ; de plus, pour mieux préparer le tube digestif aux nouvelles fonctions qu'on exige de lui, on donne à plusieurs reprises des lavements simples, pour vider la partie postérieure des intestins et entretenir les mouvements péristaltiques du canal intestinal. Une fois les animaux préparés par la diète et le repos, doit-on administrer les purgatifs le matin ou le soir ? La plupart des praticiens choisissent de préférence le matin, parce qu'on peut mieux suivre les progrès de l'action du remède pendant la journée que durant la nuit ; néanmoins, quand on emploie des purgatifs qui agissent lentement, comme le soufre, le calomel, l'aloès, les résines, etc., il y a avantage à les administrer le soir, parce qu'ils produisent peu d'effets pendant les douze premières heures, et que de cette manière on économise le tiers du temps.

Pendant. — Un mouvement fluxionnaire ayant lieu vers l'intestin pendant que les purgatifs développent leurs effets, il en résulte que la peau, sous l'influence de ce mouvement de concentration des forces à l'intérieur, perd de son énergie, de sa force de résistance, et se montre beaucoup plus sensible à l'action des agents hygiéniques ; de là le précepte de préserver les animaux des changements brusques de température durant la purgation, de les tenir dans un lieu plutôt chaud que froid, et de recouvrir la surface du corps avec des tissus de laine en hiver, ou de fil en été. Il est presque inutile de dire que les animaux ne doivent recevoir aucune nourriture solide.

Pendant les premières heures et tant que les animaux ne manifestent pas la moindre agitation, il faut les laisser dans un repos absolu, afin que le purgatif se répande uniformément dans le tube digestif et y prépare ses effets ; mais, dès que les coliques apparaissent, il faut promener doucement les animaux pour exciter l'action du plan charnu de l'intestin et provoquer des évacuations. « Telle est l'influence de l'exercice, dit de la Bère Blaine (1), que si l'on double la dose d'aloès qui purge un cheval exercé, on n'obtiendra pas une seule selle de celui qui ne l'est pas. » D'où ce praticien conclut que la dose thérapeutique des purgatifs doit être souvent supérieure à

_____

(1) *Not. fondament. de l'art vétér.*, t. III, p. 468.

la dose pharmacologique, parce qu'il arrive fréquemment qu'on ne peut exercer les animaux malades soumis à la purgation.

Après. — Lorsque les évacuations purgatives sont terminées et que les animaux sont à peu près revenus à l'état naturel, tout n'est pas fini pour le praticien ; il doit veiller encore à ce que les malades purgés soient préservés avec soin pendant quelques jours des intempéries de l'air ; à ce qu'ils ne soient ramenés à leur régime habituel que très graduellement ; à ce qu'ils ne soient soumis à aucun travail pénible avant que plusieurs jours d'une alimentation alibile aient rétabli les forces, etc. Enfin, quand la purgation a été trop forte, il faut soumettre les sujets à une diète rigoureuse pendant quelques jours, leur administrer des breuvages et des lavements adoucissants, etc.

Pharmacodynamie. — Les effets physiologiques des purgatifs doivent être distingués en *primitifs* et en *consécutifs* ; les premiers peuvent être *locaux* ou *généraux* ; et enfin, les effets locaux se divisent en *externes* et en *internes*.

1° Effets locaux externes. — Les expériences de M. Bretonneau ont démontré que la plupart des purgatifs n'exerçaient pas sur la peau et les tissus dénudés une action irritante proportionnelle à leur énergie purgative. C'est ainsi que les gommes-résines, l'aloès, le jalap, le séné, etc., qui sont des évacuants énergiques, n'irritent pas sensiblement la peau et les tissus ; les purgatifs salins ont une action locale externe également peu prononcée et nullement en rapport avec celle qu'ils exercent sur la muqueuse intestinale ; enfin, les purgatifs tirés des euphorbiacées, comme l'euphorbe, l'huile de croton-tiglium, etc., agissent seuls avec une égale énergie sur les deux membranes tégumentaires.

2° Effets locaux internes. — Introduits dans le tube digestif, les purgatifs concentrent en quelque sorte leur action sur le canal intestinal, et n'agissent que faiblement ou pendant très peu de temps sur les autres parties de l'appareil de la digestion ; cependant leur action dans la cavité buccale mériterait d'être étudiée, parce que cette connaissance servirait parfois à éclairer l'action de ces médicaments sur le petit intestin, qui reçoit des canaux excréteurs semblables à ceux des glandes salivaires qui aboutissent dans la bouche. Les purgatifs ne paraissent pas séjourner longtemps dans l'estomac et n'exercent sur ce viscère qu'une influence minime ; néanmoins, leur action n'est pas entièrement nulle, car plusieurs d'entre eux, quand ils sont donnés à dose un peu élevée, provoquent des vomissements chez les carnivores et les omnivores, avant de déterminer la purgation.

Parvenus dans le canal intestinal, les purgatifs n'agissent pas avec le même degré d'activité sur toutes les portions de ce long conduit : les uns, comme les purgatifs salins, le calomel, la rhubarbe, etc., paraissent agir avec force sur le petit intestin d'abord, puis épuiser leur action décroissante sur le reste du canal ; d'autres, au contraire, et notamment les drastiques, semblent glisser, en quelque sorte, sur l'intestin grêle, et concentrer toute leur action sur le cœcum et le côlon. Quoi qu'il en soit, le développement du phénomène complexe de la purgation paraît tenir aux quatre actions suivantes, développées par les purgatifs sur le canal intestinal : une action *irritante*, une action *fluxionnaire*, une action *sécrétoire* et une action *évacuante*. Disons quelques mots de chacune d'elles.

Action irritante. — L'irritation de la muqueuse intestinale est généralement considérée, surtout depuis Broussais, comme le point de départ de toute purgation, et cela paraît assez fondé pour la plupart des purgatifs, ainsi que le démontrent les coliques violentes qui accompagnent leur action, l'autopsie des animaux sacrifiés pendant que le travail purgatif se prépare, etc. Néanmoins l'irritation intestinale ne doit pas être considérée comme essentielle ou indispensable à l'évacuation purgative, car les laxatifs et la plupart des minoratifs purgent souvent sans irriter notablement la muqueuse des intestins ; et ce qui le prouve, c'est, d'une part, le peu de dérangement physiologique qu'ils déterminent, et, d'autre part, la possibilité de les employer plusieurs jours de suite sans inconvénient. Enfin, les purgatifs drastiques eux-mêmes n'irritent pas l'intestin comme les agents irritants ordinaires ; ils agissent d'une manière spéciale, et ne deviennent dangereux pour l'économie animale que quand leur action purgative n'est pas bien régulière, ce qui démontre que l'irritation qu'ils déterminent dans les circonstances ordinaires, n'est pas très grave.

b. **Action fluxionnaire.** — Quelle que soit l'action des purgatifs sur l'intestin, l'expérience n'en démontre pas moins que, sous l'influence de ces agents évacuants, tout le système circulatoire abdominal devient le siége d'une espèce de mouvement congestionnel ou fluxionnaire qui produit, à l'égard du reste de l'économie, une action révulsive et dérivative des plus énergiques et des plus puissantes. Aussi, quand on sacrifie des sujets placés sous l'influence d'un purgatif un peu énergique, trouve-t-on les parois intestinales vivement injectées, la muqueuse plus rouge à sa surface, les racines de la veine porte pleines de sang, etc.

c. **Action sécrétoire.** — Sous l'influence de l'irritation et de la congestion intestinales, la plupart des sécrétions qui ont lieu dans l'intestin lui-même, et celles des glandes qui versent leurs produits dans ce canal, sont presque toujours considérablement accrues. A leur passage dans le petit intestin, les purgatifs excitent, par voie de continuité ou mieux sympathique, le foie et le pancréas, dont les canaux excréteurs viennent y aboutir ; il se passe, dans cette circonstance, le même phénomène que celui qui se développe dans la bouche par l'action des sialagogues : la stimulation de l'extrémité libre des canaux excréteurs accélère et augmente l'excrétion des glandes qui y sont attachées. Dans le canal intestinal, les purgatifs augmentent plusieurs sécrétions, comme celles du *mucus*, du liquide *entérique*, des *gaz*, etc. ; et, de plus, il s'établit souvent à travers la muqueuse un mouvement d'exosmose qui entraîne dans l'intestin une grande quantité du plasma du sang, etc.

Les anciens avaient des idées singulières sur l'action des purgatifs relativement aux diverses sécrétions intestinales ; ils admettaient que chaque médicament de cette classe exerce plus particulièrement son influence sur telle ou telle sécrétion déterminée. D'après cela, ils appelaient *cholagogues* les purgatifs qui paraissent agir sur le foie et provoquer des évacuations bilieuses et jaunâtres ; *phlegmagogues*, ceux qui excitent la sécrétion du mucus intestinal et qui donnent lieu à des selles glaireuses ; *hydragogues*, ceux qui paraissent surtout provoquer le mouvement d'exosmose du sérum du sang et occasionner des évacuations séreuses ou aqueuses ; *panchymagogues*, les purgatifs qui augmentent toutes les sécrétions et provoquent l'expulsion de matières très hétérogènes ; enfin, ils appelaient *eccoprotiques*, les remèdes qui expulsent les matières fécales sans occasionner de sécrétions intestinales bien copieuses. Ces idées sur l'action des purgatifs, quoique surannées, ne sont pas aussi puériles qu'on s'est plu à le dire, et bon nombre d'entre elles peuvent être justifiées par l'expérience, ainsi que nous aurons le soin de le faire voir en étudiant chaque purgatif en particulier.

d. **Action évacuante.** — Par suite des divers phénomènes qui se passent dans les intestins, et que nous venons d'indiquer, des évacuations alvines plus ou moins abondantes et plus ou moins fluides ne tardent pas à survenir. Elles sont dues à plusieurs causes : d'abord à l'irritation de la muqueuse, qui se transmet bientôt, par contiguïté de tissu ou par voie sympathique, à la membrane charnue qui accélère ses mouvements péristaltiques et précipite le cours des matières contenues dans le canal intestinal ; ensuite, à l'état de fluidité que les matières intestinales acquièrent peu à peu par suite de la grande quantité de boissons ingérées, des supersécrétions qui se sont établies à la surface de l'intestin, etc. Quoi qu'il en soit, l'expérience démontre que sous l'influence des purgatifs, et particulièrement de certains d'entre eux, comme le séné par exemple, la membrane musculeuse de l'intestin accélère et augmente l'énergie de ses contractions péristaltiques, resserre progressivement et d'avant en arrière le calibre de l'intestin de manière à chasser vers l'anus les matières alimentaires. Leur marche n'est pas également précipitée dans toute l'étendue du canal digestif. D'abord lente dans la portion duodénale, à cause du calibre et de la position ascendante de cet intestin, elle devient beaucoup plus rapide dans la partie flottante et dans la portion iléo-cœcale, où le purgatif ne fait que passer ; dans les gros intestins, la marche de la substance purgative et des matières alimentaires éprouve un temps d'arrêt plus ou moins grand : c'est là, en effet, dans la majorité des cas, que s'opère la purgation proprement dite. Enfin, quand celle-ci est parvenue au degré convenable, les gros intestins se contractent à leur tour, puis le côlon flottant et le rectum, et finalement les matières sont expulsées par l'anus avec une force plus ou moins grande, selon les cas.

Effets généraux. — Les modifications considérables que les purgatifs déterminent dans le tube digestif ne restent pas longtemps localisées dans cet appareil ; elles s'étendent peu à peu à tout l'organisme et changent d'une manière appréciable le rhythme des fonctions : ce sont ces changements que l'on désigne sous le nom de *signes* ou de *symptômes* de la purgation. Indépendamment du retentissement des effets locaux du tube digestif, les effets généraux sont dus parfois aussi à l'absorption des purgatifs et à leur transport dans le sang, d'où peuvent résulter des changements dans la circulation et la respiration, dans les appareils sécréteurs, etc.

Pendant les premières heures et durant l'action en quelque sorte préparatoire des purgatifs, les effets locaux déterminés dans le tube digestif restent entièrement localisés et ne donnent lieu à aucun retentissement fonctionnel un peu appréciable. Mais peu à peu, et à mesure qu'ils acquièrent plus d'intensité, ils sont accusés par des signes extérieurs plus ou moins évidents. Quelques heures après l'administration d'un purgatif, les animaux deviennent tristes, tiennent la tête basse, éprouvent des bâillements fréquents, notamment les solipèdes, perdent l'appétit, accusent une soif vive, etc. Si l'on examine attentivement la surface de la peau, on reconnaît au toucher des alternatives de chaud et de froid, des espèces de frissons, et l'on peut apercevoir aussi le hérissement des poils, une sorte d'horripilation passagère, etc. Ces phénomènes sont déterminés par le mouvement fluxionnaire sanguin, qui tend à s'établir dans le système abdominal ; une fois que ce mouvement est bien déterminé, la peau perd décidément de son activité, et pendant toute la purgation elle reste froide, très sensible aux variations de température, et ne sécrète ou n'exhale qu'une petite quantité de produits. Enfin, si l'on explore le pouls avec soin, on remarque qu'il est petit, concentré, souvent irrégulier, et parfois même manifestement intermittent. Tels sont les principaux phénomènes précurseurs de la purgation.

A mesure que la purgation se développe et que l'irritation intestinale s'établit et acquiert de l'intensité, des signes plus caractéristiques se manifestent et sont fournis plus particulièrement par le tube digestif. Une fièvre plus ou moins intense se montre, le pouls est plein et dur, les muqueuses s'injectent, la bouche devient chaude et pâteuse, la soif vive, etc. Si l'on applique l'oreille sur l'abdomen, on entend des borborygmes bruyants qui se dirigent vers les parties postérieures des intestins; les animaux s'agitent, regardent leur ventre, qui parfois se ballonne, relèvent souvent la queue, expulsent des vents, accusent des épreintes vives par le relâchement et le resserrement continuels de l'anus, et enfin expulsent les matières fécales. Ce sont d'abord des excréments avec leur consistance et leur aspect ordinaires, mais rendus en quantité plus ou moins considérable; puis des matières plus molles, chargées de mucosités et formées par les aliments chymifiés, surpris en quelque sorte dans le tube intestinal par le purgatif au moment où ils allaient céder aux absorptions les matériaux alibiles qu'ils renfermaient; enfin, des matières liquides pultacées, formées par les aliments, les boissons, les liquides sécrétés ou exhalés dans l'intestin, la préparation purgative, etc., sont expulsées à leur tour et souvent lancées avec une certaine force derrière les animaux. Indépendamment de ces changements dans la consistance et l'aspect des matières fécales, on remarque souvent des modifications dans leur couleur, leur odeur, etc., ce qui varie, du reste, selon la nature des purgatifs. Tels sont les signes essentiels de la purgation chez les divers animaux.

Après un nombre très variable d'évacuations molles et liquides, les contractions intestinales diminuent d'énergie, les expulsions deviennent plus rares, moins abondantes et finissent par cesser entièrement; dès lors le calme renaît dans l'économie, les coliques cessent, la fièvre tombe, les muqueuses pâlissent et s'humectent, la peau reprend sa chaleur et sa souplesse, le pouls devient mou et lent, le ventre est souple et peu volumineux, les animaux sont faibles, mais l'appétit reparaît, etc. Tels sont les symptômes qu'on remarque après une purgation régulière.

Action toxique des purgatifs (*superpurgation, hypercatharsis*, etc.). — Lorsqu'un purgatif est très actif, qu'il a été administré à trop forte dose, qu'il agit sur un sujet très irritable ou dont les intestins sont déjà malades, etc., il peut déterminer une action exagérée et produire ce qu'on appelle une *superpurgation*. Ce phénomène est précédé et accompagné de symptômes semblables à ceux de la purgation, mais beaucoup plus prononcés; en outre, il est suivi d'accidents qu'on ne remarque pas dans la purgation régulière, et peut même entraîner la mort.

Quand les animaux sont exposés à éprouver la superpurgation, ils deviennent tristes et inquiets peu de temps après l'ingestion du remède; les irrégularités de la température de la peau et celles de la circulation sont très manifestes; une fièvre vive se déclare bientôt. Les animaux accusent par les signes ordinaires les coliques qu'ils éprouvent; les carnivores et les omnivores sont pris de vomissements; les herbivores ont le ventre ballonné et douloureux à la pression; les reins sont roides et insensibles; la queue se relève et s'agite, l'anus accuse des épreintes violentes; des gaz sont fréquemment expulsés, puis des excréments solides d'abord, ensuite mous, et enfin des matières liquides infectes, âcres, sanguinolentes, etc. Cette irritation intestinale artificielle peut, comme l'entérite spontanée, guérir, passer à l'état chronique ou entraîner la mort. Les moyens qu'il convient de lui opposer sont d'abord des émissions sanguines, si l'état général des animaux l'indique, une diète sévère, des boissons mucilagineuses, des émulsions, des tisanes amidonnées, des lavements adoucis-sants, etc. Lorsque l'irritation est calmée, on fait cesser peu à peu la diarrhée par les boissons féculentes, les breuvages légèrement opiacés, les lavements astringents, etc.

Effets consécutifs. — Parmi ces effets, il en est qui se rapportent directement à la digestion et d'autres à la plupart des autres fonctions. Il importe de les étudier séparément.

Le lendemain d'une purgation régulière, on remarque chez tous les animaux le retour de l'appétit, qui se montre plus exigeant que dans les circonstances ordinaires; les aliments, recherchés et pris avec avidité par les animaux, sont promptement digérés; arrivés dans les intestins, ils sont entièrement dépouillés de leurs principes alibiles par une absorption devenue très active pour réparer les pertes faites par le corps durant la purgation; aussi, pendant plusieurs jours les excréments sont-ils rejetés à de rares intervalles, en petite quantité et avec une consistance plus grande qu'à l'état normal, la *constipation* étant presque toujours une suite inévitable de la purgation. Enfin, le ventre des animaux, devenu souple et moins volumineux par suite des évacuations déterminées par les purgatifs, reprend peu à peu son volume et sa forme ordinaires.

Un des effets consécutifs les plus constants et les plus remarquables des purgatifs, c'est un *affaiblissement* très notable des forces générales du corps et surtout des forces musculaires; aussi doit-on s'abstenir entièrement de soumettre les animaux qui viennent d'être purgés au plus léger travail; et de les exposer aux intempéries, car l'expérience démontre qu'en pareille occurrence ils suent au moindre exercice et sont très sensibles aux variations de température. Cet affaiblissement de tout l'organisme tient à plusieurs causes, telles que la diète qui précède, accompagne et suit la purgation, les pertes humorales faites dans le tube digestif, la dépense d'influx nerveux qui accompagne nécessairement un phénomène aussi long et aussi complexe que la purgation, etc. Un autre effet général et consécutif des purgatifs, dû aux mêmes causes que le précédent, et non moins constant que lui, c'est l'*amaigrissement* du corps, la *résorption* des produits épanchés dans le tissu cellulaire, les séreuses splanchniques, etc. « La purgation amaigrit les chevaux, dit de la Bère Blaine (1), parce qu'elle stimule les absorbants et les détermine à réparer la perte du sang en repompant les autres fluides du corps. C'est pourquoi la purgation affaiblit la plupart des sécrétions. » On remarque, en effet, comme un résultat ordinaire de l'action des purgatifs, la diminution des produits sécrétés qui n'appartiennent pas au tube digestif, comme la transpiration cutanée, la sécrétion de l'urine, du lait, etc. Enfin, après une purgation régulière, la circulation et la respiration sont un peu plus lentes, le pouls plus souple et plus mou, l'air expiré plus humide et plus frais; les muqueuses sont un peu pâles et humectées, la peau souple et les poils lisses, l'épine dorsale sensible et flexible, etc.

Pharmacothérapie. — Nous avons à examiner successivement, dans deux paragraphes distincts, les *effets* et les *indications* thérapeutiques des médicaments purgatifs.

1° Effets thérapeutiques. — L'action thérapeutique des purgatifs est très complexe, et peut se rapporter à quatre chefs principaux : à une action *évacuante*, une action *spoliatrice*, une action *révulsive* et une action *dépurative*.

_____
(1) *Loc. cit.*, t. III, p. 470 et 471.

a. **Action évacuante.** — Indépendamment de l'expulsion des matières fécales accumulées, durcies ou altérées dans le tube digestif, les médicaments purgatifs produisent une évacuation humorale très abondante dans toute l'étendue du canal alimentaire; il en résulte, comme conséquence nécessaire, l'appauvrissement des fluides nutritifs, et, par balancement fonctionnel, la diminution des diverses sécrétions internes ou externes, naturelles ou accidentelles, ce qui reçoit, dans maintes circonstances, des applications utiles dans le traitement des maladies.

b. **Action spoliatrice.** — L'action fondante ou spoliatrice des purgatifs est tellement prononcée, à cause des supersécrétions extraordinaires et momentanées qu'ils provoquent, que les anciens l'avaient caractérisée par cet adage : *purger, c'est saigner.* Beaucoup d'auteurs modernes ont adopté l'opinion des anciens sans modification, et pensent que les purgatifs appauvrissent le sang exactement comme les saignées, et en lui enlevant les mêmes éléments. M. Mialhe (1), qui a fait des recherches sur ce sujet, ne partage pas cette manière de voir. « Le sang, dit-il, pendant la purgation, est comme tamisé à travers le tissu des membranes intestinales, qui ne laisse passer que l'eau, les sels, l'albuminose et les ferments, et retient, au contraire, les éléments constitutifs ou organisés, la fibrine, l'albumine et les globules. En un mot, le sang subit une véritable *concentration*, et il perd, en même temps, une partie de ses éléments alibiles, l'*albuminose*, principe essentiellement réparateur... On voit donc, en comparant l'effet de la saignée à celui de la purgation, que cette dernière agit préférablement à la première, puisqu'elle ne prend au sang que les matières que l'alimentation peut lui rendre si facilement, et qu'elle lui laisse les principes organisés que la saignée lui enlève. »

c. **Action révulsive.** — Les purgatifs, en irritant la muqueuse intestinale et en appelant dans le système circulatoire abdominal une grande quantité de sang, exercent, à l'égard des autres parties du corps, et notamment de la peau, de la poitrine, des centres nerveux, des membres, etc., une action révulsive très énergique et d'autant plus puissante qu'elle s'établit sur une surface énorme chez les herbivores, et dépassant celle de la peau elle-même en étendue.

d. **Action dépurative.** — Les liquides sécrétés et expulsés pendant la purgation, dans le tube digestif, ne renferment pas seulement les principes normaux des fluides nutritifs, ils peuvent contenir encore, et même de préférence, d'après l'opinion des anciens, des principes accidentels altérés, des virus, des miasmes, des poisons, etc. « La purgation, dit M. Mialhe (2), entraîne les principes putrides, éléments fermentifères, sans aucun doute, qui, dans certains cas, infectent l'économie et déterminent l'altération du sang lui-même. C'est ce qui explique l'heureuse influence des purgatifs dans toutes les affections typhoïdes. »

2° **Indications thérapeutiques.** — Les maréchaux, les hippiatres et les vétérinaires du siècle dernier, imbus des idées humorales, employaient fréquemment les purgatifs, dans l'espoir d'expulser hors du corps les humeurs altérées qu'ils supposaient être la cause directe de la plupart des maladies. Guidés par de pareilles idées, nos devanciers devaient souvent abuser de l'emploi de ces évacuants; c'est aussi ce que la lecture de leurs écrits nous apprend. Non seulement ils employaient ces médicaments d'une manière intempestive dans maintes circonstances, mais encore ils

(1) *Recherches sur les purgatifs*, 1848, p. 35, broch. in-8.
(2) *Mém. cit.*, p. 27.

en faisaient un usage abusif, soit par la grande quantité des remèdes employés, soit par l'activité excessive de ceux qu'ils choisissaient de préférence. Le système de Broussais, avec son inévitable irritation gastro-intestinale, devait naturellement faire abandonner l'usage de ces médicaments ; c'est, en effet, ce qui eut lieu, et pendant vingt à trente ans, les purgatifs furent à peu près bannis de la médecine de l'homme et de celle des animaux. Depuis quelques années, grâce au retour d'idées plus saines et moins exclusives en médecine, ces médicaments ont repris le rang qu'ils méritent parmi les agents thérapeutiques. Les maladies contre lesquelles on en fait usage seront divisées en séries distinctes, d'après leur siége ou leur nature, afin de rendre l'étude des indications de ces médicaments plus claire et plus simple.

1° **Maladies du tube digestif.** — Les purgatifs sont employés à titre d'*évacuants* contre les affections suivantes du tube digestif : la constipation, les pelotes stercorales, les calculs intestinaux, les corps étrangers, l'engouement intestinal, les empoisonnements, les vers intestinaux, le méconium desséché des animaux à la mamelle, etc. On les emploie principalement comme *substitutifs* dans la diarrhée, la dyssenterie et l'entérite chroniques, la fièvre typhoïde, la fièvre muqueuse ou catarrhale, la gastro-conjonctivite, la jaunisse, les affections chroniques du foie, etc.

2° **Affections du système nerveux.** — La plupart des maladies nerveuses sont amendées ou guéries par l'usage rationnel des purgatifs. Celles contre lesquelles on en fait plus particulièrement usage sont les diverses variétés de vertiges, la méningite, la myélite, les paralysies, l'épilepsie, la chorée, l'immobilité, la pousse, les crampes, etc.

3° **Phlegmasies.** — On fait usage des purgatifs dans le traitement des phlegmasies internes ou externes sous deux points de vue bien différents. Au début de ces affections, ils agissent principalement à titre de *révulsifs*, en attirant le sang vers l'intestin ; c'est sous ce point de vue qu'on les emploie contre les inflammations des centres nerveux, des yeux, des poumons, de la peau, des mamelles, des pieds, etc. Vers la fin des phlegmasies, les purgatifs paraissent agir surtout à titre de *spoliateurs* du sang, et en facilitant la résorption des produits de l'inflammation, soit que ces produits s'épanchent à la surface des organes, comme dans les inflammations des séreuses et des muqueuses, soit qu'ils s'infiltrent dans la trame des organes en altérant leur structure, ainsi qu'on le remarque dans les parenchymes, les glandes, tels que le poumon, le foie, les mamelles, etc.

4° **Maladies cutanées.** — On emploie les purgatifs contre les maladies aiguës et contre les affections chroniques de la peau. Dans le premier cas, ils agissent comme *révulsifs* en contre-balançant le mouvement fluxionnaire qui est dirigé vers la peau ; on ne s'en sert pourtant que quand les éruptions sont très graves et menacent l'existence des sujets, comme on le remarque dans les maladies pustuleuses. Dans le second cas, les purgatifs modifient la vitalité et les fonctions de la peau par la voie du balancement fonctionnel, et, de plus, ils semblent expulser hors de l'économie les principes virulents qui entretenaient les maladies cutanées.

5° **Supersécrétions.** — Toutes les fois qu'une sécrétion ou exhalation naturelle ou accidentelle a acquis trop d'activité ou se prolonge outre mesure, il est avantageux d'employer les purgatifs pour les ramener au degré convenable. Parmi les sécrétions naturelles, il n'y a guère que celle du lait qu'on cherche à supprimer lorsque certaines femelles ont perdu leurs petits ou qu'un sevrage prématuré les laisse dans toute l'activité de la sécrétion laiteuse. La plupart des muqueuses, et notamment celle des bronches, du nez, des yeux, de l'oreille, des voies génito-urinaires, etc., peuvent rester le siège d'une supersécrétion muqueuse très abondante après l'inflammation dont elles ont été le siége ; alors l'emploi opportun des purgatifs peut être d'un grand secours pour diminuer ou tarir tout à fait ces sécrétions mucoso-purulentes. Enfin, la sécrétion purulente d'une plaie, d'ulcérations étendues, de crevasses, de sétons, de vésicatoires, etc., peut être tellement abondante qu'il y ait nécessité d'en contre-balancer la production à l'aide d'un purgatif ; c'est, du reste, un moyen rationnel et usuel de supprimer sans accident la sécrétion d'un exutoire établi depuis longtemps.

6° Hydropisies. — Les diverses espèces d'hydropisies des séreuses splanchniques, articulaires, tendineuses, etc. ; les infiltrations partielles ou générales du tissu cellulaire, sont amendées ou guéries par l'usage répété des purgatifs, ainsi qu'il est facile de le comprendre, du reste, d'après le mode d'action de ces médicaments.

Contre-indications. — L'usage des purgatifs est contre-indiqué dans les phlegmasies aiguës du tube digestif, dans la plupart des affections putrides du sang, dans l'anémie, dans les éruptions modérées et régulières de la peau, etc. Il faut en user aussi avec beaucoup de ménagement pendant la gestation des femelles, et s'en abstenir entièrement durant l'allaitement.

DIVISION DES PURGATIFS.

En laissant de côté la division des purgatifs en *laxatifs* et en *purgatifs* proprement dits, qui n'a pas une bien grande importance, nous partageons les évacuants intestinaux en quatre groupes distincts, selon leur degré d'énergie, et en allant des plus légers aux plus forts, dans l'ordre suivant :

1° *Purgatifs laxatifs.* — 2° *Purgatifs minoratifs.* — 3° *Purgatifs cathartiques.* — 4° *Purgatifs drastiques.*

§ I. — Purgatifs Laxatifs (1).

Les laxatifs sont des évacuants intestinaux qui paraissent produire la purgation en relâchant le tube digestif par une action émolliente ou atonique. Tous les auteurs, cependant, n'admettent pas cette manière d'agir des laxatifs : les uns pensent qu'ils purgent en irritant la muqueuse intestinale, comme les autres purgatifs ; d'autres, au contraire, les considèrent comme des espèces d'aliments indigestes, qui troublent le travail digestif des intestins et provoquent ainsi une diarrhée passagère.

Quoi qu'il en soit de ces opinions sur l'action des laxatifs, l'expérience n'en démontre pas moins que leur action est généralement douce, graduelle, puisqu'ils provoquent rarement des coliques et ne donnent lieu qu'exceptionnellement à des phénomènes généraux un peu notables. Aussi les laxatifs sont-ils employés, de préférence, pour évacuer le tube digestif lorsqu'il est irrité, pour purger les animaux irritables, jeunes, délicats, pour entretenir la liberté du ventre pendant les phlegmasies de longue durée, etc. Ils sont plus fréquemment employés pour les jeunes animaux de toute espèce, et pour les carnivores et les omnivores, que pour les

(1) De *laxare*, relâcher.

grands herbivores, qui réclament des doses énormes de ces médicaments pour être convenablement évacués.

Les laxatifs employés chez les animaux sont peu nombreux; il en est qui sont tirés du règne minéral, comme la magnésie calcinée et le carbonate de magnésie, le bitartrate de potasse et le tartro-borate potassique; d'autres sont fournis par les plantes, tels que la moutarde blanche, l'huile de ricin, la manne, la casse, le tamarin, etc. Nous allons les examiner successivement et dans l'ordre de leur énumération.

I. — LAXATIFS MINÉRAUX.

a. Magnésie calcinée.

SYNONYMIE : Magnésie blanche, Magnésie anhydre.

Pharmacographie. — La magnésie calcinée est solide, amorphe, présentant l'aspect d'une poudre blanche impalpable, douce au toucher, inodore, insipide, légèrement alcaline, et pesant 2,3. Récemment calcinée, la magnésie absorbe environ dix fois son poids d'eau, et s'échauffe comme la chaux vive, mais avec infiniment moins d'énergie; elle se dissout à peine dans l'eau, et plus dans celle qui est froide que dans celle qui est chaude. Elle se dissout sans effervescence dans les acides, produit des sels amers, cristallisables, d'où elle est précipitée par les bases alcalines à l'état d'*hydrate*.

Usages. — La magnésie calcinée s'emploie sous deux points de vue distincts : comme *absorbant* ou *antiacide*, et comme *laxatif*. Sous le premier rapport, elle convient pour les grands animaux qui ont l'appétit dépravé, qui lèchent les murs, qui recherchent avec avidité les matières terreuses, pour ceux qui tiquent, etc. La dose varie alors de 32 à 96 grammes par jour. C'est surtout pour les petits animaux qui tettent encore, qui sont atteints de diarrhée, ou qui maigrissent malgré l'abondance du lait de leur mère, que la magnésie calcinée rend de grands services en neutralisant l'excès d'acidité du suc gastrique, qui paraît être la cause de tous les désordres qu'on observe chez les animaux à la mamelle. La dose doit être de 4 à 8 grammes par jour en pilules ou en breuvages. Enfin, dans les empoisonnements par les acides, cet oxyde est un des meilleurs contre-poisons qu'on puisse employer. A titre de laxatif, la magnésie est rarement employée chez les animaux, malgré son prix peu élevé; cela tient, d'une part, à ce qu'elle est très peu active, et, d'autre part, à ce qu'il en faudrait de très grandes quantités pour purger les grands animaux. Les praticiens qui voudraient l'employer devraient la donner à la dose de 250 grammes aux grands animaux, et à celle de 32 à 64 grammes pour les petits, selon leur taille et leur force.

b. Carbonate de magnésie.

SYNONYMIE : Magnésie carbonatée, Craie magnésienne.

Pharmacographie. — Ce composé magnésien, formé le plus souvent par un mélange de carbonate et d'hydrate de magnésie, est sous forme de petits pains carrés, légers, poreux, blancs, inodores, insipides et inaltérables à l'air. Le carbonate de magnésie est insoluble dans l'eau pure, très soluble dans celle qui est chargée d'acide carbonique; il perd son acide à la chaleur rouge, et se dissout dans les acides avec effervescence.

Usages. — Le carbonate magnésien jouit à peu près des mêmes propriétés que la magnésie, mais il lui est inférieur sous tous les rapports; cependant, comme son prix est moins élevé que celui de cette dernière, il pourrait lui être substitué chez les animaux avec avantage.

c. Bitartrate de potasse.

Pharmacographie. — Voyez *Tempérants*, page 154.

Usages. — Le bitartrate de potasse donné aux grands animaux à la dose de 100 à 150 grammes par jour, en dissolution dans leurs boissons ordinaires, agit d'abord comme tempérant et léger diurétique; mais à la longue il relâche le tube digestif et produit les effets des laxatifs. Chez les petits ruminants et le porc, la dose quotidienne est de 16 à 32 grammes, et chez le chien de 8 à 16 grammes.

Le *tartrate neutre de potasse* (sel végétal) et le *tartrate de potasse et de soude* (sel de Seignette), en raison de leur plus grande solubilité dans l'eau, conviendraient mieux que le précédent comme laxatifs; cependant ils sont à peu près inusités, l'usage ayant consacré de préférence l'emploi du *tartro-borate de potasse*, dont nous allons nous occuper maintenant.

d. Tartro-borate de potasse.

Pharmacographie. — Voyez *Tempérants*, page 154.

Usages. — La crème de tartre soluble, donnée dans les boissons des animaux aux doses indiquées pour la crème de tartre insoluble, agit d'abord comme tempérant, antiputride et diurétique, puis au bout de quelques jours elle relâche les intestins, et provoque des défécations fréquentes et molles comme les autres laxatifs. Ce léger purgatif est très recommandé contre l'entérite chronique du bœuf, contre l'entérite couenneuse, contre la fièvre bilieuse, la jaunisse, la gastro-conjonctivite, la métro-péritonite accompagnée de constipation, contre la pourriture du mouton, la fièvre typhoïde du cheval, l'anasarque avec tendance putride, etc.

II. — LAXATIFS VÉGÉTAUX.

a. Moutarde blanche (*Sinapis alba*, L.).

Pharmacographie. — La graine de moutarde blanche est deux fois aussi grosse que celle de la noire, ronde et globuleuse comme cette dernière, lisse à la surface, qui est d'un blanc jaunâtre, inodore, et d'une saveur amère et âcre. Elle ne renferme pas les mêmes principes que la moutarde noire; elle contient un principe soufré appelé *sulfo-sinapisine*, qui, sous l'influence de l'humidité, donne naissance à un principe âcre, huileux, fixe, auquel paraît due l'activité de la moutarde blanche.

Pharmacotechnie. — Si l'on réduisait la moutarde blanche en poudre, elle serait probablement plus active; cependant on la donne toujours entière, et le plus ordinairement en électuaire ou en suspension dans de l'eau miellée.

Pharmacodynamie. — Les effets de la moutarde blanche comme purgatif pour les animaux ont été peu étudiés encore, et les résultats de l'expérimentation n'ont pas été les mêmes pour les divers expérimentateurs. Ainsi, d'après M. Delafond (1), la graine de moutarde blanche, administrée à la dose de 90 grammes à deux chevaux préalablement préparés à la purgation, a d'abord causé un peu d'excitation générale, une légère salivation, et au bout de six heures elle a amené l'expulsion de matières fécales ramollies. Le même essai ayant été répété le lendemain sur un des sujets, on

(1) *Thérap. génér.*, t. II. p. 59 et 60.

obtint au bout de huit heures une véritable purgation. D'un autre côté, MM. H. Bouley et Raynal (1), ayant administré à plusieurs chevaux de la moutarde blanche depuis 100 jusqu'à 500 grammes, observèrent bien l'excitation générale, le ptyalisme, mais n'obtinrent aucune purgation. Enfin, nous avons fait de notre côté quelques expériences dont voici les résultats : deux chevaux de cuirassiers en bon état, mais suspects de morve, reçoivent dans le milieu de la journée, et sans préparation préalable, chacun 250 grammes de moutarde blanche sous forme d'électuaire. On remarque une excitation générale sur les deux sujets ; l'un expulse au bout d'une heure une grande quantité d'excréments, et la défécation continue pendant la nuit suivante sans changement dans la consistance des crottins ; l'autre sujet n'éprouve aucun dérangement intestinal. Le lendemain, on double la dose pour le sujet qui a évacué : les effets sont à peu près les mêmes que la veille.

Il résulte de ces divers essais, que la moutarde blanche ne purge pas à proprement parler les chevaux, mais qu'elle détermine une excitation générale, de la salivation, et qu'elle provoque l'expulsion, dans un temps donné, d'une plus grande quantité d'excréments que dans les circonstances ordinaires. C'est donc un purgatif *eccoprotique* (2) s'il en fut.

Pharmacothérapie. — La moutarde blanche n'a encore reçu qu'un petit nombre d'applications en médecine vétérinaire. M. Cabaret (3) l'a employée avec profit contre une sorte d'embarras gastrique chez le cheval ; M. Huvellier (4) l'a essayée contre le vertige abdominal des solipèdes avec quelque apparence de succès : la dose était de 90 grammes, qu'on répétait selon le besoin ; M. Planard (5) s'en est servi contre la même maladie à la dose de 250 grammes ; en outre, il administrait du bicarbonate de soude pour neutraliser le suc gastrique qui, d'après ce praticien, serait surabondant ou trop acide dans cette maladie. Enfin, dans ces derniers temps, M. Alassaunière (6) a préconisé la moutarde blanche comme une sorte de *spécifique* contre le vertige abdominal des solipèdes ; il l'administre à la dose de 500 grammes à la fois en électuaire, et la répète trois fois par jour durant trois ou quatre jours, au bout desquels, selon l'auteur, les animaux sont en convalescence ou se trouvent entièrement rétablis.

b. Huile de ricin.

SYNONYMIE : Huile de castor, Huile de palma-christi, etc.

Pharmacographie. — Le ricin (*Ricinus communis*, L.) est une belle plante à feuilles palmées qui appartient à la famille des Euphorbiacées ; elle est originaire de l'Inde et de l'Afrique, où elle acquiert les dimensions d'un arbre ; dans nos climats, où elle est cultivée parfois dans les jardins, elle n'est plus qu'une plante annuelle, bien qu'elle puisse acquérir des proportions assez considérables. Le ricin, encore appelé *palma-christi*, fournit à la médecine ses graines, desquelles on retire une huile laxative.

Graines de ricin. — Les semences de ricin sont de la grosseur d'un haricot, un peu allongées, aplaties de dessus en dessous, et terminées à une extrémité par une espèce de caroncule blanchâtre représentant assez bien la tête d'un insecte ; leur surface est lisse, luisante, d'un gris jaunâtre marbré de brun ; elles sont formées de

---

(1) *Recueil*, 1850, p. 691.
(2) De ἐξ, dehors, et κόπρος, excrément.
(3) *Recueil*, 1836, p. 583.
(4) *Recueil*, 1834, p. 13.
(5) *Idem*, 1848, p. 94.
(6) *Idem*, 1850, p. 687 et suiv.

deux parties : d'une enveloppe mince, dure, cassante, et d'une amande huileuse, d'une saveur douceâtre avec un arrière-goût âcre, et composée de deux lobes aplatis adossés l'un à l'autre.

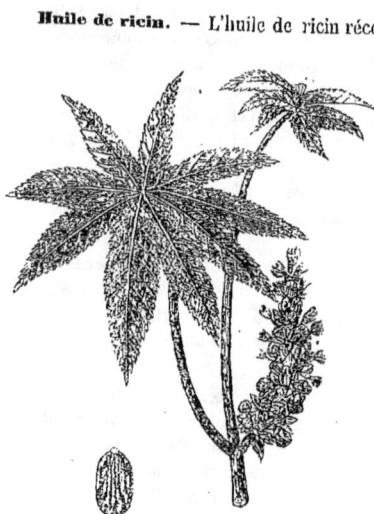

Huile de ricin. — L'huile de ricin récente et bien préparée est blanche, visqueuse, épaisse, inodore, d'une saveur douce et fade sans arrière-goût âcre, et pesant 0,969. Exposée à l'air elle rancit, devient épaisse et finit par se dessécher comme une huile siccative. Elle diffère des autres huiles grasses en ce qu'elle est soluble, *à froid*, dans l'alcool et l'éther rectifiés, ce qui permet de découvrir immédiatement toute fraude dont elle aurait été l'objet. Enfin, elle se différencie des huiles fixes végétales par une composition chimique spéciale ; au lieu d'acides oléique et margarique, l'huile de ricin contient les acides *ricinique*, *margaritique* et *élaïodique* combinés avec la glycérine ; en outre, elle renferme souvent, surtout quand elle a été mal préparée, un principe oléo-résineux qui lui communique une grande âcreté.

Pharmacotechnie. — Afin d'obtenir une plus grande quantité d'huile, on avait proposé de torréfier les graines de ricin dépouillées de leur enveloppe, de les épuiser par l'alcool, etc.; mais l'expérience ayant démontré que si les produits ainsi obtenus étaient plus abondants, ils n'étaient pas de bonne qualité, on a peu à peu abandonné ces divers procédés, pour adopter le plus simple et le plus rationnel, qui consiste à soumettre les amandes des semences de ricin à la meule et à les presser ensuite à froid, comme on le pratique pour obtenir des huiles douces de bonne qualité, dites *vierges*. C'est aujourd'hui le procédé universellement suivi.

Médicamentation. — On administre l'huile de ricin aux animaux à l'état de pureté le plus ordinairement ; cependant on y ajoute parfois une huile grasse ordinaire pour la rendre plus fluide et plus relâchante ; par contre, on y mélange quelquefois, pour augmenter son activité, une certaine quantité d'huile de croton-tiglium. Rien n'empêche d'y ajouter, comme chez l'homme, du suc d'oseille, du sirop de nerprun, de la manne, de la crème de tartre soluble, etc.

Les doses qui conviennent aux divers animaux sont les suivantes :

1° Grands herbivores . . .	500 à 1000 gram.	3° Porcs	32 à 96 gram.
2° Petits ruminants	64 à 150 —	4° Chiens	32 à 64 —

Pharmacodynamie. — L'huile de ricin fraîche et convenablement préparée est un laxatif très doux et très efficace chez les petits animaux surtout ; quand elle est rance ou obtenue par un procédé vicieux, cette huile cesse d'être relâchante, et purge comme les cathartiques. Beaucoup de praticiens lui reprochent de manquer souvent son effet sur les grands herbivores ou de les purger incomplétement. Il résulte, en effet des expériences de M. Percivall, qu'à la dose de 700 grammes environ, elle ne purge pas toujours le cheval, ce qui en fait un médicament infidèle et dispendieux tout à la fois; aussi son usage est-il peu fréquent pour les solipèdes.

Pharmacothérapie. — Les cas où l'huile de ricin semble le mieux indiquée sont surtout l'engouement des estomacs des ruminants et des gros intestins du cheval, la constipation chez tous les animaux, surtout chez les vaches atteintes de métropéritonite, les pelotes stercorales et les calculs intestinaux, les corps étrangers, les hernies après la réduction, les affections vermineuses, etc. « Elle est indiquée, dit Moiroud (1), toutes les fois qu'il s'agit de provoquer des évacuations intestinales sans irriter les premières voies. Nous l'avons vu employer avec succès, continue-t-il, pour remplir cette indication, dans le cas de vertige abdominal chez le cheval, et nous nous en sommes servi nous-même avec succès contre les coliques stercorales. On la donne au chien dans les constipations opiniâtres, auxquelles il est beaucoup plus sujet que les herbivores. » D'un autre côté, M. Chambert nous a assuré avoir retiré de bons résultats de l'emploi de ce laxatif dans le vertige abdominal du cheval; il l'administre à la dose de 250 à 500 grammes dans une décoction de bette. Enfin, M. Schaack nous a dit s'en être servi avec un plein succès sur un jeune poulain atteint de constipation opiniâtre; la dose fut seulement de 64 grammes. L'huile de ricin ne paraît donc pas être un aussi mauvais purgatif pour les herbivores que quelques auteurs se sont plu à le dire.

Indépendamment de l'huile grasse laxative qu'elles fournissent, les graines de ricin peuvent donner une émulsion très active et qui purge à la manière des drastiques, en raison des principes résineux qu'elle contient. Il paraît que ces graines ont une activité au moins *dix* fois plus grande, à poids égal, que l'huile qu'on en retire, puisque d'après le capitaine Pelletier (2), 175 grammes de ces graines ont déterminé la mort de plusieurs chevaux qui en avaient mangé avec leur avoine. D'un autre côté, les expériences d'Orfila (3) ont démontré que 6 à 12 grammes de ces semences écrasées et données à des chiens auxquels on avait lié l'œsophage pour empêcher le vomissement, suffisent pour tuer ces animaux. Enfin, les graines de ricin exercent sur les carnivores et les omnivores un effet éméto-cathartique, car on lit dans la *Matière médicale* de Bourgelat : « L'amande prise intérieurement, soit en nature, soit en décoction, est un vomitif et un purgatif pour les carnivores surtout; on en donne aux cochons qu'on veut purger; on la leur fait prendre écrasée dans leurs aliments ou bouillie dans du lait; elle doit être nouvelle; elle a l'odeur du chénevis quand elle est vieille. » C'est encore là un exemple d'une substance active peu chère, et dont l'emploi est trop négligé.

δ. De la Manne.

Pharmacographie. — On donne ce nom à un produit concret, mucilagineux et sucré, fourni par plusieurs espèces de frênes, arbres de la famille des Jasminées, et notamment par le *Fraxinus rotundifolia* et le *Fraxinus ornus*, L., qui croissent spontanément dans la Calabre, la Sicile, etc.; les frênes qui viennent en France ne renferment pas de manne. On obtient ce produit, en Italie, en pratiquant des entailles dans le tronc des frênes, et en recevant le produit qui s'en écoule sur de la paille ou

---

(1) *Loc. cit.*, p. 280, 1re édit.
(2) *Annal. de la Soc. vétér. du Finistère*, 1841, p. 48.
(3) *Toxicologie*, t. II, p. 117, 5e édit.

des feuilles. Une fois qu'il s'est concrété pendant la fraîcheur de la nuit, on le recueille. L'opération se fait pendant les mois les plus chauds et les plus secs de l'année, juillet et août notamment.

Variétés commerciales. — On connaît trois espèces distinctes de mannes dans le commerce de la droguerie : ce sont la *manne en larmes*, la *manne en sorte* et la *manne grasse*. Disons un mot de chacune d'elles.

1° Manne en larmes. — Elle est en fragments plus ou moins volumineux, allongés, irréguliers, friables, d'une couleur blanche si elle est récente, et jaunâtre si elle a vieilli, d'une odeur faible, spéciale, et d'une saveur douce, sucrée, mais fade. C'est la variété la plus estimée et la plus chère, et comme elle est peu active, elle doit être rejetée de la médecine des animaux.

2° Manne en sorte. — Celle-ci est en masses irrégulières formées de larmes peu volumineuses, brisées ou de grains irréguliers, et d'une sorte de sirop brunâtre, épais, mucilagineux, qui agglutine les débris de larmes entre eux. La couleur de cette variété est jaunâtre si elle est récente, et brunâtre si elle a vieilli dans les officines et qu'elle ait fermenté. C'est l'espèce de manne la plus commune et la plus employée pour les animaux.

3° Manne grasse. — Véritable rebut des deux autres variétés, la manne grasse est en masses poisseuses, brunâtres, granuleuses, un peu plus consistantes que le miel, collant aux doigts comme ce dernier et renfermant beaucoup d'impuretés, telles que des débris végétaux, du sable, de la terre, de la paille, etc. La manne grasse étant rejetée de l'autre médecine, d'un prix peu élevé, et très active, elle conviendrait parfaitement pour les animaux, mais elle est devenue rare dans le commerce, où l'on préfère la purifier pour la transformer en espèces plus pures ou pour faire la manne factice.

Composition chimique. — D'après les recherches de M. Leuchtweiss, les diverses espèces de mannes renfermeraient les principes suivants : *mannite ou sucre non fermentescible, sucre véritable, matière mucilagineuse, résine, acide organique, matières azotées, eau, cendres.* La mannite et le mucilage paraissent être les principes purgatifs de la manne.

Falsifications. — Les diverses espèces de mannes sont fréquemment falsifiées aujourd'hui avec du glucose, de la cassonade, du miel, des matières féculentes, etc. ; on pousse même la fraude jusqu'à fabriquer de toutes pièces ce médicament laxatif. Ce remède ayant peu d'importance en médecine vétérinaire, nous ne nous arrêterons pas à faire connaître les moyens de dévoiler les adultérations dont il est l'objet.

Médicamentation. — La manne s'administre le plus souvent sous forme liquide aux divers animaux, et comme elle n'a pas une saveur désagréable, les malades la prennent facilement en boissons ; on la donne parfois aussi sous forme d'électuaire, notamment quand on l'emploie à titre de béchique chez les grands herbivores. Les doses purgatives de cette substance sont les suivantes :

1° Grands herbivores. . . 500 à 1000 gram. | 3° Porcs. . . . . 64 à 86 gram.
2° Petits ruminants . . . 64 à 125 — | 4° Chiens . . . . 32 à 64 —

Effets et usages. — La manne est incontestablement le laxatif le plus doux que l'on puisse mettre en usage ; malheureusement son peu d'activité et son prix relativement assez élevé ne permettent guère qu'on en fasse usage chez les grands animaux ; aussi est-elle réservée à peu près exclusivement pour ceux qui sont très jeunes ou qui appartiennent aux petites espèces ; cependant M. Girou (1) l'a administrée à la dose de 500 grammes à un bœuf atteint d'entérite couenneuse, et lui attribue l'expulsion des fausses membranes qui eut lieu deux jours après l'administration du remède laxatif. Il résulte des expériences de Daubenton (2) qu'à la dose de 64 grammes la manne ne purge pas le mouton, mais qu'à celle de 90 à 125 grammes, elle amène des évacuations au bout de neuf heures sans altérer la santé des sujets et sans même diminuer sensiblement leur appétit ; à la dose de 150 grammes, elle agit trop fortement. La manne serait donc un bon purgatif pour les moutons si son prix n'était pas trop élevé. Malgré cet inconvénient, Barthélemy aîné (3) l'a employée avec beaucoup de succès, à petites doses répétées, chez des agneaux à la mamelle atteints d'indigestion laiteuse. Enfin, M. Delafond (4), à l'exemple de son prédécesseur, s'est servi avec avantage de ce léger laxatif sur des veaux atteints de la même affection. En général, chez les petits carnivores, la manne est un bon purgatif ; elle a été vantée par Barthélemy aîné (5) contre la maladie des chiens ; il prescrit de l'administrer en solution dans du lait.

La manne n'est pas employée chez les grands herbivores pour évacuer l'intestin, mais en revanche on s'en sert pour diminuer la toux dans la bronchite chronique et pour faciliter l'expectoration ; c'est à la fois un béchique adoucissant et incisif. On l'administre en breuvage ou en électuaire à la dose de 50 à 100 grammes, qu'on répète plusieurs fois dans la journée, selon le besoin ; donnée ainsi pendant quinze à vingt jours, dit Moiroud (6), elle agit avec succès.

d. De la Casse.

Pharmacographie. — Le Canéficier (*Cassia fistula*, L.) est un grand et bel arbre de la famille des Légumineuses, qui est originaire de l'Arabie et de l'Inde, et qui est cultivé maintenant avec succès dans l'Amérique méridionale. Il fournit à la médecine son fruit appelé *casse*.

La casse est une gousse indéhiscente, cylindroïde, de la grosseur du pouce, longue en moyenne d'un demi-mètre et formée par deux valves soudées longitudinalement et d'une teinte noire ; intérieurement, cette gousse est divisée transversalement par des cloisons complètes en un grand nombre de loges contenant une pulpe noirâtre, douce et sucrée, enveloppant une graine lisse, aplatie et rougeâtre. La casse entière porte le nom de *casse en bâtons;* la pulpe retirée des loges et mélangée aux graines s'appelle *casse brute* ou à *noyaux;* on l'appelle *casse mondée* quand on en a séparé les semences en la passant à travers un tamis fin ; enfin, délayée dans l'eau, filtrée et rapprochée en consistance d'extrait, elle constitue la *casse cuite.*

Composition chimique. — D'après Vauquelin, la pulpe de casse contient les principes suivants : *gélatine végétale* (pectine?) *sucre, gomme, gluten, eau, parenchyme* ou *cellulose*.

Emploi. — La pulpe de casse se donne en dissolution dans l'eau, seule ou mélangée à d'autres laxatifs ; c'est un évacuant très doux en même temps que légèrement

(1) *Mém. de la Soc. vétér. de Lot-et-Garonne*, 1846, p. 33.
(2) *Instr. pour les bergers*, 3ᵉ édit., an X, p. 459 et 460.
(3) *Compte rendu d'Alfort*, 1821, p. 32 et 34.
(4) *Recueil*, 1844, p. 252.
(5) *Compte rendu d'Alfort*, 1821, p. 32 et 34.
(6) *Loc. cit.*, p. 277.

tempérant ; malheureusement son prix élevé et son peu d'activité ne permettent pas d'en faire usage sur les grands animaux, à moins qu'ils ne soient très jeunes ou de race très précieuse. C'est par contre un purgatif utile pour les très jeunes chiens, pour les chats, etc., parce qu'en raison de sa saveur agréable, ces animaux le prennent facilement d'eux-mêmes.

e. Du Tamarin.

Pharmacographie. — Le tamarinier (*Tamarindus indica*, L.) est aussi un bel arbre de la famille des Légumineuses, qui a la même origine que le précédent et qui est cultivé dans les mêmes contrées, ainsi qu'en Égypte. Il fournit également à la médecine son fruit qui est peu développé.

Le fruit du tamarinier est une gousse indéhiscente, d'une seule pièce, irrégulièrement cylindroïde, étranglée de distance en distance, de couleur terne et d'une longueur moyenne d'environ 10 centimètres. Intérieurement, on ne remarque aucune cloison et l'on trouve une pulpe noirâtre, acidule, d'odeur vineuse, entremêlée de quelques filaments et d'un petit nombre de graines, qui en remplit toute la cavité et s'étend dans toute la longueur du fruit. C'est cette pulpe qu'on expédie dans le commerce ; les fruits entiers s'y rencontrent rarement.

Composition chimique. — La pulpe du tamarin renferme les principes suivants : *acides citrique, tartrique, malique, bitartrate de potasse, sucre, gomme, pectine, parenchyme* ou *cellulose, eau*, etc.

Emploi. — Le tamarin est aussi laxatif que la casse et infiniment plus tempérant qu'elle ; il est inusité chez les grands herbivores par les mêmes raisons que pour cette dernière. Quant aux animaux très jeunes ou de petite espèce, ils trouvent dans le tamarin un évacuant d'une certaine utilité, qu'ils prennent aisément d'eux-mêmes. Il convient surtout dans les affections du foie, la fièvre bilieuse, la jaunisse, etc., et en général, dans toutes les phlegmasies compliquées de prédominance biliaire, de tendance putride du sang, etc.

§ II. — Purgatifs minoratifs (1).

SYNONYMIE : Purgatifs alcalins, Purgatifs neutres, Purgatifs salins, etc.

Nous réservons exclusivement la dénomination de purgatifs minoratifs aux sels neutres de potasse, de soude et de magnésie, et nous en formons une catégorie spéciale, parce qu'ils ont un mode d'action entièrement distinct de celui des autres purgatifs. En effet, ces sels ne purgent pas en relâchant le tube intestinal, comme les laxatifs, ni en l'irritant plus ou moins fortement, comme les cathartiques ou les drastiques ; ils ne paraissent pas augmenter sensiblement la sécrétion de la bile, du suc pancréatique, du mucus, etc. ; mais ils déterminent sur la muqueuse intestinale un mouvement exosmotique du sérum du sang, qui entraîne l'expulsion hors du corps d'une quantité plus ou moins considérable de matières séreuses et aqueuses. Aussi les purgatifs salins sont-ils des évacuants *hydragogues* (2) s'il en fut jamais.

L'action des sels neutres alcalins varie, du reste, selon la dose ingérée ; quand ils sont administrés à petite dose, ils sont absorbés, agissent sur le sang, et déterminent

(1) De *minorare*, amoindrir, diminuer.
(2) De ὕδωρ, eau, et ἄγω, je chasse.

finalement une action diurétique marquée, ainsi que nous l'expliquerons plus tard; lorsqu'au contraire ils sont donnés en grande quantité, ils ne sont pas absorbés, ou ne le sont que très faiblement, et agissent alors sur l'intestin, dont ils provoquent les évacuations. Cette action différente des sels neutres, selon la dose, a été parfaite-ment démontrée, chez l'homme, par MM. Laveran et Millon (1), au moyen du sul-fate de soude et du tartrate de potasse et de soude, donnés successivement à petites et à grandes doses.

M. Liebig (2) essaie de donner l'explication de cette particularité remarquable de la manière suivante : Lorsqu'une solution saline, dit-il, est plus chargée de sels que le sérum du sang, elle ne peut traverser par endosmose la muqueuse intestinale, et non seulement elle n'est pas absorbée, mais encore elle détermine un mouvement en sens inverse, c'est-à-dire qu'elle appelle par exosmose le sérum du sang sur la sur-face intestinale, d'où résulte la purgation; quand, au contraire, les solutions sont moins concentrées que le plasma sanguin, elles sont absorbées, se mélangent au sang, et produisent ensuite des effets généraux variables, selon leur nature. Les expériences nombreuses de M. Poiseuille (3) sur l'endosmose du sérum du sang, relativement aux solutions salines plus ou moins concentrées, semblent démontrer l'exactitude de la théorie du chimiste allemand. Du reste, on s'exposerait à tomber dans une grande erreur si l'on prenait cette théorie dans un sens absolu; quelque concentrée que soit une solution saline, et quelque copieuse que soit l'évacuation humorale qu'elle déter-mine, elle n'est jamais entièrement expulsée sans qu'une petite quantité soit absor-bée, d'autant plus que tout mouvement d'exosmose et d'endosmose se compose de deux courants contraires, l'un qui sort et l'autre qui entre; par conséquent, les pur-gatifs salins doivent être nécessairement absorbés en partie, agir sur le sang comme fluidifiants en vertu de leurs bases, et sortir de l'économie par les voies urinaires en provoquant une action diurétique.

Quoi qu'il en soit de ces explications théoriques, l'expérience démontre que l'action purgative de ces composés salins est assez sûre, mais qu'elle n'est jamais ni copieuse ni prolongée; cela tient évidemment à leur mode d'action et à l'absence à peu près complète d'irritation intestinale qui accompagne leur usage lorsqu'ils sont donnés à doses convenables : aussi peut-on les administrer pendant plusieurs jours de suite sans crainte d'accidents; cependant, comme ils évacuent une grande quantité de sérosité, ils tendent à dessécher la surface intestinale, et ne tardent pas à amener une constipation plus ou moins forte; on prévient en partie cet inconvénient en les donnant à doses fractionnées, et en abreuvant largement les animaux en temps con-venable; cette précaution est d'autant plus utile que les purgatifs salins provoquent toujours une soif assez vive, et qu'ils déterminent presque toujours la diurèse.

Les purgatifs salins peuvent remplir la plupart des indications des évacuants intes-tinaux, et de plus ils reçoivent des applications toutes spéciales. Un assez grand nombre d'affections du tube digestif en réclament l'usage; de ce nombre sont la constipation avec crottins durs, secs, coiffés; la gastro-conjonctivite, la fièvre bilieuse, catarrhale, muqueuse, typhoïde, etc.; la jaunisse, les affections du foie, l'engouement intestinal, etc. Parmi les maladies générales, la pléthore sanguine, la plasticité outrée du sang, la plupart des phlegmasies, la fourbure, le vertige, etc., sont celles qui

---

(1) *Compte rendu de l'Institut*, t. XIX, p. 347.
(2) *Chim. appliq. à la physiol. végét. et à l'agric.*, p. 491 et suiv.
(3) *Compte rendu de l'Institut*, t. XIX, p. 994.

réclament le plus fréquemment l'usage des purgatifs minéraux. Enfin, dans la paralysie qui est déterminée par l'hydropisie des ventricules du cerveau à la suite du vertige, et dans la plupart des collections séreuses, les purgatifs alcalins sont doublement indiqués et comme purgatifs hydragogues et comme diurétiques.

a. Sulfate de soude.

SYNONYMIE : Sel de Glauber, Sel admirable, etc.

Pharmacographie. — Ce sel est solide, en beaux cristaux contenant plus de la moitié de leur poids d'eau de cristallisation, s'effleurissant à l'air, inodore, de saveur fraîche et amère, et pesant 2,25. Chauffé, il fond d'abord dans son eau de cristallisation, puis se dessèche, et enfin éprouve la fusion ignée sans subir de décomposition. Le sulfate de soude est très soluble dans l'eau froide ou chaude, et présente la particularité remarquable d'avoir son maximum de solubilité à 33°; alors l'eau contient environ trois fois son poids de sel. En se dissolvant dans l'eau froide et l'acide chlorhydrique ordinaire, le sulfate de soude abaisse la température de ces liquides, ce qu'on met à profit dans la formation de certains mélanges frigorifiques.

Médicamentation. — Le sulfate sodique s'administre aux animaux en dissolution dans l'eau, mais très rarement en électuaire; quand on n'en donne qu'une petite quantité, il peut être mélangé aux boissons des malades, qui le prennent facilement d'eux-mêmes; mais quand on le fait prendre à dose purgative, on l'administre en breuvage ou en lavement, seul ou mélangé à d'autres purgatifs. Les doses destinées aux divers animaux varient selon qu'on désire obtenir une purgation immédiate ou qu'on se propose de la provoquer graduellement; dans le premier cas, elles doivent être considérables, ainsi que l'indique le tableau suivant, tandis que, dans le second, elles ne doivent être que le cinquième des doses purgatives :

1° Solipèdes . . . . 500 à 1000 gram.	3° Petits ruminants et porcs. 100 à 150 gram.	
2° Grands ruminants . . 250 à 500. —	4° Chiens. . . . . 32 à 64 —	

Ces doses quotidiennes peuvent être fractionnées ou données d'emblée.

Pharmacodynamie. — Les effets du sulfate de soude varient selon la dose à laquelle il est administré. Donné en petite quantité, il est facilement absorbé, passe dans le sang, diminue la plasticité de ce fluide nutritif, et enfin, il est éliminé par les reins en déterminant une action diurétique des plus prononcées. Ingéré en quantité moyenne, il rend le ventre libre, rafraîchit la bouche et le canal intestinal, augmente l'appétit et l'assimilation, et se montre très favorable à la fonction nutritive en général. Enfin, à doses élevées, il détermine une purgation rapide, mais de courte durée chez tous les animaux.

Pharmacothérapie. — L'usage de sulfate du soude est multiple : on l'emploie à titre de *condiment*, de *laxatif* et de *purgatif;* nous allons examiner ses applications chez les divers animaux domestiques.

1° **Solipèdes.** — D'après les renseignements qui nous ont été fournis par M. Buer, le sulfate de soude est un des meilleurs condiments qu'on puisse employer pour le cheval; donné à la dose de 32 à 64 grammes dans les boissons ordinaires de ce solipède, il augmente l'appétit, entretient le ventre libre, favorise les fonctions nutritives, rend la peau souple, le poil brillant, etc. Administré à la dose de 50 à 100 grammes par jour, en boisson, il agit comme un léger laxatif, hâte les défécations, rend les excréments plus humides, empêche la constipation, fait couler les urines, etc.; et sous ce rapport il rend de grands services dans la pratique durant le traitement des maladies inflammatoires des chevaux, ainsi que chez les animaux opérés qu'on ne peut exercer, etc., en entretenant la liberté du ventre. Enfin, comme purgatif des solipèdes, le sulfate de soude, en raison de son efficacité et de son bas prix, est un des agents les plus précieux de la matière médicale, surtout pour les chevaux de race distinguée, et pour ceux qui habitent les contrées méridionales. Les vétérinaires anglais, et même un assez grand nombre de vétérinaires français, ont peu de confiance dans le sulfate de soude et le considèrent comme un purgatif infidèle; mais M. Rey (1) a parfaitement démontré que cela tenait à l'insuffisance des doses administrées généralement; donné à la dose indiquée par le tableau posologique, il purge parfaitement la plupart des chevaux, comme le prouve la pratique suivie à cet égard à la clinique de l'école de Lyon.

2° **Ruminants.** — Comme condiment, le sulfate de soude est au moins aussi précieux pour les bêtes bovines que pour les solipèdes; il rend de grands services dans le traitement des maladies graves des grands ruminants, qui s'accompagnent presque toujours de suspension de la digestion, d'engouement stomacal ou intestinal, de constipation plus ou moins opiniâtre, etc.; dans de telles circonstances, le sulfate de soude dissous dans les boissons des malades, à la dose de 25 à 50 grammes par jour, entretient le cours des matières alimentaires, prévient la constipation, rétablit promptement l'appétit et la rumination, fait couler les urines, etc. Il purge bien les grands ruminants, même à dose moitié moindre que chez le cheval; seulement la dose doit être renouvelée plusieurs jours de suite si l'on veut obtenir des effets un peu notables. Un jeune vétérinaire instruit, de Roanne, M. Auloge, nous a fourni quelques renseignements utiles sur l'emploi thérapeutique du sulfate de soude chez les bêtes bovines. Dans toutes les affections gastro-intestinales chroniques de ces animaux, dit ce jeune praticien, il existe toujours une constipation opiniâtre qui vient compliquer le mal qu'on a à combattre; or, ce sel donné pendant cinq ou six jours à la dose quotidienne de 100 à 125 grammes, en dissolution dans l'eau des boissons, triomphe presque toujours au bout de ce temps de cette fâcheuse complication; quelquefois, il convient de l'unir à la décoction d'orge pour le rendre plus rafraîchissant.

Le sulfate de soude est aussi un bon purgatif pour le mouton et la chèvre; on peut leur en administrer sans crainte de 64 à 125 grammes à la fois. Comme diurétique et léger dissolvant du sang, ce composé salin a été employé avec beaucoup de succès par M. Delafoud (2), à titre de condiment, contre une affection pléthorique et polyémique qui attaque les moutons de la Beauce, à l'époque où ils vont paître dans les plaines récemment dépouillées de la récolte des céréales et principalement du blé.

3° **Omnivores.** — D'après Viborg (3), le sulfate de soude à la dose de 125 grammes en dissolution dans l'eau purge bien le porc.

4° **Carnivores.** — Les chiens doivent recevoir, d'après M. Rey (4), de 32 à

(1) *Journ. de médec. vétér. de Lyon,* 1849, p. 432 et suiv.
(2) *Traité sur la maladie de sang des bêtes à laine,* p. 404.
(3) *Traité du porc,* p. 68.
(4) *Loc. cit.,* p. 438.

64 grammes de ce sel, selon leur taille ; et si au bout de vingt-quatre heures la purgation ne s'est pas montrée, la dose doit être renouvelée.

b. Phosphate de soude.

Pharmacographie. — Le phosphate neutre de soude est en cristaux prismatiques rhomboïdaux, assez volumineux, transparents et contenant 62 pour 100 d'eau de cristallisation ; incolore, inodore, de saveur fraîche et salée, ce sel se dissout dans 2 parties d'eau chaude et 4 parties d'eau froide. Soumis à l'action de la chaleur, il fond dans son eau de cristallisation, puis se dessèche, éprouve la fusion ignée, et enfin, se transforme en pyrophosphate de soude.

Usages. — On attribue à ce sel, dans la médecine de l'homme, une action purgative qui serait encore plus douce que celle du sulfate de soude, ce qui tient sans doute à la grande quantité d'eau de cristallisation qu'il renferme ; c'est assurément le meilleur succédané du sel de Glauber ; néanmoins, comme il est plus rare et plus cher que ce dernier, il est peu usité, même chez l'homme.

c. Sulfate neutre de potasse.

SYNONYMIE : Sel de duobus, Sel polychreste de Glaser, *Arcanum duplicatum*, etc.

Pharmacographie. — Le sulfate neutre de potasse est en cristaux prismatiques, courts, durs, anhydres, incolores, inodores, amers et pesant 2,3 ; soumis à l'action de la chaleur, ce sel décrépite et fond au rouge sans se décomposer ; inaltérable à l'air, il se dissout dans 10 parties d'eau froide et 4 parties d'eau bouillante ; il est aussi légèrement soluble dans l'alcool et l'éther.

Usages. — On considère le sulfate de potasse comme le succédané du sulfate de soude, et on le prescrit généralement à la même dose et dans les mêmes cas que le sel sodique ; il y a là une double erreur : d'abord le sulfate de potasse est beaucoup plus irritant que celui de soude pour le tube digestif ; en outre, quand il est absorbé, il se montre altérant et diurétique à un degré bien supérieur. Quant à la dose, c'est une grave erreur de l'élever au même point que celle du sulfate de soude, car ce dernier contient plus de la moitié de son poids d'eau de cristallisation, tandis que le sulfate de potasse n'en renferme pas ; de plus, ce dernier est formé par une base qui est toujours plus active que la soude. Pour toutes ces raisons, nous estimons que la dose du sulfate de potasse doit être seulement la moitié de celle du sulfate de soude. En médecine humaine, on a cru reconnaître que le sulfate de potasse était plus antifébrile que celui de soude, et de plus, qu'il convenait mieux pour diminuer la sécrétion laiteuse, pour dissiper les engorgements des mamelles, etc. Les vétérinaires anglais et allemands emploient assez fréquemment le sulfate de potasse, mais en France on lui préfère avec raison le sulfate de soude qui est moins cher et moins irritant.

d. Sulfate de Magnésie.

SYNONYMIE : Sel d'Epsom, de Sedlitz, Sel amer, etc.

Pharmacographie. — Le sulfate de magnésie est cristallisé en petites aiguilles prismatiques renfermant la moitié de leur poids d'eau de cristallisation, et ressemblant beaucoup à celles du sulfate de zinc : incolore, inodore, de saveur très amère, le sulfate magnésien s'effleurit à l'air et tombe en poussière ; chauffé, il fond dans son eau de cristallisation, puis se dessèche, et enfin, se décompose partiellement quand on le calcine.

Effets et usages. — Le sulfate de magnésie agit dans le même sens que les précédents ; on le prescrit en général aux mêmes doses que le sulfate de soude, quoiqu'il soit plus irritant ; sur les sujets dont le tube digestif est sain, il ne paraît pas, en effet, agir plus activement que le sel de soude ; mais sur ceux dont les intestins sont malades, l'action est beaucoup plus énergique et plus nuisible ; employé à la clinique de l'école de Lyon dans la gastro-conjonctivite, à la dose de 125 grammes, il a souvent déterminé des coliques violentes, tandis que le sulfate de soude, administré à doses bien supérieures, n'a jamais causé d'accidents sérieux dans les mêmes circonstances. D'après M. Percivall (1), le sulfate de magnésie serait un très mauvais purgatif pour les chevaux, et ne déterminerait le plus souvent aucun effet, même à la dose de 500 grammes ; par contre, ce savant vétérinaire anglais le considère comme le meilleur purgatif qu'on puisse employer chez le gros bétail ; la dose moyenne serait de 500 grammes à la fois. M. Cruzel (2) confirme en partie l'opinion de l'auteur anglais, car il a vu ce sel purger parfaitement le bœuf à la dose de 375 à 500 grammes, uni à 32 grammes d'aloès. Enfin, M. Morton (3) affirme également que le sulfate de magnésie est un des meilleurs purgatifs pour les ruminants.

§ III. — Purgatifs Cathartiques (4).

On désigne sous le nom de *cathartiques*, ou de *purgatifs moyens*, les purgatifs qui provoquent des évacuations alvines en irritant légèrement la muqueuse intestinale et en congestionnant le système capillaire des intestins ; ils se placent naturellement entre les *minoratifs*, qui ne produisent qu'une exhalation séreuse intestinale, et les *drastiques*, qui ne purgent qu'en enflammant plus ou moins profondément le système digestif. Les cathartiques sont tirés en grande partie du règne végétal : le règne minéral ne fournit que le calomélas. Ils provoquent en général une excrétion humorale abondante et irritent suffisamment la muqueuse intestinale pour donner lieu à une révulsion interne assez intense ; du reste, leur action est très disparate et ne comporte pas des généralités étendues ; c'est pourquoi nous passons immédiatement à l'étude spéciale de chacun de ces purgatifs, en allant du plus faible au plus fort, afin d'arriver insensiblement aux *Drastiques*.

a. Protochlorure de mercure.

Pharmacographie. — Voy. *Altérants mercuriaux*, page 522.

Médicamentation. — Le calomel s'administre le plus souvent sous forme de bols ou de pilules, seul ou combiné à d'autres purgatifs, tels que l'aloès, la rhubarbe, la scammonée, etc. On peut aussi le donner en suspension dans un breuvage, en se servant pour intermède d'un jaune d'œuf, de la gomme, etc., mais la forme solide

---

(1) *Effets des médicaments sur les chevaux*, broch.
(2) *Journ. des vétér. du Midi*, 1838, p. 176.
(3) *Loc. cit.*, p. 265.
(4) De κάθαρσις, purgation.

obtient généralement la préférence. Les doses de ce purgatif sont, pour les divers animaux, d'après M. Hertwig, les suivantes :

1° Solipèdes.	12 à 24 gram.	4° Petits ruminants . .	1 à 2 gram.
2° Grands ruminants	4 à 8 —	5° Chiens	50 centigr. à 2 —
3° Porcs.	2 à 6 —		

En général, quand on en a la facilité, il vaut mieux fractionner ces doses et les administrer à plusieurs reprises dans la journée, que de les donner d'emblée.

Pharmacodynamie. — Ce purgatif étant peu employé en France, ses effets y sont peu connus; mais il n'en est pas de même en Angleterre et en Allemagne où son usage est très fréquent; aussi allons-nous emprunter à l'excellent ouvrage de M. Hertwig (1) les considérations suivantes sur ses effets dans le tube digestif.

Donné à très petites doses, le mercure doux produit les effets des altérants mercuriaux sans déterminer d'évacuations intestinales, à moins qu'on ne réitère la dose à de courts intervalles de temps; dans ce dernier cas, l'expérience démontre qu'il détermine bientôt des défécations plus fréquentes, puis plus humides, et enfin plus molles. Administré aux divers animaux, aux doses indiquées par le tableau posologique, le calomel ne purge guère les grands animaux qu'au bout de vingt-quatre à trente-six heures, le mouton que le troisième jour, et le chien beaucoup plus tôt que les autres animaux; cela varie, du reste, selon l'âge des sujets, leur constitution, leur régime. Si l'on réitère la dose purgative deux à trois fois dans la même journée, les animaux sont purgés beaucoup plus rapidement, mais alors ils sont exposés à deux accidents graves : la *superpurgation* et l'*infection mercurielle;* ces deux inconvénients sont moins à craindre chez le porc et le chien qui vomissent la plus grande partie du médicament ingéré, et qui sont beaucoup moins sensibles que les herbivores à l'action des molécules mercurielles.

La purgation par le calomélas présente quelques particularités intéressantes qu'il importe de faire connaître. D'abord, elle s'accompagne fréquemment de salivation quand les doses ont été fortes ou trop rapprochées; en outre, les excréments expulsés prennent peu à peu une couleur spéciale qui est vert grisâtre chez les herbivores et noirâtre chez les omnivores et les carnivores; de plus, ils exhalent une odeur infecte qui se prolonge pendant plusieurs jours après la cessation de l'usage du purgatif. La coloration spéciale des excréments est due, selon les uns, à la formation d'une certaine quantité de sulfure noir de mercure par l'action de l'acide sulfhydrique contenu dans les intestins sur le calomel, et suivant les autres, à l'excrétion, sous l'influence spéciale de ce médicament, qu'on classe assez généralement parmi les *chologogues* (2), d'une grande quantité de bile d'une nature particulière. Quoi qu'il en soit, la purgation déterminée par le mercure doux est une de celles qui se prolongent le plus; c'est aussi une de celles qui affaiblissent le plus radicalement et pour plus de temps les forces propres de l'organisme, ce que la nature du médicament explique du reste facilement, puisqu'un effet altérant se joint presque toujours à l'action évacuante.

Pharmacothérapie. — Le calomel est particulièrement employé dans les maladies du foie et des voies biliaires, dans les affections couenneuses et vermineuses du tube digestif, dans les hydropisies avec production de fausses membranes, dans le

(1) *Loc. cit.*, p. 711 et suiv., § 626.
( ) De χολή, bile, et ἄγω, je chasse.

vertige abdominal, le rhumatisme, les phlegmasies qui s'accompagnent de productions morbides, les maladies de la peau, des centres nerveux, etc.

b. Du Nerprun purgatif (*Rhamnus catharticus*, L.)

Pharmacographie. — Le Nerprun est un arbrisseau indigène appartenant à la
famille des Rhamnées, qu'on trouve dans les haies, les taillis, les bois, etc., surtout
dans le midi de la France. Il
fournit à la médecine ses fruits,
connus sous le nom de *baies
de nerprun*.

Caractères. — Les baies
du nerprun sont à peu près de
la grosseur de celles du géné-
vrier, dont elles ont l'aspect;
d'abord vertes, elles deviennent ensuite violettes, et enfin
tout à fait noires; elles renferment une pulpe verdâtre,
d'une odeur désagréable, d'une
saveur âcre et amère, au milieu de laquelle on trouve ordinairement quatre semences
dures. Cette pulpe et son infusion aqueuse verdissent par
les alcalis, rougissent par les
acides, et prennent une teinte
noire sous l'influence des sels de fer.

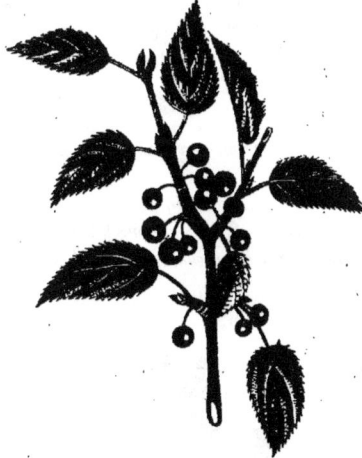

Composition chimique. — Elle est encore imparfaitement connue; cependant
les analyses de MM. Vogel et Hubert y ont démontré la présence des principes suivants : *cathartine*, *matière colorante verte* (rhamnine), *acides acétique* et *malique*,
mucilage et *gomme*, *sucre*, *matière azotée*, etc.; enfin Schwilgué admettait, dans ces
petits fruits, la présence du tannin et de l'albumine.

Pharmacotechnie. — On récolte les baies de nerprun vers le mois de septembre, lorsqu'elles ont acquis leur complète maturité; on peut les employer sous
cet état, après les avoir écrasées, et en faire des électuaires ou des breuvages; cependant on ne s'en sert pas souvent sous cette forme, l'expérience ayant, en quelque
sorte, consacré les deux préparations suivantes :

1° *Extrait ou rob de nerprun.*

On écrase les baies de nerprun et on les laisse fermenter trois ou quatre jours; alors on passe
avec expression, on filtre et l'on évapore en consistance d'extrait mou. On doit conserver cette préparation dans des vases pleins et bien clos; car elle peut moisir.

2° *Sirop de nerprun.*

⅟ Suc de nerprun et sucre blanc . . . . parties égales.

Faites fondre le sucre dans le suc de baies de nerprun et rapprochez en consistance de sirop. En
remplaçant le sucre par la mélasse, la cassonade, le glucose, le miel, etc., on obtiendrait une préparation tout aussi efficace et beaucoup plus économique.

Effets et usages. — Administrées entières ou écrasées, les baies de nerprun agissent avec beaucoup d'activité et à la manière des purgatifs drastiques; elles sont peu usitées, parce qu'on ne les conserve guère en nature dans les officines; le rob, et surtout le sirop, sont beaucoup moins actifs, et paraissent dépourvus de toute faculté drastique, à moins qu'on ne les donne à doses exagérées. Le nerprun irrite légèrement la muqueuse intestinale, et provoque une sécrétion abondante de mucus : aussi le place-t-on généralement parmi les purgatifs *hydragogues* et *phlegmagogues*. Il est rarement employé pour les grands herbivores, si ce n'est parfois comme adjuvant d'un autre purgatif plus énergique; on se sert assez souvent, au contraire, de l'extrait et du sirop de nerprun pour les carnivores; on donne ce dernier depuis la dose de 32 jusqu'à celle de 96 grammes; quand on emploie le rob de nerprun, la dose doit être moitié moindre. Ce purgatif est surtout préconisé contre les hydropisies.

Succédanés du Nerprun.

1° **Bourdaine** (*Rhamnus frangula*, L.). — Partie employée : écorce de la tige et de la racine.

2° **Sureau** (*Sambucus nigra*, L.). — Parties employées : deuxième écorce de la tige et de la racine, feuilles et baies à l'état frais.

3° **Hièble** (*Sambucus ebulus*, L.). — Parties employées : les mêmes que pour le sureau.

c. De la Rhubarbe.

Pharmacographie. — On donne le nom de *Rhubarbe*, dans les officines, à la racine préparée et sèche de plusieurs plantes du genre *Rheum*, de la famille des Polygonées, qui croissent en Asie et en Europe, et notamment du *Rheum palmatum*, L., représenté par la figure ci-contre.

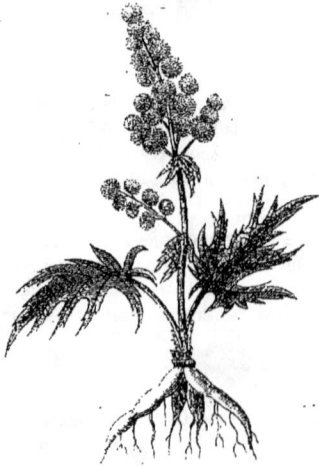

Variétés commerciales. — On distingue, dans le commerce de la droguerie, quatre variétés principales de rhubarbe, d'après leur provenance; nous allons faire connaître brièvement leurs principaux caractères.

1° **Rhubarbe de Chine ou de Canton.** — Cette variété sort de la Chine par Canton, et arrive en Europe par la voie de l'Océan; elle est en morceaux compactes, arrondis, percés d'un ou plusieurs petits trous, dans lesquels on trouve parfois des débris de la corde qui a servi à les suspendre pour les faire sécher; à l'extérieur, ces fragments sont d'un jaune sale; intérieurement, ils ont une structure serrée et présentent une marbrure fine de teinte briquetée; l'odeur de cette rhubarbe est très prononcée et particulière, et sa saveur est franchement amère; sa poudre est d'une couleur fauve, et teint la salive en jaune orangé. Cette variété est souvent piquée aux vers et moisie; les droguistes remédient à cette altération en bouchant les trous avec un mastic de poudre de rhubarbe, de gomme et d'eau, et en roulant les morceaux dans de la poudre d'excellente rhubarbe. En divisant les fragments suspects, on reconnaît facilement cette grossière supercherie.

2° **Rhubarbe de Moscovie ou de Bucharie.** — Elle est récoltée dans la Tartarie, et préparée avec soin en Sibérie. Elle est en morceaux irréguliers, anguleux, concaves ou plats d'un côté, convexes de l'autre, percés d'un grand trou rond dans lequel on peut passer le petit doigt; la surface en est lisse, grattée avec soin, et d'une teinte jaune clair uniforme, l'intérieur est d'un tissu peu serré, marbré de blanc et de rouge d'une manière irrégulière; l'odeur en est très prononcée, la saveur amère et astringente; elle donne une poudre d'un jaune pur, et ses fragments, qui croquent sous la dent, colorent la salive en jaune safrané. C'est la variété la plus estimée et la plus chère.

3° **Rhubarbe de Perse ou de Turquie.** — Elle nous arrive par la Turquie ou la Russie; elle est en fragments cylindriques si elle provient de jeunes racines, et en morceaux mi-cylindriques si elle est fournie par des racines plus âgées (*Rhubarbe plate*); elle est d'un jaune terne à l'extérieur et à l'intérieur, d'un tissu serré et compacte, et percée d'un ou plusieurs trous comme celle de Chine. C'est une excellente espèce, et supérieure même à celle de Russie.

4° **Rhubarbe de France ou indigène.** — Cette variété, qui est fournie par le *Rheum undulatum*, le *Rheum compactum*, le *Rheum rhaponticum*, etc., est en fragments irréguliers plus ou moins volumineux, non perforés, mal préparés, d'une teinte ferrugineuse à l'extérieur, d'une marbrure rougeâtre à l'intérieur rayonnant du centre à la circonférence, d'un tissu spongieux, d'une odeur faible, d'une saveur amère et mucilagineuse, etc. C'est la variété la moins active et la moins recherchée; elle ne sert guère qu'à falsifier les bonnes espèces entières ou pulvérisées. Son bas prix la rend propre à être employée dans la médecine des animaux.

Composition chimique. — D'après les recherches d'un grand nombre de chimistes, les bonnes variétés de rhubarbe renferment les principes suivants : *amer de rhubarbe* (rhubarbarine?), *résine* (rhéine?), *huile grasse, essence, matière colorante, tannin, gomme, amidon, cellulose, oxalate de chaux, de potasse*, etc.

Pharmacotechnie. — La rhubarbe est soumise, dans la pharmacie de l'homme, à une foule de préparations officinales et magistrales; on en fait de la *poudre*, de l'*extrait*, une *teinture*, un *vin*, un *sirop*, etc. En pharmacie vétérinaire, on ne connaît que la poudre, qui sert à confectionner des bols, des électuaires, des breuvages, simples ou composés; on la trouve toute préparée dans le commerce; mais comme elle est souvent falsifiée, les vétérinaires se tiendront en garde contre cette préparation industrielle.

Pharmacodynamie. — Les effets de la rhubarbe varient beaucoup selon la dose à laquelle elle est administrée; donnée en petite quantité, elle agit comme un tonique amer, un stomachique, fortifie l'estomac et les intestins, et détermine bientôt la constipation; si on l'administre en plus grande quantité ou si l'on rapproche les doses, elle rend les défécations plus fréquentes et plus molles, surtout pour les petits animaux; enfin, à fortes doses, elle détermine la purgation chez la plupart des espèces. D'après Viborg, cité par M. Hertwig (1), le chien serait purgé par 8 à 16 grammes

(1) *Loc. cit.*, p. 245.

de rhubarbe ; le porc par 96 à 125 grammes ; le cheval par 250 grammes environ, mais soulement au bout de trente-six heures ; il n'est pas question des ruminants, sur lesquels sans doute ce purgatif aurait peu d'action. Quoi qu'il en soit, la purgation produite par la rhubarbe est douce, lente, peu durable et suivie de la constipation ; les excréments prennent bientôt une couleur jaune très marquée, ce qui est dû certainement à la matière colorante de la rhubarbe, et ce qui est attribué aussi par quelques auteurs à l'action de ce purgatif sur la sécrétion biliaire ; on remarque que les urines se colorent également en jaune sous l'influence de ce médicament, et que le lait des femelles acquiert de l'amertume et des vertus purgatives qui se font parfois sentir sur les jeunes animaux qui tettent. Enfin, on a reconnu que la rhubarbe fait rapidement périr les vers intestinaux.

Pharmacothérapie. — La rhubarbe s'administre en électuaire ou en bol, mais rarement en breuvage, à cause de son amertume. Les cas dans lesquels on en fait usage, sont principalement l'inappétence qui succède à l'indigestion, les affections du foie, telles que la jaunisse, les engorgements, les calculs biliaires, la fièvre bilieuse, etc., la diarrhée et la dyssenterie, les maladies vermineuses de l'intestin, etc. La diarrhée des veaux cède au bout de deux ou trois jours de l'usage de la poudre de rhubarbe à la dose de 4 à 5 grammes, avec autant de poudre d'aunée, dans une décoction d'orge ou de riz, d'après une note qui nous a été communiquée par M. Auloge, de Roanne.

d. Du Séné.

Pharmacographie. — On donne le nom de *Séné* à un mélange de feuilles et de fruits de plusieurs petits arbrisseaux de la famille des Légumineuses, que Linné avait confondus sous le nom commun de CASSIA SENNA ; mais les botanistes modernes ont distingué dans le genre *Cassia* plusieurs espèces susceptibles de fournir du séné. Celles qu'on exploite le plus pour cet objet sont les suivantes : *Cassia acutifolia*, de Delille ; *Cassia æthiopica*, de Guibourt (*Cassia ovata*, de Mérat) ; *Cassia lanceolata*, de Forsk ; *Cassia obovata*, de Colladon. Tous ces arbrisseaux croissent dans des contrées très chaudes du globe, telles que la haute Égypte et la Syrie, l'Arabie, l'Inde, l'Amérique, et la partie méridionale de l'Europe, l'Italie, par exemple.

Variétés commerciales. — Le commerce présente plusieurs variétés de séné distinguées d'après leur provenance. Nous allons faire connaître les principales en commençant par les plus répandues et les plus importantes.

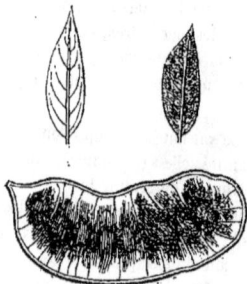

1° **Séné de la palthe, séné d'Égypte.** — Il est formé pour la plus grande partie par des folioles et quelques follicules du *Cassia acutifolia*. Les folioles sont petites, ovales, pointues à leur sommet et à bords inégaux ; elles présentent une nervure médiane très apparente à la face inférieure, et des nervures latérales assez marquées, alternes et dirigées vers le sommet. Ces petites folioles sont fermes, roides, d'un vert pâle en dessus, et d'un vert glauque en dessous ; elles sont souvent brisées.

Les follicules sont plates, allongées, arrondies aux extrémités, très peu arquées, et renfermant de six à neuf semences. On trouve mélangées à ce séné des folioles entières ou divisées du *Cassia obovata*, des feuilles brisées d'*Arguel*, des pétioles, des débris végétaux, etc. La récolte de cette variété de séné se fait principalement dans la haute Égypte, de là il est transporté au Caire par le Nil, emmagasiné et trié méthodiquement. Autrefois les marchands de séné payaient au pacha d'Égypte un impôt appelé *palthe*, d'où est venu le nom commercial de ce produit; aujourd'hui cette denrée est le monopole exclusif du gouvernement de ce pays, qui l'exploite à son profit. C'est cette variété qui est la plus répandue en France et la plus recherchée.

2° Séné de Tripoli ou d'Afrique. — Il est formé à peu près exclusivement par les feuilles et les fruits du *Cassia æthiopica*. Les folioles qui le constituent sont un peu plus grandes et plus vertes que celles du séné de la palthe, auxquelles elles ressemblent, du reste, beaucoup; elles en diffèrent principalement en ce qu'elles se rapprochent moins de la forme lancéolée, qu'elles sont moins pointues au sommet, plus larges que celles du *Cassia acutifolia* relativement à leur longueur, etc.; elles sont rarement entières; le plus souvent elles sont brisées en petits fragments, ainsi que les follicules, qui sont remarquables par leur peu de développement, leur forme arrondie et leur couleur blonde. Ce séné est moins commun que le précédent.

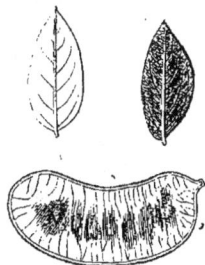

3° Séné moka, de la pique, séné de l'Inde. — Cette variété de séné, qui est principalement fournie par le commerce anglais, vient de l'Arabie et de l'Inde; elle est formée de folioles et de follicules provenant du *Cassia lanceolata*. Les folioles sont longues, étroites, pointues comme un fer de lance, vertes ou jaunies, et noircies par l'action de l'humidité; les follicules, qui manquent parfois totalement, sont longues, étroites, peu courbées, vertes sur les bords et noirâtres vers le centre. Ce séné est assez répandu dans le commerce.

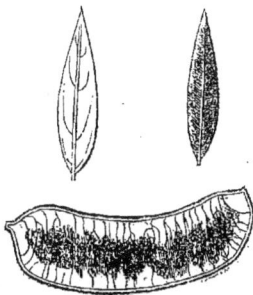

4° Séné de Syrie, du Sénégal, d'Italie. — Le séné tiré de ces divers pays est fourni par le *Cassia obovata*, et se distingue aisément des variétés précédentes. Les folioles sont petites, minces, ovoïdes, rétrécies vers le pétiole et élargies au sommet, qui est muni d'une petite pointe mousse; les follicules sont plates, membraneuses, étroites et très arquées, ce qui les différencie nettement des précédentes. Cette variété de séné est peu estimée, se vend rarement séparée, et ne sert guère qu'à être mélangée avec celles qui sont plus recherchées.

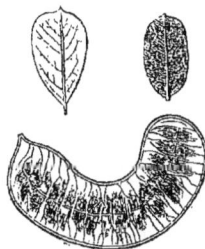

Caractères généraux du séné. — A quelque variété qu'il appartienne, le séné est toujours un mélange assez hétérogène de folioles et de follicules entières ou brisées, de débris de pétioles, de rameaux, de diverses parties végétales, etc.; la couleur en est généralement d'un vert pâle ou jaunâtre; l'odeur est aromatique, mais peu agréable; la saveur est d'abord mucilagineuse, puis amère, et enfin nauséeuse.

Composition chimique. — D'après les recherches de MM. Lassaigne et Feneulle, le séné renfermerait les principes suivants : *cathartine, matière volatile peu abondante, chlorophylle, matière colorante jaune, mucilage, albumine, acide malique et quelques sels.* La *cathartine*, matière encore imparfaitement déterminée, paraît être le principe purgatif du séné; elle est moins abondante dans les follicules que dans les folioles; voilà pourquoi ces dernières ont plus d'activité et une valeur commerciale supérieure aux follicules.

Falsifications. — Il y a peu de substances médicamenteuses qui soient plus rarement pures que le séné; celui qui est débarrassé de toutes matières étrangères, même des follicules, s'appelle *séné mondé;* il est à peu près pur, mais comme le prix en est très élevé, on le rencontre rarement dans le commerce. Les follicules triées et mises à part sont aussi appelées *mondées;* le séné qui, par contre, présente une grande quantité de fragments de pétioles, de débris végétaux divers, qu'on appelle *bûchettes,* et peu de folioles, est une espèce de basse qualité, une sorte de rebut de magasin qu'on appelle *grabeaux.* Indépendamment de ces divers degrés de mélange, le séné peut présenter des feuilles complètement étrangères aux arbrisseaux du genre *Cassia.* Celles qu'on y ajoute le plus souvent sont les feuilles d'*Arguel* (fig. A), de *Baguenaudier* (fig. B), d'*Airelle ponctuée* (fig. C), et de *Redoul* (fig. D). L'*Arguel*, A (*Cynanchum arguel*, Delille), de la famille des Asclépiadées, est un petit arbrisseau qui croît en Égypte, et dont les feuilles servent à falsifier le séné de la palthe; elles sont lancéolées, épaisses, un peu tomenteuses, à nervures latérales peu marquées, d'une couleur blanchâtre, d'une odeur forte et nauséeuse et d'une saveur très amère; leur action purgative est plus énergique que celle du séné, mais elle est d'une autre nature : elle est essentiellement drastique.

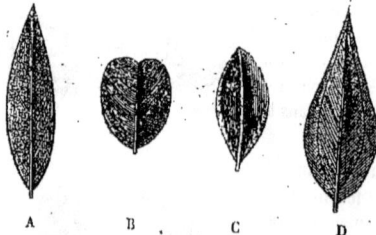

Le *Baguenaudier*, B (*Colutea arborescens*, L.), de la famille des Légumineuses, est un arbrisseau qui croît en Provence; ses feuilles, qui sont cordiformes, non rétrécies à la base, échancrées légèrement au sommet, minces, vertes, très ressemblantes à celles du *Cassia obovata*, servent à falsifier les sénés de la palthe et d'Italie; elles

A   B   C   D

sont très peu actives, malgré le nom de *Séné d'Europe* que leur avait donné Boerhaave. L'*Airelle ponctuée*, C (*Vaccinium vitis idea*, L.), de la famille des Vacciniées, est un petit arbrisseau indigène dont les feuilles, ressemblant un peu à celles du buis, servent aussi à falsifier le séné; elles sont ovales, à peine dentées, épaisses, à bords renversés, d'un vert foncé en dessus et d'un vert pâle en dessous, avec des points noirs. Enfin, le *Redoul*, D (*Coriaria myrtifolia*, L.), de la famille des Coriariées, commun dans le voisinage de la Méditerranée, fournit des feuilles qui exercent sur les animaux une action analogue à celle de la noix vomique, et qu'on mélange malgré cela aux diverses variétés de séné, après les avoir divisées. Les feuilles du redoul diffèrent de celles du *Cassia*, en ce qu'elles sont blanchâtres, ovales-lancéolées, absolument entières, à nervures palmées, au nombre de trois, une au centre, droite, et deux latérales, courbes, qui suivent les contours de la feuille en côtoyant ses bords, et vont se perdre insensiblement vers son sommet. Ce dernier caractère est essentiel, car les nervures des folioles des sénés sont toutes disposées en barbes de plume.

Pharmacotechnie. — Les préparations qu'on fait subir au séné sont simples et peu nombreuses. Parfois on le réduit en poudre pour en faire des bols ou des électuaires ; mais cette forme est peu usitée, parce qu'elle ne donne jamais de bons résultats. Le plus souvent on le traite par infusion pour former la base de breuvages ou de lavements purgatifs ; on doit éviter de traiter le séné par décoction, parce que l'ébullition altérerait ses principes actifs. On associe très souvent au séné de l'aloès, de la manne, du sulfate de soude, etc., pour augmenter ses propriétés purgatives et les rendre plus complètes.

Médicamentation. — Le séné s'administre toujours en breuvages ou en lavements ; sous forme solide, il purge difficilement et enflamme les voies digestives. Les doses qui conviennent pour les divers animaux sont approximativement les suivantes :

1° Grands herbivores . . .	125 à 150 gram.	3° Porcs.	8 à 16 gram.
2° Petits ruminants. . . .	32 à 64 —	4° Chiens.	4 à 12 —

Pharmacodynamie. — Le séné est un purgatif d'une espèce toute particulière ; contrairement aux autres purgatifs, il agit moins sur la muqueuse intestinale que sur la membrane charnue dont il accroît l'énergie contractile et précipite le mouvement péristaltique. Son action se porte d'abord sur l'intestin grêle, puis successivement sur les diverses portions du gros intestin ; il évacue les excréments durcis ou accumulés dans le tube intestinal en augmentant les contractions de son plan charnu, mais nullement en provoquant des excrétions extraordinaires dans ce conduit. Ce mode d'action explique assez bien les coliques vives qui accompagnent presque toujours l'action de ce médicament ; car, d'une part, les contractions de l'intestin sont souvent inégales et spasmodiques ; et, d'autre part, lorsque les excréments sont durcis, la contraction du plan charnu intestinal occasionne nécessairement des pressions plus ou moins douloureuses pour la muqueuse du canal digestif. Le séné est donc un purgatif imparfait par lui-même ; mais on comprend qu'il devienne un auxiliaire important pour les purgatifs qui agissent principalement sur la muqueuse et qui déterminent des sécrétions abondantes, etc. Aussi M. Schaack (1) considère-t-il le séné comme une sorte de complément de l'aloès dont la purgation est si lente à se produire ; il l'administre soit avant, soit en même temps, soit après l'aloès, dont la dose doit être alors au-dessous de la moyenne. Bourgelat (2) avait déjà recommandé, du reste, cette utile association.

Les auteurs sont peu d'accord sur la valeur du séné comme remède purgatif. La plupart admettent qu'aux doses indiquées au tableau posologique, il purge parfaitement le chien et le porc ; pour les herbivores, il y a de grandes dissidences d'opinion. Vitet (3) lui reconnaît des propriétés purgatives, mais il lui reproche d'échauf-

(1) Communication orale.
(2) *Matière médicale*, t. II, p. 335.
(3) *Médec. vétér.*, t. III, p. 120.

fer les premières voies, de causer des coliques, des borborygmes, le gonflement du ventre, etc.; il prétend qu'il purge la brebis à la dose de 1 à 2 onces et demie, le bœuf et le cheval depuis 1 once et demie jusqu'à 3 et même 4 onces, et cependant il conclut que le séné est un purgatif rarement utile, ce qui est un peu contradictoire. D'un autre côté, M. Delafond (1) assure qu'à la dose de 90 à 250 grammes, le séné en infusion aqueuse fatigue le cheval, produit une diurèse abondante, mais ne purge que très incomplétement. Enfin Gilbert (2), ayant administré à une vache 125 grammes de séné et 180 grammes d'aloès, n'observa aucun effet ; une brebis qui prit une infusion de 125 grammes de séné mourut au bout de quinze jours d'une inflammation gastro-intestinale, mais elle ne fut pas purgée. On n'est donc pas bien fixé encore sur la valeur du séné comme purgatif, surtout chez les animaux ruminants.

Pharmacothérapie. — Le séné étant rarement employé seul, il n'a pas d'indications spéciales, mais on comprend qu'il puisse remplir toutes celles de la médication purgative, lorsqu'il est convenablement associé aux autres purgatifs.

Succédané du Séné.

Frêne commun (*Fraxinus excelsior*, L.). — Ce bel arbre de nos forêts, qui appartient à la famille des Jasminées, produit des feuilles abondantes et touffues, qui récoltées, desséchées et conservées avec soin, paraissent jouir des vertus purgatives du séné. On doit les traiter par décoction et les donner en breuvage. D'après le vétérinaire Mayeur (3), 125 grammes de jeunes feuilles de frêne bouillies dans 2 litres d'eau formeraient un bon breuvage purgatif pour les grands ruminants. Il serait très important de vérifier cette propriété avec soin ; car si elle était réelle, elle constituerait une ressource bien précieuse pour la médecine vétérinaire rurale, parce que le frêne se trouve partout, et que la récolte et la conservation de ses feuilles ne présentent aucune difficulté.

e. De l'Aloès.

Partie pharmacostatique.

On désigne sous ce nom un *extractif amer* formé par le suc propre de certaines plantes à feuilles épaisses et charnues de la famille des Liliacées. Ces plantes, qui forment un genre spécial appelé *Aloe*, croissent dans toutes les parties chaudes du globe, et spécialement sur la côte méridionale de l'Afrique, en Asie, dans l'Inde, en Amérique, et même dans les régions australes de l'Europe, comme l'Espagne, le Portugal, l'Italie, la Turquie, etc.

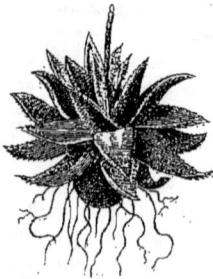

Les feuilles des aloès, d'où l'on doit retirer le suc qui, par son épaississement à l'air, constitue le médicament de ce nom, présentent les caractères suivants : Elles sont épaisses, charnues, concaves en

(1) *Thérap. génér.*, t. II, p. 253.
(2) *Annal. de l'agric. franç.*, t. III. p. 349 et 322.
(3) *Corresp. de Fromage de Feugré*, t. II, p. 137.

dessus, convexes en dessous, dures et épineuses sur les bords, cassantes, etc. Au centre, elles sont formées par une pulpe verte, émolliente et sans vertus purgatives ; à la surface, et surtout vers les bords, elles présentent de nombreux vaisseaux contenant le suc propre qui constitue l'aloès.

Récolte. — Les procédés mis en usage pour extraire l'aloès sont encore peu connus ; les voyageurs qui en ont parlé ne sont pas d'accord entre eux, ce qui porte à supposer que ces procédés varient selon les pays. Quoi qu'il en soit, ils peuvent être rapportés à trois méthodes différentes : l'*incision*, la *pression* et la *décoction*.

1° Incision. — Dans cette méthode, on compte plusieurs procédés. L'un consiste à inciser les feuilles sur la plante même et à recueillir le suc à mesure qu'il s'écoule des blessures ; ce procédé, peu productif, fournirait une espèce très rare d'aloès, celui qu'on appelle *translucide, en larmes*. Dans un autre procédé, on coupe les feuilles d'aloès et on les entasse de telle sorte que les inférieures, placées plus en avant que celles qui leur sont superposées, servent de rigoles pour conduire le suc dans des courges desséchées et vidées qui font l'office de réservoirs. Enfin, dans un troisième procédé, on coupe encore les feuilles par leur base, et on les place verticalement dans un tonneau ou un baquet, la blessure tournée en bas ; le suc qui s'est amassé dans l'ustensile est recueilli et desséché au soleil. C'est par cette méthode qu'on obtient les variétés les plus pures d'aloès.

2° Pression. — Par cette méthode, on épuise plus complétement les feuilles d'aloès de leur suc que dans la précédente ; elle peut porter sur des feuilles neuves ou sur celles qui ont servi dans un des procédés que nous venons d'exposer. Dans l'un et l'autre cas, on divise ces feuilles en fragments qu'on écrase ensuite de manière à les réduire en pulpe ; celle-ci, pressée avec force, fournit un suc abondant qu'on concentre au feu ou au soleil. Cette méthode fournit les aloès de médiocre qualité, parce qu'il s'y mêle beaucoup de mucilage.

3° Décoction. — Cette méthode, très vicieuse, comprend aussi plusieurs procédés. L'un, le moins mauvais, consiste à placer les feuilles hachées ou réduites en pulpe dans des paniers d'osier, et à plonger ceux-ci dans l'eau chaude pendant quelques minutes afin de dissoudre le suc ; on réitère ces immersions avec de nouvelles feuilles jusqu'à ce que la solution soit suffisamment chargée pour être évaporée avec avantage. L'autre procédé, le plus mauvais de tous, consiste à soumettre les feuilles écrasées ou le résidu de celles qui ont été soumises à d'autres opérations, à l'action prolongée de l'eau bouillante. La méthode par décoction ne peut fournir que de l'aloès de basse qualité, attendu qu'elle altère l'aloès lui-même et qu'elle y mélange nécessairement du mucilage, de la fécule, etc.

Variétés commerciales d'aloès. — Les variétés d'aloès sont assez nombreuses, mais difficiles à bien distinguer les unes des autres. On ignore les circonstances essentielles qui leur donnent naissance ; on ne sait pas au juste si c'est la variété de la plante, la contrée où elle croît, le procédé employé à obtenir le suc, les manipulations commerciales, etc., qui impriment à ces diverses espèces d'aloès leurs caractères spéciaux. Quoi qu'il en soit, nous distinguerons toutes ces variétés en deux grandes catégories : *Variétés françaises* et *variétés anglaises*.

A. — *VARIÉTÉS FRANÇAISES D'ALOÈS.* — Ces espèces, les plus anciennement connues, et qu'on pourrait en quelque sorte appeler *Classiques*, sont au nombre de trois et portent les noms d'aloès *Succotrin*, *Hépathique* et *Caballin*.

Ces trois variétés ont-elles une origine distincte, ou bien proviennent-elles d'un même produit plus ou moins impur? Il est impossible de le dire positivement, mais la dernière supposition est la plus généralement admise.

a. **Aloès Soccotrin ou Soccotrin.** —Cette variété, la plus pure, est ainsi nommée parce qu'elle était autrefois fournie par l'île de *Soccotora* dans le golfe Persique, d'où elle se répandait en France par Smyrne et Marseille. Elle est rare dans le commerce; M. Guibourt lui assigne les caractères suivants: Elle est en masses amorphes d'un jaune rougeâtre, translucide sur les bords, et lorsqu'elle est en lamelles, avec un reflet pourpre, d'une cassure lisse et sinueuse; l'odeur en est aromatique, agréable, et rappelle celle de la myrrhe; sa saveur est d'une amertume intense et durable. Cet aloès est léger, peu consistant et se réduit en une poudre d'un jaune d'or qui se ramollit entre les doigts et se dissout presque entièrement dans l'eau et l'alcool.

b. **Aloès Hépatique.** —L'aloès hépatique, ainsi nommé à cause de sa couleur d'un brun foncé, lorsqu'il est en masses, est la variété la plus répandue et celle qu'emploient le plus souvent les vétérinaires; il est opaque, dense, d'une odeur moins forte et moins prononcée que celle du précédent, d'une saveur tout aussi amère malgré sa solubilité moindre; sa poudre est d'un jaune verdâtre caractéristique.

c. **Aloès Caballin.** — Cet aloès, qu'on appelle ainsi parce qu'on se figure à tort qu'il sert à purger les chevaux, paraît être le résidu des deux autres variétés; on croit aussi que l'*Aloe vulgaris*, qu'on cultive en Europe, fournit une partie de cette variété impure. L'aloès caballin est compacte, d'un brun foncé avec des taches ferrugineuses; sa poudre est noirâtre, d'une mauvaise odeur et peu soluble dans l'eau. Cette variété est rejetée de la médecine vétérinaire.

En général, dans les variétés françaises, il faut préférer l'aloès le plus léger, le plus transparent et le moins coloré; le meilleur est aussi celui qui se ramollit entre les doigts, qui fournit une poudre d'un jaune doré, qui se dissout en grande quantité dans l'eau et dans l'alcool froids, etc.

B. — *VARIÉTÉS ANGLAISES D'ALOÈS.*

—En Angleterre, on trouve plusieurs variétés d'aloès qui sont peu connues en France, et qui ne se rencontrent que rarement dans le commerce, où elles n'arrivent souvent que par contrebande. Les plus utiles à connaître de ces variétés, sont l'aloès des *Barbades*, celui du *Cap* et celui de *Bombay*. Nous allons faire connaître leurs caractères les plus essentiels.

a. **Aloès des Barbades.** — Cette variété d'aloès, très commune en Angleterre, est ainsi nommée à cause de son origine; elle est contenue dans des courges sèches appelées *calebasses*, et se présente en masses amorphes d'un brun rougeâtre qui deviennent d'un brun noirâtre à l'air. Sa cassure est terne, son odeur est forte et agréable, sa poudre d'un rouge brunâtre; sa solubilité dans l'eau et l'alcool est très prononcée, etc.

b. **Aloès du Cap.** — Cet aloès, comme l'indique son nom, provient du cap de Bonne-Espérance, où il est récolté par les Hottentots; il est en petites masses irrégulières d'un brun foncé avec reflet verdâtre; son odeur est forte, un peu iodée, sa saveur très amère, sa poudre verte, sa solubilité médiocre, etc.

c. **Aloès de Bombay ou de Moka.** — L'aloès de Bombay ou de l'Inde est inconnu en France; il est expédié en Angleterre dans des tonneaux, des caisses ou des peaux de bœuf; souvent il est dur à la surface et encore mou au centre; il est d'un

brun foncé, opaque, aromatique, et souvent mêlé d'impuretés ; il est très actif.
(Morton.)

Falsifications des aloès. — Les matières qu'on mélange le plus souvent à l'aloès
sont la *colophane* et la *poix résine ; l'extrait de réglisse* et la *gomme arabique*, *l'ocre*
et la *poudre d'os*, etc. On découvre les deux premières substances en faisant brûler
de l'aloès sur un corps très chaud : l'odeur résineuse qui s'en exhale est caractéristique ; on peut encore se servir de l'eau chaude, qui dissoudrait l'aloès et laisserait
les résines. On reconnaît les deux suivantes en traitant la matière par l'alcool, qui n'attaque que l'aloès. Enfin, les deux dernières matières se dévoilent à l'aide de l'incinération, qui ne les attaque pas, ou qui laisse subsister leurs principes les plus caractéristiques.

Nature chimique de l'aloès. — Depuis l'analyse de l'aloès par Bouillon-Lagrange,
Vogel, Tromsdorff, etc., on considère ce médicament comme l'assemblage d'un
extractif savonneux et d'une *résine ;* cependant M. Braconnot a essayé d'établir
l'unité de nature de l'aloès, en admettant que c'est un principe *sui generis* qu'il qua-
lifie de *résino-amer*. Enfin, Berzelius s'est prononcé nettement pour l'unité de composition de ce suc végétal ou au moins de son principe actif ; il croit que celui-ci
est formé par un *extractif* proprement dit, entièrement soluble dans l'eau à l'origine, mais qui se modifie au contact de l'air sous l'influence de la chaleur comme
tous les corps de cette nature, et qu'il se forme peu à peu une partie insoluble, quasi
résineuse, qu'il nomme *apothème*. Si nous avions assez d'autorité pour appuyer une
opinion sur ce sujet difficile, nous adopterions sans hésiter celle de Berzelius.

Composition chimique de l'aloès. — D'après la majorité des chimistes, l'aloès
renfermerait les principes suivants : *extractif savonneux*, soluble à la fois dans l'eau
et l'alcool ; principe *résineux*, peu soluble dans l'eau, mais soluble dans l'alcool ;
essence, matière colorante, acide gallique, sels alcalins, etc., dont la proportion varie selon la variété commerciale de l'aloès.

Le principe qu'on appelle extractif, savonneux ou soluble, paraît être la partie active de l'aloès ; il contient un principe immédiat qu'on a isolé dans ces derniers temps
et qu'on appelle *aloïne ;* nous en parlerons plus loin. Quant au principe résineux, il
n'est pas entièrement dépourvu de propriétés purgatives ; mais, essayé isolément par
Moiroud (1), il a paru peu actif. Ce qui vient, du reste, à l'appui des expériences de
ce pharmacologiste, c'est que la proportion de ce principe est d'autant moindre que
les propriétés purgatives des variétés d'aloès sont plus développées, ainsi que le démontre le tableau suivant :

Aloès des Barbades. . .	Extractif,	81	Résine,	19 =	100
Aloès de Bombay. . . .	—	80	—	20 =	100
Aloès succotrin.	—	75	—	25 =	100
Aloès hépatique.	—	52	—	48 =	100

Ces chiffres, provenant d'anciennes analyses de Tromsdorff, ne sont sans doute pas
très rigoureux ; cependant, tels qu'ils sont, ils sont utiles à connaître, en ce sens
qu'ils donnent jusqu'à un certain point la valeur relative des principales variétés
d'aloès.

Pharmacotechnie. — Il est peu de médicaments qui donnent lieu à des préparations plus nombreuses et plus variées que l'aloès, tant pour l'usage interne que pour

(1) *Loc. cit.*, p. 263, 1re édit.

l'emploi extérieur. Nous les distinguerons, selon notre habitude, en *pharmaceutiques* et en *chimiques*.

A. *Préparations pharmaceutiques d'aloès.*

1° *Poudre.*

La poudre d'aloès renferme tous les éléments du médicament ; elle est d'un emploi fréquent, et sert à former toutes les autres préparations. Elle doit être conservée à l'abri de l'air, parce qu'elle s'altère rapidement ; quand elle est un peu tassée dans le vase, elle prend souvent une grande consistance : pour éviter cet inconvénient, on a l'habitude en Angleterre d'y mêler le quart de son poids de farine fortement desséchée. (Morton.)

2° *Extrait aqueux.*

Quand on veut éliminer la résine de l'aloès et former un extrait doux et purgatif, on emploie le procédé suivant, préconisé par M. Winckler (1) :

♃ Aloès. . . . . 1 part. | Eau chaude . . . . 6 à 8 part.

Faites dissoudre ; précipitez la résine par une solution concentrée de sulfate de soude ; laissez déposer, décantez la partie claire et évaporez au bain-marie en consistance d'extrait. Si l'on veut obtenir la résine pure, on traite le dépôt par l'alcool et l'on évapore la teinture qui en résulte.

3° *Solution aqueuse* (Morton).

♃ Aloès. . . . . 1 part. | Alcool. . . . . 1 part.
Eau. . . . . 7 —
Dissolvez.

4° *Teinture d'aloès.*

♃ Aloès. . . . . 1 part. | Alcool . . . . 8 part.

5° *Vin d'aloès.*

♃ Aloès. . . . . 1 part. | Vin . . . . 10 part.
Dissolvez.

6° *Pommade d'aloès.*

♃ Aloès . . . . 1 part. | Axonge . . . . 4 part.
Incorporez.

7° *Bols purgatifs.*

♃ Aloès . . . . 125 gram. | Savon blanc . . . . 125 gram.
F. s. a. quatre bols.

Indépendamment de ces préparations, l'aloès entre dans beaucoup d'autres formules officinales ou magistrales, ainsi qu'il sera facile de le constater en consultant le *Formulaire.* On y associe fréquemment d'autres purgatifs, tels que le séné, le calomel, le sulfate de soude, etc. ; on y mélange aussi des toniques, des stimulants, etc., selon les circonstances. Quelles que soient les préparations dans lesquelles entre l'aloès, il faut éviter de le soumettre à une température élevée, dans la crainte d'altérer son principe le plus actif ; l'eau bouillante suffit pour transformer une partie de l'extractif savonneux en apothème ou principe insoluble.

B. *Préparation chimique d'aloès.*

Aloïne. — D'après MM. T. et H. Smith (2), chimistes anglais, quand on épuise l'aloès de bonne qualité par l'eau distillée froide et qu'on concentre la solution dans

(1) *Journ. de pharm. et de chim.*, t. XIX, p. 195.
(2) *Idem*, 1851, t. XIX, p. 275.

le vide, elle se prend, au bout de quelques jours, en masse cristalline et granuleuse. Cette matière solide, comprimée et lavée à plusieurs reprises à l'eau froide et à l'eau chaude, constitue l'aloïne.

Caractères. — Matière cristalline jaune-paille, à cassure nette et brillante, d'une saveur extrêmement amère, inodore, très combustible, peu soluble dans l'eau froide, très soluble dans l'éther acétique, dans les solutions alcalines légères, dans l'alcool chaud, etc. Elle est neutre aux papiers colorés. Essayée chez l'homme, elle a purgé à très petite dose, en provoquant tous les effets caractéristiques de l'aloès entier.

Partie pharmacodynamique.

1° **Posologie.** — En Angleterre, où l'on possède d'excellentes espèces d'aloès, la dose ordinaire de ce purgatif est de 16 à 32 grammes pour le cheval; mais en France, où nous n'avons guère à notre disposition que de l'aloès hépatique de médiocre qualité, nous sommes obligés de doubler et même de tripler cette quantité. En prenant pour type cette espèce vulgaire d'aloès, les doses, pour les diverses espèces, seront indiquées par le tableau suivant :

1° Grands ruminants . . .	125 à 200 gram.	4° Porcs.	8 à 16 gram.
2° Solipèdes.	64 à 96 —	5° Chiens	4 à 8 —
3° Petits ruminants. . . .	32 à 64 —	6° Chats.	0,50 à 2 —

Pour les aloès *Succotrin*, du *Cap*, des *Barbades*, de *Bombay* et l'*extrait aqueux*, il faut réduire les doses des deux tiers ou de la moitié. Quelle que soit l'espèce, il est bien entendu qu'on doit prendre les doses les plus faibles pour les sujets les plus jeunes et les moins volumineux, et les doses les plus élevées pour ceux qui sont forts, vigoureux, lymphatiques, etc.

2° **Médicamentation.** — L'aloès s'administre presque toujours par la bouche, très rarement par le rectum et plus rarement encore par d'autres voies. On le donne le plus souvent en breuvage en France aux différents animaux; en Angleterre, au contraire, on préfère généralement la forme de bol ou de pilule; pour les solipèdes, le porc et les carnivores, ces deux formes peuvent être adoptées indifféremment, mais pour les ruminants la forme liquide est infiniment préférable à l'autre. A l'extérieur, l'aloès est employé principalement à l'état de teinture, en injections, pansements, frictions, etc.

3° **Effets physiologiques.** — Appliqué sur la peau et les muqueuses, l'aloès produit un léger effet excitant; sur les plaies et les tissus dénudés, altérés, cet effet est encore plus marqué et devient manifestement restrictif, cicatrisant. Introduit dans le tube digestif, l'aloès détermine des effets qui varient selon la dose ingérée. Donné à une dose qui soit seulement le quart ou le cinquième de celles indiquées dans le tableau précédent, l'aloès agit essentiellement comme tonique et stomachique, à la manière des amers; il excite l'appétit, augmente le ton de l'estomac et des intestins, favorise la digestion et l'absorption, etc. A doses moyennes, il rend les défécations plus fréquentes, dissipe les flatuosités, rend le ventre libre, diminue la graisse et la sécrétion du mucus, etc. Enfin, à dose élevée, l'aloès devient un excellent purgatif, et ses effets varient en intensité depuis la simple purgation jusqu'à la superpurgation et la mort.

L'aloès, comme purgatif, présente un caractère tranché qu'on ne retrouve pas au même degré dans les médicaments de cette catégorie, c'est qu'il purge *très len-*

tement. Ce caractère se retrouve chez tous les animaux et même chez l'homme; il lui est donc bien essentiel. Nous allons essayer d'en trouver la raison.

D'abord l'aloès agit peu sur le petit intestin; c'est un fait généralement reconnu. Cependant les auteurs s'accordent tous à lui reconnaître une action particulière sur le foie et l'excrétion de la bile, ce qui paraît contradictoire; mais nous en dirons tout à l'heure le motif. C'est donc dans les gros intestins que l'aloès s'accumule et que se concentrent ses effets; là il rencontre un liquide alcalin abondant qui favorise sa dissolution et par suite le développement de son action; voilà pourquoi sans doute celle-ci ne se manifeste que tardivement, c'est-à-dire 12, 24, 36 et même 48 heures après l'administration du remède. Quel est le mécanisme de cette purgation? Telle est la question importante qu'il s'agit d'examiner.

Un grand nombre d'auteurs, se fondant sur la nature un peu résineuse de l'aloès et sur ses effets locaux manifestement excitants, admettent que ce médicament agit en irritant la muqueuse des gros intestins et en congestionnant le système veineux abdominal, d'où résulteraient, d'une part, l'afflux d'une plus grande quantité de fluide intestinal et de mucus, et, d'autre part, une plus grande activité dans la contraction du plan charnu de l'intestin. Ils s'appuient également sur ce fait résultant de l'expérience, que dans le cas de superpurgation et de mort par une dose exagérée d'aloès, on trouve à l'autopsie des sujets une violente inflammation de la muqueuse des gros intestins.

Un médecin allemand, M. Wedekind (1), explique autrement la purgation lente de l'aloès : il prétend que cette substance ne porte pas son action primitive sur les intestins, mais qu'elle agit d'abord sur le foie, dont elle augmente la sécrétion biliaire, qu'elle fait ensuite couler dans les intestins; il voit la preuve de son opinion dans la lenteur de ses effets, dans la couleur des produits expulsés, qui sont jaunes et d'une odeur particulière, et sur ce que, pris en lavement, l'aloès n'irrite pas plus que l'eau tiède, et purge cependant huit ou dix heures après (chez l'homme), lorsque son effet a eu lieu.

Ainsi, d'après cette théorie, l'aloès n'agirait pas immédiatement sur la muqueuse du gros intestin, il serait absorbé par les racines des veines mésaraïques, mêlé au sang de la veine porte, conduit dans le foie, et enfin rejeté dans le tube intestinal avec l'excès de bile qu'il aurait fait produire à ce viscère; ce ne serait donc qu'après avoir fait ce circuit et s'être mélangé à la bile, que l'aloès agirait sur les gros intestins et déterminerait la purgation, ce qui paraîtra sans doute bien compliqué pour une opération aussi simple.

Puisque l'aloès n'agit qu'après avoir été absorbé, il était naturel de supposer qu'en l'injectant dans les veines il devrait déterminer des effets plus rapides et plus intenses; cependant il n'en est rien, car Moiroud (2) l'a injecté dans la jugulaire d'un cheval, d'abord à la dose de 16 grammes, puis à celle de 32 grammes, sans avoir obtenu autre chose qu'une évacuation urinaire abondante et des excréments recouverts d'une couche de mucus intestinal altéré. A la vérité, Turner (3) a été plus heureux en réitérant l'injection et en employant l'aloès des Barbades; à la troisième injection, la purgation se déclara. Du reste, ces expériences, quand même elles donneraient un résultat négatif, ne prouveraient rien contre la théorie de Wedekind, puisque dans

(1) *Bull. des scienc. médic.* de Férussac, t, XII, p. 79.
(2) *Loc. cit.*, p. 264.
(3) Hertwig, *loc. cit.*, p. 432.

celle-ci il s'agit de la circulation abdominale, tandis que dans les expériences précédentes on mélangeait le médicament au sang de la grande circulation, et par conséquent on l'étendait outre mesure et on le mettait dans le cas d'être évacué par d'autres voies que par celle de l'intestin.

Quoi qu'il en soit de ces explications sur le mécanisme des effets de l'aloès, il paraît résulter de son action sur le tube digestif : 1° une irritation plus ou moins vive de la muqueuse des gros intestins ; 2° une congestion du système veineux abdominal ; 3° une augmentation notable de la sécrétion et de l'excrétion de la bile, qu'elle résulte de l'action directe de l'aloès sur le foie ou de l'état de congestion de la veine porte.

Particularités relatives aux espèces.

1° Solipèdes. — L'aloès est regardé depuis longtemps comme le meilleur purgatif des chevaux ; Solleysel [1] avait dit avec raison qu'il ne connaissait pas de meilleur purgatif pour ce quadrupède et qui fût mieux en rapport avec son organisation ; l'expérience de tous les praticiens qui l'ont suivi dans la carrière est venue sanctionner l'opinion de ce grand hippiatre. Lorsque le cheval a été convenablement préparé d'avance et que l'aloès est de bonne qualité, la purgation est certaine et s'opère souvent sans coliques ; la dose nécessaire à la purgation varie depuis 16 jusqu'à 96 grammes, selon la corpulence, le tempérament du sujet et surtout l'espèce de l'aloès employé. Un vétérinaire des environs de Lyon, M. Buer [2] n'emploie jamais moins de 90 à 125 grammes d'aloès hépatique pour purger les chevaux de taille ordinaire, et il va même jusqu'à 150 à 200 grammes chez ceux qui sont gros et lymphatiques ; avec ces doses, qu'il croit être sans danger, la purgation est plus prompte et plus complète. Du reste, Barthélemy aîné a pu donner, à titre d'expérience, 400 grammes d'aloès à la fois à un cheval sans inconvénient [3].

Sous quelle forme doit-on donner l'aloès au cheval? En Angleterre, où l'on possède d'excellent aloès qui purge à petite dose, on préfère généralement la forme de bol ; on y associe souvent du savon, de la thériaque, des carminatifs, des corps gras, etc. ; en France, où l'on ne trouve que de l'aloès de médiocre qualité, on préfère généralement la forme liquide. Bourgelat [4] a posé à cet égard quelques règles qui nous semblent encore bonnes à suivre aujourd'hui : si le cheval, dit-il, est lymphatique et d'une tissure lâche et molle, on donnera l'aloès en poudre incorporé dans du miel ; si l'animal est au contraire bilieux, irritable, nerveux, on lui donnera l'aloès le matin, dans une infusion ou une décoction de substances calmantes, émollientes ; enfin, s'il est sanguin, on donnera le breuvage avec de l'oxymel, la décoction d'oseille, etc.

En injection dans les veines, l'aloès purge difficilement le cheval. Moiroud, ainsi que nous l'avons déjà dit, a échoué dans ses tentatives à cet égard ; Dupuy [5] l'a inutilement injecté dans les veines d'un âne, d'abord à la dose d'une once, puis à celle de 64 grammes, sans avoir rien obtenu, et si Turner a été plus heureux, c'est qu'il a réitéré jusqu'à trois fois l'injection avec 24 grammes d'excellent aloès des Barbades. Peut-être réussirait-on mieux avec l'aloïne.

Si les chevaux sont facilement purgés par l'aloès, il n'en est pas de même pour l'âne et le mulet, qui, en raison de leur constitution sèche et irritable, cèdent difficilement à l'action de ce purgatif ; à dose ordinaire pour le cheval, l'aloès purge rare-

(1) *Parfait maréchal*, 1re part., p. 96.
(2) Communication orale.
(3) *Compte rendu d'Alfort*, 1818, p. 44.

(4) *Mat. médic.*, t. II, p. 38.
(5) *Journ. théor. et pratiq.*, 1836, p. 177.

ment ces deux solipèdes : il n'y a pas longtemps que nous avons vu dans les hôpitaux de l'école, un âne résister à 64 grammes d'aloès en breuvage. Quand on force la dose, on s'expose à produire une irritation gastro-intestinale chez ces animaux, ou bien si l'on obtient une purgation à force de soins, elle est toujours incomplète et de courte durée. Il faut donc chercher un autre purgatif pour ces deux solipèdes.

2° Ruminants. — Il paraît bien démontré aujourd'hui que l'aloès est un mauvais purgatif pour les ruminants; aussi peu de praticiens en font-ils usage chez ces animaux, excepté peut-être en Angleterre, où, d'après M. Morton, beaucoup de praticiens l'emploient avec avantage, sans doute à cause de ses excellentes qualités (1).

Cette nullité d'effets chez les ruminants ne provient pas de la nature de l'aloès, mais bien de la difficulté de le faire parvenir dans le tube intestinal; tout tend à démontrer, au contraire, qu'il conviendrait parfaitement à la constitution lymphatique du bœuf, si l'on parvenait à trouver le moyen de le faire absorber facilement, mais ce moyen reste à chercher.

a. **Espèce bovine.** — Gilbert (2) a administré à une vache 180 grammes d'aloès en dissolution dans 2 litres d'infusion de 420 grammes de séné, sans avoir obtenu d'effet purgatif. À l'école vétérinaire de Lyon (3), on a administré 200 grammes d'aloès en breuvage et 250 grammes en électuaire à une vache, sans avoir obtenu autre chose qu'un peu de dérangement dans la digestion. M. Buer (4) nous a assuré avoir donné l'aloès jusqu'à la dose de 500 grammes aux grands ruminants, soit à l'état solide, soit à l'état liquide, sans avoir jamais obtenu de purgation. Cependant M. Hertwig (5) prétend qu'à la dose de 64 grammes en breuvage, l'aloès procure aux grands ruminants des défécations plus fréquentes et plus molles que dans l'état normal; enfin, M. Rytz (6) affirme qu'à la dose de 64 grammes, mis en bols avec du savon, l'aloès purge les bœufs au bout de vingt à quarante heures, et détermine une forte diarrhée.

b. **Moutons et chèvres.** — Gilbert (7) a donné à deux brebis, sans les purger, à l'une 50 grammes d'aloès dissous dans un demi-litre d'eau, et à l'autre la même quantité, mélangée à de la pâte. Cependant 48 grammes d'extrait aqueux d'aloès dissous dans un litre et demi d'eau, et administrés à un bélier de trois ans, par Viborg (8), déterminèrent, au bout de vingt-quatre heures, une purgation qui dura trente-six heures et amena l'expulsion de 4 kilogrammes et demi de fiente. Enfin, M. Buer a purgé une chèvre atteinte d'entérite avec rétention des matières fécales avec un demi-litre d'élixir de longue vie, donné en deux fois, et contenant environ 16 grammes d'aloès.

3° Porc. — D'après Viborg (9), l'aloès purge le porc à la dose de 16 grammes, mais, comme chez le cheval, au bout de vingt à vingt-quatre heures seulement.

4° Chiens. — Le chien purge avec 4 à 8 grammes d'aloès, au bout de six à dix heures.

Pharmacothérapie. — Sous le rapport thérapeutique, l'aloès se présente comme un médicament à vertus multiples et susceptible de remplir des indications diverses;

(1) *Loco citato,* p. 97.
(2) *Ann. de l'agric. franç.,* t. III, p. 319.
(3) *Compte rendu de Lyon,* 1816, p. 14.
(4) Communication orale.
(5) Hertwig, *loc. cit.,* p. 431.
(6) *Idem.*
(7) *Annal. de l'agric. franç.,* t. III, p. 320.
(8) Hertwig, *loc. cit.,* p. 431.
(9) *Traité du porc,* p. 68.

aussi en fait-on usage sous quatre points de vue principaux : comme *tonique-amer*, comme *purgatif*, comme *vermifuge*, et enfin comme *cicatrisant ;* nous allons l'étudier sous ces différents aspects.

1° **Tonique-amer.** — C'est, dit Bourgelat (1), un excellent stomachique dans le cas de débilité de l'estomac et des intestins ; on le donne alors, dit-il, à petites doses, uni à l'extrait de genièvre. Il arrête avec succès et sans danger, observe le fondateur des écoles, ces espèces de dévoiements dont certains chevaux sont attaqués après les premiers moments d'un exercice violent. On en fait également usage avec profit, soit seul, soit mélangé à d'autres toniques amers, dans le cas d'inappétence, de paresse ou de lenteur de la digestion stomacale ou intestinale, chez les chevaux vidards, chez ceux qui se constipent facilement, qui rejettent des crottins coiffés, en forçant un peu la dose tonique, etc. D'après M. Ph. Festal (2), l'aloès, à la dose de 30 grammes en électuaire, mélange à 4 ou 8 grammes d'ipécacuanha, et répétée pendant deux ou trois jours, fait cesser promptement l'inrumination qui suit les indigestions gazeuses ou qui accompagne celles qui sont diffuses, chroniques, etc.

2° **Purgatif.** — Comme purgatif, l'aloès est susceptible de remplir la plupart des indications que nous avons mentionnées dans les généralités sur cette classe de médicaments. Néanmoins il reçoit dans la pratique des applications particulières qu'il importe de spécifier. Ainsi, par exemple, comme modificateur de la sécrétion biliaire, il est indiqué dans la plupart des affections chroniques du foie, dans la jaunisse, dans le vertige avec teinte ictérique des muqueuses, dans la diarrhée grise des poulains, dans la rétention de la bile dans la vésicule du fiel chez les ruminants, etc. Comme évacuant du tube digestif, on en fait usage dans la constipation opiniâtre, les pelotes stercorales, les calculs et les vers intestinaux, les embarras des gros intestins par des excréments accumulés, par des corps étrangers, etc. A titre de révulsif sur le système veineux abdominal, l'aloès est d'un grand secours contre la plupart des affections des centres nerveux, des yeux, des voies respiratoires, de la peau, des séreuses articulaires, etc.; il est également utile dans les congestions du cerveau, du poumon, des sabots, des mamelles, etc. Enfin, comme modificateur du sang, comme évacuant humoral, il s'emploie dans les hydropisies internes, les épanchements séreux souscutanés, articulaires, tendineux, dans l'obésité, dans la préparation des chevaux de course, appelée *entraînement*, etc.

Un vétérinaire des environs de Lyon, M. Page (3), nous a communiqué une application importante qu'il fait journellement de l'aloès: c'est dans le cas d'angine intense et même croupale des jeunes veaux à la mamelle qui, étendus sur la litière, la bouche béante et écumeuse, semblent près de rendre le dernier soupir. D'après ce praticien, l'aloès à la dose de 20 grammes, dissous dans du lait, et répétée jusqu'à ce que la purgation se soit déclarée, ressuscite les 19/20ᵉˢ de ces jeunes animaux, voués à une mort certaine. Nous avons employé, sur un jeune veau qui avait peu d'appétit et tetait mollement, l'aloès d'après ces indications, et nous avons eu à nous en louer.

3° **Vermifuge.** — L'aloès jouit de propriétés vermicides non équivoques; MM. Tardieu et Mayer (4) l'ont administré avec succès dans une affection vermineuse

(1) *Loc. cit.*, p. 39.
(2) *Journ. des vétérin. du Midi,* 1848, p. 64.
(3) Communication orale.
(4) *Correspondance de Fromage de Feugré,* t. III, p. 98.

du canal intestinal chez le porc, due à l'échinorhynque géant. M. Chaignaud (1) l'a
employé avec avantage contre une affection vermineuse des yeux chez les bêtes bovines : il employait la teinture d'aloès coupée de son poids d'eau fraîche et la faisait
pénétrer entre les paupières ; il continuait ce pansement jusqu'à ce que les filaires
contenues dans l'humeur aqueuse eussent péri ; la résorption ne tardait pas à les faire
entièrement disparaître. Les maladies vermineuses des intestins, des bronches, celles
des oiseaux, seraient sans doute amendées et même guéries par l'aloès employé seul
ou uni à d'autres vermifuges.

4° **Cicatrisant.** — L'aloès est d'un emploi très fréquent et très avantageux dans
le traitement des maladies chirurgicales. Toute solution de continuité récente ou ancienne qui présente un bourgeonnement exubérant, mollasse, qui sécrète un pus
sanieux, de mauvaise nature, etc., est avantageusement modifiée par l'application de
la teinture d'aloès ; les fistules et plaies sinueuses accompagnées de carie des os, des
cartilages, des tendons, des ligaments, etc., réclament aussi une application de cette
nature ; il en est de même des plaies recouvertes de vermine, de celles qui sont contuses, ecchymosées, etc. D'après M. Morton (2), l'aloès agirait surtout dans ces diverses circonstances, en formant à la surface des solutions de continuité un vernis qui
les préserverait du contact de l'air. Selon Favre (3), de Genève, un des meilleurs résolutifs des engorgements articulaires, des relâchements des capsules tendineuses, etc.,
est un mélange de 32 grammes de teinture d'aloès et de 4 à 8 grammes d'ammoniaque
liquide ; d'après le même praticien (4), cette teinture, mêlée à l'alcool camphré, convient en frictions sur les lombes des vaches paralysées du derrière, et suivant Chabert (5), pour panser les plaies gangréneuses. Enfin la poudre d'aloès, sèche ou humectée d'esprit-de-vin, sert à clore les fistules articulaires, salivaires, etc., etc.

Contre-indications. — On doit être sobre de l'emploi de l'aloès comme *purgatif*,
chez les animaux sanguins, pléthoriques, sur ceux qui sont secs, nerveux, irritables,
sur les sujets disposés aux coliques, à l'entérorrhagie, sur les femelles pleines, etc.

§ IV. — Purgatifs Drastiques (6).

On appelle *drastiques* ou *purgatifs forts* les évacuants intestinaux qui déterminent
la purgation en irritant plus ou moins fortement le tube digestif. Ils ne diffèrent des
cathartiques que par le degré d'énergie, en sorte qu'on passe des uns aux autres
sans transition et par des nuances en quelque sorte insensibles ; aussi les auteurs
sont-ils peu d'accord sur la place que doivent occuper les divers purgatifs, et tel de
ces médicaments qui est placé par les uns parmi les cathartiques, est rangé dans la
catégorie des drastiques par les autres auteurs. On pourrait dire, si l'on tenait absolument à caractériser par un mot chacune de ces deux séries voisines de purgatifs,
que les cathartiques purgent en *congestionnant* l'intestin, et que les drastiques produisent leurs effets en *enflammant* le tube digestif.

Quoi qu'il en soit de ces distinctions un peu arbitraires, les drastiques doivent
être considérés comme les purgatifs les plus complets, comme les vrais purgatifs ;
en effet, non seulement ils évacuent les matières contenues dans les intestins et
provoquent des sécrétions abondantes et de toute nature, mais encore ils stimulent

(1) *Recueil*, 1827, p. 578.

(2) *Loc. cit.*, p. 98.

(3) *Recueil*, 1830, note de la page 573.

(4) *Vétér. campagnard*, p. 314.

(5) *Instruct. vétér.*, t. I, p. 469, 4ᵉ édit.

(6) Δεδραστικος, qui agit fortement, efficacement.

vivement le plan charnu de l'intestin, et entretiennent pendant quelques jours un mouvement fluxionnaire sur le système sanguin abdominal; aussi nul doute que leur emploi ne fût très fréquent dans la pratique, s'il n'était pas si difficile de régler leur action et de la maintenir dans des limites convenables. Malheureusement il n'en est pas ainsi, car, dans l'emploi des drastiques, on est presque toujours placé entre ces deux écueils : ne pas agir assez ou agir trop fortement; dans la majorité des cas, on est donc exposé, avec ces purgatifs, ou à irriter sans profit le tube intestinal, ou à provoquer une superpurgation grave.

Les drastiques ne doivent pas être employés indifféremment sur tous les sujets; ils ne conviennent bien que pour les animaux qui sont dans la force de l'âge, et qui ont une constitution molle et lymphatique des plus marquées. Comme *révulsifs* et *dérivatifs* de la muqueuse intestinale, les drastiques sont indiqués contre le vertige essentiel, les congestions des centres nerveux, les névroses graves, comme le tétanos et les paralysies, par exemple, l'arthrite suraiguë, le rhumatisme, la fourbure, les maladies cutanées graves, etc. A titre d'*évacuants* du tube digestif et des principes séreux du sang, ces purgatifs sont employés dans les cas de pelotes stercorales, de calculs intestinaux, de constipation opiniâtre, de vers de diverse nature, de vertige abdominal, d'empoisonnement par les composés de plomb, d'hydropisie des diverses séreuses, et surtout de celle des centres nerveux, des ventricules du cerveau, etc.

Les purgatifs drastiques sont assez nombreux, mais il n'y en a qu'un petit nombre qui soient employés en médecine vétérinaire; nous les divisons en trois séries :

1° Les RACINES DRASTIQUES, telles que le *Jalap* et ses analogues, les *Hellébores blanc et noir*, la *Bryone*, etc.

2° Les GOMMES-RÉSINES drastiques, comme la *Gomme-gutte*, la *Scammonée*, l'*Euphorbe*, etc.

3° Les HUILES GRASSES DRASTIQUES, telles que celles de *Croton tiglium*, d'*Épurge*, de *Jatropha curcas*, etc.

RACINES DRASTIQUES.

a. Du Jalap.

Pharmacographie. — Cette racine purgative, exotique, est fournie par une espèce de liseron, le *Convolvulus jalapa*, L. (*Convolvulus officinalis*, Pelletan), qui croît au Mexique. Elle est entière ou découpée en rondelles. Entière, la racine de jalap est irrégulièrement arrondie, piriforme, plus ou moins volumineuse, pesante, noirâtre et inégale à la surface, compacte et d'un gris sale à l'intérieur; son odeur est nauséeuse et sa saveur âcre, déterminant la strangulation. Les rondelles de cette racine sont épaisses, presque circulaires, rugueuses et noirâtres à la circonférence, lisses et grisâtres au centre, d'aspect marbré, à cassure résineuse, etc.

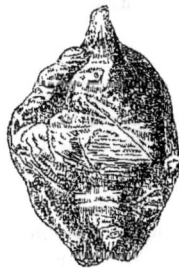

Composition chimique. — D'après les recherches de Gerber, la racine de jalap contient les principes suivants : *résine dure, résine molle, extractif âcre, extrait gommeux, matière colorante, sucre, gomme, mucilage, albumine, amidon, ligneux, sels*, etc. La résine dure est le principe actif de cette racine, puisque, administrée à dose proportionnelle, chez l'homme, cette résine purge aussi bien que le jalap entier.

Pharmacotechnie. — Les préparations auxquelles on soumet le jalap, dans les pharmacies, sont assez nombreuses. D'abord on le réduit en *poudre*, et c'est même sous cette forme simple qu'il est le plus souvent employé, chez les animaux, pour faire des électuaires et des bols purgatifs; on peut aussi l'administrer en breuvage en suspendant la poudre dans un liquide mucilagineux. En traitant la poudre de jalap par l'alcool, on obtient une *teinture* qui jouit d'une grande activité purgative: c'est elle qui forme la base de l'*Eau-de-vie allemande* et de la fameuse *Médecine de Leroy*, si employées comme purgatif chez l'homme, surtout par les charlatans. En évaporant cette teinture, on obtient la résine de jalap, qui est fréquemment employée chez l'homme, mais que les vétérinaires n'ont pu prescrire encore à cause de son prix élevé. Enfin, en raison de la nature résineuse du principe actif du jalap, l'eau ne lui enlève qu'une faible quantité de ses vertus purgatives.

Médicamentation. — Chez les solipèdes, les omnivores ou les carnivores, on peut administrer le jalap sous forme solide ou liquide; pour les animaux ruminants, on ne peut employer utilement que cette dernière forme. Les doses purgatives de cette racine sont approximativement, pour les divers animaux, les suivantes:

1° Grands herbivores .... 64 à 96 gram.		3° Porcs.............. 8 à 16 gram.	
2° Petits ruminants .... 20 à 25 —		4° Chiens.............. 4 à 8 —	

Pharmacodynamie. — Le jalap purge bien le chien à la dose de 4 grammes, d'après Barrier (1), en en continuant l'usage pendant quelques jours; il paraît qu'il purge également le porc à une dose plus ou moins élevée, selon son âge et sa force. D'après les expériences de Daubenton (2), le jalap, à la dose de 12 à 16 grammes, ne purge pas le mouton, mais à celle de 20 à 24 grammes, il manque rarement son effet; les évacuations surviennent au bout de huit à neuf heures, sans que la santé des sujets paraisse altérée, et même sans que la plupart cessent de manger. Le jalap est donc un bon purgatif pour le mouton. On ignore encore s'il aurait autant d'efficacité pour les bêtes bovines; mais la grande analogie d'organisation qui existe entre les petits et les grands ruminants autorise, jusqu'à un certain point, à le penser. Enfin, quoique les hippiatres aient préconisé le jalap comme purgatif du cheval, il est à peu près inusité sous ce rapport; car il a paru à tous les praticiens, en y comprenant Bourgelat lui-même (3), peu propre à déterminer des évacuations chez les solipèdes, sans doute à cause de leur constitution plus sèche que celle des autres animaux.

Pharmacothérapie. — Le jalap ne remplit aucune indication spéciale; cependant, dans les hydropisies du tissu cellulaire et des séreuses, il peut être plus utile qu'un autre, en ce sens qu'il est presque aussi énergiquement diurétique que purgatif, ce que la nature résineuse de son principe actif explique suffisamment.

Succédanés du Jalap.

1° **Racine de turbith** (*Convolvulus turpethum*, L.). — Elle est un peu moins active que celle de jalap, mais ses propriétés sont tout à fait analogues.

(1) *Instruct. vétér.*, t. V, p. 142.
(2) *Instruct. pour les bergers*, 3ᵉ édit., an X, p. 459.
(3) *Mat. médic.*, t. II, art. JALAP.

2° **Méchoacan** (*Convolvulus mechoacana*, Vitm.). — Elle est beaucoup moins active que les précédentes ; du reste, elle est rare et peu usitée.

3° **Soldanelle** (*Convolvulus soldanella*, L.). — Elle est à peu près analogue au turbith.

4° **Liserons** (*Convolvulus sepium* et *Convolvulus arvensis*, L.). — Leurs racines sont également purgatives, mais elles ont beaucoup moins d'énergie que les précédentes.

5° **Hellébores noir et blanc.** — Voyez *Irritants épispastiques*, pages 217 et 221.

b. De la Bryone (*Bryonia alba*, L.).

SYNONYMIE : Vigne blanche, Couleuvrée.

Pharmacographie. — Cette plante cucurbitacée est très commune dans les haies de la plupart des contrées d'Europe. C'est sa racine qui est employée en médecine. Elle est très volumineuse, charnue, fusiforme, d'un blanc jaunâtre, marquée de stries circulaires, brunâtres à la surface ; son odeur est nauséuse, sa saveur âcre et amère lorsqu'elle est fraîche ; desséchée, cette racine a perdu une grande partie de ses vertus irritantes. Elle contient les principes suivants : *extractif amer et âcre* (bryonine), *résine, fécule, huile grasse, albumine, gomme, sels*, etc.

Pharmacodynamie. — La bryone fraîche est toujours plus active, toute proportion gardée, que celle qui est sèche ; elle jouit même de propriétés épispastiques marquées. Introduite dans le tube digestif, en pulpe ou en décoction, la bryone présente des vertus complexes ; elle est vomitive, drastique, diurétique, expectorante, etc. Ses vertus purgatives sont un sujet de controverse entre les auteurs. Vitet (1) assure que, donnée fraîche, à la dose de 60 à 90 grammes, elle purge bien le bœuf, excite l'appétit et facilite l'engraissement ; lorsqu'elle est sèche, il reconnaît qu'elle a perdu beaucoup de son activité. Par contre, Viborg et Hertwig (2) ont pu la donner à la dose de 1 kilogramme à l'état frais, et à celle de 250 grammes à l'état sec, au cheval, sans obtenir d'évacuations alvines. Tout récemment, un vétérinaire piémontais, M. J. Lessona (3), est venu de nouveau appeler l'attention de ses confrères sur ce purgatif, qu'il considère comme un hyposthénisant très puissant, et qui manque rarement son effet sur les divers animaux. Toutefois nous pensons que M. Lessona n'a pas appuyé son opinion d'expériences et de faits assez probants pour entraîner la conviction des vétérinaires de son côté.

Pharmacothérapie. — Il est dit, dans la *Matière médicale* de Bourgelat (4), que la bryone est un puissant diurétique et expectorant ; qu'on l'emploie avec succès contre l'apoplexie séreuse, la pousse humide, les flux catarrheux, les engorgements œdémateux, la pourriture du mouton, etc. Si véritablement cette racine possédait autant de vertus, les vétérinaires modernes seraient bien coupables de négliger autant un remède aussi précieux ; mais cela est fort douteux.

(1) *Médec. vétér.*, t. III, p. 121.
(2) *Loc. cit.*, p. 422.
(3) *Giornale di veterinaria di Torino*, 1852, p. 161.
(4) *Loc. cit.*, p. 84.

Succédanés de la Bryone.

1° **Pied-de-veau** (*Arum vulgare*, L.). — La racine.

2° **Concombre sauvage** (*Momordica elaterium*, L.). — Le fruit.

3° **Coloquinte** (*Cucumis colocynthis*, L.). — La pulpe du fruit.

GOMMES-RÉSINES DRASTIQUES.

a. Gomme-gutte.

Pharmacographie. — Cette gomme-résine inodore est fournie par plusieurs arbres de la famille des Guttifères, qui croissent en Chine, aux îles Moluques, dans les Indes orientales, et plus particulièrement par le *Stalagmitis cambogioides*, Murr., ou *Guttæfera vera*, de Koenig, et par le *Garcinia cambogia*, DC. Elle s'écoule spontanément par les fissures de l'écorce ou par des entailles qu'on y pratique, et ne tarde pas à s'épaissir et à se concréter à l'air. Telle qu'on la trouve dans le commerce, la gomme-gutte affecte deux formes principales : celle de *cylindres* de la grosseur du bras, ou celle de *galettes* semblables aux pains de munition. Considérée en masse, elle est d'un brun jaunâtre à l'extérieur et d'un rouge orangé à l'intérieur ; elle est friable, à cassure brillante, opaque dans ses fragments et facile à réduire en une poudre d'un jaune très pur ; inodore, insipide d'abord, elle devient ensuite amère et âcre. Insoluble dans l'eau, la gomme-gutte, grâce à son principe gommeux, peut se diviser sans intermède dans ce liquide et lui communiquer une couleur jaune magnifique ; elle se dissout facilement dans l'alcool, l'éther, les essences, et donne des solutions d'un jaune doré ; enfin, la potasse la dissout également, en exaltant sa couleur jusqu'au rouge intense.

Composition chimique. — D'après M. Braconnot, cette gomme-résine présente la composition suivante : *résine*, 80 ; *gomme*, 19,50 ; *matières étrangères insolubles*, 0,50. Suivant M. Christison, elle renfermerait en outre de la *fécule*, de la *cellulose* et de l'*humidité*.

Pharmacotechnie. — Les préparations qu'on fait subir à la gomme-gutte ne sont ni nombreuses ni compliquées ; on la réduit d'abord en *poudre*, puis avec cette préparation on fait des *émulsions*, une *teinture*, des *électuaires*, des *bols*, etc. En général, quand on doit donner la forme liquide à la gomme-gutte, il y a toujours avantage, comme pour tous les corps résineux, selon M. Mialhe, à y ajouter un principe alcalin quelconque.

Médicamentation. — On administre la gomme-gutte sous forme solide ou sous forme liquide, en émulsion ; cette dernière forme est celle qu'on doit préférer pour tous les animaux. Quant aux doses qu'il convient de leur administrer, elles sont encore imparfaitement fixées ; les suivantes, indiquées par M. Hertwig, paraissent convenables :

1° Grands ruminants	32 à 48 gram.	3° Petits ruminants et porcs . .	8 à 4 gram.
2° Solipèdes	16 à 32 —	4° Carnivores	0,50 à 2 —

Pharmacodynamie. — La gomme-gutte est un purgatif drastique des plus énergiques, qu'on doit manier avec prudence ; il provoque le vomissement chez les carnivores et les omnivores, irrite les intestins chez tous les animaux et détermine presque toujours une diurèse abondante, en colorant les urines en jaune. Chez le chien, la purgation survient facilement par l'ingestion de 0,50 à 1 gramme de gomme-gutte, d'après M. Hertwig (1); et chez le porc, par celle de 4 grammes, donnée en deux fois pour prévenir le vomissement, selon Viborg (2). D'après les expériences de Daubenton (3), ce purgatif manque souvent son effet sur le mouton quand on le donne à la dose de 2gr,50 seulement; mais à celle de 4 grammes, il purge constamment au bout de vingt-quatre heures environ sans fatiguer les animaux, qu'il ait été donné solide ou liquide; à dose double, 8 grammes, il tue presque toujours les moutons. Son action sur les grands ruminants est moins bien déterminée. D'après des essais très imparfaits dirigés par M. Rainard (4), 75 grammes de gomme-gutte seraient insuffisants pour purger une vache, mais une dose double produirait une superpurgation très grave. Les expériences de M. Hertwig, qui ont été nombreuses sur ce sujet, dit-il, ne l'ont pas conduit au même résultat, puisqu'il en conclut qu'à la dose de 32 à 48 grammes, ce purgatif évacue et purge les grands ruminants. Enfin, quant aux solipèdes, il règne relativement à ces animaux la même dissidence entre les auteurs qu'à l'égard des bêtes bovines. Les anciens hippiatres prescrivent la gomme-gutte à la dose de 20 à 24 grammes et recommandent de ne pas la donner seule. Vitet (5) la croit inerte pour le cheval; Bracy-Clark (6) et Moiroud (7), l'ayant administrée depuis 24 jusqu'à 48 grammes, observèrent les phénomènes qui accompagnent l'action des purgatifs les plus actifs, mais n'obtinrent que peu ou point d'évacuations ramollies. M. Delafond (8) dit être arrivé aux mêmes résultats dans ses essais. Enfin, M. Hertwig prétend, contrairement aux opinions précédemment mentionnées, qu'à la dose de 16 à 32 grammes la gomme-gutte purge les solipèdes plus rapidement que l'aloès.

En présence de cette diversité d'opinions et de résultats sur l'action purgative de la gomme-gutte, nous nous sommes demandé si l'idée émise par un pharmacologiste distingué, M. Dieu (9), que cette substance cesse d'être purgative quand on l'administre à trop haute dose, n'avait pas quelque chose de fondé. En effet, Flormann, vétérinaire allemand, cité par M. Hertwig, a pu purger un jeune poulain de deux ans, une première fois avec 75 centigrammes de gomme-gutte, et la seconde avec 1gr,50; il a aussi déterminé la purgation chez un cheval de cinq ans avec 8 grammes de ce médicament, tandis que Viborg n'a pas pu arriver au même résultat chez un cheval de huit ans avec 32 grammes de ce purgatif. Ces faits nous paraissent concluants en faveur des petites doses.

Pharmacothérapie. — Considérée par les anciens comme le purgatif hydragogue le plus énergique et le plus fidèle, la gomme-gutte était fréquemment employée autrefois contre les diverses espèces d'hydropisies. On s'en sert encore quelquefois de nos jours pour remplir cette indication, et l'on comprend que ses propriétés diurétiques ne doivent pas être étrangères aux succès qu'elle obtient parfois. Daubenton a recommandé ce purgatif contre la pourriture du mouton; on l'a conseillé aussi dans le cas de vers intestinaux; enfin, on a prescrit la gomme-gutte d'après les données

(1) *Loc. cit.*, p. 441.
(2) *Traité du porc*, p. 68.
(3) *Instruct. pour les bergers*, 3e édit, p. 457 et 458.
(4) *Compte rendu de Lyon*, 1817.
(5) *Médec. vétér.*, t. III, p. 118.
(6) *Pharmacopée vétérin.*, p. 30.
(7) *Loc. cit.*, p. 267.
(8) *Thérapeut. génér.*, t. II, p. 231.
(9) *Traité de mat. médicale et de thérap.*, t. IV, p. 520 et suiv.

du système de Rasori, contre la diarrhée et la dyssenterie; mais c'est un moyen hasardeux que tout praticien consciencieux doit rejeter.

b. Scammonée.

Cette espèce de gomme-résine se retire de plusieurs plantes appartenant aux Convolvulacées ou aux Apocinées, qui croissent dans le Levant. Le commerce en distingue plusieurs variétés d'après leur provenance : 1° la *Scammonée d'Alep*, qui est de bonne qualité, mais d'un prix élevé; 2° la *Scammonée de Smyrne*, plus commune, mais de qualité très inférieure; 3° la *Scammonée de Montpellier*, mélange résineux très impur qu'on ne rencontre plus dans le commerce. L'action très incertaine de cette gomme-résine sur les herbivores, le prix très élevé de celle qui est de bonne qualité, etc., sont les causes qui expliquent l'abandon complet dans lequel les vétérinaires laissent généralement la scammonée, au moins pour les grands animaux.

c. Euphorbe officinale.

Cette gomme-résine est un purgatif drastique des plus énergiques, mais qui est négligé sous ce rapport en médecine vétérinaire; on ne s'en sert que comme *vésicant*. (Voy. p. 213.)

HUILES GRASSES DRASTIQUES.
Huile de Croton tiglium.

Pharmacographie. — Le *Croton tiglium*, L., est un petit arbuste de la famille des Euphorbiacées, qui croît spontanément aux îles Moluques, à Ceylan, aux Indes, etc.; il fournit à la médecine son fruit, duquel on retire des graines et de celles-ci une huile grasse très purgative.

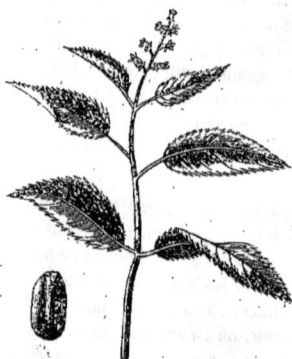

1° **Graines de croton tiglium** (*Graines de Tilly ou des Moluques, petits pignons d'Inde*). — Les semences de croton tiglium sont de la grosseur d'un haricot; leur forme est ovale-allongée; une face est plus large et plus convexe que l'autre et plus étendue, c'est la face externe; une des extrémités est arrondie et présente une petite facette oblique; l'autre, de même aspect, est surmontée d'une petite saillie représentant l'ombilic. De cette extrémité partent quatre nervures, deux latérales très saillantes, une inférieure et une supérieure beaucoup moins marquées; ces petites saillies linéaires donnent à cette graine un aspect anguleux particulier. Ces graines sont formées de deux parties : une enveloppe dure, sèche, coriace, fragile et d'une couleur brunâtre à la surface, et une amande jaunâtre, huileuse, d'une odeur désagréable et d'une très grande âcreté au goût.

2° **Huile de croton tiglium** (*Huile de Tilly*). — L'huile de croton tiglium est fluide, onctueuse, jaunâtre, d'une odeur nauséabonde et d'une saveur excessivement âcre. Très soluble dans l'alcool, l'éther, les essences, les corps gras, l'huile de croton tiglium ne peut se dissoudre dans l'eau, mais elle s'y émulsionne facilement par l'intermédiaire d'un jaune d'œuf, d'un mucilage, d'une gomme, etc. ; elle se saponifie aussi très facilement par l'action des solutions alcalines.

Composition chimique. — D'après les recherches de M. Brandes, les graines de croton tiglium contiennent les principes suivants : *acide crotonique, crotonine, résine, huile grasse brunâtre, matière grasse blanche, substance brunâtre, principe gélatineux, gomme, albumine végétale.* L'huile de croton tiglium renferme la plupart de ces principes, moins ceux de nature gélatineuse, gommeuse ou albumineuse.

Pharmacotechnie. — L'extraction de l'huile de croton tiglium est très simple : on réduit les semences en poudre, on les met dans un sac de coutil et on les presse fortement entre deux plaques de tôle chauffées dans l'eau bouillante ; le marc restant est repris par l'alcool qui lui enlève l'huile qu'il a retenue, et celle-ci est ensuite mélangée à celle obtenue par pression, après qu'on a retiré le véhicule par la distillation. Les préparations qu'on fait subir à l'huile de croton tiglium sont peu nombreuses en médecine vétérinaire ; dans celle de l'homme, il n'en est pas ainsi, car on en fait des *émulsions,* une *teinture alcoolique,* un *liniment,* une *pommade,* un *savon,* etc. : nous pourrions imiter ces préparations pour les animaux.

Médicamentation. — On peut employer, pour purger les animaux, soit les graines de croton tiglium, soit l'huile qu'on en extrait. Les premières doivent être écrasées avec beaucoup de soin et disposées en forme de bol au moyen d'une poudre végétale et du miel, ou avec du savon vert. L'huile s'administre aussi le plus souvent sous cette forme, parce qu'elle est déglutie immédiatement et qu'elle n'irrite pas la bouche et le pharynx ; cependant, chez les animaux ruminants, on est obligé de la donner sous forme de breuvage, afin de la faire parvenir directement dans la caillette : alors on l'émulsionne avec un jaune d'œuf, de la gomme et une infusion purgative, celle de séné, par exemple ; on pourrait aussi employer l'alcool pour faciliter sa division dans un véhicule aqueux. Quand on emploie l'huile de croton tiglium sur la peau à titre de révulsif, on l'applique pure ou mélangée, soit à un corps gras ou essentiel, soit à l'alcool : dans tous les cas, il faut éviter de la toucher directement avec la main à cause de ses propriétés irritantes ; on l'étendra donc avec un tampon d'étoupes très serré, ou avec la main recouverte d'un gant de peau ou d'une vessie sèche de porc.

Posologie. — Les doses d'huile de Tilly, pour les divers animaux, n'ont pas été encore rigoureusement fixées ; cependant, en combinant les nombres proposés par MM. Hertwig et Sommer, on arrive à des chiffres qui paraissent convenables. Ce sont ceux du tableau suivant :

1° Grands ruminants. . . .	40 à 80 centigr.	3° Petits ruminants et porcs.	10 à 20 centigr.
2° Solipèdes	30 à 60 —	4° Carnivores.	5 à 10 —

Dans la pratique, il est plus facile de doser cette huile par gouttes qu'au moyen de la balance ; mais ce procédé est peu rigoureux, parce qu'un grand nombre de circonstances peuvent faire varier le volume et le poids de chaque goutte ; néanmoins nous dirons, pour servir de base à l'emploi de cette méthode expéditive, que *deux gouttes* d'huile de croton tiglium pèsent en moyenne environ *cinq centigrammes.*

On administre aussi cette huile drastique, soit par les veines, soit par la peau. Par la première méthode, la dose pour les grands herbivores devrait être, d'après les re-

cherches de Moiroud, d'environ 10 gouttes; cependant, comme M. Hertwig a vu
mourir un cheval par l'injection de 8 gouttes de cette huile dans les veines, il nous
paraît convenable de fixer la dose moyenne à 5 gouttes, dissoutes avec beaucoup de
soin dans de l'alcool faible. Par la méthode iatraleptique, les doses sont approximativement, d'après M. Hertwig, de 80 gouttes pour le bœuf, de 60 pour le cheval, de 30
pour le mouton, et de 15 pour le chien ; les frictions doivent se faire sur les parois
abdominales.

En général, il faut autant que possible employer l'huile préférablement aux graines
de croton tiglium ; cependant si l'on n'a pas cette huile purgative à sa disposition, ou
si on la trouve trop chère, ou pourra faire usage des semences, en ayant la précaution d'enlever l'enveloppe, qui est à peu près inerte, et de diviser très exactement
l'amande, en la mélangeant avec un corps sec et pulvérulent, tel que le sucre, la craie,
la magnésie calcinée, etc. Les doses des graines de Tilly sont évaluées par M. Sommer au double environ de celles de l'huile ; chacune de ces semences pèse en moyenne
de 15 à 20 centigrammes avec l'enveloppe testacée; celle-ci enlevée, le poids se
trouve réduit d'un tiers environ.

Pharmacodynamie. — Les effets de l'huile de croton tiglium seront distingués
en *irritants* et en *purgatifs;* ils seront étudiés dans cet ordre.

1° **Effets irritants.** — Appliquée sur la peau, pure ou mélangée, l'huile de croton
tiglium produit tous les effets des médicaments irritants, depuis la simple rubéfaction jusqu'à la vésication la plus profonde. Employée en petite quantité ou mélangée
à une huile douce, à de l'axonge, cette huile purgative irrite superficiellement la peau
et fait naître, au bout de quelques heures, une éruption vésiculeuse plus ou moins
abondante, selon les cas ; mais appliquée en nature et vigoureusement, elle attaque la
peau profondément et provoque bientôt la formation d'un engorgement inflammatoire considérable accompagné de fièvre de réaction, de perte d'appétit, de tristesse
des animaux, etc. ; enfin, après la chute de l'épiderme et des poils, qui ne tarde pas
à survenir, il reste une surface dénudée, qui marche rapidement à la cicatrisation,
mais qui le plus souvent ne se recouvre pas de poils.

Indépendamment de ces effets locaux, l'huile de croton tiglium appliquée sur le
tégument externe provoque presque toujours des désordres du côté du tube digestif,
avec ou sans évacuations alvines, parce qu'une partie est absorbée et va agir par affinité élective sur les intestins.

2° **Effets purgatifs.** — L'huile de croton tiglium peut être considérée comme la
substance la plus essentiellement purgative de la pharmacie, car elle ne produit pas
seulement son effet quand on l'administre à très faible dose dans le tube digestif,
mais encore quand on l'injecte dans les veines, ou qu'on l'applique sur la peau, etc.
Elle est considérée aussi, à juste titre, comme le purgatif drastique le plus énergique; malheureusement, comme elle paraît agir sur la muqueuse intestinale comme
sur la peau, c'est-à-dire en l'irritant plus ou moins fortement, on doit l'employer avec
beaucoup de circonspection. Son action purgative, même modérée, s'accompagne
toujours, surtout chez les chevaux, de tristesse, de perte d'appétit, de coliques, de
ténesme, d'une fièvre très vive de réaction, etc.; les évacuations ne se montrent guère
qu'au bout de vingt-quatre à trente-six heures, mais elles sont presque toujours
abondantes, très fluides, fétides et se prolongent en moyenne un ou deux jours. Si la
purgation a été modérée et régulière, les animaux reprennent promptement l'appétit

et se relèvent rapidement de l'état de faiblesse où ils étaient tombés; s'il y a eu superpurgation, les animaux sont atteints d'une véritable inflammation intestinale qui s'annonce par des caractères univoques, et qui réclame un traitement rationnel très rigoureux. Indépendamment de ses effets purgatifs, l'huile de croton tiglium détermine presque toujours une action diurétique marquée, due sans doute aux principes résineux qu'elle contient.

Particularités relatives aux espèces.

1° Solipèdes. — L'action de ce purgatif est assez bien connue sur le cheval; on sait, par exemple, que l'huile de croton tiglium, aux doses indiquées par le tableau posologique, manque rarement son effet lorsqu'elle est convenablement administrée; mais que si l'on s'écarte notablement de ces quantités, et qu'on en donne imprudemment de 1 à 2 grammes, on court risque d'empoisonner les chevaux. Par l'injection veineuse, les effets sont moins nettement déterminés : d'une part, Moiroud (1) a pu purger un cheval sans accident, en lui injectant 12 gouttes, soit 30 centigrammes de cette huile dans la jugulaire; et de l'autre, M. Hertwig (2) a fait périr un cheval par l'emploi de 8 gouttes, soit 20 centigrammes, par le même procédé. Que conclure de ceci? Que ces expériences ont besoin d'être répétées et variées pour lever toute incertitude. L'action des graines de Tilly est aussi assez bien connue; M. Sommer a fixé leur dose médicinale au double de celle de l'huile, et M. Hertwig prétend qu'à la dose de 4 grammes elles empoisonnent quelquefois les chevaux, et constamment à celle de 8 grammes; Gohier (3) avait constaté autrefois que 18 à 20 de ces semences, c'est-à-dire en poids environ 4 grammes, suffisaient pour faire périr les chevaux.

2° Grands ruminants. — Les effets de cette substance sur les grands ruminants sont encore très imparfaitement connus; on admet généralement qu'ils sont plus faibles sur ces animaux, à doses égales, que chez les solipèdes; nous avons pu donner à une vache, sans qu'il en soit résulté de purgation, d'abord 50 centigrammes, puis 1 gramme en émulsion; à la dose de 2 grammes, la purgation s'est déclarée avec violence, et le sujet a succombé d'épuisement et d'irritation gastro-intestinale, au bout de trois jours. A l'autopsie, on a trouvé les estomacs et les intestins assez vivement enflammés. D'après M. Hertwig, il faudrait environ 3 grammes de graines de Tilly pour purger les bœufs, et une dose double cause une superpurgation sans amener la mort. Cependant, M. Dieuzaide (4) a pu purger un bœuf atteint d'indigestion avec 20 gouttes, soit 50 centigrammes d'huile de croton tiglium, ce qui prouve qu'on a peut-être tort de forcer la dose de ce drastique pour obtenir plus sûrement des effets.

3° Petits ruminants. — L'action de cette huile drastique sur le mouton et la chèvre est à peu près inconnue.

4° Omnivores. — Les graines et l'huile de croton tiglium feraient sans doute vomir et purgeraient le porc à petite dose, mais l'expérience n'en a pas encore été faite, au moins à notre connaissance.

(1) *Loc. cit.*, p. 72 et 73.
(2) *Loc. cit.*, p. 425.
(3) *Compte rendu de Lyon*, 1815, p. 10.
(4) *Mém. de la Soc. vétér. de Lot-et-Garonne*, 1851, p. 98.

5° **Carnivores.** — Ce purgatif agit chez le chien comme un éméto-cathartique des plus violents. Selon M. Hertwig, les graines de Tilly à la dose de 25 centigrammes purgent déjà le chien ; à celle de 50 centigrammes à 1 gramme, ce carnivore éprouve la superpurgation et meurt si on lui lie l'œsophage. Quelques auteurs admettent que 2 gouttes d'huile sont suffisantes pour purger le chien ; M. Hertwig n'est pas de cet avis et prétend qu'il en faut au moins 5 gouttes, ce qui est un peu exagéré.

Pharmacothérapie. — Sous le rapport thérapeutique, l'huile de croton tiglium doit être considérée comme *révulsif* et comme *drastique*. Disons quelques mots de cette double application.

1° **Révulsif.** — Si le prix un peu élevé de cette huile n'y mettait pas obstacle, elle serait sans doute plus souvent employée comme agent révulsif ; cependant son usage est recommandé par plusieurs praticiens, surtout contre les maladies de la poitrine, celles des centres nerveux, etc. M. Roche-Lubin (1) en a dernièrement recommandé l'application sous la poitrine des bœufs atteints de péripneumonie contagieuse. Ce révulsif puissant enraye, dit-il, le travail morbide du poumon et hâte la guérison. Nous connaissons plusieurs vétérinaires qui ajoutent cette huile à l'onguent vésicatoire destiné aux bêtes bovines.

2° **Drastique.** — Un vétérinaire prussien, M. Sommer (2), dans une excellente note sur l'huile de croton tiglium, a appelé de nouveau l'attention des vétérinaires sur ce puissant purgatif, qui convient parfaitement, dit-il, aux gros chevaux lymphatiques, épais, peu sensibles ; il le recommande surtout comme révulsif intestinal dans le cas de fluxion périodique, de vertige, de maladies cutanées graves, d'eaux aux jambes, de farcin, etc. ; c'est également un des meilleurs agents perturbateurs qu'on puisse employer contre certaines affections nerveuses, telles que le tétanos, l'immobilité, l'épilepsie, les paralysies, etc. ; enfin, on s'en sert aussi avec profit contre quelques accidents du tube digestif, comme l'embarras intestinal par les aliments, les calculs, les pelotes stercorales, les vers intestinaux, l'inertie de l'estomac et des intestins, etc.

Succédanés du Croton tiglium.

1° **Huile d'épurge** (*Euphorbia lathyris*, L.). — Elle est environ dix fois moins active que la précédente. Elle mériterait d'être essayée sur les animaux.

2° **Huile de Jatropha curcas.** — Elle est deux fois plus active que l'huile d'épurge, et se donne par conséquent à dose moitié moindre.

(1) *Recueil*, 1852, p. 135.
(2) *Idem*, 1844, p. 24.

CHAPITRE III.

DES SUDORIFIQUES.

Définition. — On appelle *sudorifiques* des médicaments évacuants qui ont la propriété d'agir spécialement sur la peau, d'augmenter ses sécrétions naturelles dans l'état de santé, et de les rétablir dans l'état morbide, lorsqu'elles ont été supprimées ou diminuées par les maladies.

Ces médicaments ont aussi reçu la dénomination de *diaphorétiques*, parce qu'ils ont la propriété d'augmenter ou de rétablir l'exhalation séreuse de la peau, qu'on appelle *diaphorèse*. Quelques auteurs distinguent, même parmi les évacuants cutanés, des *diaphorétiques* et des *sudorifiques*, parce qu'ils supposent que la transpiration insensible et la sueur ont une origine distincte, et constituent deux fonctions différentes de la peau, sur lesquelles ces deux ordres de médicaments agiraient d'une manière spéciale. Nous verrons tout à l'heure que cette division est peu fondée.

Enfin, un assez grand nombre de médicaments sudorifiques sont appelés *expectorants*, parce qu'ils paraissent agir sur la muqueuse des voies respiratoires comme sur la peau, c'est-à-dire en régularisant les sécrétions et les exhalations dont cette membrane est le siége.

Avant d'entreprendre l'étude détaillée de la médication sudorifique, il nous paraît convenable de nous livrer à quelques considérations physiologiques sur les fonctions de la peau et de la membrane bronchique, afin de bien établir les principes de cette question importante, et d'éclairer un peu l'histoire si obscure encore des évacuants cutanés.

Considérations physiologiques. — L'aliment se sépare en deux parties dans le tube digestif : une *excrémentitielle*, inutile, qui est rejetée par l'anus ; une *alibile*, utile au corps, qui est absorbée et mélangée aux fluides nutritifs. Cette dernière partie, cette espèce d'extrait alimentaire, est séparée aussi en deux parties : une *non azotée*, qui est brûlée dans l'acte de la nutrition et dont les produits définitifs, eau et acide carbonique, sont expulsés du corps par les bronches et par la peau, et une *azotée*, qui est assimilée aux organes, qui reste dans l'économie pendant un certain temps, et qui est expulsée ensuite par les voies urinaires sous forme d'urée, devenant à l'air de l'ammoniaque.

D'après ces considérations chimico-physiologiques, il est démontré que les aliments non azotés ou respiratoires sont expulsés par les bronches et par la peau, sous forme de vapeur d'eau et d'acide carbonique ; or, comme les principes neutres non azotés constituent la plus grande masse des aliments ingérés chaque jour, il en résulte comme conséquence naturelle, que c'est par les voies respiratoires et par la surface cutanée que s'effectuent les sécrétions et les déperditions les plus abondantes du corps. Cette vérité physiologique que la chimie explique si facilement aujourd'hui, a été démontrée depuis longtemps par les célèbres expériences de Sanctorius, puisqu'elles ont prouvé que sur 8 parties alimentaires ingérées, 5 parties s'échappent par les bronches et par la peau, et que les 3 parties restantes sont expulsées par l'anus ou par les voies urinaires. Enfin, les recherches des auteurs modernes tendent à démontrer que la part proportionnelle d'excrétion de la muqueuse bronchique et de la peau est d'environ 3/5 pour la première et de 2/5 pour la seconde, dans les circonstances ordinaires.

Les expériences si remarquables de M. Fourcault, répétées par M. H. Bouley (1), sur les enduits imperméables étendus sur toute la surface de la peau, ont prouvé de la manière la plus évidente l'importance énorme qu'ont les excrétions cutanées sur la régularité des fonctions de l'organisme. Elles ont démontré que les animaux chez lesquels on supprimait ainsi brusquement cet émonctoire naturel, si important et si étendu, ne tardaient pas à périr *asphyxiés*, non pas par privation d'air, mais par manque de dépuration du sang, qui, se chargeant peu à peu des produits brûlés de la respiration, devient bientôt impropre à la nutrition, comme le sang veineux, et porte rapidement le désordre et la mort dans tous les rouages de la machine animale.

Pour suffire à ces déperditions incessantes, chacune de ces membranes est le siège de deux ordres de sécrétions : 1° une épaisse, *muqueuse* pour les bronches, *sébacée* pour la peau, et destinée à maintenir l'intégrité et la souplesse de la surface de ces deux membranes tégumentaires ; 2° une très fluide, vaporeuse, appelée *exhalation pulmonaire* pour les bronches, et *transpiration cutanée* pour la surface de la peau : c'est principalement par cette sécrétion incessante et aqueuse que les produits brûlés de la respiration sortent du corps.

On est parfaitement fixé sur l'origine et sur la nature de l'*exhalation pulmonaire ;* on sait que c'est une sorte d'évaporation constante qui se fait à travers la membrane bronchique ; qu'aucun appareil sécréteur ne concourt à cette excrétion ; et qu'enfin le produit qui en résulte, et qui est entraîné au dehors par l'air expiré, est formé principalement de vapeur d'eau et d'acide carbonique.

La question est beaucoup plus obscure en ce qui concerne la *transpiration cutanée.* D'abord on en distingue deux espèces : la *transpiration insensible* ou *diaphorèse*, et la *transpiration sensible* ou *sueur ;* beaucoup d'auteurs admettent encore que la première est une simple *exhalation cutanée* analogue à celle qui a lieu dans les bronches, tandis que la seconde serait une véritable *sécrétion* dévolue spécialement aux glandes sudorifères de la peau. Cependant les physiologistes les plus modernes tendent à abandonner cette distinction ; ils ne croient pas qu'une membrane recouverte d'un épiderme épais, comme celui de la peau, puisse être le siège de l'évaporation active que comporte une exhalation ; ils ne reconnaissent aucune différence chimique dans la nature du produit de la diaphorèse et de la sueur ; le double but physiologique de ces deux excrétions, c'est-à-dire la *dépuration* du sang et une action *réfrigérante* sur la peau, leur paraît tout à fait identique, etc. Par ces motifs, ils se refusent à distinguer la diaphorèse de la sueur ; ils admettent que l'une et l'autre sont produites par les glandes sudorifères, mais que la première représente l'état normal de la sécrétion cutanée, tandis que la seconde en est l'état exagéré ou accidentel ; enfin, que dans l'une et l'autre, le produit serait formé principalement d'eau, d'acides carbonique, acétique, lactique, et de quelques sels alcalins et terreux.

Variations accidentelles de la transpiration cutanée. — Les sécrétions de la peau, et surtout la transpiration, sont susceptibles d'éprouver de grandes variations dans leur degré d'activité ; les causes qui peuvent amener ce résultat sont fort nombreuses : il en est d'hygiéniques, de pathologiques et de thérapeutiques. Parmi les premières, on doit compter surtout un exercice plus ou moins actif, les saisons,

(1) *Recueil*, 1850, p. 5 et 305.

la température de l'air ou des habitations, des couvertures épaisses, des boissons chaudes, etc.; au nombre des secondes, on compte les éruptions cutanées, la diminution des autres sécrétions dépuratives, les vives souffrances, etc.; enfin les agents thérapeutiques susceptibles d'augmenter la transpiration sont fort nombreux : les principaux sont les frictions sèches, les bains d'air chaud ou de vapeur aqueuse, les fumigations sèches ou humides, un grand nombre de médicaments, etc.

Si l'on ne tenait compte que du résultat obtenu, c'est-à-dire de l'augmentation de la transpiration cutanée, on devrait classer, en effet, un assez grand nombre d'agents pharmaceutiques parmi les sudorifiques. Ainsi, la plupart des excitants généraux administrés en breuvages chauds, provoquent généralement la sueur; les vomitifs, par la secousse générale qu'ils déterminent, amènent souvent ce résultat; l'opium, surtout chez les solipèdes, produit aussi cet effet quand il est employé à haute dose; enfin les émollients et les tempérants, en diminuant la fièvre et l'éréthisme nerveux, procurent souvent une détente générale suivie d'une transpiration copieuse, etc. Nous serons donc forcé de faire un choix parmi les médicaments susceptibles de provoquer la sueur, et de n'admettre parmi les sudorifiques que ceux qu'on emploie habituellement dans la pratique, soit pour modifier le tissu de la peau, soit pour exalter ses sécrétions; le nombre en est très limité en médecine vétérinaire.

Origine et division. — Les médicaments sudorifiques sont tirés des minéraux et des végétaux; on les a divisés très rationnellement en *fixes* et en *volatils*. Les premiers, qui méritent les noms de *diaphorétiques* et d'*expectorants*, parce qu'ils modifient la peau et la muqueuse des bronches lorsqu'elles ont été altérées par les maladies, comprennent le *soufre* et quelques *sulfures*, l'*antimoine* et ses composés, les *préparations arsenicales* et les *bois* dits *sudorifiques*, comme la *salsepareille*, le *gaïac*, la *squine*, le *sassafras* et leurs analogues. Les sudorifiques volatils, peu nombreux, comprennent les *composés ammoniacaux*, les *plantes labiées*, le *sureau*, le *tilleul*, etc.

Pharmacotechnie. — Les sudorifiques minéraux sont réduits en poudre ou dissous dans l'eau; ceux qui appartiennent aux végétaux sont traités par décoction s'ils sont fixes, ou par infusion s'ils sont volatils; les véhicules employés sont l'eau ou les liqueurs alcooliques; ces dernières sont bien préférables lorsque rien n'en contre-indique l'usage.

Médicamentation. — Lorsqu'on fait usage des sudorifiques fixes, leur administration ne donne lieu à aucune précaution spéciale; on les fait prendre avec les aliments des animaux, ou on les administre sous forme d'électuaire; mais lorsqu'on emploie les sudorifiques volatils, il faut se conformer à certaines règles qui ont leur importance. D'abord ces médicaments s'administrent exclusivement à l'état liquide, en boissons ou en breuvages; la préparation doit toujours être employée à une température aussi élevée que possible; elle doit être répétée à de courts intervalles de temps, jusqu'à ce que la sueur arrive, etc. Afin de favoriser l'action de ces médicaments et de leur venir en aide, on doit tenir les animaux dans des logements très chauds, les envelopper de couvertures épaisses et amples, frictionner vigoureusement la peau avec des briques chauffées, augmenter sa température avec une bassinoire, des sachets d'avoine torréfiée, des fumigations sèches ou humides dirigées sous les couvertures, etc. Ces moyens auxiliaires sont surtout nécessaires lorsque la saison est froide, le temps humide, les animaux âgés, la maladie tenace, etc.

42

Enfin, quand la transpiration s'est fait jour, il faut la maintenir pendant un certain temps, puis essuyer et sécher avec soin la surface de la peau, la recouvrir de couvertures sèches et chaudes, préserver les animaux des courants d'air, de toute cause de refroidissement, donner des boissons un peu tièdes d'abord, puis peu à peu à la température ordinaire, etc.

Pharmacodynamie. — Les effets des sudorifiques doivent être distingués en *primitifs* et en *consécutifs*. Cette division ne s'applique bien nettement qu'aux sudorifiques volatils, dont les effets sont assez prononcés, mais elle ne convient guère pour les sudorifiques fixes, dont l'action est lente, graduelle et bien marquée seulement dans le cas de maladie. L'étude des effets primitifs s'appliquera donc exclusivement aux sudorifiques volatils.

1° Effets primitifs. — Les sudorifiques de cette catégorie présentent dans leurs effets immédiats la plus grande analogie avec les stimulants généraux; comme ces derniers, ils développent, peu de temps après leur administration, un mouvement fébrile des plus prononcés et caractérisé par l'ampleur et la vitesse du pouls, la rapidité des mouvements respiratoires, la rougeur des muqueuses apparentes, l'injection des capillaires de la peau, l'élévation de température de cette membrane, etc. Puis, au bout d'un temps variable selon les circonstances, la peau, qui était chaude, tendue et sèche, devient souple, moite au toucher; elle s'humecte de sueur, d'abord à la face interne des membres, aux organes génitaux, aux flancs, aux ars, à l'encolure, à la base des oreilles, puis peu à peu sur toute la surface du corps. En général, aussitôt que la sueur se fait jour à la surface de la peau, le mouvement fébrile se modère et une sorte de détente de toute l'économie en est le résultat.

La transpiration poussée jusqu'à la sueur n'est pas facile à obtenir chez la plupart des animaux à l'aide des médicaments; le plus souvent même les tentatives des praticiens à cet égard échouent complétement. Cependant les difficultés qu'on rencontre pour obtenir ce résultat ne sont pas les mêmes dans toutes les espèces domestiques: les herbivores, et les solipèdes mieux que les ruminants, sont les animaux chez lesquels la sueur peut être produite avec le plus de facilité; les omnivores, au contraire, et surtout les carnivores, ne se prêtent que très difficilement à l'usage des sudorifiques qui se montrent toujours chez eux d'une inefficacité complète.

2° Effets consécutifs. — Les effets consécutifs varient de caractère et de nature selon qu'ils appartiennent aux sudorifiques volatils ou aux sudorifiques fixes. Dans le premier cas, les médicaments ayant produit une évacuation humorale plus ou moins abondante, il en résulte comme conséquences immédiates : une soif plus ou moins vive, une constipation marquée, une diminution correspondante et proportionnelle des autres sécrétions, surtout de celle des urines, une résorption interstitielle plus active, la maigreur du corps, la décroissance des engorgements œdémateux, etc. Dans le cas où l'on fait usage des sudorifiques fixes, on n'observe que des effets nuls ou peu marqués sur les animaux sains, tandis que sur ceux qui sont malades, ils deviennent très manifestes, non seulement sur la peau, mais encore dans les bronches, ainsi que nous allons le démontrer.

a. Quand la peau est le siége d'affections anciennes, invétérées, ou lorsque les animaux sont affaiblis par la privation de nourriture, des maladies de longue durée, etc., on remarque généralement que le tégument est dur, sec, adhérent aux parties sous-jacentes; que les poils sont rares, ternes, secs, hérissés; la surface de la peau rude, crevassée, écailleuse ; que la transpiration insensible, que la sécrétion de la matière sébacée, celle du système pileux, ne s'effectuent plus comme à l'état normal. Dans de semblables circonstances, les sudorifiques fixes employés avec persévérance produisent des résultats souvent remarquables : non seulement ils font disparaître peu à peu les maladies cutanées, mais encore ils modifient avantageusement le tissu de la peau, rétablissent les sécrétions qui lui sont propres, etc.; en sorte qu'au bout d'un certain temps, cette membrane reprend de la souplesse, devient moite et onctueuse au toucher, prend une surface unie et propre, se recouvre de poils lisses et brillants, etc.

b. Des deux sécrétions dont la muqueuse bronchique est le siége, il en est une surtout qui est souvent altérée, c'est celle du *mucus ;* cette altération s'accompagne fréquemment de celle du tissu même de la muqueuse, et parfois aussi de modifications notables dans l'exhalation pulmonaire, et par suite, dans l'acte de la respiration. Il arrive souvent, par exemple, chez la plupart des animaux, que la muqueuse des voies respiratoires est pâle, boursouflée ; qu'elle est le siége d'une sécrétion muqueuse abondante, épaisse, puriforme, de jetages chroniques, etc. L'expérience démontre que, dans de semblables circonstances, les sudorifiques fixes, et surtout ceux qu'on retire du règne minéral, modifient très avantageusement la muqueuse des voies respiratoires et les sécrétions anormales dont elle est le siége ; ce sont donc alors de véritables *expectorants.*

Pharmacothérapie. — Les sudorifiques sont des médicaments très importants, en raison de la grande surface sur laquelle ils agissent, et des modifications souvent profondes qu'ils produisent sur la peau et sur la muqueuse bronchique. Les indications de leur usage peuvent se grouper sous les trois chefs suivants :

1° Sudorifiques volatils. — L'usage des sudorifiques stimulants est surtout indiqué dans le refroidissement brusque de la peau, accompagné de la suppression de la transpiration cutanée et suivi de cet état de roideur générale du système musculaire qu'on appelle *courbature ;* mais pour que l'emploi de ces médicaments soit avantageux, il est essentiel qu'il ait lieu le plus promptement possible et sans timidité. Les sudorifiques volatils sont également indiqués contre les éruptions cutanées languissantes ou rentrées ; dans les affections putrides, pour provoquer la formation de tumeurs critiques à la peau, pour arrêter ou modérer la bronchite catarrhale, pour faire avorter une phlegmasie des organes de la poitrine, pour détruire les douleurs rhumatismales, etc.

2° Sudorifiques fixes. — Les sudorifiques fixes s'emploient principalement contre les maladies cutanées anciennes avec altération du tissu de la peau, les maladies virulentes, les affections lymphatiques, comme la morve, le farcin, les scrofules, la ladrerie du porc, les eaux aux jambes, les crevasses, le crapaud, etc. Pour qu'ils réussissent contre ces maladies opiniâtres, ils doivent être employés pendant longtemps, et être alliés avec des moyens plus puissants, les fondants, par exemple.

3° Expectorants. — A titre d'expectorants, les sudorifiques s'emploient au déclin des maladies de poitrine, contre l'hydrothorax, les jetages chroniques, la gourme, la bronchite chronique, les affections vermineuses des bronches, etc. Dans ces divers cas, ils doivent être employés avec persévérance, combinés avec divers autres médicaments et soutenus par une alimentation très alibile.

Contre-indications. — Il faut éviter de faire usage des sudorifiques lors d'une éruption cutanée régulière, pendant la période d'état des phlegmasies, alors qu'une fièvre ardente existe, durant l'action d'un purgatif, d'un diurétique et en général de tout médicament évacuant, parce que les effets de ces médicaments se nuiraient les uns aux autres, etc.

§ I. — **Sudorifiques fixes** (Diaphorétiques, Expectorants).

Dans cette catégorie de sudorifiques, sont compris les *composés soufrés*, les *antimoniaux* et les *bois* dits *sudorifiques*.

A. SUDORIFIQUES SOUFRÉS.

Nous comprenons sous cette dénomination le *soufre*, les *sulfures alcalins* et les *sulfures métalliques*.

a. Du Soufre (*Sulphur*).

Pharmacographie. — Le soufre se trouve dans le commerce sous deux états : solide et en cylindres (*soufre en bâtons*), solide et pulvérulent (*soufre sublimé, fleur de soufre*). Dans l'un et l'autre cas, sa couleur est d'un beau jaune-citron, d'une faible odeur sulfureuse, d'une saveur peu marquée et d'une densité de 2,00 environ. Très combustible à l'air, le soufre entre en fusion à 110 degrés et se réduit en vapeur à 400 degrés centigrades. Chauffé pendant plusieurs heures entre 200 et 250 degrés centigrades, le soufre change de caractères : il devient rouge brun, épais, gluant, et conserve une certaine ductilité pendant quelque temps après son refroidissement ; c'est ce qu'on appelle du *soufre brun*. Insoluble dans l'eau, ce corps simple se dissout en petite quantité dans l'alcool, l'éther, les huiles grasses, les essences, les huiles pyrogénées, etc., et en toute proportion dans le sulfure de carbone. Mis en contact avec des composés métalliques, le soufre les décompose le plus souvent pour donner naissance à des sulfures insolubles.

Impureté et falsifications. — Le soufre sublimé est toujours imprégné d'acide sulfurique qui lui donne la faculté de rougir la teinture de tournesol ; on l'en débarrasse facilement par des lavages réitérés avec l'eau tiède ; mais il faut avoir la précaution de le dessécher rapidement et de le renfermer ensuite dans un vase bouchant exactement, car il attire l'air et l'humidité, s'oxyde et devient de nouveau acide. Le soufre contient assez fréquemment de l'arsenic ; on reconnaît cette grave impureté en brûlant ce corps avec quatre ou cinq fois son poids de nitre ; le résidu, repris par l'eau, accuse la présence de l'arsenic au moyen du nitrate d'argent ou de l'appareil de Marsh. Le plâtre, la craie et les matières terreuses qu'on ajoute frauduleusement à ce corps sont dévoilés à l'aide de la calcination, qui volatilise le soufre et qui laisse pour résidu les substances étrangères.

Pharmacotechnie. — La plupart des préparations soufrées officinales sont destinées à l'usage externe ; celles qu'on emploie à l'intérieur chez les animaux sont toutes magistrales ; nous indiquerons parmi les premières les formules suivantes :

Pommade soufrée.

24 Fleur de soufre. . . . .   10 gram. | Axonge. . . . .   30 gram.
Incorporez à froid.

Pommade d'Helmerich.

24 Soufre sublimé . . . . 200 gram. | Axonge . . . . 800 gram.
 Carbonate de potasse . . . . . . 100 —

Incorporez à froid. En remplaçant le carbonate potassique par la potasse caustique, on obtient une préparation plus active. Quelques auteurs emploient le sel marin, le sel ammoniac, les cantharides, etc.

Huile soufrée (F. T.).

24 Fleur de soufre. . . . . 32 gram. | Huile grasse . . . . 250 gram.
 Jaunes d'œufs . . . . q. s. |

Incorporez le soufre dans les jaunes d'œufs et ajoutez l'huile peu à peu en remuant sans cesse jusqu'à homogénéité parfaite du mélange.

Baume de soufre.

24 Soufre sublimé . . . . 32 gram. | Essence de térébenthine. . . . . 250 gram.

Mélangez les deux substances, faites digérer à une assez forte chaleur, laissez déposer et décantez ; l'essence prend une teinte brune.

Médicamentation. — A l'intérieur, le soufre sublimé, le seul dont on fasse usage en médecine, s'administre en bols ou en électuaires, ou mieux, mélangé à du son ou de la farine, de telle façon que les animaux le prennent d'eux-mêmes; on peut aussi le donner en suspension dans l'eau, mais le procédé est peu employé. Enfin, on traite aussi le soufre par décoction, et de tous les procédés c'est le plus vicieux, parce que l'eau, à moins qu'elle ne soit très riche en sels alcalins, attaque peu le corps ; cependant elle prend à la longue une légère odeur sulfureuse qui indique les nouvelles propriétés qu'elle a acquises. A l'extérieur, les préparations de soufre s'appliquent en frictions ou en onctions, seules ou combinées avec divers agents irritants, contre les maladies cutanées. On a tenté quelques essais pour appliquer les fumigations sulfureuses (acide sulfureux) chez les animaux comme chez l'homme, dans le cas de gale, mais ces tentatives n'ont pas eu de suite; les appareils dispendieux que nécessite ce mode de traitement, la facilité qu'on a de le remplacer économiquement par les préparations antipsoriques, etc., expliquent suffisamment ce résultat négatif.

Posologie. — Les doses de fleur de soufre pour les divers animaux sont indiquées par le tableau suivant :

1° Grands herbivores. . . . . 32 à 64 gram. | 3° Porcs. . . . . 8 à 16 gram.
2° Petits herbivores . . . . 16 à 32 — | 4° Chiens . . . . 4 à 8 —

On peut répéter ces doses deux fois par jour.

Si l'on fait usage du *soufre brun*, qui est beaucoup plus actif, les doses doivent être moitié moindres.

Pharmacodynamie. — Les effets du soufre seront distingués en *locaux* et en *généraux* et étudiés successivement dans cet ordre.

1° Effets locaux. — Les effets locaux extérieurs du soufre sont à peu près nuls sur les tissus sains ou altérés ; le soufre brun, cependant, est, dit-on, un peu irritant pour les surfaces sur lesquelles on l'applique, comme les sulfures alcalins auxquels il ressemble un peu. Quant aux effets que développe ce médicament dans le tube digestif, ils varient beaucoup selon la dose ingérée et le temps pendant lequel l'emploi du remède s'est prolongé. C'est ce qu'il importe d'examiner avec soin.

Donné en petite quantité à la fois, le soufre agit sur le tube digestif comme un léger stimulant; il augmente l'appétit, accélère la digestion, mais ne change pas sensiblement l'aspect des matières fécales ; cependant on remarque, au bout de quelques jours, qu'elles prennent une teinte plus foncée et qu'elles exhalent, ainsi que les gaz intestinaux, une odeur manifeste d'œufs pourris ou d'acide sulfhydrique. A doses moyennes, c'est-à-dire celles fixées au tableau posologique, répétées deux fois par jour, le soufre stimule plus fortement le tube digestif, hâte les défécations, rend le ventre libre et communique aux excréments la couleur noire et l'odeur hépatique à un degré très prononcé. Lorsque les quantités ingérées surpassent notablement les doses médicinales, ou que celles-ci sont répétées à des intervalles de temps très rapprochés, le soufre agit comme un laxatif énergique, sans déranger notablement l'appétit, au moins dans les premiers jours du traitement. Enfin, quand ce médicament est donné à doses exagérées, il irrite vivement le tube digestif, arrête la digestion, dégoûte les animaux et détermine une superpurgation qui peut devenir mortelle, ainsi que nous le constaterons en étudiant les *effets toxiques* du soufre.

   2° **Effets généraux**. — Ces effets doivent être divisés, pour plus de clarté, en effets *primitifs* et en effets *consécutifs*, qui méritent une étude spéciale.

   a. **Effets primitifs**. — Tant que le soufre est donné à petites doses, son action générale ou dynamique est à peu près nulle ; mais dès que la quantité ingérée est assez forte pour agir notablement sur le tube digestif, on remarque une excitation générale caractérisée par un léger mouvement fébrile ; le pouls est plein et accéléré, la respiration plus pressée, les muqueuses sont injectées, la peau est chaude, etc. En outre, on ne tarde pas à remarquer que l'air expiré et la transpiration cutanée exhalent une odeur d'hydrogène sulfuré qui devient de plus en plus intense à mesure que l'usage du médicament se prolonge. Cette odeur caractéristique est évidemment due à la présence de l'acide sulfhydrique dans les excrétions de la muqueuse bronchique et de la peau, qui lui servent, en quelque sorte, de véhicules pour son expulsion hors de l'économie animale.

   Une question importante à résoudre dans l'histoire du soufre, c'est celle de savoir s'il agit assez fortement sur la peau pour déterminer la sueur. M. Delafond [1] assure que, quand les animaux sont bien couverts, ils présentent, sous l'influence de la médication soufrée, une *moiteur remarquable de la peau* : ce sont ses expressions. M. Hertwig [2], au contraire, nie formellement que le soufre détermine jamais la sueur, mais il reconnaît que, sous l'influence de l'excrétion de l'acide sulfhydrique par la peau, il active notablement la transpiration insensible. Enfin, cet auteur allemand assure que le soufre n'augmente jamais la sécrétion urinaire, ce qu'il est facile de comprendre d'après son action sur les sécrétions des bronches et de la peau.

   Tous les effets primitifs généraux du soufre que nous venons d'examiner paraissent provenir du passage dans le sang d'un principe sulfureux ; ce principe quel est-il ? Ce ne peut être le soufre en nature, puisqu'il est insoluble dans l'eau et les liquides animaux, et qu'il est admis en principe que tous les corps insolubles dans ces véhicules ne peuvent être absorbés et passer dans le sang. D'après Dupuy [3], le principe sulfureux qui agirait sur l'ensemble de l'organisme, après s'être mélangé aux fluides nutritifs, serait l'*acide sulfhydrique*, qui prendrait naissance dans le tube digestif sous l'influence de l'eau, des acides du suc gastrique, et des matières alcalines contenues dans les intestins. M. Mialhe [4], sans nier la formation de l'acide

(1) *Thérap. génér.*, t. II, p. 357.
(2) *Loc. cit.*, p. 544.
(3) *Compte rendu d'Alfort*, 1842.
(4) *Loc. cit.*, p. LXIII et suiv.

sulfhydrique, sur laquelle il ne s'explique pas, mais qui nous paraît indubitable d'après l'odeur des gaz intestinaux expulsés par l'anus, serait disposé à admettre la formation d'un *sulfure* ou d'un *hyposulfite* alcalin, par suite de l'action des carbonates potassiques et sodiques contenus en grande quantité dans les liquides entériques, notamment chez les animaux herbivores, sur le soufre ingéré; ces composés alcalins et sulfureux seraient portés par le sang à la peau et aux bronches, et là ils seraient décomposés par les acides des sécrétions de ces surfaces, d'où résulterait le dégagement de l'acide sulfhydrique ou de l'acide sulfureux, selon que le composé serait un sulfure ou un hyposulfite. Toutefois il reconnaît qu'une partie de ces composés est suroxydée dans le sang, et passe dans les urines à l'état de *sulfate alcalin*, ainsi que l'a constaté M. Wœhler.

S'il nous était permis d'émettre une opinion dans une question aussi obscure, nous dirions que la formation simultanée de l'acide sulfhydrique et d'un sulfure alcalin dans le tube digestif nous paraît indubitable, que très probablement ces deux composés se combinent l'un avec l'autre, et que le composé sulfureux qui pénètre dans le sang est un *sulfhydrate de sulfure alcalin*. Quoi qu'il en soit de ces explications théoriques, il est certain que de l'acide sulfhydrique existe dans le sang des animaux qui prennent du soufre, et qu'une partie s'en exhale par la peau et les bronches, ainsi que le démontrent les réactifs et la teinte brune qu'acquiert, au bout d'un certain temps, la surface du tégument des animaux à pelage clair.

b. **Effets consécutifs.** — Si le soufre est excitant dans ses effets primitifs, il se montre, au contraire, altérant et débilitant dans ses effets consécutifs, surtout quand on le donne pendant trop longtemps ou à doses exagérées. L'expérience démontre, en effet, que sous son influence un peu prolongée, le sang devient noir et diffluent, la nutrition languit, les animaux maigrissent, perdent rapidement leurs forces, et ne tardent pas à mourir dans l'épuisement si l'on ne s'arrête pas à temps. Dans l'état maladif, on reconnaît qu'il fait disparaître les engorgements glandulaires et lymphatiques, qu'il modifie avantageusement le tissu et les sécrétions de la muqueuse des bronches et de la peau, etc.

Effets toxiques. — D'après les recherches de Collaine (1) sur l'action du soufre chez les chevaux, ce médicament, jusqu'à la dose de 125 grammes, ne cause aucun accident, si ce n'est parfois un peu de dégoût; à celle de 180 grammes, il purge sans accident; mais quand on l'élève de 320 à 360 grammes, la purgation est très intense, et s'accompagne de violentes coliques; 250 grammes suffisent parfois pour empoisonner les jeunes chevaux, et d'après quelques essais faits à l'école de Lyon (2) la dose de 500 grammes est toxique pour les chevaux adultes. Toutefois, selon Collaine, quand on élève graduellement les doses, et qu'on interrompt l'administration du remède de temps en temps, le soufre peut être supporté à la dose énorme de 1 kilogramme sans accident. Les grands ruminants paraissent moins sensibles à l'action du soufre que les solipèdes; car Lafore (3) dit qu'on peut, sans inconvénient, le leur donner à la dose de 200 grammes d'emblée, et M. Cruzel (4) affirme qu'à la dose de 500 grammes dans un litre de vin, il purge le bœuf sans accident; à

(1) *Compte rendu d'une expérience tentée contre la morve et le farcin*, 1011, broch.
(2) *Compte rendu de l'école de Lyon*, 1810, p. 12.
(3) *Malad. partic. aux grands ruminants.*
(4) *Journ. des vétér. du Midi*, 1838, p. 176.

celle de 180 grammes, uni à 60 grammes de racine de jalap, il ne produit cet effet qu'en répétant la dose (1).

Quoi qu'il en soit, quand le soufre est donné à doses toxiques, les animaux deviennent tristes, perdent l'appétit, accusent de vives coliques, expulsent fréquemment des gaz par l'anus, surtout de l'hydrogène sulfuré, rejettent ensuite des excréments de plus en plus fluides et d'une odeur repoussante; ils perdent rapidement leurs forces musculaires, se tiennent difficilement debout, présentent une respiration difficile et pressée, le pouls petit et misérable, les muqueuses violacées, le sang noir et très fluide, etc.; enfin, si la mort doit survenir, les animaux ont la tête lourde et appuyée sur la mangeoire, le pouls est petit et précipité, les sécrétions exhalent une vive odeur d'œufs pourris; la station devient incertaine, puis impossible; les animaux tombent; la peau et les extrémités se refroidissent, les muqueuses deviennent bleuâtres, et la mort arrive sans convulsions.

Lésions. — La muqueuse gastro-intestinale est d'un rouge bleuâtre, boursouflée, friable et frappée de gangrène dans plusieurs points; les matières excrémentitielles sont mêlées de soufre, et exhalent une forte odeur d'œufs pourris; le sang noir et diffluent engorge tous les viscères parenchymateux; le poumon et le cœur sont couverts d'ecchymoses; enfin, d'après Waldinger, cité par Hertwig, la chair des ruminants est tellement imprégnée de l'odeur de l'acide sulfhydrique qu'elle est impropre à l'alimentation.

Pharmacothérapie. — Les indications thérapeutiques du soufre sont assez nombreuses, et se distinguent en *internes* et en *externes*.

1° **Indications internes.** — A l'intérieur, le soufre s'emploie à titre de *purgatif*, d'*antipsorique*, d'*expectorant* et de *fondant*. Disons quelques mots de chacune de ces applications.

a. **Purgatif.** — Comme évacuant du tube digestif, le soufre est rarement employé, mais peut-être à tort, car il paraît purger le bœuf plus facilement que beaucoup de médicaments placés parmi les purgatifs. Le vétérinaire anglais Skellet, cité par M. Hertwig, prescrit ce médicament contre la gastro-entérite chronique du bœuf, surtout quand elle s'accompagne, comme cela est assez fréquent, de constipation et de sécheresse des excréments; quelques vétérinaires allemands, Rytz, par exemple, en conseillent l'usage contre le sang de rate, la congestion de la veine porte, celle des lombes, etc., chez les moutons; enfin on emploie quelquefois en France le soufre comme vermifuge, et M. Schaack nous a certifié son efficacité sous ce rapport.

b. **Antipsorique.** — Le soufre est considéré, avec raison, comme une sorte de spécifique contre les maladies de la peau, telles que la gale, les dartres, les eaux aux jambes, les crevasses, le crapaud, les éruptions miliaires, etc. Très souvent, en médecine vétérinaire, on se borne, contre ces affections, à de simples applications extérieures, qui suffisent souvent, en effet, pour les faire disparaître quand elles sont récentes; mais lorsqu'elles sont anciennes et invétérées, il est presque toujours indispensable de donner en même temps le soufre à l'intérieur. M. Bourgeois (2), directeur de la bergerie de Rambouillet, a donné avec un plein succès, à un troupeau de mérinos atteints de gale, de la fleur de soufre délayée dans de l'eau ordinaire : la

(1) *Journ. pratiq.*, 1830, p. 11.
(2) De Gasparin, *Malad. contag. des bêtes à laine*, p. 196.

dose était de 250 grammes pour six seaux d'eau ; on remuait le mélange avant de le faire boire. M. Pradal (1) reconnaît aussi l'utilité de l'emploi du soufre à l'intérieur, dans le cas de gale invétérée, chez le porc : la dose est de 16 grammes, mêlée aux aliments. Enfin, dans le centre de la France, on fait prendre de la fleur de soufre, mélangée au petit-lait ou au lait de beurre, aux jeunes gorets chez lesquels l'éruption de la variole paraît languir.

c. **Expectorant.** — Le soufre est très anciennement employé dans le traitement des maladies de la poitrine, soit des bronches, soit des poumons ; les hippiatres en faisaient grand cas, et Solleysel le nomme l'*ami du poumon.* De nos jours, le soufre est principalement employé contre les affections catarrhales de la membrane des bronches, comme la bronchite chronique, la gourme, les jetages non spécifiques, les toux grasses, les angines, etc.; on le croit utile aussi contre l'inflammation chronique et les altérations du parenchyme pulmonaire, des plèvres, etc. Morel de Vindé (2) l'a même employé avec succès, chez les moutons, contre la phthisie consécutive à la gale invétérée. Dans ces diverses affections pectorales, on associe souvent au soufre le sulfure d'antimoine.

d. **Fondant.** — Comme modificateur puissant de la nutrition et du système lymphatique, le soufre a surtout été préconisé contre le farcin et la morve des chevaux. Employé d'abord par Huzard père (3) contre le farcin, ce médicament a été présenté vers 1810 par Collaine, professeur à l'école vétérinaire de Milan, non seulement comme capable de guérir le farcin, mais encore comme pouvant triompher de la morve. Dans un mémoire étendu présenté à la Société d'agriculture de Paris, ce vétérinaire fit connaître sa méthode de traitement et les résultats vraiment étonnants qu'elle lui avait donnés ; la presque totalité des chevaux morveux et farcineux qui avaient été soumis à l'usage du soufre à haute dose avaient été guéris. Le nouveau remède essayé, tant en Italie qu'en France, donna des résultats divers, mais en général assez satisfaisants ; de l'autre côté des Alpes, et dans le midi de notre pays, les tentatives furent, en général, heureuses, tandis que dans le Nord les essais furent en grande partie infructueux. Néanmoins, il est probable qu'on s'est trop hâté, comme cela arrive si souvent en médecine, d'abandonner ce moyen puissant et peu dispendieux, et il est très probable qu'étant repris de nouveau, étudié avec soin, combiné aux antimoniaux, aux arsenicaux, aux fondants chloroïdés, etc., le soufre donnerait parfois de bons résultats contre ces deux maladies si désespérantes.

2° **Indications externes.** — Les diverses préparations de soufre sont d'un emploi en quelque sorte vulgaire contre les diverses variétés d'affections cutanées chez tous les animaux domestiques ; on les emploie seules ou combinées avec les vésicants, les mercuriaux, les arsenicaux, les alcalins, les astringents minéraux, les pyrogénés, etc. Indépendamment de cet usage si commun, et qui rend de si grands services dans la pratique, le soufre reçoit encore quelques applications à l'extérieur du corps. C'est ainsi que l'hippiatre Lafosse (4) recommande de mêler la fleur de soufre à la poudre d'aloès pour détruire les ectozoaires ; que Hurtrel d'Arboval (5) prescrit de le mélanger à la poudre à canon, d'en déposer une certaine quantité sur la fourchette atteinte de crapaud, d'y mettre le feu, de répéter l'opération jusqu'à ce que

(1) *Traité des malad. du porc*, p. 38.
(2) De Gasparin, *loc. cit.*, p. 197.
(3) *Encyclop. méthod.*, art. FARCIN.

(4) *Dict. d'hippiat.*, t. II, p. 254.
(5) *Dict. de médec. et d'hygiène vétér.*, t. I, art. CRAPAUD.

l'eschare formée soit assez épaisse, et de couler sous le pied une préparation pois-
seuse; enfin, lorsqu'on brûle le soufre dans des habitations infectées d'une manière
quelconque, il répand une grande quantité d'acide sulfureux qui se mélange à l'air
et peut en corriger les altérations.

b. Sulfure de potasse.

SYNONYMIE ; Polysulfure de potassium, Foie de soufre.

Pharmacographie. — Le foie de soufre le plus employé en médecine est celui
qu'on obtient en fondant, dans un ballon de verre, parties égales de fleur de soufre
et de carbonate de potasse du commerce. Il est solide, amorphe, en plaques irrégulières, d'une couleur jaune rougeâtre ou jaune verdâtre, d'une odeur hépatique
prononcée, d'une saveur sulfureuse et alcaline des plus intenses. Exposé à l'air, le
sulfure de potassium attire vivement l'humidité, se ramollit, exhale une forte odeur
d'œufs pourris, s'oxyde et se transforme en hyposulfite alcalin. Ce composé complexe, formé principalement de polysulfure de potassium et de sulfate de potasse, est
très soluble dans l'eau, et la solution, toujours un peu laiteuse et jaunâtre, s'altère
rapidement à l'air ; les acides minéraux en dégagent de l'hydrogène sulfuré et précipitent du soufre ; les solutions métalliques la décomposent en donnant naissance à un
sulfure coloré et insoluble. Il faut donc éviter de mélanger la solution aqueuse de foie
de soufre avec les acides et les sels métalliques.

Pharmacotechnie. — Les préparations qu'on fait subir au sulfure de potasse
sont peu nombreuses, et sont toutes destinées à l'usage extérieur. Les plus usuelles
sont les suivantes :

1° *Lotion sulfureuse.*

♃ Sulfure de potasse . . . . . . 100 gram. | Eau ordinaire. . . . . 1 litr.

Dissolvez le sel dans l'eau au moment même de vous en servir; employée froide ou chaude en
lotions sur la peau atteinte de gale.

2° *Bain sulfureux.*

♃ Sulfure de potasse . . . . . . 32 gram. | Eau commune. . . . . 1 litr.

Ces proportions peuvent varier à volonté ; parfois on ajoute une décoction de colle de Flandre
ou de bouillon de tripes, pour rendre ce bain moins irritant ; en y ajoutant un peu d'acide, on dégage de l'acide sulfhydrique qui reste dissous et l'on neutralise une partie du principe alcalin qui
irrite la peau, etc.

3° *Pommade de sulfure de potasse.*

♃ Sulfure de potasse. . . . . 100 gram. | Axonge. . . . . 100 gram.

Réduisez le sulfure en poudre et incorporez immédiatement à froid.

Médicamentation. — On peut donner le sulfure de potasse à l'intérieur sous
forme solide ou sous forme liquide ; cette dernière doit être la seule adoptée à cause
des propriétés irritantes de ce composé ; cependant, quand la solution est faite, au
lieu de l'administrer en breuvage on peut la mélanger au miel et aux poudres végétales pour en faire des bols. Les doses de ce médicament à l'intérieur et pour les
diverses espèces sont, d'après M. Hertwig, les suivantes :

1° Grands herbivores . . . . . 4 à 16 gram. | 3° Chiens. . . . . 10 à 50 centigr.
2° Moutons et porcs. . . . . . 1 à 2 —

Ces doses peuvent être répétées selon le besoin.

Pharmacodynamie. — Les effets de ce médicament sont *locaux* et *généraux*.

1° Effets locaux. — Appliqué en nature ou en solution concentrée sur la peau et les muqueuses, le sulfure de potasse se montre irritant et même caustique lorsque le contact est prolongé; sur les solutions de continuité, il agit comme un caustique. Ingéré dans le tube digestif, ce médicament se comporte comme un corps irritant; il fait vomir les carnivores et les omnivores, et chez tous les animaux il cause une gastro-entérite qui peut devenir mortelle si la dose est exagérée; mais si elle est modérée, le sulfure de potasse provoque seulement de la salivation, du dégoût, des défécations hâtives, et à la longue, de la constipation plutôt que de la diarrhée. D'après Moiroud (1), 60 grammes de ce sulfure alcalin ont déterminé chez le cheval des symptômes d'empoisonnement; cependant, d'après M. Hertwig (2), cette dose ne produirait pas la mort chez les grands herbivores; enfin, il résulte des recherches d'Orfila (3) que les chiens dont l'œsophage est resté libre peuvent supporter une dose de 10 grammes en solution, parce qu'ils rejettent la plus grande partie du remède par le vomissement; mais quand ce canal est lié, l'empoisonnement survient par l'ingestion de 4 grammes de cet agent toxique.

2° Effets généraux. — Lorsqu'on donne ce sulfure à l'intérieur, à petites doses, il ralentit la circulation et la respiration, fait pâlir les muqueuses, dissout le sang, augmente la sécrétion urinaire, etc. Mais si la dose est assez élevée pour irriter le tube digestif, les effets changent de nature, et dès lors on observe: salivation abondante, borborygmes, coliques, inquiétude, respiration accélérée et difficile, air expiré d'odeur sulfureuse, pouls vite et irrégulier, station chancelante, agitation musculaire et accès tétaniques chez les chiens et chez tous les animaux, faiblesse de plus en plus grande du train postérieur, etc. (Hertwig.)

En injection dans la jugulaire, le sulfure de potasse détermine des effets qui varient selon la dose employée; une solution de 25 centigrammes cause seulement un peu d'inquiétude et d'accélération de la respiration chez le cheval; 2 grammes dans 16 grammes d'eau déterminent une respiration pressée et anxieuse, de l'agitation des membres, des tremblements musculaires et la chute sur le sol; néanmoins le sujet se remet promptement; enfin, 8 grammes dans 64 grammes d'eau, provoquèrent des phénomènes d'asphyxie et de paralysie très inquiétants, mais qui se dissipèrent peu à peu (Hertwig). Chez les chiens, 40 centigrammes dans 25 grammes d'eau ont pu être supportés; mais une dose de 1 gramme 20 centigrammes dans 32 grammes d'eau a déterminé une mort rapide par son introduction dans la jugulaire. (Orfila.)

Pharmacothérapie. — Les indications thérapeutiques du sulfure de potasse sont distinguées en *internes* et en *externes*.

1° Indications internes. — Ce médicament, sans doute à cause de son étude encore incomplète, est très rarement employé à l'intérieur par les vétérinaires. Cependant il est dit, dans la *Matière médicale* de Bourgelat, qu'il a été employé avec succès contre le farcin, les engorgements glanduleux et les maladies cutanées anciennes. Vitet tient à peu près le même langage. D'après M. Hertwig, il paraît que les vétérinaires allemands le donnent quelquefois contre l'atonie du tube digestif, les

(1) *Loc. cit.*, p. 422.
(2) *Loc. cit.*, p. 596.
(3) *Toxicologie*, t. I, p. 337 et suiv.

indigestions simples ou venteuses, les surcharges alimentaires, et surtout, contre les affections charbonneuses, telles que l'angine et la pneumonie gangréneuses, la gangrène de la rate, etc. M. Schaack nous a dit l'avoir employé avec un plein succès, une seule fois il est vrai, contre une anasarque consécutive à une maladie de poitrine : une solution légère de sulfure de potasse était donnée à la dose de 15 à 20 gouttes, répétée plusieurs fois par jour, dans un simple bol de mie de pain ; au bout de douze à quinze jours, l'engorgement et l'infiltration avaient disparu. Enfin, il serait sans doute utile dans la bronchite chronique.

2° **Indications externes.** — Le sulfure de potasse est employé en lotions, en bains ou en frictions sur la peau dans le cas de gale, de dartres, etc. Il réussit généralement bien quand ces affections ne sont pas trop invétérées ; il faut se rappeler, avant d'en faire usage, qu'il tache pour longtemps en jaune la peau et les poils des points où on l'applique ; chez le mouton, il faut être sobre de son usage. MM. Hamont et Pruner (1) ont employé avec succès la pommade de sulfure de potassium dans le traitement externe du farcin sur les chevaux d'Égypte. Enfin, d'après M. Schaack, des douches d'eau froide alternées avec des lotions chaudes de solution de sulfure de potasse triomphent promptement des douleurs rhumatismales des grandes articulations chez les chevaux.

Succédanés du Sulfure de potasse.

1° **Sulfure de soude.** — Ce sulfure peut remplacer économiquement le précédent, auquel on le substitue, du reste, généralement aujourd'hui.

2° **Sulfure de chaux.** — On l'obtient par la voie sèche ou par la voie humide. Quoique économique, il est peu usité.

3° **Eaux sulfureuses naturelles.** — Elles sont chaudes ou froides ; elles ont pour base le *sulfure de sodium* uni le plus souvent à l'acide sulfhydrique. Elles sont assez communes en France ; plusieurs vétérinaires les ont mises à profit pour le traitement de la bronchite chronique, des affections cutanées, et même de la morve et du farcin.

c. Sulfures métalliques.

Parmi les sulfures métalliques, nous trouvons principalement ceux de *fer*, d'*antimoine*, de *plomb*, de *mercure*, etc., comme susceptibles d'être employés en médecine à titre de sudorifiques fixes et d'expectorants ; cependant l'usage n'a consacré comme tels que les deux premiers ; nous dirons quelques mots du sulfure de fer, renvoyant aux antimoniaux l'histoire du sulfure d'antimoine.

d. Protosulfure de fer.

Pharmacographie. — Le sulfure de fer employé en médecine est celui qu'on obtient artificiellement. Préparé par la voie sèche, il est amorphe, en masses ou en poudre, d'une teinte grisâtre ; obtenu par l'action d'un sulfure alcalin sur une solution de protosulfate de fer, il est sous forme d'une gelée noirâtre qui devient grise par la dessiccation ; dans l'un et l'autre cas, il est inodore, insipide, insoluble dans l'eau et très attaquable par les acides, qui en dégagent beaucoup d'hydrogène sulfuré.

(1) *Journ. théoriq. et pratiq.*, 1834, p. 241.

Effets et usages. — L'action du sulfure de fer sur l'économie est mixte ; elle ressemble à la fois à celle des ferrugineux et à celle du soufre. Son emploi est assez rare en médecine vétérinaire ; cependant Vitet (1) le regardait comme le remède le plus utile pour diminuer la pousse et pour favoriser la cure des maladies cutanées accompagnées de faiblesse et de diarrhée. Il est certain que dans les maladies de la peau, des bronches et du système lymphatique, compliquées d'anémie et de débilité générale, ce médicament est susceptible de remplir à la fois les indications des toniques analeptiques et celles des diaphorétiques expectorants. Enfin, dans ces derniers temps, M. Mialhe a préconisé le protosulfure de fer récemment précipité, comme le contre-poison universel des sels métalliques des trois dernières sections, qu'il décompose en leur cédant une partie ou la totalité du soufre qu'il contient. L'expérience a déjà démontré l'efficacité de ce moyen.

B. SUDORIFIQUES ANTIMONIAUX.

Dans cette catégorie, nous comprenons seulement les antimoniaux insolubles, et plus particulièrement le *sulfure noir*, le *kermès* et quelques *oxysulfures* provenant d'un grillage plus ou moins avancé du protosulfure d'antimoine. Nous allons les examiner successivement.

a. Protosulfure d'antimoine.

SYNONYMIE : Antimoine cru.

Pharmacographie. — L'aspect de ce composé varie selon son origine. Lorsqu'il est naturel et en masse, il est cristallisé en aiguilles prismatiques, brillantes, d'aspect métallique et d'un gris d'acier ; pulvérisé, il forme une poudre d'un noir bleuâtre noircissant les doigts. Préparé artificiellement par la fusion de l'antimoine et du soufre, il est grisâtre et lamelleux ; obtenu par la voie humide, en faisant passer un courant d'acide sulfhydrique dans un sel soluble d'antimoine, il est hydraté et présente une belle couleur jaune rougeâtre, que la dessiccation lui fait perdre (*soufre doré d'antimoine*). Quelle que soit son origine, le sulfure d'antimoine est toujours inodore, insipide, très pesant (4,50), très fusible, insoluble dans l'eau, attaquable à la fois par les solutions alcalines et par les acides, surtout à chaud ; les acides en dégagent de l'acide sulfhydrique, même à la température ordinaire.

Impureté et falsifications. — Le sulfure d'antimoine n'est jamais pur ; il renferme le plus souvent des sulfures d'arsenic, de fer, de plomb, etc. ; en outre, on y mêle parfois du peroxyde de manganèse, de l'ardoise ou des schistes ardoisés réduits en poudre, etc. De toutes ces substances étrangères, la plus nuisible, est évidemment le sulfure arsenical qu'il est très difficile d'enlever ; pour dévoiler sa présence, il suffit de faire bouillir pendant quelques heures le sulfure d'antimoine avec de l'eau acidulée par l'acide chlorhydrique, de filtrer, de passer à l'appareil de Marsh ou de traiter la solution claire par les réactifs caractéristiques des composés arsenicaux.

Pharmacotechnie. — Les préparations qu'on fait subir au sulfure d'antimoine sont peu nombreuses ; le plus souvent on le réduit en poudre pour en faire des électuaires ou des bols pour l'usage interne ; cependant on le traite parfois par décoction en le faisant bouillir pendant quelques heures dans l'eau après l'avoir renfermé dans

(1) *Médec. vétér.*, t. III, p. 353.

un petit nouet de linge. A l'extérieur, on l'emploie sous forme de pommade, mais bien rarement.

Médicamentation. — On peut faire prendre la poudre de sulfure d'antimoine aux divers animaux en la mélangeant en petite proportion avec des aliments farineux ; pour le cheval, on préfère généralement la forme d'électuaire. Les doses pour les diverses espèces sont les suivantes :

1° Grands ruminants	32 à 64 gram.	3° Moutons et porcs	8 à 16 gram.
2° Solipèdes	32 à 48 —	4° Chiens	4 à 8 —

Ces doses pourraient être augmentées et même doublées sans inconvénient, surtout chez les herbivores ; mais il n'y aurait aucun avantage à le faire.

Pharmacodynamie. — Les effets de ce médicament seront distingués en *locaux* et en *généraux*.

1° Effets locaux — Appliqué sur la peau et introduit dans le tissu cellulaire des divers animaux, le sulfure d'antimoine se comporte comme une poudre inerte (Moiroud). Administré à l'intérieur, ce médicament se montre plus actif, parce qu'il est dissous en très petite quantité par les acides ou les alcalis du tube digestif. En général, à doses un peu fortes, il fait vomir les carnivores et les omnivores, surtout lorsque ces animaux reçoivent des aliments acides, tels que le petit-lait, le lait de beurre, ainsi que l'observe judicieusement Viborg ; chez les herbivores, il produit un peu de laxation quand les doses ont été très élevées ou l'usage interne prolongé. Cet effet s'observe plus facilement sur les animaux qui reçoivent de l'herbe fraîche et acidule, que sur ceux qui sont soumis à l'usage des aliments secs, comme le remarque M. Hertwig : cette différence est bien facile à comprendre. Du reste, le sulfure d'antimoine dérange rarement d'une manière notable la fonction digestive ; on observe même chez la plupart des animaux une plus grande activité dans cette fonction.

2° Effets généraux. — On n'est pas bien fixé encore sur les effets primitifs du sulfure d'antimoine ; en France, on croit généralement qu'ils sont excitants comme ceux de tous les composés soufrés, et les expériences de Moiroud (1) confirment en partie cette croyance, puisqu'il a vu ce médicament donné aux chevaux, à la dose de 60 à 125 grammes, déterminer un peu de purgation et un léger mouvement fébrile. En Italie, au contraire, on admet qu'ils sont contre-stimulants et analogues à ceux de tous les composés antimoniaux. On est mieux fixé sur les effets consécutifs de ce remède ; on sait, par exemple, que chez les herbivores et le porc il favorise dans les premiers temps la nutrition : les animaux prennent de l'embonpoint et de la vigueur, la peau devient souple et moite, les poils sont lisses et brillants, les muqueuses sont plus rosées et leur sécrétion muqueuse moins abondante, etc. Ces effets sont surtout marqués lorsque l'indication de faire usage de ce remède existe évidemment ; on observe aussi qu'ils sont toujours très prononcés chez le porc, pour lequel ce composé antimonial paraît être un véritable condiment. Lorsque ces effets sont suffisamment développés, il est prudent de cesser peu à peu l'usage de ce remède et de le donner désormais à doses décroissantes, car l'expérience a démontré que quand on en abuse, soit par des doses exagérées, soit par un usage très prolongé, les effets consécutifs cessent d'être toniques et deviennent *altérants*, ainsi que le démontrent la maigreur croissante des animaux, la perte de leurs forces, la disparition de certains engorge-

(1) *Loc. cit.*, p. 428.

ments, la fluidité du sang, etc., qu'on ne tarde pas à observer. Il peut être utile dans certains cas de porter la médication jusqu'à ce degré, mais assurément il serait peu prudent de la continuer longtemps.

On ignore encore sous quelle forme le sulfure d'antimoine pénètre dans le sang pour produire des effets dynamiques; on sait qu'une certaine quantité d'acide sulfhydrique est produite dans le tube digestif par l'action des acides du suc gastrique sur ce composé; mais on ignore quel genre d'alliance ce dernier peut contracter pour devenir soluble et passer dans la circulation. Cependant l'absorption de ce corps ne saurait être niée, puisqu'il développe des effets généraux et que les recherches de Huzard père (1) paraissent démontrer qu'il se trouve au bout d'un certain temps dans les produits de sécrétion de la peau ; il paraît passer aussi dans les urines, dont il augmente la proportion et dans lesquelles il est possible de le dévoiler. A la vérité, un assez grand nombre d'auteurs lui refusent toute vertu active et attribuent ses effets physiologiques et thérapeutiques à la petite quantité de sulfure d'arsenic qu'il renferme toujours, ce qui s'accorde assez bien avec la nature de ces effets ; cependant nous croyons cette opinion exagérée, et nous admettons sans hésiter que le sulfure antimonial a la plus grande part dans le développement des effets qu'on observe pendant son administration.

Pharmacothérapie. — Le sulfure d'antimoine s'emploie très rarement à l'extérieur ; à l'intérieur, on le met en usage contre quelques affections du tube digestif, telles que l'inappétence, les digestions languissantes, les vers intestinaux, notamment chez le porc ; mais c'est surtout à titre de diaphorétique et d'expectorant qu'on l'utilise fréquemment contre les affections cutanées anciennes, le crapaud, la mue incomplète, le catarrhe bronchique, la gourme chronique, les écoulements atoniques des muqueuses, etc. A titre de modificateur de la nutrition et du système lymphatique, le sulfure d'antimoine a surtout été préconisé contre la *morve*, le *farcin* et la *ladrerie*.

Vers le milieu du siècle dernier, un médecin nommé Maloin prétendit avoir guéri des chevaux morveux en les soumettant à l'usage de ce médicament uni à la poudre de pervenche, après avoir préalablement nettoyé le tube digestif à l'aide des purgatifs drastiques ; mais ce traitement, essayé par Bourgelat, échoua complétement. Cependant, en 1812, un vétérinaire italien, M. Cros père (2) reprit l'usage de ce médicament et en obtint du succès ; plusieurs chevaux morveux ont été guéris par ce moyen à l'école de Lyon (3), ce qui n'a pas empêché cet agent thérapeutique d'être abandonné comme tant d'autres, à l'égard de cette maladie désespérante.

A la fin du siècle passé, Huzard père (4) annonça avoir employé avec beaucoup de succès le sulfure d'antimoine, seul ou combiné au soufre, contre le farcin du cheval ; M. Cros père, quelques années plus tard, vint confirmer ces heureux résultats par de nombreux essais ; malgré cela, les vétérinaires français ont rarement employé ce médicament contre cette maladie : il serait peut-être avantageux d'y revenir.

La ladrerie du porc est avantageusement modifiée par l'usage du sulfure d'antimoine ; Viborg (5) le prescrit à la dose de 8 grammes par jour pendant plusieurs semaines, et recommande d'en alterner l'usage avec le sel marin et la moutarde.

Un vétérinaire belge, M. Dohet (6), a employé ce médicament uni au camphre

(1) *Encyclop. méthodiq.*, t. II, art. ANTIMOINE, et *Mat. médic.* de Bourgelat.
(2) *Mém. de la Soc. d'agr.*, 1812, p. 45.
(3) *Comptes rendus de Lyon*, 1822 et 1826.
(4) *Encyclop. méthod.*, t. III, p. 88.
(5) *Traité du porc*, p. 86.
(6) *Journ. vétér. et agric. de Belgique*, 1847, p. 56.

et au quinquina, contre une pleuro-pneumonie épizootique du cheval, compliquée d'hépatisation du poumon et de flux muqueux par les bronches; la dose a été poussée parfois jusqu'à 150 grammes dans les vingt-quatre heures. Enfin, M. Hertwig (1) dit que ce médicament s'est montré utile dans le traitement du rhumatisme chronique.

b. Kermès minéral.

SYNONYMIE : Oxysulfure hydraté d'antimoine.

Pharmacographie. — Le kermès est sous forme d'une poudre impalpable, légère, d'aspect velouté, d'une couleur brun-chocolat, inodore et d'une saveur astringente, métallique, mais faible. Exposé à l'air, le kermès s'altère, devient jaunâtre et farineux; chauffé, il perd son eau d'hydratation et devient grisâtre comme du sulfure d'antimoine artificiel. L'eau ne dissout ce composé à aucune température, mais elle l'altère quand elle est chaude, en lui enlevant le principe alcalin qu'il retient toujours; l'alcool, l'éther et les essences ne le dissolvent pas non plus, mais les solutions alcalines et celles des sulfures alcalins dissolvent le kermès; les acides le décomposent en dégageant de l'acide sulfhydrique.

Falsifications. — Le kermès du commerce, et surtout celui qui est destiné à la médecine vétérinaire, est non seulement très mal préparé, mais encore falsifié par un grand nombre de substances minérales ou organiques; celles qu'on y rencontre le plus souvent sont : le peroxyde rouge de fer, les terres argileuses et ferrugineuses ou ocres, la brique pilée, les poudres végétales rouges, celle de Santal particulièrement, etc. Le procédé le plus simple et le plus expéditif pour reconnaître toutes ces adultérations consiste à traiter le kermès suspect par sept à huit fois son poids d'une solution concentrée de potasse, qui dissoudra le composé antimonial et laissera pour résidu les matières étrangères; en reprenant celles-ci par les acides et tous les réactifs indiqués par leur aspect, on pourra facilement en déterminer ensuite la nature. Les vétérinaires qui voudront compter sur ce médicament feront bien de le préparer eux-mêmes par la voie humide, en employant le procédé de Cluzel, car le kermès du commerce ne doit leur inspirer aucune espèce de confiance.

Médicamentation. — Le kermès s'emploie exclusivement à l'intérieur, et le plus souvent sous forme d'électuaires ou de bols pour les grands animaux, et de pilules pour les petits; on peut aussi le faire prendre avec des aliments farineux, mais ce procédé est peu avantageux. Pour tous les animaux, et surtout pour les ruminants, il peut y avoir avantage parfois à mettre cette poudre en suspension dans un liquide mucilagineux; cependant ce mode d'administration est peu usité. Les doses de kermès pour les divers animaux sont les suivantes :

1° Grands ruminants.....	64 à 96 gram.	3° Petits ruminants et porcs . 8 à 16 gram.
2° Solipèdes.	32 à 64 —	4° Chiens. .... 2 à 8 —

Ces doses seront répétées selon le besoin.

Pharmacodynamie. — Appliqué sur les tissus sains ou dénudés, le kermès ne produit aucune irritation et se comporte comme une poudre inerte ; dans le tube digestif, ses effets varient selon les animaux et selon les doses administrées. Chez les carnivores et les omnivores, il provoque presque toujours le vomissement, à moins

(1) Loc. cit., p. 735.

qu'il ne soit de très mauvaise qualité ou qu'on ne le donne à haute dose, comme cela a lieu dans les maladies de poitrine, par exemple ; en outre, il détermine habituellement une purgation prononcée. Chez les herbivores, le kermès se comporte comme le sulfure d'antimoine, c'est-à-dire qu'il augmente l'appétit et l'activité de la digestion quand on le donne à faible dose, et qu'il tend à déterminer la purgation lorsqu'on élève trop fortement la quantité qu'on en administre à la fois : cependant l'effet dont il s'agit se remarque rarement chez les chevaux ; mais il paraît, d'après les expériences de Viborg, citées par M. Hertwig, qu'il s'obtient assez facilement chez les animaux ruminants.

On ignore encore sous quelle forme le kermès pénètre dans le torrent circulatoire, mais il est probable qu'il y conserve toujours son double caractère de composé *soufré* et *antimonial*. Toujours est-il que quand ce médicament est absorbé, il agit sur la peau et les muqueuses à la manière d'un composé sulfureux, et que de plus, il ralentit la circulation et la respiration comme une combinaison antimoniale, l'émétique, par exemple, et que, comme ce dernier, il détermine une diurèse copieuse. Quoi qu'il en soit de ces doubles effets du kermès, l'expérience démontre que, comme pour le sulfure d'antimoine, il ne faut pas en abuser par des doses exagérées ou un usage trop prolongé, car alors il cesse d'être tonique de la peau, des muqueuses et des poumons, et devient un altérant énergique. Enfin, on devra se rappeler aussi que, pour obtenir des effets quelconques de ce médicament, il faut qu'il soit de bonne qualité ; mal préparé ou impur, il n'est plus qu'une poudre inerte.

Pharmacothérapie. — Considéré comme composé *soufré*, le kermès partage les vertus diaphorétiques et expectorantes du sulfure d'antimoine et reçoit les mêmes applications : ainsi il a été conseillé contre la morve par Chabert (1), et plus tard contre la morve et le farcin par Barthélemy aîné (2) ; mais aujourd'hui il n'est plus employé, ou ne l'est que très rarement, contre ces deux maladies rebelles. Nous n'insisterons donc pas à cet égard.

A titre de composé *antimonial*, le kermès est considéré comme le succédané de l'émétique dans le traitement des maladies inflammatoires du poumon et des bronches ; cependant il n'y a pas unanimité sous ce rapport entre les auteurs : les uns le regardent comme bien inférieur au tartre stibié à titre de contre-stimulant, tandis que les autres le considèrent comme égal ou même supérieur. Tel est surtout M. Trousseau, qui s'exprime ainsi sur cette grave question (3) : « De toute évidence, le kermès, dans le traitement de la pneumonie, ne le cède en rien à l'émétique, il a même sur lui cet avantage, qu'il est beaucoup moins irritant et qu'il cause bien plus rarement ces phlegmasies de la bouche et de la gorge et ces inflammations gastro-intestinales qui ne permettent pas toujours de continuer l'emploi de l'émétique aussi longtemps qu'il serait convenable de le faire pour amener à bien une pneumonie et surtout pour s'opposer à toute récidive. » M. le docteur Herpin (4) est d'un avis différent ; il considère le kermès comme bien inférieur à l'émétique dans le traitement de la pneumonie, mais par contre il le croit supérieur à ce dernier contre les affections des conduits aériens, c'est-à-dire de la gorge, du larynx, de la trachée et des bronches, sur lesquels il agirait comme une sorte de spécifique.

(1) *Mém. de la Société de médec.*, 1779, p. 384.
(2) *Compte rendu d'Alfort*, 1820.
(3) Trousseau et Pidoux, *loc. cit.*, t. II, p. 707, 4ᵉ édit.
(4) *Gaz. médic. de Paris*, 1845, p. 725.

43

Quoi qu'il en soit de ces opinions divergentes, l'expérience a en quelque sorte consacré l'usage du kermès dans les maladies de poitrine aiguës ou chroniques ; seulement il est des praticiens qui l'emploient à la période aiguë de ces affections, comme MM. Trousseau chez l'homme, Girard père (1) et Delafond (2) chez les animaux ; tandis que d'autres, et ce sont les plus nombreux, tant en médecine humaine qu'en médecine vétérinaire, n'en font usage qu'à la période de déclin, pour faciliter l'expectoration, ou, pendant l'état chronique, pour accélérer la résolution des produits épanchés dans le poumon et les plèvres. D'après M. Négrier (3), vétérinaire militaire, le kermès minéral, employé à la période de déclin de la pneumonie ou de la péripneumonie, agirait comme un *véritable spécifique* et accélérerait singulièrement la guérison. Enfin, M. Saunier (4) a publié récemment une série de faits qui tendraient également à prouver l'efficacité du kermès préparé par la méthode de M. Liance, dans le traitement des affections de poitrine chez le cheval.

c. Autres composés antimoniaux.

1° Soufre doré d'antimoine. — Ce composé, qu'on obtient en précipitant les eaux mères du kermès par un acide, est un *sulfure hydraté d'antimoine*. Il jouit des mêmes vertus que le kermès et peut s'employer dans les mêmes cas, mais il est peu usité.

2° Crocus metallorum. — Oxysulfure d'antimoine qu'on obtient en grillant le sulfure naturel à l'air et en le fondant ensuite. Il est réputé vomitif et diaphorétique. Employé par M. Félix (5) sur des porcs atteints de variole confluente à la dose de 15 à 45 grammes, il provoqua une transpiration abondante qui jugea favorablement la maladie.

3° Verre d'antimoine. — Composé analogue au précédent, mais vitrifié par une fusion prolongée dans un creuset de terre, d'où résulte la formation d'un silicate d'antimoine. Il jouit des mêmes propriétés que le précédent et s'emploie encore plus rarement.

4° Foie d'antimoine. — Produit complexe résultant de la fusion à parties égales du sulfure d'antimoine et du nitre. Il est inusité.

5° Antimoine diaphorétique. — On l'obtient en fondant 1 partie de sulfure naturel avec 2 parties environ de nitre et en prolongeant la calcination. Tel qu'il sort du creuset, ce composé complexe constitue ce qu'on appelle l'*antimoine diaphorétique non lavé ;* soumis à l'action de l'eau bouillante et dépouillé de toutes ses parties solubles, ce produit devient l'*antimoine diaphorétique lavé*. Très employées autrefois, ces deux préparations d'antimoine ne le sont plus aujourd'hui.

C. BOIS SUDORIFIQUES.

On donne le nom de *bois sudorifiques* à divers produits végétaux exotiques, employés parfois en médecine pour modifier les fonctions de la peau et des muqueuses ;

(1) *Compte rendu d'Alfort*, 1815, p. 11.
(2) *Loc. cit*, t. II, p. 350.
(3) *Mém. de médec. et d'hyg. vétér. milit.*, t. III, p. 228.
(4) *Journ. de médec. vétér. de Lyon*, 1853.
(5) *Recueil*, 1828, p. 153.

les principaux sont : la *Salsepareille*, la *Squine*, le *Gaïac*, le *Sassafras*, etc. Assez souvent employés autrefois par les hippiatres et les anciens vétérinaires, les bois sudorifiques sont tombés dans un oubli à peu près complet dans la médecine des animaux, ce qui nous dispense d'en entretenir nos lecteurs. Du reste, ils peuvent être aisément remplacés par différents végétaux indigènes, parmi lesquels nous indiquerons surtout les suivants : 1° le *Buis* (bois); 2° le *Genévrier* (bois); 3° l'*Aunée* (racine); 4° le *Houblon* (racine) ; 5° le *Roseau à balais* (tige); 6° la *Douce-amère* (tige) ; 7 ' les *Pins* et les *Sapins* (bourgeons), etc., etc.

§ II. — Sudorifiques volatils (Sudorifiques, transpiratoires).

Nous comprenons dans cette catégorie les sudorifiques proprement dits, c'est-à-dire ceux qui peuvent produire la sueur en provoquant un effet excitant général semblable à celui des médicaments stimulants. Ces médicaments sont fort nombreux, mais nous ne parlerons d'une manière spéciale que du *Sureau* et du *Tilleul*, qui sont les sudorifiques les plus usuels dans la pratique vétérinaire; quant aux autres remèdes analogues, nous nous bornerons à une simple énumération.

a. Du Sureau (*Sambucus nigra*, L.).

Pharmacographie. — Le sureau est un petit arbrisseau de la famille des Caprifoliacées qui est très commun et très connu. Il fournit à la médecine ses *fleurs*, qui sont d'un emploi fréquent.

Caractères. — Ces fleurs sont disposées en grand nombre au sommet des rameaux et présentent la forme de larges ombelles ; fraîches, elles sont très blanches, d'une odeur forte et vireuse et d'une saveur amère, désagréable ; sèches, elles sont jaunâtres, d'une odeur aromatique et d'une saveur balsamique. Elles paraissent contenir une *essence sulfureuse* et *concrète*, une *résine*, de l'*albumine végétale*, du *tannin*, des *sels*, etc.

Pharmacotechnie. — Les préparations qu'on fait subir aux fleurs de sureau sont simples et peu nombreuses; parfois on les réduit en poudre et on les fait entrer dans la confection des cataplasmes émollients qu'on veut rendre résolutifs; mais le plus souvent on les traite par infusion aqueuse, dans la proportion moyenne de 15 grammes par litre de véhicule, si la préparation est destinée à l'usage interne, et de 32 grammes si l'on doit en faire usage à l'extérieur. Quand on emploie cette infusion en breuvage, on peut y ajouter de l'ammoniaque ou l'acétate de cette base, des liqueurs alcooliques, pour augmenter son activité; lorsqu'on doit en faire usage en lotions, en bains, etc., on y mélange souvent du vin, de l'alcool, de l'eau-de-vie camphrée, de l'extrait de Saturne, de la décoction d'écorce de chêne, du vinaigre, etc.

Pharmacodynamie. — Appliquée sur les tissus œdématiés ou enflammés, l'infusion de sureau exerce une action excitante et résolutive des plus évidentes. Introduite dans le tube digestif, à une température un peu élevée, cette préparation agit comme un excitant diffusible et sudorifique des plus marqués; cependant quelques expériences de Gohier tendraient à démontrer que le sureau n'est pas un médicament sudorifique pour les solipèdes : une infusion de plusieurs kilogrammes donnée à un cheval qui suait facilement pendant l'exercice n'a pas augmenté la transpiration cutanée du sujet, bien qu'il fût recouvert d'une couverture de laine et tenu dans une écurie chaude ; répétée plusieurs fois, cette expérience a toujours donné le même résultat négatif. Malgré la confiance que nous inspire cet expérimentateur consciencieux et habile, ces essais ne nous paraissent pas suffisants pour démontrer que le sureau n'agit pas comme sudorifique, parce qu'ils sont trop en contradiction avec une croyance qui est appuyée en quelque sorte par l'expérience journalière de la plupart des praticiens.

Pharmacothérapie. — L'infusion de sureau s'emploie à l'intérieur comme sudorifique dans le cas de refroidissement brusque de la peau avec suppression de la transpiration cutanée, au début des maladies de poitrine pour les faire avorter, et au déclin pour en favoriser la résolution, lors de l'existence d'éruptions cutanées qui ne sortent pas franchement ou qui sont rentrées, pour favoriser la production de tumeurs critiques à la peau pendant le cours des maladies putrides, pour modifier les affections rhumatismales, les maladies cutanées et lymphatiques, etc. A l'extérieur, on s'en sert pour faire disparaître l'érysipèle, pour résoudre les infiltrations séreuses, les œdèmes, les engorgements mous et indolents, pour confectionner des collyres résolutifs, pour faire cicatriser les ulcères aphtheux, les gerçures du mamelon, etc.

b. Du Tilleul (*Tilia europœa*, L.).

Pharmacographie. — Le tilleul, qui constitue le type de la famille des Tiliacées est un des plus beaux arbres de nos climats. Il fournit à la médecine ses *fleurs*, qui sont nombreuses, petites, disposées en corymbe et dont les pédoncules sont munis de bractées ; elles sont jaunâtres, d'une odeur suave, balsamique, d'une saveur mucilagineuse et un peu amère. Elles contiennent de l'*essence*, du *tannin*, du *sucre*, de la *gomme* et de la *chlorophylle*.

Emploi. — Le tilleul s'emploie en infusion ou en décoction légère, à titre d'antispasmodique et de sudorifique ; c'est l'auxiliaire des breuvages calmants et diaphorétiques et le succédané du sureau. A l'extérieur, il peut être employé comme excitant résolutif, mais il est peu usité.

c. Autres plantes indigènes sudorifiques.

1° **Bourrache** (*Borrago officinalis*, L.). — Les fleurs.

2° **Hièble** (*Sambucus ebulus*, L.). — Les fleurs.

3° **Houblon** (*Humulus lupulus*, L.). — Les cônes.

4° **Genévrier** (*Juniperus communis*, L.). — Les baies, etc.

CHAPITRE IV.

DES DIURÉTIQUES. (1).

SYNONYMIE : Urinaires, Uropoïétiques, etc.

Les diurétiques sont des médicaments évacuants qui agissent spécialement sur l'appareil urinaire, dont ils activent les fonctions sécrétoires, et dont ils modifient à la fois les produits sécrétés et les voies d'excrétion.

(1) De διουρετω, j'urine.

La *diurèse*, ou excrétion extraordinaire de l'urine, est un phénomène qui accompagne fréquemment l'action des médicaments ; elle n'appartient donc pas exclusivement aux remèdes appelés diurétiques. Cependant elle constitue le caractère essentiel, dominant, de ces derniers médicaments, tandis que pour tous les autres la supersécrétion de l'urine n'est souvent qu'un effet accessoire provenant de l'expulsion de leurs molécules par ce liquide excrémentitiel.

Un grand nombre de causes physiologiques ou pathologiques peuvent faire varier le degré d'activité de la sécrétion urinaire : ainsi, l'ingestion de boissons abondantes, l'usage d'aliments aqueux, le refroidissement de la peau, la suppression brusque d'une autre sécrétion excrémentitielle, l'action d'un air froid et humide, une maladie des voies génito-urinaires, etc., provoquent souvent des émissions d'urines plus abondantes que dans l'état ordinaire. Mais il ne suffit pas, pour qu'il y ait *diurèse*, que l'excrétion urinaire soit plus fréquente que dans les circonstances ordinaires ; il est nécessaire que la quantité de liquide expulsé dans un temps donné surpasse notablement celle qui a été introduite dans le même laps de temps sous forme de boissons ou autrement dans le torrent circulatoire.

Afin de faire comprendre nettement l'importance et le mécanisme de la médication diurétique, nous allons exposer brièvement le rôle physiologique de la sécrétion urinaire dans la nutrition.

Rôle de la sécrétion urinaire. — On peut poser en principe que l'appareil urinaire est le véritable *régulateur* de la crase sanguine, et partant de la grande fonction de nutrition ; c'est lui, en effet, qui est chargé de maintenir dans un juste équilibre les éléments organiques, et surtout *inorganiques* du sang. Il en résulte que c'est par la sécrétion de l'urine que sont expulsés les principes suivants : 1° l'*eau* introduite dans le sang par une voie quelconque et qui excède les besoins de l'économie animale ; 2° les principes *hétérogènes* et les *médicaments* introduits dans le torrent circulatoire par les diverses absorptions ; 3° les *matériaux naturels* des autres sécrétions normales ou pathologiques, lorsque celles-ci ont été brusquement supprimées ; 4° les *virus, venins* et *miasmes* qui peuvent jouer le rôle de ferments morbides et engendrer les maladies ; 5° les *matières inorganiques* ou *salines* provenant du mouvement de décomposition de la nutrition ; 6° les principes *azotés* qui proviennent de la destruction des matières organiques qui ont servi antérieurement à la nutrition et qui ont été usées par le jeu de la vie (*urée, urates, acide urique, acide hippurique*), etc.

Origine des diurétiques. — Les trois règnes de la nature fournissent des médicaments de cette espèce : le règne minéral donne les sels de potasse et de soude ; les végétaux, les plantes mucilagineuses, la digitale, le colchique, les térébenthines et leurs produits ; et le règne animal, le plus pauvre de tous en remèdes diurétiques, ne fournit que l'urée et les cantharides.

Pharmacotechnie. — Les préparations pharmaceutiques qu'on fait subir aux diurétiques ne présentent rien de bien spécial ; ceux qui sont tirés du règne minéral sont dissous dans l'eau purement et simplement. Quant à ceux qu'on emprunte aux plantes, ils sont traités par macération, infusion ou décoction, selon leur nature, et les véhicules les plus employés sont l'eau, l'alcool et le vinaigre ; enfin, on extrait parfois, mais très rarement, les principes actifs de certains diurétiques végétaux, tels que la digitale, la scille, le colchique, par des opérations purement chimiques.

Médicamentation. — Les diurétiques s'administrent habituellement par la bouche, très rarement par le rectum, et tout à fait exceptionnellement par les veines ou par les frictions cutanées. L'ingestion de ces médicaments par l'estomac se fait dans la majorité des cas sous forme liquide, parce que c'est sous cet état qu'ils développent le mieux leurs effets. En Angleterre, où l'on affectionne beaucoup la forme de *bol*, parce qu'elle est commode dans la pratique, on donne assez fréquemment ces médicaments à l'état solide ; en France, par contre, on n'emploie cette dernière forme que pour les diurétiques les plus actifs et dans certaines affections où les boissons abondantes sont contre-indiquées, comme dans les diverses variétés d'hydropisies, par exemple. Du reste, sous quelle forme qu'on administre ces médicaments, il est toujours plus avantageux de renouveler les doses que de les administrer trop fortes d'emblée ; d'employer des véhicules froids que des véhicules chauds ; d'en faire usage sur des animaux âgés que sur ceux qui sont jeunes ; par un temps frais que par un temps chaud et sec, etc.

Pharmacodynamie. — Les effets que produisent les diurétiques, à part le phénomène essentiel qui les caractérise, la *diurèse*, sont très obscurs, peu connus, et donnent lieu parmi les auteurs à des opinions controversées ; néanmoins nous les diviserons, pour faciliter leur étude, en *précurseurs*, *essentiels* et *consécutifs*.

1° **Effets précurseurs.** — Nous ne dirons rien des effets locaux des diurétiques sur la surface du corps ou dans le tube digestif, parce qu'ils sont très variables et qu'ils ne présentent rien de spécial ; quant à leurs effets généraux sur l'économie, une fois qu'ils sont parvenus dans le torrent circulatoire, ils ne sont pas les mêmes pour tous et paraissent varier selon leur nature, la quantité de remède ingéré, l'état actuel de l'économie animale, etc. En France, depuis Broussais surtout, on considère les diurétiques comme des excitants capables d'agir spécialement sur l'appareil urinaire, et, en outre, avec plus ou moins d'intensité sur le reste de l'organisme, en provoquant un léger mouvement fébrile. En Italie, au contraire, on compte ces médicaments parmi les contro-stimulants les plus actifs ; et bien loin d'admettre qu'ils puissent accélérer le rhythme fonctionnel, les Italiens croient qu'ils le ralentissent constamment et que cet effet hyposthénisant est indispensable à l'établissement de la diurèse. Ces opinions contraires sont trop absolues et s'éloignent de la vérité, car s'il est vrai que les diurétiques *mucilagineux*, *alcalins* et *sédatifs* ralentissent le pouls et agissent comme le supposent les Italiens, d'un autre côté il est certain que les diurétiques *balsamiques*, les térébenthines par exemple, produisent une excitation générale avant de déterminer la diurèse, ainsi qu'on l'admet généralement en France.

2° **Effets essentiels.** — Le principal et le seul véritablement univoque de cette médication est évidemment la supersécrétion urinaire ou la diurèse ; mais cet effet ne se montre pas avec une égale rapidité pour tous les diurétiques ; il n'est pas accompagné non plus en toute circonstance des mêmes signes ; et enfin il ne paraît pas s'établir par le même mécanisme sous l'influence de tous ces médicaments.

En général, la diurèse s'établit rapidement chez la plupart des animaux quand on emploie des diurétiques mucilagineux ou alcalins ; mais elle est beaucoup tardive, et souvent même fait entièrement défaut, lorsqu'on administre des diurétiques sédatifs ou les térébenthines. On remarque aussi que quand l'excrétion urinaire est prompte, copieuse et formée d'un liquide très aqueux, elle ne s'accompagne d'aucun signe de souffrance ; tandis que quand elle s'établit lentement et incomplétement, que l'urine expulsée est épaisse, roussâtre, odorante, on observe de la roideur dans la région lombaire, des campements continuels, une émission fréquente, incomplète et pénible, de la douleur au contour ischiatique, de la rougeur au méat urinaire, etc. ; en un mot, tous les signes caractéristiques de l'*ardeur urinaire* que nous avons décrits à propos des cantharides. Enfin, le mécanisme de l'établissement de la diurèse varie selon les diurétiques employés, ainsi que nous l'expliquerons avec soin en parlant de chaque série de ces médicaments.

3° **Effets consécutifs.** — Les phénomènes qui succèdent à l'action plus ou moins prolongée des diurétiques sont encore peu connus, parce qu'ils ne sont pas apparents ; à part une soif plus ou moins vive qui tourmente les animaux lorsque la diurèse a été prolongée, copieuse, et qui est due à l'appauvrissement des parties séreuses du sang en principes aqueux, tous les effets consécutifs des diurétiques se passent profondément dans l'organisme, ne deviennent visibles qu'à la longue et par un examen attentif des animaux. Parmi ces effets, nous devons surtout noter la diminution des propriétés coagulantes et nutritives du sang, le ralentissement du mouvement d'assimilation, la suractivité des absorptions interstitielles, etc., d'où résultent l'amaigrissement progressif du corps, la disparition ou la diminution des hydropisies, des infiltrations séreuses du tissu cellulaire, etc. Enfin, il peut rester comme phénomène consécutif de cette médication, une irritation plus ou moins vive des voies urinaires, si l'on fait usage des diurétiques irritants ou si l'on a trop insisté sur l'emploi de ces médicaments, etc.

Pharmacothérapie. — Au point de vue thérapeutique, les diurétiques se présentent avec un double caractère : comme agents *dépurateurs* puissants de l'économie animale altérée par les maladies, et comme *spoliateurs* du sang devenu trop plastique par une cause quelconque. Les maladies qui en réclament l'usage, sous l'un ou l'autre point de vue, sont fort nombreuses ; nous allons les indiquer sommairement, nous réservant d'examiner chaque indication avec le soin qu'elle mérite, en faisant l'histoire particulière de chaque diurétique.

On emploie assez fréquemment les diurétiques dans les phlegmasies graves, externes ou internes, afin de rendre le sang moins coagulable et surtout pour rétablir le cours des urines qui est souvent suspendu par l'existence de la fièvre. Au déclin de l'inflammation des grandes séreuses, ils conviennent également dans le but d'entraver l'organisation des fausses membranes et de contre-balancer la tendance à la formation d'un dépôt séreux, qui existe toujours alors ; dans la plupart des hydropisies générales ou locales, l'indication des diurétiques est évidente pour évacuer le liquide épanché, etc. Lorsque l'économie est sous l'influence d'une maladie putride, virulente ou miasmatique, d'une résorption purulente, d'un empoisonnement quelconque, etc., l'usage des diurétiques est très rationnel, puisque ces agents agissent comme de véritables dépurateurs, en entraînant hors de l'économie les principes hétérogènes qui s'y sont accidentellement introduits, etc. Ils sont également consacrés par l'usage dans les maladies de la peau, les flux muqueux, les engorgements de toutes les glandes et surtout des mamelles ; dans la suppression d'un exutoire qui a duré longtemps, etc. Enfin, dans un assez grand nombre d'affections génito-urinaires, aiguës ou chroniques, sthéniques ou asthéniques, on fait usage des diverses espèces de diurétiques, quand toutefois aucun obstacle ne peut s'opposer au libre cours des urines ; dans le cas contraire, il faudrait s'en abstenir avec le plus grand soin.

DIVISION DES DIURÉTIQUES.

On distinguait autrefois les diurétiques en *froids* et en *chauds* : les premiers n'irritaient pas les voies urinaires et calmaient la fièvre ; les seconds agissaient comme irritants sur les reins, et au lieu de modérer le mouvement fébrile, ils l'augmentaient plutôt. Cette division, quoique surannée, est encore admise par beaucoup d'auteurs. Sans la rejeter entièrement, nous ne l'adopterons pas, parce qu'elle nous est inutile ; nous préférons diviser les diurétiques en quatre catégories distinctes, qui sont : les *mucilagineux*, les *alcalins*, les *sédatifs* et les *balsamiques*.

§ I. — Diurétiques mucilagineux.

Cette catégorie de diurétiques, qu'on appelle encore *aqueux* à cause de la grande proportion d'eau qu'ils contiennent, a pour base le *mucilage*, et comprend un assez grand nombre de plantes indigènes très communes, appelées mucilagineuses ou nitreuses, telles que le lin, la guimauve, la mauve, la bourrache, la pariétaire, la bugrane, l'asperge, la busserole ou raisin d'ours, etc.

De tous les diurétiques, ce sont les plus doux, les plus simples et ceux qui rendent le plus de services dans le traitement de toutes les phlegmasies, et notamment de celles des voies génito-urinaires. Ils déterminent la diurèse assez rapidement, sans déranger le rhythme des autres fonctions et sans affaiblir notablement l'organisme, qu'ils ne font en quelque sorte que traverser. Le mécanisme de leur action est encore obscur, mais on peut raisonnablement attribuer leurs effets à trois principes qu'ils renferment toujours en grande quantité : l'*eau*, le *mucilage* et les *sels alcalins*.

1° La part d'action de l'*eau*, dans les effets des diurétiques mucilagineux, ne saurait être mise en doute ; un certain nombre d'auteurs ne reconnaissent en quelque sorte d'autres diurétiques que l'eau, et tous sont unanimes pour admettre que ce liquide favorise singulièrement le développement des effets de cet ordre de médicaments. L'eau augmente la quantité des urines de plusieurs manières : d'abord c'est par cette voie d'excrétion qu'elle s'échappe en grande partie ; d'un autre côté, comme elle sert en quelque sorte de véhicule aux produits solides de l'urine, organiques ou inorganiques, il en résulte que plus il s'en introduit dans les voies circulatoires, plus le sang se trouve dépouillé par les reins d'une forte proportion de principes oxydés et salins. Enfin, quand l'eau est employée longtemps, elle rend le sang très fluide, très aqueux, et augmente ainsi notablement l'activité de l'appareil urinaire, puisqu'il est chargé de maintenir l'équilibre des éléments divers du sang.

2° Le *mucilage*, qui ne paraît être qu'un principe gommeux, combiné à l'eau et à quelques matières salines, est un diurétique très fidèle lorsqu'il est donné en quantité convenable et pendant un temps suffisant. Ingéré dans le tube digestif en solution très concentrée, le mucilage n'est ni digéré, ni absorbé, il est rejeté par l'anus à peu près en nature, à la suite d'un effet laxatif assez marqué. Donné en boissons moins chargées, ce principe passe facilement dans le sang, où il subit des modifications variables, selon la proportion qui a été absorbée : en petite quantité, il est brûlé dans les couloirs organiques pour servir à l'entretien de la chaleur animale, comme les autres principes non azotés des plantes ; mais quand il arrive dans le sang en forte proportion, une grande partie échappe à la combustion organique, et sort de l'économie à peu près sans altération en se faisant jour par l'appareil urinaire. L'expérience démontre, en effet, que sous l'influence des boissons mucilagineuses les urines deviennent épaisses, filantes, douces au toucher, mousseuses, et coulent abondamment en lubrifiant la muqueuse des voies génito-urinaires; voilà, sans doute, pourquoi ces médicaments sont d'un emploi si fréquent et si avantageux dans le traitement des maladies aiguës ou suraiguës de ce double appareil organique.

3° Enfin, les *sels alcalins* contenus dans le mucilage doivent aussi avoir leur part d'action dans les effets de ce principe, puisqu'ils forment environ le *dixième* de son poids, et qu'ils sont dans un état de division extrême qui favorise encore leur action sur le sang et sur les voies urinaires.

Quant au mode de préparation de ces médicaments et à leur administration, voyez les *Émollients mucilagineux*, page 118.

§ II. — Diurétiques alcalins.

Tous les sels à base de potasse et de soude, quel qu'en soit, du reste, le genre, jouissent d'une double propriété, selon la dose à laquelle ils sont administrés; donnés en solutions concentrées, ils sont *purgatifs ;* ingérés en petite quantité à la fois, ils sont absorbés et deviennent *diurétiques*, ainsi que nous l'avons expliqué à propos des *purgatifs minoratifs*, page 621 (1). Malgré cette double propriété, les sels alcalins ne sont pas employés indifféremment pour remplir l'une ou l'autre indication; l'expérience a consacré, à cet égard, un choix que la pratique sanctionne : ainsi les *sulfates*, les *phosphates* et les *tartrates* alcalins, sont plus particulièrement employés comme purgatifs; tandis que les *carbonates* et les *bicarbonates*, les *nitrates*, les *acétates* et les *savons* à base de potasse et de soude, sont destinés à remplir les indications de la médication diurétique.

Le mécanisme d'après lequel les sels alcalins déterminent la diurèse est encore peu connu, et paraît, du reste, assez complexe. Il est certain que leur passage et leur élimination par les reins est la première cause de leur action diurétique; mais il est également prouvé que ces composés accélèrent la combustion organique, augmentent la proportion d'urée qui est sécrétée dans un temps donné, rendent le sang plus fluide en dissolvant ses éléments organisables, etc.; enfin, quelques uns d'entre eux, et surtout les azotates, déterminent un ralentissement prononcé de la circulation et de la respiration, et agissent à la manière des diurétiques *sédatifs*. Quoi qu'il en soit de cette action complexe, elle deviendra plus nette et plus évidente par l'histoire particulière de chacun des diurétiques que nous allons entreprendre maintenant.

A. CARBONATES ALCALINS.

α. Carbonate de potasse.

SYNONYMIE : Alcali fixe, Sel de tartre, Potasse du commerce, Cendres gravelées, etc.

Pharmacographie. — Le carbonate de potasse pur obtenu par la déflagration d'un mélange de nitrate et de tartrate de potasse, est un sel blanc, amorphe, en poudre grumeleuse, se pelotonnant sous les doigts, inodore et d'une saveur âcre, alcaline et urineuse. Exposé à l'air, ce sel en attire rapidement l'humidité et tombe en déli-

(1) Voyez aussi nos *Considérations chimico-physiologiques sur les diurétiques* (*Journal de médec. vétér. de Lyon*, 1849, p. 497 et 564).

quescence, d'où la nécessité de le tenir dans des vases bien clos. Soumis à l'action de la chaleur, il fond sans se décomposer ; l'eau le dissout en toute proportion, tandis que l'alcool n'agit pas sur lui s'il est très concentré. Les acides le décomposent en prenant la place de l'acide carbonique qui se dégage.

Pharmacotechnie. — Les préparations qu'on fait subir à ce sel sont très simples ; le plus souvent on le dissout dans l'eau ou on l'incorpore avec les corps gras. Voici les formules les plus usuelles :

1° *Solution détersive.*

♃ Carbonate de potasse. . . . 16 à 32 gram. | Eau ordinaire . . . . 1 litr.

Dissolvez à froid. Employée en lotions sur la peau sèche et crevassée, sur les mamelles engorgées, etc.

2° *Lessive de cendres.*

♃ Cendres de bois . . . . . . une poignée. | Eau . . . . 1 à 2 litr.

Faites bouillir les cendres dans l'eau pendant quelques heures et passez dans un linge. Mêmes usages que la solution détersive.

3° *Pommade alcaline.*

♃ Carbonate de potasse. . . . . . 4 gram. | Axonge. . . . . 32 gram.

Incorporez à froid. Contre la gale, les dartres, les crevasses sèches et croûteuses.

Médicamentation. — Le carbonate de potasse s'emploie à l'extérieur en lotions, en bains locaux pour les grands animaux, et en bains généraux pour les petits ; on en fait aussi des injections dans les trajets fistuleux indurés, dans les trayons des mamelles atteintes d'engorgements laiteux, des onctions sur la peau contre les maladies cutanées, etc. A l'intérieur, on l'administre parfois en électuaire, mais le plus souvent c'est en boissons ou en breuvages. Les doses indiquées par M. Hertwig sont les suivantes :

1° Grands ruminants. . . . . 16 à 32 gram. | 3° Petits ruminants et porcs. 2 à 6 gram.
2° Solipèdes . . . . 8 à 16 — | 4° Chiens. . . . . 0,25 à 2 —

Ces doses peuvent être répétées selon le besoin.

Pharmacodynamie. — Le carbonate de potasse solide ou en solution concentrée agit sur les tissus à la manière de la potasse caustique, mais avec une énergie infiniment moindre ; il dissout l'épiderme et la plupart des produits sécrétés, même ceux qui sont albumineux ou fibrineux, nettoie la peau, les muqueuses, les solutions de continuité, exerce à la longue sur les engorgements chroniques une action résolutive des plus marquées, etc. Introduit dans le tube digestif, ce sel y produit des effets variables, selon les doses employées ; en petite quantité, il excite l'estomac et neutralise les principes acides qui se trouvent dans ce viscère ; à doses moyennes, il irrite la muqueuse digestive, augmente la sécrétion du mucus, provoque des vomissements chez les petits animaux, et détermine chez tous une purgation très marquée ; enfin, à doses exagérées, il irrite gravement le tube intestinal. Il résulte des expériences d'Orfila [1] qu'à la dose de 8 grammes, il empoisonne mortellement les chiens. M. Hertwig [2] l'a trouvé moins irritant : d'après ses expériences, les grands herbivores supportent sans signes de souffrance de 32 à 48 grammes de ce sel en dissolution dans 200 grammes d'eau environ ; mais quand on élève la dose de 64 à

[1] *Toxicologie*, t. I, p. 270, 5ᵉ édit.
[2] *Loc. cit.*, p. 606.

96 grammes, il cause de l'inquiétude, des coliques, de la dyspnée, etc.; toutefois ces effets ne sont que passagers.

Parvenu dans la circulation, le carbonate de potasse exerce sur le sang une action dissolvante des plus marquées; en outre, il provoque une sécrétion urinaire abondante, diminue la proportion d'acide urique, rend l'urine aqueuse, très alcaline, et modifie aussi la sécrétion muqueuse des voies génito-urinaires, etc. Employé d'une manière continue, le carbonate potassique exerce sur le sang et sur les solides du corps la même influence que les *altérants alcalins* (voyez page 566); il favorise la résorption des liquides épanchés, la résolution des engorgements chroniques, appauvrit le sang, le dispose à la cachexie et à la typhoémie, et il peut même causer l'avortement chez les femelles pleines, d'après le vétérinaire allemand Rosembaum, cité par M. Hertwig : ce dernier prétend que des injections vaginales peuvent produire le même résultat.

Pharmacothérapie. — Les indications thérapeutiques de ce sel sont assez nombreuses, et doivent être distinguées en *internes* et en *externes*.

1° Indications internes. — Ces indications sont relatives à quelques affections du tube digestif et à un assez grand nombre de maladies générales. Le carbonate de potasse est indiqué dans l'empoisonnement par les acides, dans l'excès d'acidité du suc gastrique, les appétits dépravés, les tics, etc.; Flandrin (1) le conseillait à titre d'antiacide chez les vaches rongeantes, à la dose de 32 grammes dans un litre d'eau. Il peut rendre service contre les indigestions gazeuses en neutralisant l'acide carbonique. Chabert (2) recommandait la lessive de cendres contre la tympanite du rumen; elle serait peut-être utile aussi contre la pneumatose du cœcum du cheval. Dans le cas d'obstruction du feuillet, des gros intestins par des pelotes ou des calculs, dans la constipation opiniâtre, etc., le carbonate de potasse en breuvage et en lavement peut rendre quelques services. Enfin il est dit, dans la *Matière médicale* de Bourgelat (3), que ce composé alcalin et ses analogues « diminuent la qualité irritante de l'aloès et de tous les autres purgatifs résineux auxquels on les unit, et avec lesquels ils forment un composé savonneux. »

Parmi les affections générales qui réclament l'usage du carbonate de potasse à titre de diurétique et de fondant, nous trouvons les diverses espèces d'hydropisies, les affections chroniques des membranes tégumentaires et du système lymphatique, les engorgements des glandes, et particulièrement ceux des mamelles, etc.; mais, dans ces diverses maladies, il faut éviter avec soin de trop insister sur l'usage de ce médicament puissant, dans la crainte d'augmenter encore la pauvreté du sang et de débiliter profondément l'organisme; il est même convenable d'unir à ce remède, dès le début de la médication, des infusions aromatiques, des décoctions de plantes amères, des alcooliques, etc., qui n'entravent pas ses vertus diurétiques, et corrigent ses propriétés altérantes. Enfin, les vétérinaires allemands cités par M. Hertwig, MM. Rychner et Lund, recommandent l'usage intérieur du carbonate de potasse, le premier contre la pousse, et le second contre la non sortie du délivre.

2° Indications externes. — La solution aqueuse de ce sel alcalin est d'un emploi avantageux, à titre de détersif, dans le cas de gale, de dartres, de crevasses, d'eaux

(1) *Instr. vétér.*, t. III, p. 252.
(2) *Instr. vétér.*, t. III, p. 214.
(3) T. II, p. 32.

aux jambes, d'ulcères atoniques, etc., pour nettoyer et aviver en quelque sorte ces surfaces. Une solution concentrée de carbonate de potasse est, dit-on, un moyen certain de calmer la douleur des brûlures récentes et d'empêcher la formation des phlyctènes ; il faut cesser l'emploi du topique aussitôt que la douleur est calmée, parce qu'il pourrait, à la longue, altérer la peau (1) ; enfin, il est dit dans un vieil ouvrage de vénerie, que cette même préparation, appliquée sous les pattes des chiens atteints d'agravée, les guérit du jour au lendemain (2).

b. Carbonate de soude.

SYNONYMIE : Alcali végétal, Soude artificielle, Cristaux de soude, etc.

Pharmacographie. — Le carbonate de soude est cristallisé en gros prismes rhomboïdaux, transparents, contenant 63 pour 100 d'eau de cristallisation ; il est inodore, de saveur alcaline, pesant 1,36, et s'effleurissant à l'air. Soumis à l'action de la chaleur, il entre en fusion, perd son eau de cristallisation, puis éprouve la fusion ignée sans subir de décomposition. L'eau froide en dissout la moitié de son poids et l'eau chaude un poids égal au sien.

Usages. — Ce sel jouit des mêmes propriétés que le précédent, mais à un moindre degré, et comme de plus il renferme la moitié de son poids d'eau de cristallisation au moins, on doit l'employer à doses *doubles* pour obtenir les mêmes résultats. Il est peu usité ; cependant il mériterait de l'être et de remplacer le carbonate de potasse, car il coûte beaucoup moins cher, et comme en outre il est cristallisé, il est toujours plus facile de l'avoir à l'état de pureté. Les vétérinaires feront donc bien de le substituer au carbonate de potasse, au moins pour l'usage externe.

B. BICARBONATES ALCALINS.

a. Bicarbonate de soude.

SYNONYMIE : Sel digestif de Vichy.

Pharmacographie. — Le bicarbonate de soude est solide, en prismes à quatre pans, inodore et d'une saveur salée et alcaline faible. Exposé à l'air, il ne subit aucune altération ; chauffé, il fond, perd la moitié de son acide carbonique et devient du carbonate neutre. Soluble dans l'eau, quoiqu'à un moindre degré que le carbonate, sa solution s'altère par l'action de la chaleur et forme du sesquicarbonate de soude ou natron.

Emploi. — Le bicarbonate sodique s'emploie en boisson pour tous les animaux et peut se donner à doses doubles de celles du carbonate de potasse ; il faut toujours le donner dans l'eau fraîche et tout au plus tiède ; il s'emploie exclusivement à l'intérieur. Il nous paraît convenir parfaitement dans le cas d'excès d'acidité du suc gastrique, comme dans les jeunes animaux qui tettent et qui sont atteints de diarrhée ; chez les grands animaux qui ont le goût dépravé, qui recherchent avec avidité les substances terreuses, qui lèchent les murs, rongent tous les corps qui leur tombent sous la dent, qui tiquent, etc. Un vétérinaire militaire, M. Alasaunière (3), a employé ce composé

(1) Tripier-Devaux, *Traité de l'art de faire les vernis*, p. 216.
(2) Le Verrier de la Conterie, *École de la chasse au chien courant*, 1763, p. 335.
(3) *Recueil*, 1850, p. 687.

alcalin dans le traitement du vertige abdominal, pour neutraliser l'excès d'acidité du suc gastrique, qui, d'après lui, existerait dans cette maladie ; la dose est de 90 grammes trois fois par jour, dans les barbotages. Chez l'homme, on emploie très fréquemment ce sel contre la gravelle à base d'acide urique ; chez les herbivores, cette affection calculeuse n'existant jamais ou fort rarement, ce remède n'est donc que d'une utilité fort secondaire sous ce rapport en médecine vétérinaire. Il peut être plus utile dans le traitement de la mastoïte de la vache et de la jument ; il nous a paru indiqué également contre cette affection inconnue dans sa nature, qui est caractérisée par une altération acide du lait des vaches, qui se coagule à sa sortie de la mamelle, sans que du reste ces femelles aient éprouvé la moindre altération dans leur santé. Nous avons recommandé ce moyen à plusieurs vétérinaires des environs de Lyon, et l'un d'eux, M. Buer, nous a assuré l'avoir employé déjà plusieurs fois avec des avantages marqués. Le temps et l'expérience nous apprendront plus tard la valeur réelle de ce remède sous ce rapport.

b. Bicarbonate de potasse.

Pharmacographie. — Il est solide, blanc, en prismes rhomboïdaux, inodore et d'une saveur alcaline prononcée. Exposé à l'air, à l'action de la chaleur et à celle de l'eau, il se comporte exactement comme celui de soude.

Emploi. — Il est semblable à celui du bicarbonate sodique, mais on lui préfère généralement ce dernier comme étant d'un prix moins élevé.

C. DES SAVONS ALCALINS.

SYNONYMIE : Oléates, Stéarates et Margarates de soude ou de potasse.

Pharmacographie. — Les savons à base de soude sont *solides* (*savon blanc, savon marbré*), et ceux à base de potasse sont *mous* (*savon vert*). Les uns et les autres ont une odeur et une saveur fortement alcalines ; ils se dissolvent dans l'eau, l'alcool, l'éther, les essences et les solutions alcalines ; ils sont décomposés, au contraire, par l'eau de baryte et de chaux, par les bases terreuses, les sels métalliques et la plupart des acides : il faut donc éviter de les mélanger à ces divers composés.

Pharmacotechnie. — Les savons durs ou mous, soit comme *base*, soit comme *excipient*, entrent dans un assez grand nombre de formules officinales ou magistrales ou moins complexes, destinées à l'usage interne ou externe. Quant à celles dans lesquelles les savons entrent comme base, et qui sont plus simples, nous n'indiquerons que les suivantes :

1° *Solution savonneuse.*

℞ Savon blanc . . . . 50 à 100 gram. | Eau ordinaire. . . . . 1 litr.

Divisez le savon, faites-le dissoudre et passez dans un linge. Employée en breuvages et en lavements qu'on édulcore au besoin avec du miel. Pour l'usage externe, on se sert de préférence du savon vert qui est plus actif, en réduisant la dose proportionnellement.

2° *Teinture de savon.*

℞ Savon blanc. . . . . 1 part. | Alcool ordinaire. . . . . 5 part.

Dissolvez à froid. Employée en applications et en frictions résolutives, à l'extérieur ; on peut y mélanger d'autres teintures, des essences, etc.

Médicamentation. — Le savon s'administre à l'intérieur, soit par la bouche, en breuvage ou en électuaire, soit par le rectum, en lavements ou en suppositoires. A l'extérieur, on l'emploie en solutions détersives ou en applications résolutives. Les doses n'ont pas été encore rigoureusement fixées, et peuvent, du reste, varier beaucoup, selon les indications à remplir; nous les évaluons approximativement, en moyenne, au *triple* de celles du carbonate potassique.

Effets et usages. — Les effets locaux et généraux des savons sur l'économie animale étant semblables à ceux du carbonate de potasse, à l'intensité près, il est inutile de les faire connaître de nouveau. Quant aux indications internes et externes, elles présentent aussi beaucoup d'analogie avec celles du sel potassique. Ainsi, à l'intérieur, l'usage des boissons et des lavements savonneux est consacré par l'expérience dans le cas d'indigestion venteuse chez les bœufs, les moutons et les chevaux, et chez ces derniers contre les pelotes stercorales, les calculs intestinaux, la constipation opiniâtre, les empoisonnements irritants, etc. On a conseillé aussi les préparations savonneuses contre les engorgements chroniques du foie et des autres glandes, contre les hydropisies, les affections lymphatiques, etc. A l'extérieur, on s'en sert à titre de *détersifs* dans le traitement des maladies de la peau et des solutions de continuité de cette membrane, pour entretenir sa souplesse et sa propreté; et comme agents *résolutifs*, on les emploie sur les indurations, les boursouflements articulaires, les distensions tendineuses, les entorses, les ulcères atoniques, etc. Pour ces divers usages, on donne généralement la préférence à la teinture de savon simple ou composée, etc.

D. ACÉTATES ALCALINS.

1° **Acétate de potasse** (*Terre foliée végétale* ou *de tartre*). — Ce sel est solide, blanc, le plus souvent amorphe, très déliquescent, très soluble dans l'eau et l'alcool, de saveur salée et alcaline, décomposable par les acides, etc. Il faut le conserver dans des flacons bouchant à l'émeri.

2° **Acétate de soude** (*Terre foliée minérale*). — Il est solide, blanc, cristallisé en prismes rhomboïdaux, d'une saveur fraîche et salée, inaltérable à l'air et très peu à l'action de la chaleur, soluble dans 3 parties d'eau et dans 5 d'alcool, décomposable par les acides, etc.

Propriétés et usages. — Ces deux sels n'exercent pas d'action irritante bien marquée sur les tissus qu'ils touchent; cependant, dans le tube digestif, ils provoquent la purgation lorsqu'on les administre à dose un peu élevée, de 100 à 125 grammes, par exemple, chez les grands herbivores. Absorbés et mélangés au sang, ces deux sels agissent à la fois comme *tempérants, diurétiques* et *fondants*. Aussi sont-ils particulièrement recommandés dans toutes les phlegmasies compliquées de phénomènes ictériques, telles que la gastro-conjonctivite, la fièvre bilieuse, la jaunisse, l'engorgement chronique du foie, et même contre le ramollissement de cet organe glanduleux, etc. D'après les observations d'Hamont (1), l'acétate de potasse, à la dose de 64 grammes, donné de deux jours en deux jours, a amené une amélioration prompte dans l'hépatite accompagnée de ramollissement du foie qui s'est montrée chez les chevaux, en Égypte. Les doses de ces deux sels sont à peu près le double de celles du carbonate de potasse; l'administration se fait le plus souvent en boissons. A l'extérieur du corps, ces deux composés alcalins sont inusités.

(1) *Recueil*, 1839, p. 110.

E. AZOTATES ALCALINS.

a. Azotate ou Nitrate de potasse.

SYNONYMIE : Sel de nitre, Nitre, Salpêtre, etc.

Pharmacographie. — Le nitrate de potasse est cristallisé en prismes à six pans, cannelés, incolore, inodore, d'une saveur fraîche, piquante, avec arrière-goût amer, et d'une densité de 1,96. Soumis à l'action de la chaleur, il fond à 350°, forme un liquide limpide qui, en se solidifiant, donne une matière blanche, opaque, dure, à cassure rayonnée, facile à réduire en poudre et qu'on nommait autrefois *cristal minéral*, sel de *prunelle;* calciné, il se décompose complétement. Inaltérable à l'air, le sel de nitre est très soluble dans l'eau, mais fort peu dans l'alcool; l'eau froide en dissout 13 parties; l'eau à 50°, 85 parties; et enfin l'eau bouillante, 250 parties. Projeté sur les charbons ardents, ce sel brûle activement en déflagrant; mélangé aux corps simples non métalliques, il détone brusquement lorsqu'on le chauffe; il suroxyde les métaux lorsqu'on le mêle à ces corps et qu'on le calcine le mélange. Enfin, l'acide sulfurique le décompose à chaud en dégageant de l'acide azotique.

Impuretés et falsifications. — Le sel de nitre, par suite d'une purification incomplète ou de falsifications, peut contenir du *chlorure de sodium*, des *sulfates alcalins*, des *sels solubles* de *chaux*, etc. Ces matières étrangères sont très faciles à dévoiler; le nitrate d'argent accuse la présence des chlorures, le nitrate de baryte celle des sulfates, et l'oxalate d'ammoniaque celle des sels calcaires.

Médicamentation. — Le nitrate de potasse s'emploie exclusivement à l'intérieur et se donne presque toujours en dissolution dans l'eau et les boissons des sujets malades; sa saveur fraîche et salée le fait prendre sans difficulté par la plupart des animaux. La forme solide doit être proscrite d'une manière absolue. On administre souvent le nitre à l'état de pureté, mais il est des cas où il est avantageux de l'unir aux mucilagineux, aux balsamiques, à l'émétique, au camphre, au quinquina, à l'opium, etc., selon les indications plus ou moins complexes qu'on a à remplir. Les doses les plus ordinaires de ce diurétique sont indiquées par le tableau suivant :

1° Grands herbivores	16 à 48 gram.	3° Chiens.	0,50 à 2 gram.
2° Petits ruminants et porcs.	4 à 8 —		

Ces doses peuvent être répétées selon le besoin.

Pharmacodynamie. — Les effets du nitrate de potasse doivent être distingués en *locaux*, *généraux* et *toxiques*.

1° Effets locaux. — Appliqué sur la peau et les muqueuses, le nitre est peu irritant; cependant lorsqu'on l'introduit dans le tissu cellulaire, il détermine une inflammation intense qui peut aller jusqu'à la gangrène (Orfila). Introduit en solution dans les voies digestives, le salpêtre y détermine des effets qui varient selon la dose employée et l'espèce du sujet soumis à l'expérience. Quand on le donne en petite quantité et très étendu d'eau, il favorise la digestion, facilite les sécrétions et les défécations, rafraîchit le tube digestif, etc.; à doses moyennes, il irrite l'estomac et les intestins et cause du dégoût lorsqu'on en continue trop longtemps l'usage; enfin, à doses exagérées, il enflamme violemment le tube digestif, détermine des coliques intenses, une superpurgation épuisante et souvent la mort; chez les omnivores et les carnivores, il produit un effet éméto-cathartique très marqué.

2° **Effets généraux.** — Lorsque le sel de nitre est administré à petites doses souvent répétées, il est absorbé en grande partie, passe dans le sang, et agit peu sur le tube digestif. Parvenu dans le torrent de la circulation, ce sel détermine plusieurs effets généraux remarquables qu'il importe de faire connaître. Le premier de ces effets, le plus important, et celui sur lequel tout le monde est d'accord, c'est l'effet diurétique : il se manifeste, en général, très rapidement, dure peu, et ne paraît pas agir notablement sur l'appareil urinaire ; pour lui donner de la durée et une certaine intensité, il faut renouveler les administrations à de courts intervalles, et, comme dit Moiroud (1), *saturer* en quelque sorte le sang de nitrate de potasse ; alors les urines coulent abondamment et sans effort, en entraînant une forte proportion de nitre. Il faut se garder, toutefois, d'abuser de cet effet, sans quoi on s'exposerait à deux inconvénients graves : l'*irritation* des voies urinaires et la *diffluence* du sang. Un des résultats certains de l'administration continue ou abusive du nitre consiste, en effet, dans la dissolution du sang et même dans sa décomposition putride, typhoïde, comme M. Pilger (2) s'en est assuré sur plusieurs animaux de diverses espèces atteints de phlegmasies internes et de fièvre inflammatoire. Quant à l'action du nitrate de potasse sur les grandes fonctions de l'organisme, il est généralement reconnu aujourd'hui qu'elle est hyposthénisante ou contre-stimulante, c'est-à-dire que ce sel ralentit la circulation et la respiration, rend le pouls petit, mou et intermittent, les battements du cœur peu énergiques, abaisse notablement la chaleur animale à la périphérie du corps, fait pâlir les muqueuses apparentes, diminue la force et la vivacité des animaux, etc. ; enfin, à doses exagérées, il cause des phénomènes nerveux, comme les narcotico-âcres, ainsi que nous allons l'indiquer.

3° **Effets toxiques.** — Quand le nitre est administré d'emblée à doses exagérées, il produit un empoisonnement qui peut devenir mortel, et qui est caractérisé par trois ordres de symptômes : ceux d'une *irritation gastro-intestinale intense*, ceux d'une action *contre-stimulante* exagérée, et ceux d'un effet *narcotico-âcre* léger. Les signes de l'irritation du tube digestif sont les suivants : agitation, coliques, borborygmes, soif vive, vomissements chez les petits animaux, purgation chez les herbivores, fièvre de réaction violente, etc. A mesure que le nitre pénètre dans le sang, ses effets contre-stimulants se manifestent à leur tour ; mais comme ceux qu'il exerce sur le tube digestif se continuent, il en résulte un mélange d'excitation et de sédation caractérisé par les signes suivants : La respiration et la circulation sont très vites ; le cœur bat tumultueusement, mais le pouls reste petit, mou et précipité ; les muqueuses sont injectées d'abord, puis deviennent livides ; la peau est froide, les poils hérissés ; les urines coulent abondamment, etc. Enfin, après un certain temps, les animaux tombent dans la prostration ; des tremblements, puis des convulsions surviennent dans plusieurs régions musculaires ; les chiens ont des attaques tétaniques, les membres postérieurs se paralysent, la peau se couvre de sueur froide, la pupille se dilate, et la mort ne tarde pas à survenir, etc. Il est aisé de voir, par l'exposé sommaire que nous venons de faire des signes de l'empoisonnement par le nitre, que ce sel présente une grande analogie dans ses effets avec la *Digitale pourprée* (voyez page 395).

Lésions. — On trouve toujours dans le tube digestif, et souvent aussi dans l'ap-

---

(1) *Loc. cit.*, p. 300.
(2) Mérat et Delens, *loc. cit.*, t. V, p. 481.

pareil génito-urinaire, des traces d'une inflammation plus ou moins violente; les parenchymes sont mous, le cœur flasque, le sang noir et dissous, etc. Les meilleurs moyens à mettre en usage contre cette intoxication sont d'abord des boissons mucilagineuses pour combattre la phlogose gastro-intestinale et génito-urinaire; puis des breuvages toniques et excitants pour relever l'énergie de l'organisme détruit par les effets hyposthénisants du nitre, etc.

Doses toxiques. — Les auteurs sont peu d'accord sur la quantité de nitre nécessaire pour empoisonner mortellement les divers animaux domestiques. D'après Huzard père (1), 500 grammes de nitre dissous dans 1500 grammes d'eau seraient insuffisants pour tuer les *solipèdes*, et il aurait fallu renouveler jusqu'à trois fois, de huit jours en huit jours, cette dose pour faire périr un cheval. Selon Grognier (2), au contraire, cette dose donnée d'emblée aurait suffi pour déterminer la mort d'un sujet de cette espèce; enfin, 250 grammes de ce sel donnés en breuvage dans un litre d'eau, à un cheval, auraient suffi pour le faire mourir au bout de vingt-quatre heures en enflammant les intestins (3). Pour les grands ruminants, on possède peu de documents. Suivant Lafore (4), on peut leur administrer le nitre sans inconvénient à la dose de 125 grammes d'emblée; d'un autre côté, M. Mersiwa (5) a vu plusieurs vaches périr pour avoir reçu, par suite d'une erreur, 180 à 200 grammes de nitrate de potasse au lieu de sulfate de soude; à la vérité, quelques unes survécurent à l'accident. On ignore la dose toxique de nitre pour les moutons, mais on sait qu'il est vénéneux pour ces animaux, puisque M. Saussol (6) a vu mourir des agneaux qui avaient léché un mur fortement salpêtré. L'action de ce poison sur les porcs est encore inconnue; quant aux chiens, ils peuvent en supporter de grandes quantités si l'œsophage reste libre, parce qu'ils s'en débarrassent par le vomissement; mais si ce canal a été lié, 4 à 8 grammes suffisent pour empoisonner mortellement ces carnivores, d'après Orfila (7).

En injections dans les veines, ce sel est supporté, chez les solipèdes, à la dose de 4 à 12 grammes, dans 2 à 3 onces d'eau (Viborg); chez les chiens, il produit la mort au-dessus de 2 grammes (Fr. Petit).

Pharmacothérapie. — Sous le rapport thérapeutique, le sel de nitre présente un double caractère: il est *diurétique* et *antiphlogistique*. Il mérite d'être étudié à ce double point de vue.

1° Diurétique. — Comme remède diurétique, le nitrate de potasse est d'un emploi fréquent en médecine vétérinaire; on lui donne la préférence sur les médicaments de la même classe, parce qu'il est très actif, peu dispendieux, et d'un usage facile, puisque les animaux le prennent aisément d'eux-mêmes. Les affections qui en réclament le plus souvent l'emploi sont les diverses variétés d'hydropisies, de cachexies, d'infiltrations séreuses, etc.; c'est, en effet, un *évacuant* puissant des fluides séreux épanchés. Toutefois il faut se garder d'en abuser par un usage trop prolongé, car il appauvrit rapidement le sang en dissolvant ses éléments organisables, et bientôt,

(1) *Ancien journ. de médec.*, t. LXXIV, p. 248.
(2) *Registre de l'école de Lyon*, 1808.
(3) *Compte rendu de Lyon*, 1819, p. 31.
(4) *Malad. particul. aux grands ruminants*, p. 352.
(5) *Journ. vétér. et agric. de Belgique*, 1844, p. 265.
(6) *Recueil*, 1836, p. 281.
(7) *Toxicologie*, t. I, p. 352, 5ᵉ édit.

au lieu d'être favorable au traitement des affections hydroémiques, il ne fait que les aggraver. À titre d'agent *dépuratif*, le sel de nitre est recommandé dans les affections cutanées, dans le cas de suppression brusque d'une sécrétion naturelle ou accidentelle, dans la plupart des maladies putrides, etc., pour expulser par les urines une partie des principes hétérogènes qui se sont introduits dans l'intimité de l'organisme. Mais comme dans les affections gangréneuses le nitre donné à fortes doses pourrait être nuisible par ses effets sédatifs et par son action dissolvante sur le sang, il faut avoir le soin de l'associer au quinquina, à la gentiane, au camphre, à l'extrait de genièvre, etc., afin de soutenir l'économie sans entraver l'effet diurétique.

2° Antiphlogistique. — Les Italiens, considérant avec raison, du reste, le sel de nitre comme le remède contre-stimulant le plus puissant après l'émétique, le recommandent dans le traitement de toutes les phlegmasies graves, et notamment de la fièvre inflammatoire. C'est effectivement un antiphlogistique puissant, mais dont l'usage a besoin d'être raisonné. Ainsi, dans les inflammations gastro-intestinales, il faut le rejeter entièrement et lui préférer le sulfate de soude ; dans celles des voies génito-urinaires, il ne convient qu'à très petites doses, et il est même prudent, quand la phlogose est un peu vive, de l'unir au mucilage, au camphre, etc. ; dans la pneumonie, il est inférieur aux antimoniaux, car l'expérience a démontré qu'il aggrave souvent la toux dans cette affection, etc. Par contre, le nitrate de potasse est parfaitement indiqué dans les phlegmasies séreuses, telles que la pleurite, la péricardite, la péritonite, l'arachnoïdite, les arthrites, le rhumatisme, etc., parce qu'il modère primitivement la fièvre intense qui les accompagne, et consécutivement, parce qu'il entrave ou prévient les épanchements séreux qui suivent ces inflammations. Il serait utile aussi, vraisemblablement, dans l'endocardite et la cardite, la fourbure, l'encéphalite et la myélite, etc. ; les vétérinaires allemands le conseillent dans le traitement du tétanos.

b. Azotate ou Nitrate de soude.

SYNONYMIE : Nitre cubique.

Pharmacographie. — Il est solide, en cristaux rhomboédriques, incolore, inodore, de saveur fraîche et amère, fusible et décomposable au feu, très soluble dans l'eau, etc. Mis en rapport avec les agents chimiques, il se comporte comme le nitrate de potasse.

Effets et usages. — L'action de ce sel sur l'économie animale est la même que celle du sel de nitre, mais plus faible ; elle n'a, du reste, pas été étudiée sur les animaux. Bien que son prix soit moins élevé que celui du nitrate de potasse, son usage est à peu près nul dans l'une et dans l'autre médecine.

F. DES DIURÉTIQUES SÉDATIFS.

Les diurétiques de cette catégorie comprennent principalement les *Cantharides*, les *Hellébores*, la *Digitale*, la *Scille*, le *Colchique*, etc. ; nous y aurions placé également le *Nitrate de potasse*, qui présente avec ces médicaments de si grandes analogies, s'il n'agissait pas sur le sang comme les diurétiques alcalins, et si nous n'avions pas craint de nous éloigner trop des classifications admises dans les ouvrages vétérinaires. Les cantharides et les hellébores ayant été examinés à propos des *vésicants* (page 248 et suivantes), et la digitale avec les narcotico-âcres, il ne nous reste plus à étudier que la scille et le colchique.

On est peu d'accord, en général, sur le mode d'action des diurétiques sédatifs : les uns, prenant surtout en considération leurs effets locaux, qui sont irritants, admettent qu'ils exercent sur les voies urinaires une action de cette nature, et que c'est là la cause de la diurèse qu'ils déterminent; les autres, et ce sont aujourd'hui les plus nombreux, attribuent l'action diurétique de ces médicaments à l'action séda-tive qu'ils produisent sur le système nerveux, et surtout sur le cœur. Il est probable aussi que leur action sur l'appareil urinaire est due au refroidissement de la peau consécutif à leur effet sédatif, refroidissement qui retentit sympathiquement sur les reins, et qui, en diminuant les sécrétions de la peau, oblige par balancement fonc-tionnel l'appareil urinaire à fonctionner plus activement, etc. (1).

a. De la Scille maritime.

SYNONYMIE : Squille, Oignon de mer, etc.

Pharmacographie. — La Scille maritime (*Scilla moritima*, L.), est une belle plante bulbeuse de la famille des Liliacées, qui croît spontanément sur les plages sablonneuses de l'Océan et de la Méditerranée ; elle est fort commune en Bretagne, en Provence, en Italie, en Espagne et surtout en Algérie. Le bulbe est la seule partie employée en médecine.

Caractères. — Le bulbe de la scille est d'un volume qui varie depuis celui du poing jusqu'à celui de la tête d'un en-fant ; il est piriforme (voy. la figure) et se compose d'écailles ou de squames qui sont d'autant plus colorées et plus actives qu'elles sont moins profondes. Celles de la surface, qui sont sèches, minces et rouges, et celles du centre, qui sont épaisses, mucilagineuses et blanches, sont rejetées comme trop peu actives; mais celles du milieu, qui présentent une teinte rosée, sont séparées les unes des autres, coupées en petites lanières et desséchées à l'étuve avec soin. A l'état frais, ce bulbe exhale une odeur forte et piquante qui rappelle celle de l'ognon cultivé ; sa saveur est âcre et irritante; à l'état de dessiccation, la scille est devenue rouge, coriace, a perdu son odeur et son âcreté, mais elle conserve une saveur amère et un peu irritante.

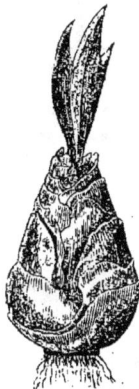

Composition chimique. — Le bulbe frais de scille renferme, d'après les re-cherches de plusieurs chimistes, les principes suivants : *essence* âcre et soufrée comme celle de la moutarde, *scillitine*, *résine*, *tannin*, *gomme*, *sucre*, *tartrate de chaux*, etc. L'essence, et surtout la scillitine, sont les principes actifs de cette plante.

Scillitine. — C'est un principe encore indéterminé chimiquement et qui paraît de nature complexe. Elle est incristallisable, mollasse, blanche ou jaunâtre, déliques-cente, devenant cassante et prenant l'aspect résineux par la dessiccation ; son odeur est peu prononcée, sa saveur est amère et âcre, elle se dissout facilement dans l'eau, l'alcool et le vinaigre, etc. Son activité toxique est considérable, puisque d'après M. Tilloy, 5 centigrammes suffisent pour donner la mort à un chien.

(1) Voy. nos *Considérations chimico-physiologiques sur les diurétiques* (*Journ. de médec. vétér. de Lyon*, 1849, p. 497 et 564).

Pharmacotechnie. — Les squames sèches de scille, qu'on trouve assez bien conservées dans le commerce, sont soumises à un grand nombre de préparations pharmaceutiques destinées à l'usage interne ou externe; nous nous bornerons à faire connaître les plus utiles. Ce sont les suivantes :

1° *Poudre de scille.*

On dessèche complétement la scille, on pulvérise sans laisser de résidu et l'on passe au tamis. Il faut la conserver en vase clos.

2° *Solution aqueuse.*

♃ Scille sèche . . . .   8 à 16 gram. | Eau bouillante. . . . . 1 litr.

Faites infuser d'abord, puis laissez digérer jusqu'au lendemain et passez avec expression. Préparation extemporanée qui ne se conserve pas.

3° *Miel de scille.*

♃ Scille sèche. . . . . 1 part. | Miel. . . . . 12 part.
Eau bouillante. . . . . 16 — |

Faites infuser, passez, ajoutez au miel et faites cuire en consistance de sirop.

4° *Teinture de scille.*

♃ Scille sèche . . . . 1 part. | Alcool ordinaire. . . . . 5 part.
Faites macérer pendant quinze jours, passez avec expression et filtrez.

5° *Vin scillitique.*

♃ Scille sèche . . . . 32 gram. | Vin blanc. . . . . 500 gram.
Même mode opératoire. Altérable.

6° *Vinaigre scillitique.*

♃ Scille sèche . . . . 32 gram. | Vinaigre d'Orléans. . . . . 400 gram.
Même mode de préparation. Altérable.

7° *Oxymel scillitique.*

♃ Vinaigre scillitique . . . . . . 1 part. | Miel. . . . . 2 part.

Délayez le vinaigre dans le miel et faites cuire en consistance sirupeuse. Excellente préparation qui se conserve assez bien.

Médicamentation. — Les préparations de scille s'emploient à l'intérieur et à l'extérieur, seules ou mélangées à d'autres agents diurétiques. A l'intérieur, on fait usage de breuvages, d'électuaires, de bols et plus rarement de lavements; à l'extérieur, on emploie la solution aqueuse, le vinaigre, et surtout la teinture en frictions sur les parties œdématiées, infiltrées, et sur les parois des cavités qui sont le siége d'épanchements séreux; parfois même il y aurait avantage à y fixer un tissu de laine et à le tenir constamment imbibé d'une préparation liquide légère de scille. Quant aux doses destinées aux divers animaux, elles sont indiquées par le tableau suivant, en prenant pour type la poudre de scille :

1° Grands herbivores . . . . . 8 à 16 gram. | 3° Chiens et chats. . . . 0,20 à 0,50 gram.
2° Petits ruminants et porcs. . 2 à 4 — |

Ces doses peuvent être répétées au besoin dans la même journée.

Le vinaigre et la teinture peuvent se donner à doses doubles ou triples; le vin, le miel et l'oxymel, à doses quadruples ou quintuples.

Pharmacodynamie. — La scille fraîche exerce sur la peau une action rubéfiante et vésicante des plus énergiques; mais celle qui est sèche a perdu la plus grande partie de ses qualités irritantes et n'agit plus que faiblement, même sur les tissus dénudés. Cependant, quand elle est introduite dans le tube digestif à doses un peu élevées, elle détermine une inflammation grave de cet appareil, ainsi que nous le dirons en parlant de ses effets *toxiques*. Lorsque les principes actifs de ce médicament ont été absorbés, soit par la peau, soit par l'intestin, ou par toute autre voie, ils agissent constamment par action élective sur deux parties du corps : l'appareil urinaire et la membrane des bronches ; ils accélèrent singulièrement les fonctions du premier et modifient avantageusement la sécrétion muqueuse de la seconde. Ce double effet de la scille, diurétique et expectorant, qui est admis par tous les auteurs, n'est un peu prononcé et saillant que quand l'économie est en quelque sorte traversée sans cesse par son principe actif qui paraît sortir par les deux surfaces qu'il modifie ; dans de telles conditions, les effets de ce médicament sont très énergiques, et la diurèse surtout est des plus abondantes. Toutefois les praticiens doivent être très prudents dans l'emploi de ce remède, car par cela même qu'il est très puissant, il devient promptement funeste quand on en abuse par des doses trop élevées ou par un usage trop prolongé ; ils ne doivent pas perdre de vue que c'est un sédatif énergique du cœur et un narcotico-âcre, et qu'à ce double titre, il porte promptement une atteinte grave à l'organisme quand il s'accumule dans les fluides nutritifs.

Effets toxiques. — Ingérée à trop forte dose, la scille agit comme un émétocathartique chez les carnivores et les omnivores, et comme un purgatif drastique et irritant chez les herbivores, ainsi que l'indiquent l'agitation, les coliques, les vomissements, la diarrhée, etc., qu'éprouvent ces divers animaux. Une fois absorbés, ses principes actifs agissent comme irritants des voies génito-urinaires et comme narcotiques ; l'expulsion de l'urine est pénible, souvent répétée, accompagnée de ténesme vésical ; les animaux éprouvent des vertiges, de l'agitation musculaire, des convulsions ; la respiration est pressée, le pouls vite et concentré, etc. ; puis surviennent des phénomènes de prostration et la mort. A l'autopsie, on trouve les intestins et les voies urinaires plus ou moins fortement irrités.

Pharmacothérapie. — La scille se présente au thérapeutiste sous deux points de vue : comme diurétique et comme expectorant.

1° Sous le premier point de vue, ce médicament reçoit des applications utiles dans toutes les hydropisies et dans tous les épanchements séreux ; on s'en sert principalement contre l'ascite, l'hydrothorax, l'hydropéricardite, l'arachnoïdite, l'hydrocèle, l'anasarque, les œdèmes, et plus rarement, quoique peut-être à tort, contre les hydropisies des séreuses articulaires et tendineuses. Dans la plupart de ces cas, le traitement doit être à la fois local et général. Moiroud (1), M. Renault (2) et un grand nombre de praticiens ont employé les préparations de scille avec plus ou moins d'avantages contre l'ascite du chien ; en outre, le directeur d'Alfort s'en est servi contre l'hydrocèle du cheval, et M. Delafond (3) contre l'hygrophthalmie et la fluxion périodique, en frictions locales, avec des résultats avantageux. On se sert rarement de ce diurétique contre les maladies des voies urinaires.

2° A titre d'expectorant ou de béchique incisif, on fait usage des préparations de scille, seules ou unies aux sulfureux ou aux antimoniaux, contre la pneumonie à son déclin, le catarrhe bronchique et nasal, la trachéite chronique, la gourme an-

(1) *Loc. cit.*, p. 306.
(2) *Recueil*, 1835, p. 57 et suiv.
(3) *Loc. cit.*, t. II, p. 317.

cienne, etc. Mais pour que les résultats soient favorables, il faut en user avec quelque persévérance.

b. Du Colchique d'automne.

SYNONYMIE : Tue-chien, Safran bâtard ou des prés, Veilleuse, etc.

Pharmacographie. — Le Colchique d'automne (*Colchicum autumnale*, L.) est une plante bulbeuse de la famille des Colchicacées, qui croît en grande quantité dans les prairies humides de la plupart des contrées de la France; ses feuilles et ses fruits se montrent au printemps, tandis que ses fleurs, qui sont d'une belle teinte rose, émaillent en grand nombre les prairies vers le commencement de l'automne. Toutes les parties de cette plante sont actives, vénéneuses, et pourraient être employées en médecine; cependant on ne fait usage que des *bulbes* et des *graines*.

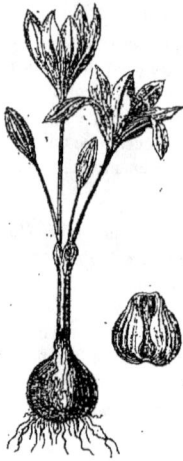

1° Bulbes de colchique. — Tels qu'on les trouve dans le commerce, c'est-à-dire dépourvus d'une tunique dure et noirâtre qui les enveloppe dans la terre, et desséchés, ces bulbes présentent les caractères suivants : Ils sont de la grosseur d'un marron, ovoïdes, convexes d'un côté, concaves de l'autre (voy. la fig.); leur substance, qui est d'une teinte grise au dehors, est blanche en dedans et très compacte. A l'état frais, cette matière a une odeur nauséeuse et une saveur irritante; mais quand elle est sèche, elle est inodore et ne présente plus qu'une saveur amère et âcre. Ces bulbes doivent être récoltés au mois d'août; plus tôt ils sont trop mucilagineux, plus tard ils sont épuisés de leurs principes actifs.

2° Graines de colchique. — Elles sont contenues dans une espèce de bourse, qui est une capsule allongée à trois loges, apparaissant à la base des feuilles au commencement de la belle saison. Ces semences sont sphériques, munies d'une sorte de crête, d'une couleur brun noirâtre, d'une saveur amère et âcre, et de la grosseur des graines de colza dont elles rappellent un peu l'aspect; mais elles en diffèrent par une substance dure, cornée, qui résiste à l'action du pilon, tandis que celle des semences de colza est molle et huileuse.

Composition chimique. — D'après les recherches de plusieurs chimistes, les diverses parties du colchique contiennent les principes suivants : *acide volatil, gallate de vératrine* et de *colchicine, matière grasse, gomme, amidon, inuline, cellulose*, etc. La colchicine paraît être le principe actif.

Colchicine. — Elle est solide, en aiguilles déliées, incolore, inodore, d'une saveur amère et âcre, faiblement alcaline, quoique capable de neutraliser les acides; elle est soluble à la fois dans l'eau, l'alcool et l'éther, ce qui la différencie de la *vératrine*, qui ne se dissout pas dans le premier de ces véhicules. Elle est moins active et moins irritante que l'alcaloïde du vératre.

Pharmacotechnie. — Les bulbes de colchique sont soumis aux mêmes préparations que la scille maritime, il est donc inutile d'y revenir ; quant aux graines, on les traite à peu près exclusivement par l'alcool ou le vin.

Médicamentation. — A l'intérieur, on donne les préparations de colchique en électuaire, en bols, en breuvages, et rarement en lavement ; à l'extérieur, on fait des frictions avec la teinture comme avec celle de la scille. Les doses, pour l'usage interne, ne doivent être que le *tiers* et tout au plus la *moitié* de celles des préparations correspondantes de scille maritime.

Pharmacodynamie. — Le colchique d'automne, administré à doses convenables, est un médicament énergique qui agit puissamment sur l'appareil urinaire, sur le système sanguin, et même sur le système nerveux ; il ressemble à la fois à la scille et à l'hellébore blanc. Dans le tube digestif, il est au moins aussi irritant que ce dernier et beaucoup plus que la scille. Absorbé et mélangé au sang, le colchique porte par affinité élective son action principale sur les reins, et détermine une diurèse abondante ; il agit avec une puissance non moins grande sur les organes chargés de l'hématose et produit une sédation très prononcée : aussi le regarde-t-on généralement comme un expectorant et un contre-stimulant des plus actifs.

Effets toxiques. — Le colchique donne fréquemment lieu à l'empoisonnement chez les divers animaux domestiques, qui, trompés par leur instinct, mangent dans les champs les diverses parties de cette plante. Les signes de cet empoisonnement sont relatifs au tube digestif, à l'appareil génito-urinaire, aux organes de l'hématose et au système nerveux. 1° Les signes fournis par le tube digestif sont les suivants : inappétence, inrumination, grincements de dents, ptyalisme, borborygmes, coliques, douleurs de ventre, regard dirigé vers le flanc, vomissement chez les carnivores et les omnivores, diarrhée abondante, fétide et souvent sanguinolente chez les herbivores, etc., etc. 2° L'appareil génito-urinaire présente les signes qui suivent : le plus souvent urines claires et abondantes, parfois émission difficile et accompagnée d'ardeur urinaire, suppression brusque et complète du lait, mamelles flasques et flétries chez les femelles qui allaitent, avortement chez celles qui sont pleines (Favre, de Genève). 3° Les symptômes fournis par les organes chargés de l'hématose sont principalement : respiration courte et difficile, pouls petit, concentré et intermittent, muqueuses pâles, peau sèche et froide, poils ternes, membres, oreilles et cornes ayant perdu leur chaleur naturelle, etc. 4° Enfin, les désordres nerveux produits par le colchique sont notamment : agitation des membres postérieurs, piétinement continuel, locomotion difficile, tremblements musculaires, convulsions, yeux larmoyants, enfoncés dans les orbites, pupilles dilatées, etc., etc.

Les lésions que l'on rencontre à l'autopsie consistent principalement dans une inflammation plus ou moins violente du tube digestif, des reins et de la vessie. Les moyens à mettre en usage sont d'abord les boissons et les lavements mucilagineux pour remédier aux désordres locaux ; puis des breuvages stimulants avec la thériaque pour relever les forces générales du corps.

Pharmacothérapie. — Le médicament qui nous occupe se présente au thérapeutiste sous plusieurs aspects : il est *purgatif* par ses effets locaux ; *diurétique* et *expectorant* par ses effets localisés ; et enfin, *antiphlogistique* et *narcotique* par son action générale. Les effets purgatifs et narcotiques du colchique n'ont pas reçu encore d'applications importantes en médecine vétérinaire ; mais ses vertus diurétiques, expectorantes et contre-stimulantes, sont au contraire mises à profit quelquefois.

Comme diurétique, le colchique est employé à peu près dans les mêmes circonstances que la scille, c'est-à-dire contre toutes les espèces d'hydropisies; il conviendrait mieux, selon toute apparence, pour celles qui intéressent les capsules séreuses des articulations et des gaînes tendineuses. Comme expectorant, il est assez rarement employé, malgré sa grande activité.

A titre d'antiphlogistique, le colchique est prôné par les Italiens contre la plupart des phlegmasies internes ou externes; en France, on ne s'en sert guère chez l'homme, sous ce rapport, que contre la goutte et le rhumatisme; en médecine vétérinaire, il a été négligé à ce point de vue. Cependant il paraît qu'en Angleterre, au dire de M. Morton (1), on l'utiliserait quelquefois comme contro-stimulant et antirhumatismal. Ainsi, le vétérinaire Lemann l'a employé avec succès contre l'ophthalmie constitutionnelle, qu'il assimile à un rhumatisme de l'œil; il s'en est servi aussi avec un avantage marqué contre la pneumonie du cheval. Le vétérinaire militaire anglais Hallen en conseille l'emploi contre toutes les affections rhumatismales du cheval; M. Murray (2) fait usage du colchique uni au nitrate de potasse contre la fluxion périodique chez le cheval. Enfin, MM. H. Bouley et Raynal (3) l'ont employé avec un succès complet contre une ophthalmie avec trouble des humeurs de l'œil, qui avait résisté à la cautérisation de la conjonctive et à l'emploi des révulsifs; ils en conseillent également l'usage contre la conjonctivite granuleuse accompagnée du trouble de la transparence de l'œil; la dose qu'ils indiquent est de 10 grammes de poudre de colchique avec 30 grammes de nitre et quantité suffisante de miel pour faire un électuaire.

DES DIURÉTIQUES BALSAMIQUES OU RÉSINEUX.

Nous comprenons dans cette catégorie de diurétiques les *térébenthines* et leurs produits variés, les *bourgeons de sapin*, le *baume de copahu*, etc. Nous insisterons surtout sur l'histoire des térébenthines, qui ont une grande importance en médecine vétérinaire, tandis que pour les autres médicaments balsamiques nous nous bornerons à quelques mots.

DES TÉRÉBENTHINES (4).

Pharmacographie. — Les térébenthines sont des produits résineux, espèces de sucs propres qui s'écoulent spontanément ou par des incisions artificielles de plusieurs arbres de la famille des Conifères, et notamment du *Mélèze*, du *Sapin* et du *Pin*. Elles consistent dans une ou plusieurs résines qui sont en dissolution dans une essence hydrocarbonée, qu'on peut en séparer par la distillation. Les térébenthines diffèrent des *baumes*, dont elles ont l'aspect, par l'absence complète des acides *benzoïque* et *cinnamique*, qu'on trouve constamment dans ces derniers produits.

Caractères généraux. — Quelle que soit leur origine, les térébenthines ont la consistance du miel ou d'un sirop épais; elles sont glutineuses et collantes, incolores ou légèrement jaunâtres ou verdâtres; elles ont une odeur aromatique, excitante, qui varie selon la variété; quant à la saveur, elle est toujours excitante, âcre et amère.

(1) *Loc. cit.*, p. 468.
(2) *Recueil*, 1850, p. 760.
(3) *Recueil*, 1850, p. 952 et 953.
(4) De τριω, je blesse, à cause des incisions employées pour obtenir ces produits.

Exposées à l'air, les térébenthines se colorent, prennent de la consistance et deviennent plus riches en résines, soit en perdant une partie de leur essence, soit en s'oxydant aux dépens de l'air. Soumises à la distillation, elles se séparent en deux parties, une *essentielle*, l'autre *résineuse;* chauffées à l'air, elles prennent feu et brûlent en donnant une grande quantité de noir de fumée. Enfin, les térébenthines se dissolvent dans l'alcool, l'éther, les essences, les corps gras, les solutions alcalines, etc.; mais elles sont insolubles dans l'eau.

Variétés commerciales. — On distingue dans le commerce de la droguerie trois espèces principales de térébenthines d'après leur provenance ou l'arbre qui les a fournies : ce sont celles de *Venise*, de *Strasbourg* et de *Bordeaux ;* quant à celle de *Chio*, provenant de l'Archipel grec et fournie par le *Pistacia terebinthus*, L., elle est devenue fort rare et n'offre aucun intérêt pour le vétérinaire. Nous ne parlerons donc que des trois premières variétés, que nous distinguerons d'après l'arbre qui les fournit : en térébenthines du *mélèze*, du *sapin* et du *pin*.

1° **Térébenthine du mélèze** (T. de *Venise*, T. de *Briançon*, etc.). — Elle est produite par le *Larix europea*, DC., qui croît principalement sur les diverses chaînes des Alpes. Elle est claire, transparente, un peu verdâtre, d'une odeur faible, désagréable, et d'une saveur amère et âcre ; exposée à l'air, elle ne durcit que fort lentement ; traitée par l'alcool, elle s'y dissout peu à peu, mais intégralement ; les solutions alcalines la saponifient parfaitement, ce qui lui est spécial ; elle durcit au bout de huit jours seulement, quand elle est mélangée au dixième de son poids de magnésie ; enfin, elle contient de 18 à 25 pour 100 d'essence.

2° **Térébenthine du sapin** (T. de *Strasbourg*, de *Suisse*, T. au *citron*, etc.). — On extrait cette variété de l'*Abies pectinata*, DC., qui croît dans les montagnes des Vosges, de l'Alsace, de la Suisse, de l'Allemagne, etc. Elle est épaisse, transparente, d'un jaune verdâtre, d'une odeur forte rappelant un peu le citron, et d'une saveur très amère. Exposée à l'air, elle s'y solidifie assez promptement ; elle est très soluble dans l'alcool rectifié, imparfaitement saponifiable par les alcalis, non solidifiable par la magnésie et très riche en essence. Elle est très employée en médecine humaine.

3° **Térébenthine du pin** (T. de *Bordeaux*, T. *commune*, etc.). — On la retire du *Pinus maritima*, L., qu'on cultive très en grand dans les landes qui s'étendent de Bordeaux à Bayonne. Elle est épaisse, impure, louche, d'une odeur forte, très désagréable, d'une saveur amère et très âcre, se résinifiant promptement à l'air, se saponifiant incomplétement par les alcalis, se dissolvant bien dans l'alcool et se solidifiant promptement par le seizième de son poids de magnésie calcinée. C'est la variété qui est employée en médecine vétérinaire.

Composition chimique. — Toutes les térébenthines contiennent une essence hydrocarbonée plus ou moins volatile ; elles renferment en outre plusieurs résines : une basique appelée *abiétine;* un acide qu'on appelle, selon la variété, acide *abiétique*, acide *pinique*, etc. ; une sous-résine insoluble dans l'alcool, de l'acide succinique, etc.

Pharmacotechnie. — Les préparations qu'on fait subir à la térébenthine sont très simples. Quand on veut la donner à l'intérieur, on la solidifie avec la magnésie ou on l'incorpore avec le miel pour en faire des bols ; ou bien, si l'on désire l'administrer en breuvage, ce qui est la forme la plus convenable, on l'incorpore d'abord avec du jaune d'œuf et on la délaye ensuite avec de l'eau chaude simple ou mucilagineuse, en ayant soin d'en verser peu à la fois et d'agiter sans cesse le mélange dans un mortier. A l'extérieur, on emploie la térébenthine pure comme moyen agglutinatif, ou on la combine au jaune d'œuf, comme dans l'onguent digestif, dont voici la formule :

Onguent digestif simple.

℞ Térébenthine. . . . . 64 gram. Huile d'olive . . . . 16 gram.
Jaunes d'œufs. . . . . n° 2.

Incorporez la térébenthine avec le jaune d'œuf, puis ajoutez peu à peu l'huile. On peut remplacer le jaune d'œuf par le miel.

Posologie. — Les doses qu'il convient d'administrer à l'intérieur, pour les divers animaux, sont indiquées par les chiffres suivants :

1° Grands herbivores. . . . 32 à 64 gram. | 3° Chiens. . . . . 2 à 4 gram.
2° Petits ruminants et porcs. 4 à 12

Ces doses peuvent être répétées au besoin deux fois par jour.

Pharmacodynamie. — Les effets de la térébenthine doivent être distingués en *locaux* et en *généraux*. Ils méritent une étude spéciale.

1° **Effets locaux.** — Appliquée pure sur la peau, la térébenthine y adhère avec force, excite la surface de cette membrane, produit une rubéfaction marquée, une irritation superficielle rarement intense et parfois une éruption locale de petites pustules, etc. Sur les muqueuses, elle est moins irritante et restreint d'une manière marquée la sécrétion muqueuse, surtout lorsqu'elle est exagérée accidentellement; sur les solutions de continuité, la térébenthine modère la sécrétion du pus, diminue le volume des bourgeons charnus, raffermit la surface des plaies et des ulcères, hâte leur cicatrisation, etc. Introduite dans le tube digestif à petites doses, cette matière résineuse excite et échauffe l'estomac et les intestins, accélère la digestion, resserre les entrailles, etc.; mais quand elle est donnée à doses élevées, surtout sous forme solide, elle irrite les voies digestives, entrave la digestion, provoque des vomissements chez les petits animaux, détermine la purgation chez les herbivores, etc. Enfin, à doses exagérées, elle enflamme gravement les intestins, produit des coliques vives, le ballonnement du ventre et peut entraîner la mort (1).

2° **Effets généraux.** — A mesure que les principes de la térébenthine sont absorbés et mélangés au sang, ils déterminent dans tout l'organisme une excitation générale des plus marquées : le sang devient rouge et coagulable, le cœur bat avec force, le pouls est fréquent, fort et un peu dur, les muqueuses sont rouges et sèches, la peau chaude et moite, la respiration plus grande et plus profonde, etc. Puis, le principe le plus actif de cette substance, l'huile essentielle, tendant à s'échapper par diverses surfaces, il en résulte des effets spéciaux qu'il importe de signaler. C'est d'abord la surface bronchique qui laisse passer une certaine quantité d'essence de térébenthine, comme l'indique l'odeur spéciale qu'acquiert l'air expiré; il résulte de cette exhalation une modification notable de la sécrétion muqueuse et de l'état de la membrane des bronches dans le cas d'inflammation ancienne de cette surface; de là la vertu *anticatarrhale* qu'on attribue généralement à la térébenthine. La surface de la peau livre passage également à une certaine proportion d'essence de térébenthine, comme le démontrent la haute température qu'elle présente sous l'influence de ce

(1) *Compte rendu de l'école de Lyon*, 1840, p. 12.

médicament, l'état de moiteur qu'elle acquiert et surtout l'odeur caractéristique de la sueur ; d'où l'on déduit l'utilité de ce médicament pour stimuler la peau et modifier quelques uns de ses états morbides. Enfin, la plus grande partie des éléments absorbés de la térébenthine sont rejetés par les voies urinaires et déterminent une forte diurèse, dont la durée varie selon les circonstances. Mais tandis que l'essence de térébenthine est rejetée par les membranes tégumentaires sans modifications profondes et avec son odeur naturelle, elle paraît subir à travers les voies urinaires une véritable métamorphose, ainsi que l'indique l'odeur de violette que les urines acquièrent au bout de quelques heures et qu'elles conservent tant que dure la diurèse. A quoi est due cette modification remarquable ? On l'ignore entièrement ; mais on suppose que ce sont les principes alcalins de l'urine qui, sous l'influence de l'état extrême de division de l'essence de térébenthine dans l'économie animale, changent sa nature et la transforment partiellement en essence de violette. Quoi qu'il en soit, tant que les doses de térébenthine administrées à l'intérieur sont maintenues dans de justes limites, la diurèse continue et l'émission des urines est facile et fréquente ; mais quand les quantités ingérées deviennent trop fortes et qu'elles atteignent par exemple 250 à 500 grammes pour les grands herbivores, les voies urinaires s'enflamment promptement, l'urine est chaude, colorée et parfois sanguinolente, l'émission en est difficile, douloureuse et s'accompagne de ténesme vésical, etc. Enfin, quand ces doses sont répétées, non seulement les voies digestives et l'appareil génito-urinaire s'enflamment gravement, mais encore il se manifeste souvent des phénomènes nerveux prononcés chez la plupart des animaux, ainsi que nous le démontrerons en faisant l'histoire de l'*Essence de térébenthine*.

Pharmacothérapie. — Les indications thérapeutiques de la térébenthine sont assez nombreuses et se divisent naturellement en *internes* et en *externes*.

1° Indications internes. — On administre la térébenthine avec avantage dans la plupart des affections atoniques du tube digestif, telles que la diarrhée et la dyssenterie chronique, la constipation par inertie de l'intestin, les vers intestinaux, etc. Comme diurétique, la térébenthine seule ou mélangée à d'autres médicaments est recommandée contre les diverses espèces d'hydropisies, d'infiltrations séreuses, etc. A titre de remède anticatarrhal, on la prescrit contre toutes les supersécrétions muqueuses, et notamment contre celles des voies respiratoires et de l'appareil génito-urinaire. M. Delwart (1) a publié plusieurs cas remarquables de guérison d'écoulements mucoso-purulents de la vessie, de l'urètre et du vagin, chez les divers animaux domestiques ; la dose a varié de 30 à 60 grammes par jour, avec la colophane ou le baume de copahu. L'hippiatre Lafosse (2) recommande l'emploi de la térébenthine contre l'incontinence d'urine des divers animaux. Enfin, d'après une note qui nous a été remise par M. Saint-Cyr, ce remède jouirait d'une grande efficacité contre l'hématurie des grands ruminants, qui survient au printemps par l'usage du vert ; cette maladie cède en général du troisième au quatrième jour, quelquefois dès le deuxième, et il est rare que les urines soient encore colorées le sixième jour. La forme adoptée par M. Saint-Cyr est celle de breuvage au moyen d'un jaune d'œuf et d'une décoction mucilagineuse ; la dose variait de 8 à 15 grammes, selon la force des sujets ; la médication durait généralement de trois à cinq jours.

(1) *Journ. vétér. et agric. de Belg.*, 1842, p. 130 et suiv.
(2) *Dictionnaire d'hippiatrique.*

2° Indications externes. — La térébenthine pure ou combinée à des matières résineuses est souvent employée comme moyen agglutinatif et contentif; elle sert fréquemment d'excipient pour les divers topiques fondants et résolutifs; étendue sur un plumasseau et appliquée sur les solutions de continuité languissantes, elle en modère le bourgeonnement et la suppuration, hâte leur cicatrisation en donnant du ton à leur surface. Lafosse (1) en faisait un fréquent usage sur les caries, les plaies du pied, etc.; elle est aussi très efficace contre toutes les brûlures et particulièrement contre celles de la sole; c'est le topique obligé de toutes les lésions du pied, entre les mains des maréchaux et de bon nombre d'anciens praticiens, etc.

Produits tirés des Térébenthines.

Les divers produits qu'on retire des térébenthines par des procédés en général très simples se divisent, d'après leur nature, en trois catégories distinctes : les produits *essentiels*, *résineux* et *pyrogénés*.

A. PRODUITS ESSENTIELS.
De l'Essence de térébenthine.

Pharmacographie. — Cette essence est un liquide transparent, incolore, d'une odeur forte, pénétrante, peu agréable, d'une saveur âcre et chaude et d'une densité de 0,87 environ. Soumise à l'action de la chaleur, elle entre en ébullition à 157°; chauffée à l'air, elle prend feu aisément et brûle avec une flamme très fuligineuse; lorsqu'elle séjourne longtemps dans un vase débouché, cette essence se colore et s'épaissit, surtout lorsqu'elle renferme beaucoup de matières résineuses. Insoluble dans l'eau, l'essence de térébenthine se dissout assez bien dans l'alcool, l'éther, les huiles essentielles et les huiles grasses. Traitée par un courant de gaz acide chlorhydrique, cette essence laisse déposer, au bout de vingt-quatre heures, une substance blanche et cristalline appelée *camphre artificiel;* l'acide sulfurique mélangé à l'essence de térébenthine la dénature, et l'acide azotique concentré l'enflamme souvent à froid.

Médicamentation. — L'essence de térébenthine s'administre dans le tube digestif par la bouche ou par l'anus; les breuvages et les lavements se font en général en mélangeant l'essence à du miel, du jaune d'œuf, du savon, à une huile douce, etc., et en la délayant ensuite avec une infusion ou une décoction appropriée; on peut aussi l'administrer en fumigations dans les voies respiratoires; à l'extérieur, on l'emploie en frictions irritantes, seule ou mélangée à celle de lavande, à la teinture de savon, à l'ammoniaque, à l'alcool camphré, à la teinture de cantharides, etc.

Les doses intérieures pour les divers animaux sont les suivantes :

1° Grands herbivores.	32 à 48 gram.	3° Carnivores	2 à 4 gram.
2° Petits ruminants et porcs .	4 à 12 —		

Ces doses peuvent être répétées au besoin deux ou trois fois dans les vingt-quatre heures.

Pharmacodynamie. — Les effets de l'essence de térébenthine doivent être distingués en *locaux* et en *généraux*, et les premiers subdivisés en *externes* et en *internes*.

1° Effets locaux externes. — Lorsqu'on applique cette essence sur la peau en frictions vigoureuses, elle détermine chez tous les animaux, et particulièrement chez les

(1) *Dictionnaire d'hippiatrique.*

solipèdes, une excitation et une irritation assez vives; sur les chevaux, et surtout sur ceux qui appartiennent à des races distinguées, les effets de l'essence de térébenthine acquièrent une grande intensité et présentent des caractères spéciaux qu'il importe de faire connaître. Peu de minutes après l'application du topique en frictions, les animaux accusent de la douleur; ils se secouent vivement, cherchent à se frotter, puis frappent du pied, grattent le sol, agitent la queue, se livrent à des mouvements désordonnés et presque convulsifs, mordent la partie médicamentée, etc.; en outre, la respiration et la circulation sont accélérées, les muqueuses rouges, la peau chaude et couverte de sueur, etc. En général, cette douleur cuisante et cette vive agitation sont de courte durée et excèdent rarement quinze à trente minutes; on a remarqué que l'exercice abrége encore ce court moment de souffrance. Si les frictions n'ont été pratiquée qu'une seule fois, elles ne laissent aucune trace sensible sur la peau et tout disparaît en quelque sorte avec la douleur; mais si elles ont été très prolongées ou réitérées, il se forme de petites vésicules, la surface cutanée s'irrite, les poils se hérissent, deviennent durs au toucher et tombent au bout d'un certain temps; toutefois la dénudation n'est que momentanée et la partie ne tarde pas à se recouvrir de poils de la nuance de la robe, à moins que la peau n'ait été fortement entamée.

L'essence de térébenthine constitue parmi les agents irritants une exception remarquable, car autant elle est active sur la surface de la peau, autant elle est innocente sur les muqueuses et sur les solutions de continuité; sur ces diverses surfaces elle n'irrite jamais d'une manière notable, et parfois même elle semble produire des effets adoucissants. Cet effet paraît tenir en partie à ce qu'une portion de l'essence appliquée est modifiée, adoucie par les principes alcalins qui baignent toujours les muqueuses et les plaies. D'après ce qui vient d'être dit, il est bien évident que les praticiens qui imprègnent les mèches des sétons avec de l'essence de térébenthine, pour les rendre plus irritantes, vont en quelque sorte contre le but qu'ils se proposent d'atteindre.

2° **Effets locaux internes.** — Administrée à petites doses, non seulement cette essence n'irrite pas le tube digestif, mais encore elle ne dérange pas la digestion et se comporte même à l'égard de cette fonction comme un stimulant énergique. A doses moyennes et rapprochées, l'essence de térébenthine excite vivement le tube digestif, entrave la digestion, cause de légères coliques et des vents, et se comporte comme un évacuant intestinal. Enfin, à doses exagérées, elle irrite évidemment le tube digestif, comme l'indiquent le vomissement des carnivores et des omnivores, la diarrhée chez les herbivores, laquelle se prolonge parfois un ou deux jours chez les solipèdes (Hertwig). Injectée dans le rectum, pure ou mélangée à un liquide aqueux, cette essence procure des évacuations promptes sans irriter l'intestin; d'après M. Chambert (1), il suffit souvent de frictions vigoureuses sur les lombes et les fesses avec cet agent irritant pour amener des défécations dans le cas de vertige abdominal, ce qui est d'un grand secours dans le traitement de cette maladie. On ignore encore la dose toxique d'essence de térébenthine par les voies digestives. Lafore (2) assure que les chevaux, et à plus forte raison les bœufs, peuvent supporter aisément 125 grammes de cette essence à la fois par les voies directes, et beaucoup plus encore par les voies rétrogrades; de son côté, M. Delafond (3) dit avoir administré à titre

(1) Communication orale.
(2) *Journ. des vétér. du Midi*, 1841, p. 10.
(3) *Thérapeut. génér.*, t. II, p. 326.

d'expérience, chez les solipèdes, 250 grammes d'essence pure à la fois, sans que les animaux aient manifesté des signes évidents d'irritation intestinale. Du reste, les sujets sacrifiés peu de temps après l'emploi du remède n'ont présenté qu'une rougeur légère de la muqueuse gastro-intestinale.

3° **Effets généraux.** — Lorsque l'essence de térébenthine a été absorbée et mélangée au sang, elle se comporte à l'égard de la plupart des fonctions comme les autres essences, et aussi comme la térébenthine. Elle détermine d'abord une irritation vive et passagère, caractérisée par un pouls vif et dur, une respiration pressée, la rougeur des muqueuses, la haute température de la peau, etc.; puis, à mesure que cette essence se fait jour par les diverses excrétions, il survient quelques phénomènes plus caractéristiques : l'air expiré prend l'odeur de la térébenthine, la peau devient moite et exhale la même odeur caractéristique, le lait des femelles prend aussi l'odeur et le goût de la résine; enfin l'urine, qui coule plus abondamment qu'à l'ordinaire, acquiert promptement une forte odeur de violette. L'effet diurétique de l'essence de térébenthine est assez constant et se produit toujours, quelle que soit la voie d'introduction; mais c'est à la condition que les doses ne seront pas trop élevées, sans quoi les voies urinaires s'irritent, l'urine devient colorée, son expulsion est difficile et parfois même il se déclare une véritable hématurie par suite du ramollissement des reins.

On attribue généralement à l'essence de térébenthine une action prononcée sur les centres nerveux; mais elle se produit rarement sur les animaux, d'après M. Hertwig (1), quelle que soit la dose administrée, à moins qu'on ne l'injecte dans les veines; alors on observe au milieu d'une vive excitation, d'une grande difficulté de la respiration, quelques tremblements musculaires, des convulsions, surtout chez les solipèdes et les carnivores. A la dose de 12 grammes chez les chevaux, et de 30 gouttes chez les chiens, l'essence de térébenthine détermine la mort par asphyxie lorsqu'on l'introduit pure dans la veine jugulaire (Hertwig).

Pharmacothérapie. — L'essence de térébenthine est un des agents thérapeutiques les plus précieux, tant à cause de son prix peu élevé qu'en raison de sa grande activité. Elle remplit en médecine vétérinaire des indications nombreuses et variées; nous les diviserons d'abord, pour faciliter leur étude, en *internes* et en *externes*, et nous les subdiviserons ensuite selon le besoin.

1° INDICATIONS INTERNES. — Administrée à l'intérieur, cette essence manifeste des vertus complexes; c'est un *stimulant* spécial du tube digestif, c'est un *diurétique* puissant, un *antiputride* énergique, un *excitant nerveux*, et enfin, d'après quelques auteurs, un *antiphlogistique* utile. Nous allons étudier cette essence sous ces divers points de vue.

a. **Stimulant gastro-intestinal.** — C'est sous ce rapport que l'essence de térébenthine reçoit en médecine vétérinaire les applications les plus fréquentes et les plus utiles; elle convient dans toutes les affections ou accidents du tube digestif caractérisés par l'atonie de ce conduit ou par l'excès de consistance des matières qui le parcourent. Lafore (2) l'a employée avec beaucoup d'avantages contre la constipation opiniâtre et les pelotes stercorales chez le cheval; il l'employa d'abord en lavement, puis, s'enhardissant, il l'administra par la bouche sans accident et avec profit:

(1) *Loco citato*, p. 326.
(2) *Journ. des vétér. du Midi*, 1840, p. 333, et 1841, p. 10.

c'est un moyen simple qui est passé dans la pratique de beaucoup de vétérinaires. A côté de cette application importante, nous devons placer celle non moins utile que M. Robellet (1) a fait de ce médicament dans le cas d'obstruction du feuillet avec desséchement des aliments dans cet estomac, chez les grands ruminants ; cet accident grave et opiniâtre, qui résiste à la plupart des médicaments, cède en général facilement à l'essence de térébenthine donnée en breuvage, et au besoin en lavement, à la dose moyenne de 45 grammes pour 1 litre d'infusion aromatique ou d'eau salée. D'après Favre (2), de Genève, cette essence, alliée à son poids d'huile grasse, constitue un excellent moyen vermifuge ; unie à l'éther sulfurique, elle forme, selon le même auteur, un bon remède contre les larves d'œstres ; on a conseillé aussi ce dernier mélange contre les douves du foie, contre les calculs des voies biliaires, mais son efficacité est loin d'être démontrée à l'égard de ces deux productions morbides. Enfin, un assez grand nombre d'auteurs recommandent l'emploi de cette essence dans les affections chroniques du foie, comme l'engorgement de ce viscère, la jaunisse, etc. ; en médecine vétérinaire, les applications dans ce sens ont été rares, et nous ne trouvons guère dans les annales de la science que les observations de Hamont (3) relativement au ramollissement du foie, chez les chevaux égyptiens : cette huile essentielle, donnée en breuvage à la dose de 60 grammes par jour, a paru à ce vétérinaire produire de bons effets.

b. **Diurétique.** — Comme agent diurétique, l'essence de térébenthine s'emploie contre les hydropisies et les infiltrations séreuses, et notamment contre la pourriture du mouton, l'anasarque du cheval avec tendances putrides, etc. Elle peut remplacer la térébenthine dans le cas d'hématurie atonique, d'affection catarrhale des voies génito-urinaires, et même des voies respiratoires, etc.

c. **Antiputride.** — M. Delafond (4) considère l'huile essentielle de térébenthine comme un des meilleurs antiputrides de la pharmacie ; il la recommande contre toutes les espèces d'affections typhoémiques, et notamment contre le charbon des divers animaux. Ce professeur associe cette essence aux alcooliques, et en fait prendre environ 250 grammes dans les vingt-quatre heures ; en remplaçant l'eau-de-vie simple par l'alcool camphré, la teinture de quinquina, le vin de gentiane, etc., on arriverait encore, sans doute, plus sûrement au but.

d. **Excitant nerveux.** — Lafore (5) conseille comme un moyen d'une grande puissance contre la paralysie des vaches fraîches vêlées les lavements animés par l'essence de térébenthine ; M. Pinaud (6) a employé avec succès le même moyen dans le cas de vertige abdominal chez le cheval ; M. Dubuisson (7) a donné avec profit l'essence de térébenthine à petites doses contre les douleurs névralgiques de l'articulation coxo-fémorale du cheval : il employait en même temps, il est vrai, les frictions opiacées et le séton à l'anglaise, etc. Enfin cette essence serait, sans doute, utile également contre d'autres névroses, comme la chorée, l'épilepsie, les spasmes intérieurs, la rétention spasmodique de l'urine, etc.

e. **Antiphlogistique.** — Les Italiens, attribuant à cette essence des vertus contre-

(1) *Journ. de médec. vétér. de Lyon*, 1847, p. 307.
(2) *Vétér. campagnard*, p. 103 et 106.
(3) *Recueil*, 1839, p. 110.
(4) *Thérapeut. génér.*, t. II, p. 172.
(5) *Malad. partic. aux grands ruminants*, p. 634.
(6) *Journal des vétérinaires du Midi*, 1839, p. 107.
(7) *Recueil*, 1836, p. 189.

stimulantes, la prescrivent non seulement contre les phlegmasies du tube digestif et des organes génito-urinaires, sur lesquels elle agit directement, mais encore contre d'autres maladies plus ou moins inflammatoires. M. Hertwig en conseille l'usage dans le traitement de la fièvre muqueuse des chevaux ; son emploi contre les diverses variétés de rhumatismes, soit à l'intérieur, soit à l'extérieur, est fréquent chez l'homme comme sur les animaux. Enfin, des médecins anglais ont prescrit l'essence de térébenthine contre la péritonite puerpérale, et en ont retiré des avantages marqués : il serait intéressant d'en faire l'essai contre la métro-péritonite des femelles domestiques, qui survient après le part. On l'administre à l'intérieur en breuvage et en lavement, et en même temps on fait des frictions sur les parois abdominales.

2° INDICATIONS EXTERNES. — Employée à l'extérieur, l'essence reçoit des applications aussi nombreuses et aussi importantes qu'à l'intérieur. On s'en sert sous divers points de vue ; elle peut être considérée, en effet, comme un agent *antiputride*, *cicatrisant-dessiccatif*, *stimulant-résolutif*, et comme un moyen *révulsif* puissant. Nous allons dire quelques mots de ces diverses applications.

a. **Antiputride.** — L'emploi de l'essence de térébenthine pour arrêter les progrès de la gangrène locale est ancien en chirurgie vétérinaire, puisque les hippiatres en font mention. Chabert (1), dans son mémoire remarquable sur le *charbon* des animaux domestiques, recommande beaucoup l'huile essentielle de térébenthine sur les scarifications et les plaies qu'on pratique sur les tumeurs, les engorgements et les infiltrations de nature charbonneuse. Sajous (2), dans une épizootie de péripneumonie gangréneuse qui sévissait sur des chevaux, tira un parti très avantageux de l'emploi de cette essence sur les plaies provenant de l'extirpation des tumeurs gangréneuses pendant qu'on administrait l'ammoniaque liquide à l'intérieur ; elle lui paraissait supérieure pour cet usage, dit-il, même au cautère actuel, et lui a procuré des guérisons dans des cas qui paraissaient tout à fait désespérés. Plus récemment, M. le professeur Lafosse (3) a constaté la grande efficacité de cette huile essentielle, mélangée à la poudre de quinquina, sur les tumeurs gangréneuses du bœuf.

b. **Cicatrisant-dessiccatif.** — L'essence de térébenthine appliquée sur les plaies et les ulcères atoniques, avec bourgeonnement mollasse et sécrétion séreuse, les améliore rapidement, et les conduit peu à peu à cicatrisation s'ils ne sont pas entretenus par un vice local ou général ; les maréchaux, et même les vétérinaires, en font un usage journalier dans le cas d'enclouure, de brûlure de la sole, de diverses solutions de continuité anciennes ou récentes qui intéressent plus ou moins directement le sabot, et, il faut le dire, presque toujours avec succès. M. Levrat (4) l'a employée avec profit pour dessécher les ulcères interdigités chez les grands ruminants atteints de fièvre aphtheuse. Enfin, tout le monde connaît l'emploi avantageux et presque vulgaire de l'essence de térébenthine dans le traitement des maladies cutanées des divers animaux domestiques.

c. **Stimulant-résolutif.** — Les vétérinaires font un usage journalier de ce médicament comme résolutif sur les engorgements indolents, les infiltrations séreuses, les boursouflements des capsules articulaires ou tendineuses, les articulations disten-

(1) *Instr. vétér.*, t. I, 4ᵉ édit.
(2) *Correspondance de Fromage de Feugré*, t. III, p. 177 et suiv.
(3) *Journ. des vétér. du Midi*, 1849, p. 153.
(4) *Recueil*, 1839, p. 423.

dues ou forcées, etc. Ils l'emploient aussi avec avantage, à titre de stimulant très puissant, contre les boiteries anciennes, surtout celles de nature rhumatismale, contre l'atrophie et la faiblesse musculaire, les paralysies du sentiment ou du mouvement, etc.

d. **Révulsif.** — L'essence de térébenthine compte parmi les agents révulsifs les plus puissants, et si elle n'avait pas l'inconvénient de tourmenter prodigieusement les animaux, et surtout les chevaux, il n'y a nul doute que son emploi serait beaucoup plus fréquent encore qu'il ne l'est en médecine vétérinaire. Néanmoins l'expérience a consacré son usage contre la fourbure aiguë et chronique, en frictions irritantes sur le bas des membres, et notamment sur les genoux et les jarrets; contre l'entérorrhagie, l'asphyxie, la syncope, le vertige comateux, etc., sur les membres, les reins, les fesses, etc.; dans les phlegmasies de la poitrine, son emploi est beaucoup moins avantageux, à cause de l'agitation extrême qu'elle cause aux animaux malades; il est même prudent de s'en abstenir sur les chevaux de race distinguée, etc.

Un vétérinaire habile, M. Prétot (1), non content de l'action déjà si énergique de l'essence de térébenthine sur la peau, a eu l'idée de profiter de sa grande combustibilité, et de l'enflammer sur le lieu même où elle a été appliquée; il pratique ainsi ce qu'il appelle assez pittoresquement la *cautérisation incendiaire*, moyen révulsif puissant qu'il recommande contre les maladies graves des centres nerveux, du ventre, de la poitrine, etc.; mais, comme l'observe judicieusement M. Delafond (2), ce moyen énergique convient encore mieux dans les paralysies locales, le lumbago, les rhumatismes articulaires, les engorgements chroniques divers, etc.

B. PRODUITS RÉSINEUX.

Ces divers produits, assez variés, diffèrent de la térébenthine par l'absence plus ou moins complète de l'huile essentielle. Ils comprennent principalement le *Galipot* et la *Poix de Bourgogne*, la *Poix-résine* et la *Colophane*. Nous dirons quelques mots des caractères particuliers de chacune de ces résines, puis nous les considérerons d'une manière générale, sous le rapport de leurs applications diverses à la médecine vétérinaire.

A. **Galipot, Barras, Poix blanche ou de Bourgogne.** — Le *galipot* ou *barras* est la térébenthine épaisse et pauvre en essence qui exsude des pins ou des sapins pendant l'hiver. Il est jaunâtre, en morceaux irréguliers, mamelonnés à la surface, sec, solide, d'odeur de térébenthine, et d'une saveur amère. Fondu et filtré à travers la paille, le galipot constitue la *poix blanche* ou *poix de Bourgogne*. Cette résine est en masses sèches, d'un blanc jaunâtre, malléable, très fusible, adhérant aux doigts, d'une odeur faible et d'une saveur légèrement amère.

B. **Poix-résine, Résine jaune.** — Elle s'obtient en agitant dans l'eau le résidu de la distillation de la térébenthine; c'est une résine hydratée retenant 6 pour 100 environ d'eau. Elle est en masses jaunâtres, opaques, peu fragiles, à cassure vitreuse, peu odorante, et d'une saveur résineuse.

C. **Colophane, Brai sec, Arcanson.** — La colophane est la résine de la térébenthine complètement dépouillée de son huile essentielle. Elle est amorphe, vitreuse,

(1) *Journ. des haras*, 1844, t. XXVIII, p. 115.
(2) *Loc. cit.*, t. 1, p. 487.

45

très fragile, facile à pulvériser, d'un jaune rougeâtre, d'une odeur faible et d'une saveur amère et résineuse. Elle contient deux résines acides, qu'on appelle acides *sylvique* et *pinique*.

Pharmacotechnie. — Les résines, étant insolubles dans l'eau, ne peuvent être administrées sous forme liquide, à moins qu'on ne les dissolve dans l'alcool, l'éther, les essences ou les corps gras, dans lesquels elles sont très solubles.

Elles entrent dans une multitude de préparations onguentacées et emplastiques destinées à l'usage externe; nous ne ferons connaître ici que la formule de l'*onguent basilicum*, les autres préparations résineuses devant trouver leur place dans le *Formulaire*.

Onguent basilicum.

♃ Poix noire, poix-résine, cire jaune, de ch. 125 gram. | Huile grasse. . . . . 500 gram.

Faites fondre les matières résineuses et la cire à une douce chaleur, ajoutez l'huile et passez dans un mauvais linge.

Effets et usages. — Appliquées à l'extérieur, sur la peau, après qu'elles ont été fondues, les résines y adhèrent fortement, et déterminent d'abord un effet irritant, et, par la suite, une action résolutive très marquée. Réduites en poudre, les résines arrêtent rapidement les hémorrhagies capillaires, en formant un bouchon mécanique; sur les plaies suppurantes, elles modèrent à la fois le bourgeonnement et la suppuration. Dans le tube digestif, les corps résineux restreignent la plupart des sécrétions quand on les donne à petites doses, et déterminent la diarrhée à doses élevées, en irritant la muqueuse intestinale. Absorbées par suite de la saponification partielle que leur font subir les principes alcalins contenus dans le tube digestif, les résines portent plus particulièrement leur action sur les reins, et déterminent une diurèse qui peut durer depuis un jusqu'à deux ou trois jours, d'après les expériences de Viborg, au dire de M. Hertwig. A doses élevées, elles finissent par irriter les voies urinaires, restreindre la plupart des sécrétions, causer de la fièvre, etc., à peu près comme la térébenthine elle-même. A l'intérieur comme à l'extérieur, les applications des résines sont les mêmes que celles de la térébenthine et de son huile essentielle.

C. PRODUITS PYROGÉNÉS.

Les produits de cette nature comprennent la *Poix noire*, le *Goudron*, l'*Huile de cade*, la *Créosote*, etc.; nous avons déjà étudié les trois dernières substances à propos des *astringents* (voyez page 193); il ne nous reste donc plus à examiner que la première, ou la *poix noire*.

Poix noire, Poix navale. — Produit pyrogéné résultant de la distillation à vase clos des filtres de paille sur lesquels on a filtré la térébenthine ou le galipot, et des copeaux enlevés sur les entailles des arbres par où s'est échappé le produit résineux qu'ils ont fourni. La poix noire est solide, amorphe, d'un noir luisant, cassante quoique collante aux doigts, d'une odeur spéciale, d'une saveur amère, très fusible et très combustible, soluble dans l'alcool, l'éther, les essences et les corps gras, etc.

Effets et usages. — La poix noire s'emploie exclusivement à l'extérieur; elle entre dans la composition d'un grand nombre d'onguents, de charges et d'appareils contentifs; elle adhère fortement à la peau, irrite assez notablement sa surface, et exerce à la longue sur les tissus sous-jacents une action résolutive des plus énergiques.

On l'applique souvent, comme agent résolutif et léger irritant, sur les engorgements indolents, les parties atteintes de rhumatisme, de faiblesse et d'atrophie musculaire, etc.; à titre de moyen contentif, on l'emploie assez fréquemment sur les lombes, autour des articulations distendues, sur les tendons forcés, etc., sous forme de charge ou au moyen d'une bande qu'elle fixe solidement sur les parties, etc.

a. Des Bourgeons de Sapin.

Pharmacographie. — Ces bourgeons, qui viennent du Nord, et particulièrement de la Russie, sont fournis par l'*Abies pectinata*, DC. (*Pinus picea*, L.). Ils forment une espèce de cône composé présentant au centre un bourgeon terminal, et tout autour, de cinq à six bourgeons plus petits disposés en verticille; ils sont composés d'écailles roussâtres, droites, présentent une odeur balsamique et une saveur amère. Ils doivent leur activité aux principes résineux qu'ils renferment.

Emploi. — On peut administrer ces bourgeons en électuaire ou en bol après les avoir réduits en poudre; cependant il est plus profitable de les traiter par décoction dans l'eau, ou mieux dans le vin, dans la proportion moyenne de 32 grammes par litre de véhicule. Ils conviennent dans les mêmes cas que la térébenthine, et notamment dans les hydropisies, la cachexie, l'hématurie atonique, les affections catarrhales des voies génito-urinaires ou de l'appareil respiratoire, etc. M. Hertwig dit s'en être bien trouvé dans le traitement de la péripneumonie du gros bétail à sa deuxième période. Les baies de genièvre peuvent y être très heureusement associées.

b. Du Baume de Copahu.

Pharmacographie. — On donne improprement ce nom à une térébenthine très fluide fournie par les *Copaifera officinalis* et *bijuga*, arbres de la famille des Légumineuses, qui croissent principalement au Brésil. Le baume de copahu est un liquide sirupeux, transparent, d'une couleur jaune ambrée, d'une odeur forte et désagréable, d'une saveur âcre et repoussante, et d'une densité de 0,95 environ. Insoluble dans l'eau, il se dissout bien dans l'alcool concentré, l'éther, les essences et les huiles grasses. Mis en contact avec les alcalis, et surtout la magnésie et la chaux, le copahu se solidifie, ce qui permet de l'administrer aisément sous forme de bol. Il est formé d'une huile essentielle analogue à celle de la térébenthine, et de deux résines, une visqueuse et une solide, appelée *acide copahurique*.

Emploi. — Le baume de copahu s'administre sous les mêmes formes et aux mêmes doses que les térébenthines; il agit localement et dynamiquement de la même manière que ces dernières; mais il est, en général, notablement plus irritant pour les surfaces qu'il touche. Son action sur les reins ressemble à celle de la térébenthine, en ce sens qu'il est comme elle sensiblement diurétique, seulement il paraît agir plus fortement que cette dernière sur la muqueuse génito-urinaire, ainsi que sur celle des bronches. Toutefois, comme la vertu antiblennorrhagique qu'il possède, et qui le rend si précieux pour la médecine humaine, trouve rarement son application chez les animaux, on doit lui préférer, à peu près en toute circonstance, la térébenthine, d'autant plus que son prix, dans le commerce, est très élevé aujourd'hui, et qu'on ne l'y rencontre presque jamais à l'état de pureté.

CHAPITRE V.

DES UTÉRINS.

Synonymie : Emménagogues, Obstétricaux, Abortifs.

On appelle *utérins* des médicaments spéciaux qui portent leur action sur la matrice par une sorte d'affinité élective, excitent la contraction de sa membrane charnue, augmentent les sécrétions de sa muqueuse, et favorisent ainsi l'expulsion des produits naturels ou accidentels qu'elle peut contenir.

Ces médicaments ne sont pas les seuls qui puissent agir sur la matrice, car les *excitants généraux*, quelques *purgatifs*, certains *diurétiques*, etc., peuvent aussi porter leur action sur cet organe, et le modifier plus ou moins fortement lorsqu'il est en état de plénitude; cependant les effets de ces médicaments sont accidentels, peu réguliers, tandis que ceux des utérins sont assez constants, et se manifestent toujours avec une énergie plus ou moins grande, selon les circonstances.

Origine et caractères. — Les obstétricaux sont tous tirés du règne végétal; leurs caractères physiques et leur composition chimique sont très disparates; néan-moins leur odeur est toujours forte et désagréable, leur saveur amère et plus ou moins âcre, leur nature résineuse, extractive ou toute spéciale.

Médicamentation. — Les médicaments de cette nature s'administrent presque toujours par le tube digestif, et le plus souvent en breuvage; cependant il peut être utile, dans quelques circonstances, de les employer en lavements ou de les injecter dans le vagin ; la forme de bol ou d'électuaire est très rarement employée, et donne toujours de faibles résultats; celle de breuvage convient le mieux, et l'on doit toujours préférer les véhicules alcooliques aux véhicules aqueux pour l'administration des utérins, toutes les fois qu'il n'y a pas contre-indication formelle de leur usage. Lorsqu'on les emploie à l'extérieur, c'est à un autre titre qu'à celui d'utérins.

Pharmacodynamie. — La plupart des utérins exercent sur les tissus qu'ils touchent et dans le tube digestif une action irritante plus ou moins prononcée. Quand ils sont absorbés, ils se comportent en général comme des excitants généraux plus ou moins actifs sur l'ensemble de l'organisme; leurs effets spéciaux sur la matrice sont aussi de nature stimulante ou irritante, et paraissent varier selon chaque médicament. Les uns agissent plus spécialement sur le plan charnu de l'utérus, dont ils augmentent les contractions, comme le *seigle ergoté* et le *safran*. On les appelle EXCITATEURS utérins. Les autres portent leur action sur la muqueuse, accroissent ses sécrétions et peuvent même l'irriter à la longue: telles sont la *rue* et la *sabine*. Ils reçoivent le nom d'IRRITANTS de l'utérus. Quelle que soit, du reste, leur action sur la matrice, ces médicaments développent rarement des phénomènes patents et observables à l'extérieur; tout se passe silencieusement dans la cavité pelvienne, et l'on ne s'aperçoit le plus souvent de leur action que par l'expulsion plus ou moins rapide du contenu de l'utérus.

Pharmacothérapie. — L'emploi de ces médicaments spéciaux, en médecine vétérinaire, est extrêmement circonscrit. D'abord il est presque superflu de dire qu'on n'en fait usage que chez les femelles; ensuite celles-ci ne présentant pas la sécrétion sanguine périodique qu'on remarque dans l'espèce humaine, on n'a pas à les mettre en usage pour remédier aux irrégularités de cette évacuation ; restent donc certains accidents qui accompagnent la parturition chez les diverses femelles domestiques, tels que l'inertie primitive ou consécutive de la matrice, la non-délivrance, la métrite chronique, l'hydropisie ou l'hémorrhagie utérines, etc. Encore devons-nous faire observer que, chez les grandes femelles herbivores, en raison des dimensions des organes génitaux, on préfère généralement employer les moyens manuels qui sont sûrs et prompts, plutôt que de recourir à l'usage des médicaments obstétricaux, dont l'action est toujours incertaine. Du reste, dans le cas de non-délivrance, les moyens chirurgicaux sont presque toujours indispensables chez les femelles des ruminants, à cause des attaches spéciales et multiples des enveloppes fœtales avec la face interne de l'utérus. Enfin, dans l'histoire spéciale de chaque remède utérin, nous aurons le soin de faire connaître les indications qui en réclament plus particulièrement l'usage.

A. UTÉRINS EXCITATEURS.

a. Du Seigle ergoté (*Secale cornutum*).

SYNONYMIE : Blé cornu ou farouche, Ergot de seigle, etc.

Pharmacographie. — On appelle *Seigle ergoté*, *Ergot de seigle*, une altération pathologique du grain de cette céréale avant sa maturité, accompagnée du développement extraordinaire de cette semence, qui devient longue et recourbée comme l'ergot des gallinacés, d'où vient le nom qu'il porte généralement. Cette production anormale se montre principalement pendant les années pluvieuses et sur le seigle qui croît dans des contrées humides, sur des terrains argileux, etc. On ignore encore sa véritable nature ; on le considère comme le résultat de la piqûre d'un insecte, de l'altération de la séve de la plante, comme le développement insolite de l'ovaire fécondé, comme une espèce de champignon, etc. (*Sclerotium clavus*, DC., *Sphacelia segetum*, Lév.). Cette dernière opinion est la plus généralement admise et peut se justifier en partie sur la nature chimique du seigle ergoté.

Caractères. — L'ergot de seigle est allongé, un peu courbé selon sa longueur, rond ou anguleux, de couleur noirâtre et d'aspect corné. Une de ses extrémités, la plus grosse, est jaunâtre, entière : c'est celle qui adhérait à l'épi ; l'autre, qui était libre, est mince et crevassée. La surface, d'un noir violacé, présente plusieurs sillons longitudinaux et quelques crevasses transversales. L'intérieur, dur et fragile comme la substance d'une amande, est jaune ou gris au centre et d'une teinte vineuse à la circonférence. L'odeur du seigle ergoté est forte, repoussante, et rappelle celle du tabac à priser ; sa saveur est amère et âcre ; sa poudre, d'un gris bleuâtre, est très hygrométrique, très altérable, et ne doit pas être préparée à l'avance.

Récolte et conservation. — Il faut, autant que possible, cueillir le seigle ergoté à la main, sur les épis altérés et au moment où il vient d'acquérir tout son développement, c'est-à-dire quelque temps avant la moisson. Celui qu'on recueille sur l'aire

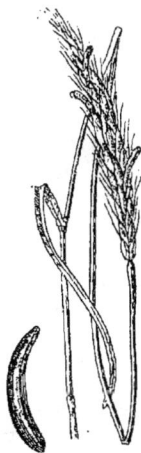

de la grange, après le battage des grains, paraît être moins actif; on doit renfermer les grains entiers de l'ergot de seigle dans de petits flacons bien bouchés; toujours pleins et conservés dans des lieux secs. Bien que quelques auteurs prétendent que le seigle ergoté vieux et tombé en poussière est aussi actif que celui qui est récent, il nous paraît convenable de le préserver au moins de l'humidité et de renouveler la provision chaque année.

Composition chimique. — Malgré les recherches de Vauquelin, de Wiggers, Chevallier, Legrip, etc., la composition du seigle ergoté est encore imparfaitement connue. Voici les principes qu'on y signale : l'*ergotine*, principe mal défini encore et auquel on attribue les propriétés hémostatiques de l'ergot de seigle; une *huile grasse jaune*, qui serait pourvue des vertus narcotiques de ce médicament d'après les uns, et tout à fait inerte d'après les autres. Les autres matières qu'on y rencontre sont : un peu d'*amidon*, du *sucre*, de la *gomme*, de la *fongine*, de la *cérine*, de la *résine*, des *matières colorantes*, *violette* et *jaune*, de la *cellulose*, des *sels*, etc.

Pharmacotechnie. — Les préparations qu'on fait subir à l'ergot de seigle sont peu nombreuses en pharmacie vétérinaire; le plus souvent on le réduit en poudre au moment même de s'en servir, et on le traite ensuite par infusion dans l'eau, les liqueurs alcooliques, etc. En le traitant par l'eau et en évaporant la solution, on obtient un extrait mou très soluble, rouge-brun, qu'on appelle *ergotine Bonjean*, mais qui n'est qu'un extrait aqueux auquel on a enlevé la résine avec l'alcool. Enfin, au moyen de l'éther, on peut séparer l'huile jaune réputée narcotique.

Médicamentation. — Quand on donne le seigle ergoté comme agent utérin, c'est à peu près constamment sous forme de breuvage; mais si on l'employait à d'autres titres, on pourrait l'administrer en bol ou en électuaire. Les doses moyennes sont les suivantes :

1° Vache et jument . . . . 16 à 32 gram. | 3° Chienne et chatte . . . . 2,50 à 4 gram.
2° Chèvre, brebis et truie. . . 4 à 8 —

Ces doses peuvent être répétées au besoin.

Pharmacodynamie. — Les effets du seigle ergoté doivent être distingués en *médicinaux* et en *toxiques*.

1° **Effets médicinaux.** — L'action que le seigle ergoté exerce sur les surfaces naturelles et sur les tissus dénudés, a été peu étudiée sur les animaux, mais elle paraît être peu irritante; on a constaté chez l'homme que l'extrait aqueux arrêtait assez rapidement les hémorrhagies capillaires, et qu'il exerçait sur les tissus dénudés une action manifestement astringente. Dans le tube digestif, les effets sont peu marqués lorsque le médicament est donné à petites doses; ce n'est que quand les quantités ingérées sont considérables qu'il survient des vomissements chez les carnivores et une irritation grave des intestins chez tous les animaux. Quant aux effets généraux ou dynamiques produits par le seigle ergoté à dose médicinale, lorsque ses principes actifs ont été absorbés, ils sont presque nuls sur les animaux sains et n'ont été que très imparfaitement étudiés encore; mais il résulte des essais entrepris par divers auteurs sur la plupart des animaux domestiques, que ce médicament exerce sur eux comme sur l'homme deux effets en quelque sorte opposés : une *sédation* très prononcée du centre circulatoire, et une *excitation* énergique des centres nerveux, et surtout de la portion postérieure de la moelle épinière. Nous retrouverons ces deux effets culminants de l'ergot de seigle à propos de l'action toxique qu'il exerce sur l'organisme, et que nous allons étudier maintenant.

2° Effets toxiques. — L'empoisonnement des animaux par le seigle ergoté s'appelle *ergotisme*. Il peut survenir au bout d'un temps plus ou moins long, selon une foule de circonstances, et surtout suivant qu'on donne l'ergot de seigle seul ou mélangé aux aliments. Dans le premier cas, il survient au bout de quelques jours chez les oiseaux, et après des semaines et même des mois chez les mammifères, selon qu'on a plus ou moins forcé ou rapproché les doses. Dans le second cas, il est beaucoup plus lent encore, et quand il manifeste son existence au dehors par des phénomènes apparents, la destruction de l'organisme est désormais consommée, et aucun moyen ne pourrait plus y apporter de remède. C'est un exemple remarquable d'empoisonnement *chronique* ou *lent*.

Les signes caractéristiques de l'ergotisme sont de deux espèces : les uns tiennent à l'action *excitatrice*, *narcotico-âcre*, que l'ergot exerce sur les centres nerveux; les autres sont dus à l'action *sédative* qu'il produit sur le cœur. Quand les premiers prédominent, comme on l'a observé dans certaines épidémies de l'espèce humaine, on dit que l'ergotisme est *convulsif*; lorsqu'au contraire ce sont les seconds qui sont les plus prononcés, l'ergotisme est appelé *gangréneux*. Il est difficile d'établir cette distinction chez les animaux, où les signes des deux espèces sont mélangés à peu près en égale proportion, ainsi que nous allons le démontrer.

Il résulte des effets observés par Teissier (1) sur les oiseaux et les porcs, par M. Bonjean (2) sur les volailles et les chiens, par M. Parola (3) sur les solipèdes, par M. Descotes (4) sur les ruminants, etc., que les signes les plus ordinaires de l'ergotisme sont les suivants : Hébétement, regard fixe, vertiges, pupilles dilatées, ivresse, coma ; tremblements musculaires d'abord, puis secousses convulsives, attaques tétaniques, surtout dans les membres postérieurs, qui deviennent ensuite faibles et se paralysent ; station vacillante, marche lente et difficile, etc.; faiblesse générale, amaigrissement progressif; pouls lent et misérable, peau froide ; poils ternes, membres, oreilles, cornes, queue, ayant perdu leur chaleur naturelle; écoulement séro-muqueux et parfois sanguinolent par les narines, engorgement froid des membres ; points noirs, taches livides, plaies gangréneuses; gangrène sèche du bec et de la langue des oiseaux, des oreilles, de la queue, des phalanges, des membres, qui se détachent peu à peu et pièce par pièce du tronc, sans inflammation ni douleur, etc.

Lésions. — Le tube digestif est plus ou moins fortement irrité, les viscères sont flasques et ramollis, les muscles semi-gélatineux, le sang fluide, violacé, l'intérieur des vaisseaux rouge comme dans les maladies putrides, etc.

Antidotes. — On n'en connaît aucun qui soit certain, car le plus souvent l'ergotisme est au-dessus des ressources de l'art; cependant, s'il n'est pas trop prononcé, on doit employer les alcooliques, l'ammoniaque liquide, le camphre, le quinquina, etc.

Pharmacothérapie. — Nous avons à étudier sous ce titre les effets et les indications thérapeutiques de l'ergot de seigle.

1° Effets thérapeutiques. — Les effets thérapeutiques les plus avérés du seigle ergoté sont d'abord son action excitante sur la matrice, dont il provoque vivement

(1) *Mém. de la Soc. de médec.*, 1777, p. 587.
(2) *Traité de l'ergot du seigle*, 1845.
(3) *Nouv. recherch. sur le seigle ergoté* (en italien), broch., 1845.
(4) *Recueil*, 1845, p. 794.

les contractions pendant l'accouchement ou même à d'autres périodes de la gestation, et ensuite son effet contre-stimulant, d'où dérivent ses propriétés hémostatiques généralement reconnues. Nous laisserons de côté l'étude de ce dernier effet, qui n'a pas été encore rigoureusement constaté chez les animaux, pour concentrer notre attention sur l'action stimulante utérine.

La propriété que possède le seigle ergoté d'agir par affinité élective sur l'utérus et de solliciter les contractions de sa tunique charnue, est assez généralement admise par la plupart des médecins et des vétérinaires. Chez les grandes femelles domestiques, cette action n'a peut-être pas été constatée d'une manière assez rigoureuse scientifiquement parlant ; mais elle est reconnue en quelque sorte tacitement par le plus grand nombre des praticiens qui la mettent journellement à profit dans les accouchements difficiles. Nous pouvons du reste, pour convaincre les incrédules, nous appuyer de l'autorité de Lafore (1), qui s'exprime ainsi sur ce sujet : « Ce médicament est doué de propriétés spécifiques incontestables dans l'*atonie* de la matrice ; on l'administre dans un liquide excitant, le vin, l'infusion de plantes aromatiques, etc., à la dose de 15 à 60 grammes, suivant la taille de la vache et la nécessité d'exciter plus ou moins l'utérus... »

L'action du seigle ergoté sur la matrice se développe assez rapidement, et en général au bout de quinze à vingt minutes ; sa durée moyenne est d'environ une heure, et rien n'est plus facile que de la prolonger en renouvelant les doses. Les contractions utérines provoquées par ce médicament, au lieu d'être courtes et intermittentes comme celles qui sont naturelles, sont prolongées, presque continues, et souvent d'une énergie extrême. Aussi doit-on s'assurer avec soin, avant d'employer ce médicament actif, qu'aucun obstacle mécanique provenant de la mère ou du petit n'entravera l'accouchement ; sans cette précaution on est exposé à voir la matrice se déchirer, le fœtus mourir asphyxié, etc.

2° **Indications thérapeutiques.** — Le seigle ergoté s'emploie sous deux points de vue : comme *excitateur* de la moelle épinière et comme agent *hémostatique*.

a. **Excitateur.** — A ce titre, l'ergot de seigle s'emploie dans ce qu'on appelle l'*atonie* ou l'*inertie* de la matrice, que cet état soit primitif, qu'il soit consécutif ; on l'emploie également contre la non-délivrance, seul ou mélangé aux utérins irritants. Favre, de Genève (2), assure qu'il est d'une efficacité remarquable pour arrêter les chaleurs chez les femelles domestiques et surtout chez les vaches *taurelières*. Indépendamment de ces applications usuelles, les médecins ont employé le seigle ergoté contre la métrite chronique, les engorgements et les écoulements utérins, etc. M. Cauvet (3) a imité cette pratique avec succès dans un cas de métro-vaginite purulente survenue chez une jument de race à la suite d'un accouchement laborieux, et compliquée d'un engorgement œdématié et douloureux d'un membre postérieur (*Phlegmatia alba dolens*). La dose était de 12 grammes par jour en 3 paquets.

On a reconnu depuis quelques années, dans l'espèce humaine, que l'ergot de seigle était un moyen puissant dans le cas de paralysie de la vessie, du rectum, des membres postérieurs, etc., et qu'il constituait un succédané ou tout au moins un auxiliaire très utile de la noix vomique. C'est un moyen qui nous paraît rationnellement indi-

(1) *Malad. particul. aux grands ruminants*, p. 563.
(2) *Vétér. campaguard*, p. 271.
(3) *Journ. des vétér. du Midi*, 1851, p. 97.

qué dans la paraplégie des vaches fraîches vêlées, et dans les cas analogues qu'on pourrait remarquer chez les autres femelles.

b. **Hémostatique.** — Il est reconnu aujourd'hui que l'extrait aqueux du seigle ergoté est un des meilleurs moyens qu'on puisse employer contre l'hémorrhagie utérine, qui présente souvent tant de gravité dans l'espèce humaine. Chez les animaux, cet accident est rare et sans gravité ; toutefois, à l'occasion, c'est un remède qui pourrait rendre service, ainsi que contre l'hématurie, l'épistaxis, l'entérorrhagie, l'hémoptysie, les hémorrhagies capillaires, etc. Enfin, les divers écoulements mucoso-purulents des muqueuses sont, dit-on, également modifiés avantageusement par l'usage un peu prolongé de l'ergot de seigle, etc.

b. Du Safran (*Crocus sativus*, L.).

Pharmacographie. — Le Safran est une plante bulbeuse de la famille des Iridées, originaire d'Orient, et cultivée dans toute l'Europe pour les besoins de l'industrie. On n'emploie que le stigmate trifide du pistil ; c'est ce qu'on appelle *safran* dans le commerce. Il est sous forme de filaments allongés, souples, élastiques, entortillés, d'un jaune orangé foncé, d'une odeur vive et pénétrante, d'une saveur amère et aromatique, teignant la salive en jaune et donnant une poudre d'un beau rouge écarlate. Le safran contient les principes suivants : *essence, huile grasse, matière colorante jaune* (polychroïte), *gomme, albumine, sels,* etc. Il est souvent falsifié avec des pétales de *carthame* ou de *souci*, des fibres desséchées et colorées de chair musculaire ; ces fraudes se reconnaissent en mettant le safran suspect dans de l'eau tiède : les pétales et les fibres musculaires prennent leur forme et leur aspect naturels.

Effets et usages. — Le safran se donne en infusion aqueuse ou vineuse, à la dose de 16 à 32 grammes pour les grands animaux, et en quantités proportionnelles aux petits. Il agit sur l'appareil digestif comme un puissant *stomachique ;* sur le système nerveux comme un *antispasmodique* assez énergique, et sur l'utérus comme un *excitateur* des plus actifs. Malgré ces propriétés multiples, le safran est peu employé par les vétérinaires, à cause de son prix extrêmement élevé. Il entre dans les formules de plusieurs préparations pharmaceutiques, du laudanum de Sydenham notamment.

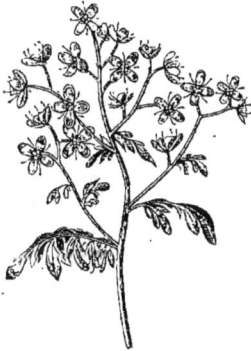

B. UTÉRINS IRRITANTS.

a. Rue des jardins (*Ruta graveolens*, L.).

Pharmacographie. — Cette plante, qui forme la base de la famille des Rutacées, croît spontanément dans les lieux arides, montueux, et se cultive dans les jardins. Les tiges en sont droites et rameuses. Les feuilles, d'un vert glauque à l'état frais, et jaunâtres une fois qu'elles sont desséchées, sont alternes, composées de folioles ovales, cunéiformes. Les fleurs, d'un jaune verdâtre, forment un corymbe terminal au sommet des rameaux (voy. la fig.). Toutes les parties de cette plante exhalent une odeur vive et repoussante et présentent une saveur amère et âcre ; la dessiccation affaiblit beaucoup ces propriétés.

Pharmacotechnie. — Les feuilles et les rameaux de la rue, qui sont les parties employées en médecine, contiennent les principes suivants : *huile essentielle* très active, *principe résineux. chlorophylle, albumine, extractif, gomme, fécule,* etc. Les préparations qu'on fait subir à cette plante sont peu nombreuses et simples ; quand on en trouve en quantité suffisante, on l'écrase dans un mortier et l'on en extrait le suc ; mais le plus souvent on la traite par infusion dans l'eau ou les liqueurs alcooliques, pour confectionner des breuvages ou des lavements.

Médicamentation. — On administre la rue en breuvage dans la majorité des cas ; cependant on peut l'employer aussi en lavement ; à l'extérieur, on l'emploie en cataplasmes après l'avoir écrasée, ou l'on en extrait le suc, qui est mélangé à l'eau-de-vie et qu'on applique sur des solutions de continuité anciennes. Les doses de rue fraîche sont de 64 à 125 grammes pour les grandes femelles ; de 16 à 32 grammes pour les moyennes ; et de 4 à 8 grammes pour les petites.

Effets et usages. — L'action locale de la rue fraîche est irritante, surtout pour les tissus dénudés ; elle exerce sur les plaies et les ulcères une action excitante et antiputride des plus marquées ; et sur les tumeurs indolentes, elle produit un effet fondant comparable à celui de la ciguë. Dans le tube digestif, elle paraît conserver ses qualités irritantes, car tous les auteurs sont unanimes pour reconnaître qu'un usage prolongé ou des doses trop élevées de cette plante ne tardent pas à irriter notablement le tube gastro-intestinal. Quant à l'action générale de la rue, elle est excitante pour tout l'organisme et devient même narcotico-âcre quand les doses sont très élevées. Enfin, son effet spécial sur la matrice paraît être irritant et porter plus particulièrement sur la muqueuse, dont il augmenterait les sécrétions ; aussi doit-on être sobre de l'emploi de ce médicament et l'associer autant que possible aux autres utérins, et particulièrement au sel ergoté. On croit assez généralement, aux environs de Lyon, que la rue rend stériles les femelles auxquelles on en administre dans le cas de parturition difficile ; nous ne savons jusqu'à quel point cette croyance est fondée, mais elle nous paraît peu vraisemblable.

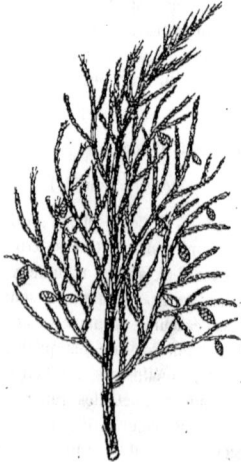

Indépendamment de son emploi comme moyen obstétrical dans les parts laborieux et la rétention du délivre, on administre l'infusion de rue en breuvage contre les vers intestinaux ; en lavements irritants comme succédanés de ceux de tabac ; en injections dans le nez contre l'ozène, etc. A l'extérieur, c'est un détersif puissant des plaies et des ulcères de mauvaise nature ; un fondant énergique sur les engorgements indolents, etc.

b. De la Sabine (*Juniperus sabina*, L.).

Pharmacographie. — La Sabine est un petit arbrisseau de la famille des Conifères, qui croît sur les lieux secs et pierreux du midi de la France, et qu'on cultive quelquefois dans les jardins. Les feuilles, qui sont la seule partie employée en médecine, sont très petites, squamiformes, rapprochées, opposées, ovales, aiguës et comme imbriquées sur la tige et les rameaux (voy. la fig.). Leur odeur est térébenthinée et leur saveur amère et âcre.

Composition chimique. — D'après les recherches de M. Gardes, la sabine contient les principes suivants : *huile essentielle*, *résine*, *extractif résineux*, *acide gallique*, *chlorophylle*, *ligneux*, *sels*, etc. L'essence, qui est le principe actif, est de couleur citrine, très fluide, très aromatique et de même nature chimique que celle de térébenthine.

Pharmacotechnie. — La sabine subit des préparations assez variées ; le plus souvent on la réduit en poudre ; d'autres fois on la traite par infusion dans l'eau ou les liqueurs alcooliques ; enfin, on en retire parfois l'huile essentielle par distillation ou par l'intermédiaire de l'alcool. On fait, pour l'usage externe, une pommade fondante énergique, dont voici la formule :

Pommade de sabine.

⁒ Poudre sèche de sabine. . . . . . . 1 part. | Axonge. . . . . 2 part.

Incorporez à froid, ou mieux faites fondre la graisse, versez-la bouillante sur la poudre et remuez jusqu'à refroidissement complet. On pourrait remplacer l'axonge par la térébenthine.

Médicamentation. — On administre la sabine en breuvages ou en bols ; la forme d'électuaire ne convient pas, à cause des propriétés irritantes de la poudre de cette plante. Les doses de sabine sèche sont, d'après M. Hertwig, les suivantes :

1° Grands herbivores. . . . . 16 à 64 gram. | 3° Carnivores. . . . . 0,25 à 2 gram.
2° Petits ruminants et porcs . 2 à 8 — |

Pharmacodynamie. — Appliquée sur la peau, la sabine agit à la manière des rubéfiants, et sur les tissus dénudés comme un caustique léger ; dans le tube digestif, elle est également irritante et peut même déterminer une inflammation gastro-intestinale mortelle quand on la donne à haute dose ou quand on en prolonge l'usage trop longtemps. Les effets généraux sont encore peu connus ; cependant ils sont excitants, toniques et diurétiques à petites doses ; mais à doses élevées, ils deviennent irritants et se portent d'une manière spéciale sur la muqueuse de la matrice dont ils tendent à augmenter les sécrétions et les exhalations. On a remarqué, dit-on, que cet arbrisseau rend plus vifs, plus ardents, les chevaux qui en ont mangé ; les maquignons allemands leur en donnent souvent dans cette intention (1). Cette assertion, qui nous avait d'abord paru hasardée, se trouve confirmée en partie par les expériences du professeur Sick, de l'école vétérinaire de Berlin, rapportées par M. Hertwig (2), desquelles il résulte que la sabine, même à assez forte dose, mêlée aux aliments, donne de l'embonpoint aux chevaux qui en reçoivent.

Pharmacothérapie. — La sabine, comme agent obstétrical, est employée seule ou unie aux autres utérins, contre l'accouchement retardé par suite de l'inertie de la matrice, et surtout contre la non-délivrance. Un praticien habile, M. Garreau (3), assure que l'infusion de sabine combinée à la teinture utérine de M. Carainja (voy. le *Formulaire*), lui a toujours réussi contre la non-délivrance totale ou partielle chez les vaches, même deux mois après la mise bas. Indépendamment de ces applications spéciales, M. Hertwig recommande cette plante contre la gourme chronique, la bron-

(1) Dieu, *loc. cit.*, t. III, p. 261.
(2) *Loc. cit.*, p. 254.
(3) *Recueil*, 1846, p. 46.

chite ancienne, la morve, le farcin, la péripneumonie épizootique, la pourriture du mouton, les vers intestinaux, l'inappétence opiniâtre, etc.

A l'extérieur du corps, la poudre de sabine convient pour aviver les plaies et les ulcères atoniques, pour détruire les ectozoaires, pour traiter la gale, etc. Un vétérinaire allemand, M. Beek (1), préconise beaucoup la pommade de sabine comme fondant des tumeurs indolentes, telles que l'*éponge*, les *molettes*, les *vessigons*, les *tumeurs* de la mâchoire inférieure des bœufs, etc. Il paraît que ce moyen réussit souvent.

CHAPITRE VI.

DES VERMIFUGES.

SYNONYMIE : Anthelminthiques, Vermicides.

On donne le nom de *vermifuges* aux médicaments qui ont la propriété de détruire les parasites qui vivent dans le corps des animaux et de les expulser même lorsqu'ils existent dans le tube digestif.

Quelques auteurs ne donnent pas la même signification aux mots *vermifuge* (2) et *anthelminthique* (3) : le premier servirait à désigner les médicaments qui ont la double propriété de tuer et d'expulser les entozoaires qui vivent dans l'appareil digestif; tandis que le second, auquel on donne comme synonyme le mot *vermicide*, désignerait les remèdes qui ont la vertu de détruire non seulement les parasites, mais encore la *diathèse* vermineuse qui leur a donné naissance. Il est beaucoup plus simple de considérer ces diverses dénominations comme synonymes et de les employer indifféremment pour désigner les médicaments qui nous occupent.

Si l'on ne considérait que la propriété de faire périr et d'expulser hors du tube digestif les vers qui s'y développent et qui y vivent, les médicaments vermifuges devraient être les plus nombreux de la matière médicale, car un grand nombre de substances âcres, irritantes, purgatives, et même des matières inertes, produisent ce résultat lorsqu'elles sont ingérées en quantité notable ou pendant quelque temps dans les voies digestives. Mais si l'on ne veut admettre comme jouissant de vertus anthelminthiques que les médicaments qui détruisent, par une sorte de vertu spécifique, les parasites qui se développent dans les diverses parties du corps, cette classe de remèdes est au contraire extrêmement circonscrite.

Origine. — Les vermifuges sont tirés des trois règnes de la nature. Le règne minéral fournit divers composés de mercure, d'arsenic, de soufre, etc., ainsi que le fer, le zinc, et surtout l'étain réduits en limaille. Du règne végétal on retire, indépendamment de la mousse de Corse, de la fougère mâle et de la racine de grenadier, qui sont les vermifuges classiques, un grand nombre de matières âcres, amères, odorantes, etc., qui sont vermifuges, comme les gommes-résines fétides, les essences et surtout celle de térébenthine, le camphre, etc.; enfin, on y trouve aussi les éthers, les produits pyrogénés, etc. Le règne animal, le moins riche de tous, ne donne guère que le fiel de bœuf et les huiles pyrogénées ou empyreumatiques.

(1) *Journ. de méder. vétér.*, de Lyon, 1850, p. 236.
(2) De *vermis*, ver, et *fugare*, chasser.
(3) De ἀντι, contre, et ἑλμινθος, vers.

Pharmacotechnie. — Les anthelminthiques sont des médicaments très disparates sous le rapport de leurs caractères extérieurs et de leur nature chimique ; aussi sont-ils soumis à des préparations très variées qui seront plus utilement indiquées à propos de l'histoire particulière de chacun d'eux. Du reste, ces médicaments sont rarement employés isolément ; le plus ordinairement ils sont associés entre eux ou combinés à d'autres agents de la matière médicale.

Médicamentation. — Les vermifuges s'administrent le plus ordinairement dans le tube digestif sous forme de bols, d'électuaires, et mieux sous celle de breuvage ; on les emploie assez fréquemment aussi en lavements ; quelquefois on les administre en fumigations dans les voies respiratoires ; enfin on les applique, mais rarement, sur certains points extérieurs du corps, soit dans le but de les faire pénétrer par absorption, soit pour opérer une médication locale.

Quand on doit administrer ces médicaments dans le tube digestif, ce qui est le plus fréquent, il est utile de soumettre les animaux à la plupart des précautions préliminaires que nous avons indiquées à propos des *purgatifs ;* il est indispensable aussi de maintenir les animaux à la diète pendant la durée de la médication ; enfin, si les entozoaires habitent le canal digestif, il est nécessaire, pour assurer leur expulsion, d'administrer un purgatif lorsqu'on suppose que les remèdes vermifuges ont accompli leur œuvre.

Lorsque les parasites sont concentrés dans les voies digestives, un petit nombre d'administrations de remèdes vermifuges peut suffire pour amener leur entière destruction ; mais quand ils sont répandus dans d'autres points de l'économie, comme les voies respiratoires, l'appareil génito-urinaire, l'œil, le tissu cellulaire, etc., et surtout lorsqu'il existe une *diathèse* ou une *infection* vermineuse, une médication vermifuge est indispensable pour détruire entièrement ces hôtes si opiniâtres ; il faut, en quelque sorte, que les solides et les liquides de l'économie soient profondément imprégnés par les molécules vermicides pour que l'helminthiase disparaisse complétement. Enfin, comme les affections vermineuses sont liées presque toujours à un état profond de débilité de tout l'organisme, il est souvent nécessaire d'employer, concurremment avec les vermifuges, des médicaments excitants, toniques, astringents, etc.

Pharmacodynamie. — Les effets locaux externes et internes des vermifuges ne présentent rien de notable ; quant à leurs effets généraux ou plutôt *spécifiques*, comme ils ne se manifestent jamais au dehors par des changements fonctionnels appréciables, leur étude ressort de la pharmacothérapie, puisqu'ils constituent essentiellement des effets thérapeutiques.

Pharmacothérapie. — L'action thérapeutique des vermifuges doit être comptée parmi les actions les plus franchement *spécifiques*, car elle agit directement sur la cause du mal, et très faiblement sur l'économie, comme on le voit par la destruction des vers intestinaux ; lorsqu'il existe une infection vermineuse, ces médicaments semblent bien, il est vrai, modifier profondément et très favorablement l'économie animale, mais le plus souvent leur action est purement indirecte, et provient de la destruction de la cause de la débilité ou de la diathèse vermineuse : ce qui prouve qu'il en est ainsi, c'est que le plus souvent on est forcé d'employer un traitement supplémentaire après la mort des parasites, pour relever l'organisme des atteintes graves qu'il avait subies.

Par quel mécanisme les anthelminthiques parviennent-ils à faire périr les parasites

qui vivent dans l'intimité de l'organisme? On l'ignore entièrement. D'abord ce mécanisme varie probablement selon chaque remède, et peut-être aussi à l'égard de
chaque parasite. Faut-il admettre, avec quelques auteurs, que tantôt ces médicaments
empoisonnent réellement les helminthes, que d'autres fois ils les asphyxient en bouchant leurs stomates, que dans d'autres circonstances ils les font périr en déterminant chez eux une véritable indigestion, etc.? En supposant même que ces diverses
hypothèses fussent vraies, il n'y aurait que de très faibles avantages à les adopter; il
vaut donc mieux s'abstenir, jusqu'à nouvel ordre, de toute explication sur ce sujet
obscur.

On admet généralement que les vrais anthelminthiques peuvent agir sur tous
les vers qui se développent dans l'économie animale; cependant, tout en admettant
cette opinion comme vraie en thèse générale, nous devons faire observer que certains
d'entre eux agissent plus aisément sur quelques parasites que sur d'autres : telle est,
par exemple, l'écorce de racine de grenadier pour le ténia, l'huile empyreumatique
de Chabert pour les larves d'œstre, etc.

Parmi les vermifuges, nous ne décrirons, comme les plus importants, que la
Mousse de Corse, la *Fougère mâle*, l'*Écorce de grenadier*, et l'*Huile animale empy-*
reumatique.

a. De la Mousse de Corse (*Fucus helminthocorton*, Latourette).

SYNONYMIE : Mousse de mer, Coralline de Corse.

Pharmacographie. — On désigne sous ce nom, dans les pharmacies, un mélange d'algues, de polypiers, de coquillages, de graviers, etc., qu'on récolte sur les
rochers des bords de la Méditerranée, et particulièrement en Corse. Telle qu'on la
trouve dans le commerce, cette matière est sous forme de touffes brunâtres, serrées,
composées de filaments rougeâtres, entremêlés sans ordre, de lames membraneuses,
de tiges blanchâtres et articulées, etc. Ce mélange exhale une odeur de mer prononcée, et présente une saveur salée, amère et nauséeuse. D'après une ancienne
analyse du docteur Bouvier, la mousse de Corse est composée de gélatine, de cellulose, de sels à base de potasse, de soude, de chaux et de magnésie, c'est-à-dire de
ceux qu'on trouve dans les eaux de la mer; en outre, il est certain qu'elle contient
de l'iode, et probablement du brome.

Emploi. — La mousse de Corse s'administre en breuvage après qu'on l'a traitée
par décoction; la dose est de 32 à 64 grammes pour les petits animaux, chez lesquels elle est à peu près exclusivement employée; chez les grands herbivores, il en
faudrait de grandes quantités pour que le remède fût efficace, et alors il deviendrait
trop coûteux : aussi n'emploie-t-on sa décoction que pour servir de véhicule aux autres
préparations vermifuges. La mousse de mer agit surtout sur les vers cavitaires,
comme le strongle, l'ascaride lombricoïde, etc., qui sont les vers intestinaux les plus
communs, mais non les plus tenaces. L'usage du remède, pour qu'il soit avantageux,
doit être prolongé pendant quelques jours.

b. De la Fougère mâle (*Polypodium filix mas*, L.).

Pharmacographie. — La Fougère mâle est une plante très commune, qui croît
spontanément dans les lieux frais, dans les bois, au bord des fontaines, etc. Elle
fournit à la médecine sa racine, et au besoin ses bourgeons. La racine, ou mieux le

rhizome de la fougère, est allongé, cylindroïde, tortueux, formé de fragments articulés, de radicelles noirâtres, et recouvert d'une pellicule brunâtre composée d'écailles imbriquées, etc. Sec, et tel qu'on le trouve dans le commerce, ce rhizome est en morceaux noueux, irréguliers, écailleux, noirâtres en dehors, jaune verdâtre en dedans, d'une saveur mucilagineuse, douceâtre d'abord, puis styptique, et d'une odeur nauséeuse. Cette souche doit être récoltée en été et lors du développement complet de la plante ; les bourgeons sont recueillis au printemps et avant leur épanouissement.

Composition chimique. — D'après les analyses de M. Morin, de Rouen, la racine de fougère mâle contient les principes suivants : *essence*, *huile grasse*, *acides acétique*, *gallique* et *tannique*, *matière gélatiniforme*, *amidon*, *sucre*, *cellulose*, *sels*. Les bourgeons de fougère renferment principalement de l'*huile essentielle*, une *huile grasse concrète*, une *résine*, de l'*extractif*, etc. C'est l'essence qui est le principe le plus actif dans les deux substances.

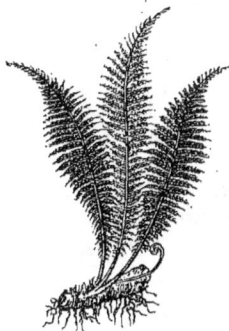

Pharmacotechnie. — La fougère mâle est soumise à un assez grand nombre de préparations ; la plus simple et la plus utile est la *poudre ;* on en fait également des teintures alcooliques et éthérées, des extraits de même nature, etc., mais ces préparations sont inusitées en médecine vétérinaire. On retire des bourgeons, par l'intermédiaire de l'éther, une *oléo-résine* très active, mais d'un prix trop élevé pour les animaux.

Médicamentation. — On administre la fougère mâle sous diverses formes dans le tube digestif : la plus simple est celle d'électuaire ou de bol ; celle de pilule est souvent nécessaire pour les carnivores et les oiseaux de basse-cour ; la plus avantageuse est celle de breuvage, que l'on prépare soit avec une infusion simple de la racine ou des bourgeons de cette plante, soit en suspendant dans une infusion de mousse de Corse, ou une décoction d'écorce de grenadier, de la poudre de fougère ; on peut aussi l'employer en lavements ; enfin, en ajoutant quelques grammes d'éther à ces diverses préparations, on assure beaucoup mieux leurs effets dans l'économie animale.

Les doses de fougère mâle sont les suivantes :

1° Grands herbivores. . . . 150 à 250 gram.	3° Carnivores.	16 à 32 gram.
2° Petits ruminants et porcs. 32 à 64 —	4° Volailles.	2 à 4 —

Pharmacothérapie. — La fougère mâle est un des meilleurs vermifuges que nous possédions ; elle paraît être d'une grande efficacité contre le ténia, et, sous ce rapport, elle peut rendre quelques services dans la médecine des carnivores, chez lesquels ce parasite n'est pas rare ; mais elle paraît jouir d'une action non moins puissante sur les autres helminthes, ainsi que le démontrent les observations d'un grand nombre de praticiens. Ainsi Volpy (1) assure avoir guéri un cheval atteint d'accès épileptiformes dus à la présence de vers dans les intestins ; le docteur Daro-

(1) *Abrégé de l'art vétérinaire*, p. 80.

nio (1) a prescrit avec un plein succès la poudre de fougère humectée et mêlée aux aliments, dans une épizootie vermineuse qui décimait les poules dans la Lombardie ; plus récemment, M. Blavette (2) l'a employée avec les mêmes avantages dans un cas analogue : il l'associait à la tanaisie et à la sarriette, traitait le mélange par infusion (environ 100 grammes de chaque pour 2 litres d'eau), et le liquide qui en résultait servait à délayer de la farine, dont on faisait des bols qui étaient administrés de vive force aux oiseaux malades. Chez les quadrupèdes, ce médicament a donné aussi de bons résultats : M. Delafond (3) l'a employé avec succès sur des veaux atteints d'affection vermineuse des bronches ; il l'employait en décoction à la dose de 30 grammes, et ajoutait à chaque breuvage 2 à 4 grammes de calomélas. Enfin M. Chambert (4) a donné la poudre de fougère à la dose de 64 à 128 grammes dans une infusion légère de mousse de Corse, à un cheval qui était tourmenté par des vers intestináux, et qui en rendait fréquemment par l'anus ; après huit jours de l'usage de ce médicament, on obtint une évacuation prodigieuse d'ascarides lombricoïdes.

c. De l'Écorce de racine de Grenadier.

Pharmacographie. — Le Grenadier est un arbrisseau originaire de l'Afrique, et cultivé dans plusieurs contrées d'Europe, telles que la Sicile, l'Italie, le Portugal, l'Espagne, la Provence, etc. ; en outre, il est cultivé comme plante de serre dans des pays plus septentrionaux. Il fournit à la médecine ses *fleurs* et ses *fruits*, dont il a été question à propos des *astringents*, et sa *racine*, dont l'écorce est un ténifuge énergique.

Caractères. — La racine de grenadier est ligneuse, noueuse, dure, pesante, d'une couleur jaune et d'une saveur astringente. L'écorce qu'on en retire est d'un gris jaunâtre ou d'un gris cendré au dehors, jaune en dedans, cassante, non fibreuse, et d'une saveur astringente non amère, etc. D'après les recherches de Mitouart et de Latour de Trie, cette écorce contiendrait les principes suivants : *acides gallique* et *tannique*, *matière résineuse*, *cire*, *substance grasse*, *matière sucrée*, *chlorophylle*, etc.

Pharmacotechnie.—L'écorce sèche peut être réduite en poudre et administrée en bol ou en électuaire ; cependant c'est une préparation infidèle : celle qu'on doit préférer est la *décoction*, dans la proportion de 64 grammes dans un litre d'eau réduit à un demi-litre par l'évaporation. Lorsque l'écorce est fraîche, la préparation est toujours plus efficace ; on a proposé d'en faire un extrait aqueux ou alcoolique, mais cette forme est peu employée, même chez l'homme.

Médicamentation. — La poudre se donne en bols ou en électuaires ; la décoction s'emploie en breuvages et en lavements ; les doses sont de 125 à 200 grammes pour les grands herbivores ; de 64 à 96 grammes pour les petits ruminants et le porc ; et de 32 à 64 grammes pour les carnivores.

Pharmacothérapie. — L'écorce de racine de grenadier est un bon anthelminthique pour tous les parasites, notamment pour le ténia, qu'on observe sur tous les animaux et surtout chez les carnivores. C'est au pharmacien Lebas (5) que la médecine

(1) *Instr. vétér.*, t. IV, p. 215.
(2) *Recueil*, 1840, p. 355.
(3) *Recueil*, 1844, p. 255.

(4) Communication orale.
(5) *Recueil*, 1824, p. 405.

vétérinaire est redevable de ce moyen ; seulement, au lieu d'employer l'écorce de la racine de grenadier, il se servait de l'écorce de la grenade plus abondante et moins chère que celle de la racine ; l'extrait aqueux, employé à la dose de 2 grammes chez un chien, a procuré l'évacuation de ténias et d'ascarides. En 1827, Vatel (1) constatait, de son côté, l'efficacité de la poudre de l'écorce de la racine de grenadier, donnée en pilules à la dose de 8 à 12 grammes, chez les chiens.

d. Huile empyreumatique.

SYNONYMIE : Huile animale pyrogénée, Huile pyrozoonique.

Pharmacographie. — Ce produit complexe, résultant de la distillation à vase clos des matières organiques, est un liquide d'aspect oléagineux, épais, noirâtre, plus dense que l'eau, d'une saveur âcre et amère, et d'une extrême fétidité. Très imparfaitement soluble dans l'eau, l'huile empyreumatique se dissout facilement dans l'alcool, l'éther, les essences, les huiles et tous les corps gras. Soumise à la distillation, elle laisse passer dans le récipient un produit limpide, jaunâtre, d'une saveur amère, d'une odeur fétide supportable, se colorant et s'épaississant à l'air, en reprenant l'aspect primitif de l'huile empyreumatique ; c'est ce produit, distillé et rectifié à plusieurs reprises, qu'on appelle *huile animale de Dippel*, du nom du médecin qui, le premier, l'a préconisée chez l'homme ; elle est inusitée en médecine vétérinaire.

Composition chimique. — Elle est extrêmement compliquée et encore imparfaitement fixée ; on y a signalé les principes suivants : *huile pyrogénée limpide*, *bitume, eau, acide acétique, ammoniaque* et *sels ammoniacaux, produits cyaniques*, *odorine, animine, olanine, ammoline*, etc. Ces quatre derniers principes, qui sont basiques, ont été découverts par M. Unverdorben.

Pharmacotechnie. — L'huile empyreumatique brune est soumise à un assez grand nombre de préparations ; indépendamment de la distillation qu'on lui fait subir, on la transforme en savonule, en sirop, etc. ; mais ces préparations ont peu d'importance en pharmacie vétérinaire ; il n'en est pas de même de la suivante, qui, quoique ancienne, mérite d'être conservée.

Huile empyreumatique de Chabert.

2! Huile empyreumatique brute. . . . 1 part. | Essence de térébenthine . . . . 3 part.

Mélangez exactement les deux substances et laissez en contact pendant quatre jours ; distillez au bain de sable dans une cornue munie d'une allonge et d'un récipient, et retirez seulement les trois quarts du mélange ; recueillez le produit distillé et conservez dans des bouteilles bien bouchées. (Chabert) (2).

Médicamentation. — L'huile empyreumatique s'administre par plusieurs voies : par le tube digestif, elle se donne en breuvages, en lavements ou en bols ; la forme liquide est préférée pour les ruminants, tandis que la forme solide est adoptée assez généralement pour les autres animaux. Le véhicule le plus convenable pour les breuvages et les lavements, est une infusion de plantes amères ou vermifuges. Chabert recommandait celle de sarriette ; une décoction de suie de cheminée épaissie au moyen de la dextrine ou des jaunes d'œufs, constitue également un excellent menstrue pour ce mode de médicamentation. Les bols d'huile empyreumatique se confec-

(1) *Compte rendu d'Alfort*, 1827, p. 31.
(2) *Instr. vétér.*, t. 1, p. 413 et 414.

46

tionnent à l'aide de poudre de fougère, d'écorce de racine de grenadier, de gentiane, de tanaisie, de rhubarbe, d'aloès, etc. , et quantité suffisante de miel ; on peut y ajouter au besoin du soufre, des sulfures d'antimoine , de mercure, etc. Dans les voies respiratoires, on peut faire des fumigations pyrogénées de deux manières : en brûlant du vieux cuir sur un réchaud (Chabert), ou en déposant de l'huile noire sur un corps solide, du cuir, par exemple, et en chauffant celui-ci sur un foyer quelconque (Viguey). Enfin, Chabert a conseillé d'injecter cette huile délayée avec de l'eau, dans le nez du mouton atteint de tournis, d'en frictionner le point du crâne sur lequel agit l'hydatide qui occasionne cette maladie ; Moiroud (1) prescrit d'en oindre le ventre des chiens atteints d'épilepsie, etc. Les doses d'huile de Chabert sont les suivantes , pour l'intérieur, chez tous les animaux domestiques :

1° Grands ruminants. . . . 32 à 64 gram.	3° Petits ruminants et porcs . . 4 à 8 gram.
2° Solipèdes . . . . 24 à 48 —	4° Carnivores. . . . . 1 à 2 —

L'huile brute se donne à doses moitié moindres.

Pharmacodynamie. — Appliquée pure sur la peau , l'huile empyreumatique brute irrite sa surface, mais ne dépasse pas les effets des rubéfiants ; sur les solutions de continuité et sur les muqueuses, elle est un peu plus irritante. Ingéré dans l'estomac, ce produit pyrogéné se montre également irritant ; il produit de la rougeur dans la bouche , cause de la salivation , fait vomir les carnivores et les omnivores , provoque des coliques chez les herbivores, etc. Les effets généraux de l'huile empyreumatique sont de nature excitante ; la circulation est accélérée , les muqueuses rougissent, la peau s'échauffe, etc. ; en outre, quand la dose est un peu élevée , on observe quelques phénomènes nerveux : c'est ainsi que Moiroud a remarqué des mouvements spasmodiques de la lèvre inférieure chez une jument à laquelle il avait administré 150 grammes d'huile empyreumatique noire ; que M. Hertwig (2) a vu des chevaux auxquels il avait injecté depuis 4 jusqu'à 16 grammes de cette substance dans la jugulaire, présenter des mouvements convulsifs, une marche chancelante, etc. Ces divers phénomènes sont de courte durée si la dose n'était pas toxique, car l'huile pyrogénée est peu à peu expulsée du corps par les voies d'exhalation et de sécrétion, dont les produits s'imprègnent bientôt de sa mauvaise odeur.

On n'est pas bien fixé sur les doses toxiques de ce médicament pour les animaux. Hénon (3) dit que cette huile fait périr les chiens à la dose de 8 grammes, et les chevaux à celle de 64 grammes ; M. Hertwig prétend qu'elle est nuisible aux solipèdes au-dessus de 100 grammes environ, et aux chiens au delà de 12 grammes ; Moiroud a vu mourir une jument par l'ingestion de 150 grammes d'huile empyreumatique non rectifiée ; enfin, pour les ruminants, on ne possède aucun document certain.

Pharmacothérapie. — L'huile empyreumatique a surtout été préconisée par Chabert comme un excellent vermifuge. Ce célèbre praticien en a fait usage par toutes les surfaces, chez tous les animaux et contre la plupart des parasites qui vivent dans l'économie animale, et presque toujours avec succès. Depuis Chabert, ce moyen a été fréquemment employé, surtout contre les larves d'œstres qu'on trouve dans l'estomac et le rectum des chevaux ; il ne réussit pas toujours à expulser ces hôtes opiniâtres. M. Viguey (4) a employé avec succès les fumigations d'huile empyreu-

(1) Loc. cit., p. 502.
(2) Loc. cit., p. 346.
(3) Registre de l'école de Lyon, 1809.
(4) Mém. de la Soc. vétér. du Calvados et de la Manche, 1830, p. 99.

matique contre les filaires des bronches dont était atteint un troupeau de jeunes bêtes bovines; ces fumigations étaient libres et se pratiquaient dans l'étable des animaux, afin d'imprégner l'air qu'ils respiraient des principes actifs de cette huile pyrogénée.

Indépendamment de son emploi comme vermifuge, l'huile empyreumatique a été mise en usage par Flandrin (1), chez les vaches rongeantes, à la dose de 30 grammes ; par Drouard (2) et Charlot (3), contre un tétanos et une épilepsie de nature vermineuse; par Moiroud, contre l'épilepsie du chien, etc. Ce moyen conviendrait, sans doute, aussi contre les autres névroses, car c'est un puissant antispasmodique trop négligé des vétérinaires.

A l'extérieur, l'huile empyreumatique a été appliquée avec succès sur les plaies et les ulcères atoniques, surtout quand ils sont couverts de vermine, sur les aphthes, les crevasses ulcérées, les dartres et la gale, etc. ; mais ce remède, outre l'inconvénient de tacher la toison des moutons, présente une si horrible puanteur, qu'on n'en use, pour remplir ces indications, que le moins souvent possible.

Succédanés de l'Huile empyreumatique.

La *Créosote*, le *Goudron*, l'*Huile de cade*, la *Suie*, l'*Huile de pétrole*, etc., peuvent remplacer l'huile empyreumatique ; il en est de même des grains des graminées, des graines légumineuses, des glands de chêne, etc., fortement torréfiés et administrés pendant quelque temps avec les aliments ordinaires, etc.

(1) *Instr. vétér.*, t. III, p. 252.
(2) *Compte rendu de Lyon*, 1812.
(3) *Recueil*, 1825, p. 527.

LIVRE TROISIÈME.

PHARMACIE OU PHARMACOTECHNIE.

INTRODUCTION.

Définition. — La *pharmacie*, encore appelée *pharmacotechnie*, est une science technologique qui s'occupe principalement des manipulations auxquelles on soumet les drogues ou médicaments simples pour les transformer en médicaments composés magistraux ou officinaux, par leur association méthodique.

Objet. — L'objet de la pharmacie est assez complexe; il comprend la *récolte*, la *conservation*, la *préparation* et l'*association* des drogues simples.

But. — Le but de la pharmacotechnie est d'approprier, par une préparation convenable, les médicaments bruts tels que les fournit la nature, à l'usage de la médecine, c'est-à-dire à leur emploi à l'intérieur ou à l'extérieur du corps des animaux, lors de l'existence de maladies plus ou moins graves. Les médicaments préparés par le pharmacien au moyen de procédés raisonnés sont, en général, plus faciles à administrer, plus rapides et plus sûrs dans leurs effets sur l'économie animale.

Étendue. — L'étendue de la pharmacie n'est pas encore nettement déterminée : pour les uns, elle doit comprendre la description des médicaments, leur choix et leurs falsifications; tandis que, pour les autres, et ce sont les plus nombreux, la pharmacie doit s'occuper seulement de la récolte, de la conservation, de la préparation et de l'association des drogues simples, comme nous l'avons déjà dit. Pour nous, la pharmacie est placée entre la pharmacologie et la thérapeutique; elle commence où finit la première, et se termine au point où naît la seconde.

Nature. — La pharmacotechnie, ainsi que nous l'avons déjà établi, est une science d'application ou de technologie; en un mot, c'est un *art raisonné*. Aussi lui distingue-t-on une partie *théorique* et une partie *pratique*. La première se compose des préceptes fournis par l'*histoire naturelle*, la *physique* et la *chimie*, et qui sont applicables à l'étude pharmaceutique des médicaments: c'est la partie essentielle, fondamentale de la pharmacie. La seconde comprend l'exécution manuelle des opérations diverses à l'aide desquelles on transforme les drogues simples en médicaments composés: c'est la partie technologique de la pharmacie, qui ne s'apprend que dans les officines et par l'habitude prolongée des manipulations de laboratoire.

Division. — On divisait autrefois la pharmacie en *galénique* et *chimique*, selon qu'elle s'occupait des médicaments préparés par mélange ou par réaction chimique, et cette division, quoique surannée, est encore adoptée de nos jours par quelques auteurs. Nous renverrons aux traités de chimie pour tout ce qui concerne la pharmacie chimique, et nous diviserons la pharmacie galénique en quatre parties, suivant qu'elle s'occupe de la *récolte*, de la *conservation*, de la *préparation* et de l'*association* des médicaments. Ces quatre parties seront traitées dans autant de chapitres distincts.

CHAPITRE PREMIER.

DE LA RÉCOLTE DES MÉDICAMENTS.

SYNONYMIE : Collection (1).

Les médicaments étant tirés des trois règnes de la nature, nous aurions à nous occuper, à la rigueur, de la récolte des médicaments *minéraux*, *végétaux* et *animaux*; mais, d'une part, les premiers étant presque toujours des produits chimiques préparés en grand dans l'industrie, et qu'on se procure facilement dans le commerce, le vétérinaire n'a pas à s'occuper de leur collection; d'autre part, les médicaments animaux employés en médecine vétérinaire étant en petit nombre, nous renverrons, pour leur récolte, aux articles qui concernent chacun d'eux en particulier dans la *Pharmacologie spéciale*. Il ne nous reste donc plus, comme sujet de ce chapitre, que la récolte des médicaments végétaux indigènes. Nous poserons d'abord quelques principes généraux relativement à la collection des plantes; puis, dans quelques paragraphes spéciaux, nous examinerons les préceptes relatifs à la récolte des diverses parties végétales, telles que racines, tiges, écorces, feuilles, bourgeons, fleurs, fruits, etc.

1° **Principes généraux.** — Les médicaments tirés des végétaux sont susceptibles de varier beaucoup dans leur degré d'activité et dans la nature de leurs propriétés, selon une foule de circonstances qu'il importe d'examiner. Parmi ces circonstances, il en est qui tiennent aux plantes elles-mêmes, et d'autres aux influences ambiantes.

En général, on ne doit recueillir que les plantes bien développées et exemptes d'altérations morbides; celles qui sont rabougries ou malades doivent être rejetées comme inutiles ou nuisibles; on doit préférer aussi, autant que possible, les plantes spontanées à celles qui sont cultivées; enfin, à de rares exceptions près, on ne doit récolter les végétaux que quand ils ont acquis leur entier développement, c'est-à-dire à l'époque où les fleurs apparaissent et s'épanouissent : les plantes trop jeunes sont mucilagineuses et peu actives, et celles qui sont vieilles sont fibreuses et à peu près inertes.

Les circonstances extérieures qui influent le plus sur les propriétés des plantes sont principalement le *climat*, l'*exposition*, le *terrain*, la *culture*, etc. Généralement, les plantes des pays chauds sont plus actives que celles qui croissent dans les contrées froides; voilà pourquoi les produits végétaux qui viennent des régions tropicales ne peuvent être remplacés par les plantes de nos pays, et beaucoup de végétaux qui sont vénéneux ou très actifs dans le Midi, sont innocents ou très peu énergiques dans le Nord : quelques Ombellifères vireuses font seules exception à cette règle générale. L'exposition exerce dans chaque région du globe la même influence que les climats à l'égard de toute la surface de la terre : les plantes qui croissent sur un terrain exposé au midi seront donc toujours plus actives que celles qui viennent sur une surface tournée vers le nord. La nature du terrain exerce également sur les

(1) De *colligere*, recueillir, rassembler.

végétaux une action puissante relativement à leurs propriétés : les terrains légers, secs, produisent des plantes peu développées, mais très actives; les terrains très humides rendent les Ombellifères vireuses, la ciguë, par exemple, plus actives que elles qui viennent sur les terrains secs; les terres très riches en principes azotés qui avoisinent les habitations communiquent une grande activité aux Solanées, aux Crucifères, etc.; le voisinage des murs est nécessaire à la bourrache, à la pariétaire, etc.; enfin les plantes marines perdent toutes leurs propriétés quand ou les cultive loin des bords de la mer. A l'exception de quelques Composées, de certaines Ombellifères, de la plupart des Crucifères, et d'un petit nombre de Labiées, etc., qui acquièrent des propriétés plus développées sous l'influence de la culture, le plus grand nombre des plantes sont plus actives quand elles viennent spontanément que quand elles se développent par les soins de l'homme, etc.

2° **Principes spéciaux.** — Indépendamment des deux ordres de circonstances que nous venons d'examiner, il en existe une troisième qui influe aussi sur les qualités des plantes, c'est la partie végétale qu'on utilise; les propriétés médicinales ne sont pas les mêmes, en effet, selon qu'on emploie les racines, les tiges, les feuilles, les fleurs, etc. Il nous reste donc à étudier les préceptes qui doivent présider à la récolte de ces diverses parties végétales.

I. — RÉCOLTE DES RACINES ET DES BULBES.

a. **Racines.** — L'époque la plus convenable pour la récolte des racines varie selon la durée des plantes qui les fournissent : les racines ligneuses peuvent être récoltées en toute saison; celles des plantes annuelles, lorsque le végétal a acquis son entier développement; les racines bisannuelles doivent être récoltées durant l'automne de la première année de l'existence de la plante; enfin les racines des plantes vivaces se récoltent surtout au printemps. Dans tous les cas, les racines, à leur sortie de la terre, doivent être débarrassées de leurs radicelles, des parties altérées, du collet qui provoquerait une végétation intempestive, nettoyées de la terre qui y adhère, au moyen de la dessiccation, du lavage, etc.; enfin, si les racines sont volumineuses, charnues, il est nécessaire de les diviser pour qu'elles se dessèchent complétement et avec rapidité.

b. **Bulbes.** — Les bulbes doivent être récoltés avant le développement des fleurs qui les épuisent complétement de leurs principes actifs. Quand ils sont écailleux, comme celui de la scille maritime, on les divise pour les faire sécher; mais quand ils sont pleins, comme celui du colchique, on les dessèche entiers.

II. — RÉCOLTE DES TIGES ET DES ÉCORCES.

a. **Tiges.** — Les tiges herbacées doivent être récoltées au moment où les feuilles sont complétement développées, et où les fleurs vont commencer à paraître; les tiges ligneuses se récoltent après la chute des feuilles, à la fin de l'automne, et sur des arbres jeunes et vigoureux (exemple : genévrier, buis, etc.). Les unes et les autres doivent être divisées convenablement pour que la dessiccation en soit prompte et complète.

b. **Écorces.** — Les écorces des arbres résineux sont récoltées au printemps, à l'époque de l'ascension de la séve, parce que c'est à ce moment qu'elles ont le plus d'activité; celles des arbres non résineux doivent être recueillies en automne, avant la chute des feuilles. On doit choisir des arbres sains et vigoureux, et enlever l'écorce des branches de trois ou quatre ans; les branches plus jeunes donneraient une écorce mince et peu active, et le tronc ou les vieux rameaux, une écorce épaisse, ligneuse, crevassée et dépourvue de principes actifs. Il faut, dans tous les cas, diviser les écorces convenablement, et les dessécher rapidement au soleil, dans une étuve ou dans un four convenablement chauffé.

III. — RÉCOLTE DES BOURGEONS ET DES FEUILLES.

Les bourgeons, comme ceux de peuplier, de sapin, de fougère mâle, etc., doivent être récoltés au printemps, lorsqu'ils ont acquis tout leur développement, et un peu avant leur épanouissement. Quant aux feuilles, elles seront cueillies sur des plantes vigoureuses, en pleine végétation, et au moment où les fleurs commencent à paraître. Le moment de la journée le plus favorable à la récolte des feuilles est le matin, quand le soleil a dissipé la rosée qui les recouvrait. Pour les dessécher, on les étend sur un drap de toile grossière, sur une claie d'osier, et on les expose au soleil, à l'étuve, ou on les laisse dans un grenier ouvert du côté du midi et bien aéré, en ayant soin de les remuer de temps en temps pour empêcher qu'elles ne s'échauffent et ne moisissent. Avant de renfermer les feuilles sèches dans des bocaux ou dans des boîtes, il est nécessaire de les exposer à l'air pendant quelques heures, afin qu'elles absorbent un peu d'humidité, et qu'elles reprennent assez de souplesse pour ne pas se briser quand on les tasse.

IV. — RÉCOLTE DES FLEURS ET DES SOMMITÉS FLEURIES.

En général, on récolte les fleurs et les sommités fleuries un peu avant leur épanouissement ou au moment où il vient de s'effectuer. Leur dessiccation exige de grands soins, car il convient de les préserver de l'action directe du soleil, qui volatilise leurs principes actifs et qui altère leur couleur, et de la poussière, qui leur communique une mauvaise odeur. Le moyen le plus simple est d'étendre les fleurs sur des claies garnies de papier, de disposer les sommités fleuries en petites bottes, et de laisser le tout séjourner dans un grenier chaud et bien aéré, en ayant le soin de remuer de temps en temps les fleurs, afin que la dessiccation soit bien uniforme. Une fois sèches, les fleurs doivent être conservées dans des bocaux bien secs et fermés, ou encore dans des boîtes de carton ou de bois garnies de papier; un léger tassement aide à la conservation. Quant aux sommités fleuries, un moyen simple et économique de les conserver, c'est de les renfermer dans des sacs de papier et de les suspendre dans un grenier à l'aide d'une corde.

V. — RÉCOLTE DES FRUITS ET DES SEMENCES.

Les fruits, tels que les baies de genièvre et de nerprun, la noix, la grenade, etc., doivent être cueillis avant leur maturité pour qu'ils aient plus d'activité et soient d'une conservation plus facile; quant aux semences ou graines des diverses plantes, elles ne seront récoltées qu'à leur entière maturité; cependant il ne faut pas les laisser dessécher sur la plante, parce qu'elles perdraient une partie de leur activité. On doit choisir celles bien nourries, pleines, entières, pourvues de leur odeur et de leur saveur naturelles, et rejeter celles qui sont avortées, altérées, d'une couleur non ordinaire, etc. La conservation des semences est généralement facile, et ne demande aucune précaution spéciale.

CHAPITRE II.

DE LA CONSERVATION DES MÉDICAMENTS.

Synonymie : Reposition.

La conservation des drogues simples consiste à les préserver de toute altération pendant un temps plus ou moins prolongé, c'est-à-dire, à maintenir dans une intégrité parfaite les caractères physiques et chimiques qui leur sont naturels. Cette opération est plus ou moins difficile selon la composition chimique de ces substances, et le degré d'instabilité de leurs éléments. La conservation des matières minérales et des produits organiques définis est toujours très simple et ne présente aucune difficulté sérieuse ; par contre, celle des substances organiques et organisées est toujours environnée d'assez grandes difficultés : cependant on y parvient en les dépouillant des matières étrangères ou altérées qu'elles peuvent renfermer, en les desséchant complétement, en les préservant du contact de l'air, etc. Jetons un coup d'œil rapide sur chacun de ces moyens de conservation.

1° **Émondation.** — Les matières organiques étant d'autant plus faciles à conserver qu'elles sont plus simples, il est tout à fait rationnel, quand on doit préserver de toute altération une substance de cette nature, de la dépouiller entièrement des matières qui lui sont étrangères, surtout quand celles-ci sont déjà altérées ou susceptibles de hâter l'altération de la substance principale. C'est ainsi qu'on enlève aux racines leurs radicelles, la terre qui les recouvre ; qu'on retranche les feuilles radicales, le collet lui-même, etc., parce que ces parties peuvent altérer la racine que l'on veut conserver ; qu'on enlève les pédoncules aux feuilles, les bractées aux fleurs, etc., pour le même motif, etc.

2° **Dessiccation.** — La dessiccation consiste à enlever plus ou moins complétement, et à l'aide de divers moyens, l'eau que renferme naturellement une matière quelconque. C'est un des moyens les plus puissants de conservation de tous les médicaments, et surtout de ceux d'origine organique. Il est rarement employé à l'égard des produits chimiques, bien qu'un grand nombre renferment de l'eau d'interposition, de cristallisation et même de constitution, parce que la plupart de ces composés ont pris naissance sous l'empire d'affinités chimiques assez puissantes pour préserver de toute dissociation leurs éléments constitutifs. Il n'en est plus de même pour les matières organiques qui, outre leur composition chimique très complexe, renferment encore une forte proportion d'eau qui devient toujours le point de départ des métamorphoses que ces substances éprouvent lorsqu'elles s'altèrent. Pour celles-ci, la dessiccation est un moyen indispensable de conservation. On y procède de diverses manières suivant la nature des matières à dessécher ; mais le procédé, quel qu'il soit, consiste toujours dans une élévation de température à laquelle on soumet la matière à conserver, afin d'évaporer l'humidité naturelle, et dans un courant d'air plus ou moins actif, pour entraîner la vapeur aqueuse à mesure de sa formation. La chaleur du soleil, celle d'un four, d'un poêle, d'une étuve, etc., peuvent être employées pour la dessiccation des matières organiques, à la condition qu'on en fera un emploi raisonné. Le meilleur séchoir que puissent employer les vétérinaires, est un grenier bien aéré et exposé au midi, ainsi que nous l'avons déjà dit à propos de la récolte des différentes parties végétales.

3° **Préservation du contact de l'air.** — En renfermant les médicaments dans des boîtes de carton ou de bois, dans des vases de faïence, de porcelaine, de verre, de grès, etc., hermétiquement fermés, on les met à l'abri d'une foule d'altérations, en les préservant de l'action de l'oxygène et de l'humidité atmosphériques, en prévenant la volatilisation de leurs principes actifs, etc. Plusieurs médicaments s'altèrent, en effet, par simple évaporation, comme les acides volatils, l'ammoniaque, les liqueurs alcooliques, les éthers, le chloroforme, etc. ; d'autres en attirant l'humidité de l'air, comme les sels déliquescents et toutes les matières organiques desséchées ; enfin, quelques médicaments en absorbant de l'oxygène atmosphérique, tels que les protosels de fer et de manganèse qui s'oxydent, les liqueurs alcooliques qui aigrissent, les corps gras qui rancissent, etc. En général, les matières organiques desséchées ont une grande tendance à reprendre dans l'air l'eau qu'elles ont perdue par la dessiccation ; aussi doit-on se mettre en garde contre leur propriété hygroscopique en les renfermant dans des vases bien clos ; sans cette précaution elles deviennent humides, fermentent, noircissent et ne tardent pas à se moisir. Ce sont surtout les diverses parties végétales qui sont susceptibles de présenter ces diverses altérations successives.

CHAPITRE III.

DE LA PRÉPARATION DES MÉDICAMENTS.

SYNONYMIE : Aptation.

On entend par la *préparation des médicaments*, l'ensemble des modifications mécaniques, physiques ou chimiques qu'on leur fait subir pour rendre leur administration plus facile et le développement de leurs effets plus certain.

Il est rare, en effet, que les drogues telles qu'elles se trouvent dans le commerce soient dans un état convenable pour leur emploi médicinal ; le plus ordinairement on est forcé de les soumettre à une série de manipulations pour les transformer en médicaments proprement dits. Quelquefois les modifications qu'on leur fait subir sont très simples et se réduisent à la *pulvérisation* ou à la *dissolution ;* mais d'autres fois on est obligé de les soumettre à des opérations assez compliquées, comme l'*extraction*, la *réaction chimique*, etc.

Autrefois les opérations pharmaceutiques étaient fort nombreuses et très complexes ; mais depuis un certain nombre d'années, grâce aux progrès de la chimie et de la mécanique, les manipulations auxquelles on soumet les drogues pour les rendre aptes à l'usage médical sont devenues plus simples et moins nombreuses par cela même qu'elles sont plus rationnelles et qu'elles s'exécutent à l'aide d'instruments plus parfaits. D'un autre côté, l'industrie s'emparant peu à peu des opérations pharmaceutiques, il arrivera bientôt un moment où celles qu'on pratique encore aujourd'hui dans les officines disparaîtront en grande partie à leur tour, et que le rôle du pharmacien, dans la préparation des médicaments, deviendra de plus en plus simple. L'industrie présente maintenant au commerce un très grand nombre de préparations pharmaceutiques qu'on ne trouvait autrefois que chez les pharmaciens ; il résulte de cet état de choses une grande économie dans l'achat des médicaments, mais à côté de cet avantage il y a plusieurs inconvénients graves, comme une préparation vicieuse, des altérations diverses, des falsifications nombreuses, etc.

Quoi qu'il en soit, les opérations élémentaires employées en pharmacie vétérinaire sont les mêmes que celles qu'on emploie dans celle de l'homme, sauf qu'elles sont plus simples et beaucoup moins nombreuses, puisque la préparation des médicaments destinés aux animaux doit toujours être facile et économique. Nous diviserons ces opérations, selon leur nature, en quatre catégories, selon qu'elles seront *mécaniques*, *physiques*, *physico-chimiques* et *chimiques*. Nous allons les passer successivement en revue dans cet ordre.

§ I. — Opérations mécaniques.

A. DE LA DIVISION.

On appelle *division des corps*, la destruction, au moyen de procédés mécaniques, de la cohésion qui réunit leurs molécules, et par suite, leur réduction en particules plus ou moins ténues.

Parmi les procédés employés à la division mécanique des corps, nous étudierons plus spécialement la *pulvérisation*, comme étant l'opération la plus commune et la plus importante dans cette catégorie ; nous y rattacherons, comme procédés préparatoires, la *section* et la *concassation* ; et comme opérations complémentaires, la *tamisation* et la *porphyrisation*.

B. DE LA PULVÉRISATION.

La *pulvérisation* est une opération mécanique par laquelle on réduit en poudre plus ou moins fine la plupart des médicaments solides, inorganiques ou organiques. C'est une des opérations les plus simples, les plus fréquentes et les plus utiles qu'emploie le pharmacien pour approprier les médicaments à l'usage thérapeutique. Elle s'applique au plus grand nombre des matières médicamenteuses employées, comme les métaux cassants, les composés salins, les parties dures des végétaux, telles que les racines, les bois, les écorces, les amandes, etc., et en général toutes les substances qui ont beaucoup de cohésion ; on écrase également dans un mortier les matières molles desquelles on veut extraire un suc, une pulpe, etc.

La pulvérisation comprend plusieurs procédés qu'on emploie isolément ou simultanément, pour réduire les matières en particules plus ou moins ténues ; les uns sont *préparatoires*, les autres *essentiels*, et quelques uns sont *complémentaires*. Nous allons les passer en revue.

a. Procédés préparatoires.

a. **Section.** — Lorsque les matières sont molles, élastiques ou fibreuses, on ne pourrait les écraser ou les pulvériser en masse qu'avec de grandes difficultés ; alors on les divise préalablement en petits fragments à l'aide de divers outils, tels que couteaux, ciseaux, limes, râpes, etc. C'est ce qu'on fait à l'égard des racines charnues ou fibreuses, des écorces élastiques, des fruits très tenaces, etc.

b. **Concassation.** — Il est certaines matières minérales ou végétales qui ont une grande dureté, et qu'on ne pourrait diviser par la pulvérisation avant de les avoir réduites préalablement en fragments d'un petit volume ; alors on les concasse à l'aide d'un marteau à main ou en les frappant verticalement avec la tête d'un pilon sur le fond d'un mortier. C'est ainsi qu'on procède pour diviser les métaux cassants, les sels très cohérents, les racines, les bois, les écorces, les amandes, etc., qui présentent beaucoup de dureté, etc.

b, Procédé essentiel, ou Pulvérisation.

La pulvérisation, qui se pratique aujourd'hui très en grand dans l'industrie, au moyen de *pilons*, de *moulins*, de *cylindres*, de *meules*, etc., s'effectue presque toujours dans les officines à l'aide d'instruments spéciaux qu'on appelle *mortiers*. Ils méritent une étude spéciale.

Des mortiers. — Ce sont des vases à parois épaisses, creusés d'une cavité hémisphérique, dans lesquels on pulvérise les médicaments à l'aide d'un cylindre renflé par une extrémité, et qu'on appelle un *pilon*. Les mortiers, qui sont cylindriques ou plus ou moins évasés par le haut (voyez la figure), sont de fonte, de fer, de cuivre, de grès, de marbre, de verre, de porcelaine, etc. Le pilon est habituellement de la même substance que le mortier, sauf pour celui de fonte, dont le pilon est de fer, et celui de marbre, pour lequel on se sert d'un pilon de bois appelé *bistortier*. Enfin, quand on doit pulvériser des matières irritantes ou des substances d'un prix élevé, on recouvre le mortier avec une sorte de calotte qui est attachée à son pourtour par sa circonférence, et qui est traversée à son centre par le pilon, sur lequel elle est solidement fixée (voyez la figure).

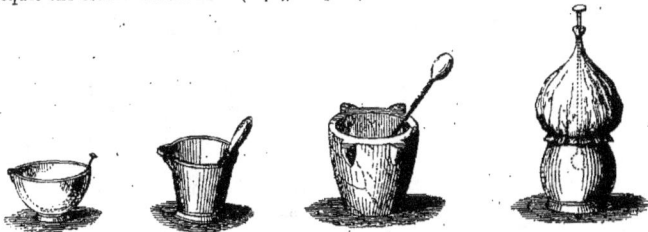

Mécanisme. — Le mécanisme de la pulvérisation est très simple. Dans le principe, on divise le corps à pulvériser par concassation, c'est-à-dire en frappant verticalement vers le fond du mortier avec la tête du pilon ; puis, lorsque le corps est réduit en petits fragments, on exécute des mouvements de rotation avec le pilon, de manière à exercer contre les parois et le fond du mortier une pression et un frottement assez intenses pour écraser les particules matérielles qui se trouvent engagées entre ces deux corps durs et arrondis. Pour que l'opération marche bien et rapidement, il faut fractionner le plus possible les matières à pulvériser, de telle façon qu'il n'y en ait jamais qu'une petite quantité à la fois dans le mortier ; quand l'instrument est surchargé, l'opération est plus pénible et plus lente, parce que la couche de matière comprise entre le pilon et les parois du mortier étant trop épaisse, elle devient élastique, amortit la pression, et empêche la division de la substance à pulvériser.

En général, les matières solides se pulvérisent d'autant plus facilement qu'elles sont plus sèches; cependant il existe quelques exceptions, et parfois on est obligé de ramollir la matière dans l'eau avant de l'écraser : c'est ce qui a lieu pour la noix vomique, par exemple. De même, le camphre ne se divise pas si on ne l'arrose avec quelques gouttes d'alcool, etc.

c. Procédés complémentaires.

a. **Tamisation**. — Comme son nom l'indique, cette opération consiste à faire passer à travers un tamis une matière pulvérulente, dans le but de lui donner un grain uniforme, en séparant les particules les plus grossières des plus fines; la partie ténue qui passe à travers le tissu du tamis est recueillie, tandis que celle qui reste dessus, et qui est formée de particules plus volumineuses, est repassée au mortier si elle renferme encore des parties utiles, ou complétement rejetée si elle n'est formée que de parties inertes, de fibres, de parenchymes, etc.

Les tamis se composent généralement d'un cercle de bois ou de métal, sur lequel est tendue, à la manière de la peau d'un tambour, une toile de soie, de crin ou de fils métalliques. Lorsqu'on dépose sur cette toile une matière pulvérulente, la partie la plus ténue passe à travers ses mailles, et la partie la plus grossière est retenue à sa surface; on accélère et l'on aide cette séparation en imprimant à l'instrument de légers mouvements de rotation. Quand la matière pulvérisée est d'un prix peu élevé, et qu'elle jouit de peu d'activité, on peut se servir d'un tamis simple, et recevoir la poudre qui passe sur une simple feuille de papier; mais quand la substance est précieuse ou très active, il faut recouvrir le tamis par un *couvercle* solide, et recevoir la poudre qui passe dans un compartiment fixé en dessous de l'appareil, et qu'on appelle un *tambour*. En procédant ainsi, on évite un déchet dans la matière pulvérisée, et l'on prévient l'irritation des voies respiratoires de celui qui opère.

b. **Porphyrisation**. — La *porphyrisation* consiste dans l'écrasement entre deux corps très durs, l'un fixe et l'autre mobile, des matières pulvérulentes, de manière à les transformer en une poudre impalpable. Cette opération est complémentaire de la pulvérisation, et sert à perfectionner le produit plus ou moins grossier que celle-ci fournit. C'est un procédé d'une grande perfection, et qui assure singulièrement les effets des médicaments insolubles; malheureusement il est long et pénible.

On appelle *porphyre*, dans les pharmacies, un instrument qui se compose de deux pièces : d'une petite table horizontale et bien dressée, et d'une espèce de pilon large et plat à une de ses extrémités, qu'on nomme une *molette*. Le plan et la molette

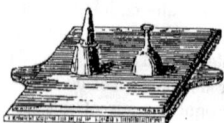

sont le plus souvent formés d'une espèce de roche basaltique appelée *porphyre* par les minéralogistes, et qui a donné son nom à l'instrument; ou bien de marbre, de verre dépoli, de granit, de grès, etc. Il faut toujours que la résistance du porphyre soit proportionnelle à la dureté du corps à écraser; il faut aussi que ce dernier n'attaque pas chimiquement la surface du plan résistant et de la molette.

Le plus souvent le porphyre sert à donner plus de finesse aux poudres; mais on s'en sert également pour faire des pâtes très homogènes, pour incorporer entre eux divers corps, etc. Un moyen certain de communiquer aux pommades, aux cérats, aux onguents, etc., une très belle apparence, c'est de les passer au porphyre.

§ II. — Opérations physiques.

Les opérations physiques les plus employées en pharmacie vétérinaire sont principalement l'*extraction* et la *clarification*. Nous allons les passer en revue successivement.

A. DE L'EXTRACTION.

On donne ce nom à une opération par laquelle on sépare un principe déterminé des corps avec lesquels il est mélangé. Cette opération pharmaceutique se fait par trois procédés principaux : l'*expression*, l'*évaporation* et la *distillation*.

a. De l'Expression.

L'*expression* est une opération mécanique au moyen de laquelle on sépare d'un corps organique les parties liquides qu'il renferme, en le soumettant à une pression plus ou moins énergique. Elle se fait à la *main* et à la *presse*.

Lorsque la pression doit être modérée, il suffit de mettre la substance sur un carré de toile. On rapproche parallèlement deux des bords du carré ; on roule ces bords l'un sur l'autre, afin qu'ils offrent une résistance suffisante à l'effort de la pression ; on ferme les deux extrémités restées ouvertes, et, en les tordant en sens contraire, on diminue graduellement l'espace occupé par la substance, ce qui ne peut se faire sans que le liquide qu'elle contient s'échappe à travers les mailles de la toile. (Henry et Guibourt.)

Mais lorsque la pression doit être considérable, l'expression à la main est insuffisante ; alors on a recours à un instrument spécial qu'on appelle une *presse*. Elle peut être de bois ou de fer, et présenter, du reste, une foule de dispositions ; la forme la plus employée dans les pharmacies est celle qui est représentée par la figure ci-contre, qui nous dispense de toute description. Cette opération est surtout employée pour extraire les huiles grasses, les sucs végétaux, etc.

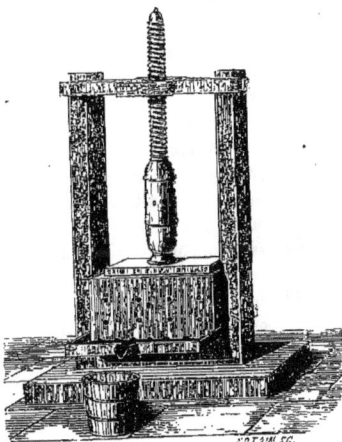

b. De l'Évaporation.

L'*évaporation* est une opération qui consiste à réduire en vapeur, par des moyens divers, le liquide d'une solution quelconque, d'un suc végétal, etc., afin de le concentrer, ou de rapprocher en consistance d'extrait les principes solides que ce liquide tient en dissolution ou en suspension.

On distingue trois genres principaux d'évaporation : l'évaporation dans le vide, l'évaporation spontanée, et l'évaporation par le feu ; nous allons dire quelques mots de chacun de ces procédés.

1° L'*évaporation dans le vide* se fait sous la cloche de la machine pneumatique ou dans des appareils appropriés. Le premier procédé est inusité en pharmacie vétérinaire; quant au second, il est quelquefois employé dans celle de l'homme, et très fréquemment dans l'industrie pour la préparation en grand des extraits, des sirops, etc. Il consiste généralement à faire le vide au-dessus de la surface du liquide à évaporer, soit au moyen de pompes aspirantes, soit par la condensation de la vapeur d'eau, etc. Ce procédé donne, en général, des produits bien supérieurs à ceux qu'on obtient par les autres moyens d'évaporation, mais il n'est pas jusqu'à présent applicable en petit. Il le sera certainement un jour.

2° L'*évaporation spontanée* se pratique à l'air libre, au soleil ou à l'étuve; il suffit pour cela de mettre les produits à évaporer sur des assiettes, de les recouvrir avec un papier gris ou un linge, pour les préserver de l'atteinte de la poussière, et de laisser marcher l'opération d'elle-même. On emploie ce procédé très simple et très économique pour obtenir du tartrate de potasse et du sesquioxyde de fer, pour préparer les extraits végétaux très volatils ou très altérables à l'action du feu, etc.

3° L'*évaporation par le feu* est celle qui est la plus employée et la plus convenable lorsque les produits qu'on veut obtenir sont très peu altérables par l'action de la chaleur. Cette opération s'exécute en mettant les liquides à évaporer dans des vases de terre, de grès, de porcelaine, de fonte, d'étain, de cuivre, d'argent, etc., selon les cas, et en exposant ces vases à l'action d'un foyer de chaleur. Les moyens employés à produire l'évaporation varient selon les circonstances.

Le plus souvent, on chauffe le vase qui contient le produit à évaporer, à *feu nu*, c'est-à-dire en l'exposant à l'action directe d'un foyer quelconque de chaleur, dans lequel on brûle, selon les contrées, de la houille, du bois, du charbon de bois, etc. Dans les pharmacies, c'est habituellement ce dernier combustible qui est employé; pour cela, on le place dans un fourneau portatif de terre, appelé *fourneau à bassine*, à cause de sa destination, et quand il est bien embrasé, on expose directement à sa chaleur le vase renfermant le liquide à évaporer.

Quand on désire obtenir une température graduelle et uniforme, on chauffe le vase à évaporation sur un *bain de sable* ou de *cendres*. Pour cela, on remplit une marmite de fonte de l'un ou de l'autre de ces corps pulvérulents, on la place sur le foyer, puis on met dans ce premier vase celui qui contient le produit à évaporer, en ayant le soin de l'enfoncer plus ou moins dans le sable ou la cendre. A mesure que la chaleur se communique à ces poudres, elle s'étend au vase à évaporation et

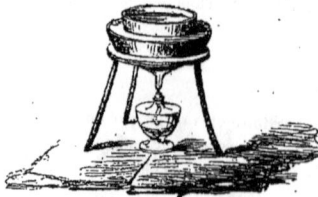

concentre peu à peu son produit en dissipant le véhicule aqueux ou alcoolique qu'il renferme.

Enfin, lorsque le liquide à évaporer est très volatil ou le produit qu'il tient en dissolution très altérable, il ne faut employer qu'une température peu élevée pour opérer l'évaporation; alors on emploie le *bain-marie*, c'est-à-dire qu'on soumet un premier vase plein d'eau à l'action directe du feu, et que celui qui contient le produit à concentrer est seulement chauffé par l'eau bouillante ou la vapeur qui s'en élève, de telle façon que la température ne dépasse jamais 100 degrés centigrades. On peut employer pour la confection d'un bain-marie une foule de dispositions, mais celle qui est figurée ci-contre nous paraît atteindre parfaitement le but.

e. De la Distillation.

On appelle *distillation* une opération par laquelle on vaporise un liquide dans un appareil clos de toutes parts, pour le condenser ensuite en refroidissant la vapeur formée. Considérée relativement aux produits qu'elle fournit, la distillation est une opération opposée à l'évaporation : dans celle-ci on laisse perdre les principes volatils et l'on retient ceux qui sont fixes, tandis que dans celle-là on recueille les produits volatils et l'on considère les principes fixes du mélange comme un résidu le plus souvent inutile.

La distillation est employée dans plusieurs buts. C'est parfois pour *purifier* certains corps des principes étrangers qu'ils contiennent et qui les rendent impropres à remplir divers usages ; exemples : distillation de l'eau pour la séparer des sels, distillation des acides pour les purifier des principes étrangers qui accompagnent leur extraction, etc. D'autres fois c'est pour *concentrer* quelques liquides qui n'ont pas le degré d'énergie nécessaire à certains usages ; exemple : rectification de l'alcool, des éthers, du chloroforme, etc. Enfin, dans un assez grand nombre de cas, c'est pour *extraire* de quelques corps les principes volatils qu'ils contiennent ; exemple : distillation des plantes aromatiques pour retirer des huiles essentielles, etc.

Dans toute distillation, il y a toujours deux opérations inverses aux extrémités de l'appareil : une *vaporisation* et une *condensation*. Par la première, on réduit en vapeurs, au moyen d'un foyer quelconque de chaleur, une partie du produit soumis à la distillation ; et par l'autre on condense et l'on ramène à l'état liquide, au moyen du refroidissement, les vapeurs qui ont pris naissance à l'autre extrémité de l'appareil. Tout se réduit donc, dans cette opération, à vaporiser le liquide à distiller le plus économiquement et avec le moins d'altération possible, d'une part ; et de l'autre, à le condenser et à le recueillir aussi complétement que l'appareil employé le comporte.

On opère la distillation dans deux appareils distincts : dans une *cornue* ou dans un *alambic*. Il est utile d'examiner ces deux modes particuliers d'opérer la distillation.

A. Distillation à la cornue. — L'appareil qui sert à ce genre de distillation se compose d'une *cornue*, d'une *allonge* et d'un *récipient* ; à ces parties essentielles s'en ajoutent d'accessoires, telles qu'un *tube de sûreté* pour la cornue, un *tube de dégagement* pour le récipient, etc. (Voy. la figure ci-dessous.)

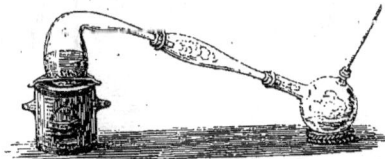

La cornue, qui est le plus souvent de verre, ainsi que les autres pièces de l'appareil, est chauffée à feu nu sur un fourneau portatif, ou bien encore, selon les circonstances, dans un bain de sable, un bain-marie, etc. Quel que soit le moyen de chauffage adopté, on doit veiller à ce que la température s'élève graduellement et s'étende uniformément sur les parois de la cornue, à ce que l'ébullition soit paisible et non tumultueuse, à ce que les jointures des pièces de l'appareil ne laissent échapper aucune vapeur, à ce que le tube de sûreté indique bien la pression intérieure, etc. Voilà ce qui concerne la *vaporisation*; quant à la *condensation* des vapeurs, elle s'opère par divers moyens. Le plus souvent on place le récipient dans une terrine dont on renouvelle l'eau à mesure qu'elle s'échauffe, et l'on entoure l'allonge d'étoupes ou de linges qu'on humecte sans cesse avec de l'eau fraîche. Quelquefois on remplace l'allonge par un long tube de verre qui passe dans un manchon de verre ou de métal, dans lequel on fait circuler un courant d'eau fraîche de la partie inférieure à la partie supérieure, à l'aide d'un artifice très simple (voy. la figure). Enfin, on remplace parfois le manchon par une caisse rectangulaire de bois, doublée de plomb, que le tube servant d'allonge traverse en diagonale selon la longueur, etc.

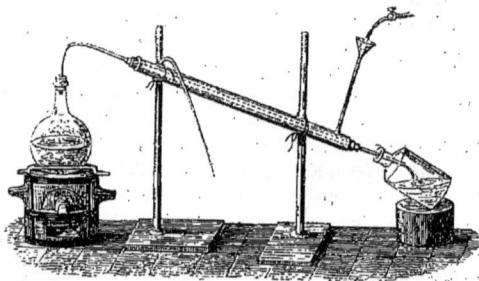

B. **Distillation à l'alambic.** — L'*alambic* est un appareil distillatoire de cuivre, de grandes dimensions, qui sert principalement à la distillation de l'eau, à l'extraction de l'alcool, à celle des huiles essentielles, etc. Il se compose de la *cucurbite* du *chapiteau*, du *serpentin*, du *réfrigérant*, et de quelques autres pièces accessoires que l'inspection de la figure ci-dessous permet aisément de saisir.

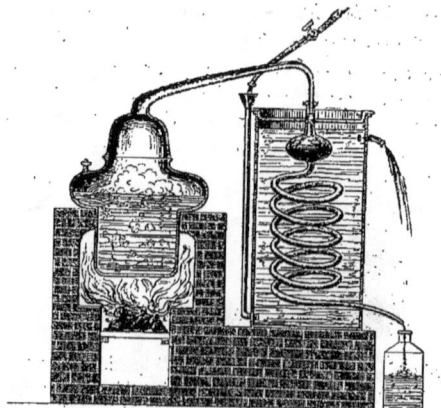

La distillation à l'alambic se fait à *feu nu* ou au *bain-marie*. Dans le premier cas, on chauffe la chaudière de cuivre qui constitue la cucurbite, en faisant du feu avec du bois ou de la houille dans le fourneau de briques dans lequel elle est adaptée, et l'on réduit ainsi en vapeurs le liquide qu'elle contient; puis, à mesure que la distillation marche, on entretient dans le réfrigérant un courant constant d'eau froide : celle-ci entre par l'entonnoir à longue tige, et pénètre jusqu'à la partie inférieure du vase, et l'eau chaude sort à la partie supérieure par un tuyau. Quant au produit de la condensation, il se fait jour par l'extrémité inférieure du serpentin, et coule dans un vase destiné à le recevoir.

Dans le second cas, au lieu de chauffer directement le liquide à distiller dans la cucurbite, on le place dans un vase cylindrique qui entre à frottement dans cette chaudière remplie d'eau, et qui peut s'adapter au chapiteau comme la cucurbite elle-même. Par cet artifice très simple, la distillation se fait à une température modérée, et n'altère pas plus les produits que celle qu'on opère avec la cornue dans les mêmes conditions; en outre, elle est beaucoup plus économique.

Enfin, quand la distillation a pour objet l'extraction des essences, on met les parties végétales aromatiques dans un compartiment spécial placé entre la cucurbite et le chapiteau, et qui est percé de trous à sa partie inférieure comme une *écumoire :* c'est le *diaphragme.* La vapeur d'eau, en s'élevant de la cucurbite, traverse les parties végétales aromatiques, et entraîne leur huile essentielle; l'eau condensée et chargée d'essence est reçue à sa sortie du serpentin dans un vase de forme spéciale appelé *récipient florentin.* (Voy. la figure ci-contre.) Là, l'huile essentielle, plus légère, surnage l'eau, et celle-ci, à mesure que l'essence s'accumule dans le vase, s'échappe par le tube latéral et recourbé qui part de son fond. Enfin, si l'alcool est employé comme véhicule pour entraîner et dissoudre les essences, la distillation doit se faire au bain-marie, tout en conservant le diaphragme.

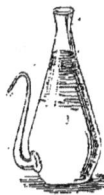

B. DE LA CLARIFICATION.

On appelle ainsi une opération pharmaceutique à l'aide de laquelle on sépare d'un liquide trouble les particules solides qu'il tient en suspension et qui lui ôtent sa transparence. Les moyens employés pour arriver à ce résultat sont principalement la *décantation,* la *coagulation* et la *filtration.* Nous allons dire quelques mots de chacun de ces procédés.

a. De la Décantation.

Elle consiste à laisser en repos un liquide trouble, afin que ses particules solides se déposent, et à le séparer ensuite du dépôt formé. Cette opération, qui est extrêmement simple, mais un peu longue, se compose toujours de deux temps distincts. Dans le premier, on abandonne le liquide hétérogène au repos, pour que les particules solides qu'il contient soient entraînées par leur propre poids et forment dans le fond du vase un dépôt plus ou moins abondant; dans le second, on sépare la partie claire de la partie trouble du liquide. On arrive à ce dernier résultat par divers moyens. Le plus simple consiste à incliner doucement le vase qui contient le mélange, et à recevoir le liquide limpide dans un autre ustensile en le faisant glisser le long d'une baguette de verre qui sert de conducteur; ce procédé ne peut être employé que quand le dépôt est bien formé et présente une certaine densité. Un autre moyen,

47

également très simple, consiste à percer sur une des parois du vase des ouvertures
placées à diverses hauteurs et bouchées momentanément avec des chevilles; quand
le dépôt est formé, on débouche ces trous de
haut en bas et successivement, jusqu'à ce que le
liquide ne sorte plus clair. Enfin, le procédé le
plus employé dans les laboratoires consiste à se
servir d'un *siphon* de verre simple ou composé.
(Voy. les figures ci-contre.)

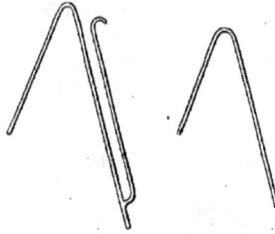

b. De la Coagulation.

Cette opération consiste à clarifier un liquide
épais, en formant dans son intérieur, à l'aide
du feu ou des agents chimiques, un coagulum qui enveloppe et qui entraîne les
impuretés qu'il renferme. Lorsque les liquides à clarifier sont albumineux, comme
les sucs végétaux, par exemple, il suffit de les soumettre à l'action de la chaleur pour
que l'albumine se coagule et qu'ils deviennent clairs; dans le cas contraire, on y
ajoute de l'albumine, du sang, de la colle, du lait, etc., afin que ces principes, en se
coagulant, entraînent sous forme d'écume ou de dépôt, les corps étrangers contenus
dans le liquide à clarifier. Enfin, quand les liquides à purifier sont altérables au
feu, on les clarifie à froid au moyen de l'alcool absolu, des acides plus ou moins
étendus, etc.

c. De la Filtration.

La *filtration* est une opération très simple, qui consiste à faire passer un liquide
trouble à travers un corps poreux afin de lui enlever les particules solides qu'il tient
en suspension. Le liquide passe clair et les substances non dissoutes sont arrêtées par
le corps poreux appelé *filtre*. Les corps employés pour cet usage sont principalement les tissus de *toile* et de *laine*, le *papier* et le *verre pilé*.

1° Filtration à la toile. — Ce moyen de filtration, le plus grossier de tous, consiste à faire passer le liquide à filtrer à travers un morceau de toile de chanvre, de
lin ou de coton. Pour cela, on rassemble les coins du
linge dans la main, on verse le liquide dans l'espèce
de poche qui en résulte, et l'on suspend le tout à un
support quelconque au moyen d'une corde; ou
mieux, on étend le carré de toile sur un cadre de
bois supporté par quatre pieds, et on le fixe par sa
circonférence au moyen de pointes, de petits crochets, etc. (Voy. la figure ci-contre.) Enfin, quand
on veut rendre cette filtration plus parfaite, on étend sur le linge une feuille de papier
à filtrer.

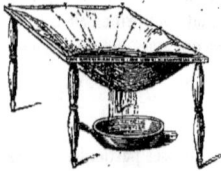

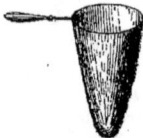

2° Filtration au tissu de laine. — On emploie pour cet
usage les tissus de laine qu'on appelle, dans le commerce, de
l'*étamine* ou du *molleton*. On les dispose de deux manières :
tantôt le tissu est étendu sur un cadre de bois, comme nous
venons de l'expliquer pour les linges, et alors l'appareil prend
le nom de *blanchet*; tantôt, au contraire, on fait une sorte
de sac conique dont l'ouverture est tenue béante au moyen d'un cercle de fer, et alors
l'appareil s'appelle une *chausse*. (Voy. la figure.) Dans l'un et dans l'autre cas, on peut

ajouter au filtre une certaine quantité de charbon animal pour décolorer le liquide qui passe, mais cette addition est rarement employée en pharmacie vétérinaire.

3° **Filtration au papier.** — Ce genre de filtration est à la fois le plus parfait et le plus employé. On se sert, pour le mettre en pratique, d'un entonnoir de papier non collé, plissé en éventail, qu'on nomme *filtre*, et d'un entonnoir de verre qui sert à la fois à soutenir le filtre et à contenir le liquide à filtrer. Le papier dont on se sert est gris ou blanc, sans colle et d'une certaine épaisseur; il est en feuilles carrées ou rondes : ces dernières sont plus commodes. On le plisse en éventail par divers procédés; mais, dans tous les cas, la pointe du filtre doit correspondre au centre de la feuille de papier et les bords à sa circonférence. Le filtre de papier doit être enfoncé dans l'entonnoir, après qu'on a étalé ses plis, assez pour que sa pointe soit soutenue et ne se perce pas, mais pas trop, afin qu'il n'en résulte pas dans la douille de l'entonnoir une pression qui empêcherait la filtration de s'opérer. Enfin, l'entonnoir, à moins qu'il ne soit fixé dans le goulot d'une bouteille, doit être soutenu par divers appareils : le plus simple et le plus économique est un tabouret de bois, à trois pieds, et percé d'un trou infundibuliforme à son centre, pour le passage de la douille de l'entonnoir. (Voy. la figure.)

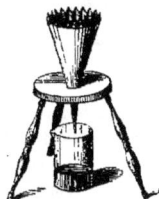

4° **Filtration au verre pilé.** — Quand on doit filtrer des matières corrosives susceptibles d'altérer ou de détruire les tissus, le papier, etc., on garnit l'entrée de la tige de l'entonnoir avec du verre grossièrement pulvérisé, à travers lequel doivent filtrer ces liquides actifs. La poudre de grès, de charbon de bois, l'amiante, etc., pourraient atteindre le même but, mais le verre est encore le plus convenable, parce qu'on l'a toujours sous la main. C'est ainsi qu'on filtre les acides concentrés, les solutions alcalines très chargées, certains sels très caustiques en dissolution, etc.

§ III. — Opérations physico-chimiques.

Nous désignons ainsi les opérations pharmaceutiques qui semblent tenir le milieu entre celles qui sont mécaniques ou physiques et celles qui sont de nature chimique. Il en est qui ont lieu au moyen de la chaleur, comme la *fusion* et la *sublimation*, et par exemple, d'autres par l'intermédiaire des véhicules ou des dissolvants, comme la *dissolution*. Nous allons dire quelques mots des deux premières opérations, dont le rôle pharmaceutique est assez restreint, et nous étudierons ensuite la dernière, qui est très importante, avec tout le soin qu'elle mérite.

A. DE LA FUSION.

C'est une opération fort simple, qui consiste à liquéfier un corps solide à l'aide de la chaleur. Elle s'effectue à des températures très variables, selon la nature des corps. En général, en pharmacie, on ne fond guère que des corps gras, des corps résineux ou gommo-résineux, des sels plus ou moins indécomposables, etc.; par conséquent, l'opération se fait à des températures peu élevées, et dans des appareils très simples, tels que casseroles de terre, capsules de porcelaine, creusets de grès, etc. Cette opération est d'un emploi assez fréquent dans la préparation des cérats, des pommades, des onguents, etc.

B. DE LA SUBLIMATION.

Dans cette opération, également fort simple, on réduit en vapeur, dans un vase clos, un corps solide, afin de le faire cristalliser, de le séparer d'autres corps, etc. On se sert de la sublimation pour purifier l'iode, pour obtenir le sublimé corrosif, le sel ammoniac, le camphre, etc., mais très rarement pour préparer des médicaments composés magistraux ou officinaux.

C. DE LA DISSOLUTION.

La *dissolution*, que l'on appelle encore *solution*, est une opération physico-chimique dans laquelle un corps liquide, appelé *dissolvant*, *véhicule*, *menstrue*, mis en contact avec un corps d'un état quelconque, le liquéfie et change ses caractères physiques ; ce dernier prend le nom de corps *dissous*.

Les mots *dissolution* et *solution* sont considérés généralement comme synonymes ; cependant quelques auteurs leur assignent des significations différentes. Ainsi ils emploient le premier mot pour indiquer la *dissolution chimique* ; exemple : dissolution des métaux dans les acides ; et ils se servent du second pour désigner une *dissolution physique*, comme celle des sels et du sucre dans l'eau, etc. Mais il est évident qu'on confond deux opérations distinctes par leur nature, puisque la première change les caractères des corps dissous d'une manière permanente, tandis que la seconde ne modifie momentanément que leur état physique. Nous ne considérons ici que la dernière.

Les termes usités pour désigner l'opération sont aussi employés pour dénommer le produit qui en résulte ; on a bien proposé, pour faire cesser cette confusion, d'indiquer le produit de la solution par les mots *soluté*, *solutum*, etc., mais l'usage a généralement prévalu. Il nous paraîtrait convenable de prendre un moyen terme, et de dire *dissolution* pour désigner l'opération elle-même, et *solution* pour le produit qui en résulte.

On n'est pas bien d'accord sur la nature de la dissolution : les uns l'assimilent à la combinaison chimique ; les autres la considèrent comme une opération physique propre seulement à changer momentanément l'état des corps. La vérité nous semble entre ces deux extrêmes, ainsi que nous allons essayer de le démontrer par les considérations qui vont suivre.

Si l'on compare la dissolution à la combinaison chimique, on trouve entre elles les différences suivantes : 1° la dissolution s'opère entre des corps de même nature, et, la combinaison entre des corps de nature dissemblable ; 2° la dissolution se fait sans proportions fixes entre le dissolvant et le corps dissous, tandis que la combinaison s'effectue toujours en proportions définies entre les corps qui s'unissent ; 3° la dissolution s'accompagne de l'abaissement de la température du mélange, tandis que la combinaison développe de la chaleur et parfois de la lumière, etc. Ces différences principales nous paraissent suffisantes pour établir une distinction nette entre la combinaison chimique et la dissolution. En outre, cette dernière diffère notablement des opérations mécaniques ou physiques étudiées précédemment, puisqu'elle change l'état des corps à la manière du calorique, ce qu'on n'observe pas dans les autres opérations. C'est donc bien une opération physico-chimique.

La dissolution peut avoir lieu entre deux corps liquides, entre un liquide et un gaz, et entre un liquide et un solide. Nous allons dire quelques mots de chacun de ces cas.

1° **Dissolution des liquides**. — Dans la dissolution de deux liquides l'action étant réciproque, chaque corps est à la fois dissolvant et dissous ; en outre, comme il n'y a de part et d'autre aucun changement d'état, l'union de deux liquides est plutôt un mélange qu'une dissolution véritable ; néanmoins, presque toujours l'un des liquides a plus d'activité que l'autre et tend à lui communiquer ses caractères. Quoi qu'il en soit, lorsqu'on doit dissoudre ensemble deux liquides susceptibles de réagir chimiquement, il est prudent d'opérer le mélange par fractions en versant le plus actif sur l'autre, goutte à goutte, et d'agiter sans cesse ; dans le cas, au contraire, où aucune réaction ne doit s'ensuivre, on peut mélanger sans crainte les deux liquides l'un à l'autre, froids ou chauds, selon les cas. Enfin, quand on doit dissoudre un liquide dans un fluide auquel il n'est pas *miscible*, comme on dit en pharmacie, on emploie un intermède, c'est-à-dire un corps dans lequel le liquide à dissoudre peut se mélanger, et qui peut, en outre, se dissoudre dans le véhicule qu'on doit mettre en usage : c'est l'artifice qu'on emploie, par exemple, pour mélanger les huiles grasses, les essences, les éthers, etc., avec l'eau.

2° **Dissolution des gaz**. — Les gaz se dissolvent facilement dans certains liquides avec ou sans réaction chimique ; il suffit, pour déterminer cette dissolution, de faire passer le gaz bulle à bulle dans le liquide qui doit lui servir de dissolvant. Dans ce but, on se sert dans les laboratoires d'un appareil spécial appelé, d'après le nom de son inventeur, appareil de *Wolf*. Il se compose d'un ballon ou d'une cornue pour le dégagement du gaz, de plusieurs flacons reliés entre eux par des tubes recourbés et munis de tubes droits de sûreté, et se termine par un vase contenant une matière susceptible d'absorber l'excès du gaz. Le premier flacon, renfermant peu de liquide, est destiné au lavage du gaz ; ceux qui suivent servent à sa dissolution. Du reste, la figure ci-dessous nous dispense d'une plus longue description. Enfin les flacons doivent être enveloppés dans des linges mouillés ou plonger dans des terrines contenant de l'eau, car la dissolution des gaz s'opère avec dégagement de chaleur, et s'effectue d'autant mieux que la température est plus basse.

3° **Dissolution des solides**. — La dissolution des solides par les liquides est la plus importante et la plus usitée dans les laboratoires. Elle s'effectue en mettant en contact certains liquides, tels que l'eau, l'alcool, le vin, l'éther, les essences, le vinaigre, les acides étendus, le lait, etc., qui sont les dissolvants les plus usités en pharmacie, avec les corps solides à dissoudre réduits en poudre plus ou moins ténue.

On ne peut pas employer indifféremment tous les véhicules pour dissoudre un corps déterminé, car il existe, à cet égard, des affinités particulières et des antipathies que la chimie apprend à connaître; mais une fois que le choix du véhicule est fait, l'expérience démontre qu'à de rares exceptions près, la dissolution est d'autant plus rapide et plus complète que le corps à dissoudre est plus finement pulvérisé et le dissolvant plus chaud.

Les procédés employés à la dissolution des corps solides sont au nombre de cinq principaux, qui sont : la *lixiviation*, la *macération*, la *digestion*, l'*infusion* et la *décoction*. Nous allons dire quelques mots de chacun de ces procédés.

a. De la Lixiviation.

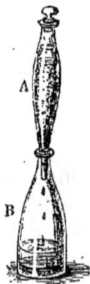

La *lixiviation*, encore appelée *méthode de déplacement*, est une opération pharmaceutique dans laquelle on fait filtrer lentement, à travers une substance pulvérulente, un liquide susceptible de dissoudre et d'entraîner ses principes actifs. L'appareil dont on se sert pour cela peut varier de forme, mais il consiste toujours, comme le démontre la figure ci-contre, en une espèce de manchon de verre de forme conique, A, effilé par un bout, et bouché à l'émeri à l'autre extrémité, dans lequel s'opère la lixiviation; et en un récipient propre à contenir le liquide qui a filtré, B, et dont la forme est celle d'une carafe ordinaire. Cet appareil peut être de métal, mais il est le plus ordinairement de verre.

Pour opérer la dissolution ou plutôt l'épuisement d'un corps par lixiviation, on commence par le réduire en poudre grossière, et on l'introduit ensuite dans l'allonge de verre, après avoir eu le soin d'en obstruer incomplétement la douille avec un petit tampon d'étoupe ou de coton, afin d'empêcher la poudre de tomber dans le récipient; quand cette partie de l'appareil est munie d'un robinet, la quantité de coton doit être peu considérable. On introduit ensuite la pointe de l'allonge dans le goulot de la carafe, et pour que l'air contenu dans cette dernière puisse s'échapper à mesure que le liquide épuisant y tombe goutte à goutte, on a le soin d'interposer entre l'entrée du récipient et de la douille du manchon de verre un petit morceau de papier plié en plusieurs doubles. Enfin, la poudre étant légèrement tassée, pour prévenir une filtration trop rapide, on verse le dissolvant à sa surface, on bouche l'ouverture, et l'on abandonne l'appareil à lui-même.

Cette opération, qui est maintenant universellement adoptée dans l'industrie et dans les laboratoires, a le triple avantage d'être simple, économique, et de fournir d'excellents produits; en effet, elle épuise les substances plus complétement que les autres procédés de dissolution, et ne présente pas comme eux l'inconvénient grave de les altérer. Elle est fondée sur la superposition des liquides de densités différentes, et sur la propriété qu'ont les fluides de se déplacer aisément les uns les autres. La première quantité de liquide versée sur la poudre s'y imbibe, et y reste fixée momentanément; mais à mesure qu'on en ajoute de nouvelles, celles-ci poussent devant elles la première qui s'est chargée des principes actifs de la matière à lessiver et prennent sa place, parce qu'elle est la plus dense et se trouve toujours en dessous. Les quantités successives de liquide ajoutées se chassent donc les unes les autres, et tout en traversant le corps pulvérulent, elles l'épuisent complétement de ses principes solubles.

L'appareil de lixiviation étant parfaitement clos, il ne se perd aucune partie notable de liquide; aussi cette opération convient-elle parfaitement quand on se sert de véhicules volatils, tels que l'alcool, l'éther, les essences, etc. Elle donne surtout d'excellents résultats dans la préparation des teintures alcooliques ou éthérées, pour lesquelles elle est plus spécialement employée.

b. De la Macération.

On donne ce nom à une opération très simple, qui consiste à faire tremper dans un liquide, à la température ambiante, pendant un temps plus ou moins long, un médicament organique, afin de lui enlever ses principes les plus solubles. Dans ce but, on concasse, on pulvérise ou l'on écrase le corps à épuiser, selon sa nature; on l'introduit dans un ballon, où le recouvre du véhicule qui doit agir sur lui, et, après avoir bien bouché le vase, on abandonne le tout, pendant quelques jours, à la température du laboratoire. Cette opération est surtout avantageuse lorsque le médicament et le véhicule sont très altérables à l'action de la chaleur, comme on le voit pour beaucoup de parties végétales à texture délicate, pour les liqueurs alcooliques employées comme menstrues, etc. Elle est usitée parfois pour séparer l'un de l'autre deux principes inégalement solubles; mais le plus souvent c'est un simple moyen préparatoire qu'on emploie à l'égard de parties végétales dures et desséchées, comme des bois, des écorces, des racines, pour les humecter et les ramollir.

c. De la Digestion.

La *digestion* est une opération dans laquelle on laisse en contact avec un liquide tiède, pendant un temps variable, une substance médicamenteuse, afin d'en extraire les principes actifs. L'appareil qu'on emploie pour effectuer cette opération est des plus simples: c'est un ballon ou un matras qu'on dépose sur des cendres chaudes, dans de l'eau tiède, ou qu'on expose aux rayons du soleil, lorsqu'il contient la matière à dissoudre préalablement divisée, ainsi que le véhicule qui doit l'attaquer; si ce dernier est très volatil, comme l'alcool, l'éther, les essences, le vinaigre, etc., on doit boucher soigneusement l'appareil. La température ne doit jamais dépasser 40 degrés centigrades pour l'eau, le vin, le vinaigre, les huiles grasses, 25 degrés pour l'alcool, et 15 degrés pour l'éther. Cette opération convient principalement pour préparer les huiles médicinales, les vins et les vinaigres pharmaceutiques; mais, pour la préparation des teintures alcooliques ou éthérées, la lixiviation doit lui être préférée.

d. De l'Infusion.

L'*infusion* est une opération pharmaceutique qui consiste à mettre en contact avec un liquide bouillant, pendant un temps variable, et dans un vase clos, une substance végétale aromatique. On se sert du même mot pour désigner le produit de l'opération, qu'on appelle aussi parfois *infusé*, *infusum*. Le véhicule le plus ordinaire des infusions est l'eau; mais on se sert aussi parfois de l'alcool, du vin, du cidre, de la bière, du vinaigre, etc. Pour procéder à l'opération, on commence par chauffer le liquide jusqu'à l'ébullition; puis on le retire du feu, et on le met en contact avec la matière aromatique, soit en arrosant cette dernière avec le véhicule bouillant, soit en la projetant dans le liquide chaud: dans l'un et dans l'autre cas, on doit recouvrir le vase avec un couvercle qui joigne bien, afin de prévenir la perte d'une partie du principe volatil du médicament. Parmi les diverses parties végétales qu'on soumet à l'infusion, on compte surtout les plus délicates et les plus odorantes, telles que les fleurs, les sommités fleuries, les semences, certaines racines, quelques écorces, etc. Les principes extraits par l'infusion varient nécessairement selon la nature du liquide et du médicament, mais ceux qu'on y trouve le plus ordinairement sont des essences, des matières colorantes, du mucilage, de la gomme, du sucre, etc. Quoi qu'il en soit, quand l'opération est terminée, on passe le liquide encore chaud à travers un linge pour en séparer la partie végétale épuisée de ses parties actives, et on l'emploie immédiatement en breuvage, en lavement, en lotion, etc., selon sa destination.

c. De la Décoction.

La *décoction* est une opération pharmaceutique dans laquelle on soumet un médicament de nature organique à l'action d'un liquide bouillant, afin d'en extraire les principes actifs. On emploie le même nom pour désigner le produit obtenu, bien qu'on ait proposé de lui substituer les mots *décocté, decoctum*, mais l'usage a prévalu. Les matières végétales ou animales sont seules traitées par décoction; le véhicule le plus ordinairement employé est l'eau, car les autres dissolvants sont trop volatils ou trop altérables pour supporter sans inconvénients une ébullition prolongée. La décoction est surtout avantageuse pour extraire les principes actifs des matières végétales à texture très compacte, comme les racines, les bois, les écorces, les feuilles, les semences, etc., desquelles elle extrait des principes fixes, tels que le tannin, l'extractif, l'amidon, le sucre, la gomme, le mucilage, etc. Mais cette opération a l'inconvénient grave d'altérer la composition de beaucoup de médicaments en déterminant des combinaisons inertes entre leurs principes actifs, comme de l'albumine végétale avec le tannin, de la fécule avec l'extractif, etc. Quoi qu'il en soit, lorsque l'opération est terminée, on laisse refroidir un peu le mélange, et l'on passe à travers un linge avec expression, afin de séparer les parties liquides actives des parties solides devenues inertes. En général, il faut employer les décoctions encore chaudes, car l'expérience apprend que, quand on les laisse exposées à l'air, elles s'altèrent, abandonnent une partie des principes dissous, qui se déposent, etc. Celles qui sont destinées à former la base des breuvages, des lavements, doivent être moins chargées que celles qu'on emploie à l'extérieur, en bains, en lotions, etc.

§ IV. — Opérations chimiques.

Les opérations chimiques sont celles qui changent la nature et les propriétés des médicaments soumis à la manipulation. Elles n'en comprennent qu'une seule, à la rigueur, qui est la *réaction chimique;* mais celle-ci est déterminée par divers procédés, tels que la *torréfaction* ou le *grillage* à l'air, la *calcination*, la *réduction* par le feu et des fondants spéciaux, la *double décomposition* par voie sèche ou par voie humide, la *combinaison directe*, etc. Toutes ces opérations ne sont pas différentes en chimie et en pharmacie; par conséquent, comme nous n'avons en vue ici que la pharmacie galénique, nous renverrons, pour tout ce qui concerne les opérations chimiques, aux traités de chimie, d'autant plus que, lorsque la préparation d'un médicament a présenté quelque particularité intéressante, nous avons eu le soin de la faire connaître.

CHAPITRE IV.

DE L'ASSOCIATION DES MÉDICAMENTS.

SYNONYMIE : Art de formuler.

On donne le nom d'*art de formuler* à l'ensemble des préceptes d'après lesquels on doit associer entre eux les médicaments simples pour en faire des médicaments composés.

Cette partie de la pharmacie doit être traitée ici avec d'autant plus de soins, qu'elle est, en général, peu connue des vétérinaires, et que ceux-ci étant à la fois *médecins* et *pharmaciens*, ils ont le plus grand intérêt à posséder des données précises sur ce point.

Les *médicaments simples*, tels qu'ils sont fournis par la nature et qu'ils existent dans le commerce, sont appelés *drogues*. Lorsqu'ils ont été soumis aux manipulations pharmaceutiques et qu'ils ont revêtu certaines formes déterminées, ils deviennent des *médicaments* proprement dits, et prennent le titre d'*agents thérapeutiques*, de *remèdes*, quand ils sont employés par le médecin ou le vétérinaire dans le but de combattre un état morbide quelconque. Assez souvent ils sont employés à l'état de pureté et isolément; mais plus fréquemment encore on ne les met en usage qu'après les avoir associés en plus ou moins grand nombre les uns avec les autres, pour en faire des *médicaments composés* ou des *préparations pharmaceutiques*.

Les médicaments composés préparés par le pharmacien forment deux catégories distinctes : les *médicaments officinaux* et les *médicaments magistraux*. Les premiers sont ceux qu'on prépare sur des formules invariables, longtemps avant de les mettre en usage, et qu'on trouve toujours préparés dans les officines des pharmaciens, comme l'indique leur nom. Les seconds, au contraire, se préparent d'après les formules arbitraires des médecins ou des vétérinaires, et au moment même de les employer, parce que, le plus souvent, ils ne sont pas susceptibles d'être conservés.

On distingue dans un médicament composé, officinal ou magistral, plusieurs parties auxquelles on donne des noms spéciaux : ce sont la *base*, l'*auxiliaire*, le *correctif*, l'*excipient* et l'*intermède*. Nous allons dire quelques mots de chacune de ces parties.

1° Base. — La *base*, dans un médicament composé, officinal ou magistral, interne ou externe, est la substance la plus active de la préparation, celle qui lui donne ses propriétés, celle, en un mot, qui, si elle était retranchée, ôterait à la préparation sa valeur thérapeutique. Tels sont, par exemple, la *cantharide* dans l'onguent vésicatoire, l'*opium* dans le laudanum de Sydenham ou de Rousseau, etc.

2° Auxiliaire. — L'*auxiliaire*, qu'on appelle encore *adjuvant*, est une substance qu'on ajoute au médicament pour augmenter l'activité de la *base*, pour lui venir en aide, en quelque sorte. C'est le rôle que remplit la poudre d'euphorbe dans l'onguent vésicatoire, le séné dans les breuvages purgatifs à base d'aloès, etc.

3° Correctif. — Chargé d'un rôle opposé à celui que remplit l'adjuvant, le *correctif* est destiné à diminuer l'énergie de la base, à corriger ses propriétés irritantes : c'est ainsi que le sulfate de fer, dans le bain arsenical de Tessier, devient le correctif de l'acide arsénieux en empêchant son absorption ; que le sulfate de soude associé

à l'opium administré à l'intérieur devient son correctif, en prévenant l'effet astringent de ce dernier dans le tube digestif; que le camphre corrige les vertus irritantes
des cantharides sur les voies urinaires dans les préparations destinées à l'usage interne, etc.

4° **Excipient.** — On appelle ainsi une substance le plus souvent inerte ou peu
active, qu'on introduit dans un médicament composé pour lui communiquer la forme
voulue : c'est le rôle que jouent les poudres végétales, le miel, etc., dans la préparation des électuaires, des bols, etc. Dans les préparations liquides l'*excipient* prend
le nom de *véhicule :* ainsi l'eau est le véhicule habituel des breuvages, des lavements, etc.; l'alcool, celui des teintures; le vin, celui des vins médicinaux, etc.

5° **Intermède.** — Enfin, on donne le nom d'*intermède* ou d'*intermédiaire* à
une matière qu'on emploie pour faciliter la suspension de la base ou de l'adjuvant
dans un véhicule où ils ne sont pas solubles. Ainsi, un jaune d'œuf, une gomme, du
mucilage, etc., qu'on emploie pour faciliter la division dans l'eau, des huiles grasses,
des essences, du camphre, des résines, etc., sont des intermèdes.

Il est des médicaments composés dans lesquels on peut trouver les cinq parties
spéciales que nous venons de faire connaître, mais c'est le plus petit nombre; le plus
souvent il y en a un nombre moindre. La base, comme il est facile de le comprendre, ne manque jamais, non plus que l'excipient solide ou liquide; mais l'adjuvant, l'intermède et surtout le correctif, font souvent défaut. Enfin, on trouve
dans les formulaires des préparations dans lesquelles il entre un nombre de drogues
plus considérable encore que celles que nous venons d'étudier; alors plusieurs comptent comme base, adjuvant ou excipient: mais ces préparations sont rares, de date
ancienne, et sortent des saines règles de l'art de formuler.

A. DES AVANTAGES ET DES INCONVÉNIENTS DE L'ASSOCIATION DES MÉDICAMENTS.

Pour examiner convenablement cette question difficile et intéressante, il est nécessaire de la prendre d'un peu haut et de considérer à un point de vue spécial les
médicaments et les maladies auxquelles on les oppose.

Si les médicaments considérés isolément n'étaient doués chacun que d'une propriété bien nette et bien déterminée, leur histoire serait très simple, et leur emploi
thérapeutique deviendrait par cela même plus sûr et plus rationnel. Malheureusement, il n'en est pas ainsi, les vertus de chaque médicament, à de rares exceptions
près, sont toujours plus ou moins complexes, et cette multiplicité de propriétés rend
leur histoire pharmacologique compliquée et obscure, et leur usage thérapeutique
souvent très incertain. Ainsi, par exemple, quand on emploie l'*opium* à titre de
calmant ou de stupéfiant, ses propriétés excitantes sont un obstacle aux desseins du
praticien; lorsqu'on administre l'*émétique* à titre de contre-stimulant, la *digitale*
comme sédatif du cœur, les *cantharides* comme diurétiques, etc., on n'a que faire
de leurs propriétés vomitives ou irritantes, qui entravent souvent le développement
régulier des effets qu'on désire obtenir. D'après ces considérations, il semblerait naturel de préférer en toute circonstance les médicaments simples aux médicaments
composés, puisqu'on trouve que les premiers ont encore très souvent des vertus
beaucoup trop compliquées. Cependant cette conclusion, toute logique qu'elle paraît
de prime abord, ne serait pas rigoureuse; car si, dans un médicament naturel, certaines propriétés sont un embarras pour le praticien, il n'en saurait être de même

dans un médicament artificiel, puisqu'il est toujours composé de telle sorte que toutes ses vertus soient utilisées dans le traitement de la maladie auquel on l'oppose. Les médicaments composés sont donc supérieurs, à beaucoup d'égards, aux médicaments simples à vertus complexes.

Lorsque les maladies sont simples et formées par un seul élément pathologique, leur traitement n'est jamais compliqué, et les médicaments les plus simples sont ceux qui sont rationnellement indiqués; mais lorsqu'elles sont d'une nature complexe et que par l'analyse clinique on est parvenu à leur reconnaître plusieurs éléments nosologiques distincts, le traitement à leur opposer doit être forcément plus ou moins composé, afin que les agents thérapeutiques puissent attaquer simultanément les diverses parties du tout morbide qu'on a à combattre. C'est alors surtout que les remèdes à propriétés multiples sont indiqués; et comme celles que peuvent posséder les médicaments naturels correspondent rarement aux éléments morbides qui constituent la maladie qu'on doit traiter, le praticien judicieux fera de toutes pièces, par l'association des médicaments simples, le remède composé destiné à servir de base au traitement de la maladie complexe qu'il a diagnostiquée.

Les anciens, qui possédaient moins de ressources que nous pour établir nettement le diagnostic des maladies, ne reconnaissaient qu'un petit nombre d'affections simples; ils admettaient dans le plus grand nombre des éléments morbides divers, et d'après cela ils instituaient des traitements compliqués dans lesquels les médicaments composés jouaient un grand rôle. Ils étaient en outre portés à associer les drogues simples en grande quantité, parce qu'ils supposaient que dans un médicament composé chacun des éléments conserve ses qualités distinctes, et que, par suite de l'action réciproque des médicaments simples les uns sur les autres, leurs vertus se trouvaient exaltées et parvenaient à un degré d'énergie qu'elles n'auraient pas dans l'emploi isolé de chaque médicament. D'après ces croyances erronées sur la nature des maladies et sur les propriétés des remèdes, les anciens médecins devaient être portés à combiner entre elles, et souvent en grand nombre, les substances médicamenteuses simples; c'est en effet ce qui a lieu, comme le démontrent la *thériaque*, le *diascordium*, etc., et quelques autres préparations *polypharmaques* qui, à travers les siècles, sont parvenues jusqu'à nous. Les hippiatres et les vétérinaires du siècle dernier, imbus des idées de la vieille médecine, étaient partisans aussi de la *polypharmacie* (1), comme il est facile de s'en convaincre en lisant leurs écrits.

La doctrine de Broussais, en réduisant toutes les maladies à un seul élément pathologique, l'*inflammation*, devait avoir pour résultat inévitable de ramener les préparations pharmaceutiques à l'unité ou tout au moins de les réduire au plus petit nombre possible d'éléments. Cette réforme était sans aucun doute utile et fort désirable, parce que les formules compliquées employées autrefois présentaient un grand nombre d'inconvénients, mais comme toutes les réformes trop radicales, elle a dépassé le but, et, sous prétexte de simplifier la thérapeutique, elle l'a complètement annulée. Par conséquent, si la polypharmacie a ses inconvénients et ses dangers, l'*oligopharmacie* (2) a également les siens.

Une secte médicale toute moderne, celle des *Homœopathes*, a proclamé d'une manière absolue l'unité pharmaceutique. Ces médecins n'administrent jamais qu'un seul médicament à la fois; et quand une maladie présente plusieurs éléments distincts,

(1) De πολύς, beaucoup, et φάρμακον, médicament.
(3) De ὀλίγος, petit, et φάρμακον, médicament. (Cadet de Gassicourt.)

accusés par des symptômes évidents, car ils ne se préoccupent jamais de la nature intime des affections qu'ils combattent, ils les attaquent successivement, et par autant de remèdes distincts, jusqu'à ce qu'ils aient détruit ainsi, et pièce par pièce en quelque sorte, les divers éléments constitutifs de la maladie : tandis que dans la médecine usuelle, on combat simultanément les principes les plus graves d'une affection en combinant entre eux les divers médicaments simples qui paraissent rationnellement indiqués, d'après les caractères de la maladie. Les homœopathes ne connaissent donc pas les médicaments composés, puisqu'ils emploient successivement ce que nous employons simultanément dans le traitement d'une maladie.

D'après les considérations qui précèdent, nous pouvons conclure que, sauf le cas de maladies très simples, il y a toujours avantage à combiner entre eux les médicaments naturels, parce qu'on obtient par ce mélange méthodique un ensemble de propriétés qui s'adaptent parfaitement aux symptômes et à la nature des maladies qu'on peut avoir à combattre. C'est aussi un moyen de multiplier les ressources de l'art de guérir en irritant la nature qui, avec un très petit nombre d'éléments, donne naissance à des corps aussi nombreux qu'ils sont variés par leur aspect et leurs propriétés ; mais c'est un moyen qui peut avoir des dangers si l'on n'imite pas également la nature dans ses procédés, c'est-à-dire si, comme elle, on ne se borne pas à associer entre eux des médicaments bien connus, et dont le nombre soit assez restreint pour qu'on ne perde jamais de vue les propriétés principales de chaque élément de la composition artificielle.

Les inconvénients de l'association des médicaments n'existent véritablement que quand le praticien ne possède pas les connaissances réelles qu'exige l'art de formuler ; hors ce cas exceptionnel, il ne peut présenter que des avantages, comme nous venons de le démontrer. Mais si le vétérinaire n'avait pas les notions chimiques nécessaires, il pourrait, en alliant entre eux des médicaments susceptibles de réagir chimiquement les uns sur les autres, donner naissance à des composés inertes ou trop actifs, et alors il serait exposé à deux inconvénients également graves : ou à produire une préparation inactive, ou à en faire une qui serait toxique. D'un autre côté, si le praticien ne possédait pas une connaissance suffisamment exacte des propriétés des médicaments simples, il devrait s'abstenir d'en combiner plusieurs ensemble dans la crainte d'augmenter encore la confusion et l'obscurité qui règnent dans son esprit à l'égard des moyens qu'il met en usage. Enfin, il devra connaître assez exactement les doses de chaque substance médicinale pour ne pas dépasser le but en en associant plusieurs entre elles.

B. DU BUT QU'ON SE PROPOSE EN ASSOCIANT LES MÉDICAMENTS.

Le but qu'on se propose d'atteindre en combinant les drogues simples pour en faire des médicaments composés est plus ou moins complexe. C'est tantôt pour *augmenter* ou *diminuer* l'activité des médicaments ; tantôt pour obtenir des effets *mixtes* ou des effets *multiples ;* tantôt enfin pour *faciliter* leur *administration* ou le *développement* de leurs *effets.* Nous allons examiner brièvement ces divers points.

A. **Augmenter l'activité des médicaments.** — On atteint ce but de plusieurs manières : 1° En combinant entre elles les préparations simples d'un médicament obtenues par divers véhicules ou par différents procédés, comme les teintures, les extraits, les infusions, les décoctions, d'une même substance végétale, telle que le quinquina, l'opium, la belladone, etc. ; 2° en ajoutant à un médicament un corps capable de réagir chimiquement sur lui et de faciliter sa dissolution, son absorption, comme les chlorures alcalins pour les mercuriaux insolubles, les alcalis pour le soufre, les acides pour les alcaloïdes végétaux, la quinine, la morphine, la strychnine, par exemple ; 3° en associant à la base d'une préparation un médicament appartenant à la même classe ou à une classe très voisine : c'est ainsi que l'aloès est plus actif quand on l'administre dans une infusion de séné que quand on le dissout dans l'eau ; que l'huile de ricin mélangée à quelques gouttes d'huile de croton tiglium purge plus vite et plus rapidement que quand elle est pure ; que les toniques sont aidés par les astringents, les épispastiques par les caustiques, etc. Il existe même certains médicaments, comme les stimulants, les purgatifs, les utérins, les vermifuges, etc., qu'on emploie rarement seuls, et qu'on combine soit entre eux, soit avec divers autres médicaments.

B. **Diminuer l'activité des médicaments.** — Le moyen le plus simple et le plus naturel d'arriver à ce résultat, ce serait assurément de réduire la dose proportionnellement à l'effet qu'on se propose d'obtenir ; mais, outre qu'on n'arriverait pas toujours au but qu'on se propose par ce moyen simple, on n'a pas l'intention, le plus souvent, de diminuer la propriété principale d'un médicament, mais seulement de corriger celles qui n'ont pas d'emploi dans le cas présent. Quoi qu'il en soit, on atteint ce but dont il est question de plusieurs manières : 1° En enveloppant en quelque sorte les molécules actives d'un médicament au moyen d'un liquide huileux ou mucilagineux : c'est le moyen qu'on emploie pour administrer les cantharides, l'euphorbe, les hellébores, le nitrate d'argent, le sublimé corrosif, etc., à l'intérieur ; 2° en ajoutant dans la préparation des matières qui, par leur action chimique, diminuent l'activité de la base : c'est ainsi que les savons et les sels alcalins rendent les purgatifs résineux moins irritants, que les composés de fer préviennent les funestes effets des préparations arsenicales appliquées à la surface du corps ou administrées à l'intérieur, etc. ; 3° en employant des substances qui déterminent dans l'économie des effets diamétralement opposés à ceux que produit la base de la préparation : c'est ainsi que l'opium dissous dans une solution de sulfate de soude n'arrête plus le cours des matières alimentaires dans les intestins ; que le mucilage, le camphre, préviennent l'irritation des voies urinaires déterminée par les cantharides, les résines, etc. ; que les chlorures alcalins rendent plus douce l'action du sublimé corrosif sur les intestins ; que les composés de strychnine corrigent l'excès d'activité de ceux de la morphine, etc.

C. **Obtenir des effets mixtes ou multiples.** — On arrive facilement à ce résultat en combinant entre eux des médicaments appartenant à des classes différentes. C'est ainsi, par exemple, qu'on associe souvent les émollients avec les tempérants ou ces deux classes avec les astringents, ces derniers avec les toniques, etc., pour obtenir une action mixte qui s'adapte à l'état maladif qu'on a à combattre. Dans les hydropisies avec débilité et anémie, on combine les diurétiques avec les toniques, les astringents, les excitants, etc. ; dans les maladies putrides, on associe les stimulants avec les toniques antiputrides, les acidules, les antispasmodiques, etc., parce qu'aucun médicament simple ne présente les vertus complexes réclamées par l'état morbide compliqué qui se présente, etc.

D. **Faciliter l'administration et le développement des effets des médicaments.** — Dans la préparation des onguents, des pommades, des cérats, des liniments, etc., destinés à l'application extérieure, on se propose surtout de faciliter l'emploi du remède; quand la base est volatile, comme l'ammoniaque, l'éther, le chloroforme, etc., les corps gras dans lesquels on l'emprisonne ont surtout pour objet d'assurer le développement de leurs effets locaux, en prévenant son évaporation prompte au contact de la peau. Dans un grand nombre de préparations magistrales destinées à l'usage intérieur, l'association d'un certain nombre de matières plus ou moins actives, et souvent inertes, au médicament principal, a surtout pour but de faciliter son administration ou le développement de ses effets. Quand on donne un remède sous forme de bol, d'électuaire, de boisson, de breuvage, etc., c'est parce que l'expérience a démontré que, sous l'une ou sous l'autre, son administration est plus commode et plus fructueuse; lorsqu'on dissout un médicament dans un véhicule plutôt que dans un autre, c'est parce qu'on sait qu'avec ce dissolvant ses effets sont plus certains qu'avec tout autre, etc.

C. DES INCOMPATIBILITÉS MÉDICAMENTEUSES.

Les incompatibilités qui s'opposent au mélange régulier et homogène des médicaments simples sont de trois espèces: elles sont *physiques*, *chimiques* ou *pharmacodynamiques*. Nous allons dire quelques mots de chacune d'elles.

A. **Incompatibilités physiques.** — Elles sont relatives surtout à la *densité*, à la *volatilité* et à la *solubilité* des médicaments. Ainsi il faut éviter de mélanger des liquides entre eux ou des solides dans un même véhicule, lorsqu'il existe entre ces divers corps une grande différence de densité, parce que par le repos ils ne tardent pas à se séparer et à se superposer par ordre de densité; lorsque cet inconvénient ne peut être entièrement évité, cela met le praticien dans l'obligation de remuer vivement le mélange avant de s'en servir. On doit éviter de mélanger des corps très volatils, tels que l'ammoniaque, l'éther, les essences, le camphre, etc., dans des préparations qui doivent être faites à chaud ou administrées à une température plus ou moins élevée, parce que ces corps se volatiliseraient en grande partie ou se décomposeraient partiellement. Enfin, il faut, autant que possible, ne mettre en contact avec les médicaments que des liquides susceptibles de les dissoudre; cependant, comme cela n'est pas toujours possible, on évite les difficultés en se servant d'un *intermède:* ce moyen convient parfaitement pour les préparations magistrales qui doivent être employées immédiatement, mais pour celles qui sont officinales et qui doivent être conservées pendant quelque temps, il ne remplit qu'incomplétement le but.

B. **Incompatibilités chimiques.** — Ces incompatibilités sont les plus nombreuses, les plus importantes, et celles qui exigent de la part du praticien la plus sérieuse attention. Il ne nous est pas possible de faire connaître ici toutes ces incompatibilités, d'autant plus que les principales ont été indiquées à l'histoire spéciale de chaque médicament, mais nous devons poser les principales règles qui doivent diriger le vétérinaire relativement à ce sujet difficile. Ces règles seront formulées dans les propositions suivantes: 1° On ne doit pas mélanger les acides aux bases, ou réciproquement, parce que ces corps se neutralisent réciproquement. 2° On ne doit pas associer des acides énergiques avec des sels dont les acides sont gazeux ou volatils, comme les carbonates et bicarbonates, les nitrates, les chlorures et hypochlorites, les acétates, etc., parce qu'ils les décomposent. 3° On évitera de mélanger un acide à une solution d'un sel dont la base formerait avec l'acide ajouté un sel insoluble, attendu que la décomposition serait inévitable. 4° Les bases de la première section, comme la potasse, la soude, la chaux, la baryte, etc., ne seront pas mélangées aux sels ammoniacaux qu'elles décomposeraient à cause de la volatilité de leur base. 5° Les oxydes ne doivent pas être associés à des sels avec l'acide desquels ils forment des composés insolubles, parce que la décomposition est forcée. 6° Il faut éviter de mélanger deux solutions salines qui, par l'échange réciproque de leurs acides et de leurs bases, peuvent produire un composé insoluble ou plusieurs, puisque la décomposition s'ensuit nécessairement. 7° On n'associera pas les sels métalliques aux matières organiques azotées, extractives, résineuses, tannantes, etc., car il en résulte toujours des combinaisons insolubles qui ôtent au mélange la plus grande partie de son activité, etc. Tels sont les principes des incompatibilités chimiques tirés des lois de Berthollet, que les praticiens devront se rappeler à la mémoire chaque fois qu'ils devront formuler ; nous renvoyons aux traités de chimie pour de plus amples développements sur ce point.

C. **Incompatibilités pharmacodynamiques**. — Il ne suffit pas, dans l'art de formuler de prévoir et d'éviter avec soin les incompatibilités physiques ou chimiques, il faut tenir compte aussi de celles qui dérivent des propriétés des médicaments. Ainsi le praticien évitera cette faute grossière d'associer entre eux des médicaments appartenant à des classes opposées et possédant des vertus antagonistes, à moins qu'il n'y ait nécessité de le faire, pour que ces agents se servent réciproquement de correctifs. Par exemple, il ne serait pas convenable d'associer des émollients avec des irritants, des tempérants avec des stimulants, des astringents avec des purgatifs, des narcotiques avec des excitateurs, des altérants avec des toniques, des diurétiques avec des sudorifiques, etc., parce que ces divers agents produisant dans l'économie animale des effets diamétralement opposés, ils ne pourraient que se nuire réciproquement. Ce n'est donc que quand un état morbide complexe réclame des associations de ce genre, qu'on doit déroger à cette règle générale, ou quand on emploie un médicament d'une classe pour servir de correctif à celui d'une classe opposée.

D. DE LA MANIÈRE DE FORMULER.

On donne le nom de *formule* au tableau méthodique des substances qui doivent entrer dans la composition d'un médicament officinal ou magistral. La formule relative aux remèdes composés magistraux s'appelle aussi une *ordonnance*, surtout dans la médecine de l'homme. On lui reconnaît généralement trois parties : l'*inscription*, la *souscription* et l'*instruction*.

1° L'inscription est la liste raisonnée des drogues simples qui doivent entrer dans la formation d'un médicament composé. Elle doit être concise, claire, exacte et comprendre le nom et la quantité de chaque substance employée.

Les noms des drogues doivent être écrits en français ou en latin, et le plus lisiblement possible ; on doit en général préférer les noms scientifiques aux noms vulgaires, parce qu'ils sont plus précis et n'exposent pas, autant que ces derniers, à faire confondre des substances d'une nature différente ; cependant il est certaines dénominations usuelles qui sont très précises et qui peuvent remplacer avantageusement les noms scientifiques quand ceux-ci sont un peu longs : c'est ainsi que les mots *calomel*, *sublimé corrosif*, *alcali volatil*, etc., peuvent être mis à la place de ceux de *protochlorure*, *bichlorure de mercure*, *ammoniaque*, etc. Chaque substance doit être inscrite sur une ligne distincte et les noms écrits les uns au-dessus des autres ; cependant quand plusieurs matières doivent être employées en quantité égale, on peut les faire figurer sur une même ligne, mais il est d'usage de les écrire sur des lignes distinctes et de réunir celles-ci par une accolade derrière laquelle on met le mot *ana* ou les lettres *aa*, qui signifient de *chaque*. Enfin, on doit placer au commencement de la première ligne de la formule, la lettre P, qui est l'initiale du mot français *prenez*, ou la lettre R, initiale du mot latin *recipe*, qui a la même signification, ou encore on se sert du signe $\mathcal{L}$, qui a la même valeur que ces deux lettres.

La quantité des drogues employées doit être indiquée d'après le système métrique, c'est-à-dire en *litres* ou *fractions de litre* pour certains liquides, et en *grammes* ou en *multiples* ou *fractions* du gramme pour tous les autres corps. On emploie habituellement des chiffres ordinaires pour indiquer ces quantités; mais quand on prescrit des substances très actives, il est prudent d'écrire la quantité en toutes lettres, et même, pour plus de sûreté, d'employer à la fois les chiffres et les lettres. Pour certains liquides très volatils ou très actifs, on dose parfois par *gouttes;* dans ce cas, tout se réduit à indiquer le nombre de gouttes à employer. Enfin, pour les substances inertes ou peu actives employées à titre d'excipient ou de véhicule pour donner à la préparation la forme qui lui est propre, on n'indique pas toujours la quantité précise, qui peut varier sans inconvénient; alors on se contente de mettre à la suite du nom de ces matières les lettres Q. S., abréviation des mots *quantité suffisante*.

Quant aux anciens poids et mesures et aux signes abréviatifs employés autrefois pour les indiquer, dans les officines, non seulement ils ne sont plus usités, mais encore ils sont défendus comme contraires à la loi; les vétérinaires ne devront donc jamais s'en servir. Cependant, comme ces poids et ces signes se trouvent dans les anciens ouvrages, nous en ferons connaître plus loin la signification et la valeur.

L'ordre d'inscription des substances qui entrent dans une formule n'est soumis à aucune règle bien rigoureuse; néanmoins il est d'usage d'écrire les noms des substances les plus actives les premiers et de terminer par les excipients, en ayant la précaution de mettre les unes à côté des autres les matières qui ont le plus d'analogie chimique entre elles.

2° La *souscription* comprend les détails relatifs au manuel opératoire (*modus faciendi*) qu'on doit suivre pour effectuer convenablement la préparation. Lorsque l'opération est très simple et ne s'éloigne pas de celles qui sont usitées pour des préparations analogues, on se contente de mettre en dessous de la formule les lettres F. S. A., qui sont les initiales des mots latins *fiat secundum artem*, ou des mots français *faites selon l'art*, qui ont la même signification. Mais quand la préparation doit présenter des particularités importantes, il est utile de les indiquer avec soin, afin que le pharmacien s'y conforme. On indiquera, par exemple, si l'on doit opérer à chaud ou à froid; si certaines parties végétales doivent être traitées par infusion, décoction, digestion ou lixiviation, etc.; dans quel ordre doivent s'opérer la dissolution et le mélange de certains sels, etc.

3° L'*instruction* est relative au mode d'emploi du remède; elle doit être très détaillée, très claire, dépouillée de termes techniques, afin que les personnes chargées de ce soin ne puissent pas commettre d'erreur. On ne craindra pas d'entrer dans des détails minutieux. On dira, par exemple, si le médicament est destiné à l'usage interne ou externe, comment on doit l'administrer ou l'appliquer, à quels intervalles de temps on doit renouveler la médicamentation, etc.; en un mot, on n'oubliera pas que cette partie de la formule s'adresse le plus souvent à des personnes complétement étrangères à l'art.

MODÈLE D'UNE FORMULE MAGISTRALE.

Breuvage diurétique.

INSCRIPTION. . . . . .
P. ou ♃	Huile cantharidée. . . .	125 gram.	(*Base.*)
	Térébenthine commune.	64 —	(*Adjuvant.*)
	Camphre.	8 —	(*Correctif.*)
	Jaunes d'œufs.	n° 4	(*Intermède.*)
	Eau commune	2 litr.	(*Véhicule ou excipient.*)

SOUSCRIPTION . . . . . Pulvérisez le camphre après l'avoir arrosé de quelques gouttes d'alcool et incorporez-le très vivement aux jaunes d'œufs ; ajoutez-y successivement la térébenthine et l'huile cantharidée, et quand vous aurez un tout bien homogène, étendez-le dans le véhicule en ajoutant l'eau peu à peu et en remuant sans cesse jusqu'à mélange parfait.

INSTRUCTION. . . . . . Divisez la préparation en deux parties égales, et administrez chaque moitié à six heures d'intervalle ; les animaux doivent être soumis à la diète et tenus dans un lieu plutôt frais que chaud.

(Date.)   (Signature du vétérinaire.)

Lorsque le vétérinaire est à la fois médecin et pharmacien, comme cela est le plus ordinaire, il n'a pas à écrire la formule, puisqu'il doit l'exécuter lui-même ; il doit se borner à donner verbalement ou par écrit, et ce dernier mode est infiniment préférable, aux personnes chargées de l'emploi des remèdes chez les animaux malades, les instructions les plus détaillées sur le mode d'administration intérieure ou d'application extérieure de la préparation magistrale qu'il vient de formuler et de confectionner. Mais lorsque l'ordonnance doit être exécutée par un pharmacien, il doit scrupuleusement se conformer aux règles que nous venons de tracer.

Il arrive parfois qu'on veut faire préparer ou qu'on désire préparer soi-même une quantité déterminée d'un médicament officinal, sans rien changer aux proportions relatives des drogues simples qui entrent dans sa composition. Nous devons faire connaître le moyen le plus simple et le plus expéditif d'arriver à ce résultat, et pour qu'on le comprenne plus facilement nous allons l'appuyer par un exemple. Nous supposerons donc qu'on ait à préparer 100 grammes d'*onguent vésicatoire vétérinaire*, un des médicaments officinaux les plus compliqués de notre formulaire ; on devra commencer par diviser en *parties proportionnelles* les quantités assignées aux matières composantes ainsi qu'il suit :

♃ Poudre de cantharides	600 gram.	3	parties × 6 =	18 gram.
Euphorbe pulvérisée.	200 —	1	× 6 =	6 —
Poix noire.	400 —	2	× 6 =	12 —
Poix résine	400 —	2	× 6 =	12 —
Cire jaune.	300 —	1 1/2 —	× 6 =	9 —
Huile grasse.	1,200 —	6	— × 6 =	36 —
	3,100 gram.	15 p. 1/2		93 gram.

Une fois que le nombre de parties est déterminé, on cherche combien de fois ce nombre est contenu dans 100, quantité demandée, et l'on multiplie ensuite le nombre de parties relatives à chaque substance par le chiffre trouvé. Dans l'exemple employé, 15 1/2, qui est le nombre de parties, est contenu environ 6 fois dans 100 ; en multipliant par 6 les parties de chaque drogue, on obtient des chiffres qui donnent

48

93 grammes, très voisin de 100; pour compléter ce dernier nombre, il suffit d'ajouter 1 gramme à la quantité de chaque médicament. Si l'on tenait à arriver plus près encore du nombre 100, on pourrait multiplier les parties par 6 1/2, et l'on aurait 99 environ.

Tableau des médicaments officinaux et magistraux employés en médecine vétérinaire.

Les formes qu'affectent les médicaments vétérinaires, magistraux et officinaux, sans être aussi variées que dans la pharmacie de l'homme, n'en sont pas moins fort nombreuses. Nous rangerons ces préparations par catégories distinctes, en prenant surtout en considération la nature de l'excipient ou du véhicule qui leur donne leur forme propre. Cette classification, bien entendu, est tout arbitraire et pourrait être modifiée de mille manières au gré de l'auteur.

1° Sans excipient	Poudres. Espèces. Sachets. Extraits.	5° Matières sucrées servant d'excipient	Sirops. Mellites.
2° Eau servant d'excipient	Gargarismes. Boissons. Breuvages. Lavements. Lotions. Bains. Solutions. Injections. Collyres. Fumigations.	6° Miel, id.	Électuaires. Bols. Nouets.
		7° Matières farineuses, id.	Pain. Cataplasmes.
		8° Substances glutineuses, id.	Pâtes. Trochisques.
		9° Huiles grasses, id.	H, médicinales. Liniments.
3° Liqueurs alcooliques, id.	Teintures. Vins.	10° Graisses, id.	Pommades.
		11° Cire, id.	Cérats.
4° Vinaigre, id.	Vinaigres. Oxymels. Oxymellites.	12° Résines, id.	Onguents. Charges.

Nous allons faire connaître rapidement la préparation et la mise en usage de chacun de ces médicaments.

a. Des Poudres.

Les *poudres* sont des préparations pharmaceutiques résultant de la division mécanique des médicaments solides. Toutes les substances médicamenteuses d'une certaine consistance, minérales, végétales ou animales, peuvent être réduites en poudre à l'aide de la pulvérisation, de la porphyrisation, de la tamisation, etc.; néanmoins celles qui sont très altérables ou fortement déliquescentes ne doivent pas être pulvérisées, ou doivent l'être seulement au moment même de les employer; comme aussi les sels très chargés d'eau de cristallisation, ceux qui sont efflorescents, etc., doivent être desséchés avec soin avant qu'on les réduise en poudre.

Les poudres sont *simples* ou *composées*, selon qu'elles sont formées par une ou plusieurs substances. Les poudres simples, telles que celles de réglisse, de guimauve, de gentiane, d'aloès, de cantharides, de peroxyde de fer, etc., se préparent très simplement et à l'aide des moyens mécaniques que nous avons fait connaître en traitant de la *division*. Quant aux poudres composées, leur préparation ne présente aucune difficulté : on pulvérise d'abord isolément les matières qui doivent en faire partie;

puis on les mélange par trituration dans un mortier ; enfin on passe la masse pulvérulente dans un tamis, afin de donner à la poudre composée plus d'homogénéité et
un grain plus uniforme ; toutefois, quand dans une poudre de cette nature il entre
des substances d'une densité très inégale, il faut s'abstenir de tamiser le mélange,
parce que les poudres simples se sépareraient les unes des autres par ordre de
densité.

Les poudres simples ou composées doivent être conservées dans des vases clos,
secs et bien bouchés ; l'humidité, la poussière de l'atmosphère, une trop grande
lumière, etc., facilitent leur altération ; en les tassant légèrement dans le poudrier,
on expulse une partie de l'air qu'elles emprisonnent, et l'on prévient ainsi leur altération ; mais on est exposé alors à les voir se solidifier fortement, surtout quand elles
ne sont pas bien sèches. Il faut éviter de conserver les poudres plus d'un an.

Cette forme des médicaments est une des plus usitées en médecine vétérinaire,
tant à l'intérieur qu'à l'extérieur. Dans le premier cas, on en fait des électuaires, des
nouets, des bols, des pilules, des breuvages, etc. ; dans le second, on les emploie en
nature sur les solutions de continuité, sur les muqueuses, ou bien on en confectionne
des pâtes, des collyres secs ou liquides, des sachets, etc.

D'après leur nature, les poudres simples ou composées peuvent être *émollientes*,
tempérantes, *astringentes*, *irritantes*, *caustiques*, *excitantes*, *narcotiques*, *purgatives*, *vermifuges*, etc. (Voyez le *Formulaire*.)

b. Des Espèces.

On donne le nom d'*espèces*, en pharmacie, à des mélanges méthodiques de parties
végétales grossièrement divisées, et ayant des propriétés semblables. Celles qu'on
mélange le plus fréquemment sont des racines, des feuilles, des fleurs, des semences, etc. ; le plus souvent on associe entre elles les mêmes parties végétales ; on
peut aussi mélanger des parties différentes, mais comme elles ne présentent pas les
mêmes propriétés et la même organisation, elles ne donnent lieu alors qu'à des préparations peu régulières.

La préparation des espèces est aussi simple que possible ; elle se réduit à émonder,
dessécher et diviser convenablement les parties végétales qu'on doit associer, et à les
mélanger ensuite à la main très exactement. Leur conservation ne présente aucune
difficulté ; le plus souvent on les renferme dans un sac de fort papier qu'on dépose
dans un lieu sec et aéré, ou mieux dans un tiroir de bois, une boîte de carton, un
grand bocal, etc.

Les espèces servent à faire des infusions ou des décoctions, selon leur nature, avec
de l'eau, du vin, du vinaigre, des corps gras, etc., avec lesquelles on confectionne
des breuvages, des lavements, des lotions, des bains, des injections, des fomentations, etc. Du reste, ces préparations peuvent appartenir à presque toutes les classes
de la matière médicale. (Voyez le *Formulaire*.)

c. Des Sachets.

Les *sachets* sont des mélanges médicamenteux qu'on renferme, ainsi que l'indique
leur nom, dans de petits sacs de toile avant de les appliquer sur la partie malade.
Ils peuvent être *secs* ou *humides* : dans le premier cas, ils sont formés par des matières pulvérulentes qu'on a chauffées à une température plus ou moins élevée ; dans

le second cas, ces matières ont été humectées ou cuites avec des liquides plus ou moins actifs; alors ces préparations se rapprochent beaucoup des cataplasmes.

Les sachets s'appliquent principalement sur les lombes, les articulations, le pied, la tête, etc., où on les fixe de diverses manières. Ce sont des préparations essentiellement magistrales et extemporanées; elles peuvent appartenir à divers groupes de médicaments. (Voyez le *Formulaire.*)

d. Des Extraits.

Les *extraits* sont des médicaments officinaux, le plus souvent simples, résultant de l'évaporation des sucs naturels ou des dissolutions artificielles des plantes ou des animaux. Lorsque les extraits dérivent des sucs naturels, ils sont dits *sans excipient*; quand, au contraire, ils proviennent de l'évaporation de solutions artificielles, ils sont dits *avec excipient*, et prennent la qualification d'*aqueux*, d'*alcooliques*, d'*éthérés*, de *vineux*, etc., selon le véhicule qui a servi à leur préparation. D'après leur nature, on les appelle *sucrés*, *gommeux*, *résineux*, *gommo-résineux*, *savonneux*, etc.; enfin, selon leur degré de consistance, ils sont dits *mous*, *solides*, *secs*, etc.

La préparation des extraits se fait toujours en deux temps : dans le premier, on épuise la substance médicamenteuse de ses principes actifs, soit en extrayant son suc propre, si elle en possède, soit en la traitant par divers véhicules, à froid ou à chaud, si elle est plus ou moins sèche; dans le second, on évapore le liquide obtenu par les divers moyens que nous avons fait connaître à propos de l'étude de l'*extraction*.

Les extraits bien préparés doivent être consistants, fermes, luisants, d'odeur et de couleur tranchées, rappelant leur origine; ils ne doivent présenter aucune odeur empyreumatique et se dissoudre intégralement dans les menstrues qui ont servi à leur extraction.

La conservation des extraits n'est pas toujours chose facile, surtout pour ceux qui ont été préparés par l'intermédiaire de l'eau; s'ils n'ont pas été suffisamment concentrés, ils moisissent facilement et ne tardent pas à perdre toute vertu curative. Ces préparations doivent être séparées en petites fractions qu'on renferme dans de petits pots de faïence et qu'on recouvre de plusieurs doubles de papier.

Les extraits sont d'excellentes préparations qu'on emploie fréquemment à l'intérieur et à l'extérieur, sous des formes très variées; ils contiennent sous un petit volume les principes actifs des médicaments; ils sont faciles à administrer; leurs effets sont prompts et sûrs; ils fournissent aux praticiens les principes rapprochés de certaines plantes qu'on n'a à sa disposition que pendant un court espace de temps dans l'année, etc. Les extraits les plus employés dans la médecine des animaux ayant été indiqués dans le corps de l'ouvrage à propos des médicaments qui les fournissent, nous n'aurons pas à nous en occuper dans le *Formulaire*.

e. Des Gargarismes.

On donne ce nom à des préparations magistrales liquides qu'on injecte dans la bouche et le pharynx des animaux pour remédier aux altérations de la muqueuse de ces cavités. Quand les gargarismes sont destinés exclusivement à l'intérieur de la bouche, ils reçoivent, chez l'homme, le nom de *collutoires*; en médecine vétérinaire le premier nom est à peu près le seul employé.

Les gargarismes ont pour base l'eau dans laquelle on a fait dissoudre divers principes médicamenteux, ou encore du vinaigre, du vin, des infusions ou décoctions végétales, etc. On injecte ces préparations dans la bouche et l'arrière-bouche, au moyen d'une seringue; parfois on se contente d'en imprégner un tampon d'étoupe, de linge, une éponge, fixés au bout d'un bâtonnet, et de les promener sur les points malades de ces cavités. Les gargarismes sont *émollients*, *astringents*, *tempérants*, *détersifs*, etc. (Voy. le *Formulaire*.)

f. Des Boissons.

On donne le nom de *boissons*, en pharmacie vétérinaire, à des préparations magistrales liquides, que les animaux prennent d'eux-mêmes. Elles correspondent assez exactement aux *tisanes* de la pharmacie humaine.

Le véhicule le plus ordinaire des boissons, c'est l'eau; on se sert parfois du petit-lait, surtout chez les petits animaux. Les principes qu'on dissout dans ces menstrues sont des sels peu sapides, des matières végétales ou animales dépourvues d'odeur et de saveur bien marquées, et toujours en quantités assez faibles pour ne pas dégoûter les animaux et ne pas mettre obstacle à la déglutition du liquide médicamenteux.

Les boissons médicinales remplacent les boissons ordinaires avant, pendant et après les maladies; c'est dire assez qu'elles sont ingérées en quantité considérable, surtout chez les grands herbivores. Quant à leur nature, elle est fort variable, et correspond à quelques classes des médicaments que nous avons étudiés précédemment, ainsi qu'on en pourra juger par les exemples de ces préparations que nous donnerons dans le *Formulaire*.

g. Des Breuvages.

Les *breuvages* sont des préparations magistrales, liquides, trop concentrées pour que les animaux les prennent d'eux-mêmes, et qu'on leur administre par divers moyens que nous indiquerons plus bas. Ils correspondent aux *potions* de l'autre médecine.

Le véhicule le plus ordinaire des breuvages est l'eau commune ou distillée, selon les cas; on se sert aussi de l'alcool étendu, du vin, du cidre, de la bière et du petit-lait. Lorsque la base du breuvage est une substance minérale, tout se réduit le plus souvent à la faire dissoudre à froid ou à chaud, dans le véhicule; mais quand le médicament est d'origine organique, on le traite par infusion, décoction, macération, etc., selon sa nature et la texture de son tissu. Les principes qui constituent les breuvages varient donc non seulement d'après la composition chimique du médicament employé, mais encore selon le procédé employé pour confectionner la préparation magistrale.

La quantité de breuvage qu'on administre aux animaux varie selon leur espèce, leur taille, leur force, etc.; toutefois, comme ils n'avalent ces préparations que par contrainte, il est essentiel de réduire le plus possible la quantité du liquide à ingérer. Aussi est-il rare qu'on donne en une seule fois plus d'un litre de breuvage aux grands animaux, de 2 à 5 décilitres aux petits ruminants et aux porcs, et de 1 à 2 décilitres aux animaux carnivores.

L'administration des breuvages ne présente aucune difficulté dans les petits animaux; il suffit de les asseoir sur leur derrière, d'élever la tête, et de verser le liquide doucement entre les dents et la joue, après avoir écarté légèrement la commissure des lèvres. Pour tous les animaux, il faut laisser la mâchoire inférieure libre de ses mouvements, et ne contraindre les sujets que le moins possible.

Chez les solipèdes, l'administration des breuvages est souvent difficile, à cause de la taille, de la force et de l'indocilité des animaux. Le procédé le plus ordinaire consiste à se servir d'une bouteille à verre épais, dont on enveloppe le goulot de linges ou d'étoupes, et qu'on introduit ensuite entre les mâchoires dans la région des barres, la tête étant fortement relevée pour que le liquide versé peu à peu descende vers le voile du palais. Le moyen le plus simple et le plus efficace d'élever la tête est de passer une anse de corde autour de la mâchoire supérieure, et d'y engager les branches d'une fourche de bois qu'on pousse en haut autant qu'il est nécessaire, l'animal étant libre de ses mouvements. Dans cette position élevée de la tête, le breuvage est déglutie avec facilité, parce que la mâchoire inférieure reste parfaitement libre, et que les sujets n'éprouvent aucune contrainte trop fatigante.

On a proposé plusieurs appareils pour remplacer la bouteille usuelle dans l'administration des breuvages aux chevaux; mais jusqu'à présent aucune tentative n'a pu détrôner ce moyen si simple et si vulgaire; le *bridon à breuvage* de Bourgelat, celui de Rigot père, muni d'un robinet à la douille de l'entonnoir, etc., n'ont eu que de rares partisans, et n'ont guère été employés hors des écoles vétérinaires. Malgré ces insuccès, un ouvrier ingénieux et adroit de Lyon, M. Pradat, qui fabrique les instruments et les appareils de chirurgie vétérinaire avec une grande habileté, est revenu sur ce sujet intéressant, et est parvenu à rendre le bridon à breuvage un instrument utile et commode, ainsi que nous nous en sommes assuré par l'expérience. Nous avons donc cru être utile à nos confrères et aux élèves, en faisant représenter ci-dessous le nouvel ustensile.

Il se compose d'un réservoir mi-cylindrique A, de la capacité d'un litre, muni d'un couvercle B, qui le ferme hermétiquement, et fixé par deux tenons C à une petite traverse, sur l'un des côtés du bridon; à son extrémité inférieure se trouve une ouverture munie d'un rebord taraudé D, sur lequel peut s'élever un écrou mobile E, pour le fixer sur le prolongement du canon du mors, qui est muni d'un robinet F pour régler l'entrée du liquide, lequel s'échappe par le trou G; enfin deux montants de cuir HH, formant une têtière, servent à fixer le bridon; l'anneau I sert à élever la tête, qui passe entre les branches du cadre du mors en J. Une fois l'appareil fixé et la tête suffisamment élevée, on ouvre légèrement le robinet, et le liquide, arrivant peu à peu dans la bouche, est avalé sans difficulté et sans perte. Quand l'opération est terminée, on enlève le réservoir en abaissant l'écrou E, et l'on nettoie toutes les parties de l'ustensile avec soin.

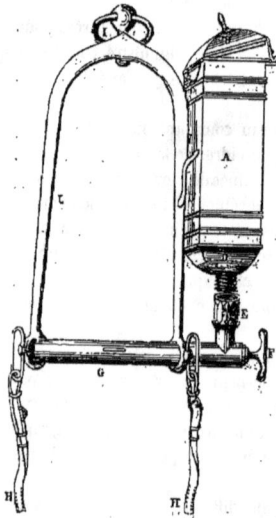

Chez les ruminants, l'administration des breuvages est plus facile que dans les autres animaux, mais à cause de la complication de l'appareil gastrique, on éprouve de la difficulté à faire parvenir le liquide à sa destination; le procédé qu'on met en usage doit varier selon que le liquide médicamenteux est destiné au premier ou au dernier des estomacs. Quand on désire diriger le breuvage principalement dans le rumen, il faut laisser la tête dans sa position naturelle autant que possible, et verser le liquide à grosses gorgées ; lorsqu'au contraire le liquide doit arriver dans la caillette, il est nécessaire de tenir la tête et le cou fortement tendus, à peu près comme chez le petit qui tette sa mère, et de verser le liquide en très petites quantités à la fois, pour qu'il ne puisse ouvrir par son poids les lèvres de la gouttière œsophagienne.

Dans l'administration des breuvages, on ne doit pas seulement s'appliquer à faire parvenir le liquide dans l'estomac, on doit surtout éviter avec soin qu'il ne fasse pas fausse route, et qu'il ne s'introduise dans les voies respiratoires, où il causerait les plus graves désordres. C'est surtout quand ces préparations sont de nature astringente, ainsi que l'a parfaitement démontré et expliqué M. H. Bouley (1), que cet accident est à craindre, et qu'on doit redoubler de précautions pour l'éviter. M. Rouchon (2) a fait voir, d'un autre côté, que l'introduction des breuvages dans la trachée est presque inévitable dans le cas de forte météorisation, parce que l'énorme tension des gaz accumulés dans le rumen met obstacle à l'arrivée du liquide dans cet estomac, et le fait refluer souvent dans les voies respiratoires ; aussi ce vétérinaire recommande-t-il avec raison d'évacuer une partie du gaz de la panse au moyen du trocart avant d'y introduire des liquides médicamenteux. Enfin, M. Mazoux (3) a démontré que, si les accidents de ce genre sont si communs chez les ruminants, cela provient de ce que les gens étrangers à l'art, qui administrent les breuvages, versent ces liquides en trop grande quantité à la fois, tirent la langue des animaux fortement hors de la bouche, empêchent les mouvements de la mâchoire inférieure, etc., ce qui a pour effets principaux d'entraver la déglutition, de gêner les mouvements de l'épiglotte, etc.

Les breuvages étant les préparations magistrales les plus usitées en médecine vétérinaire, leur nature est extrêmement variable, et correspond à presque toutes les classes de médicaments, ainsi qu'on pourra le voir en consultant le *Formulaire*.

h. Des Lavements.

Les *lavements*, encore appelés *clystères*, sont des préparations magistrales liquides qu'on injecte par l'anus dans la portion postérieure des gros intestins, pour remplir plusieurs indications. On les distingue en *évacuatifs*, *alimentaires* et *médicamenteux*. Les premiers, qu'on peut appeler *hygiéniques*, sont destinés simplement à faciliter l'évacuation des excréments lorsqu'elle ne s'effectue pas convenablement, comme on le remarque parfois sur les animaux retenus à l'écurie par des affections du pied ou autres, chez les convalescents, etc. Les lavements alimentaires ou *analeptiques* sont employés lorsqu'un obstacle matériel quelconque s'oppose à l'introduction des aliments dans l'estomac, et servent alors à sustenter les animaux pendant quelques jours seulement, et jusqu'à ce que les voies directes soient redevenues libres. Enfin les lavements médicamenteux sont de trois espèces : *supplétifs*, *révulsifs* et *topiques*. Les premiers doivent être absorbés, et suppléent, comme l'indique leur nom, aux préparations qu'on administre habituellement par les voies directes, mais qu'un obstacle quelconque empêche d'arriver dans l'estomac ; les seconds sont plus ou moins irritants, et sont destinés à déterminer une action révulsive sur le rectum ; et les derniers doivent séjourner dans l'intestin, et agir par voie de contiguïté sur les organes contenus dans le bassin.

(1) *Recueil*, 1846, p. 894 et suiv.
(2) *Journ. des vétér. du Midi*, 1841, p. 45.
(3) *Journ. de médec. vétér. de Lyon*, 1852, p. 456.

Les lavements médicamenteux, les seuls qui doivent principalement nous occuper ici, ont pour véhicule ordinaire l'eau commune; ils consistent le plus souvent en des infusions ou décoctions de substances végétales, et parfois en de simples dissolutions de matières pures, minérales ou organiques. L'administration de ces médica-ments ne présente aucune difficulté : le plus ordinairement on les injecte avec une seringue d'étain dont les dimensions sont proportionnées au volume des animaux; quelquefois on fait précéder leur emploi de l'usage de lavements simples destinés à vider les gros intestins des excréments qui les encombrent; mais cette précaution n'est pas toujours utile, l'expérience ayant démontré que ces liquides arrivent plus avant dans le tube digestif lorsqu'il est plein que quand il est vide, parce qu'il se fait de proche en proche, par l'intermédiaire des excréments, une imbibition qui pousse le lavement très avant dans les courbures du côlon. Quant à la quantité de liquide qui doit constituer chaque lavement médicamenteux, elle ne saurait être fixée rigoureusement, à cause du grand nombre de circonstances qui peuvent la faire varier; mais nous croyons être dans le vrai en la fixant approximativement au double de celle des breuvages chez tous les animaux. Enfin, relativement à la nature de ces préparations magistrales, elle est très variée et correspond à un grand nombre de classes de médicaments, ainsi qu'on pourra s'en convaincre en consultant le *Formulaire.*

i. Des Lotions.

Les *lotions* sont des préparations magistrales liquides, qui servent à laver méthodiquement une partie quelconque de la peau, dans un but thérapeutique. Les véhicules de ces préparations extemporanées sont l'eau, le vin, l'alcool, le vinaigre, etc. Leur confection n'offre jamais la moindre difficulté ; le plus souvent elles consistent dans une infusion ou une décoction végétale plus ou moins concentrée, d'autres fois dans une simple dissolution d'une substance minérale quelconque. Leur emploi est aussi des plus simples : on imprègne un corps tomenteux, tel qu'une éponge, de l'étoupe, des linges, avec le liquide médicamenteux, et l'on applique ce corps humide sur le point malade, en frappant constamment la surface, de manière à exprimer le liquide qui a été imbibé et à entretenir une humidité constante sur le lieu indiqué. La nature des lotions est fort variée et correspond aux diverses classes des médicaments étudiés. (Voy. le *Formulaire.*)

j. Des Bains.

Les *bains* médicamenteux sont des préparations liquides, magistrales, dans lesquelles on plonge pendant un temps plus ou moins long la totalité ou seulement une partie du corps des animaux malades. Les bains généraux, ou ceux avec lesquels on baigne tout le corps, sont inusités pour les grands animaux, mais assez souvent employés pour les petits ruminants, le porc et les carnivores. Les bains locaux, d'une application souvent difficile chez la plupart des animaux, sont remplacés fréquemment par des lotions, des douches, des fomentations, etc.; toutefois on les emploie sur les pieds, les oreilles, les mamelles, les testicules, le pénis, etc., à l'aide de vases ou d'ustensiles appropriés. La préparation des bains médicamenteux liquides, les seuls que nous avons en vue ici, ne présente aucune difficulté; quant à leur nature, elle est fort variable, comme on pourra le voir dans le *Formulaire.*

k. Des Solutions.

Les *solutions* médicinales, encore appelées *mixtures*, *liqueurs*, sont des préparations magistrales ou officinales, liquides, en général très concentrées, qu'on emploie exclusivement à la surface du corps. Elles consistent en la dissolution d'un plus ou moins grand nombre de composés métalliques dans l'eau, le vinaigre, les acides étendus, les liqueurs alcooliques, etc. Ces préparations s'effectuent le plus souvent à froid et après qu'on a réduit en poudres impalpables les sels qui doivent être dissous. On les applique sur les solutions de continuité, sur la peau altérée ; on les injecte dans les fistules, les abcès, les muqueuses apparentes, etc. Il en sera question dans le *Formulaire*.

l. Des Injections.

Les *injections* sont des dissolutions médicinales, plus ou moins chargées, qu'on emploie à l'extérieur du corps, dans le but, soit de les faire absorber, soit de remplir une indication purement locale ; de là la distinction des injections en *générales* et en *locales*. Nous allons en dire quelques mots.

Les injections générales se font dans les veines ou dans le tissu cellulaire sous-cutané. L'injection veineuse dont il a été question dans les généralités, page 22, peut s'effectuer à l'aide d'une seringue, ou mieux au moyen d'un petit tube conique en forme d'entonnoir, tel qu'il est employé à l'Ecole de Lyon. (fig. *a*.) Quant à celles qu'on pratique dans le tissu cellulaire, elles se font par les moyens qui ont été indiqués page 21.

Les injections locales ont lieu sur les muqueuses ou dans les trajets fistuleux. Dans le premier cas, elles s'effectuent généralement à l'aide d'une seringue, comme cela a lieu pour le nez, l'oreille, l'urètre, le vagin, etc. ; cependant M. Rey (1) a proposé, pour pratiquer les injections nasales, un tube de cuir, en forme de siphon, représenté ci-contre (fig. *b*), et qui a été généralement adopté par les vétérinaires. On introduit le petit bout garni d'étoupe dans l'une des narines, tandis que l'autre reste libre ; l'opercule de l'instrument est fortement maintenu sur les ailes du nez afin de clore complétement la narine médicamentée ; le pavillon du tube est destiné à recevoir la matière de l'injection. L'injection dans les trajets fistuleux se pratique presque toujours à l'aide d'une petite seringue appropriée par son volume à la quantité de liquide qu'on doit introduire dans la solution de continuité.

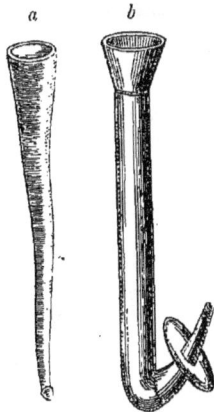

(1) *Journ. de médec. vétér. de Lyon*, 1850, p. 477, et 1851, p. 231.

Nota. — *Dimensions du tube.* — Longueur, 28 centimètres ; circonférence, 10 centimètres ; pavillon, 4 centimètres 1/2 de diamètre ; canule, 14 centimètres en dehors, 9 en dedans, de longueur.

m. Des Collyres.

Les *collyres* sont des préparations magistrales, de forme variable, qu'on applique à la surface de l'œil pour remédier aux maladies de cet organe. D'après leur état, on les distingue en *secs, mous* et *liquides*. Les premiers sont des poudres composées formées par le mélange en diverses proportions d'oxydes et de sels métalliques ; les seconds consistent le plus souvent en des pommades ou cérats dits *ophthalmiques ;* et les troisièmes, dans la dissolution des collyres secs dans l'eau pure, l'eau de rose, de plantain, l'infusion de sureau, l'eau-de-vie, etc. La préparation de ces médicaments composés ne présente aucune difficulté. Quant à leur application sur l'œil, elle est également très simple et s'effectue par des procédés qui varient selon l'état du collyre : s'il est solide, pulvérulent, on l'insuffle sur la conjonctive, après qu'on a écarté les paupières, à l'aide d'un tube de verre, de bois, de papier, etc. ; si la préparation est molle ou liquide, on l'introduit sous les paupières au moyen d'un pinceau doux, de la barbe d'une plume, etc. Enfin, la nature des collyres est très variable et correspond à la plupart des classes de médicaments exposées précédemment. (Voy. le *Formulaire.*)

n. Des Fumigations.

On donne ce nom à des vapeurs de nature diverse, qu'on emploie dans un but thérapeutique, soit pour agir sur les animaux malades, sur l'air altéré de leurs logements. Dans le premier cas, elles sont *cutanées* ou *bronchiques*, et dans le second, *médicinales* ou *hygiéniques*. Les fumigations cutanées s'effectuent le plus ordinairement en dirigeant sous une ample couverture la vapeur qui doit agir sur la peau ; celles qui sont destinées aux voies respiratoires peuvent se faire à l'air libre, en répandant la vapeur ou le gaz dans l'air respirable de l'habitation, ou au moyen d'un appareil fumigatoire que chacun peut organiser soi-même. Celui qu'on emploie le plus ordinairement consiste en une capote de toile dont on enveloppe le haut de la tête, à partir des yeux, et en un conduit également de toile, espèce de sac sans fond dont une extrémité s'attache au bout de la tête, sur le chanfrein, et dont l'autre reçoit les vapeurs qui doivent pénétrer dans les bronches avec l'air inspiré. Quant aux fumigations hygiéniques, elles sont *prophylactiques* lorsqu'on les emploie pour prévenir le développement d'une maladie épizootique ou enzootique, et *désinfectantes*, quand on les met en usage pour détruire les matières putrides ou virulentes qui peuvent exister dans l'air après le règne d'une maladie contagieuse. Enfin, la nature des fumigations varie infiniment, comme on peut en juger en consultant le *Formulaire.*

o. Des Teintures alcooliques.

Les *teintures alcooliques*, encore appelées *alcoolés*, sont des préparations officinales liquides, qui ont pour véhicule l'esprit-de-vin à différents degrés de concentration, et diverses substances organiques pour base. L'alcool qu'on emploie peut être à 22° R. ou 56° centigr. (*eau-de-vie*), ou à 33° R. ou 80° centigr. (*esprit-de-vin, trois-six*) ; le dernier est le plus ordinairement employé. Les substances médicinales qu'on soumet à l'action de ce dissolvant, et qui sont de nature végétale ou animale, doivent être sèches, pour ne pas affaiblir l'alcool, et parfaitement divisées, afin qu'elles cèdent facilement à son action dissolvante. Le procédé qu'on emploie pour les préparer varie selon la nature du médicament à dissoudre. Quand celui-ci se dissout intégralement, comme le camphre, l'iode, etc., la dissolution se fait directement ; mais lorsque la substance médicinale n'est soluble que partiellement, on emploie la *macération*, la *digestion* ou la *lixiviation*, selon la texture de la matière attaquée. Les principes contenus dans les teintures sont principalement des essences, des résines, des alcaloïdes, des extractifs, des matières colorantes, etc. On distingue ces préparations en *simples* et en *composées*, selon qu'elles sont formées par un seul médicament ou par l'association de plusieurs. Quant à leur nature, elle est très variable, comme cela ressortira de l'étude du *Formulaire*.

p. Des Vins médicinaux.

On donne ce nom, ou celui d'*œnolés*, à des préparations officinales liquides, qu résultent de l'action dissolvante du vin sur les diverses substances médicinales. Les vins employés à ces préparations doivent être vieux, généreux, blancs ou rouges, selon les cas ; quand on est forcé de se servir de vins ordinaires, il est souvent utile d'y ajouter une petite quantité d'alcool pour augmenter leur force dissolvante. Ces véhicules agissent principalement par l'eau et l'alcool qu'ils renferment, les acides et les sels qu'ils contiennent n'ayant jamais qu'une part d'action fort minime. Les matières soumises à l'action dissolvante du vin sont le plus souvent d'origine organique, car les matières minérales sont souvent altérées par ce liquide ou l'altèrent lui-même ; néanmoins on y dissout quelques sels métalliques, notamment ceux de fer, d'antimoine, etc. On prépare les vins médicinaux par trois procédés distincts : 1° en mélangeant en proportions déterminées une teinture alcoolique avec du vin ; 2° par la macération ou la digestion de la substance médicinale avec le vin ; 3° par la fermentation de la matière active avec une matière sucrée. Ces préparations ne doivent pas être confectionnées longtemps à l'avance, parce qu'elles s'altèrent promptement, lors même qu'elles seraient tenues dans des vases bien bouchés. On les divise en *simples* et en *composés*, selon qu'ils ont pour base un ou plusieurs médicaments ; quant à leur nature, elle est fort variable, ainsi qu'il sera démontré dans le *Formulaire*.

q. Vinaigres médicinaux.

Les *vinaigres médicinaux*, ou *oxéolés*, sont des préparations officinales qui résultent de l'action dissolvante du vinaigre sur les diverses substances médicinales organiques ou inorganiques. Le vinaigre employé doit être de bonne qualité, quelle que soit sa couleur ; il agit à la fois par l'eau, l'alcool et l'acide acétique qu'il contient. Les matières sur lesquelles il doit agir seront autant que possible sèches, pour qu'il ne soit pas affaibli, et divisées, pour qu'il les attaque facilement. L'opération se fait par simple *dissolution* lorsque les médicaments sont très solubles dans le vinaigre ; dans le cas contraire, elle s'effectue par *macération* et *digestion* plus ou moins prolongées ; enfin, on peut préparer ces liquides aussi par mélange en unissant une teinture médicinale avec une certaine proportion de vinaigre. Ces préparations sont *simples* ou *composées*, selon qu'elles résultent de l'action du vinaigre sur un ou plusieurs médicaments ; quant à leur nature, elle est très variable, comme on pourra le voir au *Formulaire*.

r. Oxymels et Oxymellites.

On appelle *oxymels* des espèces de sirops résultant de la cuisson d'un mélange de miel et de vinaigre. Ils sont distingués en *simples* et en *composés*. Ils sont simples, lorsqu'ils sont formés de miel et de vinaigre ordinaire; et composés, lorsqu'ils résultent d'un mélange de miel et d'un vinaigre médicinal. Les *oxymellites* sont des oxymels auxquels on a ajouté diverses substances minérales, comme on le voit dans l'onguent égyptiac ou oxymellite de cuivre. Nous ferons connaître les plus importants dans le *Formulaire*.

s. Sirops et Mellites.

Les *sirops*, ou *saccharolés*, sont des préparations officinales visqueuses, résultant de la dissolution d'un ou de plusieurs principes médicamenteux dans une solution concentrée d'une matière sucrée. L'excipient ordinaire de ces préparations est le sucre cristallisé ou blanc; mais on peut faire usage, par économie, de la cassonade, du sirop de fécule ou glucose, du miel, etc.; quand on emploie cette dernière substance, les sirops prennent le nom de *mellites*. Les véhicules les plus ordinaires des sirops sont l'eau, le vin, les sucs végétaux, les infusions ou décoctions des plantes, etc. La préparation s'effectue à froid ou à chaud. Dans le premier cas, l'opération se fait par *dissolution* directe du sucre dans la dissolution concentrée du principe médicamenteux; dans le second cas, elle porte le nom de *coction*, et elle s'effectue en faisant cuire jusqu'à consistance voulue, le mélange du sucre ou de la matière sucrée, avec le principe médicamenteux tenu en dissolution dans l'eau, le vin, etc. Dans l'un et l'autre cas, on bat vivement des blancs d'œufs, on les mélange avec le sirop et on les passe ensuite dans un linge fin ou dans un carré de molleton. Si par hasard la préparation est trop colorée et qu'on désire lui donner une plus belle apparence, il faut mettre une petite quantité de charbon animal au fond de la chausse et y verser le sirop à décolorer; en général il passe incolore. Un sirop n'est suffisamment concentré que quand il marque 30° Baumé à chaud, 35° à froid, et que sa densité est d'un tiers plus considérable que celle de l'eau, c'est-à-dire qu'il pèse de 1300 à 1400 grammes par litre. Les sirops médicamenteux sont appelés *simples* quand ils ne contiennent que les principes d'un seul médicament, et *composés*, lorsqu'ils résultent du mélange de plusieurs substances médicinales; quant à leur nature, elle est peu variée en pharmacie vétérinaire, parce qu'on n'en fait guère usage que dans la médecine des jeunes herbivores et dans celle des animaux qui appartiennent aux petites espèces. Nous indiquerons les plus usités dans le *Formulaire*.

t. Des Électuaires.

Les *électuaires*, encore appelés *opiats*, *confections*, etc., sont des préparations magistrales de consistance pâteuse, destinées exclusivement à l'usage interne. Ces médicaments composés ont pour excipients ordinaires le *miel* ou la *mélasse*, plus rarement le *glucose*, l'*extrait de genièvre* ou les *sirops*; les matières actives qu'on y incorpore sont organiques ou inorganiques, solides, sèches et réduites en poudre plus ou moins ténue; quelquefois cependant on emploie comme base un extrait, un suc, une décoction de nature végétale, et comme excipients des poudres organiques ou inorganiques, de la farine, etc. La préparation des électuaires est simple et s'effectue dans un mortier à l'aide d'une spatule ou d'un pilon; elle doit être opérée au moment même de l'emploi de ces mélanges médicamenteux, parce qu'ils ne se conservent guère. On les distingue en *simples* et en *composés*, selon qu'ils contiennent un seul ou plusieurs médicaments; quant à leur nature, elle est extrêmement variable, ainsi qu'on pourra le voir en consultant le *Formulaire*.

н. Des Bols et des Pilules.

Les *bols* et les *pilules* sont des préparations magistrales pâteuses, de forme ronde ou ovoïde, destinées à l'usage interne ; elles ne diffèrent l'une de l'autre que par le volume et la consistance, les bols étant plus volumineux et un peu moins consistants que les pilules. Ces préparations sont de la nature des électuaires et n'en diffèrent que par leur forme propre et par une consistance un peu plus ferme. Les excipients ordinaires des bols et des pilules sont le miel, la mélasse, le glucose, l'extrait de genièvre, etc., et une poudre végétale quelconque, lorsque cela est nécessaire ; on se sert parfois aussi de la farine des céréales et de l'eau, et l'on fait ainsi une pâte dans laquelle on incorpore les principes médicamenteux. Les médicaments qui entrent dans la confection des bols sont très variables et peuvent appartenir à presque toutes les classes pharmacologiques, ainsi que nous le démontrerons dans le *Formulaire*.

La préparation des bols n'offre jamais de grandes difficultés, mais elle varie selon l'état des médicaments qui en forment la base. Lorsque ceux-ci sont solides et sous forme pulvérulente, on les incorpore à un corps sucré et l'on en fait une pâte épaisse qu'on roule ensuite en bols ou en pilules, selon le besoin ; on peut aussi mélanger la poudre médicamenteuse à de la farine, et délayer le tout dans une quantité suffisante d'eau pour obtenir une pâte très ferme. Quand les médicaments sont sous forme molle, les extraits, par exemple, la préparation des bols et des pilules est très simple et se réduit à incorporer la base avec des poudres inertes propres à lui donner la consistance pâteuse. Enfin, lorsque les principes actifs de ces préparations sont liquides, comme les solutions, les teintures, les sucs, les décoctions, etc., on commence par les faire absorber au moyen d'une poudre sèche quelconque, et on les incorpore ensuite à du miel ou à tout autre corps analogue. Le poids moyen des bols est d'environ 50 gr.; celui des pilules n'est guère que le *dixième* environ de cette quantité ; en sorte que quand on veut diviser une masse pilulaire en bols ou en pilules, il faut diviser son poids total par 50 dans le premier cas, et par 5 dans le second.

L'administration des pilules n'offre aucune difficulté, car il suffit d'ouvrir largement la gueule des petits animaux et de laisser tomber ces petits corps ronds vers l'isthme du gosier, pour que la déglutition s'effectue facilement aussitôt que les mâchoires deviennent libres ; quant à celle des bols, elle est un peu plus difficile chez les grands animaux, à cause de la profondeur de la bouche. Le plus ordinairement on introduit le bol avec la main droite jusqu'à l'entrée du pharynx pendant qu'on tire fortement la langue au dehors de la bouche avec la main gauche ; aussitôt que le bol est déposé et la main droite retirée, on abandonne la langue pour que la déglutition s'effectue immédiatement ; lorsque le bras n'est pas assez long ou que les sujets sont indociles, on peut, pour éviter des accidents, fixer chaque bol à l'extrémité d'une petite baguette de bois, et le porter ainsi au fond de la bouche. Enfin, on peut employer aussi des instruments spéciaux, comme la *pilulaire* de Lebas, par exemple : elle consiste en un cylindre creux, de bois léger, de 56 centimètres de longueur, de 5 centimètres de diamètre, et muni d'un piston comme une seringue, afin qu'on puisse pousser le bol une fois que l'instrument chargé est introduit dans la bouche. Cet ustensile est peu employé (1). M. Sempastous (2) a dernièrement proposé un pilulier en forme de

(1) *Recueil*, 1825, p. 459.
(2) *Recueil*, 1850, p. 200.

pince à ressort, c'est-à-dire dont le mors, en forme de double cuiller, s'ouvre quand on presse sur les branches. Nous ignorons le sort qui attend le nouvel instrument.

v. Des Nouets ou Mastigadours.

Ces préparations magistrales, pâteuses, de la nature des bols et des électuaires, sont destinées à être mâchées après qu'on les a enveloppées dans un morceau de toile neuve, ainsi que l'indiquent leurs noms. — Très employés autrefois par les maréchaux, les hippiatres et les anciens vétérinaires, ces médicaments le sont rarement aujourd'hui ; cependant, comme ils peuvent être utiles dans certaines circonstances, nous devons les faire brièvement connaître.

On prépare les mastigadours comme les électuaires et les bols ; lorsque la pâte est prête, on l'enveloppe dans plusieurs doubles d'une toile forte, et on la fixe ensuite dans la bouche des animaux. Chez les solipèdes, on attache solidement le nouet au mors d'un bridon ou d'un filet, et l'on se sert ensuite de ce harnais pour fixer le cheval ; chez les grands ruminants, on ficelle le nouet sur un billot de bois, et au moyen d'une corde fixée à chaque extrémité, on l'attache aux cornes ou au sommet de la tête comme avec une têtière. — Quand la préparation est ainsi disposée dans la bouche, les animaux la mâchent lentement, avalent les principes solubles qui ont été extraits par la salive, ou rejettent au dehors une grande quantité de cette humeur sécrétée. La nature des mastigadours varie beaucoup, comme on pourra le voir dans le *Formulaire*.

x. Des Pains médicamenteux.

Les *pains* médicamenteux sont des préparations magistrales qu'on obtient comme le pain ordinaire, en faisant cuire une pâte fermentée dans laquelle on a incorporé des substances médicamenteuses. Les excipients de ces médicaments sont les farines des céréales, des légumineuses, du sarrasin, etc., auxquelles on ajoute de l'eau ou une préparation médicinale liquide. Les médicaments qui peuvent entrer dans les pains médicamenteux sont fort nombreux, et peuvent appartenir à la plupart des catégories de ces agents, comme il sera démontré dans le *Formulaire* ; cependant tous ne peuvent faire partie de ces médicaments composés, à cause de la haute température à laquelle on les soumet : il est évident, par exemple, que les médicaments très volatils, que ceux qui sont facilement décomposables par la chaleur, ne sauraient entrer dans la confection des pains médicamenteux ; il faut donc forcément que les principes actifs de ces préparations soient doués d'une certaine fixité physique ou chimique, sans quoi ils seraient altérés et même dénaturés par la cuisson. — Cette forme de médicament se prête très bien à l'administration de la plupart des agents de la matière médicale, en ce sens que les animaux les prennent très facilement d'eux-mêmes ; ils conviennent surtout pour les animaux qui vivent en troupeaux, comme les moutons, les chèvres, les porcs, les jeunes bêtes bovines, etc.; ils sont également très précieux dans le cas où une maladie épizootique ou enzootique sévit sur un grand nombre d'animaux à la fois, surtout sur ceux qui appartiennent aux petites espèces, pendant la convalescence, etc.

y. Des Cataplasmes.

Les *cataplasmes* sont des préparations magistrales de consistance pâteuse, qu'on emploie exclusivement à la surface du corps en forme de topique. On distingue, dans leur composition, trois parties distinctes : la *matière*, le *véhicule* et le *principe médicamenteux*. La matière des cataplasmes est le plus souvent une poudre ou farine végétale d'un prix peu élevé, comme la farine de lin, celle des céréales, du sarrasin, la poudre de mauve ou de guimauve, la fécule, etc.; parfois ce sont des parties végétales cuites et réduites en pulpe, comme la pomme de terre, la racine de carotte, de betterave, les feuilles des malvacées, des borraginées, des solanées; enfin, on emploie quelquefois de la suie de cheminée, de la craie, de l'argile, etc. Le véhicule habituel des cataplasmes est l'eau simple ou chargée de principes végétaux par infusion ou décoction; on fait aussi usage du lait, du petit-lait, du vin, de la bière, du vinaigre, des solutions salines, des huiles, etc. Quant au principe médicamenteux, il est fort variable de nature et d'aspect; parfois il manque entièrement, ou plutôt la matière du cataplasme ou son véhicule portent avec eux-mêmes les vertus médicinales qui sont réclamées par l'indication; le plus souvent, cependant, on y ajoute un principe actif destiné à donner à la préparation des propriétés plus tranchées.

La préparation des cataplasmes est des plus simples et se fait à chaud ou à froid. Quand elle doit se faire à chaud, on délaye la matière du cataplasme purement et simplement dans un véhicule bouillant, et lorsque la pâte est préparée, on applique le topique immédiatement; le plus souvent, pourtant, on fait cuire la pâte du cataplasme délayée un peu claire, sur un foyer de chaleur; ce dernier procédé est surtout nécessaire pour les cataplasmes émollients de nature mucilagineuse. Lorsque la confection du cataplasme doit s'effectuer à froid, tout se réduit à délayer la matière dans une quantité suffisante de véhicule pour lui donner la consistance voulue. L'incorporation du principe médicamenteux à la pâte du cataplasme se fait par un procédé variable selon l'état de la substance active : si elle est solide et réduite en poudre, on la mélange à la matière du cataplasme et on délaye le tout dans l'eau ou tout autre liquide approprié; si elle est molle, comme les extraits, les sucs, les pulpes, les pommades, les cérats, etc., ou la mélange avec la pâte du cataplasme, ou on l'étend simplement sur la surface du topique qui doit être appliqué sur le point malade; enfin, si la matière active est liquide, on s'en sert pour délayer le cataplasme à la place du véhicule ordinaire, ou si elle est très énergique ou d'un prix élevé, on se borne à en arroser la surface de la préparation pâteuse. — L'application des cataplasmes sur les parties malades se fait au moyen de bandages appropriés, de pièces de linge servant à la fois à envelopper et à fixer le médicament, etc. Quant à la nature de ces topiques, elle est fort variable et correspond à presque toutes les classes de médicaments, ainsi que nous le démontrerons dans le *Formulaire*.

z. Des Pâtes.

Les *pâtes* médicinales sont des préparations officinales ou magistrales destinées à être appliquées topiquement à la surface du corps; elles ont pour base des poudres plus ou moins actives, et pour véhicule un liquide mucilagineux, gommeux ou albumineux. Leur préparation se fait toujours à froid et au moment même de les employer; leur application, qui est toujours très circonscrite, se fait au moyen de bandages ou d'appareils contentifs en général très simples. Quant à leur nature, elle est très variable, mais en général ces préparations sont très énergiques, astringentes, caustiques, etc. (Voy. le *Formulaire*.)

aa. Des Trochisques.

Les *trochisques* sont des préparations magistrales ou officinales, de forme conique, formées par une pâte très consistante, et employées exclusivement à l'extérieur comme topiques irritants dans les fistules, les caries, etc. Ils ont pour base des
composés métalliques très actifs qu'on délaye avec une petite quantité de liquide
gommeux ou albumineux pour en former une pâte très ferme, qu'on moule ensuite
en cônes plus ou moins volumineux, suivant l'indication à remplir. Les trochisques
sont distingués en *simples* et en *composés* : ils sont simples lorsqu'ils ne sont formés
que par une seule substance, comme ceux de sublimé corrosif solide, de sulfate de
cuivre, de pierre infernale, etc.; ils sont composés, au contraire, lorsqu'ils résultent de l'association de plusieurs substances. Ces préparations sont toutes eschâro-
tiques.

bb. Des Huiles médicinales.

Les *huiles médicinales*, ou *élœolés*, sont des préparations officinales liquides, qui
résultent de l'action dissolvante des huiles grasses sur divers médicaments d'origine
organique. L'huile grasse la plus employée pour ces préparations est l'*huile d'olive*.
Les médicaments soumis à l'action des véhicules gras doivent renfermer des principes
essentiels, des résines, des substances hydro-carbonées, des alcaloïdes, des matières
colorantes, etc. Le procédé de préparation varie selon que la matière médicamenteuse est sèche ou fraîche. Dans le premier cas, un contact un peu prolongé entre
le véhicule et le médicament, à la température ordinaire ou à une douce chaleur,
suffit pour épuiser ce dernier de ses principes actifs; dans le second cas, il est
nécessaire de soumettre le mélange à une ébullition un peu prolongée pour dissiper
l'eau de végétation de la substance médicinale qui s'opposerait à la dissolution des principes médicamenteux, ou compromettrait par la suite la conservation de la préparation. — Les huiles médicinales se divisent en *simples* et en *composées :* elles sont
simples quand elles ont pour base un seul médicament, et comme par exemple
l'huile camphrée, l'huile cantharidée, etc.; elles sont composées lorsqu'elles sont
formées par des principes actifs fournis par plusieurs substances médicinales;
exemple : huile narcotique ou baume tranquille. — Ces préparations s'emploient
à peu près exclusivement à l'extérieur, sous forme d'embrocations pénétrantes;
quant à leur nature, elle varie beaucoup, comme on peut le voir en consultant le
Formulaire.

cc. Des Liniments.

On donne le nom de *liniments* à des préparations onctueuses, magistrales ou
officinales, destinées à être employées exclusivement à l'extérieur du corps sous
forme de frictions. Le véhicule ordinaire de ces préparations est une huile grasse
quelconque, onctueuse ou dessiccative, selon le cas; les principes actifs sont des
essences, du camphre, des savons, des extraits, des alcalis, etc. La confection des
liniments s'effectue presque toujours à froid et constamment par simple mixtion,
soit en remuant le mélange dans un flacon bouché, soit en le triturant pendant un
certain temps dans un mortier. — Leur application se fait sur la peau intacte ou
dépourvue de ses poils, par des frictions plus ou moins prolongées, selon les cas;
quant à leur nature, elle est extrêmement variable, comme on pourra s'en convaincre en consultant le *Formulaire.*

dd. Des Pommades.

Les *pommades*, ou *liparolés*, sont des préparations onctueuses, le plus souvent officinales, résultant du mélange d'une graisse ou d'une huile concrète, avec divers principes médicamenteux. Le corps gras qui forme l'excipient ordinaire des pommades est la graisse de porc ou axonge ; on peut employer aussi le beurre, l'huile de laurier, celle de palme, etc. ; souvent aussi on ajoute à ces corps gras du suif, de la cire, pour leur donner plus de consistance, surtout pendant la saison chaude ou dans les pays méridionaux. Les princi es actifs des pommades sont fort divers et peuvent être de nature minérale ou organique ; on y compte des corps simples, des acides, des oxydes, des sels, des alcaloïdes, des extraits, des sucs, etc. La préparation des pommades se fait par *mixtion, digestion* et *réaction chimique*. Dans le premier cas, on incorpore le principe actif dans son excipient par simple trituration dans un mortier ou sur un porphyre ; dans le second cas, on fait fondre la graisse, on la verse bouillante sur le corps médicamenteux, qui est alors d'origine organique, et après un contact plus ou moins prolongé, on passe avec expression ; enfin, dans le troisième cas, le principe actif réagissant par action chimique, à chaud ou à froid, sur le corps gras, le dénature et donne naissance à des principes qui n'existaient pas dans les corps mélangés ; exemple : pommade citrine, etc. Les pommades, quoique préparées avec soin, ne se conservent pas longtemps sans altération ; d'où la nécessité de n'en préparer jamais qu'une petite quantité à la fois. Dans ces dernières années, on a proposé un moyen simple d'assurer la conservation prolongée de ces préparations ; il consiste à mélanger à la graisse une petite quantité de *benjoin* ou de *bourgeons de peuplier*, à faire digérer le tout à une douce chaleur et à passer avec expression ; l'axonge ainsi *benzinée* ou *populinée*, peut se conserver fort longtemps sans altération ; les bourgeons de pin ou de sapin auraient sans doute la même influence. L'application des pommades se fait exclusivement à la surface de la peau en onctions, embrocations, etc. ; quant à leur nature, elle est excessivement variable, la forme de pommade étant une des plus employées dans la médicamentation locale. (Voy. le *Formulaire.*)

ee. Des Cérats.

Les *cérats*, ou *oléocérolés*, sont des préparations magistrales ou officinales, de consistance graisseuse, destinées exclusivement à l'usage externe. Ils ont pour *excipient* la cire, ainsi que l'indique leur nom, pour *véhicule*, une huile grasse non siccative, et pour *base* ou *principe actif* divers médicaments minéraux ou organiques. Ils diffèrent des pommades par la présence de la cire qu'ils contiennent et des onguents, par l'absence de tout corps résineux dans leur composition. On les divise en *simples* et *composés ;* les premiers ne contiennent que de la cire et de l'huile, tandis que les seconds renferment en outre divers principes médicamenteux. La préparation des cérats composés se fait en deux temps : dans le premier, on prépare le cérat simple, et dans le second on y incorpore le principe actif qui doit en faire partie. Pour préparer le cérat simple, on fait fondre la cire et l'huile au bain-marie, et quand la fusion est bien complète, on broie le mélange dans un mortier jusqu'à homogénéité parfaite ; puis ce premier temps accompli, on incorpore immédiatement le corps médicamenteux qui doit donner au cérat ses propriétés distinctes. Les cérats ne doivent pas être préparés en grande quantité à la fois, parce qu'ils sont très altérables ; on les applique sur les solutions de continuité en les étendant sur les objets de pansement ; quant à leur nature, elle est assez variée. (Voy. le *Formulaire.*)

49

ff. Des Onguents.

Les *onguents*, ou *rétinolés*, sont des préparations officinales assez consistantes, réservées exclusivement pour l'usage externe. Ils ont pour excipient des résines et des corps gras, et pour principes actifs des médicaments très variés, minéraux ou organiques. Ils diffèrent des *pommades* et des *cérats* par les résines qu'ils contiennent, et des emplâtres par l'absence de tout savon métallique. Les résines qu'on emploie pour confectionner les onguents en pharmacie vétérinaire sont à peu près exclusivement celles qu'on tire des térébenthines ; on peut aussi employer ces dernières substances, ainsi que quelques autres résines ou gommes-résines, mais cela arrive rarement, à moins qu'on n'en fasse usage comme principes actifs. Les corps gras qu'on emploie sont les graisses molles et les huiles grasses d'un prix peu élevé ; on n'y ajoute du suif ou de la cire que quand il est nécessaire de donner à la préparation beaucoup de consistance ; quant aux principes actifs des onguents, ils sont extrêmement variés, comme on pourra le voir dans le *Formulaire*. La préparation des onguents s'effectue toujours en deux temps : dans le premier, on fond les corps résineux et les corps gras, simultanément s'ils ont à peu près le même point de fusion, et successivement, en commençant par les plus réfractaires, s'ils fondent à des températures très différentes ; dans le second, on incorpore les principes actifs au mélange, à chaud, s'ils sont fixes, et à froid s'ils sont volatils. L'application des onguents à l'extérieur du corps se fait par des procédés simples et connus.

gg. Des Charges.

Les *charges*, qui correspondent assez exactement aux *emplâtres* de l'autre médecine, sont des préparations magistrales de la même nature que les onguents, mais plus consistantes et plus résineuses que ces derniers. Elles ont pour excipients les résines, la poix, le goudron, les térébenthines, etc.; on y ajoute parfois de la cire, du suif, mais rarement des huiles ou des graisses molles, qui en diminueraient trop la consistance; les principes actifs sont des essences, des teintures, des extraits, des sels, etc. Leur préparation est en général très simple et se rapproche de celle des onguents; quant à leur application, elle est toute spéciale : on coule la préparation encore chaude sur la partie malade dépouillée de ses poils, et bientôt elle y adhère avec force ; parfois on augmente sa solidité en recouvrant sa surface libre avec des étoupes hachées. Enfin, la nature de ces préparations varie selon le but qu'on se propose d'atteindre, comme on le verra dans le *Formulaire*.

FORMULAIRE RAISONNÉ

MAGISTRAL ET OFFICINAL.

Tableau comparatif des poids anciens et des poids nouveaux, avec les signes abréviatifs usités autrefois en pharmacie.

℔	Une livre	=	500 grammes.
1/2 ℔	Une 1/2 livre	=	250 —
1/4 ℔	Un 1/4 de livre	=	125 —
℥	Une once	=	32 —
1/2 ℥	Une 1/2 once	=	16 —
℈	Un gros ou drachme	=	4 —
℈	Un scrupule	=	1 —
Gr.	Un grain . . . . , . . .	=	5 centigrammes.

I. — POUDRES COMPOSÉES (1).

1° FORMULES RATIONNELLES.

N. 1. — Poudre émolliente.

℞ Réglisse pulvérisée . . . . } aa. 6 part.
Guimauve . . . . }
Gomme arabique . . . . } aa. 2 —
Dextrine . . . . }

Mêlez. Dose (2) : 125 grammes.

N. 2. — Poudre tempérante ou acidulée.

℞ Crème de tartre soluble . . . . 4 part.
Nitre . . . . }
Sulfate de soude . . . . } aa. 1 —
Racine de patience pulvérisée . . . }

Mêlez. Dose : 64 grammes.

N. 3. — Poudre astringente.

℞ Sulfate de zinc . . . . } aa. 1 part.
Alun cristallisé . . . . }
Fleur de tan . . . . }
Cachou pulvérisé . . . . } aa. 2 —
Racine de ratanhia pulvérisée }

Mêlez. Dose : 20 grammes.

N. 4. — Poudre rubéfiante.

℞ Moutarde noire pulvérisée . . . . . 4 part.
Poivre noir pulvérisé . . . . } aa. 2 —
Carbonate d'ammoniaque . . . }

Mêlez. Faites un sinapisme.

(1) Pour les poudres simples, voyez l'Histoire de chaque médicament.
(2) *Nota.* Les doses de ce Formulaire sont celles destinées aux grands animaux, sauf indications spéciales.

N. 5. — Poudre vésicante.

℞ Cantharides pulvérisées . . . . 4 part.
Euphorbe pulvérisée . . . . . . } aa. 2 —
Écorce de garou pulvérisée . . }
Hellébore blanc pulvérisé . . . } aa. 1 —
Sabine . . . . }

Mêlez. Faites un topique.

N. 6. — Poudre caustique.

℞ Sublimé corrosif . . . . } aa. 1 part.
Sel ammoniac . . . . }
Sulfure jaune d'arsenic . . . . } aa. 2 —
Sulfate de cuivre . . . . }

Mêlez. Usage externe.

N. 7. — Poudre stimulante.

℞ Carbonate d'ammoniaque . . . . . . 1 part.
Cannelle pulvérisée . . . . . . } aa. 2 —
Anis étoilé pulvérisé . . . . . . }
Racine d'angélique pulvér. . } aa. 4 —
Baies de genièvre . . . . }

Mêlez. Dose : 96 grammes.

N. 8. — Poudre narcotique.

℞ Poudre d'opium . . . . 1 part.
Thridace ou lactucarium . . . . . . 2 —
Poudre de belladone . . . . . }
— de jusquiame noire . . } 3 —
— de datura . . . . }

Mêlez. Dose : 32 grammes. En breuvage ou en électuaire.

N. 9. — Poudre antispasmodique.

℞ Valériane pulvérisée . . . . 4 part.

Camphre . . . . } aa.   1 —
Oxyde de zinc. . . . . }
Bleu de Prusse. . . . .   2 —

Mêlez. Dose : 48 grammes. En électuaire ou en bol.

N. 10. — Poudre excitatrice.

℞ Noix vomique râpée. . . . .   4 part.
Fève de Saint Ignace. . . . .   2 —
Seigle ergoté pulvérisé. . . . . . .   1 —

Mêlez. Dose : 8 grammes. En bol ou en électuaire. Contre les paralysies.

N. 11. — Poudre tonique analeptique.

℞ Farine de froment. . . . . } aa.   4 part.
— de féverole . . . . }
Carbonate de fer. . . . .   2 —
Tartrate de potasse et de fer. . . .   1 —
Gentiane pulvérisée. . . . . . . } aa.   3 —
Baies de genièvre. . . . . }

Mêlez. Dose : 125 grammes. En électuaire. Affect.ons anémiques et hydroémiques, épuisement, marasme, convalescence.

N. 12. — Poudre tonique amère.

℞ Gentiane pulvérisée. . . . .   6 part.
Ecorce de saule pulvérisée. } aa.   4 —
Tan. . . . . }
Houblon pulvérisé. . . . . } aa.   2 —
Camomille — . . . . }
Noix vomique râpée. . . . .   1 —

Mêlez. Dose : 64 grammes. Electuaire, bol, breuvage. Cachexie, hydropisies, diarrhée.

N. 13. — Poudre tonique antiputride.

℞ Quinquina jaune pulvérisé. . . . . .   4 part.
Gentiane pulvérisée. . . . . . } aa.   6 —
Tan . . . . }
Camphre pulvérisé. . . . . . . } aa.   2 —
Suie de cheminée tamisée. . }

Mêlez. Dose : 150 grammes. Breuvage, électuaire. Cachexie, maladies gangréneuses.

N. 14. — Poudre altérante.

℞ Calomélas. . . . . } aa.   4 part.
Sulfure rouge de mercure. . }
Sel marin. . . . . } aa.   2 —
Sel ammoniac. . . . . }
Iodure de potassium. . . . . . } aa.   2 —
Bromure idem. . . . . }

Mêlez. Dose : 32 grammes. Electuaire et bol. Affections lymphatiques.

N. 15. — Poudre vomitive.

℞ Emétique . . . .   1 part.
Ipécacuanha . . . . } aa.   2 —
Hellébore blanc. . . . . }

Mêlez. Dose : Porc, 1 à 2 grammes, chien, 0,25 à 0,50 centigrammes. Embarras gastriques, empoisonnements.

N. 16. — Poudre laxative.

℞ Sulfate de soude. . . . . } aa.   5 part.
Crème de tartre soluble. . . . }
Carbonate de magnésie. . . . . . .   10 —

Mêlez. Dose : 150 grammes. Electuaire, boissons, breuvages.

N. 17. — Poudre purgative minorative.

℞ Sulfate de soude. . . . .   4 part.
— de magnésie. . . . . . . } aa.   2 —
Crème de tartre soluble . . . }
Rhubarbe en poudre. . . . .   1 —

Mêlez. Dose : 250 grammes. Electuaires, breuvage.

N. 18. — Poudre purgative cathartique.

℞ Aloès . . . .   6 part.
Jalap. . . . . } aa.   2 —
Rhubarbe. . . . . }
Calomélas. . . . .   1 —

Mêlez. Dose : 64 grammes. Electuaire, bol, breuvage.

N. 19. — Poudre drastique.

℞ Graines de ricin pulvérisées. . . . .   4 part.
— de croton-tiglium . . . . . .   1 —
Jalap. . . . . } aa.   2 —
Gomme-gutte . . . . }

Mêlez. Dose : 16 grammes. Bol, breuvage.

N. 20. — Poudre diaphorétique.

℞ Fleur de soufre. . . . . } aa.   4 part.
Sulfure d'antimoine. . . . . . . }
Kermès minéral. . . . . } aa.   2 —
Gaïac en poudre. . . . . }
Carbonate d'ammoniaque. . . . .   1 —

Mêlez. Dose : 64 grammes. Electuaire, bol. Affections cutanées et lymphatiques.

N. 21. — Poudre diurétique alcaline.

℞ Carbonate de potasse. . . . . . } aa.   4 part.
Bicarbonate de soude. . . . . . }
Savon râpé. . . . . } aa.   2 —
Racine de saponaire. . . . . . . }

Mêlez. Dose : 48 grammes.

N. 22. — Poudre diurétique sédative.

℞ Nitrate de potasse. . . . .   4 part.
Scille pulvérisée. . . . . } aa.   2 —
Colchique — . . . . }
Cantharides en poudre. . . . . . .   1 —

Mêlez. Dose : 32 grammes. Bol, breuvage.

N. 23. — Poudre diurétique résineuse.

℞ Colophane pulvérisée. . . . . . } aa.   4 part.
Poix de Bourgogne. . . . . . . }
Bourgeons de sapin. . . . . . . } aa.   2 —
Baies de genièvre. . . . . }

Mêlez. Dose : 48 grammes. Bol, électuaire.

N. 24. — Poudre utérine.

℞ Seigle ergoté................ 4 part.
Rue .... } aa. 2 —
Sabine ....
Safran.................... } aa. 1 —
Aloès ....

Mêlez. Dose : 64 grammes. Breuvage alcoolique.

N. 25. — Poudre vermifuge. (Vatel.)

℞ Sulfure noir de mercure....... 16 part.
Fougère mâle............
Gentiane................ } aa. 2 —
Absinthe ....
Aloès ....

Mêlez. Dose : 64 grammes.

2° FORMULES SPÉCIALES.

N. 26. — Poudre antiseptique.

℞ Quinquina rouge pulvérisé } aa. 2 part.
Charbon de bois pulvérisé.
Camphre en poudre..... } aa. 1 —
Carbonate d'ammoniaque.

Mêlez. Plaies gangréneuses, ulcères fétides, etc.

N. 27. — Poudre anticatarrhale. (Sweisteigre.)

℞ Farine de seigle desséchée..... 19 part.
Émétique................. 4 —
Camphre........... } aa..... 1/2 —
Bleu de Prusse ....

Mêlez. Dose : 24 à 32 grammes. Coryza chronique, gourme, bronchite, pneumonie, maladies lymphatiques.

N. 28. — Poudre expectorante.

℞ Poudre de guimauve..... } aa.. 6 part.
— d'aunée ....
Kermès minéral........ } aa.. 3 —
Douce-amère pulvérisée..

Mêlez Dose : 64 grammes. Maladies chroniques des voies respiratoires, de la peau, du système lymphatique.

N. 29. — Poudre galactopoïétique.

℞ Semenc. chaudes ombellif. } aa. 4 part.
Poudre de cannelle.....
Bicarbonate de soude...., } aa. 1 —
Sulfate idem...........

Mêlez. Dose : 32 à 64 grammes. En bols, électuaires, breuvages. Pour exciter la sécrétion du lait dans le cas d'inertie des mamelles après le part.

N. 30. — Poudre hémostatique.

℞ Charbon de bois pulvérisé... } aa. 2 part.
Gomme arabique.........
Alun cristallisé............ } aa. 1 —
Sulfate de fer............
Fleur de tan............. } aa. 1/2 —
Colophane en poudre......

Mêlez. Hémorrhagies capillaires, épistaxis.

N. 31. — Poudre stimulante. (Mathieu.)

℞ Farine de moutarde noire.... 16 gram.
Fleur de soufre......... } aa. 32 —
Poudre de cannelle.....
Fenugrec pulvérisé......... 500 —
Sel de cuisine............. 128 —

Mêlez. Etendez sur une tranche de pain. Maladies anémiques, péripneumonie du gros bétail, etc.

N. 32. — Poudre sternutatoire.

℞ Bétoine pulvérisée......
Asaret — ...... } aa. 32 gram.
Chardon bénit pulv.....
Tabac à priser......... } aa. 8 —
Hellébore blanc pulvérisé.
Euphorbe en poudre......... 4 —

Mêlez. Insufflez dans le nez Coryza chronique, ozène, œstre ethmoïdal, etc.

N. 33. — Poudre vermifuge.

℞ Absinthe pulvérisée..... } aa. 125 gram.
Fougère mâle — .....
Suie de cheminée....... } aa. 64 —
Sel marin.............
Farine de froment torréfiée... 1 kilo.

Mêlez. Arrosez avec un peu d'essence de térébenthine; pour 10 moutons.

II. — DES ESPÈCES.

N. 34. — Espèces émollientes.

℞ Feuilles de mauve..........
— de guimauve..........
— de bouillon blanc....... } part. égal.
— de bourrache.........
— de laitue.............
— de mercuriale annuelle...

Mêlez.

N. 35. — Espèces tempérantes.

℞ Feuilles d'alléluia........
— d'oseille cult........ } aa. 2 part.
— — des prés....
Fruits d'airelle.........
— d'épine vinette...... } aa. 1 —
Pommes sauvages........

Mêlez.

N. 36. — Espèces astringentes.

℞ Racines de benoîte......
— de bistorte........ } aa. 2 part.
— de consoude.......
Feuilles de chêne.......
— de noyer.......... } aa. 1 —
— de ronce..........
— de plantain........
Écorces de chêne........
— de frêne.......... } aa. 1 —
— de peuplier.......
Fleurs de rosier........ } aa. 1/2 part.
— de genet..........

Mêlez.

N. 37. — Espèces aromatiques. (Codex.)

℞ Feuilles ou sommités de sauge.
— de thym...........
— de serpolet..........
— d'hysope...........
— de menthe poivrée..... } part. égal.
— d'origan...........
— de lavande...........
— d'absinthe...........
— de camomille.........
Mêlez.

N. 38. — Semences carminatives.

℞ Anis vert............
Fenouil............
Coriandre ....
Cumin .... } part. égal.
Carvi ....
Angélique............
Mêlez.

N. 39. — Espèces narcotiques.

℞ Morelle noire...........
Coquelicot .... } aa. 2 part.
Laitue vireuse...........
Belladone............
Jusquiame noire......... } aa. 1
Stramoine............
Mêlez.

N. 40. — Espèces amères.

℞ Racines de gentiane.....
— de chicorée......... } aa. 4 part.
— d'aunée...........
— de patience.......
Somm. de pet. centaurée.
— de petit chêne...... } aa. 2 —
— de marrube......
Fleurs de camomille.....
— d'arnica .... } aa. 1 —
Mêlez.

N. 41. — Espèces antispasmodiques.

℞ Armoise............
Tanaisie............
Caille-lait jaune......... } aa. 1 part.
Tilleul (fleurs).........
Saule id...........
Racine de valériane......... 2 —
Mêlez.

N. 42. — Espèces utérines.

℞ Armoise............
Matricaire............
Rue .... } part. égal.
Sabine ....
Seigle ergoté...........
Mêlez.

N. 43. — Espèces vermifuges.

℞ Sommités sèches d'absinthe...
— de tanaisie...........
Fleurs de camomille romaine..
— de semen-contra....... } part. égal.
Fougère mâle (bourgeons).....
Mousse de Corse...........
Mêlez.

III. — DES SACHETS.

1° SACHETS HUMIDES.

N. 44. — Sachet émollient.

℞ Son............
Pulpe de pommes de terre.... } part. égal.
Eau bouillante............. q. s.

Faites une pâte épaisse que vous renfermerez dans un sac de toile pour l'appliquer sur les points malades.

N. 45. — Sachet tempérant.

℞ Sciure de bois ....
Eau vinaigrée............. } aa. q. s.

Renfermez dans un sac et appliquez sur les parties malades.

N. 46. — Sachet astringent.

℞ Suie tamisée...........
Tan .... } aa. part. égal.
Craie............
Solution légère d'alun........ q. s.

Faites une pâte épaisse, renfermez dans un sac en toile et appliquez.

2° SACHETS SECS.

N. 47. — Sachet excitant.

℞ Graine de foin.........
Avoine .... } aa. part. égal.
Baies de genièvre.......

Faites torréfier, renfermez dans un sac en toile et appliquez aussi chaud que possible.

N. 48. — Sachet rubéfiant.

℞ Sel ammoniac pulv.....
Chaux vive........... } aa. part. égal.

Humectez légèrement le mélange et renfermez-le dans un sac.

N. 49. — Sachet antiputride.

℞ Farine de seigle torréfiée..
Poudre de gentiane....... } aa. part. égal.
Tan...............

Faites chauffer, arrosez légèrement d'alcool camphré, renfermez dans un sac et appliquez.

IV. — DES EXTRAITS.

Les extraits étant des préparations simples, nous en avons traité à propos de l'histoire de chaque médicament en particulier.

V. — DES GARGARISMES.

1° FORMULES RATIONNELLES.

N. 50. — Gargarisme émollient.

℞ Racine de guimauve.....
— de réglisse......... } aa. 32 gram.
Graine de lin............. 8 —
Eau............. 1 l. 1/2.
Miel............. 64 gram.

Faites bouillir les trois premières substances dans l'eau, passez dans un linge et ajoutez le miel.

N. 51. — Gargarisme acidule.

℞ Vinaigre .... 125 gram.
Décoction légère d'oseille ..... 1 litre.
Miel .... 64 gram.
Mêlez.

N. 52. — Gargarisme astringent.

℞ Racine de ratanhia.......... 10 gram.
Alun cristallisé .... 20 —
Sulfate de fer............. 10 —
Eau .... 1 l. 1/2.
Traitez le ratanhia par décoction dans l'eau, passez et ajoutez les sels.

N. 53. — Gargarisme irritant.

℞ Eau sinapisée............. 2 litres.
Ammoniaque liquide........ 16 gram.
Chlorure de soude.......... 8 —
Mêlez. Contre la stomatite chronique, le glossanthrax, etc.

N. 54. — Gargarisme stimulant.

℞ Clous de girofle........ } aa. 8 gram.
Poivre................ }
Racine de pyrèthre .... 16 gram.
Eau .... 1 l. 1/2.
Faites infuser et passez. Stomatites aphtheuse et couenneuse; scorbut.

N. 55. — Gargarisme anodin.

℞ Têtes de pavot............. n° 4.
Morelle noire............. 32 gram.
Eau .... 1 l. 1/2.
Miel.................... 64 gram.
Faites bouillir les deux premières substances dans l'eau, passez et ajoutez le miel. Stomatite, angine, etc.

2° FORMULES SPÉCIALES.

N. 56. — Gargarisme antiseptique.

℞ Écorce de chêne........ } aa. 16 gram.
— de quinquina...... }
Alcool camphré........ } aa. 8 —
Chlorure de soude...... }
Eau.................... 1 litre.
Faites bouillir les écorces dans l'eau, passez, laissez refroidir et ajoutez les liquides.

N. 57. — Gargarisme antidiphthérique.

Alun.................... 32 gram.
Acide chlorhydrique..... } aa. 64 —
Miel................... }
Eau sinapisée............. 1 litre.
Dissolvez l'alun dans l'eau et ajoutez successivement le miel et l'acide.
Contre l'angine couenneuse, le ptyalisme, la stomatite aphtheuse, membraneuse, etc.

VI. — DES BOISSONS.

1° FORMULES RATIONNELLES.

N. 58. — Boisson émolliente.

℞ Racine de guimauve........ 125 gram.
— de carotte .... 250 —
Miel.................... 500 —
Eau..................... 10 litres.
Faites bouillir les racines dans l'eau et ajoutez le miel. Phlegmasies aiguës.

N. 59. — Boisson tempérante.

℞ Fécule.................. 250 gram.
Oxymel.............. 500 —
Eau.................... 10 litres.
Faites bouillir la fécule dans l'eau pendant quelques moments, ajoutez ensuite l'oxymel.

N. 60. — Boisson acidule et amère.

℞ Vinaigre............... 250 gram.
Décoction de gentiane....... 2 litres.
Eau commune.......... 10 —
Mêlez. Maladies putrides.

N. 61. — Boisson acidule excitante.

℞ Vinaigre ou un acide minéral
étendu .... 250 gram.
Eau-de-vie ordinaire....... 500 —
Eau commune............ 10 litres.
Contre les affections putrides.

N. 62. — Boisson astringente.

℞ Décoct. lég. de feuilles de ronce. 10 litres.
Alun cristallisé .... 96 gram.
Borate de soude........... 64 —
Faites dissoudre les sels dans la décoction, et ajoutez une petite quantité d'amidon pour exciter les animaux à boire.
Inflammations chroniques du tube digestif. Anémie, hydroémie, diarrhée, etc.

N. 63. — Boisson stimulante.

℞ Espèces aromatiques........ 500 gram.
Eau................... 10 litres.
Faites infuser, laissez refroidir, passez et ajoutez : Extrait de genièvre.... q. s. pour édulcorer la boisson.

N. 64. — Boisson anodine.

℞ Têtes de pavot............. n° 10.
Morelle noire.......... } aa. 125 gram.
Douce-amère .... }
Eau................... 10 litres.
Miel................... q. s.
Traitez par décoction, passez et ajoutez le miel.

N. 65. — Boisson analeptique.

℞ Eau ferrée ou rouillée....... 10 litres.
Farine de froment....... } aa. 1 kilogr.
— de féverole....... }
Lait................... 2 litres.

Délayez les farines dans le lait et ajoutez le tout à l'eau ferrugineuse.

Convalescence. Éruptions cutanées graves. Épuisement, etc.

N. 66. — Boisson altérante.

℞ Cendres de bois............. 500 gram.
Bromure de potassium... } aa. 16 —
Iodure de   —   ... }
Eau.................... 10 litres.

Lessivez les cendres et dissolvez ensuite les sels dans l'eau.

Affections lymphatiques, cutanées chroniques, etc.

N. 67. — Boisson vomitive.

℞ Émétique................ 2 gram.
Ipécacuanha.... 8 —
Décoction d'écorce de sureau.. 1 litre.

Traitez l'ipécacuanha par infusion et ajoutez l'émétique. Dose : une verrée dans les boissons du porc et du chien.

N. 68. — Boisson laxative.

℞ Sulfate de soude............ 500 gram.
Crème de tartre soluble...... 125 —
Décoction légère d'oseille..... 12 litr.

Faites dissoudre les sels dans la décoction, ajoutez un peu de farine d'orge et administrez.

N. 69. — Boisson sudorifique.

℞ Fleurs de sureau........ } aa. 125 gram.
— de tilleul.......... }
Acétate d'ammoniaque...... 150 —
Eau.................... 10 litr.

Faites infuser les fleurs dans l'eau, ajoutez l'acétate d'ammoniaque après refroidissement incomplet et administrez.

N. 70. — Boisson diurétique mucilagineuse.

℞ Racine de guimauve........ 125 gram.
Graine de lin.......... 64 —
Nitrate de potasse .... 32 —
Eau.................... 10 litr.

Faites bouillir la racine de guimauve et la graine de lin dans l'eau, passez et ajoutez le sel.

N. 71. — Boisson diurétique alcaline.

℞ Chiendent............. 150 gram.
Nitrate de potasse ...... } aa. 64 —
Sulfate de soude........ }
Eau.................... 10 litr.

Traitez le chiendent par décoction, passez et faites dissoudre les sels.

N. 72. — Boisson vermifuge.

℞ Farine de seigle torréfiée .... 1 kil.
Mousse de Corse....... } aa. 64 gram.
Fougère.............. }
Eau..................... 5 litr.

Traitez par infusion les deux dernières substances, passez et ajoutez la farine.

2° FORMULES SPÉCIALES.

N. 73. — Boisson anticachectique. (Hertwig.)

℞ Orge germé et torréfié (malt)... 5 litr.
Poudre de baies de genièvre... 1 kil.
Sulfate de fer.............. 250 gram.
Eau ordinaire.............. 50 litr.

Faites bouillir le malt et les baies de genièvre pulvérisées dans la plus grande partie du véhicule, passez avec expression et ajoutez le sulfate de fer dissous dans le reste de l'eau. Pour 50 moutons.

N. 74. — Boisson antiseptique.

℞ Décoction d'oseille......... 2 litr.
Vinaigre camphré........... 250 gram.
Eau de Rabel............. 64 —
Vin de gentiane............ 1 litr.
Eau..................... 1 —

Mélangez. Affections gangréneuses.

N. 75. — Boisson antiscorbutique. (Viborg.)

℞ Décoction d'une plante amère.. } part. égal.
Eau de chaux............. }

Mélangez. Contre le scorbut et les affections asthéniques du porc.

VII. — DES BREUVAGES.

1° FORMULES RATIONNELLES.

N. 76. — Breuvage émollient amylacé.

℞ Riz.................. } aa. 32 gram.
Racine de guimauve..... }
Amidon.................. 16 —
Eau.................... 1 l. 1/2.
Miel.................... q. s.

Faites bouillir le riz, la guimauve et l'amidon dans l'eau, passez avec expression et édulcorez.

Inflammations diarrhéiques de l'intestin, dyssenterie, etc.

N. 77. — Breuvage émollient sucré.

℞ Betterave ou carotte........ 250 gram.
Réglisse.................. 64 —
Miel.................... 32 —
Eau.................... 1 l. 1/2.

F. s. a. un breuvage.

N. 78. — Breuvage émollient gommeux.

℞ Dextrine................ 125 gram.
Gomme arabique pulvérisée... 32 —
Miel.................... 64 —
Eau.................... 1 litr.

F. s. a.

N. 79. — Breuvage émollient mucilagineux.

℞ Racine de guimauve......... 64 gram.
Graine de lin............ 16 —
Miel.................... 32 —
Eau.................... 1 l. 1/2.

F. s. a.

N. 80. — Breuvage émollient albumineux.

℞ OEufs........................ n° 4.
Eau...................... 1 litr.

Battez les œufs de manière à mélanger intimement le jaune avec le blanc, ajoutez peu à peu l'eau un peu tiède et passez dans un linge fin.

N. 81. — Breuvage émollient émulsif.

℞ Jaunes d'œufs.............. n° 4.
Huile d'olives.............. 96 gram.
Eau tiède................. 1 litr.

Incorporez l'huile avec les jaunes d'œufs et ajoutez peu à peu l'eau de manière à faire une émulsion.

N. 82. — Breuvage tempérant.

℞ Décoction d'oseille.......... 1 litr.
Oxymel.................... 125 gram.
Mélangez.

N. 83. — Breuvage astringent minéral.

℞ Borax..................... 32 gram.
Alun...................... 16 —
Petit-lait.................. 2 litr.
Miel rosat................. 64 gram.

Dissolvez les sels dans le petit-lait, ajoutez le miel rosat.

N. 84. — Breuvage astringent tannique.

℞ Écorce de chêne........ } aa. 16 gram.
Noix de galle concassée.. }
Cachou brut............... 64 —
Eau...................... 1 l. 1/2.
Miel .... 64 gram.

Faites bouillir les deux premières substances avec l'eau, passez et faites dissoudre successivement le cachou et le miel.

N. 85. — Breuvage astringent pyrogéné.

℞ Glands de chêne torréfiés..... 64 gram.
Suie de cheminée....... } aa. 32 —
Goudron de bois........ }
Eau...................... 1 l. 1/2.
Miel .... 96 gram.

Traitez par infusion les trois premières substances, passez avec expression et ajoutez le miel.

N. 86. — Breuvage stimulant alcoolique.

℞ Baies de genièvre....... } aa. 32 gram.
Cannelle.............. }
Anis vert ou étoilé......... 16 —
Vin généreux............. 1 litr.

Traitez les trois premières substances par infusion et administrez tiède.

N. 87. — Breuvage stimulant ammoniacal.

℞ Espèces aromatiques..... } aa. 32 gram.
Fleurs de camomille..... }
Ammoniaque liquide........ 32 —
Eau...................... 1 l. 1/2.

Traitez les fleurs par infusion, passez et ajoutez l'ammoniaque après refroidissement presque complet du liquide.

N. 88. — Breuvage stimulant amer.

℞ Racine de gentiane..... } aa. 32 gram.
— d'aunée.......... }
Sommités de gr. absinthe. } aa. 16 —
Fleurs de camomille..... }
Extrait de genièvre......... 64 —
Eau...................... 1 l. 1/2.

Faites infuser les racines et les fleurs, passez, ajoutez l'extrait de genièvre et administrez.

N. 89. — Breuvage anodin.

℞ Têtes de pavots............. n° 4.
Laitue vireuse fraîche....... 125 gram.
Laudanum de Rousseau...... 15 —
Eau...................... 1 l. 1/2.

Traitez par décoction les pavots et la laitue, passez avec expression et ajoutez le laudanum.

N. 90. — Breuvage sédatif.

℞ Têtes de pavots .... n° 6.
Feuilles fraîches de belladone.. 64 gram.
Laudanum de Sydenham..... 32 —

Opérez comme ci-dessus.

N. 91. — Breuvage narcotique.

℞ Têtes de pavots............. n° 8.
Extrait aqueux d'opium...... 10 gram.
Décoction de laitue.......... 1 l. 1/2.

Faites bouillir les pavots concassés dans la décoction de laitue et dissolvez l'extrait d'opium.

N. 92. — Breuvage antispasmodique.

℞ Racine de valériane......... 96 gram.
Camomille (fleurs).......... 32 —
Assa fœtida................ 64 —
Éther sulfurique............ 16 —
Eau...................... 1 l. 1/2.

Traitez les deux premières substances par infusion, dissolvez l'assa fœtida, passez et ajoutez l'éther après refroidissement complet.

N. 93. — Breuvage analeptique.

℞ Bouillon de viande.......... 1 litr.
Farine de froment.......... 250 gram.
Sel marin.. .... 32 —
Carbonate de fer........... 16 —

Délayez les poudres et la farine dans le bouillon.

N. 94. — Breuvage tonique amer.

℞ Racine de gentiane..... } aa. 64 gram.
Écorce de saule........ }
Extrait de genièvre......... 96 —
Eau...................... 1 l. 1/2.

Faites une décoction avec les deux premières substances et l'eau, passez et ajoutez l'extrait.

N. 95. — Breuvage névrosthénique.

℞ Quinquina gris............. 64 gram.
— jaune............... 32 —

Marrube blanc............ 125 —
Eau.................... 2 litr.
Miel.................... q. s.

Traitez les quinquinas par décoction, passez et faites infuser le marrube dans le liquide; passez de nouveau et édulcorez avec le miel.

N. 96. — Breuvage altérant mercuriel.

♃ Sublimé corrosif...:........ 1 gram.
Sel marin.............. } aa. 5 —
Sel ammoniac.......... }
Alcool................. 16 —
Eau pure.............. 1 litr.

Faites dissoudre.

N. 97. — Breuvage altérant ioduré.

♃ Iodure de potassium........ 8 gram.
Iode................... 2 —
Eau pure.............. 1 litr.

Dissolvez le sel dans l'eau et ajoutez ensuite l'iode préalablement pulvérisé.

N. 98. — Breuvage altérant bromuré.

♃ Bromure de potassium ...... 10 gram.
Brome................. 15 goutt.
Eau .... 1 litr.

Faites dissoudre le sel et ajoutez le brome goutte à goutte. Contre le farcin.

N. 99. — Breuvage altérant chloruré.

♃ Chlorure de soude.......... 64 gram.
— de baryum............ 4 —
Eau distillée............. 1 litr.
Faites dissoudre.

N. 100. — Breuvage vomitif.

♃ Poudre vomitive (n° 13)..... 1 gram.
Eau tiède.............. 1 verr.

Donnez en une seule fois au porc et le quart seulement au chien.

N. 101. — Breuvage laxatif.

♃ Décoction d'oseille........... 1 litr.
Manne grasse........... } aa. 125 gram.
Sulfate de soude....... }

Faites dissoudre.

N. 102. — Breuvage minoratif.

♃ Sulfate de soude........... 500 gram.
— de magnésie....... 125 —
Crème de tartre soluble..... 64 —
Eau................... 1 litr.

Faites dissoudre.

N. 103. — Breuvage cathartique.

♃ Folioles de séné........... 64 gram.
Aloès................. 32 —
Eau bouillante............ 1 litr.

Faites infuser le séné, passez et ajoutez l'aloès.

N. 104. — Breuvage drastique.

♃ Huile de croton-tiglium...... 25 cent.
Gomme-gutte........... 8 gram.
Carbonate de potasse....... 10 —
Jaunes d'œufs.......... n° 2.
Eau mucilagineuse......... 1 litr.

Incorporez aux jaunes d'œufs l'huile, la gomme-résine et le sel dans un mortier, et ajoutez par petites portions le véhicule.

N. 105. — Breuvage diaphorétique.

♃ Douce-amère........... } aa. 64 gram.
Buis râpé.............. }
Baies de genièvre....... } aa. 32 —
Acétate d'ammoniaque... }
Eau................... 1 litr.

Traitez par décoction les trois premières substances, passez et ajoutez le sel.

N. 106. — Breuvage sudorifique.

♃ Fleurs de sureau....... } aa. 125 gram.
— de camomille...... }
Ammoniaque liquide........ 32 —
Eau.................... 2 litr.

Faites infuser les fleurs, passez et ajoutez l'ammoniaque.

N. 107. — Breuvage expectorant.

♃ Scille pulvérisée........... 8 gram.
Baies de genièvre.......... 32 —
Kermès minéral.......... 16 —
Émétique.............. 4 —
Eau.................. 1 l. 1/2.

Faites infuser les deux premières substances, passez, dissolvez l'émétique et délayez le kermès.

N. 108. — Breuvage diurétique mucilagineux.

♃ Graine de lin........... 16 gram.
Racine de guimauve....... 32 —
Crème de tartre soluble..... 48 —
Eau................... 2 litr.

Traitez par décoction, passez et dissolvez le sel.

N. 109. — Breuvage diurétique alcalin.

♃ Carbonate de potasse....... 16 gram.
Savon blanc........... } aa. 32 —
Nitre................. }
Eau.................. 1 l. 1/2.

Dissolvez.

N. 110. — Breuvage diurétique sédatif.

♃ Poudre de scille........... 16 gram.
Bulbes de colchique râpés.... 8 —
Nitrate de potasse....... 32 —
Eau................... 2 litr.

Faites infuser, dissolvez le nitre et édulcorez avec le miel.

N. 111. — Breuvage diurétique résineux.

♃ Térébenthine............ 32 gram.
Colophane pulvérisée........ 16 —

Jaunes d'œufs............ n° 2.
Eau mucilagineuse......... 1 l. 1/2.

Incorporez la térébenthine et la résine dans le jaune d'œuf, et émulsionnez le mélange avec l'eau mucilagineuse.

N. 112. — Breuvage utérin.

℞ Espèces utérines........... 64 gram.
Eau..................... 1 l. 1/2.

Faites infuser et passez avec expression.

N. 113. — Breuvage vermifuge.

℞ Espèces vermifuges......... 125 gram.
Eau..................... 1 l. 1/2.

Même mode de préparation que pour le breuvage ci-dessus.

2° FORMULES SPÉCIALES.

N. 114. — Breuvage anticachectique.

℞ Quina gris............ } aa. 64 gram.
Gentiane............. }
Sulfate de fer......... } aa. 16 —
Alun............... }
Goudron.................. 32 —
Eau.................... 1 l. 1/2.

Faites bouillir dans l'eau les deux premières substances, ajoutez le goudron et dissolvez les sels.

N. 115. — Breuvage antichorétique.

℞ Valériane............ } aa. 32 gram.
Camomille........... }
Éther sulfurique.......... 16 —
Chloroforme.............. 8 —
Eau.................. 1 litr.

Faites infuser la valériane et la camomille, passez et ajoutez l'éther et le chloroforme; agitez avant d'administrer.

N. 116. — Breuvage antidiarrhéique.

℞ Amidon................. 125 gram.
Alun.................. 32 —
Extrait aqueux d'opium...... 8 —
Eau................. 1 l. 1/2.

Traitez l'amidon par décoction et dissolvez les autres substances.

N. 117. — Breuvage antidyssentérique.
(De La Bère-Blaine.)

℞ Opium............ 8 gram.
Ipécacuanha.............. 16 —
Noix vomique en poudre..... 4 —
Vin ordinaire............. 1 l. 1/2.

F. s. a. un breuvage.

N. 118. — Breuvage antifébrile. (Idem.)

℞ Émétique................. 8 gram.
Nitre.................... 32 —
Eau de gruau ou d'orge...... 1 litr.

Dissolvez.

N. 119. — Breuvage antiparalytique.

℞ Noix vomique râpée........ 10 gram.
Seigle ergoté.............. 16 —
Eau.................... 1 litr.

Faites infuser et passez avec expression.

N. 120. — Breuvage antiputride.

℞ Essence de térébenthine...... 32 gram.
Alcool camphré............ 64 —
Vin de quina............. 1/2 litr.
Eau de goudron............ 1 —

Mélangez et agitez fortement.

N. 121. — Breuvage antirhumatismal.

℞ Émétique................ 4 gram.
Vin de colchique.......... 125 —
Décoction de feuilles de frêne.. 1 litr.

Mêlez les deux liquides et dissolvez le sel.

N. 122. — Breuvage antiscrofuleux.

℞ Feuilles de noyer.......... 125 gram.
Brou de noix............. 32 —
Bromure de potassium....... 8 —
Eau.................. 1 l. 1/2.

Traitez les feuilles et le brou par décoction, passez et dissolvez le sel.

N. 123. — Breuvage antitympanique. (Cambrou.)

℞ Sulfate de soude........... 250 gram.
Aloès................... 32 —
Ammoniaque............. 16 —
Eau.................. 1 l. 1/2.

Dissolvez séparément le sel et l'aloès dans l'eau, mélangez les solutions et ajoutez l'ammoniaque Contre les indigestions chroniques des grands ruminants.

N. 124. — Breuvage antitétanique. (D. L. B. B.)

℞ Teinture d'opium.......... 96 gram.
Éther sulfurique......... 45 —
Eau-de-vie............. 1/2 litr.
Vin.................. 1 —

Mêlez. En une seule fois.

N. 125. — Breuvage stomachique. (P. le cheval.)

℞ Anis étoilé.............. 32 gram.
Camomille........... } aa. 16 —
Absinthe............ }
Éther sulfurique....... } aa. 30 —
Ammoniaque liquide.... }
Eau................. 2 litr.

Faites infuser les substances végétales, passez, laissez refroidir et ajoutez successivement l'éther et l'alcali. Contre l'indigestion simple du cheval; en deux doses rapprochées.

N. 126. — Breuvage stomachique. (P. le bœuf.)

℞ Anis vert ou étoilé........ 32 gram.
Extrait de genièvre..... } aa. 64 —
Racine de gentiane..... }
Ammoniaque liquide.... } aa. 32 —
Éther sulfurique....... }
Eau vineuse............. 2 litr.

Faites infuser l'anis et la gentiane, passez, dissolvez l'extrait et ajoutez, après refroidissement complet, l'éther et l'alcali volatil. Contre les indigestions du bœuf. En deux doses, coup sur coup.

N. 127. — Autre breuvage stomachique.

℞ Camomille.............
Absinthe.............} aa.   16 gram.
Essence de térébenthine..
Chlorure de soude......} aa.   32 —
Eau salée....................   2 litr.

Faites infuser la camomille et l'absinthe, passez, ajoutez successivement le chlorure de soude, l'essence, et remuez avant d'administrer. Indigestions chroniques de la panse, obstruction du feuillet.

N. 128. — Breuvage vermifuge et calmant.

℞ Huile d'olives............. 500 gram.
Éther sulfurique............ 32 —
Laudanum de Sydenham..... 16 —

Mêlez. Contre les coliques vermineuses.

VIII. — DES LAVEMENTS.

1° FORMULES RATIONNELLES.

N. 129. — Lavement émollient simple.

℞ Feuilles de mauve........... 96 gram.
Son de froment............ 1 poign.
Eau.................... 3 litr.

Faites bouillir, passez et administrez tiède.

N. 130. — Lavement émollient amylacé.

℞ Riz.................
Amidon.............} aa.   64 gram.
Eau.................... 3 litr.

Traitez par décoction, passez et administrez.

N. 131. — Lavement émollient mucilagineux.
(Chabert.)

℞ Graine de lin.
Son de blé............} aa.   1 poign.
Pommade de peuplier....... 64 gram.
Eau.................... 3 litr.

Faites bouillir le son et la graine, passez et ajoutez la pommade.

N. 132. — Lavement émollient gélatineux.

Bouillon de tripes.......... 2 litr.
Décoction de carotte........ 1 —

Mélangez. Administrez tiède.

N. 133. — Lavement émollient huileux.

℞ Huile grasse............. 250 gram.
Décoction de graine de lin..... 3 litr.

Émulsionnez l'huile dans la décoction en agitant vivement le mélange et administrez tiède.

N. 134. — Lavement tempérant. (Chabert.)

℞ Feuilles d'oseille........
— de chicorée sauvage.} aa.   1 poign.
Vinaigre................. 0,1 décil.
Eau.................... 3 litr.

Faites bouillir les feuilles, passez et ajoutez le vinaigre.

N. 135. — Lavement tempérant au petit-lait.
(Moiroud.)

℞ Petit-lait aigri..........
Décoction d'orge........} aa.   1 litr.

Mélangez.

N. 136. — Lavement astringent minéral.

℞ Borax.................... 64 gram.
Alun cristallisé............. 32 —
Eau de chaux.............. 3 litr.

Faites dissoudre les sels dans un peu d'eau et mélangez à l'eau de chaux.

N. 137. — Lavement astringent tannique.

℞ Écorce de chêne............ 125 gram.
Noix de galle concassée...... 64 —
Racine de guimauve......... 32 —
Eau.................... 3 litr.

Faites bouillir, passez et administrez.

N. 138. — Lavement irritant sinapisé.

℞ Eau sinapisée.............. 2 litr.
Ammoniaque liquide........ 32 gram.
Essence de lavande.......... 16 —
Eau simple................. 1 litr.

Mélangez. Agitez vivement et administrez. (En deux doses.)

N. 139. — Lavement irritant au tabac.

℞ Feuilles sèches de tabac...... 64 gram.
Sel ammoniac.......... 32 —
Essence de térébenthine..... 16 —
Eau.................... 3 litr.

Faites bouillir les feuilles dans l'eau, passez, dissolvez le sel et mélangez l'essence. (En deux doses.)

N. 140. — Lavement stimulant.

℞ Espèces aromatiques.....
Semences chaudes......} aa.   32 gram.
Eau.................... 2 litr.
Eau-de-vie................. 1/4 —

Faites infuser les espèces aromatiques, passez et ajoutez l'eau-de-vie.

N. 141. — Lavement anodin.

℞ Têtes de pavots........... n° 6.
Feuilles de laitue.......... 1 poign.
Eau.................... 3 litr.

Traitez par décoction, passez et administrez tiède.

N. 142. — Lavement narcotique.

℞ Têtes de pavots........... n° 8.
Extrait d'opium............ 8 gram.

Feuilles de belladone........ 32 —
Eau .... 3 litr.

Faites bouillir les parties végétales, passez et dissolvez l'extrait.

N. 143. — Lavement antispasmodique.

24 Racine de valériane........ 64 gram.
Camphre............. } aa. 16 —
Éther sulfurique....... }
Jaunes d'œufs............ n° 2
Eau .... 2 l. 1/2

Faites infuser la racine de valériane, faites dissoudre le camphre dans l'éther ; incorporez aux jaunes d'œufs et faites dissoudre le mélange dans l'infusion.

N. 144. — Lavement excitateur.

24 Noix vomique râpée........ 10 gram.
Seigle ergoté............. 16 —
Eau .... 2 litr.

Faites infuser ; passez et administrez.

N 145. — Lavement analeptique. (Bourgelat.)

24 Lait de vache............. 2 litr.
Jaunes d'œufs............ n° 4.

Faites tiédir le lait et délayez les jaunes d'œufs.

N. 146. — Lavement laxatif. (De La Bère-Blaine.)

24 Eau de gruau............. 3 litr.
Sulfate de soude....... }
Mélasse ou miel........ } aa. 125 gram.
Huile grasse.......... }

Faites dissoudre le sel et la matière sucrée dans l'eau de gruau et émulsionnez l'huile.

N. 147. — Lavement purgatif.

24 Séné .... 96 gram.
Aloès .... 32 —
Sulfate de soude........... 150 —
Eau .... 3 litr.

Faites infuser le séné ; passez et dissolvez successivement les autres substances.

N. 148. — Lavement drastique.

24 Graines de ricin........... 64 gram.
Huile de croton-tiglium..... 0,50 cent.
Jaunes d'œufs............. n° 2.
Infusion de séné........... 2 litr.

Pulvérisez les graines de ricin dépourvues de leur pellicule ; incorporez-les aux jaunes d'œufs et à l'huile ; délayez le tout dans l'infusion de séné.

N. 149. — Lavement diurétique.

24 Graine de lin............. 16 gram.
Nitre .... 32 —
Vinaigre scillitique.......... 125 —
Eau .... 3 litr.

Traitez la graine de lin par décoction ; passez ; ajoutez le vinaigre et faites dissoudre le nitre.

N. 150. — Lavement utérin.

24 Espèces utérines........... 64 gram.
Teinture de Caramija....... 32 —
Eau .... 3 litr.

Faites infuser les espèces utérines ; passez et ajoutez la teinture.

N. 151. — Lavement vermifuge.

24 Espèces vermifuges......... 125 gram.
Huile empyreumat. de Chabert. 32 —
Eau .... 3 litr.

Faites une infusion des espèces vermifuges ; passez et ajoutez l'huile empyreumatique.

2° FORMULES SPÉCIALES.

N. 152. — Lavement antidyssentérique.
(De La Bère-Blaine.)

24 Têtes de pavots............ n° 2.
Amidon .... 64 gram.
Eau .... 3 litr.

Faites bouillir les têtes de pavots concassées ; passez et délayez l'amidon.

N. 153. — Lavement dilatant.

24 Feuilles de belladone........ 125 gram.
— d'aconit napel........... 64 —
Eau .... 2 litr.

Faites bouillir les feuilles ; pressez et administrez tiède. Contre la constriction spasmodique de l'anus, du col de la vessie et de celui de l'utérus.

N. 154. — Lavement nourrissant.

24 Bouillon de viande.......... 2 litr.
Décoction concentrée de carotte 1 —
Farine de froment.......... 125 gram.

Mélangez les deux liquides et délayez la farine.

IX. — LOTIONS.

1° FORMULES RATIONNELLES.

N. 155. — Lotion émolliente simple.

24 Feuilles de mauve....... } aa. 2 poign.
Son de blé............. }
Eau .... 4 litr.

Faites bouillir et passez avec expression.

N. 156. — Lotion émolliente mucilagineuse.

24 Feuilles de mauve....... } aa. 1 poign.
Son de blé............. }
Graine de lin............. 32 gram.
Eau .... 4 litr.

Faites bouillir et passez avec expression.

N. 157. — Lotion émolliente émulsive.

24 Farine de lin........... } aa. 125 gram.
Chènevis pulvérisé....... }
Eau .... 4 litr.

Faites chauffer l'eau ; délayez les poudres et passez avec expression, après une macération d'un quart d'heure environ.

N. 158. — Lotion amylacée.

℞ Orge mondé.......... } aa. 125 gram.
Riz .... }
Amidon .... 64 —
Eau .... 4 litr.

Faites cuire le riz et l'orge ; passez avec expression et délayez l'amidon. Érysipèle.

N. 159. — Lotion tempérante.

℞ Feuilles d'oseille............ 2 poign.
Levain aigri................ 125 gram.
Vinaigre.................. 0,25 centil.
Eau .... 4 litr.

Faites bouillir les feuilles ; passez avec expression, délayez le levain et ajoutez le vinaigre.

N. 160. — Lotion astringente minérale.

℞ Sulfate de fer.......... } aa. 64 gram.
Alun cristallisé.......... }
Sulfate de zinc............ 32 —
Eau .... 4 litr.
Dissolvez.

N. 161. — Lotion astringente végétale.

℞ Écorce de chêne............ 250 gram.
Racine de gentiane...... } aa. 64 —
Écorce de saule.......... }
Vinaigre.................. 1/2 litr.
Eau .... 3 litr.

Faites bouillir les substances végétales ; passez avec expression et ajoutez le vinaigre.

N. 162. — Lotion irritante.

℞ Farine de moutarde........ 250 gram.
Poivre noir pulvérisé...... 125 —
Ammoniaque liquide....... 32 —
Eau .... 4 litr.

Délayez les poudres dans l'eau tiède ; passez et ajoutez l'ammoniaque.

N. 163. — Lotion stimulante.

℞ Vin aromatique........ ... 2 litr.
Clous de girofle............ 32 gram.
Baies de genièvre............ 64 —
Eau .... 1 litr.

Faites infuser les clous de girofle et les baies de genièvre dans l'eau chaude ; passez et ajoutez le vin aromatique.

N. 164. — Lotion anodine.

℞ Têtes de pavots............ n° 8.
Feuilles de morelle noire. } aa. 1 poign.
    — laitue....... }
Eau .... 4 litr.

Traitez par décoction et passez avec expression.

N. 165. — Lotion vomitive.

Hellébore blanc.......... } aa. 8 gram.
Staphisaigre............ }
Eau .... 1 litr.

Faites infuser et passez. Pour faire vomir le chien et le porc, dans les cas d'empoisonnement par la noix vomique.

2° FORMULES SPÉCIALES.

N. 166. — Lotion antiherpétique. (Vatel.)

℞ Sublimé corrosif,.......... 2 gram.
Sous-acétate de cuivre....... 1 —
Eau simple................ 1 litr.

Pulvérisez les sels ; faites dissoudre et agitez avant de vous en servir.

N. 167. — Lotion antipsorique. (Lelong.)

℞ Feuilles de tabac........... 64 gram.
Sel marin............. 96 —
Savon vert............. 64 —
Eau simple............. 1 litr.

Faites bouillir les feuilles de tabac dans l'eau ; passez et dissolvez le sel et le savon.

N. 168. — Lotion antiputride. (Hartwig.)

℞ Vinaigre............ } aa. 1500 gram.
Eau .... }
Alcool camphré............ 64 —
Sel ammoniac............ 32 —

Faites dissoudre le sel dans l'eau ; mélangez au vinaigre et ajoutez l'alcool camphré par petites portions.

N. 169. — Lotion parasiticide.

℞ Tabac à priser............ 64 gram.
Staphisaigre,............ 32 —
Bichlorure de mercure....... 4 —
Sel ammoniac............. 8 —
Eau .... 3 litr.

Faites infuser les deux premières substances ; passez : faites dissoudre les sels et lotionnez la peau par portions successives.

X. — BAINS.

FORMULES SPÉCIALES.

N. 170. — Bain de sulfure de potasse.

(Voyez p. 666.)

N. 171. — Bain arsenical de Tessier.

(Voyez p. 270.)

N. 172. — Bain alcalin.

℞ Carbonate de soude.......... 1 kil.
Eau .... 50 litr.

Dissolvez. Pour nettoyer la peau des animaux tels que le porc, le chien et le mouton.

N. 173. — Bain savonneux.

℞ Savon vert................ 2 kil.
Eau .... 50 litr.

Dissolvez. Même destination.

N. 174. — Bain zinco-arsenical. (Clément.)

℞ Acide arsénieux............ 1 kil.
Sulfate de zinc............ 5 —
Eau .... 100 litr.

Dissolvez. Même destination que le bain de Tessier ; il a l'avantage sur ce dernier de ne pas tacher la laine des moutons.

N. 175. — Bain antipsorique. (Tessier.)

℞ Feuilles de tabac........... 5 kil.
  Racine d'helléb. noir ou blanc. 2 —
  Essence de térébenthine..... 2 litr.
  Jaunes d'œufs............. n° 10
  Eau .... 50 litr.

Faites bouillir les feuilles et la racine dans l'eau ; incorporez l'essence et les jaunes d'œufs et ajoutez à la décoction. Pour 100 bêtes.

XI. — SOLUTIONS OU MIXTURES.

FORMULES SPÉCIALES.

N. 176. — Pierre astringente. (Girard.)

℞ Alun..................... 60 gram.
  Sulfate de fer............. 15 —
  Acétate de cuivre.......... 22 —
  Sel ammoniac............. 22 —
  Sulfate de zinc............ 22 —
  Safran .... 4 —
  Camphre .... 10 —

Soumettez les sels à un feu vif dans un vase de terre, après les avoir finement pulvérisés, jusqu'à ce que le mélange se prenne en une masse compacte. On remue avec une cuiller de bois ; ajoutez le camphre et le safran quand la matière commence à se prendre, après l'avoir retirée du feu. On prend ensuite gros comme une noisette de la préparation que l'on dissout dans un litre d'eau ordinaire. Contre les ulcères, les plaies et les contusions.

N. 177. — Pierre divine. (Codex.)

℞ Sulfate de cuivre......
  Alun............... } aa. 90 gram.
  Nitre ....
  Camphre............... 4 —

Faites fondre les trois sels dans un creuset ; ajoutez le camphre et coulez sur une plaque froide.

N. 178. — Pierre divine. (Hesselbach.)

℞ Alun..................... 16 gram.
  Sulfate de fer............. 8 —
  — de cuivre.......... 4 —
  Vert-de-gris.............. 1 —
  Sel ammoniac............. 0,50 cent.

Même mode de préparation.

N. 179. — Pierre miraculeuse.

℞ Sulfate de cuivre........... 3 gram.
  — de fer............. 6 —
  Vert-de-gris............. 6 —
  Alun................... 4 —
  Sel ammoniac............. 0,50 cent.

Faites fondre ensemble. Astringent fort et caustique.

N. 180. — Pierre vulnéraire.

℞ Alun.................. } aa. 180 gram.
  Sulfate de zinc......... }
  Acétate de cuivre.......
  Sel ammoniac.......... } aa. 4 —
  Safran...............

Faites fondre et ajoutez le safran réduit en poudre.

N. 181. — Mixture astringente.
(Solution des quatre sulfates.)

℞ Sulfate d'alumine...... } aa. 32 gram.
  — de fer.......... }
  — de zinc......... } aa. 16 —
  — de cuivre....... }
  Eau .... 1 litr.

Dissolvez. Astringente et légèrement dessiccative. Crevasses. Eaux aux jambes. Yeux. Nez, etc.

N. 182. — Mixture astringente (Knopp.)

℞ Alun.................. }
  Sulfate de fer.......... } aa. 5 part.
  — de cuivre....... }
  Sel ammoniac.............. 2 —

Pulvérisez ces sels et traitez-les par la chaleur dans un vase de terre, jusqu'à ce que le mélange puisse se solidifier en se refroidissant.
Dose : 30 grammes dans 1 litre d'eau.
En lotions dans le pansement des plaies du garrot, de l'encolure, etc.

N. 183. — Mixture astringente. (Hertwig.)

℞ Sulfate de cuivre.......... }
  — de fer............ } aa. 3 part.
  Alun................. }
  Vert-de-gris.............. 2 —
  Vinaigre................. 9 —

Dissolvez. Contre le piétin.

N. 184. — Mixture astringente hémostatique.

℞ Sulfate de cuivre......... } aa. 32 gram.
  — d'alumine....... }
  Acide sulfurique.......... 4 —
  Eau.................. 250 —

Dissolvez. Hémorrhagies. Fistules.

N. 185. — Mixture caustique. (De La Bère-Blaine.)

℞ Nitrate acide de mercure..... 4 gram.
  Vert-de-gris.............. 16 —
  Essence de térébenthine ..... 45 —

Faites fondre ensemble et coulez dans la fistule. Contre la taupe.

N. 186. — Mixture astringente. (Blavette.)

℞ Sulfate de zinc............ 32 gram.
  — d'alumine............ 64 —
  Camphre................ 16 —

Pulvérisez les sels, dissolvez le camphre dans un peu d'huile ; mêlez le tout dans un demi-litre d'eau.
Contre les plaies des articulations.

N. 187. — **Mixture astringente.** (Clément.)

℞ Vin rouge................ 200 gram.
Acétate de plomb cristallisé... ·5 —
Sel gris.................... 50 —

Dissolvez et filtrez. En injections contre le catarrhe auriculaire du chien.

N. 188. — **Mixture astringente.** (Villate.)

(Voyez p. 257.)

N. 189. — **Mixture contentive.** (Larrey.)

℞ Alcool camphré........⎫
Extrait de Saturne......⎬ aa. part. égal.
Blanc d'œuf...........⎪
Eau..................⎭

F. s. a. Trempez les étoupes dans le mélange.

N. 190. — **Mixture antiputride.**

℞ Décoction de rue des jardins... 125 gram.
Sel ammoniac............. 32 —
Vinaigre................. 64 —
Alcool camphré........... 64 —

Dissolvez le sel dans le vinaigre et mêlez. Contre les plaies de mauvaise nature.

N. 191. — **Eau d'Alibourg.** (Bourgelat.)

℞ Sulfate de zinc.........⎫
— de cuivre.........⎬ aa. 32 gram.
Safran pulvérisé.......⎪aa. 8 —
Camphre.............⎭
Alcool................ q. s.
Eau commune........... 2 litr.

Dissolvez les sels dans l'eau, le camphre dans l'alcool; ajoutez le safran dans ce dernier solutum et versez le tout dans la solution des sels.
En gargarisme dans la fièvre aphtheuse.

N. 192. — **Eau bleue.** (Hertwig.)

℞ Sulfate de cuivre........... 120 gram.
Sel ammoniac............. 60 —
Vert-de-gris.............. 10 —
Eau de chaux............ 4 litr.

Dissolvez. Astringente et caustique.

N. 193. — **Solution astringente.** (Morton.)

℞ Sulfate de cuivre.......⎫ aa. 96 gram.
Alun.................⎭
Acide sulfurique........... 48 —
Eau .... 1 litr.

Dissolvez les sels et ajoutez l'acide. Ulcères. Fistules. Eaux aux jambes, etc.

N. 194. — **Solution caustique contre le piétin.** (Véret.)

(Voyez p. 257.)

N. 195. — **Solution caustique.**

℞ Bromure de potassium.... 10 gram.
Eau ordinaire.......... 62 —
Brome .... 30 à 60 goutt.

Dissolvez le sel dans l'eau, ajoutez le brome par petites portions en agitant vivement.
Contre les ulcères morveux et farcineux.

N. 196. — **Solution caustique.** (Hertwig.)

℞ Sublimé corrosif........... 4 gram.
Cantharides pulv.......⎫
Euphorbe...........⎬ aa.. 8 —
Acide sulfurique.......... 16 —
— nitrique.......... 12 —

Mélangez les acides avec précaution, ajoutez aux matières pulvérulentes après refroidissement, agitez.
Contre les éponges volumineuses, en frictions réitérées.

N. 197. — **Solution phagédénique.** (Grindel.)

℞ Sublimé corrosif........... 2 gram.
Camphre................ 4 —
Alcool................. 32 —

Dissolvez. Pour détruire les chairs fongueuses, les polypes, etc.

N. 198. — **Mixture contre la seime.** (Bourdon.)

℞ Teinture d'aloès........⎫
Essence de lavande......⎪
Huile de pétrole........⎬ aa. 32 gram.
Baume de copahu......⎪
Acide nitrique.........⎭

Mélangez les quatre premières substances dans une fiole, agitez; ajoutez l'acide nitrique et agitez de nouveau. On nettoie la seime, et l'on panse avec cette mixture.

N. 199. — **Mixture anti-ulcéreuse.** (Stonig.)

℞ Goudron.................... 2 part.
Essence de térébenthine...... 1 —
Acide chlorhydrique......... 1 —
Sulfate de cuivre........... 4 —

Mélangez d'abord le goudron et l'essence, ajoutez ensuite l'acide et le sel. Chaque partie correspondant à 1 kilogr: 500 gram.; la préparation peut servir pour 350 brebis.

N. 200. — **Mixture cuivreuse arsenicale.** (Drouard et Leclerc.)

℞ Sulfate de cuivre........... 32 gram.
Acide arsénieux........... 16 —
Vinaigre............⎫ aa. 500 —
Eau ....⎭

Dissolvez. Contre les eaux aux jambes.

N. 201. — **Mixture contre les démangeaisons.** (Cazenave.)

℞ Sublimé corrosif......... 1 gram.
Camphre............... 2 —
Alcool.................. 200 —
Eau distillée............ 500 —

Dissolvez le sublimé dans l'eau, le camphre dans l'alcool, et mélangez les deux solutions.

XII. — INJECTIONS.

FORMULES RATIONNELLES.

N. 202. — Injection émolliente.

℞ Racine de guimauve...
Orge moudé........ } aa. 64 gram.
Têtes de pavots........... N° 4
Eau.................... 2 litres.

Faites bouillir et passez avec expression.
Muqueuses apparentes enflammées.

N. 203. — Injection acidule.

℞ Eau de Rabel............ 64 gram.
Vinaigre................ 100 —
Eau.................... 2 litres.

Mélangez. Contre les hémorrhagies des muqueuses apparentes.

N. 204. — Injection astringente.

℞ Ratanhia..............
Noix de galle concassée... } aa. 32 gram.
Borax................
Sulfate de zinc......... } aa. 16 —
Eau................. 2 litres.

Traitez par décoction les substances végétales, passez et faites dissoudre les sels.
Écoulements chroniques des muqueuses; hémorrhagies.

N. 205. — Injection irritante.

℞ Eau sinapisée....... 1 litre.
Ammoniaque liquide.. 16 gram.
Alcool............. 1 décilitre.
Eau............... 1 litre.

Mélangez. Inflammations chroniques des muqueuses apparentes.

N. 206. — Injection caustique.

℞ Nitrate d'argent cristallisé... 8 gram.
— acide de mercure....... 32 —
Eau distillée............ 2 litres.

Dissolvez et ajoutez quelques gouttes d'acide azotique s'il se forme un dépôt.
Fistules. Carie. Hygroma, etc.

N. 207. — Injection stimulante.

℞ Espèces aromatiques....... 64 gram.
Clous de girofle.......... 16 —
Alcool .... 100 —
Eau................. 2 litres.

Faites infuser les substances végétales et ajoutez l'alcool.
Catarrhe des cornes chez les bœufs.

N. 208. — Injection anodine.

℞ Têtes de pavots........... N° 8
Morelle noire............. 64 gram.
Feuilles de belladone....... 32 —
Eau................... 2 litres.

Traitez par décoction, passez.
Inflammations suraiguës des muqueuses apparentes.

N. 209. — Injection altérante bromurée.

℞ Bromure de potassium..... 32 gram.
Brome pur.............. 30 gouttes.
Eau ordinaire............ 1 litre.

Dissolvez le sel dans l'eau, et ajoutez le brome goutte à goutte.
Morve au début. Farcin du nez. Fistules farcineuses.

XIII. — COLLYRES.

1° COLLYRES SECS.

N. 210. — Collyre ammoniacal.

℞ Sel ammoniac..........
Alun calciné............ } aa. 2 part.
Sucre.................. 5 —

Pulvérisez les sels et mélangez-les intimement au sucre en poudre. Ophthalmies chroniques. Taches de la cornée, etc.

N. 211. — Collyre aloétique.

℞ Aloès.................
Calomel .... } aa. 1 part.
Sucre candi............
Sucre blanc ordinaire......... 4 —

Pulvérisez très finement et mélangez. Ophthalmie vermineuse.

N. 212. — Collyre de Beer.

℞ Alun calciné.........
Sulfate de zinc........... } aa. 1 part.
Borax...................
Sucre.................. 2 —

Pulvérisez et mélangez.

N. 213. — Collyre de Clater.

℞ Oxyde de zinc.......
Sel ammoniac.......... } aa. part. égal.
Sucre...............

Pulvérisez et mélangez. Taies de la cornée transparente.

N. 214. — Collyre de Cullerier.

℞ Oxyde de zinc.........
Nitre................ } aa. part. égal.
Sucre...............

Pulvérisez et mélangez. Même application.

N. 215. — Collyre de Dupuytren.

℞ Oxyde de zinc.........
Calomel............... } aa. part. égal.
Sucre ....

Pulvérisez et mélangez. Même application.

N. 216. — Collyre mercuriel camphré.

℞ Calomel ....
Sucre candi .... } aa. 4 part.
Camphre pulvérisé........... 1 —

Pulvérisez et mélangez. Conjonctivite scrofuleuse.

2° COLLYRES LIQUIDES.

N. 217. — Collyre alcalin.

℞ Savon blanc................. 5 gram.
Blanc d'œuf................. n° 1.
Eau-de-vie.................
Eau distillée........... } aa. 16 —

Faites dissoudre l'albumine dans l'eau, le savon dans l'eau-de-vie, et mélangez. Taches de la cornée.

N. 218. — Collyre anodin.

℞ Laudanum de Sydenham..... 1 gram.
Teinture de safran.......... 2 —
Eau de rose................. 32 —

Mélangez. Ophthalmie chronique.

N. 219. — Collyre anti-ophthalmique.
(De La Bère-Blaine.)

℞ Sulfate de zinc.............. 1 gram.
Eau-de-vie.................. 10 —
Infusion de sureau.......... 96 —

Mélangez les deux liquides et dissolvez le sel. Pour faire avorter l'ophthalmie chez le chien.

N. 220. — Collyre astringent simple.

℞ Sulfate de zinc.............. 1 gram.
Eau de rose................. 32 —

Dissolvez. Ophthalmie au début.

N. 221. — Collyre astringent camphré.

Sulfate de zinc.............. 4 gram.
Alcool camphré............. 10 —
Eau simple................. 500 —

Dissolvez le sel dans l'eau, et ajoutez l'alcool camphré. Même destination.

N. 222. — Collyre belladoné. (Bouchardat.)

℞ Extrait de belladone........ 10 gram.
Eau...................... 200 —

Dissolvez et filtrez. Ophthalmies très douloureuses.

N. 223. — Collyre blépharique.

℞ Sublimé corrosif............ 0gr,05
Laudanum de Sydenham..... 0gr,50
Mucilage ou gomme......... 10 gram.
Eau distillée................ 100 —

Dissolvez. Ophthalmie palpébrale.

N. 224. — Collyre brun.

℞ Aloès .... 4 gram.
Teinture de safran.......... 32 —
Vin blanc.................. 45 —
Eau de rose................. 450 —

Mélangez et dissolvez. Ophthalmie chronique.

N. 225. — Collyre détersif.

℞ Alun cristallisé............
Sulfate de cuivre .... } aa. 1gr,25

Nitre....................... 2gr,50
Camphre.................. 0gr,50
Eau distillée................ 125 gram.

Dissolvez. Même destination.

N. 226. — Collyre détersif ammoniacal.
(Eau céleste.)

℞ Sulfate de cuivre............ 2 gram.
Eau distillée................ 1 litr.
Ammoniaque liquide........ q. s.

Dissolvez le sel dans l'eau, et ajoutez de l'ammoniaque jusqu'à ce que le précipité qui s'est formé d'abord se soit complétement dissous. Agitez vivement. Inflammations. Ophthalmie au début. Ophthalmie chronique.

N. 227. — Collyre excitant (Graefe.)

℞ Ammoniaque .... 4 gram.
Éther sulfurique............ 1 —
Essence de menthe.......... 2 —
Eau de rose .... 32 —

Dissolvez l'éther dans l'essence, l'ammoniaque dans l'eau, et mélangez. Ophthalmies anciennes.

N. 228. — Collyre de Gimbernat.

℞ Potasse caustique.......... 0gr,1
Eau distillée............... 32 gram.

Dissolvez. Albugo.

N. 229. — Collyre ioduré (Reiniger.)

℞ Iodure de potassium........ 0gr,50
Iode..................... 0gr,05
Eau de rose .... 100 gram.

Dissolvez le sel dans l'eau et l'iode dans la solution. Ophthalmie granuleuse. Parcelles de fer introduites dans l'œil.

N. 230. — Collyre de Lanfranc.

℞ Sulfure jaune d'arsenic..
Aloès .... } aa. 2gr,50
Myrrhe................
Eau de plantain........
Eau de rose .... } aa. 96 gram.
Vin blanc............... 500 —

Pulvérisez et dissolvez les trois premières substances dans l'eau de rose et celle de plantin, ajoutez le vin blanc. Laissez déposer et décantez. Ophthalmie chronique.

N. 231. — Collyre laudanisé.

℞ Racine de guimauve........ 32 gram.
Laudanum de Sydenham..... 4 —
Eau simple................ 750 —

Faites une décoction de la racine, passez et ajoutez le laudanum.

N. 232. — Collyre narcotique.

℞ Extrait de belladone.......
— d'opium .... } aa. 0gr,25
Infusion de feuilles de jusquiame. 125

Dissolvez. Ophthalmies très douloureuses.

N. 253. — **Collyre opiacé.** (Codex.)

℞ Extrait gommeux d'opium...... 0^{gr},25
Eau de rose................. 125

Dissolvez. Même destination.

N. 254. — **Collyre répercussif.**

℞ Sulfate de zinc.......... } aa. 1 gram.
Acétate de plomb....... }
Eau de rose.............. 32 —

Dissolvez. Ophthalmie catarrhale.

N. 255. — **Collyre rouge de Franck.**

℞ Carbonate de potasse....... 1^{gr},25
Camphre................. 0^{gr},50
Teinture d'aloès........... 24 goutt.
Infusion de chélidoine....... 64 gram.

Dissolvez. Ophthalmie chronique.

N. 256. — **Collyre styptique.** (H. Bouley.)

℞ Alun................... 32 gram.
Laudanum de Sydenham.... 15 à 20 gout.
Eau simple.............. 1 litr.

Faites dissoudre le sel dans l'eau et ajoutez le laudanum. Ophthalmie granuleuse.

N. 257. — **Collyre tannique.** (Fronmuller.)

℞ Tannin.................. 0^{gr},60
Laudanum de Rousseau...... 4 gram.
Eau................... 64 —

Dissolvez le tannin dans l'eau et ajoutez le laudanum. Taies de la cornée.

N. 258. — **Collyre d'Yvel.**

℞ Sulfate de zinc............ 24 gram.
— de cuivre............ 8 —
Camphre.............. 5 —
Safran................. 2 —
Eau.................... 1 litr.

Dissolvez. Ophthalmie opiniâtre.

N. 259. — **Collyre zincique alcoolisé.**
(Martinetz.)

℞ Sulfate de zinc........... 2 gram.
Sel ammoniac........... 1 —
Alcool camphré......... 32 —
Eau distillée............. 150 —

Dissolvez les sels dans l'eau et ajoutez l'alcool camphré, laissez digérer vingt-quatre heures, décantez. Ophthalmie catarrhale, ulcères des paupières.

N. 240. — **Collyre zincique belladoné.** (Hayne.)

℞ Sulfate de zinc.......... 4 gram.
Teinture de belladone...... 10 goutt.
Eau................... 500 —

Dissolvez le sel dans l'eau et ajoutez la teinture. Inflammations récentes douloureuses.

N. 241. — **Collyre zincique opiacé.** (Hayne.)

℞ Sulfate de zinc........... 4 gram.
Teinture d'opium.......... 15 goutt.
Eau.................... 500 —

Même mode de préparation. Même emploi.

XIV. — FUMIGATIONS.

1° FUMIGATIONS HUMIDES.

N. 242. — **Fumigation émolliente.**

℞ Feuilles de mauve........ } aa. 4 poig.
Son de blé.............. }
Eau.................... 5 litr.

Faites cuire et placez sous le nez des animaux. Phlegmasies aiguës des voies respiratoires.

N. 243. — **Fumigation tempérante.**

℞ Décoction précédente.......... 4 litr.
Vinaigre .... 1 —

Mêlez et placez bouillant sous le nez des animaux. Phlegmasies aiguës des voies respiratoires avec tendance à la gangrène.

N. 244. — **Fumigation astringente.**

℞ Goudron de bois........... 125 gram.
Suie de cheminée.......... 250 —
Eau.................... 4 litr.
Vinaigre................. 1/2 —

Dissolvez, passez et ajoutez le vinaigre. Phlegmasies catarrhales. Filaires des bronches, etc.

N. 245. — **Fumigation anodine.**

℞ Têtes de pavots............. n° 8.
Morelle noire........... }
Jusquiame.............. } aa. 2 poig.
Belladone.............. }
Eau..................... 5 litr.

Faites bouillir et placez le vase sous le nez des animaux. Inflammations suraiguës des voies respiratoires.

2° FUMIGATIONS SÈCHES.

N. 246. — **Fumigation aromatique.**

℞ Baies de genièvre.......... 64 gram
Café torréfié........... 32 —

Pulvérisez et mélangez les deux substances, projetez la poudre par petites pincées sur des charbons incandescents. La fumigation peut se faire à l'air libre ou avec l'appareil fumigatoire. Affections chroniques des bronches.

N. 247. — **Fumigation désinfectante.**
(Guytonnienne.)

(Voyez page 557.)

N. 248. — **Fumigation désinfectante.** (Smith.)

℞ Nitre..................... 62 gram.
Acide sulfurique............ 69 —
Eau..................... 31 —

Mélangez l'acide et l'eau, mettez dans un vase que vous placerez sur de la cendre chaude, pulvérisez le sel et ajoutez-le peu à peu à l'eau acidulée. Préconisée en Angleterre pour remplacer celle de chlore.

N. 249. — Fumigation antispasmodique.

♃ Poudre d'opium .... 8 gram.
Camphre .... 16 —
Oxyde de zinc .... 32. —

Mêlez. Projetez la poudre sur des charbons ardents, et dirigez les vapeurs dans les voies respiratoires. Phlegmasies de la poitrine compliquées de phénomènes nerveux.

N. 250. — Fumigation vermifuge.

♃ Essence de térébenthine ... } aa. 32 gram.
Éther sulfurique .... }
Goudron .... 125 .

Mélangez les trois substances et placez-les dans un vase que vous chaufferez légèrement. Dirigez les vapeurs dans les voies respiratoires Affections vermineuses des bronches.

N. 251. — Fumigation résineuse.

♃ Colophane pulvérisée ...... }
Bourgeons de sapin pulvérisés } aa. 4 part.
Encens .... } 3 —

Mêlez et projetez par pincées sur des charbons incandescents. Faites respirer la fumée aux animaux. Catarrh nasal et bronchique chroniques.

XV. — TEINTURES ou ALCOOLÉS (1).

N. 252. — Teinture d'aloès camphrée.
(Bourgelat.)

♃ Teinture d'aloès .... 128 gram.
Alcool camphré .... 16 —

Mélangez. Plaies qui tendent à la gangrène.

N. 253. — Teinture ammoniacale. (Guibourt.)

♃ Ammoniaque liquide .... 1 part.
Alcool .... 2 —

Mêlez. Diaphorétique.

N. 254. — Teinture anisée.

♃ Ammoniaque liquide .... 1 part.
Eau-de-vie anisée .... 2 —

Mêlez. Stomachique et sudorifique.

N. 255. — Teinture ammoniacale camphrée.

♃ Ammoniaque liquide .... 1 part.
Alcool camphré .... 2 —

Mêlez. Stimulant antiputride.

N. 256. — Teinture ammoniacale gentianée.

♃ Racine de gentiane .... 120 gram.
Sesquicarbonate d'ammoniaque 30 —
Eau-de-vie .... 2 litr.

Laissez macérer pendant trois ou quatre jours, passez et filtrez. Maladies anémiques et septiques.

<hr>

(1) Pour les teintures simples, voyez le corps de l'ouvrage.

N. 257. — Teinture astringente acidulée.

♃ Eau de Rabel .... }
Teinture de quina .... } aa. 2 part.
Alcool camphré .... 1 —

Mêlez.

N. 258. — Teinture antiseptique astringente.

♃ Eau de Rabel .... }
Teinture d'écorce de chêne } aa. 1 part.
— de noix vomique ... }
Sulfate simple d'alumine. } aa. 1/2 —

Mélangez.

N. 259. — Teinture antiseptique chlorurée.

♃ Chlorure de soude .... }
Alcool camphré .... } aa. 2 part.
Teinture de quina .... 1 —

Mêlez.

N. 260. — Teinture créosotée.

♃ Essence de térébenthine ... }
Teinture de quina .... } aa. 2 part.
Alcool camphré .... }
Créosote .... 1 —

Mêlez.

N. 261. — Teinture irritante.

♃ Ammoniaque liquide .... 2 part.
Essence de lavande .... 1 —
Alcool camphré .... 1 —

Mêlez.

N. 262. — Teinture irritante acide. (Delafond.)

♃ Essence de térébenthine .... }
Teinture de cantharides .... } aa. 1 part.
Acide azotique .... 1/4 —

Mélangez les deux premières substances et ajoutez peu à peu l'acide.

N. 263. — Teinture irritante camphrée.

♃ Essence de lavande .... }
— de térébenthine ...... } aa. 2 part.
Teinture de savon .... }
— de camphre .... } aa. 1 —

Mêlez.

N. 264. — Teinture irritante cantharidée.

♃ Ammoniaque .... 2 part.
Essence de térébenthine .... }
Teinture de cantharides ... } aa. 1 —

Mêlez. Contre les molettes et autres gonflements synoviaux en frictions réitérées.

N. 265. — Teinture antiscorbutique.

♃ Raifort .... 250 gram.
Moutarde .... 32 —
Sel ammoniac .... 64 —
Alcool .... 750 —

Lessivez.

N. 266. — Teinture irritante térébenthinée.
(Moury.)

℞ Essence de térébenthine...... 90 gram.
Ammoniaque............... 24 —
Eau-de-vie............... 125 —

Mélangez. Contre les distensions synoviales et les efforts des articulations.

N. 267. — Teinture cantharidée camphrée.
(White.)

℞ Cantharides pulvérisées..... 10 gram.
Camphre................. 15 —
Esprit-de-vin............. 125 —

Faites macérer pendant une quinzaine de jours, filtrez. Contre les contusions récentes du genou.

N. 268. — Teinture de cantharides composée.

℞ Cantharides pulvérisées..... 30 gram.
Euphorbe................. 8 —
Eau-de-vie............... 190 —

Faites digérer pendant quelques jours, filtrez. Ecarts. Lumbago. Douleurs des articulations.

N. 269. — Teinture irritante. (Luknow.)

℞ Ammoniaque......... ⎞
Essence de térébenthine.. ⎬ aa. 58 gram.
Alcool camphré........ ⎠
Teinture de savon......... 88 —

Mélangez. Paraplégie, en frictions sur la colonne vertébrale.

N. 270. — Teinture de Ranque.

℞ Sommités de menthe poivrée.. · 1 poign.
Camphre................. 15 gram.
Sassafras................ 4 —
Eau-de-vie............... 1 litr.

Faites macérer les parties végétales pendant un jour. Passez et ajoutez le camphre. Contre la météorisation, à la dose de 50 à 60 grammes.

N. 271. — Teinture résolutive. (Percival.)

℞ Éther sulfurique........ ⎱ aa. 62 gram.
Alcool rectifié.......... ⎰
Teinture de lavande........ 31 —
Eau................... 371 —

Mélangez. Contre l'engorgement des tendons fléchisseurs du pied.

N. 272. — Teinture résolutive. (Morton.)

℞ Sel ammoniac............. 15 gram.
Vinaigre fort............. 125 —
Alcool camphré............ 15 —

Dissolvez le sel dans le vinaigre, et mélangez avec l'alcool camphré. En frictions contre les tumeurs indolentes.

N. 273. — Teinture de savon. (Codex.)

℞ Savon blanc............. 90 gram.
Carbonate de potasse........ 4 —
Alcool................. 375 —

Dissolvez. Fondant. Entorses, contusions.

N. 274. — Teinture stimulante. (White.)

℞ Essence de romarin..... ⎱ aa. 10 gram.
Camphre.............. ⎰
Savon vert............... 31 —
Alcool................. 62 —

Contre les distensions récentes des articulations.

N. 275. — Teinture utérine. (Caramija.)

℞ Alcool................. 2 kilog.
Sabine pulvérisée.......... 250 gram.
Thériaque............... 190 —
Cumin pulvérisé........... 125 —
Essence de rue........ ⎱ aa. 80 —
— de sabine........ ⎰

Traitez par digestion, dans l'alcool, les substances solides. Ajoutez les essences. Dose : de 60 à 120 grammes en breuvage dans un litre de vin coupé.

XVI. — VINS MÉDICINAUX (1).

N. 276. — Vin amer et diurétique.

℞ Bourgeons de sapin......... 32 gram.
Grande absinthe........ ⎱ aa. 16 —
Racine de gentiane...... ⎰
Fleurs de camomille........ 8 —
Vin blanc............... 2 litr.

Faites macérer pendant huit jours, passez.

N. 277. — Vin antiscorbutique.

℞ Raifort sauvage........ ⎱ aa. 64 gram.
Cochléaria............ ⎰
Moutarde blanche.......... 32 —
Bourgeons de sapin......... 16 —
Vin blanc............... 2 litr.

Même mode de préparation.

N. 278. — Vin antiscorbutique plus composé.

℞ Feuilles de cresson...... ⎫
— de cochléaria.. ⎬ aa. 16 gram.
— de trèfle d'eau.. ⎭
Sel ammoniac............. 8 —
Vin blanc............... 1 litr.

Faites macérer pendant huit jours, passez avec expression. Affections scorbutiques.

N. 279. — Vin diurétique majeur.

℞ Jalap concassé......... ⎱ aa. 8 gram.
Scille............... ⎰
Nitre................. 16 —
Vin blanc............... 1 litr.

Faites macérer pendant vingt-quatre heures, passez. Hydropisies.

N. 280. — Vin diurétique mineur.

℞ Nitre................. 16 gram.
Baies de genièvre........... 64 —
Vin blanc............... 1 litr.

Opérez comme ci-dessus.

(1) Pour les vins simples, voyez le corps de l'ouvrage.

N. 281. — Vin de gentiane composé.

℞ Gentiane................... 20 gram.
   Quinquina................. 16 —
   Fleurs de camomille........ 32 —
   Cannelle................... 8 —
   Vin blanc................. 1 litr.

Même mode de préparation. Affections anémiques et hydroémiques.

N. 282. — Vins d'opium composés.

(Voyez *Laudanum*, p. 344.)

N. 283. — Vin de quina ferré.

℞ Tartrate de potasse et de fer.. 32 gram.
   Quina..................... 48 —
   Cannelle................... 16 —
   Vin....................... 1 litr.

Faites macérer pendant quatre jours, passez. Affections atoniques. Maladie des chiens. Anémie.

N. 284. — Vin tonique et antiputride.
(Flandrin.)

℞ Vin de quina................ 2 litr.
   Eau-de-vie camphrée........ 1 —

Mélangez. Contre la maladie de Sologne (moutons).

XVII. — DES VINAIGRES MÉDICINAUX (1).

FORMULES COMPOSÉES.

N. 285. — Vinaigre cantharidé anglais.

℞ Cantharides en poudre..... 50 gram.
   Euphorbe pulv............ 10 —
   Acide acétique........... 150 —

Faites macérer pendant huit jours, passez et filtrez. En frictions vésicantes révulsives, surtout contre les paralysies.

N. 286. — Vinaigre rubéfiant.

℞ Cantharides pulv...... } aa. 64 gram.
   Camphre.............. }
   Ail écrasé............ } aa. 300 —
   Moutarde .... }
   Poivre noir pulv......... 800 —
   Vinaigre................. 2 litres.

Faites macérer, passez et filtrez. Même emploi que le précédent.

N. 287. — Vinaigre sternutatoire. (Mathieu.)

℞ Sulfate d'alumine et de potasse. }
   — de zinc............. }
   Poivre d'Espagne.......... } aa. 32 gr.
   Essence de térébenthine..... }
   Camphre................. 8 —
   Fort vinaigre............. 1 lit.

Réduisez les substances solides en poudre, mélangez-les et faites-les macérer pendant

dix heures dans le vinaigre et l'essence; passez et agitez avant de vous en servir.

En injections dans les cavités nasales, au début de la pleuro-pneumonie du gros bétail.

N. 288. — Vinaigre sternutatoire modifié.
(Dehan.)

℞ Azotate de potasse fondu. }
   Sel de nitre cristallisé ... }
   Alun cristallisé.......... } aa. 64 gram.
   Sulfate de zinc.......... }
   Poivre long.............. }
   Essence de genièvre...... } aa. 64 gram.
   Poivre d'Espagne........ }
   Cannelle................. } aa. 32 gram.
   Thériaque .... }
   Vinaigre fort............. 1 litre.

Pulvérisez toutes les substances, faites-les macérer dans le vinaigre pendant vingt-quatre heures, à la température de 30 à 40 degrés; passez à travers un linge, et conservez pour l'usage.

Même destination que le précédent.

XVIII. — OXYMELS ET OXYMELLITES (1).

FORMULES COMPOSÉES.

N. 289. — Oxymellite de cuivre. (Égyptiac.)

Voyez page 182.

N. 290. — Oxymellite cuivreux, (Bracyclark.)

℞ Sulfate de cuivre........ 375 gram.
   Vinaigre................. 125 —
   Mélasse................. 1500 —

Faites dissoudre le sel dans le vinaigre, mélangez à la mélasse, et faites cuire le tout en consistance onguentacée.

Mêmes usages que l'égyptiac.

N. 291. — Oxymellite caustique. (Hugon.)

℞ Vert de gris.......... } aa. 62 gram.
   Sulfate de zinc....... }
   Noix vomique pulv........ 32 —
   Sublimé corrosif......... 16 —
   Miel.................... 500 —

Mélangez le sel de cuivre et celui de zinc au miel, faites cuire, ajoutez la noix vomique et le sublimé, et continuez la cuisson jusqu'à consistance voulue. Eaux aux jambes chroniques, dartres ulcéreuses, etc.

N. 292. — Oxymel cathérétique. (Solleysel.)

℞ Acide arsénieux pulv...... 8 gram.
   Vert de gris.......... } aa. 192 —
   Sulfate de zinc....... }
   Eau-de-vie.............. 1/2 litre.
   Miel.................... 1 kilogr.

Préparez comme l'égyptiac. Employé dans les mêmes cas.

(1) Pour les vinaigres simples, voyez le corps de l'ouvrage.

(1) Pour les formules simples, voyez la *Pharmacologie spéciale.*

N. 293. — **Oxymellite cathérétique.** (Vitet.)

℞ Acide arsénieux......} aa.. 32 gram.
Chaux vive..........}
Miel................... Q. s.

Pulvérisez les deux premières substances, et mélangez-les au miel de manière à faire un topique consistant. Crapaud. Eaux aux jambes. Ulcères farcineux, etc.

N. 294. — **Oxymellite composé.** (Solleysel.)

℞ Vert de gris..........} aa. 240 gram.
Sulfate de zinc.......}
Litharge.............. 120 —
Acide arsénieux........... 8 —
Miel.................... 1000 —

Préparez comme l'égyptiac. Contre le crapaud.

N. 295. — **Oxymellite dessiccatif.** (Roydor.)

℞ Sublimé corrosif.......... 32 gram.
Noix de galle pulv......... 64 —
Sulfate de zinc.......} aa. 125 —
Vert de gris.........}
Miel.................... 786 —

Pulvérisez les sels et la noix de galle, mélangez au miel, moins le sublimé, que l'on incorpore seulement pendant le refroidissement de la préparation. Eaux aux jambes.

N. 296. — **Oxymellite térébenthiné.** (Leloup.)

℞ Verdet pulv.............. 310 gram.
Acide pyroligneux........ 440 —
Térébenthine ....} aa. 875 —
Miel ....}

Mélangez les deux premières substances au miel, faites cuire en consistance sirupeuse, retirez du feu, ajoutez la térébenthine, et laissez sur la cendre chaude jusqu'à ce que le mélange ait acquis l'aspect onguentacé. Piétin.

XIX. — SIROPS ET MELLITES.

1° MELLITES.

N. 297. — **Mellite simple.**

℞ Miel.................... 6 kil.
Eau..................... 1 l. 1/2
Craie................... 192 gram.
Charbon animal........... 125 —
Blancs d'œufs............ n° 4.

On met le miel, l'eau et la craie dans une bassine, on fait bouillir trois à quatre minutes; on ajoute le charbon, puis les blancs d'œufs battus avec 2 litres d'eau; on fait cuire en consistance de sirop, on laisse déposer et l'on passe à l'étamine.

N. 298. — **Mellite de mercuriale.**
(Miel mercurial.)

℞ Suc de feuilles de mercuriale. 1 kil.
Miel .... 90 gram.

F. s. a. un sirop.

N. 299. — **Mellite de rose ou Miel rosat.**

℞ Roses rouges de Provins...... 500 gram.
Eau..................... 2 litr.
Miel .... 3 kil.

Faites infuser les roses pendant vingt-quatre heures, passez avec expression, ajoutez le miel et faites cuire en consistance sirupeuse.

2° SIROPS (1).

N. 300. — **Sirop d'ipécacuanha composé.**

℞ Ipécacuanha............} aa. 32 gram.
Serpolet ....}
Séné...................} aa. 96 —
Sulfate de magnésie.....}
Coquelicot .... 125 —
Vin blanc.............} aa. 750 —
Eau de fleur d'oranger...}
Sucre .... q. s.

Faites macérer l'ipécacuanha dans le vin pendant douze heures, passez avec expression et filtrez la liqueur. Réunissez le résidu aux autres substances, versez dessus 3 litres d'eau bouillante, laissez infuser douze heures, passez avec expression ; mélangez alors le produit avec le vin et l'eau de fleur d'oranger; ajoutez à ce mélange le double de son poids de sucre et faites un sirop par simple solution au bain-marie. Contre les toux opiniâtres des petits animaux.

N. 301. — **Sirop de raifort composé.**
(Sirop antiscorbutique.)

℞ Cochléaria frais........}
Trèfle d'eau id.........}
Raifort id.............} aa. 500 gram.
Oranges amères ....}
Cannelle................... 16 —
Vin blanc.............. 2 litr.
Sucre.................... 2 kil.

Divisez les substances, faites-les digérer à une douce température dans le vin, pendant deux jours, passez avec expression, ajoutez le sucre et faites cuire jusqu'à consistance sirupeuse. Scorbut du chien.

N. 302. — **Sirop vermifuge.** (Gravelhier.)

℞ Follicules de séné........}
Rhubarbe.............}
Semen-contra..........}
Aurone...............} aa. 4 part.
Mousse de Corse.......}
Tanaisie ....}
Absinthe...............}
Eau.................... 250 —
Sucre................... q. s.

Faites macérer les plantes à froid dans l'eau, passez avec expression, ajoutez le sucre et faites un sirop. Affections vermineuses des jeunes et petits animaux.

_____

(1) Pour les sirops simples, voir l'intérieur de l'ouvrage.

XX. — ÉLECTUAIRES OU OPIATS.

1° FORMULES RATIONNELLES.

N. 303. — Electuaire émollient amylacé.

℞ Poudre émolliente amylacée... 64 gram.
Miel .... 250 —
F. s. a. un électuaire.

N. 304. — Electuaire émollient sucré.

℞ Poudre émolliente sucrée..... 64 gram.
Miel .... q. s.
F. s. a.

N. 305. — Electuaire émollient gommeux.

℞ Poudre émolliente gommée... 64 gram.
Miel .... q. s.
F. s. a.

N. 306. — Electuaire mucilagineux.

℞ Poudre de guimauve..... }
Farine de lin .... } aa. 32 gram.
Mucilage de graine de lin . }
Miel .... } aa. q. s.

Délayez le miel dans le mucilage, incorporez les poudres.

N. 307. — Electuaire huileux.

℞ Huile d'olives .... 64 gram.
Farine de lin .... }
Chènevis pulvérisé...... } aa. 32 —
Jaunes d'œufs............. n° 2.
Miel .... q. s.

Incorporez l'huile dans les jaunes d'œufs, mélangez les poudres et ajoutez le miel.

N. 308. — Electuaire tempérant.

℞ Poudre tempérante......... 64 gram.
Miel .... 250 —
F. s. a.

N. 309. — Electuaire astringent minéral.

℞ Poudre astringente minérale... 48 gram.
Miel .... 250 —
F. s. a.

N. 310. — Electuaire astringent végétal.

℞ Poudre astringente végétale... 64 gram.
Miel .... 250 —
F. s. a.

N. 311. — Electuaire stimulant.

℞ Poudre stimulante .... 64 gram.
Miel .... 250 —
F. s. a.

N. 312. — Electuaire anodin.

℞ Poudre d'opium............. 8 gram.
— de belladone....... 16 —
— de valériane.......... 32 —
Miel .... 250 —
F. s. a.

N. 313. — Electuaire antispasmodique.

℞ Poudre antispasmodique...... 64 gram.
Miel .... 250 —
F. s. a.

N. 314. — Electuaire excitateur.

℞ Poudre excitatrice.......... 16 gram.
Miel..................... 250 —
F. s. a.

N. 315. — Electuaire analeptique.

℞ Poudre analeptique.......... 96 gram.
Miel..................... 300 —
F. s. a.

N. 316. — Electuaire tonique amer.

℞ Poudre tonique amère....... 64 gram.
Miel..................... 250 —
F. s. a.

N. 317. — Electuaire antiputride.

℞ Poudre tonique antiputride... 64 gram.
Miel..................... 250 —
F. s. a.

N. 318. — Electuaire altérant.

℞ Poudre altérante........... 12 gram.
Miel..................... 250 —
F. s. a.

N. 319. — Electuaire laxatif.

℞ Poudre laxative............ 125 gram.
Miel..................... 250 —
F. s. a.

N. 320. — Electuaire purgatif.

℞ Poudre purgative........... 64 gram.
Miel..................... 250 —
F. s. a.

N. 321. — Electuaire drastique.

℞ Poudre drastique........... 16 gram.
Miel..................... 250 —
F. s. a.

N. 322. — Electuaire diaphorétique.

℞ Poudre diaphorétique....... 96 gram.
Miel..................... 250 —
F. s. a.

N. 323. — Electuaire diurétique alcalin.

℞ Poudre diurétique alcaline.... 32 gram.
Miel..................... 200 —
F. s. a.

N. 324. — Electuaire diurétique sédatif.

℞ Poudre diurétique sédative... 16 gram.
Miel..................... 200 —
F. s. a.

N. 525. — Electuaire diurétique résineux.

℞ Poudre diurétique résineuse.... 64 gram.
Miel...................... 250 —
F. s. a.

N. 526. — Electuaire vermifuge.

℞ Poudre vermifuge.......... 125 gram.
Miel..................... 300 —
F. s. a.

2° FORMULES SPÉCIALES.

N. 527. — Electuaire antiseptique.

℞ Poudre antiseptique........ 96 gram.
Extrait de genièvre......... q. s.
F. s. a.

N. 528. — Electuaire anticatarrhal.

℞ Poudre anticatarrhale....... 64 gram.
Extrait de genièvre......... q. s.
F. s. a.

N. 529. — Electuaire expectorant.

℞ Poudre expectorante........ 64 gram.
Extrait de genièvre......... q. s.
F. s. a.

N. 530. — Electuaire anesthésique. (Saunier.)

℞ Chloroforme.............. 15 gram.
Poudre de guimauve........ 25 —
Miel................... 250 —
F. s. a. Contre le vertige essentiel des solipèdes.

N. 531. — Electuaire antivertigineux. (Rey.)

℞ Poudre de valériane. } aa. 16 à 32 gram.
Camphre pulvérisé... }
Jaunes d'œufs........ n° 2.
Miel................. 250 à 500 —
Dissolvez le camphre dans le jaune d'œuf, incorporez avec la poudre dans le miel.

N. 532. — Electuaire contre l'irrumination. (Festal, ph.)

℞ Aloès pulvérisé......... 12 à 15 gram.
Ipécacuanha pulvérisé.... q. s.
F. s. a. Pour rappeler la rumination quand elle a été suspendue par indigestion.

N. 533. — Electuaire antihydrophthalmique. (H. Douley.)

℞ Colchique d'automne pulvérisé. 10 gram.
Nitre.................... 32 —
Miel................... q. s.
F. s. a. Ophthalmie compliquée d'hydropisie de l'œil.

N. 534.— Electuaire contre-stimulant. (Strauss.)

℞ Nitre..................... 32 gram.

Sulfate de potasse.......... 96 —
Camphre............... } aa. 4 —
Digitale............... }
Guimauve pulvérisée....... 64 —
Miel.................... q. s.
F. s. a. Administrez en deux doses. Contre les inflammations avec tendance à la gangrène.

N. 535. — Electuaire vermicide. (Waldinger.)

℞ Poudre de gentiane..... } aa. 32 gram.
— de valériane....... }
Suie de cheminée.......... 64 —
Huile empyreumatique...... 16 —
Sulfure de fer.......... } aa. 8 —
Essence de térébenthine.. }
Farine................... q. s.
Eau.................... q. s.
F. s. a. un électuaire.

N. 536. — Electuaire diascordium (Fracastor.)

℞ Feuilles sèches de scordium .... 48 gram.
Fleurs de roses rouges ... ⎞
Racine de bistorte ..... ⎟
— de gentiane ... } aa. 16 —
— de tormentille ... ⎟
Semence d'épine-vinette. ⎠
Gingembre........... } aa. 8 —
Poivre long .... }
Cassia lignea .... ⎞
Cannelle........... ⎟
Dictame de Crète ...... } aa. 16 —
Styrax calamite .... ⎠
Galbanum .... } aa. 16 —
Gomme arabique ..... }
Bol d'Arménie .... 64 —
Extrait d'opium .... 8 —
Miel rosat............. 1 kilog.
Vin d'Espagne .... 250 gram.
Mélangez le vin au miel et incorporez-y les autres substances réduites en poudre; conservez pour l'usage dans des vases bien fermés.

N. 537. — Thériaque. (Galien.)

℞ 1° Agaric blanc .... ⎞
Scille sèche........ } aa. 12 part.
Iris de Florence...... ⎟
Cannelle fine....... ⎠
Cassia lignea........ } aa. 8 —
Spicanard......... }
Racine d'acore vraie... ⎞
— de costus arabique. ⎟
— de gingembre..... } aa. 6 —
— de quintefeuille... ⎟
— de rapontique .... ⎟
— de valériane .... ⎠
— de nard celtique.. ⎞
— de méum........ } aa. 4 —
— de gentiane.... ⎠
— d'aristoloche ..... } aa. 2 —
— d'asarum........ }
Bois d'aloès .... ⎠

Sommités de scordium.
Roses rouges .... } aa. 12 —

2°
Safran .... 8 —
Stœchas arabique .....
Schœnanthe..........
Dictame de Crète...... } aa. 6 —
Malabastrum. ....
Marrube blanc........
Chamœdrys..........
Chamœpitys..........
Millepertuis.......... } aa. 4 —
Pouliot. ....
Marum..........
Petite centaurée ..... } aa. 2 —

3°
Semences d'ers .... 36 —
Poivre long .... 24 —
Semences de navet tundage.. 12 —
Amome en grappe.......... 8 —
Poivre noir ....
— blanc.......... } aa. 6 —
Persil de Macédoine....
Cardamome..........
Carpo-balsamum.....
Ammi ....
Anis .... } aa. 4 —
Fenouil ....
Thlaspi ....
Daucus de Crète .... 2 —

4°
Opium.......... 2 —
Mie de pain desséchée..
Vipère sèche.......... } aa. 12 —
Suc de réglisse........
— d'acacia ....
— d'hypociste ...
Gomme arabique..... } aa. 4 —
Styrax calamite........
Sagapenum ....
Myrrhe.......... 8 —
Oliban..........
Galbanum .... } aa. 6 —
Opopanax..........
Castoreum.......... } aa. 2 —
Bitume de Judée.....
Terre sigillée..........
Protosulfate de fer des- } aa. 4 —
séché.

5°
Baume de la Mecque..... 12 —
Térébenthine de Chio ..... 6 —
Miel blanc.............. 1386 —
Vin blanc d'Espagne....... 68 —

On pulvérise séparément les bois, les racines, les écorces, les sommités, les fleurs, les fruits, les gommes, les résines, les gommes-résines, les extraits et les substances minérales, et l'on compose quatre poudres suivant les indications rapportées sur les n°s 1, 2, 3 et 4; on les mêle ensemble par trituration pour en former la poudre unique qu'on désigne sous le nom de poudre thériacale, et on l'ajoute aux trois premières substances comprises dans le n° 5 et qu'on a fait liquéfier dans une large bassine avant d'opérer la mixtion, et, sur la fin, on y mélange le vin.

N. 338. — Thériaque vétérinaire. (F. T.)

2¼

Espèces indigènes. { Esp. aromatiques .
Sem. carminatives.
Espèces amères ... } aa. 8 part.
— astringentes ..
— antispasmodiq.

Épices. { Cannelle de Chine.
Poivre noir .....
Clous de girofle... } aa. 4 —
Noix muscade....
Rac. de gingembre.

Résines. { Assa fœtida ......
Encens .... } aa. 2 —
Térébenthine.....

Carbonate de fer .... 1 —
Extrait sec d'opium............ 1 —
Vin généreux............ 3 —
Extrait de genièvre............ q. s.

Réduisez les espèces végétales indigènes en poudre fine, ainsi que les épices; délayez les matières résineuses et l'extrait d'opium dans le vin; ajoutez-y peu à peu la poudre et incorporez avec q. s. d'extrait de genièvre, de manière à donner au mélange la consistance d'un électuaire un peu ferme. Conservez dans des pots bien bouchés.

XXI. — BOLS ET PILULES.

1° FORMULES RATIONNELLES.

N. 339. — Bol émollient.

2¼ Gomme pulv..........
Guimauve.......... } aa.. 32 gram.
Huile d'olive .... 64 —
Jaune d'œuf.............. N° 1
Miel.................... q. s.

Incorporez l'huile dans le jaune d'œuf, les poudres dans le mélange, et ajoutez le miel. Faites des bols du poids de 45 grammes.

N. 340. — Bol astringent.

2¼ Alun cristallisé............ 32 gram.
Protosulfate de fer......... 16 —
Noix de galle pulv......... 16 —
Poudre de gentiane......... 64 —
Miel.................... q. s.

Faites des bols du poids de 32 grammes.

N. 341. — Bol excitant carminatif.

2¼ Anis vert pulv..........
Fenouil .... } aa.. 16 gram.
Angélique pulv.......
Camomille .... } aa.. 8 —
Extrait de genièvre....... q. s.

F. s. a. quatre bols.

N. 342. — Bol narcotique.

2¼ Extrait aqueux d'opium...... 16 gram.
— de belladone..... 8 —
Poudre de jusquiame........ 64 —
Miel.................... q. s.

F. s. a. deux bols.

N. 343. — Bol tonique analeptique.

℞ Carbonate de fer.......... 64 gram.
Poudre de gentiane........ 32 —
Farine de froment......... 125 —
Eau miellée.............. q. s.

F. s. a. des bols de 45 grammes.

N. 344. — Bol tonique ferrugineux.

℞ Sulfate de fer........ } aa.. 8 gram.
Aloès.............. }
Cannelle pulv............. 16 —
Miel.................... q. s.

F. s. a. deux bols.

N. 345. — Bol tonique amer.

℞ Poudre de gentiane.......... 16 gram.
Cachou................. } aa.. 8 —
Rhubarbe............... }
Extrait de genièvre........ q. s.

F. s. a. deux bols.

N. 346. — Bol altérant.

℞ Extrait de ciguë............ 32 gram.
Calomel................. 16 —
Iodure de potassium... } aa.. 8 —
Bromure de — ... }
Extrait de genièvre........ q. s.

F. s. a. quatre bols.

N. 347. — Bol purgatif minoratif.

℞ Aloès................... 32 gram.
Sulfate de soude.......... 125 —
— de magnésie.......... 64 —
Rob de nerprun........... q. s.

F. s. a. deux bols.

N. 348. — Bol purgatif drastique.

℞ Aloès................... 64 gram.
Gomme-gutte............. 32 —
Graine de croton-tiglium..... 2 —
Miel................... q. s.

F. s. a. quatre bols.

N. 349. — Bol diaphorétique.

℞ Soufre sublimé...... } aa.. 64 gram.
Sulfure d'antimoine... }
Cannelle............ } aa.. 32 gram.
Carbonate d'ammoniaq. }
Miel................... q. s.

F. s. a. quatre bols.

N. 350. — Bol expectorant.

℞ Kermès minéral.......... 64 gram.
Térébenthine............. 32 —
Baies de genièvre pulv....... 64 —
Miel scillitique........... q. s.

F. s. a. quatre bols.

N. 351. — Bol diurétique alcalin.

℞ Savon dur.......... } aa.. 64 gram.
Carbonate de potasse.. }
Miel.................. q. s.

F. s. a. deux bols.

N. 352. — Bol diurétique sédatif.

℞ Digitale pulv............. 8 gram.
Scille .... } aa.. 16 —
Colchique........... }
Extrait de genièvre........ 32 —
Miel................. q. s.

F. s. a. quatre bols.

N. 353. — Bol diurétique résineux.

℞ Colophane pulv....... } aa.. 64 gram.
Nitre.............. }
Essence de térébenthine..... 32 —
Savon de soude........... 16 —
Extrait de genièvre........ q. s.

F. s. a. quatre bols.

N. 354. — Bol vermifuge.

℞ Poudre de fougère... } aa.. 32 gram.
Huile empyreumatique. }
Aloès .... } aa.. 16 —
Assa-fœtida.......... }
Gomme-gutte............. 4 —

F. s. a. deux bols.

2° FORMULES SPÉCIALES.

N. 355. — Bol antidyssentérique.
(Docteur Segond.)

℞ Calomel. .... 32 gram.
Ipécacuanha............. 16 —
Extrait d'opium.......... 8 —
— de genièvre.......... q. s.

F. s. a. quatre bols.

N. 356. — Bol anti-amaurotique.

℞ Valériane pulvérisée..... } aa. 32 gram.
Assa-fœtida.......... }
Fleurs d'arnica....... } aa. 8 —
Noix vomique rapée..... }
Émétique............. 4 —
Extrait de genièvre....... q. s.

F. s. a. deux bols.

N. 357. — Bol antiherpétique.

℞ Fleur de soufre........ }
Sulfure d'antimoine..... } aa. 32 gram.
— de mercure....... }
Extrait de douce-amère...... 32 —
— de genièvre........... q. s.

F. s. a. quatre bols.

N. 358. — Bol antiputride.

℞ Quina pulvérisé........... 16 gram.
Gentiane........... } aa. 32 —
Écorce de saule..... }
Camphre pulvérisé..... } aa. 8 —
Nitre............. }
Extrait de genièvre........ q. s.

F. s. a. deux bols.

N. 359. — Bol anti-épileptique.

℞ Valériane pulvérisée........ 125 gram.

Camphre..............
Oxyde de zinc......... } aa. 32 —
Extrait de belladone....... 16 —
Miel............... q. s.

F. s. a. quatre bols.

N. 360. — Bol diurétique mercuriel.

♃ Calomel............... 16 gram.
Scille pulvérisée........... 8 —
Digitale................. 4 —
Rob de nerprun............ q. s.

F. s. a. deux bols. Épanchements pleurétiques.

N. 361. — Bol contre la pousse.
(De La Bère-Blaine.)

♃ Nitre................. 16 gram.
Émétique................ 8 —
Opium.................. 4 —
Miel................. q. s.

F. s. a. un bol.

N. 362. — Bol diurétique cantharidé.
(Eichbaum.)

♃ Cantharides pulvérisées...... 6 gram.
Camphre................ 6 —
{ Essence de térébenthine..... 32 —
Poudre de gentiane.....
— de guimauve.......} aa. 64 —
Eau.................... q. s.

F. s. a. quatre bols à prendre en quatre jours; contre le crapaud.

N. 363. — Bol vermifuge. (J. B. S. L.)

♃ Poudre de fougère........... 180 gram.
Huile empyreumatique...... 180 —
Aloès................... 24 —
Sulfure noir de mercure...... 64 —
Gomme arabique........... 32 —

F. s. a. dix bols. Dose : 3 bols.

XXII. — NOUETS OU MASTIGADOURS.

N. 364. — Mastigadour adoucissant.

♃ Son bouilli............
Pulpe de carotte cuite... } aa. 2 part,
Réglisse en poudre......
Guimauve.............} aa. 1 —
Farine de lin.........
Miel.............. q. s.

F. s. a. un mastigadour. Inflammations très aiguës de la bouche et du pharynx.

N. 365. — Mastigadour acidulé.

♃ Pulpe d'oseille cuite........ 125 gram.
Crème de tartre soluble...... 32 —
Oxymel simple.............. q. s.

F. s. a. un mastigadour. Fièvre aphtheuse, angine suraiguë avec tendance putride.

N. 366. — Mastigadour astringent.

♃ Borax ....
Alun................
Sulfate de zinc........} aa. 16 gram.

Ratanhia..............
Écorce de chêne........ } aa. 32 —
Miel rosat.............. q. s.

F. s. a. Hémorrhagies de la bouche et du pharynx, ptyalisme opiniâtre, etc.

N. 367. — Mastigadour irritant.

♃ Racine de pyrèthre.......... 16 gram.
Poivre noir............
Farine de moutarde.....} aa. 32 —
Sel marin................ 64 —
Eau et miel............. q. s.

F. s. a. Affections putrides, inflammations chroniques de la gorge, etc.

N. 368. — Mastigadour stimulant.

♃ Semences carminatives...
Baies de genièvre.......} aa. 32 gram.
Racine d'aunée.......
Carbonate d'ammoniaque. ... 8 —
Extrait de genièvre.......... q. s.

F. s. a. Inappétence opiniâtre.

N. 369. — Mastigadour stomachique.

♃ Assa fœtida. ....
Sel marin.............} aa. 64 gram.
Racine d'angélique pulvér.
— d'aunée............} aa. 32 —
Extrait de genièvre......... q. s.

F. s. a. Contre l'inappétence et l'irrumination des grands ruminants.

N. 370. — Mastigadour antiputride. (Chabert.)

♃ Racine d'angélique.....
Camphre.............} aa. 16 gram.
Oxymel simple............. 64 —

F. s. a. Pour les grands ruminants.

N. 371. — Mastigadour antiseptique.
(Vicq-d'Azyr.)

♃ Racine d'angélique........... 45 gram.
Sel ammoniac............ 10 —
Oxymel simple............. q. s.

F. s. a.

N. 372. — Mastigadour excitant antiputride.
(Robinet.)

♃ Ail pilé................ 4 gouss.
Sel de cuisine............. 1 cuill.
Poivre concassé.......... 32 gram.
Miel .... 125 —

F. s. a. Maladies épizootiques.

XXIII. — PAINS MÉDICAMENTEUX.

N. 373. — Pain anticachectique. (Gasparin.)

♃ Farine de seigle ....
— de lupin ....} aa. 500 gram.
Poudre de gentiane.......... 100 —
Protosulfate de fer.......... 50 —
Alun.................. 25 —
Eau................. q. s.

Faites une pâte, laissez lever et cuisez au four comme le pain ordinaire. Ce pain se donne par tranches ou émietté aux animaux.

N. 374. — Pain anticachectique. (L.-A. Rey.)

℞ Farine de seigle .... } aa. 4 décil.
— de lupin .... }
Gentiane pulvérisée .... 500 gram.
Sulfate de fer .... 1 kil.
Sel marin .... 2 —
Eau .... q. s.

Faites une pâte avec les deux farines et l'eau, laissez lever, ajoutez les autres substances et cuisez fortement.

N. 375. — Pain anticachectique. (Roche-Lubin.)

℞ Écorce de saule .... 40 gram.
Genêt vert .... 100 —
Gentiane .... 500 —
Baies de genièvre .... } aa. 500 —
— de laurier .... }
Suie de cheminée .... 1 kil.
Nitre .... 150 gram.
Vin .... } aa. 5 litr.
Vinaigre .... }
Eau .... 10 —
Farine .... q. s.

Traitez par décoction les trois premières substances, passez avec expression, faites-y infuser les baies et dissoudre la suie et le nitre; passez de nouveau, ajoutez le vin et le vinaigre et délayez la farine de manière à former une pâte que vous ferez cuire comme à l'ordinaire.

N. 376. — Pain ferrugineux.

℞ Farine de blé non blutée ..... 1 kil.
— d'avoine .... 2 —
— d'orge .... 1 —
Sulfate de fer .... } aa. 32 gram.
Carbonate de soude ..... }

Faites une pâte que vous laisserez fermenter et que vous cuirez ensuite comme les autres. Affections anémiques et hydroémiques.

N. 377. — Pain vermifuge.

℞ Farine de seigle torréfiée ..... 2 kil.
— de froment .... 1 —
Poudre de tanaisie ..... } aa. 125 gram.
— de fougère mâle ... }
Calomel .... 64 —
Infusion très légère d'absinthe. q. s.

Faites une pâte et cuisez.

XXIV. — CATAPLASMES.

N. 378. — Cataplasme émollient mucilagineux.

Feuilles de mauve .... } part. égal.
Farine de lin .... }
Eau .... q. s.
Faites cuire.

N. 379. — Cataplasme émollient féculent.

℞ Fécule de pomme de terre .... 64 gram.
Farine de riz .... } aa. 125 —
— d'orge .... }
Décoction d'orge .... q. s.
F. s. a. Érythème. Érysipèle.

N. 380. — Cataplasme tempérant.

℞ Farine d'orge .... 250 gram.
Levûre de bière, ou levain .... 125 —
Décoction d'oseille, ou eau vinaigrée .... q. s.
Préparez à froid et appliquez sur les parties vivement enflammées.

N. 381. — Cataplasme astringent minéral.

℞ Suie de cheminée .... } part. égal.
Terre glaise .... }
Solution de sulfate de fer... q. s.
Préparez à froid. Fourbure. Contusions diverses.

N. 382. — Cataplasme astringent végétal.

℞ Sciure de bois .... } part. égal.
Poudre de tan .... }
Décoction d'écorce de chêne. q. s.
Préparez à froid. Mêmes cas.

N. 383. — Cataplasme irritant.

℞ Farine de moutarde .... 125 gram.
Poivre pulvérisé .... 64 —
Ammoniaque .... } part. égal. q. s.
Eau .... }
Mélangez les deux liquides et délayez les poudres.

N. 384. — Cataplasme anodin.

℞ Farine de lin .... } part. égal.
Morelle noire .... }
Décoction de têtes de pavots. q. s.
Faites cuire la morelle et la farine de lin dans la décoction de pavot et appliquez.

N. 385. — Cataplasme narcotique.

℞ Feuilles de mauve .... }
— de jusquiame ...... }
— de belladone ...... } part. égal.
— de morelle ...... }
Décoction très concentrée de têtes de pavots .... q. s.
Faites cuire les feuilles dans la décoction et appliquez.

N. 386. — Cataplasme maturatif (Vatel.)

℞ Pulpe d'oseille .... 300 gram.
Oignons cuits sous la cendre.. 90 —
Onguent basilicum .... 90 —
F. s. a. Javart cutané. Phlegmon.

N. 387. — Cataplasme antiseptique.

℞ Poudre de tan .... }
— de charbon de bois. } part. égal.
Suie de cheminée ..... }

Vin de quinquina..... }
— aromatique....... } aa. 0^lit,2 déci.

Alcool camphré...... }
Essence de térébenthine. } aa. 0^lit,1 —
Chlorure de soude.... }

Mélangez les liquides et délayez les poudres de manière à obtenir une pâte assez épaisse.

XXV. — PATES ET TROCHISQUES.

1° PATES.

N. 588. — **Pâte cathérétique.** (Hugues et Charlier.)

♃ Sous-acétate de cuivre...... 32 gram.
Sulfate de cuivre...... }
— de zinc........ } aa. 64 —
Suie de cheminée........... 32 —
Vinaigre............. q. s.

Faites une pâte et appliquez sur les pieds des moutons atteints de piétin.

N. 589. — **Pâte caustique.** (Pauleau.)

♃ Potasse caustique...... }
Savon blanc........... } aa. 4 part.
Chaux éteinte........... 30 —
Eau ou alcool.......... q. s.

F. s. a. contre les verrues.

N. 590. — **Pâte escharotique.** (H. Bouley.)

♃ Sublimé corrosif........... 16 gram.
Alcool................ q. s.

F. s. a. contre le crapaud.

N. 591. — **Pâte fondante iodée.** (Lafore.)

♃ Iode.................. 1 part.
Amidon................ 8 —
Alcool................ q. s.

F. s. a. Tumeurs indolentes. Engorgements chroniques des glandes, etc.

2° TROCHISQUES.

(Voyez *Nitrate d'argent, Sublimé corrosif, Sulfate de cuivre*, etc.)

XXVI. — HUILES MÉDICINALES (1).

HUILES MÉDICINALES COMPOSÉES.

N. 592. — **Huile de mucilage.**

♃ Graine de lin........ }
— de fenugrec... } aa. 500 gram.
Racine de guimauve... }
Eau bouillante........... 500 —
Huile d'olives.......... 1000 —

Faites infuser les matières végétales pendant vingt-quatre heures dans l'eau, passez avec expression; ajoutez l'huile, chauffez doucement jusqu'à évaporation complète de l'eau. Gerçures. Crevasses.

(1) Pour les huiles médicinales simples, voy. l'*Histoire des médicaments en particulier*.

N. 593. — **Huile narcotique.**
(Baume tranquille.)

♃ Feuilles récentes de bella- }
done.............. }
Feuilles de jusquiame.... }
— de morelle...... } aa. 125 gram.
— de mandragore.. }
— de tabac....... }
— de stramoine... }
— de pavot blanc....... 250 —
Sommités d'absinthe.... }
— de romarin....... }
— de sauge........ }
— de thym...... } aa. 62 —
— de menthe poivrée. }
— de lavande...... }
Huile d'olives........... 3 kilog.

Écrasez toutes les plantes solanées, mettez-les dans une bassine avec l'huile, chauffez jusqu'à disparition de l'humidité; passez avec expression, et versez le produit sur les plantes labiées; laissez macérer pendant quinze jours, passez avec expression et filtrez. Inflammations externes très douloureuses.

N. 594. — **Huile verte composée.**

♃ Huile d'olives........... }
— de lin........... } aa. 180 gram.
— de laurier.......... 32 —
Térébenthine........... 64 —
Aloès pulvérisé........ 8 —
Vert-de-gris.......... }
Sulfate de zinc....... } aa. 4 —

Faites dissoudre la térébenthine dans les huiles et ajoutez les autres substances. Ulcères atoniques.

XXVII. — LINIMENTS ET SAVONS.

1° LINIMENTS.

N. 595. — **Liniment adoucissant.**

♃ Racine de guimauve........ 62 gram.
Huile d'olives.......... 125 —
Eau.............. 500 —

Faites bouillir la guimauve jusqu'à réduction d'un tiers, passez, mélangez à l'huile et agitez dans un vase.

N. 596. — **Liniments ammoniacaux.**

(Voyez page 280).

N. 597. — **Liniment ammoniacal belladoné.**

♃ Huile de belladone...... }
Ammoniaque liquide..... } aa. part. égal.

Mélangez et agitez dans un flacon bien bouché. Engorgements articulaires ou autres accompagnés de beaucoup de douleurs. On peut employer de la même manière l'huile de jusquiame, de stramoine, etc.

N. 598. — **Liniment ammoniacal camphré.**

♃ Huile camphrée......... }
Ammoniaque liquide.... } part. égal.

F. s. a. Mêmes applications. Plaies gangréneuses, paralysies locales, etc.

N. 399. — **Liniment ammoniacal chloroformé.**

℞ Chloroforme.......... ⎫
Huile grasse............ ⎬ aa. 125 gram.
Ammoniaque liquide.... ⎭

F. s. a. Engorgements articulaires récents. Douleurs rhumatismales, etc.

N. 400. — **Liniment ammoniacal cantharidé et camphré.**

℞ Huile de cantharides.... ⎫
— camphrée......... ⎬ aa. part. égal.
Ammoniaque.......... ⎭

F. s. a. Distensions articulaires chroniques. Arthrites rhumatismales, etc.

N. 401. — **Liniment ammoniacal cicuté.**

℞ Extrait de ciguë............ 32 gram.
Huile grasse............... 125 —
Ammoniaque.............. 125 —

Faites dissoudre l'extrait dans l'huile, ajoutez l'ammoniaque et agitez vivement. Engorgements articulaires durs. Tumeurs squirrheuses des mamelles, des testicules, etc.

N. 402. — **Liniment ammoniacal caustique.**

℞ Poudre d'euphorbe...... ⎫ aa. 16 gram.
— de sabine........ ⎭
Huile d'olives .... 125 —
Ammoniaque liquide..... 125 —

Faites digérer pendant vingt-quatre heures à une douce température les poudres dans l'huile, passez, ajoutez l'ammoniaque et agitez vivement. Vessigons et mollettes indurés. Tumeurs indolentes. Vieilles boiteries, etc.

N. 403. — **Liniment ammoniacal mercuriel.**

℞ Pommade mercurielle.... ⎫ aa. 32 gram.
Huile grasse............ ⎭
Sublimé corrosif............ 1 —
Alcool.................... 8 —
Ammoniaque.............. 64 —

Dissolvez à une douce chaleur la pommade dans l'huile ; laissez refroidir ; faites dissoudre le sublimé dans l'alcool, mélangez à l'ammoniaque ; ajoutez l'alcali aux corps gras et agitez vivement. Tumeurs indolentes, affections psoriques et herpétiques anciennes.

N. 404. — **Liniment ammoniacal brûlant.**

℞ Huile de croton-tiglium...... 16 gram.
— d'olives.............. 125 —
Ammoniaque.............. 125 —

Mélangez les huiles, ajoutez l'alcali et agitez. Puissant révulsif.

N. 405. — **Liniment antipsorique.** (Rigot.)

℞ Huile de lin.............. 64 gram.
Pommade citrine....... ⎫ aa. 10 —
— mercurielle....... ⎭

Faites fondre les pommades et ajoutez l'huile.

* N. 406. — **Liniment antipsorique.** (Schaack.)

℞ Extrait de Saturne...... ⎫ aa. 32 gram.
Huile grasse........... ⎭
Fleur de soufre........... 16 —

Mêlez et agitez fortement. On ne doit préparer qu'au moment de s'en servir.

N. 407. — **Liniment antipsorique** (Rossignol.)

℞ Huile de noix.......... ⎫ aa. 1/4 de litr.
Vinaigre.............. ⎭
Fleur de soufre........... 32 gram.
Tabac en poudre.......... 16 —
Vert-de-gris.............. 8 —

F. s. a. Contre la gale du chien.

N. 408. — **Liniment antipsorique** (Prangé.)

℞ Huile de noix.............. 500 gram.
Soufre sublimé............ 80 —
Noix de galle pulvérisée...... 30 —

Faites légèrement tiédir l'huile, ajoutez le soufre, faites-le dissoudre, mettez ensuite la noix de galle par petites portions, laissez digérer pendant une demi-heure, retirez du feu et employez immédiatement. Contre la gale du chien.

N. 409. — **Liniment antipsorique** (Prangé.)

℞ Soufre sublimé........... 200 gram.
Huile d'olives .... 140 —
Essence de térébenthine.... 200 —

Délayez le soufre dans l'huile et ajoutez l'essence. Contre la gale du cheval.

N. 410. — **Liniment antipsorique** (Morton.)

℞ Essence de goudron..... ⎫
— de térébenthine.... ⎬ aa. part. égal.
Huile de choux......... ⎪
Fleur de soufre......... ⎭

Unissez le soufre à l'huile et ajoutez les deux essences. Contre la gale de tous les animaux.

N. 411. — **Liniment antipsorique** (Ruinard.)

℞ Huile de cade.............. 2 part.
— de noix............. 1 —

Mélangez. Contre l'herpès du cheval, accompagné de démangeaisons.

N. 412. — **Liniment antipsorique.** (Raynal.)

℞ Goudron de houille.......... 2 part.
Huile d'olives .... 1 —

Mélangez. Après la période de dessiccation des affections pustuleuses de la peau.

N. 413. — **Liniment antipsorique.** (D. et L.)

℞ Huile de lin.............. 125 gram.
Pommade de nitrate de mercure................. 32 —

F. s. a.

N. 414. — **Liniment antipsorique.** (Youatt.)

℞ Soufre sublimé.......... 400 gram.
Térébenthine............. 125 —

Onguent mercuriel....... 64 —
Huile de lin............. 800 —

Faites dissoudre à une douce chaleur la térébenthine dans l'huile, ajoutez successivement le soufre et l'onguent mercuriel. Contre la gale du gros bétail.

N. 415. — Liniment antipsorique.
(Docteur Bourguignon.)

℞ Poudre de chasse..... } aa. 100 gram.
Soufre sublimé........ }
Huile grasse............ 500 —

Mélangez les deux poudres et broyez-les avec un peu d'huile dans un mortier ou sur un porphyre, desséchez le mélange au bain-marie, réduisez-le en poudre, et incorporez-le de nouveau avec le reste de l'huile.

N. 416. — Liniment antirhumatismal.
(Docteur Guéneau de Mussy.)

℞ Alcool camphré........... 64 gram.
Essence de térébenthine..... 16 —
Extrait de belladone........ 8 —

F. s. a. Contre le rhumatisme musculaire.

N. 417. — Liniment antirhumatismal. (Home.)

℞ Camphre................ 4 gram.
Essence de térébenthine..... 8 —
Savon vert.............. 32 —
Baume tranquille......... 16 —
Cumin.................. 8 —
Carbonate d'ammoniaque.... 4 —

F. s. a. Rhumatisme musculaire et articulaire.

N. 418. — Liniment antirhumatismal.
(De La Bère-Blaine.)

℞ Essence de térébenthine. } aa. 46 gram.
Huile d'olives........ }
Ammoniaque........ } aa. 10 —
Teinture d'opium..... }

Mélangez. Rhumatisme articulaire du chien.

N. 419. — Liniment dessiccatif. (Solleysel.)

℞ Huile de lin........ } aa. 32 gram.
Alcool............. }

Battez les deux liquides jusqu'à mélange parfait, et appliquez de suite. Contre les crevasses.

N. 420. — Liniment diurétique. (Smith.)

℞ Feuilles sèches de tabac. } aa. 12 gram.
— de digitale. }
Extrait de scille........ 4 —
Essence de térébenthine..... 4 —
Jaunes d'œufs.......... N° 2
Eau.................. 125 gram.

Faites infuser les feuilles, passez avec expression, dissolvez l'extrait, et ajoutez l'essence incorporée aux jaunes d'œufs.

En frictions sous l'abdomen dans le cas d'ascite.

N. 421. — Liniment contre les brûlures.

℞ Huile d'olives............ 100 gram.
Eau de chaux............. 64 —
Extrait de Saturne.......... 32 —
Ammoniaque............. 8 —

Mettez toutes ces substances dans un flacon bouchant à l'émeri, et agitez vivement.

N. 422. — Liniment irritant.

℞ Teinture de cantharides..... } aa. 8 part.
— d'euphorbe.......... }
Essence de térébenthine....... 1 —

Mêlez.

N. 423. — Liniment irritant. (Boyer.)

℞ Teinture de cantharides... 1 décilitre.
Huile d'olives.......... 2 —
Goudron............. 50 gram.
Poudre de cantharides.... 0,5 décigr.
Bichlorure de mercure.... 2 gram.

F. s. a. (Analyse de M. Lassaigne.)

N. 424. — Liniment irritant. (Feu anglais.)

℞ Essence de lavande....... 622 gram.
Huile d'olives.......... 312 —
Poudre de cantharides. } aa. 31 —
— d'euphorbe..... }

Faites digérer à une douce chaleur, pendant deux heures, les poudres dans l'huile, ajoutez l'essence, et remuez avant de mettre en bouteille.

N. 425. — Liniment irritant. (Carter.)

℞ Ammoniaque........ } aa. 64 gram.
Essence de térébenthine. }
Huile commune.......... 250 —

F. s. a. Paralysies lombaires des vaches.

N. 426. — Liniment irritant.

℞ Huile grasse........... 125 gram.
Ammoniaque........... 64 —
Teinture de cantharides. } aa. 32 —
Essence de térébenthine. }
Alcool camphré......... 16 —

F. s. a. Douleurs articulaires anciennes.

2° SAVONS COMPOSÉS.

N. 427. — Savon ammoniacal camphré.
(Baume opodeldoch.)

℞ Savon................ 32 gram.
Ammoniaque........... 8 —
Camphre.............. 24 —
Essence de thym........ 2 —
— de romarin........... 8 —
Alcool................ 250 —

F. s. a. Rhumatisme.

N. 428. — Savon antidartreux.

℞ Teinture de savon........... q. s.
Essence de térébenthine..... q. s.
Acétate de plomb pulvérisé... q. s.

Mêlez. Ulcérations dartreuses, crevasses.

N. 429. — **Savon antipsorique.** (Hertwig.)

℞ Savon vert .... ⎫
Suie de cheminée ...... ⎬ aa. part. égal.
Essence de térébenthine.. ⎭

F. s. u. Contre la gale.

N. 430. — Savon antirhumatismal.

℞ Savon .... 32 gram.
Éther .... ⎫
Chloroforme .... ⎬ aa.   8 —
Camphre .... 16 —
Essence de lavande .... 8 —

Dissolvez. Douleurs rhumatismales.

N. 431. — Savon camphré.

℞ Savon .... ⎫ aa. 1 part.
Camphre .... ⎭
Alcool .... 8 —

Dissolvez. Rhumatisme.

N. 432. — Savon camphré.

℞ Savon blanc .... 90 gram.
Carbonate de potasse .... 4 —
Alcool camphré .... 250 —

Dissolvez. Résolutif, etc.

N. 433. — Savon antiarthritique.

℞ Savon blanc .... 125 gram.
Opium .... 32 —
Camphre .... 64 —
Essence de lavande .... 16 —
Alcool .... 1000 —

Dissolvez. En frictions articulaires.

N. 434. — Savon de térébenthine. (Hertwig.)

℞ Savon vert .... 6 part.
Essence de térébenthine .... 6 —
Carbonate de potasse .... 1 —

Incorporez le sel dans le savon vert et ajoutez l'essence ou opérez en sens inverse. Excitant et résolutif. Éponges, vessigons, cors, etc. On peut y ajouter du camphre, de l'ammoniaque, etc.

N. 435. — Savon opiacé.

℞ Huile d'olives .... 125 gram.
Teinture d'opium .... 64 —
Savon blanc .... 16 —

Dissolvez le savon dans la teinture, versez dans un mortier et incorporez l'huile.

N. 436. — Savon alcoolique.

℞ Teinture de savon .... 32 gram.
Huile d'olives .... 4 —
Alcool .... 32 —

F. s. a. Agitez vivement. Engorgements, tendineux anciens.

N. 437. — Savon irritant. (Morton.)

℞ Savon blanc .... 125 gram.
Camphre .... 31 —
Alcool rectifié .... 1 litr.
Ammoniaque liquide .... 1/2 —

Dissolvez le savon et le camphre dans l'alcool, ajoutez l'ammoniaque, filtrez.

N. 438. — Savon fondant iodé. (Morton.)

℞ Iode .... 1 part.
Savon alcoolique .... 8 —

Mélangez. Engorgements indolents.

N. 439. — Savon dessiccatif. (De la Bère-Blaine.)

℞ Sous-acétate de cuivre ...... 62 gram.
Goudron .... 125 —
Savon vert .... 62 —

F. s. a. Gale récente du cheval.

N. 440 — Savon au goudron. (Viborg.)

℞ Savon vert .... ⎫ aa. part. égal.
Goudron .... ⎭

F. s. a. Appliquez chaud sur les parties atteintes de gale, primitivement bien nettoyées.

N. 441. — Savon composé.

℞ Savon blanc .... 125 gram.
Camphre .... 32 —
Essence de térébenthine ...... 500 —

Mélangez.

N. 442. — Savon au sulfate de cuivre.

℞ Sulfate de cuivre .... 32 gram.
Goudron. .... 125 —
Savon vert .... 150 —

Fondez à une douce chaleur et remuez.

N. 443. — Savon goudronneux.

℞ Goudron .... 2 part.
Savon blanc .... 1 —
Farine de lin .... q. s.

F. s. a. Contre le crapaud.

N. 444. — Savon composé.

℞ Savon .... 125 gram.
Camphre .... 32 —
Alcool .... 1 litr.
Ammoniaque .... 1/2 —

Dissolvez le savon et le camphre dans l'alcool. On peut le rendre anodin en y ajoutant de la teinture d'opium.

N. 445. — Savon antipsorique. (Jadelot.)

℞ Huile d'olives .... 320 gram.
Savon blanc .... 125 —
Sulfure de potasse .... 64 —

Dissolvez le savon et le sulfure de potasse dans un peu d'eau, mêlez à l'huile par trituration.

N. 446. — Savon excitant résolutif.

℞ Savon blanc .... 32 gram.
Sel ammoniac .... 16 —
Alcool .... 125 —

Faites dissoudre le savon dans l'alcool, ajoutez le sel. Engorgements froids, cors, etc.

51

N. 447. — Savon opiacé.

℞ Huile d'olives .... 125 gram.
Teinture d'opium........... 64 —
Savon blanc............... 16 —

Dissolvez le savon dans la teinture et mélangez à l'huile.

N. 448. — Savon simple.

℞ Teinture de savon........ 32 gram.
Huile d'olives.............. 4 —
Alcool.................... 32 —

F. s. a. Agitez vivement.

XXVIII. — POMMADES (1).

N. 449. — Pommade antipsorique.

℞ Foie de soufre............. 500 gram.
Savon vert............. } aa. 360 —
Pommade mercur. double.
Graisse de porc........ 2 k. 360 —

Pulvérisez le foie de soufre, broyez-le avec la graisse, incorporez ensuite la pommade mercurielle et le savon. Contre la gale du chien.

N. 450. — Pommade antipsorique. (Codex.)

℞ Axonge.................... 500 gram.
Soufre sublimé et lavé...... 250 —
Sel ammoniac.............. 16 —
Alun pulvérisé............. 16 —

Mélez. Gale de tous les animaux.

N. 451. — Pommade antipsorique. (Roy.)

℞ Soufre sublimé............ 10 gram.
Cantharides pulvérisées..... 4 à 5 —
Axonge.................... 50 —

F. s. a. Gale du cheval.

N. 452. — Pommade antipsorique. (Caussé.)

℞ Sublimé corrosif............ 75 gram.
Précipité blanc.........
Cantharides pulvérisées.. } aa. 4 —
Fleur de soufre............ 30 —
Axonge................... 250 —

F. s. a. Contre l'affection psorique du cheval connue sous le nom de phthiriase.

N. 453. — Pommade contre la gale du mouton. (Daubenton et Gasparin.)

℞ Essence de térébenthine.. } aa. part. égal.
Axonge................

F. s. a.

N. 454. — Pommade soufrée composée. (Pharm. pruss.)

Soufre.................... 30 gram.
Sulfate de zinc............. 60 —
Axonge................... 240 —

F. s. a. Affections psoriques anciennes et rebelles.

(1) Pour les pommades simples, voyez les articles spéciaux dans le corps de l'ouvrage.

N. 455. — Pommade antipsorique. (Berger-Perrière.)

℞ Pommade mercur. simple.... 1 part.
Fleur de soufre........... 2 —
Cantharides pulvérisées.. } aa. 1/2 —
Euphorbe   —
Savon vert............... q. s.

F. s. a. Contre la gale du cheval.

N. 456. — Pommade antipsorique minérale.

℞ Pommade citrine.......... 150 gram.
Huile d'olives............. 100 —
Acétate de plomb cristallisé... 20 —
Sulfate de zinc............. 15 —

Faites fondre la pommade citrine à une douce chaleur et incorporez-y les sels pulvérisés.

N. 457. — Pommade noire. (Buer.)

℞ Charbon de bois pulvérisé. } aa. part. égal.
Axonge...............

F. s. a. Contre la gale de tous les animaux et du chien en particulier.

N. 458. — Pommade alcaline. (Devergie.)

℞ Carbonate de soude........ 15 gram.
Chaux éteinte............. 10 —
Axonge.................. 100 —

F. s. a. Contre l'herpès, etc.

N. 459. — Pommade antipsorique. (Lebas.)

℞ Mercure coulant...... } aa. 600 gram.
Soufre sublimé.......
Cantharides pulvérisées.... 200 —
Axonge................. 3,000 —

Éteignez le mercure dans une portion de la graisse, incorporez ensuite le soufre et les cantharides.

N. 460. — Pommade antipsorique. (De la Bère-Blaine.)

℞ Acide arsénieux............. 4 gram.
Soufre sublimé............ 200 —
Goudron................. 250 —
Huile de cade............. 125 —

F. s. a.

Nota. L'huile de cade remplace, dans cette pommade, l'huile de baleine qui est moins commune et peut-être moins efficace.

N. 461. — Autre. (Id.)

℞ Soufre sublimé............. 250 gram.
Alun..................
Sulfate de zinc........ } aa. 16 —
Térébenthine............. 64 —
Huile de cade............. 250 —

F. s. a.

462. — Pommade antipsorique. (Cazenave.)

℞ Goudron..............
Pommade citrine ...... } aa. 10 gram.
Axonge..............

F. s. a.

N. 463.—**Pommade antipsorique.**

℞ Soufre............ } aa.   32 gram.
Chlorure de chaux... }

F. s. a. Gale.

N. 464.— **Pommade antiprurigineuse.**

℞ Alun............... }
Camphre.......... } aa.   32 gram.
Pommade mercurielle.. }

Axonge................. 250   —

F. s. a. Démangeaisons.

N. 465.— **Pommade de peuplier.** (Leloup.)

℞ Axonge.................. 25 part.
Suc de feuilles de jusquiame }
— de belladone....... }
— de pavot........... } aa.   1 —
— de mandragore..... }
— de morelle noire... 15 —

Faites fondre l'axonge, ajoutez les sucs, et chauffez jusqu'à ce que l'humidité ait disparu ; ajoutez :
Bourgeons de peuplier secs et concassés. 6 p.
Laissez infuser pendant un jour et passez avec expression.

N. 466.— **Pommade de laurier.**

℞ Feuilles fraîches de laurier. } aa.   1 part.
Baies de laurier .... }
Axonge ..;..;.......... 2 —

Écrasez les feuilles et les baies dans un mortier ; faites-les infuser dans l'axonge, et passez avec expression. Émolliente et anodine.

N. 467.—**Pommade dessiccative.** (13e d'artillerie.)

℞ Camphre................. 30 gram.
Acétate de plomb crist....... 60 —
Jaunes d'œufs........... N° 2.

Dissolvez le camphre dans les jaunes d'œufs, et ajoutez le sel. Plaies articulaires avec écoulement synovial.

N. 468.— **Pommade contre les crevasses.**
(De la Bère-Bluine.)

℞ Camphre .... 4 gram.
Acétate de plomb.......... 2 —
Pommade mercurielle...... 32 —

F. s. a. Crevasses du jarret et du genou.

N. 469.—**Pommade contre les eaux aux jambes.** (Debeaux.)

℞ Noix de galle pulv..; }
Sulfate de zinc....... }
— de cuivre....... } aa.. 32 gram.
Litharge........... }
Sous-acétate de cuivre. }
Miel.................... q. s.

F. s. a.

N. 470.— **Pommade dessiccative.**

℞ Sous-acétate de cuivre..... 180 gram.

Alun calciné......... } aa.   90 gram.
Sel ammoniac....... }
Camphre .... 45 —
Pommade de peuplier..... 770 —

Pulvérisez les sels, le camphre avec un peu d'alcool ; incorporez toutes ces substances à la pommade de peuplier.

N. 471.— **Pommade dessiccative contre les eaux aux jambes.**

℞ Sulfate de zinc.......... 30 gram.
Oxymellite cuivreux (égyptiac 240 —
Axonge .... 120 —

Incorporez le sel à l'égyptiac dans un mortier, ajoutez l'axonge, et broyez jusqu'à ce que le mélange soit bien intime.

N. 472.— **Pommade de peuplier saturnée.**
(Reynal.)

℞ Extrait de Saturne.......... } part. égal.
Pommade de peuplier....... }

Incorporez par petites portions le liquide à la pommade dans un mortier. En embrocations sur les crevasses cutanées.

N. 473.— **Pommade contre les herpès croûteux.** (Leblanc.)

℞ Soufre sublimé........... 60 gram.
Sulfure de potasse........ 30 —
Sel ammoniac............ 30 —
Axonge................. 180 —

F. s. a. Herpès rebelle.

N. 474.— **Pommade astringente.**

℞ Onguent égyptiac.......... 240 gram.
Axonge................. 125 —
Sulfate de zinc........... 32 —

Faites fondre la graisse et l'onguent égyptiac dans le même vase, et ajoutez le sulfate de zinc pulvérisé. On peut également opérer à froid dans un mortier. Contre les eaux aux jambes du cheval.

N. 475.— **Pommade astringente.** (Debeaux.)

℞ Noix de galle pulv.......... }
Sulfate de zinc............ }
— de cuivre............. } p. égal.
Litharge................. }
Sous-acétate de cuivre...... }
Miel........................ q. s.

F. s. a. Mêmes usages que la précédente.

N. 476.— **Pommade d'iodure de plomb.**
(Reynal.)

℞ Iodure de plomb............ 1 gram.
Axonge .... 8 —

F. s. a. Contre les ganglions de l'auge et les tuméfactions peu douloureuses.

N. 477.—**Pommade d'alun composée.** (Morton.)

℞ Alun pulvérisé........ } aa. 31 gram.
Térébenthine .... }
Axonge. .... 95 —

Faites fondre les deux dernières substances au bain-marie, ajoutez l'alun quand le mélange commence à se refroidir.

N. 478. — Pommade dessiccative. (Eckel.)

℞ Axonge . . . . 112 gram.
Essence de térébenthine . . . . . . 35 —
Sous-acétate de cuivre . . . . . . 15 —
Sulfate de cuivre . . . . 13 —

F. s. a. Eaux aux jambes. Ulcères de mauvaise nature.

N. 479. — Pommade mercurielle camphrée.

℞ Pommade mercurielle . . . . 2 part.
Camphre . . . . 1 —

F. s. a. Tumeurs indurées et gangréneuses.

N. 480. — Pommade mercurielle soufrée.

℞ Soufre . . . . 1 part.
Pommade mercurielle . . . . . . } aa.   2 —
Axonge . . . . }

F. s. a. Gale. Dartres.

N. 481. — Pommade d'iodure de potassium composée.

℞ Iodure de potassium . . . . . } aa. 8 gram.
Extrait de ciguë . . . . }
Camphre . . . . 4 —
Axonge . . . . 32 —

Incorporez successivement le camphre, l'extrait et le sel dans l'axonge. Préparez de même les pommades de bromure de potassium et de bi-iodure de mercure composées.

N. 482. — Pommade résolutive.

℞ Mercure coulant . . . . 16 gram.
Pommade de laurier . . . . 24 —
Essence de térébenthine . . . . . 32 —
Cantharides pulvérisées . . . . . 10 —

Incorporez le mercure à la graisse, ajoutez la poudre de cantharides et enfin l'essence. Exostoses.

N. 483. — Pommade résolutive. (Goux.)

℞ Onguent vésicatoire . . . . . } aa. 2 part.
—   mercuriel . . . . . . }
Savon vert . . . . 1 —

Incorporez à froid.

N. 484. — Pommade fondante et anodine. (Hertwig.)

℞ Pommade camphrée . . . . 4 gram.
—   mercurielle . . . . 16 —

F. s. a. Induration des mamelles et des testicules.

N. 485. — Pommade vésicante et fondante.

℞ Cantharides pulvérisées . . . . . 4 gram.
Iodure de potassium . . . . 8 —
Axonge . . . . 32 —
Suif ou cire . . . . 26 —

Faites fondre les corps gras, incorporez les poudres au moment où le mélange commence à se figer.

N. 486. — Pommade escharotique. (Solleysel.)

℞ Sulfure rouge de mercure. } aa. 15 gram.
Sublimé corrosif . . . . }
Huile de laurier . . . . } aa. 240 —
Beurre frais . . . . }

Incorporez les sels réduits en poudre dans l'huile et le beurre. Boutons farcineux.

N. 487. — Pommade arsenicale de Naples.

℞ Acide arsénieux . . . . 30 gram.
Sulfure jaune d'arsenic . . } aa. 45 —
Sublimé corrosif . . . . }
Euphorbe en poudre . . . . 24 —
Pommade de laurier . . . . 20 —

Incorporez à chaud les sels et l'euphorbe dans la pommade de laurier. Mêmes applications que la précédente.

N. 488. — Pommade épispastique verte.

℞ Cantharides pulvérisées . . . . . 32 gram.
Pommade de peuplier . . . . 875 —
Cire jaune . . . . 125 —

Opérez comme précédemment. Mêmes applications.

N. 489. — Pommade irritante et vésicante. (Gellé.)

℞ Soufre sublimé . . . . } aa. 96 gram.
Axonge . . . . }
Cantharides pulvérisées . . . . . 24 —

F. s. a. contre les herpès et les dartres ulcéreuses du gros bétail.

N. 490. — Pommade cathérétique. (Approuvée par le gouvernement.)

℞ Acide arsénieux pulvérisé . . . . 4 gram.
Sulfure rouge de mercure . . . . 2 —
Axonge . . . . 32 —

Incorporez avec beaucoup de soin les poudres dans l'axonge. Pour cautériser les boutons et les ulcères farcineux.

N. 491. — Pommade irritante. (Eckel.)

℞ Essence de térébenthine . . } aa. 105 gram.
Huile de laurier . . . . }
Euphorbe pulvérisée . . . . } aa. 11 —
Cantharides pulvérisées . . }

F. s. a. Engorgements chroniques de la peau et du tissu cellulaire sous-cutané.

N. 492. — Pommade vésicante. (Fischer.)

℞ Cantharides pulvérisées . . . . . 60 gram.
Émétique . . . . 3 —
Huile de laurier . . . . 120 —
Axonge . . . . 180 —

F. s. a. Tumeurs synoviales.

N. 493. — Pommade cantharidée. (Morton.)

℞ Cantharides pulvérisées . . } aa. 15 gram.
Térébenthine . . . . }
Axonge . . . . 62 —

Faites fondre la graisse et la térébenthine à une douce chaleur, ajoutez les cantharides.

N. 494. — Pommade vésicante.

℞ Émétique pulvérisé.......... 8 gram.
  Sublimé corrosif............ 2 —
  Axonge.................... 32 —
F. s. a. Pour remplacer la pommade stibiée comme plus active.

N. 495. — Pommade vésicante.

℞ Émétique pulvérisé.......... 8 gram.
  Huile de croton tiglium...... 1 —
  Axonge.................... 32 —
F. s. a. Mêmes indications.

N. 496. — Pommade caustique. (13e d'artillerie.)

℞ Sublimé corrosif............ 3 gram.
  Axonge.................... 15 —
F. s. a. Plaies et fistules avec carie.

N. 497. — Pommade caustique. (Stoérig.)

℞ Goudron .... 2 part.
  Essence de térébenthine......⎱ 1 —
  Acide chlorhydrique.........⎰
  Sulfate de cuivre............ 4 —
F. s. a. Contre le piétin.

N. 498. — Pommade vésicante. (Chabert.)

℞ Huile de laurier............ 125 gram.
  Euphorbe pulvérisée.....⎱ aa: 30 —
  Cantharides pulvérisées..⎰
F. s. a.

N. 499. — Pommade antipédiculaire.

℞ Poudre de Rousselot........ 5 gram.
  Axonge.................... 12 —
F. s. a. Contre les ricins sur les volailles ou sur d'autres animaux.

N. 500. — Pommade parasiticide. (Robert Read.)

℞ Goudron.................... 352 gram.
  Essence de térébenthine...... 62 —
  Axonge.................... 190 —
Incorporez ces substances entre elles à chaud, en n'ajoutant l'essence que quand le mélange commence à se refroidir. Contre les *hématopinus* de la peau des veaux.

N. 501. — Pommade parasiticide. (Clément.)

℞ Cantharides pulvérisées...... 15 gram.
  Sulfate de zinc............. 35 —
  Axonge.................... 500 —
F. s. a. Contre la gale du chien.

N. 502. — Pommade parasiticide.

℞ Vinaigre..............⎱
  Staphisaigre pulvérisée...⎰ aa. 30 gram.
  Miel ....
  Soufre sublimé.........⎰
  Huile d'olives......... 60 —
F. s. a. Contre les poux de tous les animaux.

XXIX. — DES CÉRATS.

N. 503. — Cérat simple.

℞ Cire .... 125 gram.
  Huile d'olives............. 375 —
Faites fondre la cire dans l'huile à une douce température; versez dans un mortier et triturez jusqu'à refroidissement complet.

N. 504. — Cérat antiputride. (Guersant.)

℞ Cérat simple.............. 32 gram.
  Chlorure de soude.......... 4 —
F. s. a. Contre les plaies blafardes, gangréneuses, etc.

N. 505. — Cérat arsenical. (D. et L.)

℞ Cérat simple............... 32 gram.
  Acide arsénieux .... 8 cent.
F. s. a. Affections psoriques et herpétiques des carnivores.

N. 506. — Cérat amidonné.

℞ Cérat simple.............. 32 gram.
  Amidon.................. 16 —
F. s. a. Érysipèle, érosions, gerçures, ars et aines frayées, etc.

N. 507. — Cérat belladoné.

℞ Cérat simple.............. 32 gram.
  Extrait de belladone........ 8 —
F. s. a. Constriction spasmodique du sphincter, de la pupille, du col de la vessie, de la matrice, etc.

N. 508. — Cérat de blanc de baleine. (Favre.)

℞ Cérat simple.............. 32 gram.
  Blanc de baleine........... 4 —
F. s. a. Gerçures du mamelon.

N. 509. — Cérat ophthalmique.

℞ Cérat simple.............. 32 gram.
  Bioxyde de mercure.....⎱
  Camphre.............⎰ aa. 4 —
  Safran ....
F. s. a. Ophthalmies chroniques.

N. 510. — Cérat stéarique. (Barbin.)

℞ Acide stéarique........... 180 gram.
  Huile d'amandes douces...... 500 —
F. s. a. Succédané du cérat simple.

XXX. — ONGUENTS.

1° ONGUENTS VÉSICATOIRES OU ÉPISPASTIQUES.

N. 511. Onguent épispastique.

℞ Onguent basilicum.....⎱ aa. 500 gram.
  Pommade de peuplier..⎰
  Cantharides pulvérisées...... 32 —
Mélangez par trituration.

N. 512. — Onguent fondant de Lebas.

℞ Onguent vésicatoire........ 500 gram.
  Pommade mercurielle double. 250 —
  Savon vert.............. 125 —

Huile de laurier............ 160 gram.
Cire jaune................ 400 —

Faites fondre la cire, et ajoutez successivement les autres substances. Mêlez avec soin. Ganglions engorgés, tumeurs indolentes.

N. 513. — Onguent vésicatoire allemand.

℞ Cantharides pulvérisées..⎫
Térébenthine.......... ⎬ aa. part. égal.
Axonge............... ⎭

Mélangez à froid dans un mortier.

N. 514. — Onguent vésicatoire. (Rey.)

℞ Onguent basilicum.......... 500 gram.
Cantharides pulvérisées..... 50 —
Euphorbe.............. 60 —

Incorporez les poudres au basilicum à froid, dans un mortier. Mêmes cas que le vésicatoire ordinaire.

N. 515. — Onguent vésicatoire. (Hildsch.)

℞ Cantharides pulvérisées..⎫
Térébenthine.......... ⎬ aa. part. égal.
Axonge.............. ⎭

Mêlez exactement.

N. 516. Onguent vésicatoire. (Chabert.)

℞ Onguent basilicum.......... 32 gram.
Cantharides pulvérisées..⎫
Euphorbe............. ⎬
Sublimé corrosif........ ⎬ aa. 8 —
Essence de térébenthine..⎭

Mêlez et incorporez exactement contre les tumeurs et les plaies gangréneuses.

N. 517. — Onguent vésicatoire pour les bêtes bovines. (Pearson-Ferguson.)

℞ Cantharides pulvérisées...... 128 gram.
Huile de croton tiglium...... 8 —
Térébenthine.............. 32 —
Axonge.................. 500 —
F. s. a.

N. 518. — Onguent vésicatoire. (De la Bère-Blaine.)

℞ Cantharides pulvérisées..... 32 gram.
Essence de térébenthine..... 125 —
Térébenthine.............. 32 —

Faites un mélange homogène.

N. 519. Onguent vésicatoire. (Buer.)

℞ Cire.................. 600 gram.
Poix noire............⎫
— résine............⎬ aa. 200 —
Huile grasse.............. 1200 —
Cantharides pulvérisées..... 800 —
F. s. a.

N. 520. — Onguent vésicatoire diaphorétique ou fondant. (De la Bère-Blaine.)

℞ Sublimé corrosif............ 1 gram.
Cantharides pulvérisées..⎫
Térébenthine.......... ⎬ aa. 16 —
Essence de térébenthine..⎫
Axonge.............. ⎬ aa. 125 —

Mélangez intimement à chaud, et appliquez sur les tumeurs indolentes, les exostoses diverses, etc.

N. 521. — Onguent vésicant. (Walch.)

℞ Émétique................. 3 part.
Cantharides pulvérisées....⎫
Euphorbe............. ⎬ aa. 1 —
Onguent basilicum.......... 8 —
Essence de térébenthine........ q. s.

F. s. a. Contre la péripneumonie du gros bétail.

N. 522. — Onguent vésicatoire anglais.

℞ Cantharides pulvérisées....⎫
Térébenthine............⎬ aa. 1 part.
Axonge.................. 4 —

Fondez la graisse et la térébenthine au bain-marie, et ajoutez la cantharide.

N. 523. — Onguent de Litteau.

℞ Scammonée............⎫
Cantharides............⎬
Hellébore noir........... ⎬ aa. 16 gram.
Sulfate de zinc........... ⎭
Térébenthine............. 64 —
Quatre onguents........... 32 —
F. s. a.

N. 524. — Autre, réformé.

℞ Quatre onguents........⎫
Pomm. mercurielle double.⎬ aa. 32 gram.
Sulfate de zinc........⎫
Alun calciné.......... ⎬
Cantharides pulvérisées..⎬ aa. 8 —
Euphorbe........... ⎭
Sulfate de cuivre........... 16 —
Térébenthine.............. 64 —

F. s. a. (Lecoq de Bayeux, *Mémoires de la Société vétérinaire du Calvados*.)

N. 525. — Onguent irritant. (Lelong.)

℞ Onguent vésicatoire........... 500 gram.
Pommade mercurielle double.. 240 —
Savon vert............... 60 —
Huile de laurier........... 150 —
Cire jaune............... 90 —
Sublimé corrosif........... 30 —

Fondez la cire à une douce chaleur, ajoutez l'huile et la pommade, retirez du feu, et ajoutez la pommade et le sublimé.

N. 526. — Onguent irritant et caustique. (Cruzel.)

℞ Onguent basilicum.......... 250 gram.
Sublimé corrosif........... 6 —
Cantharides pulvérisées...... q. s.

F. s. a. Tumeurs charbonneuses.

N. 527. — Onguent vésicant. (Larroque.)

℞ Cantharides pulvérisées.⎫
Euphorbe............. ⎬ aa. 24 gram.
Térébenthine..........⎫
Essence de lavande..... ⎬ aa. 32 —
— de térébenthine..... 500 —

F. s. a. Pour remplacer le *feu anglais*.

N. 528. — Onguent vésicant pour le mouton. (Favre.)

℞ Cantharides pulvérisées...... 210 gram.
Euphorbe................. 30 —

Poix noire .... 36 gram.
Térébenthine .... 28 —
Cérat simple lavé .... 20 —
F. s. a. Contre les maladies de poitrine des
bêtes à laine.

2° ONGUENTS DE PIED.

N. 529. — Onguent de pied. (Hertwig.)

24 Goudron................... 3 part.
Cire jaune .... 2 —
Suif .... 24 —
Fondez ensemble.

N. 530. — Onguent de pied. (Lord Pembrock.)

24 Huile de pied de bœuf...... 32 gram.
Térébenthine .... 500 —
Cire jaune................. 300 —
Fondez la cire et la térébenthine, ajoutez
l'huile.

N. 531. — Onguent de pied. (Bourgelat.)

24 Huile grasse ....⎫
Cire jaune .... ⎬
Axonge............... ⎬aa. part. égal.
Térébenthine .... ⎬
Miel.................⎭
F. s. a. Contre la rigidité de la corne.

N. 532. — Onguent de pied. (Bracy-Clark.)

24 Suif .... 200 gram.
Cire jaune .... 12 —
Goudron.................. 25 —
F. s. a.

N. 533. — Onguent de pied. (Vatel.)

24 Huile d'olives..........⎫
Cire .... ⎬
Axonge. .... ⎬
Poix résine........... ⎬aa. part. égal.
Térébenthine .... ⎬
Miel.................⎭
F. s. a.

N. 534. — Onguent de pied. (Prangé.)

24 Huile d'olives.............. 500 gram.
Térébenthine .... 300 —
Poix résine................ 500 —
F. s. a.

N. 535. — Onguent de pied. (Delafond et Lassaigue.)

24 Cire jaune ....⎫
Axonge............... ⎬
Huile d'olives........... ⎬aa. part. égal.
Térébenthine. .... ⎬
Huile de pied de bœuf ou⎬
miel...............⎭
Faites fondre la cire, l'axonge et la térében-
thine; retirez du feu et ajoutez l'huile et les
cantharides par petites portions.

N. 536. — Onguent de pied. (Bouchardat.)

24 Huile grasse ....⎫
Cire jaune.............. ⎬aa. 1 part.
Térébenthine .... ⎭
Axonge................... 2 —
F. s. a.

N. 537. — Autre plus économique.

24 Graisse de cheval............. 4 part.
Cire jaune...,............ 1 —
Galipot.................... 2 —
F. s. a.

N. 538. — Onguent de pied, formule simple.

24 Huile grasse...........⎫
Cire jaune .... ⎬aa. part. égal.
Térébenthine .... ⎭
F. s. a.

N. 539. — Onguent de pied. (Gross.)

24 Cire jaune................. 20 gram.
Térébenthine .... 20 —
Axonge.................... 24 —
Huile de lin............... 38 —
F. s. a.

N. 540. — Onguent de pied. (Miles.)

24 Axonge..................... 6 part.
Goudron ....⎫
Miel.................... ⎬aa. 1 —
Cire jaune.............. ⎭
F. s. a.

3° ONGUENTS DIVERS.

N. 541. — Onguent antipsorique.

24 Poix noire ....⎫aa. 500 gram.
Axonge............... ⎭
Goudron.............⎫aa. 250 —
Huile de cade......... ⎭
Soufre sublimé............. 500 —
Cantharides pulvérisées...... 50 —
Faites fondre la résine et l'axonge, et incor-
porez successivement les autres substances.

N. 542. — Onguent antipsorique. (Viborg.)

24 Goudron.............⎫aa. 16 gram.
Savon vert............ ⎭
Hellébore blanc pulvérisé..... 4 —
Mélangez le goudron et le savon vert, incor-
porez la poudre.

N. 543. — Onguent antiherpétique. (Hertwig.)

24 Goudron .... 16 gram.
Essence de térébenthine.⎫aa.. 8 —
Calomel .... ⎭
Axonge ... . 48 —
Mélangez l'axonge avec le goudron, étendez
le mélange avec l'essence, et incorporez le ca-
lomel. Dartres atoniques.

N. 544. — Onguent résolutif vert. (Hertwig.)

24 Fiel de bœuf..........⎫aa. 48 gram.
Savon vert........... ⎭
Huile de pétrole............ 32 —
Camphre................. 16 —
Sel ammoniac............. 8 —
Axonge................. 125 —
F. s. a. Plaies indurées.

N. 545. — Onguent digestif mercuriel. (Codex.)

24 Onguent digestif simple.......⎫part égal.
Pommade mercurielle..... ⎭

Incorporez à froid. Ulcères et crevasses à bords calleux.

N. 546. — Onguent digestif de Wolstein.

℞ Térébenthine.............. 64 gram.
   Essence de térébenthine..... 16 —
   Jaunes d'œufs........... N° 2.
   Eau de chaux...... ...... 250 gram.

Incorporez les jaunes d'œufs à la térébenthine, ajoutez successivement l'essence et l'eau calcaire.

N. 547. — Onguent digestif composé. (Lafosse.)

℞ Térébenthine.............. 200 gram.
   Jaunes d'œufs............ N° 4
   Onguent basilicum........ 64 gram.
   Opérez à froid.

N. 548. — Onguent d'Althæa. (Codex.)

℞ Huile de fenu-grec .... 1000 gram.
   Cire jaune............... 240 —
   Poix résine.........} aa. 120 —
   Térébenthine.........}

Faites fondre la poix et la cire, ajoutez successivement la térébenthine et l'huile. Adoucissant.

N. 549. — Onguent d'Arcœus.

℞ Suif de mouton........... 1000 gram.
   Térébenthine ......:.}
   Résine élémi.........} aa. 750 —
   Graisse de porc........... 500 —

Faites fondre le suif, la résine et l'axonge, ajoutez la térébenthine, et agitez jusqu'à ce que le tout soit refroidi. Contre les plaies blafardes dont la suppuration est séreuse.

N. 550. — Onguent pour les ulcères à la tête du mouton. (Clater.)

℞ Poix noire.............. 780 gram.
   Goudron............}
   Fleur de soufre......} aa. 190 —

F. s. a.

XXXI. — CHARGES.

N. 551. — Charge résolutive.

℞ Poix de Bourgogne .... 240 gram.
   Huile grasse............}
   Essence de térébenthine.} aa. 90 —

Faites fondre la poix dans l'huile à une douce chaleur; ajoutez l'essence en retirant du feu.

N. 552. — Charge simple.

℞ Poix noire.............. 120 gram.
   Térébenthine.............. 30 —

Faites fondre la poix et incorporez la térébenthine.

N. 553. — Charge résolutive.

℞ Térébenthine.............. 180 gram.
   Huile de laurier....}
   Essence de lavande....} aa. 90 —
   Opérez à froid dans un mortier.

N. 554. — Charge résolutive ammoniacale.

℞ Térébenthine..........}
   Alcool camphré.........} aa. 60 gram.
   Ammoniaque..........}
F. s. a.

N. 555. — Charge résolutive et fortifiante.

℞ Goudron................ 250 gram.
   Suif................}
   Galipot.............} aa. 125 —
   Essence de térébenthine.}
F. s. a.

N. 556. — Charge contentive.

℞ Goudron ....}
   Poix noire..............} part. égal.
   — résine...............}
F. s. a. Fractures, entorses.

N. 557. — Charge contre les cors.

℞ Cire jaune............, 250 gram.
   Térébenthine.............. 60 —
   Poix de Bourgogne........ 32 —
   Acétate de cuivre......... 16 —
F. s. a.

N. 558. — Charge irritante.

℞ Cantharides pulvérisées..... 400 gram.
   Poix de Bourgogne........ 350 —
   Euphorbe pulvérisée....... 100 —
   Mastic pulvérisé......}
   Colophane...........}
   Térébenthine........} aa. 200 —
   Terre argileuse.......}

F. s. a. Une charge. Paralysies des lombes.

PHARMACIE LÉGALE,

ou

ANALYSE SOMMAIRE DES LOIS, ARRÊTS, ORDONNANCES ET JUGEMENTS CONCERNANT L'EXERCICE DE LA PHARMACIE VÉTÉRINAIRE (1).

Toute profession nouvelle qui prend naissance au milieu de nos vieilles sociétés d'Europe passe toujours par deux phases nécessaires : dans la première, elle lutte contre les préventions et les droits acquis, et prend lentement sa place parmi les choses reconnues utiles à la société ; dans la seconde, elle excite la sollicitude du législateur par les services qu'elle rend, et devient ainsi l'objet de la protection spéciale de la loi.

La *médecine vétérinaire*, considérée comme science et profession régulière, comptera bientôt un siècle d'existence. Malgré cette date déjà ancienne et l'éclat qui environna sa naissance, la médecine des animaux n'en est encore qu'à sa première période ; car si elle a conquis une place honorable parmi les professions libérales, et si son utilité est généralement reconnue, elle n'est pas devenue encore l'objet d'une sollicitude assez vive de la part du gouvernement, au moins en France, pour qu'une loi spéciale la protège contre les empiétements des autres professions, et surtout contre l'envahissement plus dangereux encore du charlatanisme.

Il résulte de cette fâcheuse position que non seulement l'exercice de la médecine vétérinaire est permis à tout venant (2), mais encore que les professions voisines, mieux protégées qu'elle par les lois, lui disputent souvent ses attributions les plus essentielles. C'est ce qui a lieu, par exemple, pour l'exercice de la *pharmacie vétérinaire*.

Ainsi, MM. les pharmaciens, qui sont chargés exclusivement, selon l'esprit de la législation actuelle, de préparer et de vendre les médicaments destinés *au corps humain*, d'après les ordonnances des médecins ou les formules du *Codex*, ont prétendu, par une fausse interprétation des lois relatives à l'exercice de la pharmacie, interdire aux vétérinaires comme aux médecins le droit de préparer et de vendre des médicaments destinés aux animaux malades confiés à leurs soins.

Voici sur quelles dispositions légales ils fondent leurs prétentions :

Déclaration du roi du 25 avril 1777.

Art. VI. — Défendons aux épiciers et à *toutes autres personnes* de fabriquer, vendre et

(1) Il arrive assez fréquemment que les vétérinaires s'adressent aux Écoles pour être éclairés sur leurs droits relativement à l'exercice de la pharmacie vétérinaire que certains pharmaciens leur contestent ; nous croyons donc être utile à nos confrères en leur donnant quelques renseignements à cet égard.

(2) S'il est loisible au premier venu d'exercer la profession vétérinaire, il n'est permis qu'aux élèves brevetés des Écoles de prendre le titre de *vétérinaire*, ainsi que l'ont décidé déjà plusieurs tribunaux de haute juridiction et la Cour de cassation elle-même.

débiter aucun sel, composition et préparation *entrant au corps humain en forme de médicament*, ni de faire aucune mixtion de drogues simples pour administrer en forme de médecine, sous peine de 500 livres d'amende et de plus grande s'il y échoit.

Loi du 21 germinal an XI (11 avril 1803).

Aʀᴛ. XXV. — *Nul* ne pourra obtenir la patente pour exercer la profession de pharmacien, ouvrir une officine de pharmacie, *préparer, vendre ou débiter aucun médicament*, s'il n'a été reçu suivant les formes voulues jusqu'à ce jour, ou s'il ne l'est dans une des Écoles de pharmacie, ou par l'un des jurys, suivant celles qui sont établies par la présente loi, et après avoir rempli toutes les formalités qui y sont prescrites.

Aʀᴛ. XXVII. — Les officiers de santé établis dans les bourgs, villages ou communes, où il n'y aurait pas de pharmaciens ayant officine ouverte, pourront, nonobstant l'article 25, fournir des médicaments simples ou composés aux personnes près desquelles ils seront appelés, mais sans avoir le droit de tenir officine ouverte.

MM. les pharmaciens tirent de ces trois articles les arguments suivants :

1° Que le mot *médicament* doit se prendre ici dans un sens général, et s'appliquer aux substances qu'on emploie chez les animaux, et qui sont les mêmes, du reste, que celles dont on use chez l'homme ;

2° Quant à l'attribution, *entrant au corps humain*, qu'on trouve dans la déclaration de 1777, elle n'existe plus dans la loi de l'an XI, qui a remplacé les lois, arrêts et ordonnances antérieurs, et qui constitue le véritable code de la profession du pharmacien ;

3° Que la défense faite à *toute personne* autre que les pharmaciens de préparer, vendre et débiter des médicaments est absolue, et doit s'appliquer aux vétérinaires comme à toute autre personne ;

4° Que ceux-ci doivent être assimilés, sous ce rapport, aux médecins et aux officiers de santé, et que les dispositions de l'article 27 précité de la loi de 1803 doivent leur être appliquées.

Il est facile de voir que les arguments de nos adversaires sont plus spécieux que solides, et que rien ne serait plus aisé que de les rétorquer ; mais ce soin nous paraît inutile, d'autant plus que le jugement du tribunal civil de Corbeil, que nous rapportons plus loin, les réduit complètement à néant. Nous nous contenterons de faire remarquer que, dans cette question, les pharmaciens prennent une position entièrement fausse. En effet, d'une part, ils se posent en victimes d'un droit qu'ils croient leur appartenir, et sur lequel les vétérinaires empiéteraient ; d'autre part, ils semblent croire que la loi de l'an XI, en leur attribuant le droit exclusif de préparer et de vendre les médicaments *entrant au corps humain*, a voulu créer un privilége en leur faveur. Il n'en est rien. La loi, cela est de principe, ne crée de privilége pour personne ; quand elle croit devoir restreindre le droit commun dans certaines circonstances, elle a toujours en vue l'intérêt général, et jamais l'intérêt privé. Dans le cas dont il s'agit, le législateur s'est préoccupé des intérêts si précieux de la santé publique, mais nullement de ceux des pharmaciens ; pour le démontrer, il nous suffira de citer l'article 32 de la loi de l'an XI précitée :

Aʀᴛ. XXXII. — Les pharmaciens ne pourront livrer et débiter de préparations médicinales ou drogues composées quelconques, que d'après la prescription qui en sera faite par des docteurs en médecine ou en chirurgie, ou par des officiers de santé et sur leur signature.

Ils ne pourront vendre aucun remède secret.

Ils se conformeront, pour les préparations et compositions qu'ils devront exécuter et tenir dans leurs officines, aux formules insérées et décrites dans les dispensaires ou formulaires qui ont été rédigés ou qui le seront dans la suite par les Écoles de médecine.

Ils ne pourront faire, dans les mêmes lieux ou officines, aucun autre commerce ou débit que celui des drogues ou préparations médicinales.

Quoi qu'il en soit de cette discussion sur les droits des vétérinaires et des pharmaciens, ceux-ci se sont crus assez sûrs des dispositions de la loi à leur égard pour intenter des procès aux vétérinaires qui préparaient et vendaient des médicaments destinés aux animaux malades qu'ils étaient appelés à soigner. Parmi ces affaires judiciaires, nous ne rapporterons que la plus récente, parce que c'est celle qui a eu le plus de retentissement, et que le jugement important qui est intervenu sert encore de base à la jurisprudence sur ce sujet controversé.

En 1839, un pharmacien d'Arpajon (Seine-et-Oise), M. Durand, fit citer par-devant le tribunal civil M. Caramija, vétérinaire de la même ville, à l'effet d'y être condamné à des dommages et intérêts au profit du demandeur, pour avoir préparé et vendu des médicaments destinés aux animaux malades. Le 20 février de la même année, le tribunal de première instance de Corbeil rendit le jugement dont la teneur suit :

« Considérant que les lois et ordonnances sur l'exercice de la médecine et de la pharmacie ont toutes pour objet la conservation publique ;

» Que l'art de la médecine ne concerne que le traitement des maladies dont peut être affligé le corps humain ;

» Que les pharmaciens doivent, pour leurs préparations, se conformer au Code pharmaceutique publié en exécution de l'ordonnance du roi du 10 août 1816 ;

» Que la loi du 11 avril 1803 (21 germinal an XI) n'interdit que le débit des drogues et préparations médicamenteuses au poids médicinal ;

» Considérant que les Écoles vétérinaires ont été instituées pour former des hommes capables d'exercer avec succès la médecine des animaux domestiques ;

» Que les élèves de ces Écoles apprennent, non seulement la théorie, mais encore la pratique de la pharmacie vétérinaire ;

» Que les doses et la qualité des médicaments à préparer pour les animaux diffèrent essentiellement des doses et qualités des médicaments à administrer à l'homme et ne sont pas indiquées par le Code pharmaceutique ;

» Considérant que les pharmaciens ne sont pas astreints à étudier la pharmacie vétérinaire pour obtenir leur diplôme ;

» Considérant qu'en médecine et en pharmacie les remèdes secrets sont formellement interdits, tandis qu'ils ne sont nullement défendus en médecine vétérinaire ;

» Considérant que l'exercice de la médecine et de la pharmacie est un délit de la part de ceux qui ne sont pas porteurs de diplômes, mais que la médecine et la pharmacie vétérinaires n'offrant point les mêmes dangers dans l'administration des remèdes n'ont pu éveiller au même point la sollicitude du législateur ;

» Que si le grade de vétérinaire donné aux élèves reçus par le jury d'examen des Écoles est une garantie pour les propriétaires d'animaux, il n'est cependant pas interdit à toute personne qui veut s'en occuper d'exercer la médecine des animaux, car aucune loi ne déclare que cet exercice constitue soit un délit, soit une contravention ;

» Considérant qu'il résulte de ces considérations que le droit exclusif attribué aux pharmaciens de préparer et de vendre des médicaments ne peut s'entendre que des médicaments qui concernent le traitement du corps humain ;

» Que la préparation des médicaments destinés aux animaux n'est pas interdite aux vétérinaires et ne saurait constituer de leur part le délit d'exercice illégal de la pharmacie ;

» Sans qu'il soit besoin d'examiner si Caramija a ou non vendu des médicaments destinés aux animaux :

» Déclare Durand mal fondé dans sa demande et le condamne aux dépens. »

M. Durand, soutenu par ses confrères, ayant interjeté appel, la Cour royale de Paris, première chambre, par un arrêt du 19 août 1839, confirma purement et simplement la sentence des premiers juges.

Enfin, un appel en cassation devait avoir lieu, mais MM. les pharmaciens, découragés, sans doute, par les deux échecs qu'ils venaient d'éprouver, abandonnèrent la partie. Ce désistement est fâcheux pour les deux professions, car la Cour suprême, en rendant un jugement définitif, aurait fixé la position de chacun, et de cette manière on aurait évité pour toujours ces tracasseries, ces procès, qui ne profitent à personne.

Cependant nos honorables adversaires, ayant été battus sur le terrain légal, portèrent le différend devant un tribunal scientifique, l'Académie de médecine de Paris. Cette savante assemblée, après une longue et consciencieuse discussion, formula son opinion dans la séance du 22 juin 1841, en proposant au gouvernement de substituer à l'art. 33 de la loi du 21 germinal an XI la rédaction suivante :

« Les épiciers, droguistes, herboristes, et toutes personnes autres que les pharmaciens, ne pourront préparer, tenir en dépôt, exposer en vente et vendre aucune composition ou préparation pharmaceutique sous peine d'une amende de 100 à 500 francs.

» Les épiciers et droguistes pourront continuer de faire le commerce en gros des drogues simples, sans pouvoir néanmoins en débiter aucune au poids médicinal.

» Les herboristes ne pourront avoir en dépôt, exposer en vente et vendre que des plantes ou parties de plantes indigènes, fraîches ou sèches.

» *No sont pas soumis aux prohibitions exprimées au présent article :* 1° les docteurs en médecine ou en chirurgie et les officiers de santé, dans les cas prévus et les limites fixées par l'article 27 de la loi de l'an XI; 2° les établissements de charité, etc.; 3° les VÉTÉRINAIRES BREVETÉS, *à la condition qu'ils ne prépareront, n'auront en dépôt chez eux et ne vendront des médicaments que pour leur exercice privé de l'art vétérinaire, mais sans jamais tenir officine ouverte.* »

Enfin, MM. les pharmaciens, ne se tenant pas pour battus, en appelèrent des tribunaux et de l'Académie de médecine au congrès médical de Paris, qui leur donna enfin gain de cause en formulant les vœux suivants :

« 1° Que l'art vétérinaire ne puisse être exercé en France que par des hommes instruits dans les écoles vétérinaires et pourvus d'un diplôme;

» 2° Que les vétérinaires ne puissent tenir et vendre des médicaments que *dans les mêmes circonstances que les médecins ou officiers de santé.* »

Malheureusement, ce qui diminue un peu la valeur et l'impartialité de ces vœux du congrès, c'est que l'histoire rapporte que les pharmaciens formaient la majorité de la section qui les a formulés et émis, tandis qu'on ne peut faire le même reproche à la décision de l'Académie de médecine; en outre, soit dit sans offenser personne, nous avons plus de foi dans les lumières et dans l'impartialité de cette célèbre assemblée que dans tous les congrès médicaux possibles.

Il ressort de cette discussion, qu'aucune disposition législative n'interdit l'exercice de la pharmacie aux vétérinaires en ce qui ressort de leur art, et que les prétentions des pharmaciens, qui veulent le leur interdire, ne reposent sur aucun fondement sérieux. Mais il en ressort également que, pour la pharmacie comme pour le reste de la profession vétérinaire, aucune loi n'est venue encore en régler et en protéger l'exercice, et que nous serons longtemps encore, selon toute probabilité, exposés aux tracasseries et aux empiétements des autres professions mieux protégées que la nôtre. Néanmoins, en nous appuyant sur le jugement du tribunal de Corbeil, sanctionné par la Cour royale de Paris, nous pouvons défier, jusqu'à nouvel ordre, les attaques de MM. les pharmaciens.

Quoi qu'il en soit, du moment que le vétérinaire reste en possession de la faculté de tenir et de vendre des médicaments à l'usage des animaux, il doit se conformer, comme le pharmacien, aux prescriptions des lois et ordonnances relatives au débit des substances vénéneuses. Voilà pourquoi nous devons faire connaître ces dispositions législatives, afin que nos confrères puissent s'y conformer et éviter les peines et dommages qu'elles édictent.

VENTE DES SUBSTANCES VÉNÉNEUSES.

Loi du 19 juillet 1845.

ARTICLE PREMIER. — Les contraventions aux ordonnances royales portant règlement d'administration publique, sur la vente, l'achat et l'emploi des substances vénéneuses, seront punies d'une amende de 100 francs à 3,000 francs, et d'un emprisonnement de six jours à deux mois, sauf application, s'il y a lieu, de l'article 463 du Code pénal (1).

Dans tous les cas, les tribunaux pourront prononcer la confiscation des substances saisies en contravention.

ART. 2. — Les articles 34 et 35 de la loi du 21 germinal an XI seront abrogés à partir de la promulgation de l'ordonnance qui aura statué sur la vente des substances vénéneuses (2).

La présente loi, discutée, délibérée et adoptée par la chambre des pairs et par celle des députés, et sanctionnée par nous aujourd'hui, sera exécutée comme loi de l'État.

Ordonnance du 29 octobre 1846, portant règlement sur la vente des substances vénéneuses.

TITRE I.

(Ce titre est relatif au commerce en gros des substances vénéneuses.)

TITRE II.

De la vente des substances vénéneuses par les pharmaciens.

ART. 3. — La vente des substances vénéneuses ne peut être faite, pour l'usage de la méde-

(1) Cet article dit que dans tous les cas où la peine d'emprisonnement est portée par le présent Code, si le préjudice causé n'excède pas 25 francs, et si les circonstances paraissent atténuantes, les tribunaux sont autorisés à réduire l'emprisonnement même au-dessous de six jours, et l'amende même au-dessous de 16 francs. Ils pourront aussi prononcer séparément l'une ou l'autre de ces peines, sans qu'en aucun cas elle puisse être au-dessous des peines de simple police.

(2) Ces deux articles portaient que les détenteurs de substances vénéneuses devaient les tenir sous clef, n'en débiter qu'aux personnes connues et domiciliées, et inscrire avec soin sur un registre spécial chaque vente, avec le nom, le domicile de l'acheteur et la destination de la substance toxique.

cine, que par les pharmaciens et sur la prescription d'un médecin, chirurgien, officier de santé ou d'un vétérinaire breveté.

Cette prescription doit être signée, datée et énoncer en toutes lettres la dose desdites substances, ainsi que le mode d'administration du médicament.

ART. 6. — Les pharmaciens transcriront lesdites prescriptions, avec les indications qui précèdent, sur un registre établi dans la forme déterminée par le § 1er de l'article 3 (1).

Ces transcriptions devront être faites de suite et sans aucun blanc.

Les pharmaciens ne rendront les prescriptions que revêtues de leur cachet et après y avoir indiqué le jour où les substances auront été livrées, ainsi que le numéro d'ordre de la transcription sur le registre.

Ledit registre sera conservé pendant vingt ans au moins, et devra être représenté à toute réquisition de l'autorité.

ART. 7. — Avant de délivrer la préparation médicinale, le pharmacien y apposera une étiquette indiquant son nom et son domicile, et rappelant la destination interne ou externe du médicament.

ART. 8. — L'arsenic et ses composés ne pourront être vendus, pour d'autres usages que la médecine, que combinés avec d'autres substances.

Les formules de ces préparations seront arrêtées sous l'approbation de notre ministre secrétaire d'État de l'agriculture et du commerce, savoir :

Pour le traitement des animaux domestiques, par le conseil des professeurs de l'École royale vétérinaire d'Alfort (2).

Pour la destruction des animaux nuisibles et pour la conservation des peaux et objets d'histoire naturelle, par l'École de pharmacie.

ART. 9. — Les préparations mentionnées dans l'article précédent ne pourront être vendues ou délivrées que par les pharmaciens, et seulement à des personnes connues et domiciliées.

Les quantités livrées, ainsi que le nom et le domicile des acheteurs, seront inscrits sur le registre spécial, dont la tenue est prescrite par l'article 6.

(1) On trouve ce registre dans le commerce, chez les papetiers ou les libraires.

(2) Voici le tableau de ces formules :

I. — PRÉPARATIONS DESTINÉES A L'USAGE EXTERNE.

N° 1. *Poudre pour le bain Tessier.*

2/ Acide arsénieux. . . . . .   2 kilo.
Protosulfate de fer. . . . .   40 —
Peroxyde de fer anhydre. .   800 gram.
Poudre de racine de gentiane.   400 —

Mode de préparation. — Triturez séparément dans un mortier l'acide arsénieux et le protosulfate de fer ; réunissez ensuite les deux substances et faites un mélange intime ; mélangez de nouveau très exactement toutes ces substances. Conservez cette poudre composée dans des vases de verre bien bouchés.

N° 2. *Bain de Tessier.*

2/ Poudre n° 1 pour bain
de Tessier. . . . . .   11 kil. 600 gr.
Eau ordinaire. . . . .   100 litres.

Mode de préparation. — Mettez la poudre dans une grande chaudière de fonte avec l'eau ; faites bouillir jusqu'à réduction d'un tiers ; mettez autant d'eau qu'il s'en est évaporé ou 66 litres ; laissez bouillir huit ou dix minutes, retirez du feu et versez dans un cuvier pour le bain.

N° 3. *Lotion Tessier.*

2/ Poudre n° 1 pour le bain Tessier.   1 kilo.
Eau commune. . . . .   10 litres.
Même préparation que le bain.

II. — PRÉPARATIONS CAUSTIQUES.

N° 4. *Poudre du frère Côme, modifiée.*

2/ Acide arsénieux. . . . . .   10 gram.
Sulfure rouge de mercure.   60. —
Sangdragon . . . .   1,20 cent.

Préparation. — Réduisez les trois substances en poudre fine et mêlez intimement par la trituration.

N° 5. *Pommade éathérétique.*

2/ Acide arsénieux en poudre.   4 gram.
Sulfure rouge de mercure. .   2 —
Axonge. . . . .   32 —

Préparation. — Incorporez à froid dans un mortier de porcelaine.

III. — PRÉPARATIONS DESTINÉES A L'USAGE INTERNE.

N° 6. *Liqueur de Fowler.*

2/ Acide arsénieux. . . . . .   5 gram.
Carbonate de potasse. . . .   5 —
Eau ordinaire. . . . . . .   500 —

Préparation. — Faites dissoudre à chaud, et ajoutez une décoction de 4 grammes de poudre de gentiane dans 250 grammes d'eau.

Art. 10. — La vente et l'emploi de l'arsenic et de ses composés sont interdits pour le chaulage des grains, l'embaumement des corps et la destruction des insectes.

Dispositions générales.

Art. 11. — Les substances vénéneuses doivent toujours être tenues par les commerçants, fabricants, manufacturiers et pharmaciens, dans un endroit sûr et fermé à clef.

A la suite de cette ordonnance était annexé un tableau très détaillé des substances vénéneuses, mais il a été remplacé par celui du décret qui va suivre.

Décret du 8 juillet 1850, modifiant le tableau annexé à l'ordonnance du 29 octobre 1846.

Article premier. — Le tableau des substances vénéneuses annexé à l'ordonnance du 29 octobre 1846 est remplacé par le tableau joint au présent décret.

Tableau des substances vénéneuses annexé au décret du 8 juillet 1850.

Acide cyanhydrique.	Emétique.
Alcaloïdes végétaux vénéneux et leurs sels.	Jusquiame, extrait et teinture.
Arsenic et ses préparations.	Nicotiane.
Belladone, extrait et teinture.	Nitrate de mercure.
Cantharides, poudre et extrait.	Opium et son extrait.
Chloroforme.	Phosphore.
Ciguë, extrait et teinture.	Seigle ergoté.
Cyanure de mercure.	Stramonium, extrait et teinture.
Cyanure de potassium.	Sublimé corrosif.
Digitale, extrait et teinture.	

Indépendamment des prescriptions de l'ordonnance du 29 octobre 1846, les vétérinaires doivent se rappeler celles des articles 1383 et 1384 du Code civil et 319 du Code pénal, qui sont ainsi conçus :

Art. 1383. — Chacun est responsable du dommage qu'il a causé, non seulement par son fait, mais encore par sa négligence ou imprudence.

Art. 1384. — On est responsable non seulement du dommage que l'on cause par son propre fait, mais encore celui causé par le fait des personnes dont on doit répondre, ou des choses que l'on a sous sa garde.

Les maîtres et les commettants sont responsables des dommages causés par leurs domestiques et préposés, dans les fonctions auxquelles ils les ont employés.

Art. 319 (Code pénal). Quiconque, par maladresse, imprudence, inattention, négligence ou inobservation des règlements, aura commis involontairement un homicide, ou en aura été involontairement la cause, sera puni d'un emprisonnement de trois mois à deux ans, et d'une amende de 50 francs à 600 francs.

Ainsi, par exemple, si le vétérinaire, dans la vente ou l'emploi d'un médicament, se trompe de substance ou la donne en trop grande quantité, et que de cette erreur résulte la mort d'un animal domestique, il sera responsable de cet accident et pourra être condamné à des dommages-intérêts envers le propriétaire, s'il est prouvé qu'il y a de sa faute. (Art. 1383 et 1384 du Code civil précité.) Comme aussi, dans le cas où il négligerait de tenir sous clef, comme le prescrit l'article 11 de l'ordonnance du 29 octobre 1846, les substances vénéneuses qui sont en sa possession; qu'à son insu, une personne malintentionnée s'empare d'une certaine quantité de l'une de ces substances, et qu'un crime d'empoisonnement soit la suite de cette soustraction, suite d'une négligence de la part du vétérinaire, celui-ci sera passible des peines portées à l'article 319 du Code pénal, précédemment cité. Il en serait de même, et à plus forte raison, s'il délivrait imprudemment une substance vénéneuse sans prendre les précautions indiquées par l'ordonnance de 1846.

Enfin, les vétérinaires, en vendant des médicaments, sont exposés aux atteintes de la loi du 1er avril 1851, dont nous allons faire connaître les dispositions les plus importantes.

Loi du 1er avril 1851 pour la répression des fraudes dans la vente des marchandises.

ARTICLE PREMIER. — Seront punis des peines portées par l'article 423 du Code pénal (1) :

1° Ceux qui falsifieront des *substances* ou *denrées alimentaires* ou *médicamenteuses* destinées à être vendues ;

2° Ceux qui vendront ou mettront en vente des *substances* ou *denrées alimentaires* ou *médicamenteuses* qu'ils sauront être falsifiées ou corrompues.

D'après cette loi, les vétérinaires et les pharmaciens, comme tous les autres commerçants, doivent délivrer, non seulement la quantité exacte des médicaments indiqués dans leurs mémoires ou factures, mais encore ne vendre que des médicaments de bonne qualité, c'est-à-dire exempts de toute altération, de vétusté, de falsifications, etc., à moins que le mémoire ne porte que la substance délivrée est d'une qualité inférieure, et que le prix n'ait été réduit proportionnellement, en admettant toutefois, ce qui doit arriver bien rarement, qu'un médicament de basse qualité puisse être employé avec avantage sous le rapport économique, même sur des animaux de peu de valeur.

(1) Emprisonnement de trois mois au moins et un an au plus ; amende qui ne peut être au-dessous de 50 francs ; les objets du délit ou leur valeur seront confisqués.

*Tableau du prix approximatif des médicaments à Paris,
Lyon et Toulouse.*

NOMS DES MÉDICAMENTS.	PRIX à Lyon (1).	PRIX à Paris (2).	PRIX à Toulouse. (3)	OBSERVATIONS.
	FR. C.	FR. C.	FR. C.	
Absinthe (grande). . . . . le kilo	0 70	» »	» »	
Acétate d'alumine.	2 50	» »	» »	
— d'ammoniaque	4 »	4 »	» »	
— de chaux	1 40	» »	» »	Variable.
— de cuivre (verdet)	4 50	» »	6 »	
— cuivre (vert-de-gris) . . .	3 »	» »	» »	
— de morphine . . . le gramme	» 70	» 80	» »	
— de plomb (neutre).	4 40	2 20	4 80	
— de plomb (sous-)	1 40	2 »	» »	
— de potasse	6 »	» »	» »	
— de soude.	4 »	» »	» »	
Acide acétique (vinaigre de bois).	2 »	3 20	» »	
— arsénieux entier	1 20	4 60	» 80	
— — pulvérisé	1 60	2 »	» »	
— azotique du commerce . . .	1 20	1 60	1 20	
— — pur	3 50	» »	» »	
— borique	4 »	» »	» »	
— chlorhydrique.	» 20	» 60	» 40	
— citrique	8 »	» »	» »	
— cyanhydriq. médicin., l'hecto	5 »	6 »	» »	
— oxalique.	4 »	» »	» »	
— phosphorique. . . . . l'hecto	8 »	» »	» »	
— stéarique brut . . . . le kilo	2 50	» »	» »	
— sulfurique du commerce. . .	» 20	» 60	» 40	
— — pur.	3 50	» »	» »	
— tannique.	22 »	» »	» »	
— tartrique.	4 »	4 80	» »	
Aconit	2 40	» »	» »	
Aconitine. . . . . . le gramm.	6 »	» »	» »	
Agaric en poudre	3 »	3 »	» »	
Alcool (à 36° B.)	2 20	2 40	1 90	Très variable.
Aloès succotrin	2 50	3 50	2 40	
— hépatique	4 50	» »	0 »	
— des Barbades	6 »	12 »	» »	
— du Cap.	» »	» »	» »	
Alun calciné	2 40	2 »	3 »	
Ammoniaque liquide.	1 20	1 80	1 20	
— (gomme).	4 »	7 »	» »	
Angélique (racine).	2 »	» »	» »	
— (semences).	2 »	» »	» »	
Anis étoilé	3 »	» »	» »	
— vert	4 20	1 60	» »	
Arnica (fleurs)	4 60	» »	» »	
Arséniate de potasse.	3 50	» »	» »	
— de soude.	9 »	» »	» »	

(1) M. Dériard père, droguiste, rue Tupin, à Lyon.
(2) M. Renault aîné, droguiste. rue de la Verrerie, 4, à Paris.
(3) Cote de la bourse de Toulouse du 10 juin 1853.

NOTA. — Ce dernier donne six mois de terme et rend les médicaments FRANCO dans les chefs-lieux de département et d'arrondissement.

52

NOMS DES MÉDICAMENTS.	PRIX. à Lyon.		PRIX. à Paris.		PRIX. à Toulouse.		OBSERVATIONS.
	FR.	C.	FR.	C.	FR.	C.	
Arsénite de potasse . . . . le kilo	3	20	»	»	»	»	
— de soude.	9	»	»	»	»	»	
Assa fœtida en larmes.	3	»	4	50	4	»	
— en sorte.	2	60	»	»	»	»	
Aunée (racine)	1	40	1	80	»	»	
Axonge.	1	80	»	»	»	»	Très variable.
Azotate d'argent cristallisé, l'once	6	»	8	»	6	»	
— — fondu . . . . id.	6	»	8	»	6	»	
— de bismuth.	18	»	»	»	»	»	
— de mercure (proto-) . .	20	»	»	»	»	»	
— — (acide).	18	»	»	»	»	»	
— de potasse (nitre).	1	40	1	80	1	50	
— de soude.	1	»	»	»	»	»	
Baies de genièvre.	»	20	»	70	»	40	
Baume tranquille	3	50	5	»	»	»	
Belladone (feuilles).	1	50	»	»	2	»	
Borate de soude.	4	»	»	»	»	»	
Bourgeons de peuplier	1	50	»	»	»	»	
Brome	45	»	»	»	»	»	
Bromure de potassium.	45	»	»	»	»	»	
Brucine. . . . . . . le gramme	1	25	»	»	»	»	
Cachou brut.	2	»	»	»	»	»	
Camomille (fleurs).	3	»	3	60	2	80	
Camphre	4	50	5	50	5	50	Variable.
Cannelle de Ceylan	14	»	»	»	»	»	
— de Chine.	5	»	»	»	»	»	
Cantharides entières.	16	»	20	»	24	»	Très variable.
— pulvérisées.	18	»	24	»	»	»	
Cantharidine. . . . . le gramme	3	»	»	»	»	»	
Carbonate d'ammoniaque. . . .	3	50	»	»	3	50	
— de chaux (craie)	»	20	»	»	»	10	
— de fer.	3	»	4	»	»	»	
— de magnésie	4	»	»	»	»	»	
— de plomb (céruse). . le kilo	1	»	»	»	»	»	
— de potasse pur	4	»	»	»	»	»	
— — du commerce.	1	60	2	40	»	»	
— — bicarbonate	3	»	»	»	»	»	
— de soude cristallisé. . . .	»	40	»	»	»	»	
— — bicarbonate	1	20	1	60	1	50	
Carvi.	1	20	»	»	»	»	
Cascarille.	3	60	»	»	»	»	
Casse mondée.	8	»	1	»	»	»	
Centaurée (petite)	2	»	»	»	»	»	
Chlorate de potasse	5	50	»	»	»	»	
Chlorhydrate d'ammoniaque . . .	2	»	3	»	2	»	
— de morphine. . . . le gramme	»	70	»	»	»	»	
Chloroforme. . . . . les 32 gr.	1	20	»	»	»	»	
Chlorure d'antimoine.	12	»	24	»	25	»	
— de barium . . . . . l'hecto	6	»	»	»	»	»	
— de calcium	2	»	»	»	»	»	
— de fer (sesqui-).	1	50	»	»	»	»	

NOMS DES MÉDICAMENTS.	PRIX à Lyon.		PRIX à Paris.		PRIX à Toulouse.		OBSERVATIONS.
	FR.	C.	FR.	C.	FR.	C.	
Chlor. de mercure (calomel) le kilo	12	»	»	»	»	»	
— — (sublimé corrosif). . . .	10	»	18	»	16	»	
— de potassium.	4	»	»	»	»	»	
— de sodium	»	60	»	»	»	»	
— de zinc desséché	30	»	»	»	»	»	
Ciguë.	1	60	»	»	»	»	
— (extrait)	16	»	»	»	»	»	
Cinchonine . . . . . .le gramme	»	70	»	»	»	»	Variable.
Cire jaune	4	»	4	»	4	»	
Clous de girofle	3	»	4	»	»	»	
Colchique (bulbes).	2	»	»	»	»	»	
— (graines.)	4	»	»	»	»	»	
Colophane.	»	50	»	»	»	»	
Copahu (baume de)	10	»	11	»	»	»	
Coriandre.	»	80	»	80	»	»	
Créosote.	3	»	»	»	»	»	
Croton tiglium (graines). . . .	4	50	»	»	»	»	
— — huile. . . . . . .l'hecto	6	»	6	40	6	50	
Cumin	1	20	2	40	»	»	
Cyanure doub. de fer (bl. de Prusse)	10	»	»	»	»	»	
— jaune de potassium et de fer.	4	50	»	»	»	»	
— de potassium.	3	»	»	»	»	»	
Dextrine	1	»	»	»	»	»	
Digitale pourprée (poudre). . . .	1	20	»	»	3	»	
Digitaline. . . . . . .le gramme	4	»	»	»	»	»	
Écorce de garou.	2	»	3	»	»	»	
— de saule.	1	50	»	»	»	»	
Émétine . . . . . .le gramme	»	70	»	»	»	»	
Essence de lavande	5	»	4	»	8	»	
— de térébenthine	1	60	1	30	1	20	Variable.
Éther acétique	8	»	»	»	»	»	
— sulfurique	3	»	6	»	4	»	Variable.
Euphorbe pulvérisée.	3	50	4	80	4	»	
Extrait de belladone	20	»	24	»	»	»	
— de ciguë.	16	»	»	»	»	»	
— de genièvre	1	20	1	60	»	»	
— de gentiane	8	»	8	»	»	»	
— de noix vomique. . . .l'hecto	8	»	»	»	»	»	
— d'opium	120	»	120	»	»	»	
— de pavot.	30	»	»	»	»	»	
Fenouil (semences)	2	20	»	»	»	»	
Foie d'antimoine.	1	60	»	»	»	»	
Fougère mâle (racine).	1	20	»	»	»	»	
Gaïac (bois)	»	40	»	60	»	»	
Gentiane (poudre).	»	60	1	20	»	70	
— (racine)	»	40	»	70	»	60	
Gingembre	1	20	3	»	»	»	
Gomme adragante.	14	»	28	»	»	»	Variable selon
— arabique.	4	»	3	50	3	50	la variété.
— Bassora	2	»	»	»	»	»	
— -gutte	12	»	18	»	»	»	

NOMS DES MEDICAMENTS.	PRIX à Lyon.		PRIX à Paris.		PRIX à Toulouse.		OBSERVATIONS.
	FR.	C.	FR.	C.	FR.	C.	
Gomme du pays. . . . . . le kilo	1	50	»	»	»	»	
— du Sénégal.	2	50	2	50	»	»	
Goudron	1	»	»	80	»	30	
Grenadier (écorce).	2	40	4	»	»	»	
Guimauve (racine).	1	25	1	60	»	80	
— (fleurs)	1	60	»	»	»	»	
— (poudre)	1	»	1	80	»	»	
Hellébore blanc (racine). . . .	1	»	2	40	»	»	
— noir (racine).	2	»	2	40	»	»	
Houblon	2	40	»	»	»	»	
Huile d'amandes douces	3	80	4	»	»	»	Variable.
— de colza	1	40	»	»	»	»	Id.
— de noix	1	40	»	»	»	»	Id.
— d'œillette.	1	50	»	»	»	»	Id.
— d'olives	2	»	»	»	»	»	Id.
— de cade	1	»	1	20	»	80	
— empyreumatique	1	50	1	20	»	»	
Hypochlorite de chaux	»	70	1	»	»	70	
— de potasse.	»	30	»	»	»	»	
— de soude. . . . . le litre	»	40	1	»	»	»	
Iode cristallisé.	100	»	90	»	80	»	
— de mercure (proto-) . l'hecto	6	50	»	»	»	»	
— — (deuto-) . . . . id.	6	50	»	»	»	»	
— de potassium.	75	»	80	»	80	»	
Ipécacuanha.	38	»	40	»	»	»	
Jalap.	9	»	12	»	»	»	
Jusquiame noire.	2	»	»	»	»	»	
Kermès minéral.	4 à 12		7 à 12		10	»	Variable selon la qualité.
Kino.	40	»	»	»	»	»	
Laudanum de Rousseau	30	»	26	»	»	»	
— de Sydenham	22	»	24	»	24	»	
Lavande.	1	20	»	»	»	»	
Lin (graine).	»	50	»	70	»	60	
— (farine)	»	55	»	80	»	80	
Maïs	14	»	»	»	»	»	
Magnésie calcinée.	9	»	12	»	»	»	
Manne en larmes	9	»	18	»	»	»	
— en sorte	5	»	8	»	8	»	
Mauve (fleurs)	3	»	»	»	»	»	
— (feuilles).	1	»	»	»	»	»	
Mélasse.	»	55	»	»	»	»	
Mercure coulant.	7	»	12	»	12	»	
Menthe poivrée (feuilles). . . .	2	»	»	»	»	»	
Miel	»	70	»	»	»	80	Variable.
Morelle noire	1	20	»	»	»	»	
Morphine . . . . le gramme	»	60	»	90	»	»	
Mousse de Corse	1	»	1	60	»	»	
Moutarde noire (farine)	»	90	1	20	1	20	
— blanche	»	80	»	»	»	»	
Narcotine. . . . . . . le gramme	»	75	»	»	»	»	
Nerprun (baies).	2	40	»	»	»	»	

NOMS DES MÉDICAMENTS.	PRIX à Lyon.		PRIX à Paris.		PRIX à Toulouse.		OBSERVATIONS.
	FR.	C.	FR.	C.	FR.	C.	
Nerprun (rob) . . . . . le kilo	8	»	3	»	»	»	
Noix de galle noire	3	»	»	»	2	60	
— muscade.	14	»	18	»	»	»	
— vomique pulvérisée.	2	»	2	»	»	»	
Onguent basilicum.	2	60	2	»	2	80	
— vésicatoire.	6	»	7	50	»	»	
Opium	42	»	56	»	»	»	
Oxalate de potasse	6	»	»	»	»	»	
Oxyde blanc d'antimoine.	8	»	»	»	»	»	
— de fer (noir)	3	»	»	»	»	»	
— — (rouge).	4	»	4	60	»	»	
— de manganèse (peroxyde) . .	»	60	»	»	»	»	
— de plomb (litharge). . . .	»	80	1	20	»	60	
— de mercure (deuto-)	14	»	»	»	»	»	
— de zinc	12	»	»	»	»	»	
Pavot (capsules). . . . . le 100	2	50	4	50	3	50	
Phosphate de soude	2	»	»	»	»	»	
Phosphore	11	»	»	»	»	»	
Poivre noir en grains	4	80	»	80	»	»	
— cubèbe.	3	50	»	»	»	»	
— long.	2	40	4	80	»	»	
Poix noire	»	70	»	»	»	50	
— résine	»	40	»	»	»	30	
— de Bourgogne	»	60	»	»	»	»	
Pommade de laurier.	3	»	4	50	»	»	
— mercurielle double	8	»	»	»	»	»	
— — simple.	3	»	»	»	»	»	
— de peuplier.	3	40	»	»	4	»	
Potasse caustique	5	»	10	»	»	»	
Pyrèthre (racine)	4	60	»	»	»	»	
Quinine pure . . . . . . l'once	26	»	»	»	»	»	
Quinquina gris	7	»	»	»	»	»	
— jaune	20	»	20	»	18	»	
— rouge	30	»	28	»	»	»	
Ratanhia	5	»	»	»	»	»	
Réglisse entière.	»	75	»	»	»	»	
— en poudre	4	»	4	50	»	80	
Rhubarbe de Moscovie.	16	»	»	»	»	»	
— de Chine.	10	»	12	»	»	»	
— de France	4	»	»	»	»	»	
Ricin (graines)	4	40	3	»	3	50	
— (huile)	2	50	»	»	»	»	
Roses de Provins	10	»	»	»	»	»	
Sabine	2	»	»	»	»	»	
Safran	70	»	80	»	3	»	
Salsepareille.	4	»	»	»	»	»	Variable selon
Sang-dragon	9	»	»	»	»	»	la variété.
Sapin (bourgeons).	2	40	»	»	»	»	
Sassafras	»	80	»	»	»	»	
Savon blanc.	4	30	»	»	»	»	
— vert.	»	80	4	»	4	»	

NOMS DES MÉDICAMENTS.	PRIX à Lyon.	PRIX à Paris.	PRIX à Toulouse.	OBSERVATIONS.
	FR. C.	FR. C.	FR. C.	
Scammonée d'Alep . . . . le kilo	70 »	80 »	» »	
— de Smyrne.	30 »	60 »	» »	
Scille maritime	2 »	2 »	» »	
Seigle ergoté	8 »	7 »	» »	
Séné de la palthe	3 »	» »	3 50	
— de Tripoli.	3 »	» »	» »	
— de l'Inde	3 »	» »	» »	
Serpentaire de Virginie	3 50	» »	» »	
Soufre sublimé.	» 50	» 60	» 30	
— en bâtons	» 40	» »	» »	
Staphisaigre.	4 50	» »	» »	
Strychnine . . . . . le gramme	» 90	» »	» 90	
Sulfate d'alumine et de potasse. .	» 40	» 50	» 40	
— de cuivre	1 20	1 30	» »	
— de fer (proto-) ordinaire . .	» 20	» 40	» 20	
— de magnésie.	» 60	» 50	1 »	
— de potasse.	1 50	2 »	» »	
— de quinine. . . . . . l'once	14 »	» »	» »	
— de soude.	» 50	» 60	» 40	
— de zinc.	1 »	» 90	1 »	
Sulfure d'antimoine	1 20	1 20	1 20	
— d'arsenic (jaune)	2 60	» »	» »	
— — (rouge)	2 40	» »	» »	
— de mercure (noir).	6 »	» »	» »	
— — (rouge).	14 »	» »	16 »	
— de potasse.	1 40	2 »	1 70	
Sureau (fleurs).	1 »	» »	1 20	
Tabac (feuilles)	3 »	» »	4 »	
Tamarin (pulpes)	2 40	» »	» »	
Tartrate de potasse (bi-). . . .	1 70	2 50	1 80	
— — et d'antimoine pulvérisé.	5 »	6 »	5 50	
— — et de fer.	6 »	» »	» »	
Tartro-borate de potasse. . . .	4 »	3 60	2 40	
Térébenthine de Venise	4 »	3 20	» »	
— de Strasbourg	2 40	1 60	» »	
— de Bordeaux	1 20	1 20	1 20	
Thériaque commune.	2 40	3 20	» »	
Valériane.	1 20	4 80	» »	

TABLE ALPHABÉTIQUE

DES MATIÈRES.

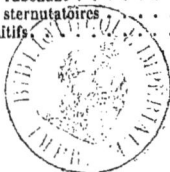

www.ingramcontent.com/pod-product-compliance
Lightning Source LLC
Chambersburg PA
CBHW052009230326
41598CB00078B/2148